ANATOMIE

DESCRIPTIVE ET TOPOGRAPHIQUE

DU

CHIEN

PAR LES DOCTEURS

W. ELLENBERGER ET H. BAUM

PROFESSEUR   PROSECTEUR

A L'ÉCOLE VÉTÉRINAIRE SUPÉRIEURE DE DRESDE

Traduit de l'allemand

Par J. DENIKER

Docteur ès sciences naturelles, Bibliothécaire du Muséum d'Histoire naturelle de Paris

Ouvrage orné de 208 figures dans le texte et de 37 planches lithographiées
dont un grand nombre en couleurs.

PREMIÈRE PARTIE

PARIS

C. REINWALD & CIE, LIBRAIRES-ÉDITEURS

15, RUE DES SAINTS-PÈRES, 15

1892

Tous droits réservés.

ANATOMIE

DESCRIPTIVE ET TOPOGRAPHIQUE

DU

CHIEN

ANATOMIE

DESCRIPTIVE ET TOPOGRAPHIQUE

DU

CHIEN

PAR LES DOCTEURS

W. ELLENBERGER ET H. BAUM

PROFESSEUR   PROSECTEUR

A L'ÉCOLE VÉTÉRINAIRE SUPÉRIEURE DE DRESDE

Traduit de l'allemand

Par J. DENIKER

Docteur ès sciences naturelles, Bibliothécaire du Muséum d'Histoire naturelle de Paris

---

Ouvrage orné de 209 figures dans le texte et de 37 planches lithographiées
dont un grand nombre en couleurs.

PARIS

C. REINWALD & CIE, LIBRAIRES-ÉDITEURS

15, RUE DES SAINTS-PÈRES, 15

1894

PRÉFACE DU TRADUCTEUR

L'ouvrage dont nous donnons la traduction comble une lacune bien souvent regrettée par les savants.

On possédait depuis longtemps des monographies anatomiques du lapin et de la grenouille, sujets qui servent le plus souvent aux expériences biologiques; on avait consacré des traités d'anatomie des « animaux domestiques », presque exclusivement au cheval et au bœuf; il n'existait aucun travail d'ensemble sur l'organisation du chien, à la fois animal domestique et un des sujets auxquels on a constamment recours dans les études de physiologie ou de médecine expérimentale.

Le livre de MM. Ellenberger et Baum, œuvre originale, fruit de plusieurs années d'études et de patientes dissections, est faite le scalpel à la main, avec un luxe de détails que l'on est habitué à rencontrer seulement dans les traités d'anatomie humaine. Les recherches personnelles des auteurs y ont été surtout mises à profit, mais les nombreux travaux épars dans les publications périodiques et afférents à tel ou tel détail de l'anatomie du chien ont été également consultés chaque fois que cela était nécessaire.

Nous avons cru utile d'accompagner notre traduction de quelques notes destinées à faire mieux comprendre certains passages du texte, à fournir des renseignements complémentaires et à établir dans quelques cas des comparaisons avec l'organisation de l'homme.

Sauf quelques rares exceptions, les figures de l'ouvrage sont les reproductions des dessins d'un artiste de talent faits d'après les préparations; quant aux planches qui se trouvent à la fin du volume, elles ont été exécutées par les auteurs eux-mêmes, à l'aide d'un appareil spécial, d'après les coupes obtenues sur des cadavres congelés.

Nous espérons que l'ouvrage de MM. Ellenberger et Baum sera bien accueilli et apprécié par les anatomistes, les physiologistes et les vétérinaires qui ont besoin d'un guide pratique pour leurs dissections, leurs expériences ou leurs opérations sur le chien. Les zoologistes et les biologistes y rencontreront également des données précises qui pourront leur être utiles dans les études des problèmes si difficiles et si attachants de la variation des caractères anatomiques suivant les races. Enfin, nous croyons que l' « Anatomie du chien » pourra rendre service aux éleveurs s'attachant à perfectionner les races existantes, ou cherchant à créer des races nouvelles, de même qu'aux artistes voulant étudier l'anatomie des formes de cet animal, si bien appelé l'ami de l'homme, et transformé par lui, à travers les âges, suivant ses besoins ou le caprice de sa volonté.

J. DENIKER.

TABLE DES MATIÈRES

INTRODUCTION

Le titre de notre ouvrage suffirait au besoin pour indiquer la façon dont nous nous proposons de traiter l'anatomie du chien: nous nous plaçons à la fois au point de vue descriptif et au point de vue topographique. Nous laissons de côté à dessein les questions histologiques, ontogéniques ou philogéniques, ainsi que les considérations de l'anatomie comparée, pour ne pas augmenter outre mesure l'étendue de notre ouvrage. Après une longue hésitation nous nous sommes décidé également à ne point parler des régions anatomiques, ni des opérations que l'on pratique pour les besoins de l'expérimentation physiologique. Les régions qui intéressent l'opérateur s'indiquent pour ainsi dire d'elles-mêmes, d'après la description des rapports anatomiques et surtout d'après l'examen des figures. Quant à la description des opérations, elle nous prendrait énormément de place; d'ailleurs ce serait même inutile, puisque toutes les opérations entreprises jusqu'à ce jour ont été décrites dans d'autres ouvrages, comme par exemple la *Methodik der physiologischen Experimente und Vivisektionen* de Cyon, publiée à Giessen en 1876 (1). Nous ne donnons également pas d'indications physiologiques, sauf pour l'action linéaire des muscles. Il va de soi qu'il ne s'agit point dans l'espèce de l'action totale des muscles. La multiplicité et la variété de ces actions pour chaque muscle ou chaque groupe de muscles est tellement grande qu'il ne peut être question d'en entreprendre la description dans un traité d'anatomie.

Nous n'avons donné que peu d'indications bibliographiques, sauf pour l'anatomie de l'œil (voy. p. 598). Nous avons bien compulsé tout ce qui a été publié sur l'anatomie du chien dans ces dix dernières années, mais ce sont surtout les résultats de nos propres recherches

---

(1) Cet ouvrage n'a jamais été terminé.   (*Note du traducteur.*)

qui nous ont servi de base pour notre travail. Il va de soi aussi que nous avons consulté, comme termes de comparaison, plusieurs manuels d'anatomie humaine, ainsi que les traités d'anatomie des animaux domestiques de Franck, de Leisering et C. Müller, de Fr. Müller, et surtout le travail de Leisering sur les muscles du chien.

Quant à nos propres recherches, nous disposions de matériaux très nombreux. Annuellement plus de 500 chiens sont tués par empoisonnement à l'école vétérinaire supérieure. Sauf quelques exceptions, les cadavres de tous ces animaux étaient utilisables pour les recherches anatomiques. Nous pouvions donc nous dispenser de conserver les préparations (qui souvent deviennent méconnaissables au bout d'un certain temps), et pour chaque nouvelle recherche nous avions un nouveau sujet fraîchement abattu. De cette façon nous avons pu contrôler maintes fois les points douteux. Comme nos recherches ont duré plusieurs années on peut dire que des centaines de cadavres de chiens ont passé par nos mains.

Différences dans les races canines au point de vue anatomique. Il y avait quelque difficulté à constituer une anatomie du chien-type, étant donnée la variété des races canines. A cause des différences excessives de taille chez les chiens nous avons souvent renoncé de donner les chiffres là où parfois cependant cela aurait été désirable. D'ailleurs nous devons remarquer que la différence de race n'a aucune influence notable sur les variations dans les rapports des muscles, des vaisseaux, des nerfs et des viscères. Seuls certains chiens à pattes tordues, comme par exemple les Bassets, offrent quelques déviations du type général, dues surtout à la torsion des os des membres et se manifestant par les changements dans l'orientation des différentes faces des os. Il est clair que ces changements déterminent à leur tour des modifications dans la situation des muscles, etc. Et *cependant même dans ces cas, les rapports topographiques des muscles entre eux et avec les nerfs et les vaisseaux ne sont point modifiés.* Nous avons donc renoncé (1) à signaler les variations suivant les races dans les chapitres consacrés à la myologie, à l'angéiologie, à la névrologie et à la splanchnologie.

Par contre, nous avons cru devoir signaler brièvement les caractères distinctifs de race révélés par les os du squelette, dans le chapitre « ostéologie ». L'étude de ces caractères nous a été facilitée par le Dʳ Nehring, professeur à l'école supérieure d'agriculture à Berlin, qui, avec son extrême obligeance habituelle, a mis à notre dis-

---

(1) Sauf quelques exceptions cependant. *(Note du traducteur.)*

position les riches collections de l'école et nous a aidé par ses conseils. C'est un devoir et un plaisir pour nous que de lui exprimer ici toute notre reconnaissance pour sa bonté et pour la gracieuseté avec laquelle il nous a donné son précieux concours.

Mode d'exposition employé dans l'ouvrage. Il fallait éviter dans la description anatomique du chien la terminologie basée sur la position ordinaire de l'animal tout entier ou sur la position relative de chacun de ses membres. Ce langage ne manquerait pas d'amener dans l'anatomie comparée une confusion regrettable, attendu que la position naturelle des différents êtres et leur attitude offrent des différences notables.

Quelques exemples pourront mieux expliquer notre pensée. L'homme, comparé aux autres mammifères, comme on le sait, présente l'attitude bipède, verticale au repos et en marche, de sorte que ce qui est en haut chez lui est en avant chez le quadrupède, etc. Beaucoup de mammifères, ainsi que les reptiles, les amphibies, etc., tiennent leur tête droite et tendue en avant, tandis que les animaux domestiques la tiennent courbée et penchée vers le sol; chez beaucoup d'animaux le cou forme une ligne droite avec le dos, tandis que chez d'autres il constitue avec lui un angle plus ou moins obtus, etc.

Il ressort des exemples que nous venons de citer que les expressions telles qu'en *haut*, en *bas*, en *avant*, en *arrière*, etc., doivent être évitées autant que possible. On ne peut guère les employer que dans l'explication des planches pour indiquer l'emplacement des figures, ou bien dans la description de la structure des organes, par exemple dans la description de la position de la muqueuse par rapport à la couche musculaire, etc. Nous n'avons pu complètement éviter les termes « en haut », « en bas », « en avant », « en arrière », dans la description des *organes des sens*; ils y sont si généralement employés, qu'une description dans laquelle on introduirait des termes nouveaux risquerait de n'être point comprise du tout. Nous devons dire aussi que nous nous servons très souvent dans le reste de l'ouvrage, pour désigner les régions, les directions, etc., des termes empruntés aux langues étrangères et pas à la langue allemande : ces termes sont plus flexibles, il est facile de leur donner les formes plus variées qu'en allemand. Ainsi, il est plus aisé de dire « bord oral et bord aboral », que « bord tourné vers la bouche » ou « bord tourné du côté opposé à la bouche », etc.

Dans toutes nos descriptions nous supposons la bouche située, comme c'est le cas chez tous les animaux, à l'une des extrémités du corps et du côté ventral de celui-ci. De cette façon on voit de suite où se trouve le côté (ou l'extrémité) buccale ou orale du corps ainsi que le côté (ou extrémité) opposé. Il est donc inutile d'expliquer les expressions « oral » (tourné du côté de la bouche) et « aboral » (tourné du côté opposé à la bouche). Il est clair aussi que le terme « oral » est synonyme de « nasal » et le terme « aboral », synonyme de « caudal » ou « anal ». Nous distinguons ensuite au corps une face *dorsale* et une face *ventrale* et nous employons les termes « du côté dorsal » pour désigner la direction vers la face dorsale et du « côté ventral » pour désigner la direction vers la face ventrale du corps. En outre, les

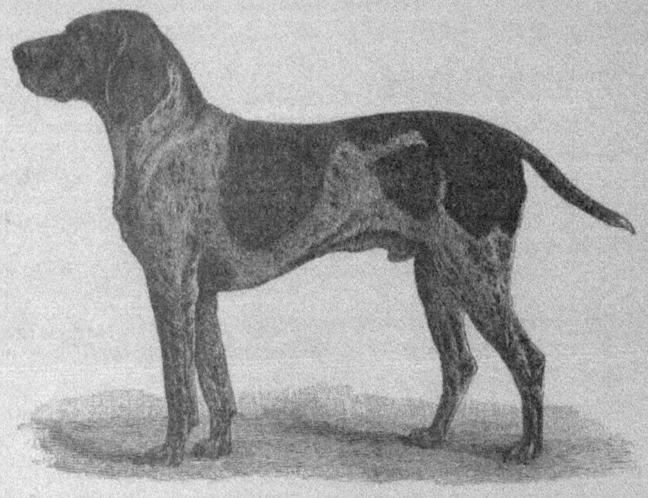

faces, les bords, les angles, etc., sont désignés d'après les parties vers lesquelles ils sont dirigés ; de même, dans la description des vaisseaux et des nerfs, la direction est indiquée par les parties vers lesquelles se portent ces organes. Si par inadvertance nous avons employé çà et là les expressions « en haut », « en bas », etc., il faut les rapporter à la position naturelle de l'animal, la tête étant redressée.

Les expressions « latéral » et « médial » sont déjà généralement usitées au lieu d' « externe » (en dehors) et d' « interne » (en dedans). Les mots externe ou interne ne seront donc employés par nous que dans la description des organes creux, de la cavité générale du corps, etc., ou bien dans la description du trajet des vaisseaux et des nerfs quand ceux-ci, partant de la profondeur du tronc ou de la cuisse par exemple, vont à la peau (c'est-à-dire vers la périphérie ou la surface du corps); c'est ainsi que nous dirons « l'artère, etc., sort au dehors » (1).

Enfin dans la description de certaines parties du corps nous employons des termes spéciaux que nous allons expliquer.

Dans la description des *membres*, on trouvera les expressions : *proximal*, *distal*, *extrémité* (face) *rapprochée* et *extrémité* (face) *éloignée*, etc., qui indiquent la distance par rapport au corps. Ordinairement ces expressions ne sont employées que pour les membres; mais on peut les appliquer à tous les appendices en général, par exemple à la queue, au pavillon de l'oreille et ainsi de suite. Dans ces derniers cas on peut aussi les remplacer par les termes : *vers la pointe* (ou l'*extrémité*), *vers le corps* (ou la *base*). Le mot « vers l'extrémité » sera aussi employé quelquefois dans la description des membres, quand il s'agira d'indiquer la direction vers l'extrémité de la dernière phalange des doigts ou des orteils.

Dans la description de la ceinture scapulaire et de la ceinture pelvienne nous nous servons des mêmes expressions que pour le tronc; aussi les termes proximal et distal ne sauraient y être employés. L'indication des faces de l'omoplate présente quelques difficultés : chez les animaux on peut y distinguer une face externe et une face interne; chez l'homme, une face antérieure et une face postérieure. On peut aussi dire : la face *supérieure* et la face *inférieure* ou *costale* de l'omoplate (voy. les muscles). Au bras et à l'avant-bras, ainsi qu'à la cuisse et à la jambe, nous distinguerons le côté oral et le côté aboral, la face interne et la face externe. Tout ce qui, chez l'homme, dans l'attitude de station debout, les bras pendants le long du tronc, est dirigé du côté de la bouche sera désigné comme étant du *côté oral* chez le chien; tout ce qui est dirigé du côté opposé (chez les animaux, vers la queue) sera désigné comme étant du côté *aboral*. Ici le terme *oral* devient identique avec le terme *ventral* et l'expression *aboral* ou *caudal* avec le terme *dorsal*. Dans la description des pattes qui correspondent à la *main* et au *pied*, nous employons, pour désigner les faces, les expressions *dorsal* et *palmaire* ou *plantaire*; parfois même nous nous servons de ces termes dans la

(1) Nous n'avons pu suivre dans la traduction la nomenclature de l'auteur en ce qui concerne les termes « latéral » ou « latéralement » et « médial ». Le premier de ces termes a déjà un autre sens en français (que les Allemands expriment par le mot « seitlich »), le second nécessiterait des périphrases comme celle-ci : « vers le plan médian » ou « tourné du côté du plan médian ». Nous laissons donc subsister les termes « externe » et « interne », comme « en dehors » et « en dedans », car ils ne dépendent nullement de l'orientation ou de la position naturelle de l'animal. Pour les organes creux, etc., nous employons les termes « extérieur » et « intérieur » ou « extérieurement » et « intérieurement ».

(*Note du traducteur.*)

description de l'avant-bras et de la jambe pour désigner les faces correspondantes au dos des pattes ou à la plante du pied et à la paume de la main.

Nous nous servons en outre, pour décrire les différentes parties de la tête ou du tronc, des expressions qui se comprennent d'elles-mêmes, sans commentaires, par exemple : *du côté radial* ou *vers le radius*, *du côté cubital* ou *vers le cubitus*, *vers le carpe*, *vers le pied*, *vers les orteils*, *du côté de l'épaule*, *vers le front*, *vers l'occiput*, *du côté du thorax*, *vers le bassin*, *vers le dos*; ou bien : *face de flexion*, *face d'extension* (d'un membre), *côté du jarret*, *côté de la rotule*, etc. Malheureusement dans l'ostéologie nous avons employé quelquefois par inadvertance, en décrivant le membre antérieur, les termes « face de flexion » et « face d'extension » d'une façon erronée. La *face de flexion* du membre antérieur correspond toujours à la *face orale* et la *face d'extension* à la *face aborale*. Ceci est vrai aussi bien pour l'humérus que pour les os de l'avant-bras; dans la description de ces derniers, les expressions : « face de flexion », « face orale » et « face dorsale » deviennent synonymes.

Les désignations « vers la tête », « vers le tronc », « vers le thorax », « à droite », « à gauche », employées dans la description du cou peuvent se passer de commentaires.

Quant à la *colonne vertébrale*, nous avons introduit dans la description de ses parties les termes « hémale », « neurale » et « spinale ». La *face hémale* est celle qui est tournée du côté ventral, vers les gros vaisseaux (aorte, veine cave, artères carotides, veines jugulaires); la *face neurale* est celle qui est dirigée du côté de la moelle épinière; enfin la *face spinale* est celle à laquelle s'attachent les apophyses épineuses. Les expressions « en dehors » et « en dedans » ne sont appliquées que par rapport au canal rachidien. En outre, on y trouvera d'autres désignations, telles que « vers la tête ou le crâne » (du côté nasal, du côté oral), « vers la queue » (du côté caudal), « vers le sacrum », « vers les lombes », etc., qui n'ont besoin d'aucune explication.

Parlant des muscles, nous nous servons, pour abréger, des termes « face superficielle » et « face profonde » pour désigner dans le premier cas leur face tournée vers la peau et dans le second cas, leur face tournée vers les os, les ligaments ou les muscles de la couche plus profonde. Naturellement des termes analogues à ceux de l'ostéologie y sont employés également; par exemple : « bord huméral », « bord scapulaire », « bord radial », « bord cubital », etc., ou bien, pour les muscles des membres d'autres expressions : « extrémité distale », « extrémité proximale », « face dorsale », face palmaire », etc., déjà expliquées.

Enfin pour les *viscères* nous employons les termes qui se comprennent d'eux-mêmes : « vers le thorax », « vers le cœur », « vers le bassin », etc. Pour le tube digestif nous avons employé quelquefois le mot « proximal » au lieu de « vers la bouche » et le mot « distal » au lieu de « vers l'anus ». Les faces, les bords, etc. des différents organes sont désignés d'après les parties du corps auxquelles ils sont adjacents ou vers lesquelles ils sont dirigés.

La nomenclature des parties du corps. Nous avons donné à chacune des parties du corps les noms que portent, dans les manuels courants d'anatomie, les parties analogues ou homologues chez l'homme. Nous aurions préféré remplacer les termes « antérieur », « postérieur », « supérieur » et « inférieur » par « oral », « aboral », « dorsal » et « ventral »; mais nous y avons renoncé afin de ne pas introduire de confusion. Même les mots « interne » et « externe » ne sont pas toujours remplacés par les termes « médial » et « latéral » (1); ici nous avons cru devoir nous conformer à l'usage généralement adopté.

Cependant nous avons fait une exception pour le membre thoracique. Chez l'homme on se sert malheureusement du mot « externe » pour désigner la face du membre thoracique à laquelle se trouve le pouce et du mot « interne » pour désigner la face opposée, celle où se trouve le petit doigt (2). Nous ne pouvons suivre ici l'usage adopté parce que le pouce est incontestablement le doigt le plus interne, comme le petit doigt est le doigt le plus externe de la main.

La désignation des muscles du pied et de la main, ainsi que leurs homologies sont établies d'après les idées qui ont prévalu jusqu'à ces derniers temps. Les travaux récents de M. Bardeleben ne nous sont parvenus qu'après le tirage de la partie correspondante de notre ouvrage. Voyez d'ailleurs : 1° M. Bardeleben, *Ueber die Hand- und Fussmuskeln des Menschen und der Säugetiere, besonders des Praepollex* (Praehallux) *und des Postuminimus;* Anatomischer Anzeiger, t. V, p. 433; et 2°, du même, *Bemerkungen über die Bezeichnungen Flexor digitorum tibialis und fibularis;* même recueil et volume, p. 536.

Dans la nomenclature des muscles de l'oreille on pourra rempla-

---

(1) Nous avons déjà dit plus haut que dans la traduction nous avons adopté exclusivement les termes « externe » et « interne », « en dehors » et « en dedans », etc.
(Note du traducteur.)

(2) Autrement dit on décrit la main en « supination ».   (Note du traducteur.)

cer le nom de « depressor auris » (Gurlt) ou abaisseur de l'oreille, par celui de « détrahens » (Tereg) ou abducteur de l'oreille.

Il faut aussi remarquer que nous n'avons pas toujours suivi jusqu'au bout, par inexpérience, notre terminologie en ce qui concerne les vaisseaux et les nerfs des doigts et des orteils. Il aurait fallu notamment employer dans la dénomination des artères (ou nerfs ou veines) communes, toujours le génitif du pluriel du nom, par exemple « 2ᵉ artère commune des doigts » et dans la dénomination des artères spéciales, l'adjectif « digital », par exemple, « artère digitale cubitale du premier doigt » (1).

Pour les *figures* dans le texte, nous avons donné la préférence aux gravures sur bois : elles rendent les particularités anatomiques que l'on veut montrer, beaucoup mieux que les zincographies ou les reproductions autotypiques, etc.

Nous avons dû limiter, pour des raisons qu'il est facile de comprendre, le nombre de ces gravures. Mais nous pensons que les figures données suffisent pour s'orienter dans la description. Afin de compléter cependant les lacunes possibles, ainsi que pour mettre en relief les rapports topographiques (surtout pour les besoins de l'art vétérinaire) nous avons ajouté à notre ouvrage une série de planches lithographiées. Ce sont des coupes des cadavres congelés ou des portions de ces cadavres. Les courtes explications que nous donnons en face de chaque planche, suffisent pour la complète compréhension de ces coupes. Les dessins des lymphatiques et en général la description détaillée du système lymphatique n'ont pu être donnés faute de place. Nous espérons combler cette lacune en publiant un ouvrage spécial sur la question.

Nous avons cru inutile de donner une table des figures.

Quant à la division de l'ouvrage en chapitres nous avons suivi les règles de l'exposition classique.

---

(1) Dans la traduction nous n'avons pas à redouter ces confusions, le second ordre d'artères portant le nom d' « artères collatérales » en français.   (*Note du traducteur.*)

OSTÉOLOGIE ET ARTHROLOGIE

DU SQUELETTE EN GÉNÉRAL

(Voy. fig. 1.)

Abstraction faite des dents et des osselets de l'ouïe, le squelette du chien se compose de 228 à 232 os, dont 106 à 110 pour la partie axiale et 118 pour les extrémités. La *tête* est formée de 26 os, la *colonne vertébrale* de 46 à 50, le *thorax* (à part les vertèbres dorsales) de 34, les deux *membres thoraciques* de 62, et les deux *membres abdominaux* de 56 os. A ces os principaux, il faut ajouter les os accessoires : l'hyoïde, l'os pénial, les os sésamoïdes, les osselets aux condyles externe et interne du fémur (crithoïdes, externe et interne, de Strauss-Durckheim), les 42 dents (I. $\frac{3\cdot3}{3\cdot3}$ C. $\frac{1\cdot1}{1\cdot1}$ P. $\frac{4\cdot4}{4\cdot4}$ M. $\frac{2\cdot2}{3\cdot3}$) et les osselets de l'ouïe. La *tête* comprend 9 os du crâne et 17 os de la face ; la *colonne vertébrale*, 7 vertèbres dorsales, 13 thoraciques, 7 lombaires (en tout 27 vertèbres présacrées), 1 sacrum et 18 à 22 vertèbres caudales ou postsacrées. La *paroi ventrale* du thorax est formée de 8 sternèbres, et chacune de ses parois latérales de 9 côtes vraies et de 4 fausses côtes. Chacun des *membres thoraciques* se compose de 3 os précarpiens (humérus, cubitus, radius), de 8 os carpiens et de 19 os postcarpiens (5 métacarpiens et 14 os des doigts); chacun des *membres abdominaux* se compose de 4 os prétarsiens (fémur, tibia, péroné, rotule), de 7 os tarsiens et de 16 posttarsiens (4 métatarsiens et 12 os des orteils). Il faut ajouter à toutes ces pièces, et de chaque côté, un os pour la ceinture scapulaire et 3 os pour la ceinture pelvienne.

Le poids du squelette constitue, d'après Falck et Schürmann, 8,53 pour cent (8,8 pour cent en y comptant les dents) du poids total du corps. Représentés en centièmes du poids total du squelette, les poids de ses différentes parties seraient les suivants : tête, 16,78 pour cent; colonne vertébrale seule, 23,13 pour cent; la même avec la cage thoracique, 32,44 pour cent; toute la partie axiale du squelette, 49,22 pour cent; membres thoraciques, 23,28 pour cent; membres pelviens, 27,49 pour cent. Le poids des os des quatre extrémités représente 4,3 pour cent du poids total du corps et 50,78 pour cent du poids du squelette. La partie axiale du squelette représente

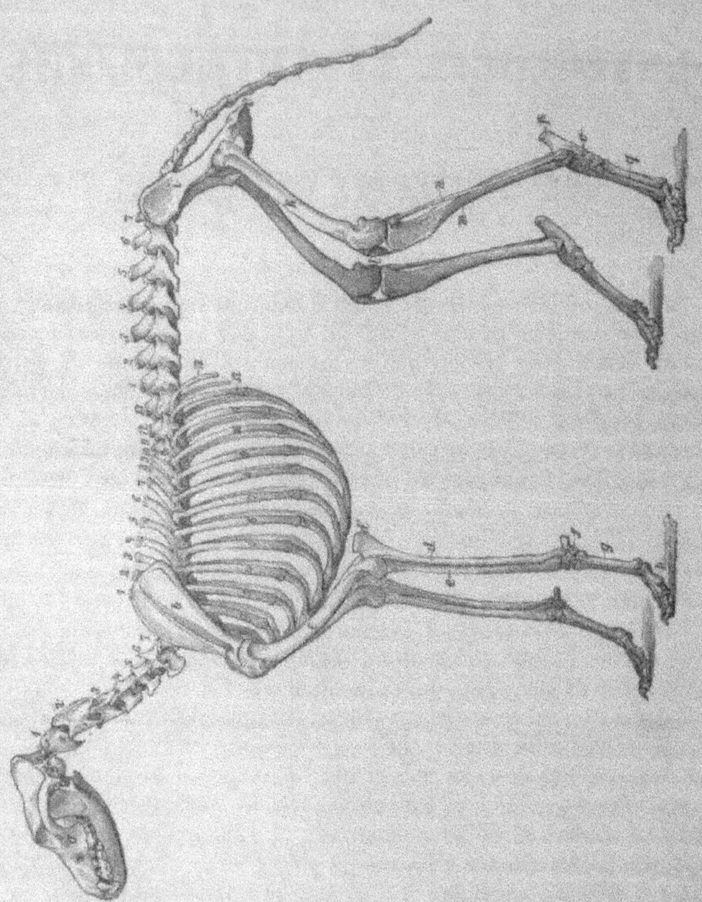

Fig. 1.

SQUELETTE DE CHIEN. — *a*, Tête; *b*, omoplate; *c*, humérus; *d*, cubitus; *d'*, olécrâne; *e*, radius; *f*, carpe; *g*, métacarpe; *h*, doigts; *i*, bassin; *i'*, ischion; *k*, fémur; *l*, rotule; *m*, tibia; *n*, péroné; *o*, tarse; *p*, calcanèum; *q*, métatarse; *r*, orteils; *s*, vertèbres caudales. Les chiffres indiquent respectivement chacune des vertèbres cervicales, dorsales et lombaires, ainsi que les côtes, depuis la 1re jusqu'à la 13e.

4,17 pour cent du poids du corps et 49,22 pour cent du poids du squelette. Enfin le poids de la tête osseuse représente 1,42 pour cent du poids total du squelette du tronc (avec le thorax) et 2,75 pour cent du poids total du corps.

A. — **Tronc.**

I. — COLONNE VERTÉBRALE

La colonne vertébrale du chien est formée de 50 à 52 métamères, à savoir : 7 vertèbres cervicales, 13 dorsales, 7 lombaires, 3 sacrées et 20 et 22 caudales (v. fig. 1). Toutes ces vertèbres sont dépourvues d'apophyses hémales, de zygapophyses et d'épines hémales. Elles ne se composent (sauf peut-être la première) que d'un corps opisthocœle et de deux *apophyses neurales*, naissant chacune par deux racines des deux côtés du corps et constituant l'*arc vertébral* ou les parois latérales et inférieures du *trou vertébral*.

Ces apophyses manquent aux dernières vertèbres caudales ; celles-ci sont dépourvues également d'épines neurales ou *apophyses épineuses* qui complètent la fermeture de l'arc vertébral. D'ailleurs souvent même dans d'autres vertèbres ces apophyses sont très peu développées. Quant aux apophyses *transverses* (apophyses pleurales ou musculaires) et *articulaires* (obliques), on les rencontre sur toutes les vertèbres, sauf les caudales. De chaque côté de la vertèbre, il y a une apophyse transverse et deux articulaires, une orale et une aborale.

A l'endroit où l'arc vertébral prend son origine sur le corps de la vertèbre, on remarque de chaque côté, des échancrures dirigées vers la tête et vers la queue (*échancrures intervertébrales*). Chacune de ces échancrures constitue, avec une échancrure semblable de la vertèbre précédente ou de la vertèbre suivante, un trou de conjugaison ou *trou intervertébral* par lequel passent les nerfs rachidiens et les vaisseaux.

On distingue dans chaque vertèbre une extrémité dirigée vers la tête (extrémité orale, nasale ou cranienne) et une autre, dirigée vers la queue (extrémité aborale, caudale), ainsi qu'une face externe et une face interne (par rapport au canal rachidien circonscrit par les apophyses neurales).

Dans le corps de la vertèbre, on peut également distinguer une surface regardant la moelle épinière (face neurale ou médullaire) et une autre regardant les grands vaisseaux, comme l'aorte (face hémale ou ventrale).

Différences suivant les races. A part quelques particularités dans la conformation de l'atlas, de l'axis et du sacrum, les vertèbres ne présentent presque pas de différences suivant les races. On peut dire cependant, d'une façon générale, que chez les chiens bien musclés, les différentes parties de la vertèbre sont mieux développées, plus saillantes que chez les chiens à faible musculature.

a. — VERTÈBRES CERVICALES

Les vertèbres cervicales sont ordinairement assez allongées; la plus longue est la deuxième, la plus courte la septième; à partir de la deuxième, la longueur diminue régulièrement. La *portion cervicale du canal rachidien* est assez large. Les *apophyses épineuses* sont peu développées; elles deviennent de plus en plus longues à mesure que l'on se dirige vers l'extrémité caudale. Les *apophyses transverses* sont volumineuses; elles naissent par deux racines, l'une venant de l'arc, l'autre du corps. A leur base elles sont perforées de *trous transversaires.* L'ensemble de ces trous transversaires forme le *canal transversaire* par lequel passent l'artère et la veine vertébrales; cette disposition se retrouve dans toutes les vertèbres cervicales, sauf la première et la septième; les *apophyses articulaires* sont bien prononcées, excepté dans la première et la deuxième vertèbres.

Première vertèbre cervicale ou **atlas** (fig. 2). Elle a la forme d'un anneau à sceller et présente des deux côtés une grande apophyse transverse ou *aile de l'atlas* (apophyse aliforme) (*a*), dirigée en dehors et vers la queue. Son bord externe, recourbé, forme une saillie ou crête servant à l'attache de plusieurs muscles puissants : long de l'atlas; obliques de la tête, inférieur et supérieur; droit latéral de la tête; releveur ou angulaire ventral de l'omoplate. Comme cette aile se détache du corps horizontalement, elle n'a presque pas de fossette.

La partie étroite, ventrale de l'anneau qui représente le *corps de la vertèbre* et que l'on appelle

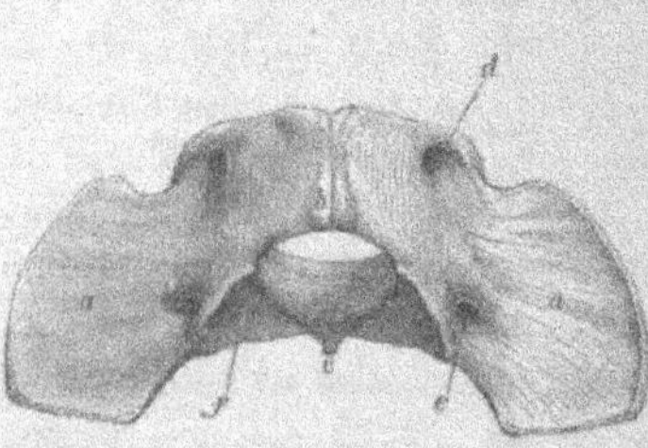

Fig. 2.

FACE SPINALE DE L'ATLAS (vu du côté aboral). — *a*, Ailes de l'atlas; *b*, tubercule postérieur; *c*, tubercule antérieur; *d*, trou oblique; *e*, trou transversaire; *f*, facettes articulaires à la place des apophyses articulaires caudales (ou postérieures).

l'*arc antérieur* n'a pas de facettes articulaires; elle présente du côté hémal un *tubercule antérieur* (*c*), très saillant, auquel s'insère le muscle long du cou. La face neurale est munie d'une excavation dans laquelle s'adapte l'apophyse odontoïde de l'axis. La partie élargie de l'anneau qui représente l'arc vertébral et que l'on appelle l'*arc postérieur*, porte à sa partie extérieure, en place d'une apophyse épineuse, un tubercule insignifiant, à peine visible, le *tubercule postérieur* (*b*) qui sert à l'insertion du muscle oblique inférieur de la tête. Les *apophyses articulaires* sont représentées par des surfaces articulaires des arcs (concaves du côté de la tête, planes du côté de la queue) qui s'étendent du côté caudal (*f*) jusqu'à l'arc antérieur. A la base de chaque aile on trouve : 1° sur le bord nasal de la racine, une échancrure semi-lunaire par laquelle la branche ventrale du premier nerf cervical entre dans la gouttière de l'aile ; 2° un orifice, situé du côté de la tête, le *trou oblique* (*d*), qui communique avec le canal rachidien et par lequel passe le premier nerf cervical ; 3° un orifice caudal, le *trou transversaire* (*e*), entrée d'un canal dirigé obliquement et se terminant dans la gouttière de l'aile. Ce canal donne passage à la branche terminale de l'artère vertébrale ; il s'en détache vers la gouttière un canal latéral qui aboutit au canal rachidien et à travers lequel passe le rameau cérébro-spinal de l'artère occipitale.

Différences suivant les races. Dans les petites races de chiens, faiblement musclées (Basset, Levrette, Lévrier, Griffon-Singe), les ailes de l'atlas ont leurs bords *tranchants*. Elles sont peu développées, et en général presque complètement horizontales, tandis que dans les races bien musclées (Dogue, Mastiff) elles sont bien développées et dirigées du côté ventral ; leurs bords sont *larges, émoussés*. Le développement des tubercules est en rapport avec le développement de la musculature.

Deuxième vertèbre cervicale, épistropheus ou **axis** (fig. 3). Le *corps*, assez allongé, présente du côté hémal et en dedans, une crête tranchante, tandis que du côté neural la crête est émoussée. Près de la crête hémale, à laquelle s'attache le muscle long du cou, se trouve de chaque côté une gouttière longitudinale, peu profonde. Cette gouttière est limitée en dehors par une crête tranchante qui la dépasse sensiblement : c'est le bord ventral de l'apophyse transverse. D'autre part, des crêtes transversales limitent la gouttière du côté nasal et du côté caudal ; ces crêtes sont formées par les bords ventraux des facettes articulaires du corps.

Du côté de la tête le corps se termine par une apophyse cylindrique, assez longue, couverte de cartilage sur sa face ventrale, l'*apophyse odontoïde* (*a*), qui, au point de vue odontogénique, appartient à l'atlas. Près de la base de cette apophyse se trouvent des deux côtés, à la place des *apophyses obliques orales*, des surfaces articulaires (*b*), réunies par une crête ou commissure revêtue de cartilage du côté de la tête et située du côté hémal de l'apophyse odontoïde.

L'*apophyse transverse* (c) prend naissance par deux racines qui entourent le trou transversaire et dont l'extrémité libre est dirigée vers la queue et le ventre; la racine venant du corps forme la crête tranchante mentionnée plus haut. — A la place de l'*apophyse épineuse* on trouve sur l'arc une crête sagittale très haute. Cette crête s'avance beaucoup du côté nasal, de sorte qu'il se forme au-dessous d'elle une échancrure servant d'attache aux ligaments cervicaux et aux muscles : oblique inférieur de la tête et droits de la tête (postérieur, grand et moyen). Du côté de la queue, en dehors, les arcs donnent naissance à des prolongements latéraux, qui forment des apophyses plates, horizontales

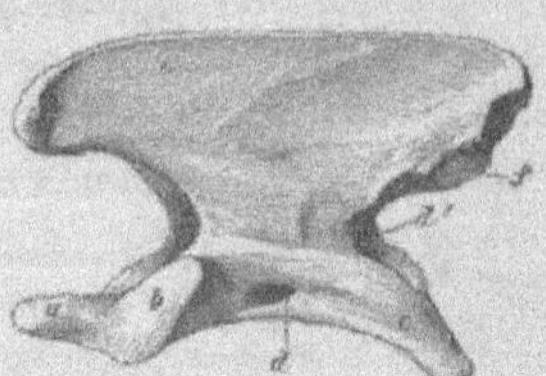

Fig. 3.

L'AXIS (vu du côté gauche). — *a*, Apoph. odontoïde; *b*, surface articulaire à la place de l'apoph. articulaire orale; *c*, apoph. transverse; *d*, trou transversaire; *d'*, entrée du canal transversaire; *e*, crête de l'axis, à la place de l'apophyse épineuse; *f*, apophyse articulaire caudale avec sa facette articulaire.

situées aboralement (*apophyses articulaires*). On trouve sur ces apophyses et latéralement une surface articulaire plane, dirigée du côté ventral (*f*); elle s'articule avec les apophyses articulaires orales de la troisième vertèbre cervicale.

Différences suivant les races. Chez les grands chiens bien musclés, la crête de l'axis est élevée; ses bords sont *émoussés*, au contraire de ce que l'on observe chez les petits chiens.

Les cinq dernières vertèbres cervicales (fig. 4).

Le corps de ces vertèbres présente (jusqu'à la cinquième) une crête médiane à sa face hémale, pour l'insertion du muscle long du cou; et une arête médiane, rugueuse, à sa face ventrale. Cette dernière traverse comme un pont la fossette qui se trouve sur la sixième et la septième vertèbres.

Les *apophyses transverses*, auxquelles s'attachent le muscle grand dentelé antérieur, la portion cervicale du long dorsal, le scalène et les muscles longs de l'atlas et de la tête, ainsi que le muscle sacro-lombaire (*ileo-costalis*), présentent à leur base un trou transversaire. Ces apophyses se divisent dans

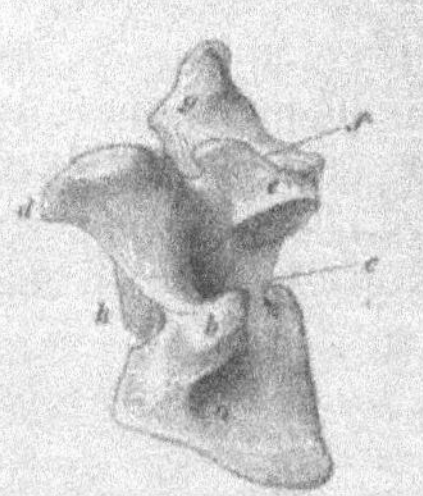

Fig. 4.

6ᵉ VERT. CERVIC. (vue de gauche). — *a*, Apoph. transverse en forme de lame quadrangulaire, sur laquelle prend naissance le tubercule (*b*); *c*, trou transversaire; *d*, apoph. articulaire orale; *e*, apoph. articulaire aborale avec l'apoph. accessoire *f*; *g*, apoph. épineuse; *h*, tête articulaire du corps de la vertèbre.

la troisième, quatrième et cinquième vertèbres, en deux branches, une nasale et une caudale, dirigées, la première du côté ventral, la seconde en dehors. A la sixième vertèbre, cette apophyse présente une lame quadrangulaire (*a*) dont la face dorsale donne naissance à une apophyse crochue, dirigée en dedans et vers la queue (*b*). La septième vertèbre possède une apophyse transverse indivise, mais elle est dépourvue de trou transversaire. Les *apophyses articulaires* (*d*, *e*) ou *obliques* sont bien développées; celles qui sont dirigées du côté oral ont leurs facettes articulaires planes et tournées vers le dos, tandis que celles qui sont dirigées du côté aboral ont les facettes tournées vers le ventre. Ces dernières sont munies d'un petit prolongement, l'*apophyse accessoire* (*f*). C'est à cette apophyse et aux apophyses obliques que s'insèrent le muscle long dorsal de la tête, les transversaires épineux de la tête et du cou, les transverso-épineux du cou, le muscle compliqué de l'épine (*multifidus spinæ*) et le long épineux du dos et du cou.

L'*apophyse épineuse* (*g*) de la troisième vertèbre est réduite à une crête à peine perceptible, mais elle augmente de hauteur à partir de la quatrième et jusqu'à la septième vertèbre. Elle est dirigée vers la queue depuis la quatrième jusqu'à la sixième vertèbre; elle est presque verticale à la septième. C'est à cette apophyse que s'insère le muscle long épineux du dos et du cou.

b. — VERTÈBRES DORSALES (Fig. 5).

Le *corps* des premières vertèbres dorsales est relativement large et aplati dans la direction dorso-ventrale; il s'amincit et s'allonge dans les vertèbres suivantes jusqu'aux dernières, où il devient de nouveau plus large et plus aplati. L'épaisseur du corps reste presque la même dans les onze premières vertèbres; elle augmente un peu à la douzième et à la treizième. Sur sa face ventrale, où se trouve un trou nourricier, le corps est convexe et arrondi; de ce côté, les bords de deux faces articulaires, proximale (ou nasale) et caudale, sont dirigés un peu du côté ventral. La face médullaire présente une saillie médiane et près de celle-ci, des deux côtés, un ou deux trous. Les faces articulaires du corps (*a*, *b*) sont plates; des deux côtés du corps, près de chacune de ces faces, dans la direction du dos, on rencontre une petite facette articulaire accessoire la *demi-facette costale* (*c*), qui forme, avec une facette correspondante de la vertèbre suivante ou de la vertèbre précédente, une petite cavité articulaire destinée à recevoir la tête de la côte. La demi-facette caudale se prolonge jusque sur l'arc, tandis que la demi-facette nasale ne dépasse pas le corps. A mesure

que l'on s'approche de la région lombaire, la facette caudale devient
de plus en plus petite; elle disparaît même complètement dans les
trois dernières vertèbres, de sorte que la cavité articulaire de la côte
ne se trouve qu'à l'extrémité cranienne du
corps. Sur les deux dernières vertèbres, ces
cavités orales mêmes sont à peine indiquées.
L'*arc vertébral* est à pente douce dans les
premières vertèbres; il devient plus abrupt
dans les vertèbres du milieu; enfin il redevient légèrement incliné dans les dernières
vertèbres. Par suite de cette disposition, le
canal rachidien est cylindrique au milieu du
dos et plus ou moins large du côté du cou et
vers les lombes (à partir de la dixième vertèbre). Les échancrures destinées à former
les *trous intervertébraux* sont peu profondes
sur le bord nasal de la vertèbre et se trouvent entièrement sur l'arc; elles sont plus
profondes sur le bord caudal et intéressent en
partie le corps, qui limite de la sorte l'échancrure du côté ventral.

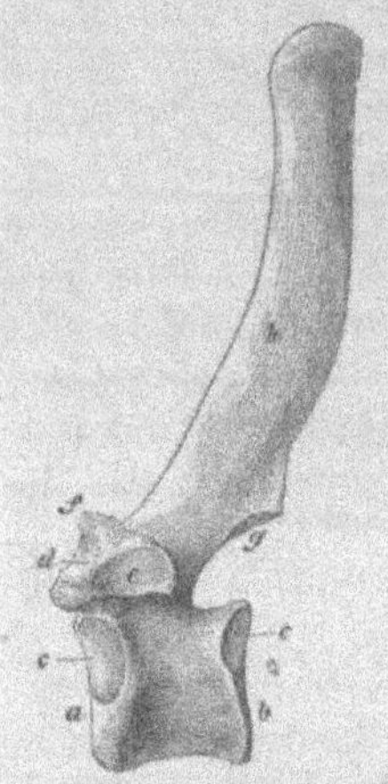

Fig. 5.

4ᵉ VERTÈBRE DORSALE (vue de
gauche). — *a*, tête (face convexe) articulaire, et *b*, fosse
(face concave) articulaire du
corps de la vertèbre; *c*, demi-
facette articulaire pour la
tête de la côte; *d*, apoph.
transverse; *e*, sa facette articulaire destinée à s'articuler
avec la tubérosité de la côte;
f, apoph. transverse accessoire; *g*, surface articulaire
à la place de l'apoph. articulaire caudale; *h*, apoph.
épineuse.

Les *apophyses transverses* présentent latéralement une surface articulaire (*e*) parallèle
au plan sagittal pour la *tubérosité de la côte*.
Elle diminue et s'aplatit vers les lombes et
se rapproche de la demi-facette articulaire
destinée à la tête de la côte. A partir de la
deuxième vertèbre dorsale, il se détache de
la face spinale de l'apophyse transverse une
petite tubérosité (*apophyse transverse acces-

soire*) (*f*), qui, à partir de la neuvième vertèbre, devient de plus en
plus pointue. Elle est dirigée vers le cou dans les sept premières
vertèbres, et vers les lombes dans les dernières. Les apophyses transverses diminuent en allant vers la région lombaire.

Les apophyses articulaires orales des trois dernières vertèbres
dorsales présentent à leur face dorsale un tubercule saillant
(*apophyse mamillaire*). A la place des *apophyses obliques* on trouve, à
la base de l'apophyse épineuse, de simples surfaces articulaires (*g*);
les véritables apophyses transverses ne se montrent qu'à la première,
à la deuxième (vers le cou) et aux trois dernières vertèbres dorsales.
L'*apophyse épineuse* (*h*) est relativement bien développée; elle garde

presque la même hauteur dans les six ou sept premières vertèbres dorsales, diminue ensuite jusqu'à la dixième et ne présente dans les trois dernières vertèbres qu'une petite proéminence comprimée latéralement. Cette apophyse est dirigée légèrement vers la queue, dans les dix premières vertèbres; jusqu'à la neuvième, la direction est de plus en plus oblique; à la dixième vertèbre l'apophyse reprend la position moins inclinée et enfin dans les trois dernières vertèbres elle est presque verticale. L'apophyse dans les dix premières vertèbres est assez grosse par rapport à sa largeur; son bord caudal est arrondi. C'est aux vertèbres dorsales que s'insèrent la majorité des muscles du dos : trapèze, rhomboïde, grand dorsal, peaucier de l'abdomen, petit dentelé postérieur, long dorsal, long épineux du dos, compliqué de l'épine, compliqué de la tête et du cou, transversaire épineux du cou et de la tête, releveur des côtes, long du cou et, en partie, les muscles lombaires.

c. — VERTÈBRES LOMBAIRES (Fig. 6).

Le *corps*, relativement fort, est un peu aplati dans le sens dorsoventral; il est de plus en plus gros de la première à la cinquième vertèbre; plus loin, il diminue. Sa face hémale, munie d'un grand trou nourricier et de plusieurs petits, est aplatie et légèrement concave dans le sens longitudinal, de sorte que ses deux extrémités s'avancent un peu du côté ventral; sa face neurale présente une crête médiane et de chaque côté de celle-ci un trou nourricier. La tête articulaire (face orale) ainsi que la fosse (face aborale), sont planes (*a* et *b*). Les *apophyses transverses* (*c*) sont fortes et partent directement du corps. Dans les dernières vertèbres, leur origine se trouve plus près de l'arc, de sorte qu'à la sixième et à la septième vertèbres une de leurs racines vient de l'arc. L'apophyse transverse la plus longue se trouve à la quatrième vertèbre lombaire; en avant et

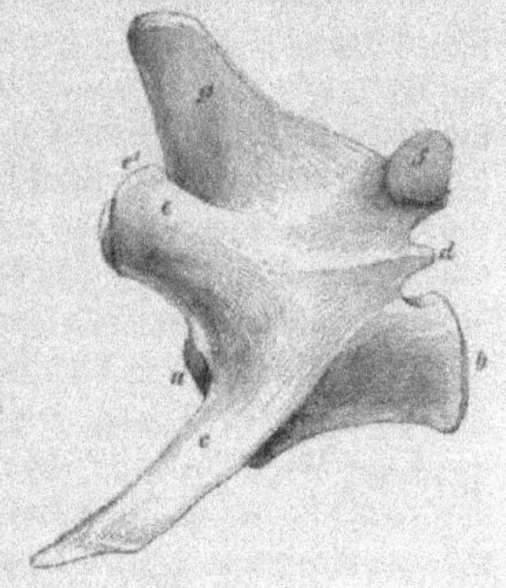

Fig. 6.

1ᵉ VERTÈBRE LOMBAIRE (vue de gauche). — *a*, Tête (face convexe) articulaire, et *b*, fosse (face concave) articulaire du corps vertébral; *c*, apoph. transverse; *d*, apoph. transverse accessoire; *e*, apoph. articulaire orale munie d'un tubercule mamillaire, *e'*; *f*, surface articulaire sur l'apoph. articulaire aborale; *g*, apoph. épineuse.

en arrière de celle-ci, l'apophyse diminue, plus rapidement du côté oral que du côté aboral. De cette façon la première vertèbre lombaire a l'apophyse la plus courte. Les apophyses transverses sont dirigées en dehors et du côté ventral, et, à partir de la deuxième vertèbre, vers la tête. Les apophyses des quatre premières vertèbres lombaires sont munies, comme celles des vertèbres dorsales, d'une *apophyse accessoire (d)*, tandis que celles des trois dernières vertèbres ne présentent à leur place qu'un petit tubercule rugueux. L'*apophyse accessoire* a la forme d'un cône; elle naît sur le bord libre, caudal, de la face latérale de l'arc, comme un prolongement de la racine de l'apophyse transverse venant de l'arc; elle est dirigée vers la queue. Du côté dorsal, elle limite le *trou intervertébral*, dont la paroi ventrale est formée par le corps de la vertèbre. Les quatre *apophyses articulaires (e, f)* sont plus fortes que les apophyses homologues des vertèbres dorsales; celles qui sont du côté du nez ont leurs surfaces articulaires dirigées en dedans; celles qui sont du côté caudal ont les mêmes surfaces dirigées en dehors. Les premières sont surmontées d'une *apophyse mamillaire (e')*. Les *apophyses épineuses (g)* sont plus larges et plus hautes que celles des trois dernières vertèbres dorsales. Leur hauteur augmente un peu jusqu'à la quatrième vertèbre lombaire, puis elle diminue jusqu'à la dernière. Elles sont plus larges à la base que vers leur extrémité libre, un peu épaissie; celle de la septième vertèbre est pointue. Les apophyses épineuses des dix premières vertèbres sont inclinées légèrement vers la tête; l'apophyse de la dernière vertèbre est verticale. — Les vertèbres lombaires servent à l'insertion des muscles lombaires, du long dorsal, du compliqué de l'épine, du transverse de l'abdomen et de l'aponévrose lombo-dorsale.

d. — VERTÈBRES SACRÉES (Fig. 7).

Les quatre vertèbres sacrées sont soudées en un os unique, quadrangulaire, rétréci vers la queue, le *sacrum*. La face hémale de cet os est large et recourbée dans le sens longitudinal de telle façon que ses deux extrémités s'avancent vers la face ventrale. L'extrémité lombaire, proéminente, est désignée sous le nom de *promontoire*. Les deux lignes transverses de la face hémale sont les marques de soudure des trois corps de vertèbres. Aux deux extrémités de chacune de ces lignes se trouvent, du côté ventral, des orifices; ce sont des *trous sacrés antérieurs*. Ils conduisent dans des canaux qui se terminent à la *face dorsale* comme *trous sacrés postérieurs (a)*. Un conduit accessoire fait communiquer chacun de ces canaux avec le canal rachidien. Ces trous représentent les trous de conjugaison ou *trous intervertébraux* des autres vertèbres; ils logent les nerfs lombaires qui sortent du canal rachidien et servent en même temps d'entrée aux petits vaisseaux. L'extrémité *lombaire* de la vertèbre présente une face ou tête articulaire plate et large (*b*), tandis que l'extrémité *caudale* offre une face également plate mais étroite. — De chaque côté de la face articulaire lombaire se trouve une forte apophyse divisée en deux branches, une branche ventrale et une dorsale, séparées par une incisure assez profonde. La *branche dorsale* (*c*, *d*) représente l'*apophyse articulaire*; elle offre une facette articulaire posée dans le sens sagittal et regardant en dedans. La *branche ventrale*, ayant la forme d'une aile (*e*), est la grande *apophyse transverse* de la première vertèbre et porte le nom de l'*apophyse aliforme* ou *aileron*. La face externe des deux branches est rugueuse, inégale (*facette auriculaire*); on y trouve un grand trou nourricier et plusieurs petits. Ces surfaces articulaires rugueuses dirigées parallèlement au plan sagittal servent à l'articulation du sacrum avec l'os iliaque. Les *apophyses transverses soudées* de la deuxième et de la troisième vertèbres forment une lame osseuse,

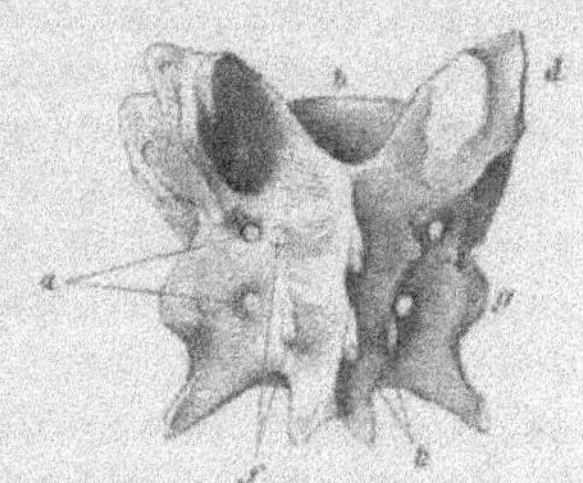

Fig. 7.

SACRUM (vu par la face dorsale). — *a*, Trous sacrés postérieurs; *b*, facette articulaire de l'extrémité proximale; *c* et *d*, apophyses articulaires orales; *e*, apoph. aliformes avec les facettes auriculaires; *f*, apoph. articulaires rudimentaires; *g*, apophyses transverses soudées entre elles; *h*, apophyses épineuses.

étroite (*g*) qui se termine, du côté caudal, en une apophyse dirigée obliquement en dehors.

Sur la ligne médiane de la *face dorsale* se dresse une crête à trois dents qui s'abaisse vers l'extrémité caudale (*h*); elle est formée par la soudure de trois *apophyses épineuses*. Entre cette crête et en dedans des trous sacrés, on remarque de chaque côté deux petites éminences (*f*), les rudiments des *apophyses articulaires* du côté caudal de la première et de la deuxième vertèbres, ainsi que des apophyses articulaires du côté lombaire de la deuxième et de la troisième. Les apophyses articulaires caudales de la troisième vertèbre, dépassent l'extrémité caudale du sacrum et présentent des facettes articulaires dirigées vers le ventre. Entre ces apophyses et l'extrémité distale du corps se trouve l'échancrure pour le *trou intervertébral*.

Différences suivant les races. — Le *sacrum* est court et large (plus large que long) chez le Mastiff, chez le Dogue d'Ulm et le Dogue danois, ainsi que chez le Bouledogue; il est presque aussi long que large chez le Chien de chasse et chez le Boull-Terrier; il est long et étroit (plus long que large) chez le Lévrier et le Carlin.

La largeur de la *face articulaire lombaire* est à sa hauteur comme 1 : 2 chez les femelles, comme 1,5 : 2,5 chez les mâles (chiffres individuels : 1,4 : 2,8; 1,7 : 2,9; 1,2 : 1,85; 1,7 : 2,9, etc.).

c. — VERTÈBRES COCCYGIENNES OU CAUDALES

Les vingt à vingt-deux vertèbres caudales offrent des modifications bien connues. Dans les trois ou quatre premières, on peut encore reconnaître toutes les parties de la vertèbre qui ont été décrites dans l'introduction à ce chapitre. Mais à mesure que l'on se dirige vers le bout de la queue, ces parties disparaissent les unes après les autres; la vertèbre subit une réduction et bientôt il n'en reste que le corps. Les parties qui disparaissent les premières sont les *apophyses obliques* et notamment celles situées du côté aboral; viennent ensuite l'*arc* et l'*apophyse transverse*. Les *corps* des vertèbres caudales forment des cylindres dont l'extrémité sacrale est plus épaisse que celle qui est dirigée vers le bout de la queue; elles s'allongent jusqu'à la dixième, puis se raccourcissent de nouveau, de sorte que la dernière ne forme plus qu'un osselet conique à sommet obtus. L'*apophyse épineuse* forme une simple crête. Les *apophyses obliques*, orales et aborales, s'articulent entre elles; on peut poursuivre jusqu'à la quinzième et même jusqu'à la dix-neuvième vertèbre les apophyses *orales* sous forme de petits tubercules situés tout près l'un de l'autre; quant aux apophyses *aborales*, on ne les distingue plus au-delà de la sixième vertèbre. L'*arc* et avec lui le *canal rachidien*, qui devient de plus en plus étroit, s'étendent également jusqu'à la sixième vertèbre. Les *apophyses transverses*, relativement grandes et munies d'une *apophyse transverse accessoire* dans les cinq premières vertèbres, disparaissent à partir de la huitième. A partir de la quatrième ou de la cinquième vertèbre caudale apparaissent ordinairement sur deux vertèbres successives les *apophyses hémales;* elles forment les parois latérales d'un canal qui est fermé du côté ventral par une épine hémale. A la sixième ou à la septième vertèbre, ces apophyses hémales sont très réduites et ne forment plus de canal fermé; on ne les trouve plus à partir de la quinzième vertèbre.

II. — THORAX OU CAGE THORACIQUE

a. — COTES (Fig. 8).

Il y a treize côtes chez le chien, neuf vraies et quatre fausses. Elles sont de plus en plus longues de la première à la septième ou la huitième (de 64 à 190^{mm}); la septième, huitième et neuvième côtes sont presque d'égale grandeur. A partir de la dixième côte, leur longueur diminue (de 190 à 123^{mm}); cependant la treizième est encore plus longue que la première; elle est presque égale à la troisième ou à la quatrième. La largeur des côtes diminue de la première à la treizième, tandis que leur courbure augmente jusqu'à la huitième ou neuvième, puis diminue jusqu'à la treizième. La première côte est presque droite. Les six premières côtes sont plates et présentent une face externe et une face interne et deux bords, le bord oral (du côté du cou) et le bord aboral (du côté de l'abdomen); les sept dernières côtes sont presque cylindriques. L'extrémité vertébrale ou dorsale se termine par une tête articulaire, la *tête de la côte* (a) supportée par un *col* (b); en dehors de ce col se trouve la *tubérosité de la côte* (c), munie également d'une surface articulaire. La tubérosité augmente comme volume et comme étendue de la première à la dernière côte. Dans les dernières côtes, les surfaces articulaires de la tête et de la tubérosité sont situées tout près l'une de l'autre; elles se touchent et sont même parfois soudées en une surface unique qui ne s'articule plus avec l'apophyse transverse de la vertèbre dorsale. Une arête peu accusée part de la tubérosité (c) vers l'insertion du muscle releveur des côtes ou muscle surcostal; elle se dirige verticalement et, à son extrémité externe, fait une saillie en pointe (d) à l'endroit où la côte change sa direction dans le sens dorso-ventral (*angle de la côte*). L'extrémité *sternale* de la côte se prolonge comme cartilage costal (e). — La *gouttière costale* qui court sur la face interne de la côte est à peine indiquée. — Les muscles suivants s'attachent aux côtes : grand dorsal, grand dentelé, petit dentelé, long dorsal, sacro-lombaire, scalène; les muscles intercostaux transverses des côtes; enfin le diaphragme et les muscles abdominaux.

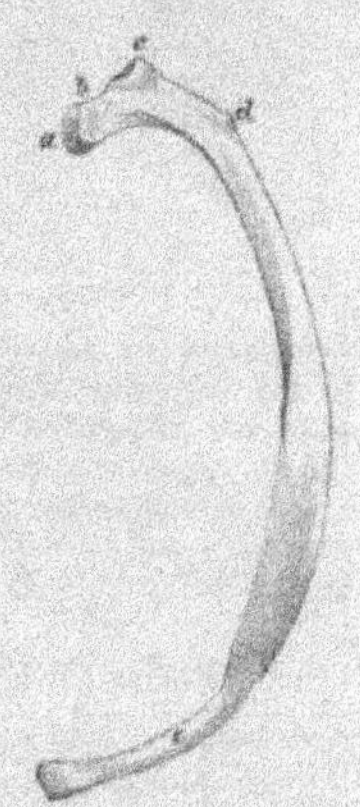

Fig. 8.

Quatrième côte (vue du côté externe). — a, Tête de la côte; b, col; c, tubérosité de la côte; d, insertion du muscle releveur des côtes; e, cartilage costal.

b. — STERNUM (Fig. 9).

Le *sternum* est plat et très allongé, légèrement convexe du côté ventral; il est formé de huit pièces cylindriques, un peu aplaties latéralement (*sternèbres*). Ces pièces sont toutes presque d'égale grandeur, sauf la huitième qui est un peu plus longue que les autres. Les pièces sont réunies entre elles par des disques cartilagineux qui ne s'ossifient ou ne se calcifient que dans l'extrême vieillesse; alors le sternum ne forme qu'une seule pièce. La première pièce est pointue à son extrémité libre et se termine par une apophyse cartilagineuse, le *manubrium* ou la *poignée du sternum* (*a*), à laquelle s'attachent les muscles sterno-mastoïdien, sterno-hyoïdien et sterno-thyroïdien. La huitième pièce se termine à son extrémité libre par un prolongement obtus, conique, auquel se rattache un mince *cartilage xiphoïde* (*b*) servant d'insertion au diaphragme et au muscle droit de l'abdomen. Sur les côtés externes se trouvent neuf facettes articulaires pour les *cartilages costaux* (*e*); la première est située à l'extrémité cervicale de la première pièce, les suivantes entre les pièces successives et enfin la neuvième sur le corps de la huitième pièce. Les muscles pectoraux prennent leurs insertions sur le sternum.

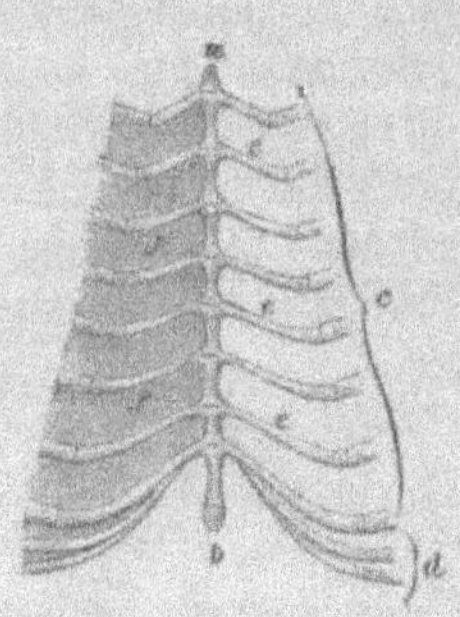

Fig. 9.

Sternum (vu du côté de la cavité thoracique). — *a*, Manubrium ou poignée; *b*, cartilage xiphoïde; *c*, vraies côtes; *d*, fausses côtes; *e*, cartilage costal; *f*, muscles intercostaux.

c. — CARTILAGES COSTAUX (Fig. 9, *c*).

Ce sont des pièces cartilagineuses, presque cylindriques, soudées aux côtes; elles sont un peu plus larges vers le sternum que vers la côte *. Tout près de leur soudure à la côte, ces cartilages se recourbent sous un angle obtus ou (aux côtes du milieu) sous un angle droit, dans la direction du sternum. Ils sont de plus en plus longs à mesure que l'on se dirige vers les lombes, jusqu'au dixième (par exemple de 26 à 110^{mm}); plus loin leur longueur diminue, de sorte que le douzième n'a que la moitié de la longueur du dixième et le treizième est plus court que le premier.

Les cartilages des vraies côtes sont articulés avec le sternum; leur extrémité orale, arrondie en forme de tête articulaire se loge dans une cavité articulaire du sternum. Les cartilages des quatre fausses côtes sont accolés les uns aux autres et forment des *arcs costaux*, sauf cependant le cartilage de la dernière fausse côte qui se termine *librement* dans la cavité abdominale. Les arcs costaux prennent part à la formation des parois de l'abdomen.

Les traits de séparation entre la côte et le cartilage sont situés (sauf les trois dernières côtes) le long d'une ligne que l'on peut tracer à la limite dorsale du quart ventral du thorax, parallèlement au dos; vers la queue cette ligne est un peu recourbée dans la direction dorsale.

---

* Ce passage du texte allemand ne concorde pas avec la figure 9 sur laquelle les cartilages sont représentés au contraire comme étant plus larges vers les côtes.

(*Note du traducteur.*)

Ligaments de la colonne vertébrale.

A. LIGAMENTS COMMUNS A TOUTES LES VERTÈBRES

1. *Ligament de la nuque* ou *ligament surépineux*. Il commence sous forme d'un cordon fin, arrondi, à la crête de l'axis et aboutit aux apophyses épineuses des vertèbres dorsales et lombaires, où il se perd insensiblement. Il est complètement enveloppé par les muscles extenseurs du cou. — La partie aplatie, telle qu'on la rencontre chez d'autres animaux entre la partie filiforme et les apophyses épineuses des vertèbres cervicales, manque complètement chez les chiens.

2. *Ligament longitudinal antérieur* ou *ligament vertébral commun supérieur*. Il commence à peu près au milieu de la région dorsale de la colonne vertébrale, sur la face hémale des corps vertébraux et se soude au périoste du sacrum. Il recouvre la face hémale de la région lombaire et une partie de la région dorsale de la colonne vertébrale. On trouve quelques fibres rudimentaires de ce ligament déjà à partir de la deuxième vertèbre cervicale.

3. *Ligament longitudinal postérieur* ou *ligament vertébral commun inférieur*. Il est situé dans le canal vertébral, sur les corps des vertèbres où il s'insère aux crêtes rugueuses de ces derniers, ainsi qu'aux derniers disques intervertébraux. Il commence à l'apophyse odontoïde de l'axis et se termine au sacrum. Il est plus large en face des disques intervertébraux qu'en face des corps des vertèbres.

B. LIGAMENTS SPÉCIAUX

a. Articulation de la tête ou occipito-atloïdienne.

1. *Ligament capsulaire*. Entre les deux surfaces articulaires orales de l'atlas et les condyles de l'occipital se trouve un fibro-cartilage adhérant à l'os. Les deux capsules articulaires qui s'insèrent, d'une part sur le pourtour des condyles et de l'autre sur le pourtour de la cavité glénoïde orale de l'atlas, sont soudées entre elles, ainsi qu'avec le ligament capsulaire des deux premières vertèbres cervicales.

2. *Ligament obturateur* ou *occipito-atloïdien postérieur*. Il s'insère d'une part à l'extrémité céphalique de l'arc postérieur de l'atlas et de l'autre au bord dorsal du trou occipital, entre les deux condyles ; il contracte des adhérences avec le ligament capsulaire.

3. *Ligament obturateur* ou *occipito-atloïdien antérieur*. Il ferme l'ouverture ventrale entre les arcs antérieurs de l'atlas et les condyles. Commençant à l'extrémité céphalique de l'arc antérieur il se termine, passant par dessus l'échancrure intercondylienne, au corps de l'occipital ; il contracte des adhérences avec le ligament capsulaire.

4. *Ligaments latéraux de l'atlas*. Ils naissent sur les parties externes du bord céphalique de l'arc postérieur, à l'endroit où ce dernier s'unit à l'arc antérieur ; réunis du côté ventral et latéralement aux fibres du ligament capsulaire, ils se terminent sur les apophyses jugulaires.

5. *Ligaments latéraux supérieurs*. Ce sont deux ligaments qui commencent à l'extrémité céphalique de l'arc postérieur et se terminent sur l'écaille de l'occipital, renforçant ainsi les ligaments capsulaires.

b. Articulation de l'atlas et de l'axis.

1. *Ligament capsulaire atloïdo-axoïdien.* Ce ligament entoure l'articulation et forme une sorte de manchon qui s'insère, d'une part au bord caudal des arcs antérieur et postérieur de l'atlas et de l'autre aux bords ventral et externe des facettes articulaires de l'axis, ainsi qu'à l'échancrure intervertébrale orale et à la crête de cette dernière. Il est renforcé par le ligament intercrural et interépineux (voy. plus bas 2 et 3) ainsi que par les faisceaux fibreux, surtout du côté ventral.

2. *Ligament intercrural.* Très petit, il masque le trou entre les arcs et est intimement lié avec le ligament capsulaire.

3. *Ligament interépineux.* C'est une plaque fibreuse double qui s'étend depuis le tubercule postérieur de l'atlas jusqu'à la crête de l'axis et se soude aux ligaments intercrural et capsulaire.

4. *Ligaments* ou *cordons latéraux* de l'axis ou ligaments des ailes. Ils prennent leur origine sur les côtés de l'apophyse odontoïde jusqu'à son sommet, puis divergent en se dirigeant en dehors et vers la tête et se terminent à la face interne des condyles occipitaux, chacun de son côté.

5. *Ligament transverse de l'odontoïde.* Il passe transversalement par dessus l'apophyse odontoïde et représente une partie du ligament cruciforme que l'on rencontre chez d'autres animaux. Une petite capsule synoviale ou bourse muqueuse facilite le glissement de l'apophyse odontoïde sous ce ligament. Il prend origine à la face neurale de l'atlas et notamment à l'endroit où se réunissent les arcs antérieur et postérieur; il passe ensuite au-dessus de l'apophyse odontoïde et se termine à l'endroit correspondant de l'autre côté de l'atlas.

c. Articulations des autres vertèbres entre elles.

1. *Ligaments* ou *fibro-cartilages intervertébraux.* Entre les corps des vertèbres on trouve des disques intervertébraux fibro-cartilagineux, épais dans la région coccygienne, minces dans la région dorsale. Ils sont revêtus en dehors par des fibres brillantes, tendineuses et entrecroisées qui contractent des adhérences avec le périoste des corps des vertèbres ainsi qu'avec les ligaments longitudinaux antérieur et postérieur. Les disques mêmes sont formés d'une portion périphérique ou corticale fibreuse et d'une portion centrale ou noyau pulpeux.

2. *Articulation des apophyses obliques.* On trouve entre les apophyses articulaires, des *ligaments capsulaires* qui forment de larges manchons autour des vertèbres cervicales mais qui sont appliqués solidement sur les vertèbres dorsales.

3. *Ligaments intertransversaires.* Ce sont des fibres ligamenteuses qui partent de l'apophyse transverse d'une vertèbre lombaire à l'apophyse transverse de l'autre.

4. *Ligaments intercruraux* ou *ligaments jaunes.* Ils remplissent l'espace entre les arcs vertébraux.

5. *Ligaments interépineux.* Ligaments fibreux qui remplissent les espaces entre les apophyses épineuses, sans former cependant des lames tendineuses continues. On trouve souvent des faisceaux musculaires entre les fibres de ces ligaments.

d. **Articulations des côtes avec les vertèbres dorsales et le sternum.**

1. *Ligament capsulaire de la tête de la côte (ligament costo-vertébral).* Il entoure l'articulation de la tête costale; il est simple pour toutes les côtes, sauf pour la dixième et la onzième où il se dédouble (Franck).

2. *Ligament capsulaire de la tubérosité costale (ligament costo-transversaire).* Il entoure l'articulation de la tubérosité et est assez résistant.

3. *Ligament transversaire externe.* Un fort ligament allant de la côte à l'apophyse transverse; il prend son origine en dehors de la tubérosité costale, presque sur le bord caudal de la côte et se termine à l'apophyse transverse de la vertèbre correspondante, en dedans de la facette articulaire destinée à recevoir la tubérosité.

4. *Ligament cervico-transversaire antérieur.* Ce n'est qu'un *faisceau de renforcement* du ligament capsulaire de la tête costale, placé sur la face ventrale de celle-ci.

5. *Ligaments de la tête de la côte* ou *ligaments rayonnés.* Peu importants : ils vont de chacune des têtes de la côte aux ligaments intervertébraux et s'unissent tous entre eux en un *ligament conjugal* qui s'étend à la surface spinale des corps des vertèbres.

6. *Ligaments cervico-transversaires internes, postérieur et inférieur.* Ce sont tout au plus des faisceaux de renforcement que l'on peut à peine isoler.

7. *Ligaments costo-sternaux* ou *chondro-sternaux.* Très faibles ; ils rattachent le cartilage costal au sternum.

8. *Ligament propre du sternum.* Il réunit les sternèbres ou les pièces du sternum entre elles. Il prend origine entre les deux premières sternèbres et se divise bientôt en trois faisceaux, dont le moyen est le plus fort : on peut le poursuivre jusqu'à l'appendice xiphoïde. Les faisceaux latéraux sont plus faibles ; ils recouvrent les faces dorso-externes du sternum.

III. — LA TÊTE OSSEUSE

1. — Les os du crâne [*]

OCCIPITAL (Fig. 10).

L'occipital (1) reproduit le type d'une vertèbre. On peut y distinguer en effet, un *corps* (os occipital basal, corps ou *apophyse basilaire*, basi-occipital) (₂), une partie correspondant aux *arcs* (*parties latérales* ou condyliennes, os occipitaux latéraux, ex-occipitaux) avec leurs apophyses, *articulaire* (apophyse condylienne) (₃) et *transverse* (apophyse styloïde) (₁ₐ); enfin une partie *terminale* (épine, *écaille* de l'occipital, partie occipitale, sus-occipital) (₄).

L'écaille présente à son tour : une partie écailleuse proprement dite, une partie terminale (os occipital supérieur) (₅) et un os de revêtement, l'apophyse *interpariétale* (₁). Les parties constitutives de l'occipital entourent un grand orifice, homologue au canal rachidien, le *trou occipital* (₂).

1. **L'écaille** ou la *portion terminale* de l'occipital est divisée extérieurement par une saillie, l'*épine* ou *protubérance occipitale externe* (₃) en deux portions : la *portion nuchale* ou *occipitale* et la portion *pariétale*. La saillie se prolonge des deux côtés en une crête qui se dirige vers le conduit auditif externe et qui porte le nom de *ligne occipitale supérieure* (*ligne courbe occipitale externe* ou *crête lambdoïde*) (₄) et passe ensuite sur l'écaille du temporal. La *portion nuchale* est une lame osseuse triangulaire placée transversalement (par rapport à l'axe de la tête) ; ses parties élargies sont réunies avec les parties latérales de l'os (₅), tandis que sa partie dorsale délimite sur une certaine étendue le trou occipital (₆) ; son extrémité dorsale se prolonge en une *apophyse interpariétale* (₇). Cette apophyse a la forme d'un coin ou d'une pyramide à trois faces, dont le sommet est dirigé du côté oral ; elle est logée entre les deux pariétaux. Chez les chiens bien musclés elle présente une crête médiane (*crête occipitale* ou *médiane* ou *sagittale*). La *face externe* de la *portion pariétale* (*face pariétale*) est tantôt formée par la crête mentionnée plus haut ; tantôt au contraire elle

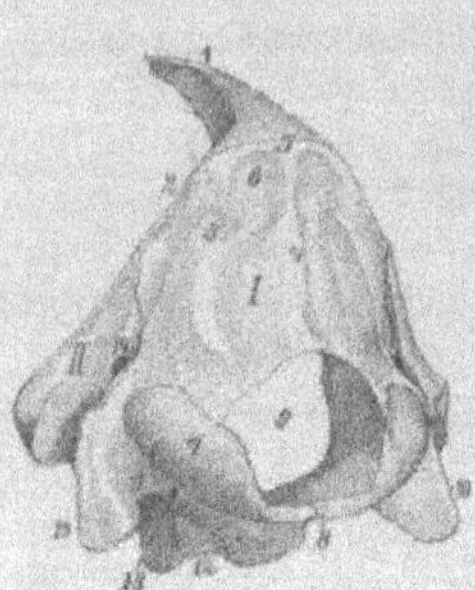

Fig. 10.

FACE NUCHALE DU CRANE. — I, Occipital; 1, apoph. interpariétale; 2, ligne occipitale supér.; 3, ligne occipitale infér.; 4, écaille (l'endroit où se trouve le chiffre 4 est la ligne occipitale médiane); 5, protubérance occipit. externe; 6, fossette rugueuse marquant une insertion musculaire; 7, condyle ou apoph. condylienne; 8, échancrure inter-condylienne; 9, trou occipital; 10, apoph. jugulaire; 11, fosse condylienne; 12, partie basilaire de l'occipital; 13, trou condylien. II, Portion mastoïdienne du temporal; 14, entrée du canal temporal.

est constituée par une surface étroite, triangulaire, lisse, faisant contraste avec la face externe de la *portion occipitale* (*face nuchale*), inégale et rugueuse. Ordinairement il existe sur l'occipital une ligne ou crête (*ligne occipitale médiane*, *crête occipitale externe*) qui va de la protubérance externe (₈) jusqu'au trou occipital. Souvent elle présente au milieu une proéminence hémisphérique translucide (*bulle médiane*).

Cette bulle médiane n'existe pas chez les chiens bien musclés qui souvent n'ont pas également de crête médiane ; dans ce cas, on trouve à sa place deux crêtes parallèles, assez courtes, qui délimitent une fosse médiane, allongée et assez profonde (fosse occipitale ou fosse de la nuque) ; de chaque côté de cette fosse se trouvent des fossettes rugueuses (₉).

Souvent aussi on observe à la face occipitale une ligne saillante transversale, presque parallèle à la ligne occipitale supérieure et peu éloignée de celle-ci (₇) ; c'est la *ligne occipitale inférieure* (₈). Près de cette ligne située au-dessous de la suture occipitale, se trouve une gouttière pour le passage d'un vaisseau ; elle aboutit dans un trou (entrée du canal temporal) situé à la base de l'apophyse jugulaire.

L'élargissement ou aplatissement de la ligne occipitale supérieure ne s'observe que par hasard chez quelques très grands chiens ; il se forme alors ce qu'on appelle une *ligne occipitale suprême*.

La face interne de l'écaille (*face cérébrale*) présente sur la limite entre la portion occipitale et la portion interpariétale, une proéminence rugueuse (*protubérance occipitale interne*), qui se continue des deux côtés par deux crêtes rugueuses transversales et qui s'avance dans la direction orale sous forme de crête sagittale, assez courte ; il se forme ainsi une sorte d'*éminence en croix*. Dans l'intérieur de la protubérance externe, ainsi que dans les crêtes transversales se trouve un canal transversal, muni de petits orifices (*canal transverse* ou *occipital*) et dans lequel est logé le sinus transverse. Sorti des crêtes transversales, le canal se continue des deux côtés par des gouttières qui aboutissent, du côté ventral aux trous temporaux (trous déchirés postérieurs). Au-dessous de la protubérance et de la crête transversale, dans la direction ventrale, se trouve une dépression profonde, la *fosse occipitale* ou *médiane* ou *cérébelleuse*, destinée à recevoir le *vermis* du cervelet. Elle est limitée par deux crêtes (*lignes ou crêtes occipitales internes*) qui représentent la quatrième branche *fendue* en deux et dirigée ventralement de l'éminence en croix (ou cruciale) déjà mentionnée. De chaque côté de la fosse cérébelleuse se trouvent deux empreintes séparées par une *ligne transverse*, une empreinte dorsale et une ventrale ; celle-ci est la plus petite ; elles logent les parties latérales du cervelet. C'est de la protubérance interne et surtout du bord occipital des pariétaux que partent les lames osseuses très minces formant la *tente osseuse du cervelet* (*tentorium osseum*).

L'apophyse interpariétale correspond en partie à *l'os interpariétal* ; parfois, cependant, il se trouve entre elle et l'os pariétal encore un ou plusieurs os interpariétaux spéciaux (Izmailov).

2. Les **parties latérales** de l'occipital présentent tout d'abord les *apophyses condyliennes* ou *articulaires* (₉) et les *apophyses jugulaires* ou *styloïdes* (₁₀). Les premières (*condyles de l'occipital*) sont des portions de cylindre posées sagittalement et revêtues de cartilage ; situées des deux côtés du trou occipital, elles sont séparées vers le côté ventral par une *petite échancrure intercondylienne* (₅). Du côté

dorsal l'écaille de l'occipital s'intercale entre elles. En dehors des apophyses condyliennes, l'os est creusé d'une *fosse condylienne* (₄₁). Les *apophyses jugulaires* (₃₉), prolongements en forme d'oreille ou d'aile, sont situées en dehors des apophyses condyliennes, près du rocher. Elles se détachent de toute la largeur des parties latérales de l'occipital de sorte que l'un des bords de leur racine paraît naître de l'écaille, tandis que l'autre semble venir de la partie basilaire de l'os. L'extrémité de l'apophyse est une pointe émoussée. Entre la partie ventrale de la base de l'apophyse et le basi-occipital se trouve un orifice, le *trou condylien* (₄₃), au-dessus duquel passe un petit pont osseux (le *tubercule jugulaire* ou *apophyse innommée*). Le trou condylien forme l'entrée d'un canal (*canal de l'hypoglosse*) qui aboutit dans la cavité cranienne par un ou deux méats situés sur la face interne de l'apophyse condylienne.

Le bord aboral de l'apophyse jugulaire, qui présente deux lèvres, est séparé de l'apophyse condylienne correspondante par l'*échancrure condylo-jugulaire*; une découpure analogue se trouve entre l'apophyse basilaire et l'apophyse jugulaire; elle s'appelle l'*échancrure jugulaire*. Celle-ci forme, avec la partie tympanique du temporal, une fosse profonde (fig. 13,) dans laquelle aboutissent le *trou déchiré postérieur* et le *canal carotidien*. On donne quelquefois le nom de *trou jugulaire* ou *déchiré* à cette fosse qui a la forme d'une fente et dont le bord aboral est formé par l'échancrure jugulaire.

3. L'**apophyse basilaire** ou **basi-occipital** (₄₂), de forme quadrangulaire, est très large. A sa face ventrale on remarque, près de l'échancrure intercondylienne (₄) un tubercule aplati, rugueux (*tubercule pharyngien médian*), ainsi qu'une crête médiane. Ce tubercule sert à l'insertion des fascia du pharynx. Au voisinage des bords externes de l'apophyse basilaire, aplatie et courbée du côté ventral, c'est-à-dire au voisinage de la partie tympanique du temporal, on trouve encore de chaque côté un tubercule (*tubercule pharyngien externe*) servant à l'insertion des muscles fléchisseurs du cou (fig. 13,₁). De cette façon le milieu de la face externe, ventrale, de l'apophyse basilaire paraît être enfoncé, comme creusé d'une gouttière. La face *dorsale* (*face cérébrale*) offre une large gouttière longitudinale, dirigée sagittalement; c'est là que vient se loger la moelle allongée (*sillon de la moelle allongée*). Sur chacun des deux bords on voit les *demi-sillons du rocher* à peine indiqués.

Le **trou occipital** (₅) est limité : latéralement par les condyles (₇), du côté dorsal par l'écaille, et du côté ventral, dans sa partie médiane, par le corps de l'occipital (₄₂). Sa forme varie suivant la race, l'âge et le régime alimentaire de l'animal. Sur son bord dorsal (dirigé vers l'écaille) on remarque souvent, tout près du plan médian, deux bourrelets ovales allongés (*tubercules de la nuque*) et séparés par une échancrure. La face interne du trou est lisse. A la *face interne* des condyles se trouvent les ouvertures du canal condylien ou canal de l'hypoglosse. A côté de ce dernier, dans l'épaisseur de l'os se trouve un canal qui présente des variations notables quant à son diamètre, et qui sert à loger le sinus occipital antérieur; souvent ce canal manque complètement.

Articulations. L'occipital est uni : 1° par la *suture lambdoïde* aux pariétaux; 2° par la *suture squamo-occipitale* et *occipito-mastoïdienne* à l'écaille du temporal; 3° par la *symphyse pétro-occipitale* à l'os tympanique et au rocher (ici, cependant, on constate souvent la persistance d'une ou de deux *fentes pétro-occipitales* (fig. 13₉); 4° par la *synchondrose occipito-sphénoïdale* (*suture basilaire*) au sphénoïde. Les différentes parties de l'occipital sont réunies entre elles par des synchondroses ossifiées. (*Synchondrose condyloïde* entre le basi-occipital et les condyles, *synchondrose occipitale médiane* entre les condyles, *synchondrose transverse occipitale* entre les condyles et l'écaille.)

PARIÉTAUX (Fig. 11, II et fig. 12, II).

Les pariétaux sont des os plats, en forme d'écuelle, convexes en dehors, concaves en dedans. En se rencontrant sur la ligne médiane, ils constituent la plus grande partie de la voûte crânienne, notamment la fosse crânienne moyenne. La *face externe* présente des lignes rugueuses qui marquent les insertions du muscle temporal. Sa convexité atteint le maximum au milieu de l'os, près du temporal (*bosse pariétale*) (fig. 11₄ et 12ᵦ). La partie légèrement déclive qui se trouve en avant de la bosse, vers le nez, prend part à la formation de la *fosse temporale* et porte le nom de *surface temporale* (fig. 11₄ et fig. 12ᵦ). La portion de l'os située en arrière de la bosse, dans la direction aborale, est également un peu déclive: elle se creuse légèrement près de la ligne occipitale supérieure de façon à former une fosse peu profonde, dirigée horizontalement (*fosse transverse postérieure*). — La face interne (*surface cérébrale*) (fig. 14 *h*), concave, se distingue par les nombreuses empreintes et saillies (*impressions digitales* et *saillies cérébrales* ou *juga cerebralia*) qui correspondent exactement aux circonvolutions et aux anfractuosités du cerveau; en outre on y trouve les empreintes très fines, à ramifications dendriformes, de l'artère méningée moyenne. Le *sillon sagittal* ou *longitudinal*, formé par les deux pariétaux, qui court sur la ligne médiane du crâne et qui enveloppe le sinus veineux de même nom, est peu prononcé; il en est de même de la *crète sagittale* ou *frontale interne*. Vers l'occiput on trouve à la face interne de l'os, une lame osseuse dirigée en dedans; elle constitue, soit à elle seule, soit avec la lame analogue de l'occi-

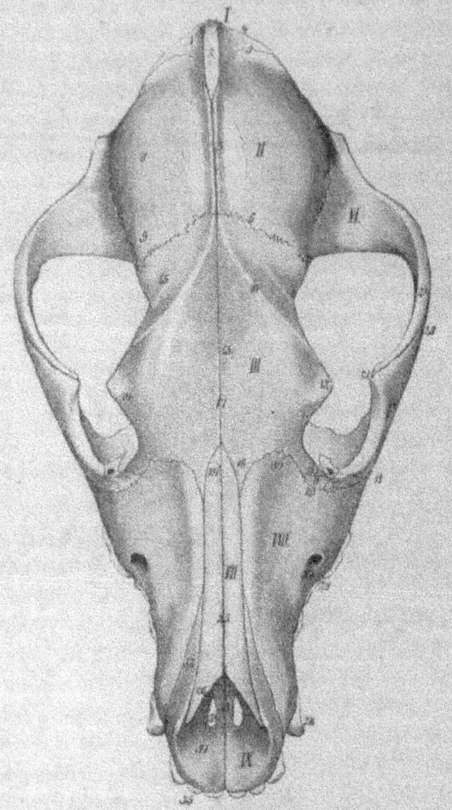

Fig. 11.

VUE FRONTALE (FACE DORSALE) DE LA TÊTE. — I, Occipital; II, os et surface pariétaux; III, os et surface frontaux; IV, lacrymal; V, malaire; VI, portion écailleuse du temporal; VII, nasal; VIII, maxillaire supér.; IX, intermaxillaire. 1, Portion pariétale de l'occipital; 2, apoph. interpariétale; 3, suture lambdoïde; 4, ligne occipitale supérieure; 5, crête sagittale; 6, suture coronale; 7, suture squameuse; 8, bosse pariétale; 9, surface temporale; 10, ligne semi-circulaire ou courbe du frontal; 11, bord orbitaire; 12, apoph. zygomatique; 13, fosse frontale; 14, arcade sourcilière; 15, portion pariéto-temporale du frontal; 16, apoph. nasale du frontal; 17, suture médio-frontale ou métopique; 18, trou lacrymal; 19, apoph. maxillaire du frontal; 20, bord maxillaire du lacrymal; 21, apoph. orbitaire de l'arcade zygomatique; 22, apoph. frontale de l'os malaire; 23, apoph. temporale de l'os malaire; 24, apoph. zygomatique du temporal; 24', apoph. frontale de l'os nasal; 25, suture nasale; 26, apoph. nasale de l'os nasal; 27, trou sous-orbitaire; 28, dent canine; 29, dents molaires; 30, apoph. frontale du maxillaire; 31, corps de l'os intermaxillaire; 32, apoph. nasale et 33 apoph. palatine de l'intermaxillaire.; 34, échancrure palatine; 35, dents incisives.

pital, la *tente osseuse du cervelet* ou *tentorium osseum* (fig. 14 *m*). Ces lames délimitent dorsalement une gouttière qui longe le bord lambdoïde de l'os (*sillon transverse*, gouttière latérale) et qui conduit d'une part dans le canal temporal, de l'autre dans le canal transverse de l'occipital; c'est dans ce sillon que sont logées l'artère et la veine méningées postérieures ainsi que le sinus transverse.

Les *bords du pariétal* s'unissent aux os voisins de la façon suivante :

1. *Le bord sagittal* ou *pariétal* (fig. 11₅) est uni par une véritable suture (suture sagittale) à celui du côté opposé et s'élève, dans certaines races de chiens (voy. les « Différences suivant les races ») en forme d'une crête osseuse verticale (*crête sagittale externe*) (fig. 12₁₂). Dans la direction caudale, les bords s'éloignent l'un de l'autre et forment une échancrure triangulaire (*échancrure occipitale*) dans laquelle vient se loger l'apophyse interpariétale de l'occipital (fig. 11₅). Dans d'autres races, on trouve à la place de la crête une surface lisse plus ou moins large (*surface interpariétale*), limitée de chaque côté par une crête peu élevée, la *crête pariétale*. Du côté oral cette crête est prolongée par la ligne courbe ou semi-circulaire du frontal (crête temporale du frontal), et du côté aboral par la ligne courbe occipitale supérieure.

2. Le *bord frontal* (fig. 12₁₃ et fig. 11₅) est recourbé dans son milieu, là où il touche la portion saillante du frontal avec laquelle il est réuni par la suture coronale. 3. *Le bord squameux* ou *temporal* (fig. 12₁₄ et fig. 11₅) s'articule avec le temporal par la suture squameuse. Les sutures coronale et squameuse sont des sutures écailleuses. 4. *Le bord occipital* ou *lambdoïde* s'unit à l'occipital par la suture lambdoïde (fig. 11₅). Les quatre bords se rencontrent aux quatre angles correspondants.

FRONTAUX (Fig. 11, III et fig. 12, III)

Les os frontaux prennent part à la fois à la constitution de la boîte crânienne, des orbites, des cavités nasales, et des fosses temporales; dans l'intérieur, ils sont creusés de sinus frontaux. On peut distinguer dans chacun des os frontaux quatre portions suivantes : frontale, pariéto-temporale, orbitaire et nasale.

La *portion frontale* se continue du côté oral insensiblement avec la portion nasale située entre les orbites et peu développée; on peut donc décrire sans inconvénient une région ou *portion naso-frontale*. Cette région est limitée du côté aboral par la *ligne semi-circulaire* (zygomatique) ou crête temporale (fig. 11₁₀) et en dehors par le *bord sus-orbitaire* (ou bord supérieur de l'orbite) (fig. 11₁₁). En dedans elle est séparée de la région correspondante de l'autre côté par la *suture media-frontale* (fig. 11 17) ; du côté oral elle se termine par deux prolongements : une *apophyse nasale* (fig. 11 18), pointue, adossée à l'os nasal en dedans, et une *apophyse maxillaire* (fig. 11 19) adossée au bord orbitaire en dehors. Entre les deux se trouve une échancrure (*échancrure maxillaire*) dans laquelle vient s'encastrer l'apophyse frontale du maxillaire supérieur (fig. 11 20). Entre les deux apophyses nasales de chaque côté, se trouve un autre enfoncement, triangulaire, à sommet dirigé du côté aboral, l'*échancrure nasale*. Les deux parties du front forment la région frontale de la voûte cranienne (*surface frontale*) (fig. 11 III). Cette surface est bombée, mais elle présente sur la ligne médiane une dépression, par suite de la légère déclivité vers cette ligne de chacun des os frontaux ; la dépression sagittale porte le nom de *fosse frontale* (fig. 11 12). Des deux côtés de cette fosse chacun des frontaux se relève et forme une *bosse frontale*, à partir de laquelle il descend rapidement en dehors vers le bord orbitaire ou l'apophyse zygomatique et du côté oral, vers l'os nasal et le maxillaire supérieur. La partie du frontal qui descend jusqu'à la racine du nez (la partie orale de la fosse) correspond à la *glabelle* de l'homme. La *ligne semi-circulaire* ou crête temporale du frontal (fig. 11 10) se détache de la crête sagittale (fig. 11 1) ou bien, dans le cas où les crêtes ne sont pas soudées sur la ligne médiane, de la crête pariétale du côté correspondant ; elle se dirige ensuite en décrivant une légère courbe en dehors et vers l'extrémité orale ; sur le bord libre de l'orbite, elle aboutit à une petite saillie qui sépare en partie la fosse temporale de la cavité orbitaire ; cette partie représente l'*apophyse zygomatique* ou *apophyse orbitaire* (fig. 11 13) et sert à l'insertion du ligament orbitaire. Le *bord orbitaire* ou *sus-orbitaire* (fig. 11 11) forme le bord libre de l'orbite et se continue comme bord orbitaire de l'os lacrymal et de l'apophyse zygomatique. Parallèlement à ce bord on observe un léger bourrelet, l'*arcade sourcilière* (fig. 11 14). La portion naso-frontale est percée de nombreux petits trous ; mais il n'y a point de trou sus-orbitaire.

On peut considérer comme *portion pariéto-temporale* la partie bombée du frontal située aboralement par rapport à la ligne semi-circulaire, inclinée en dehors et vers l'extrémité aborale (fig. 11 15). La convexité de cette partie est séparée du côté ventral par une ligne qui va de l'apophyse zygomatique de l'os frontal vers la racine orale de l'arcade zygomatique (*ligne orbito-temporale*) de la surface concave de la partie orbitaire de l'os. Du côté aboral elle se trouve sur le même plan que le pariétal (fig. 11 II), dont la sépare la suture coronale (fig. 11 4).

La *portion orbitaire* est une lame osseuse tournée du côté ventral :

elle est à peu près triangulaire; sa surface forme presque des angles droits avec les portions nasale et frontale; elle constitue la cavité de l'œil ou *fosse orbitaire*. Elle s'étend depuis le bord orbitaire (fig. 12 ₁₅) jusqu'à l'échancrure située entre les deux ailes du sphénoïde (fig. 12 ₃₅ et ₃₆); elle est réunie par une suture à ces dernières, ainsi qu'à la portion sagittale du palatin (fig. 12 IX) et à l'os lacrymal (fig. 12 IV). On désigne la partie qui s'insinue entre les ailes du sphénoïde sous le nom d'*apophyse sphénoïde* (fig. 12 ₃₀).

La face *externe* est concave; elle fait suite à la partie bombée de la portion pariéto-temporale du frontal. La *fossette trochléaire*, ainsi que la *fossette lacrymale* sont à peine indiquées; le *trou sus-orbitaire* manque. Vers les ailes orbitaires du sphénoïde, ou sur la limite entre ses dernières et la portion orbitaire même se trouvent un, deux ou trois petits orifices, les *trous ethmoïdaux* (fig. 12 ₁₅).

La face interne de l'os frontal (*face cérébrale*) ne prend qu'une faible part à la constitution de la cavité cranienne. Cette part correspond aux sections aborale et ventrale des portions orbitaire et pariéto-temporale. La face interne présente de nombreuses saillies cérébrales, les impressions digitales et les sillons des vaisseaux; on y trouve aussi près de la lame criblée de l'ethmoïde (fig. 14 *d*) une gouttière dirigée dorso-ventralement et qui donne passage à un vaisseau; cette gouttière aboutit à un ou plusieurs trous ethmoïdaux (fig. 14 *d'*). Oralement par rapport à cette gouttière, la portion orbitaire présente une découpure qui forme avec celle qui lui correspond du côté opposé, l'*échancrure ethmoïdale* dans laquelle vient se loger la lame criblée de l'ethmoïde. Dans la portion du frontal, qui prend part à la formation de la cavité cranienne, les deux lames (ou tables) osseuses sont soudées l'une à l'autre et elles ne forment plus qu'une seule lame.

Dans le reste du crâne ces lames vont en divergeant, de façon à laisser entre elles de grandes cavités (sinus frontaux); la lame ou table *externe* forme la portion orbitaire déjà décrite et une partie de la portion pariéto-temporale; elle offre à sa face interne des crêtes et des sillons où viennent se loger les cellules ethmoïdales. La table interne (*lame sagittale*) est une lame verticale, posée sagittalement et accolée à celle du côté opposé. La crête sagittale qui résulte de cette juxtaposition s'insinue dorsalement entre les deux lames criblées et touche la lame sagittale de l'éthmoïde. — Le recouvrement ou le *toit* des *sinus frontaux* (fig. 14 *e*) est formé par la portion frontale de l'os frontal. Les sinus atteignent leur plus grand développement dans la région des bosses frontales et des arcades sourcilières;

ils se prolongent en partie dans les portions orbitaire et pariéto-frontale; seule la portion nasale en est dépourvue.

Articulations. Le bord interne du frontal s'unit sur la ligne médiane du crâne au bord correspondant du côté opposé par la *suture médio-frontale* ou métopique (fig. 11₁₇); le bord pariétal de cet os est uni au pariétal (fig. 11ₙ) par la *suture coronale* (fig. 11ₐ); le bord naso-orbitaire du frontal est uni par les *sutures fronto-nasale, fronto-maxillaire* et *fronto-lacrymale* à l'os nasal (fig. 11vₙ), au maxillaire supérieure (fig. 11vₙₙ) et à l'os lacrymal (fig. 11ₙᵥ). Le bord ventral se soude par les *sutures fronto-lacrymale, fronto-palatine* et *sphéno-frontale* à l'os lacrymal (fig. 12ₙᵥ), au palatin (fig. 12ₙₓ) et au sphénoïde (fig. 12x). L'extrémité nasale de l'os se soude encore avec l'ethmoïde à l'aide des *sutures fronto-ethmoïdale* et *fronto-papyracée*.

SPHÉNOÏDE (Fig. 12 X et fig. 13 III).

Chez les animaux jeunes, le *sphénoïde* est divisé en deux métamères distincts : le *sphénoïde antérieur* (fig. 13₂₆) et le *sphénoïde postérieur* (fig. 13₂₅). Dans chacune de ces parties on distingue le *corps* (diaphyse) et les *prolongements* ou *apophyses* (*os sphénoïdaux latéraux*). Du corps du sphénoïde postérieur (*basi-sphénoïde*) se détachent les *ailes temporales* ou *grandes ailes* (fig. 12₃₆) et les *apophyses ptérygoïdes*; tandis que le corps du sphénoïde antérieur (*présphénoïde*) donne naissance aux *ailes orbitaires* ou *petites ailes* (fig. 12₃₅) et au *bec du sphénoïde*. Chez les animaux adultes, les deux pièces médianes sont soudées en *un seul corps*.

1. Le **corps (basi-sphénoïde)** (fig. 13₂₅ et ₂₆) est un os assez large comprimé dans le sens dorso-ventral et qui s'effile vers l'extrémité orale. La *face ventrale* (*surface externe*) n'est complètement apparente que dans sa partie aborale; pour le reste, elle est recouverte par une partie du palatin (fig. 13₁₀), par le vomer (fig. 13 VI) et par le ptérygoïde (fig. 13 IV). La surface restant libre est triangulaire et pointue du côté oral; elle est lisse et plate et légèrement proéminente à l'endroit de la synchondrose sphéno-occipitale. Près de son bord externe se trouve un sillon peu profond dirigé vers le nez et en dedans, qui aboutit du côté oral dans le canal vidien (voy. p. 30). La *face dorsale* (*surface cérébrale*) présente un enfoncement, une sorte de fosse, la *selle turcique* (*ephippium, fosse hypophysaire*) (fig. 14 z); elle est limitée du côté aboral, par une saillie osseuse (le *dos de la selle turcique* ou de l'*ephippium*) ou *bord supérieur de la lame quadrilatère* (fig. 14 z') qui se termine par un petit renflement en dedans et présente souvent des prolongements latéraux (*apophyses clinoïdes postérieures*). Parfois ces lames osseuses (*apophyses occipitales*) s'étendent jusqu'au rocher. La face aborale du dos de la selle turcique (lame quadrilatère) forme

avec le basi-occipital un plan incliné qui descend vers le trou occipital : le *clivus* de Blumenbach. Du côté oral de la fosse ou selle turcique se trouve une petite éminence, le pommeau de la selle (*tubercule de la selle turcique* ou *apophyse olivaire*); elle est flanquée de chaque côté d'une légère saillie apophysaire (*apophyse clinoïde moyenne*). De chaque côté et tout près de la selle on trouve le *sillon carotidien* et des gouttières pour les nerfs, qui aboutissent aux trous correspondants.

La partie du sphénoïde située oralement par rapport au tubercule de la selle (*sphénoïde antérieur*) est un peu élevée et présente des deux côtés du tubercule de la selle une courte apophyse dirigée du côté aboral (*apophyse clinoïde antérieure*). Cette portion de l'os, creusée vers le nez, forme la *fosse optique* dans laquelle est logé le chiasma des nerfs optiques. En avant de cette fosse, vers l'extrémité orale se trouve la *saillie sphénoïdale*. Cette saillie est séparée de la fosse par une crête tranchante (*crête sphéno-orbitaire*) qui représente le bord

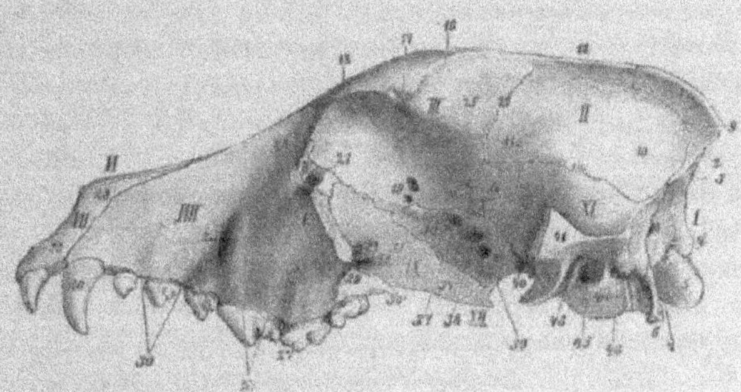

Fig. 12.

Vue latérale de la tête. — I, occipital; II, pariétal; III, frontal; IV, lacrymal; V, malaire (scié en partie); VI, nasal; VII, intermaxillaire; VIII, maxillaire supérieur; IX, palatin; X, sphénoïde; XI, écaille du temporal; XII, ptérygoïde. 1, apoph. interpariétale; 2, ligne occipitale supérieure; 3, ligne occipitale moyenne; 4, tubercule de la nuque; 5, apoph. condyloïde; 6, apoph. jugulaire; 7, fosse condyloïde; 8, orifice d'entrée de l'artère méningée postérieure dans le canal temporal; 9, suture lambdoïde; 10, bosses pariétales; 11, surface temporale; 12, crête sagittale; 13, suture coronale; 14, suture écailleuse ou squameuse; 15, portion pariéto-temporale du frontal; 16, ligne courbe ou semi-circulaire (crête temporale du frontal); 17, arcade sourcilière; 18, bord orbitaire; 19, trou de l'ethmoïde; 20, apoph. sphénoïde du frontal; 21, trou lacrymal; 22, corps de l'intermaxillaire; 23, apoph. nasale de l'intermaxillaire; 24, saillies alvéolaires; 25, trou sous-orbitaire; 26, dent canine; 27, dents molaires; 28, apoph. frontale; 29, apoph. zygomatique (le chiffre 29 est placé par erreur un peu trop bas); 30, apoph. alvéolaire; 30', apoph. ptérygoïde; 31, portion sagittale du palatin; 32, trou palatin postérieur; 33, trou palato-nasal; 34, apoph. sphénoïde; 35, ailes orbitaires du sphénoïde; 36, ailes temporales du sphénoïde; 37, trou optique; 38, fissure orbitaire; 39, trou ptérygoïdien antérieur; 40, trou ptérygoïdien postérieur; 41, apoph. zygomatique du temporal (scié en partie); 42, apoph. postglénoïde; 43, entrée du canal temporal; 44, bulle tympanique; 45, conduit auditif externe; 46, trou stylo-mastoïdien.

libre (dorsal) du trou optique (fig. 14 *v*). Cette saillie, aussi bien que la fosse optique font partie du sphénoïde antérieur (fig. 14*l*), tandis que la selle turcique et ses annexes font partie du sphénoïde postérieur (fig. 14*b*). La portion du sphénoïde comprenant la selle, représente la fosse temporale moyenne de la cavité cranienne.

Le corps du sphénoïde offre de chaque côté de son extrémité orale des cavités profondes (*fosses sphénoïdales*) que l'on peut considérer comme des *sinus sphénoïdaux*. Elle sont séparées par une cloison médiane des parties latérales de l'ethmoïde. La cloison se prolonge du côté oral et constitue le *rostre* ou le *bec du sphénoïde* qui forme sur sa face cranienne une *crête sphénoïdale* et touche les lames sagittales de l'éthmoïde. Les lames latérales des cavités nasales s'élargissent en s'amincissant en même temps, et dépassent du côté oral et en dehors le sphénoïde (*lames papyracées de la conque sphénoïdale, cornets sphénoïdaux, cornets de Bertin*). Elles sont adossées à la plus grande partie de la surface externe de l'ethmoïde, remplacent ici la lame papyracée et s'insinuent entre le palatin et le frontal; elles délimitent en partie l'orbite. Chaque lame papyracée est pourvue d'un ou de deux orifices. L'échancrure semi-lunaire qui se trouve entre les deux lames (échancrure ethmoïdale) est destinée à loger l'ethmoïde. Des deux côtés du bec doivent se trouver (d'après Luschka) deux petites lamelles osseuses, les ailes *minimes*. Les faces externes du corps du sphénoïde se confondent avec les ailes.

2. Les **ailes temporales** ou **grandes ailes** (fig. 12 $_{z}$) sont deux lamelles assez minces dirigées en dehors et dorsalement; elles se trouvent entre le temporal (fig. 12 XI), le pariétal (fig. 12 II) et le frontal (fig. 12 III) et concourent à la formation des parois de la fosse temporale. On peut distinguer dans chacune des ailes une *portion supérieure* et une *portion inférieure*. Leur face *externe* (*surface temporale*) est bombée; elle est recouverte dans sa partie aborale par l'écaille du temporal. Sur sa partie libre, on remarque une crête horizontale, arrondie, concave du côté dorsal, orientée vers l'apophyse zygomatique du frontal; c'est la *crête orbitaire antérieure*; elle forme une partie de la ligne orbito-temporale (voy. p. 24). Une deuxième crête, commençant entre le trou ptérygoïde antérieur et la fissure orbitaire, se dirige ventralement et passe au-devant de la fissure orbitaire et du trou optique, en décrivant une courbe pour arriver sur le bord dorsal de l'ouverture du canal sous-orbitaire : c'est la *crête orbitaire postérieure*. La *face interne* (*surface cérébrale*), concave, présente du côté aboral des empreintes et des saillies cérébrales; sa partie orale, rugueuse, se soude au frontal. A l'endroit où les grandes ailes se

détachent du corps, on remarque deux orifices, le *trou rond* ou *trou grand rond* (fig. 14 *w*) qui conduit dans le canal ptérygoïde et le *trou ovale* (fig. 14 *x* et fig. 13 ₁₅). Près du bord externe de ces deux orifices se trouve, sur la face cérébrale de l'os, une crête qui se prolonge jusqu'à la fissure orbitaire supérieure. Le long du bord externe de la moitié aborale de cette crête court une rainure, le *sillon de l'artère méningée moyenne*; tandis que sur son bord interne se trouve une côte ou une saillie moins prononcée, la *lingule sphénoïdale* (lingula sphenoidalis). Le trou *sphéno-épineux* ou *petit rond* est souvent confondu avec le trou ovale; quelquefois il se présente sous forme d'une ramification du trou ovale, comme un petit orifice qui conduit dans le sillon de l'artère méningée moyenne.

Le *bord aboral* est rugueux; c'est une succession de dentelures et de proéminences. Il forme avec l'os tympanique le *trou carotidien* (fig. 13 ₁₄). Le *bord oral* présente une échancrure semi-circulaire, qui constitue, avec celle du bord aboral des ailes orbitaires, la *fissure orbitaire* (fig. 12 ₂₅): on y trouve en outre une épine dirigée dorsalement et du côté oral, l'*épine anguleuse* ou *sphénoïdale*, ou apophyse épineuse.

3. Les **ailes orbitaires** ou **petites ailes** (fig. 12 ₂₅) sont deux petites lames osseuses qui partent presque horizontalement des bords latéraux du corps et s'unissent la plupart du temps avec l'os palatin. Elles se trouvent placées entre le frontal (fig. 12 III) et le palatin (fig. 12 IX). Elles offrent une *face externe* lisse (*face orbitaire* ou *sphéno-maxillaire*) et une *face interne* (*face cérébrale*). Le bord *ventral* est réuni au palatin; les bords oral et dorsal, au frontal; le bord aboral aux ailes temporales, avec lesquelles il concourt à la formation de la *fissure orbitaire* (fig. 12 ₂₅). On peut distinguer dans les petites ailes une partie postérieure et une partie antérieure. La *partie postérieure* naît par deux racines, dont l'une est située oralement et en haut par rapport à la fosse optique, tandis que l'autre, se trouve plus profondément et du côté aboral de cette fosse. Entre les deux racines du même côté se trouve le *trou optique* (fig. 12 ₂₇ et fig. 14 *e*). La crête orale d'un côté communique avec celle de l'autre sur la ligne médiane et forme ainsi le rebord aboral de la saillie et la limite orale de la fosse optique (crête orbito-sphénoïde). Chacune des racines aborales se termine par une petite apophyse dirigée caudalement, l'*apophyse clinoïde antérieure* (voy. p. 27).

La *partie antérieure* naît du corps du sphénoïde; elle est soudée à la lame papyracée.

4. Les **apophyses ptérygoïdes** (*ailes descendantes* ou *palatines*),

prennent leur origine sur le corps du sphénoïde par des racines communes avec celles des grandes ailes et se dirigent du côté ventral sous forme de deux lames osseuses solides, quadrangulaires, orientée presque sagittalement. Le bord caudal est élargi et constitue avec les grandes ailes une dépression peu accusée, en forme de fosse; au-dessus de cette dépression s'élève, du côté ventral, une apophyse. On pourrait comparer cette dépression à la *fosse ptérygoïde* de l'homme et de plusieurs animaux. La face externe de l'apophyse est lisse: on y trouve une fosse. La face interne est rugueuse et se soude au ptérygoïde (*aile interne de l'apophyse ptérygoïde* de l'homme) (fig. 12 XII). A la base de l'apophyse se trouve le *canal ptérygoïdien* dirigé sagittalement, et deux trous : oral (*trou ptérygoïdien antérieur*) (fig. 13 $_{12}$) et aboral (*trou ptérygoïdien postérieur*) (fig. 13 $_{13}$). C'est au bout du canal ptérigoïdien que se trouve, du côté de la cavité cranienne, le *trou rond*. Une crête part du trou ptérygoïdien : c'est la crête orbitaire postérieure (voy. plus haut p. 28). Entre la base de l'apophyse ptérygoïde, et l'os ptérygoïde se trouve le *canal vidien*.

Voici la succession des **trous du sphénoïde** en commençant du côté oral et en allant vers le côté aboral : *trou optique* (fig. 12 $_{32}$); *fissure orbitaire supérieure* (fig. 12 $_{35}$); *trou ptérygoïdien antérieur* (fig. 12 $_{36}$); ce dernier mène dans le *canal ptérygoïdien* qui est limité du côté aboral par le *trou ptérygoïdien postérieur* (fig. 13 $_{13}$), dans lequel aboutit, du côté de la cavité cranienne, le *trou rond*. En dehors et du côté caudal, près du trou ptérygoïdien postérieur se trouve le *trou ovale* (fig. 13 $_{15}$), duquel se détache, assez souvent, un autre orifice, le *trou sphéno-épineux* ou *petit rond* par lequel passe l'artère méningée moyenne.

Articulations. L'extrémité caudale du corps du sphénoïde s'articule avec le basi-occipital (fig. 13 I) par la suture *sphéno-occipitale* (basilaire ou sphéno-basilaire); tandis que l'extrémité orale est unie à l'ethmoïde par les sutures *sphéno-ethmoïdale* et *sphéno-papyracée*, et au vomer (fig. 13 VI) par la suture *voméro-sphénoïdale*. Les ailes sont unies au frontal (fig. 12 III), au pariétal (fig. 12 II), au temporal (fig. 12 XI) et au palatin (fig. 12 IX) par les *sutures* suivantes : *sphéno-frontale, sphéno-pariétale, sphéno-temporale, sphéno-palatine*. Les apophyses ptérygoïdes sont unies au palatin par la suture *ptérygo-palatine* et au ptérigoïde (fig. 12 VII) par la suture *ptérygo-sphénoïdale*. Le corps est en outre soudé au ptérygoïde et au palatin.

TEMPORAUX

Les différentes portions du temporal que l'on distingue dans l'anatomie humaine sont soudées chez le chien. Néanmoins pour la commodité de la description chacune de ces différentes régions ou portions sera traitée ici à part.

1. **La portion écailleuse** ou **squameuse**, *écaille du temporal* (fig. 12 xi), est constituée par une lame osseuse, mince, bombée dans le sens de la courbure générale du crâne, à laquelle viennent s'ajuster du côté ventral et du côté aboral, les autres portions du temporal; du côté oral elle se prolonge en une apophyse en forme de crochet. La *face externe* (*temporale* ou *sous-temporale*) est lisse et légèrement bombée; elle concourt à la formation de la fosse temporale. La crête qui se trouve sur son bord aboral, dirigée dans le sens dorso-ventral, n'est que le prolongement du côté ventral de la *ligne occipitale supérieure* de l'occipital (fig. 12,). Cette crête se termine du côté caudal, par rapport à la racine aborale de l'apophyse zygomatique, en une petite excroissance située près de l'apophyse mastoïde. Une longue apophyse, fortement recourbée en dehors et dirigée oralement, *l'apophyse zygomatique* (ou *malaire*) part de la face externe de l'écaille en dehors et ventralement * (fig. 12₄₁, fig. 11₂₄). Elle est très large à la *base*, mais va en s'amincissant et s'effilant jusqu'à son extrémité située au-dessus de l'apophyse temporale du malaire (fig. 11₂₅). On distingue à la base de l'apophyse zygomatique, deux racines divergentes, une orale et une aborale. La *racine aborale* présente une ligne saillante (*ligne temporale* ou *tympanique*), qui fait suite à la *ligne occipitale supérieure*, se dirige en dehors et se prolonge comme bord dorsal de l'apophyse même. La *racine orale* naît par une crête du côté ventral de l'écaille, se dirige en dehors sous un angle droit pour venir, en décrivant une courbe, sur la face ventrale de l'apophyse. A la partie ventrale de la base entre les deux racines se trouve une sorte de gouttière transversale, en forme d'arcade, la *cavité articulaire* (ou mandibulaire ou *glénoïde*) (fig. 13₁₂); du côté aboral par rapport à cette gouttière est située une apophyse un peu recourbée du côté oral (*apophyse postglénoïde* ou *articulaire postérieure*) (fig. 13₁₄ et fig. 12₄₃). A l'extrémité externe de la cavité et du côté oral, on remarque le petit *tubercule zygomatique* pour l'insertion du muscle masséter. Il n'y a pas de *trochlée articulaire*. En arrière de l'apophyse postglénoïde, du côté aboral, se trouve la partie tympanique de l'os et un trou constituant *l'entrée du canal temporal* (fig. 13₂₀); en dedans de l'apophyse, se trouve au fond de la fosse, en dehors et tout près du trou ovale, la *scissure de Glaser* (fig. 13₁₉). La *face interne* (*face cérébrale*), offre des empreintes des circonvolutions cérébrales ainsi que des vaisseaux, notamment une gouttière assez profonde, tout près du rocher (*sillon de l'artère méningée moyenne*), qui

---

* Il nous semble qu'il s'est glissé ici une erreur dans le texte original allemand; c'est *dorsalement* et non *ventralement* qu'il aurait fallu dire, suivant nous.

(*Note du traducteur.*)

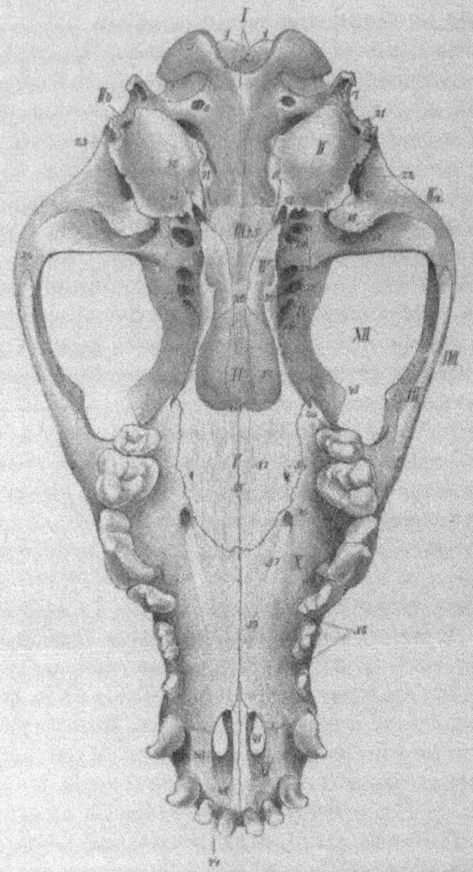

Fig. 13.

Base du crâne ou surface basilaire. — I, Occipital; II, temporal, portion tympanique; II a, temporal, portion écailleuse; II b, temporal, portion mastoïdienne; III, sphénoïde; IV, ptérygoïde; V, palatin; VI, vomer; VII, os malaire; VIII, arcade zygomatique; IX, face latérale du crâne; X, maxillaire supér.; XI, intermaxillaire; XII, cavité orbitaire. 1, tubercules de la nuque; 2, trou occipital; 3, condyle; 4, échancrure intercondylienne; 5, fosse condylienne; 6, trou condylien; 7, apoph. jugulaire; 8, trou déchiré et orifice aboral du canal carotidien; 9, scissure petro-occipitale; 10, scissure de Glaser; 11, tubercule pharyngien externe; 12, bulle tympanique; 13, apophyse styliforme du temporal; 14, trou carotidien; 15, trompe d'Eustache, partie osseuse; 16, apoph. postglénoïde; 17, cavité glénoïde; 18, trou ovale; 19, trou ptérygoïdien postér.; 20, entrée du canal temporal; 21, trou stylo-mastoïdien; 22, trou auditif externe; 23, terminaison de la ligne occipitale super.; 24, apoph. zygomatique du temporal; 25, sphénoïde postér.; 26, sphénoïde antér.; 27, trou ptérygoïdien antér.; 28, scissure orbitaire; 29, trou optique; 30, crochet du ptérygoïde; 31, portion horizontale du palatin; 32, portion perpendiculaire du palatin; 33, suture palatine; 34, suture palato-maxillaire ventrale; 35, épine postér. du nez; 36, trous palatins; 37, sillon palatin; 38, apoph. alvéolaire; 39, apoph. palatine du maxillaire supér.; 40, apoph. ptérygoïde du maxillaire supér.; 41, échancrure palatine; 42, corps du maxillaire; 43, branche externe de l'apoph. palatine de l'intermaxillaire; 44, bord alvéolaire; 45, apoph. zygomatique du frontal.

commence près du trou ovale par une excision (*échancrure épineuse*) ou par un trou complètement formé (le *trou sphéno-épineux*). Le bord *dorsal* est uni au pariétal (fig. 12 II) par la suture écailleuse (fig. 12₁₃); les bords *oral* et *ventral* sont unis au sphénoïde (fig. 12 X). Le reste de l'écaille est soudé aux autres parties du temporal.

2. La **portion tympanique**, le **tympan** (fig. 13 II) est située ventralement par rapport à l'écaille et au rocher et forme une bulle osseuse, dirigée en dedans, presque sphérique extérieurement; c'est la *bulle tympanique** (fig. 12₁₂ et fig. 12₁₄). Cette bulle est munie dans la direction dorsale d'un grand trou, le *trou auditif externe* (fig. 12₁₅) avec un bord osseux proéminent (*apophyse auditive externe*). Il n'existe pas à proprement parler de conduit auditif; il est remplacé par le bord osseux que nous venons de mentionner (anneau osseux). La paroi osseuse de la bulle (*lame tympanique*) est située du côté oral par rapport à l'apophyse postglénoïde; elle est séparée de la portion rocheuse ou mastoïdienne (fig. 13 II b) par la *scissure tympano-mastoïdienne*, à laquelle aboutit (caudalement par rapport au trou auditif) le *trou stylo-mastoïdien* (fig. 13₂₁ et fig. 12₁₆). Il n'y a point d'*apophyse styloïde* proprement dite; elle est remplacée par une pointe osseuse (*apophyse styliforme*) (fig. 13₁₃) située sur le bord libre, oro-ventral de la bulle. Du côté interne de cette apophyse se trouve un orifice limité par une lame osseuse très mince, le *trou carotidien* (fig. 13₁₃); il forme l'entrée orale du *canal carotidien*. En dehors de cet orifice est situé un autre, formé par la *partie osseuse de la trompe d'Eustache* (fig. 13₁₅).

Le tympan touche en *dedans* au corps de l'occipital; entre les deux se trouve une fente étroite : la *scissure pétro-occipitale* (fig. 13₈). Du côté *aboral* le tympan est adossé aux portions latérales de l'occipital; c'est ici que se trouve l'*entrée du trou déchiré* et l'*orifice aboral du canal carotidien* (fig. 13₄). Du côté dorso-interne, le tympan touche à l'écaille et au rocher, tandis que du côté *oral* il est adossé à l'écaille et au sphénoïde.

3. **Portion pétreuse** (**Rocher, Portion pyramidale**). Il convient de joindre à cette région la *portion mastoïdienne* ou *mamillaire*. D'après certains auteurs celle-ci n'existerait pas chez le chien. Cependant nous avons pu constater qu'il se détache de la masse principale du rocher une apophyse pointue, dirigée dorsalement (fig. 10 II), qui se soude avec l'écaille pour former la ligne occipitale supérieure. C'est cette partie que nous considérons comme la *portion*

---

* On donne aussi à cette bulle le nom de *protubérance mastoïdienne* (Voy. Chauveau et Arloing, *Traité d'Anatomie comparée des animaux domestiques*, Paris, 1890, p. 66.) (*Note du traducteur*).

mamillaire ou mastoïdienne. La *portion pétreuse* proprement dite est adossée et soudée au tympan ; cependant dans la plupart des cas on peut observer une ligne de séparation entre ces deux parties, la *scissure pétro-tympanique*. La face qui touche le tympan est rugueuse ; la face opposée (*face cérébrale*) concourt à la formation de la cavité cranienne. Celle-ci est divisée en deux parties, *orale* et *aborale*, par une crête assez haute, aigue, inégale, abrupte et dirigée oro-ventralement (la *crête pétreuse*) qui n'est que le prolongement de la tente osseuse du cervelet (fig. 14 *m*). Cette crête va jusqu'au dos de la selle turcique (fig. 14 *z*) ; elle constitue la limite entre la cavité ou fosse cranienne moyenne et la fosse postérieure et sert à l'insertion de la tente du cervelet. La partie *orale* de la face cérébrale est légèrement bombée et dirigée vers les lobes temporaux du cerveau. On remarque à la surface même de l'os, aussi bien qu'entre elle et l'écaille, de chaque côté, une rainure (*sillon de l'artère meningée moyenne*) qui mène vers le trou ovale ou vers le trou sphéno-épineux. La *partie aborale* (*face occipitale*) concourt à la formation de la cavité cranienne postérieure. Au milieu de cette partie de l'os on trouve une fosse arrondie, *conduit auditif interne* (fig. 14 *r*) dont la portion orale (*fossette du vestibule et du limaçon*) mène dans l'oreille interne et dont la portion aborale (*orifice interne* ou *hiatus du canal de Fallope*) conduit dans le *canal de Fallope*. Dorsalement par rapport au conduit auditif, vers la crête, se trouve une fosse arrondie dans laquelle aboutissent l'aqueduc du vestibule et du limaçon. Plus loin encore dans la direction dorsale et du côté aboral, on trouve plusieurs fossettes (fig. 14 *s* et *u*) dans lesquelles sont logées les différentes parties du cervelet. Sur la limite entre la portion pétreuse et l'occipital se trouve encore l'ouverture cranienne du trou déchiré (fig. 14 *n*). La crête du rocher offre dorsalement une fente très étroite et superficielle, tandis que ventralement la base de la crête est traversée par un canal (*canal du nerf trijumeau*) (fig. 14 *q*) ; ce canal mène de la cavité cranienne postérieure dans la cavité cranienne moyenne et se prolonge sous forme d'un sillon, au fond duquel se trouvent le trou rond et le trou ovale. Ventralement par rapport à lui se trouve, à la limite de la portion pétreuse, un trou (fig. 14 *o*) qui mène dans le canal carotidien. Enfin le rocher concourt avec le corps de l'occipital à former le *canal pétro-basilaire interne*.

La *portion mastoïdienne* forme à sa face externe, vers le trou auditif, une proéminence, l'*apophyse mastoïde* ou *apophyse squameuse* ; ventralement par rapport à celle-ci se trouve une fente avec le trou stylo-mastoïdien (fig. 12 *a*). A la face *interne* on remarque, dorsalement, à la limite entre la portion mastoïdienne et la portion squameuse, un sillon, qui se prolonge dorsalement comme sillon ou canal transverse de l'occipital et du pariétal et aboutit du côté ventral dans le *conduit* ou *canal temporal*. Ce dernier passe d'abord entre les portions pétreuse et squameuse, puis (dans la portion squameuse), en dehors et vers le côté ventral; il sort à l'extérieur du côté aboral, près de l'apophyse postglénoïde de l'écaille (fig. 13₄₀). A l'endroit où se rencontrent les bords dorsaux de l'écaille et de l'apophyse mastoïde se trouve une épine, l'*apophyse pariétale*. Pour les détails relatifs au vestibule, au limaçon, etc., voyez le chapitre consacré à l'organe de l'ouïe.

Articulations. Le *bord pariétal* du temporal est uni au pariétal par la *suture squameuse*; le *bord sphéno-temporal* est soudé au sphénoïde par la suture *sphéno-temporale*. Parmi les autres sutures, il faut noter : la *squamo-occipitale*, l'*occipito-mastoïdienne*, l'*occipito-pétreuse*; puis les sutures *squamo-pétreuse* (entre l'écaille et le rocher), *squamo-mastoïdienne* (entre l'écaille et la portion mastoïdienne) et enfin la *suture de l'anneau* (entre la bulle tympanique et les régions environnantes).

<h3 style="text-align:center">ETHMOÏDE (Fig. 14, d).</h3>

L'ethmoïde constitue la face orale (nasale) de la cavité cranienne; il appartient d'ailleurs plutôt à la cavité nasale dans laquelle il s'enfonce par ses parties latérales, qu'à la cavité cranienne. Il est situé dans l'échancrure ethmoïdale du frontal (entre les portions orbitaires de cet os) et s'avance beaucoup plus que le frontal dans la direction orale, pour se loger dans une échancrure formée par le maxillaire et le nasal. L'ethmoïde est formé de la *lame perpendiculaire* ou *sagittale*, *des parties* ou *masses latérales* comprenant un grand nombre *de cellules* (labyrinthe) et de la *lame criblée*.

a. **La lame sagittale** est une lamelle osseuse placée verticalement dans le plan médian du crâne; elle forme avec la partie sagittale du vomer la *cloison osseuse du nez*, à laquelle s'attache la cloison cartilagineuse. Cette lame sépare aussi les deux portions latérales de l'os. Son extrémité *aborale* est échancrée; elle sépare les deux lames criblées et s'avance un peu du côté du cerveau formant ainsi une pièce homologue à la *crista galli* de l'homme. L'extrémité *orale* (ou *nasale*) est une pointe émoussée, de sorte que la lame entière présente la forme triangulaire.

b. **Les parties latérales** (*masses latérales, labyrinthes ethmoïdaux*) (*c*). Ces parties consistent en lamelles minces, contournées et enroulées les unes sur les autres, les *lamelles des cornets*, qui forment par leur ensemble, de chaque côté de l'os, une masse conique, dont le sommet est dirigé du côté du nez. Les feuillets contournés représentent les *rouleaux*, les *conques*, les *cellules ethmoïdales*. La face interne de l'ensemble des rouleaux est tournée vers la lame sagittale, dont elle n'est séparée que par un espace très étroit; la face externe est recouverte dans la partie aborale (les trois quarts de l'os) par la portion orbitaire du frontal et par la lame antérieure de la petite aile du sphénoïde; quand à la partie orale elle est surmontée d'une plaque très mince, la *lame papyracée*. Les masses latérales sont accolées en partie par leur base à la lame criblée. Une partie des cornets ne touche point la lame, mais les sinus frontaux; cette partie s'avance assez loin dans les cavités nasales qui forment ici des prolongements du côté aboral, et s'étale latéralement jusqu'à proximité de la lame criblée.

On trouve également quelques cellules isolées sur la cloison des

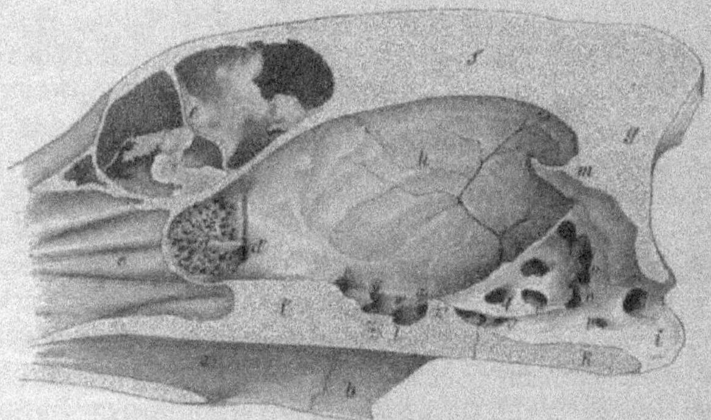

Fig. 14.

sinus frontaux, ainsi que dans les cavités du sphénoïde (sinus sphénoïdaux).

On peut distinguer en tout six *cornets principaux* et plusieurs *cornets accessoires*. Dans la partie principale, attenante à la lame criblée, on reconnaît quatre cornets principaux (avec deux cornets accessoires). Viennent ensuite les cornets qui *ne sont point* soudés à la

lame : un cornet dorsal ou frontal et un grand cornet ventral ou sphénoïdal, ainsi que plusieurs petits cornets accessoires. Les cornets
principaux portent les noms suivants: *cornet suprème* ou *frontal*;
cornets: supérieur, *moyen* (un ou deux) et *inférieur* (ces trois
derniers soudés à la lame criblée); *cornet inférieur* ou *sphénoïdal*. —
Entre les cornets se trouvent les *conduits aériens* (*conduits ethmoïdaux*),
et notamment: *trois grands conduits principaux et deux petits conduits
accessoires* entre les cornets soudés à la lame criblée; un *conduit
principal* venant du conduit nasal dorsal, entre le cornet suprême et
la lame sagittale; un autre conduit venant du conduit nasal moyen
entre le cornet suprème et le supérieur. Il faut ajouter à ces conduits les *cavités aériennes des cornets* mèmes, dont les orifices d'entrée
se présentent sous forme de fentes situées près de la lame criblée.

L'extrémité nasale des parties ou masses latérales, s'enfonce profondément dans les cavités nasales. La portion recouverte par une
lame papyracée spéciale forme avec le maxillaire supérieur une
sorte de sinus maxillaire. La lame papyracée se prolonge ici sous
forme d'un crochet en une *apophyse unciforme*.

c. **La lame criblée** (*d*). C'est une lame fortement recourbée, percée
de trous, située dans la fente ethmoïdale des petites ailes du sphénoïde et de la portion orbitaire du frontal. Elle forme une fosse profonde (*fosse ethmoïdale*) où sont logées les lobes olfactifs du cerveau.
Cette fosse est perforée de *trous criblés*, à travers lesquels passent les
nerfs olfactifs. Elle est divisée en deux parties par l'extrémité de la
lame sagittale qui y apparaît sur la ligne médiane. Il n'existe pas d'*apophyses ailées* ni de *trou borgne* ou du moins ils ne sont pas bien accusés.

Articulations. L'ethmoïde est enclavé dans une échancrure formée par le
sphénoïde et le frontal et se trouve recouvert en dehors par la portion orbitaire
du frontal, par le sphénoïde, le maxillaire, le lacrymal et le palatin; il touche le
nasal du côté dorsal et le vomer du côté ventral. On peut par conséquent y
constater les *sutures* suivantes : *fronto-ethmoïdale, fronto-papyracée, sphéno-
ethmoïdale, lacrymo-ethmoïdale, palato-ethmoïdale, concho-ethmoïdale, laby-
rintho-vomérienne, ethmoïdo-maxillaire*.

VOMER (Fig. 15).

Le vomer n'est qu'une lame complémentaire de l'ethmoïde située
ventralement par rapport à ce dernier. On y distingue une partie
horizontale et une partie *verticale*.

a. La partie verticale (ou *sagittale*) (*b*) est formée de deux lamelles
osseuses délicates, réunies du côté *ventral* en un bord arrondi. Du
côté *dorsal*, ces lamelles restent séparées, interceptant une rainure

(*sillon de la cloison*) destinée à loger la cloison cartilagineuse du nez et la portion perpendiculaire de l'ethmoïde. L'extrémité aborale du bord ventral (fig. 13 VI), se termine librement dans la cavité naso-pharyngienne, tandis que le reste de ce bord est soudé à la crête de l'apophyse palatine du maxillaire supérieur, ainsi qu'à l'os inter-maxillaire ; du côté oral il s'étend jusqu'à l'échancrure palatine.

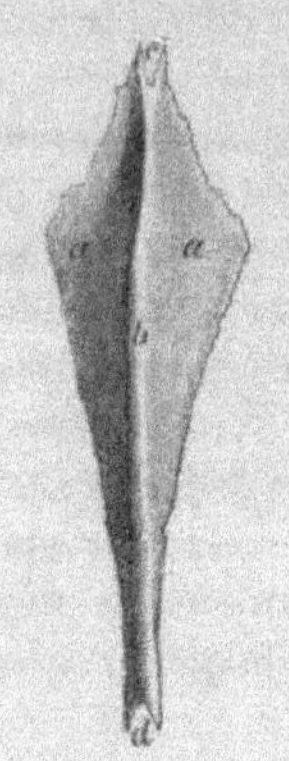

Fig. 15.

Vomer (vu du côté ventral). — *a*, Partie horizontale ; *b*, partie sagittale ; *c*, échancrure sphénoïdale ; *d*, échancrure intermaxillaire.

b. La partie horizontale. Le bord *dorsal*, libre, de chacune des lamelles sagittales est replié sous un angle droit dans sa moitié caudale et forme une lame osseuse délicate (*partie horizontale*) qui se soude du côté dorsal avec l'ethmoïde et latéralement avec les os du palais. Cette partie horizontale s'amincit vers chacune de ces extrémités.

La partie verticale s'abaisse vers son extrémité aborale où elle se termine de chaque côté en deux pointes laissent entre elles une échancrure (*échancrure sphénoïdale*) (*c*) ; c'est dans cette échancrure que vient s'insérer le corps du sphénoïde (fig. 13_26). Vers l'extrémité orale, la partie verticale forme également deux pointes semblables qui se soudent aux apophyses palatines des inter-maxillaires et délimitent l'*échancrure intermaxillaire* (*d*).

Articulations. L'extrémité *caudale* est en rapport avec le sphénoïde par l'échancrure sphénoïdale. *Latéralement* le vomer s'unit avec les palatins, *dorsalement* avec l'ethmoïde et la cloison nasale, *ventralement* avec le palatin et les apophyses palatines du maxillaire et de l'intermaxillaire. Il sépare en partie les deux fosses nasales et les cornets des côtés opposés.

PALATINS (Fig. 13 V et fig. 12 IX).

Chacun des os *palatins* est formé de deux parties : *la portion horizontale* et la *portion verticale* ou *sagittale*.

a. La *portion horizontale* (fig. 13 e), forme une partie de la voûte osseuse du palais ou de la *surface palatine*, notamment son tiers aboral. Les parties horizontales des deux côtés, sont soudées sur la ligne médiane par la *suture palatine* (fig. 13_34). Le long de cette suture, du côté ventral comme du côté dorsal, se trouve une petite crête : elle se termine du côté aboral par une pointe, l'*épine nasale postérieure* (fig. 15_33), qui dépasse sensiblement le bord aboral de la surface palatine. Le bord *externe*, convexe est garni de dentelures ; commen-

çant près de la ligne médiane il se porte en dehors et caudalement
en décrivant une légère courbe ; il est uni à l'apophyse palatine du
maxillaire par la *suture palato-maxillaire ventrale* (fig. 13 ₂₄).

Le bord *caudal*, libre, est légèrement échancré et se prolonge
comme bord libre de la partie sagittale (fig. 13 ₂₅). Il sert de point
d'insertion à la luette et limite oralement les cornets.

La portion horizontale est une lame osseuse horizontale, presque
triangulaire, dont le sommet est tourné du côté oral et la base du
côté aboral ; la base se prolonge en dehors comme portion sagittale.
On y reconnaît une surface tournée vers la cavité buccale et une
autre, tournée vers les fosses nasales, les deux presque d'égale grandeur. La *face palatine* offre, en outre d'une crête médiane et basse
(*crête palatine*), quelques lignes rugueuses et plusieurs petits trous
qui forment les orifices secondaires du canal ptérygo-palatin. Le trou
principal (fig. 13 ₂₆) de ce canal est situé ordinairement sur l'apophyse palatine du maxillaire ou au milieu de la suture palato-maxillaire ventrale ; le canal lui-même est caché dans l'épaisseur du palatin.
La *face nasale* est lisse et plane ; on y remarque sur la ligne médiane
une crête basse à peine perceptible, la *crête nasale*.

b. La partie sagittale ou *verticale* (fig. 13 ₂₇ et fig. 12 IX) concourt à
la formation de la paroi latérale des arrière-cavités des fosses nasales.
Elle se dresse sur le bord externe de la portion horizontale, parallèlement au plan sagittal, mais elle dépasse de beaucoup l'extrémité
aborale de la portion horizontale. On y distingue une face interne,
un bord dorsal, un bord ventral, une extrémité orale et une extrémité
aborale. Le *bord ventral*, libre, est pourvu de quelques dentelures ; il se
dirige presque en ligne droite et se confond insensiblement avec la
face palatine de la portion horizontale de l'os. Le *bord dorsal* est iné-
gal de contour : il repose d'abord du côté aboral, sur les petites
ailes et les cornets du sphénoïde (fig. 12 ₂₈) ; puis il monte du côté oral
et se réunit avec le frontal (fig. 12 III) formant en même temps le
bord de l'*apophyse frontale*. Celle-ci est une lame sagittale qui
dépasse de beaucoup les autres proéminences de l'os du côté dorsal.
Son bord dorsal est convexe et proéminent. Sur sa face externe se
trouve une ligne sinueuse, qui forme près de l'échancrure maxillaire
un petit renflement et représente la portion orale de la *crête orbitaire
postérieure* (voy. p. 28). L'*extrémité aborale* de la portion verticale se
présente comme une apophyse très courte, quadrangulaire, *apophyse
sphénoïde* (fig. 12 ₂₉), qui s'intercale entre le sphénoïde et le ptérygoïde
en se soudant à ces deux os. — L'*extrémité orale* prend part à la formation de la *fosse palato-maxillaire* et s'étend jusqu'à l'échancrure

maxillaire du maxillaire supérieur, commencement du canal sous-orbitaire. Elle s'intercale entre l'apophyse malaire et l'apophyse ptérygoïdienne du maxillaire, ainsi qu'entre l'ethmoïde et le lacrymal et correspond en partie à l'*apophyse pyramidale* de l'homme. Sur sa face externe, on remarque le renflement déjà mentionné à propos de l'apophyse frontale ; du côté aboral et un peu ventralement par rapport à cette apophyse, se trouvent deux trous séparés par une très mince lamelle, le *trou palatin postérieur* (fig. 12 22) (entrée du *canal ptérygo-palatin*) du côté ventral et le trou *palato-nasal* (ou *sphéno-palatin*) (fig. 12 23) du côté dorsal. Oralement, par rapport au renflement déjà mentionné, se trouve l'origine du canal sous-orbitaire.

La *face externe* du reste de la portion sagittale est légèrement concave. Elle forme en partie la paroi des fosses ptérygoïde et sphéno-palatine ainsi que celle de la fosse palato-maxillaire ; on y remarque les *lignes ptérygoïdes* pour l'insertion du muscle ptérygoïde. La *face interne (surface nasale)* est homogène dans sa partie ventrale ; puis ses deux lames ou tables osseuses se séparent : la lame interne se recourbe en dedans et forme une lamelle horizontale qui recouvre le conduit nasal ventral ; elle se trouve du côté ventral du sphénoïde et de l'ethmoïde ou du vomer ; la lame *externe* se porte verticalement en haut et forme une surface rugueuse du côté interne, à l'endroit où elle s'unit au frontal et à l'ethmoïde (dont la lame papyracée forme ici en partie son prolongement). Elle s'étend en hauteur jusqu'au lacrymal (fig. 12 IV) et au frontal comme *apophyse orbitaire* ou *frontale* déjà mentionnée. Sur la face interne de cette dernière se trouve une *crête ethmoïde* courbe qui s'attache au bord aboral de la lame papyracée de l'ethmoïde. Du côté nasal par rapport à cette crête se trouve une cavité profonde qui s'étend jusque dans le maxillaire. C'est dans cette cavité qu'est logé le labyrinthe ; il laisse entre lui et la paroi de l'os un espace libre, le *sinus maxillaire*. Souvent cet espace communique avec l'intérieur par une fente située entre le maxillaire et l'extrémité orale du palatin, tout près du lacrymal. A l'extrémité orale de la lame horizontale interne et sur la crête ethmoïdale, on trouve un deuxième trou, l'orifice *interne* du *trou naso-palatin* (fig. 12 23) qui se termine en gouttière.

En *dehors*, et *ventralement* par rapport aux trous sphéno-palatin et palatin postérieur, dans le plan et sur le prolongement du bord externe de la portion horizontale, la lame osseuse de la portion perpendiculaire se recourbe en dehors. Il se forme ainsi une surface externe, large et rugueuse, qui touche l'apophyse ptérygoïde et la partie de l'apophyse jugale ou malaire du maxillaire.

Le palatin occupe une place considérable dans le crâne; il forme en partie la
voûte de la cavité buccale et la paroi latérale du pharynx; il s'étend, d'une part
jusqu'à la cavité orbitaire et l'os lacrymal, de l'autre jusqu'à la base du crâne et
le canal du maxillaire supérieur, etc. Il est soudé aux os qui l'entourent par les
*sutures : fronto-palatine, sphéno-palatine, palato-ethmoïde, ptérygo-palatine,
palato-maxillaire, concho-palatine, voméro-palatine;* les palatins des deux côtés
opposés sont réunis par la *suture palatine.*

PTÉRYGOIDES (Fig. 13 IV).

Le *ptérygoïde* est une lame mince, quadrangulaire, adossée en
dedans à l'apophyse ptérygoïde du sphénoïde et, sur une faible étendue,
à la portion sagittale du palatin (₃₀). On peut le considérer comme
la *lame ptérygoïde moyenne* de l'apophyse ptérygoïde. Il forme en
partie la paroi latérale de la cavité naso-pharyngienne. La face
interne est légèrement concave; elle est tournée du côté de la cavité
nasale. Près du bord basilaire se trouve le *sillon de la trompe d'Eustache* (sulcus tubarius) peu prononcé. Le bord *libre, central* est un
peu recourbé en dehors; il forme à l'extrémité caudale, où il est placé
presque à angle droit par rapport au bord caudal, une apophyse (₃₉),
que l'on peut comparer au *crochet du ptérygoïde.* A l'endroit où le
bord dorsal se rencontre avec le bord aboral, se trouve une apophyse,
qui se prolonge du côté caudal jusqu'à la portion pétreuse du temporal, notamment jusqu'à la lame ventrale du trou carotidien. Cette
apophyse supporte la trompe d'Eustache. Le bord *oral* s'unit par une
suture dentelée avec la portion verticale du palatin. On remarque
aussi à l'angle naso-ventral une petite apophyse. La face *externe* est
en partie rugueuse; elle est réunie aux os mentionnés plus haut. On
constate, sur le bord dorsal, une gouttière longitudinale qui forme,
avec la gouttière correspondante de l'apophyse ptérygoïde du sphénoïde, le *canal vidien.*

MACHOIRE SUPÉRIEURE

La *mâchoire supérieure* est formée par l'*os maxillaire supérieur*
(portion postérieure de la mâchoire supérieure) et par l'*os intermaxillaire* (portion antérieure de la mâchoire supérieure.)

1. **Maxillaire supérieur** (fig. 12 VIII. fig. 11 VIII et fig. 13 X).
Cet os relativement court mais très haut chez le chien, forme la partie
la plus importante de la charpente osseuse de la face et prend part à la
formation des fosses nasales et de la cavité orbitaire. Il n'y a point de
crête faciale. On distingue au maxillaire un *corps* et plusieurs *apophyses :
frontale* (fig. 12₂₂ et fig. 11₂₆), *alvéolaire* (fig. 12₃₀), *zygomatique*

(fig. 12₂₀), *palatine* (fig. 13₂₀) et *ptérygoïde* (fig. 13₃₀). Le corps est
un os triangulaire, en forme de coin, dont la *base* est tournée du
côté du crâne et le sommet dirigé oralement. La partie élargie, dirigée
vers le crâne (la *base*) donne naissance aux *apophyses : frontale*
(fig. 13₂₀), *malaire* ou *zygomatique* (fig. 12₂₀) et à l'*apophyse ptérygoïde*
(fig. 13₃₀) ; cette dernière est dirigée en dedans et vers la face ventrale. Du côté *ventral*, le corps envoie l'*apophyse alvéolaire* (fig. 12₃₀)
et du côté ventral et interne, l'*apophyse palatine* (fig. 13₂₀). On reconnaît sur le corps une surface nasale et une surface faciale ; il n'y a
pas de *surface orbitaire*. La face externe ou orbitaire (*surface
faciale*) est triangulaire ; elle est plus fortement bombée dans la partie
nasale (région des dents canines) et la partie aborale ou orbitaire
(région des dents molaires) qu'à la hauteur des prémolaires. A cet
endroit on remarque un enfoncement dorso-ventral, la fosse maxillaire, sur la limite aborale de laquelle, à la hauteur de la troisième
molaire, se trouve le *trou sous-orbitaire* (fig. 12₂₁), limité en dehors
par un bord proéminent et très accusé. Ce trou est l'entrée d'un
canal sous-orbitaire relativement court. Du côté aboral et ventral de
ce trou se trouvent les *saillies alvéolaires* (fig. 12₂₃) d'autant moins
accusées qu'elles se rapprochent du côté oral ; en outre on y trouve
les *trous alvéolaires* à travers lesquels passent les vaisseaux sanguins
qui se ramifient autour des dents.

Le trou sous-orbitaire donne accès dans un canal très étroit qui
court dans l'épaisseur de l'os jusqu'à l'inter-maxillaire et qui est
destiné à loger la branche dentaire du nerf sous-orbitaire.

La *face interne* ou *surface nasale*, concave, présente des inégalités ;
dans sa partie orale elle devient même rugueuse. Dans cette même
partie se trouve une crête qui naît à la hauteur de la troisième ou
de la quatrième molaire et se dirige d'abord du côté dorsal puis du
côté nasal ; c'est la *crête turbinale* (ou crête transversale) ; elle sert à
l'insertion du cornet nasal. A peu près à la hauteur de la deuxième
ou de la troisième molaire, ventralement par rapport à la crête et
tout près de cette dernière se trouve une fente formant l'ouverture
de la partie osseuse du *canal naso-lacrymal*. Ce canal se dirige à partir
de la fente que nous venons de mentionner du côté aboral et un peu du
côté dorsal en creusant à la surface nasale une gouttière d'une faible
courbure pour aboutir au trou lacrymal. Sa paroi interne est formée
d'une lamelle osseuse excessivement mince. A part cette crête principale, on trouve sur la face interne du maxillaire plusieurs petites crêtes
pour les cornets. A l'une de ces crêtes, très basse, située dans la partie
dorsale de l'os (*crête ethmoïdale*) s'attache, ainsi qu'à la crête de la

surface nasale de l'apophyse palatine, l'extrémité orale du labyrinthe du sphénoïde. Entre les deux crêtes assez éloignées de la face nasale du maxillaire supérieur se trouve l'ethmoïde, recouvert par la lame papyracée. La cavité ainsi délimitée représente le *sinus maxillaire*.

Le *bord dorso-interne* est uni à l'apophyse de l'intermaxillaire (fig. 12₂₃) (*suture incisive*) ainsi qu'à l'os nasal (fig. 11 VI) (*suture naso-maxillaire*). Il commence du côté oral des canines (fig. 12₂₆), sur le bord ventral de l'os, monte comme bord *oral* en décrivant une courbe prononcée dans la direction dorsale et va ensuite dans la direction sagittale jusqu'au frontal. Au niveau de la cinquième molaire il se rencontre à angle droit avec le *bord aboral* (*bord basilaire*). Le bord *ventral* se termine par l'*apophyse* ou *arcade alvéolaire* (fig. 12₃₆) qui renferme les alvéoles de la canine et des molaires; les alvéoles destinées à recevoir les molaires sont divisées en deux ou trois compartiments. L'*extrémité orale* forme un angle aigu (*angle intermaxillaire*) qui s'intercale entre les apophyses (nasale et palatine) de l'intermaxillaire (12 VII).

L'*extrémité aborale* de l'os (*bord basilaire*) qui est unie au frontal (fig. 12 III), au lacrymal (fig. 12 IV), au malaire (fig. 12 V) et au palatin (fig. 12 IX) est limitée par un bord arqué qui descend du bord orbitaire. Du côté du front elle se termine par l'apophyse frontale, du côté des tempes par l'apophyse zygomatique et du côté de la voûte du palais par l'apophyse ptérygoïde; elle arrive presque jusqu'au bord orbitaire.

L'*apophyse nasale* ou *frontale* (fig. 12₂₅ et fig. 11₃₄) est une lame large qui va en s'amincissant du côté dorsal; elle s'engage dans une échancrure du frontal (échancrure maxillaire) et se soude au lacrymal (fig. 12 IV). Ses faces sont les prolongements de celles du corps; à sa face interne se trouvent plusieurs crêtes ethmoïdes, rugueuses qui sont soudées au frontal. L'*apophyse zygomatique* ou *malaire* ou *jugale* (fig. 12₃₀) est large et courte; elle est unie à l'os zygomatique ou malaire (fig. 12 V). L'*apophyse ptérygoïde* (fig. 13₃₅) peut être considérée comme le prolongement aboral de l'apophyse ou arcade alvéolaire. Elle s'unit avec la lame sagittale et la lame horizontale du palatin et se termine en pointe (*épine palatine*) (fig. 12₃₃). On y trouve un tubercule pour l'insertion du muscle malaire et de l'aponévrose pharyngienne. Le tubercule maxillaire est petit; il est situé aboralement et dorsalement par rapport à la dernière molaire. On y remarque de petits trous servant d'entrée aux *canaux alvéolaires postérieurs*. Du côté dorsal et du côté oral du tubercule, en dedans de l'apophyse zygomatique se trouve un grand trou, l'*échancrure maxillaire* qui mène au *canal sous-orbitaire*.

L'*apophyse palatine* (fig. 13 ₂₉) est une lame horizontale qui part du bord ventral de la face interne du corps du maxillaire ; elle se rencontre en dedans avec l'apophyse similaire du côté opposé ; elle touche du côté oral l'apophyse palatine de l'intermaxillaire (fig. 13 XI) et du côté aboral la portion horizontale du palatin (fig. 13 ₃₀). Le bord interne ou *bord palatin* se soude à celui du côté opposé par la *suture palatine*. Le bord *aboral* part du bord interne en dehors, du côté aboral, en décrivant une légère courbe, vers l'apophyse ptérygoïde (fig. 13 ₄₀) ; il forme avec le palatin la *suture palato-maxillaire ventrale* (fig. 13 ₃₄). Le bord *externe* se prolonge d'une part comme apophyse ou arcade alvéolaire (fig. 13 ₃₅) et de l'autre se confond avec le corps. Le bord *oral* se rencontre avec l'intermaxillaire et lui est uni par la *suture palatine transverse*; il est libre sur une certaine étendue et forme une partie du bord de l'*échancrure palatine* (fig. 13 ₄₃). La face *nasale* ou *dorsale* (*surface nasale*) est plane et unie ; elle possède cependant du côté aboral une crête à laquelle est soudé le labyrinthe de l'éthmoïde et une autre crête, du côté interne, plus basse, la *crete* nasale qui se soude au vomer. La face ventrale, ou celle de la cavité buccale (*surface palatine*) est plane ; on y trouve, tout près de la suture palato-maxillaire, un trou servant d'*issue* au *canal ptérygo-palatin* (trou palatin moyen) (fig. 11 ₃₆). De ce trou part une gouttière plus ou moins prononcée (*sillon palatin*) (fig. 11 ₃₇) qui se rencontre vers la ligne médiane avec une gouttière semblable du côté opposé.

Articulations. Le maxillaire est soudé par sa base avec le frontal (fig. 12 III) (*suture fronto-maxillaire*), avec le lacrymal (fig. 12 IV) (*suture lacrymo-maxillaire*), avec le zygomatique ou malaire (fig. 12 V) (*suture zygomato-maxillaire*), avec la partie perpendiculaire du palatin (fig. 12 IX) (*suture palato-maxillaire dorsale*), avec la portion horizontale du même os (fig. 13 V) (*suture palato-maxillaire ventrale*) ; il est soudé par ses autres côtés avec le nasal (fig. 11 VII) (*suture naso-maxillaire postérieure*), avec l'apophyse nasale de l'intermaxillaire (fig. 12 VII) *suture naso-maxillaire antérieure*), avec l'apophyse palatine de l'intermaxillaire (fig. 13 XI) (*suture palatine transverse*), avec le vomer (*suture voméro-maxillaire*) et avec le maxillaire du côté opposé (*suture palatine*).

2. Os intermaxillaires (*petits maxillaires, prémaxillaires*) (fig. 12 VII et fig. 13 XI). Le prémaxillaire est un os pair ; on y distingue un *corps* et deux *apophyses : nasale* et *palatine*. Le corps (fig. 12 ₁₂ et fig. 13 ₁₃) est court, épais, placé horizontalement, aplati ; il présente une face *labiale*, une face *nasale* et une face *buccale*. Sur son bord libre (*bord alvéolaire*) (fig. 13 ₁₅) se trouvent trois alvéoles pour les trois incisives. Les deux corps se rencontrent sur la ligne médiane et s'unissent par la *suture incisive* en laissant entre eux un orifice à peine perceptible, le *trou incisif* (*trou palatin inférieur* ou *antérieur*). Chez les Bouledogues il existe ordinairement une fente entre les deux corps de l'intermaxillaire.

L'*apophyse palatine* naît du côté aboral du corps et se divise en deux branches, une externe (fig. 13*a*) qui se soude à l'apophyse frontale (ou nasale), et une interne qui n'est qu'une lame mince posée verticalement et réunie à celle du côté opposé par la *suture palatine*. Du côté dorsal cette lame se recourbe en dehors, de sorte qu'il se forme entre les deux lames des côtés opposés une gouttière (*sillon palatin*) où vient se loger la cloison nasale. Entre les deux branches (externe et interne) de l'apophyse palatine se trouve une fente ovale, allongée, l'*échancrure palatine* (fig. 13*a*), limitée du côté aboral par l'apophyse palatine du maxillaire supérieur (fig. 13*b*).

L'*apophyse frontale* ou *nasale* (fig. 12*b*) est une pièce recourbée en crochet, un peu aplatie latéralement, qui se dresse d'abord perpendiculairement à l'os nasal, puis se replie vers le front et vient se loger entre le nasal et le maxillaire (fig. 12 VI). On lui reconnaît deux faces : *faciale* et *nasale* et trois bords : un bord nasal libre, un bord dorsal attenant à l'os nasal et un bord ventral qui touche le maxillaire. Le bord libre renforce le cartilage du nez ; il constitue avec le bord du côté opposé et avec le corps de l'os, l'*échancrure nasale* ; il forme en outre avec l'échancrure nasale des os nasaux l'*ouverture nasale* ou ouverture *pyriforme*.

L'*intermaxillaire* est soudé au nasal, au vomer, au maxillaire. Il présente, à l'endroit où il se réunit avec le maxillaire, une surface rugueuse située sur la face externe de l'apophyse nasale ; une rugosité semblable se trouve sur la branche externe de l'apophyse palatine là où elle se soude avec le maxillaire.

OS LACRIMAUX (Fig. 12 IV).

L'os lacrymal ou unguis est une petite lamelle allongée, quadrangulaire, munie d'une apophyse dirigée dorsalement (*apophyse frontale*). Intercalé entre le malaire (V), le frontal (III), le maxillaire supérieur (VIII) et le palatin (IX), le lacrimal contribue pour une faible part à former la paroi et le bord de l'orbite. On y distingue un *bord frontal*, concave, irrégulier ; un *bord palatin* également irrégulier ; un *bord zygomatique* dentelé*, droit ; un *bord maxillaire*, également dentelé ; un *bord orbitaire* libre ; et trois faces : la face *orbitaire*, ayant la forme d'un triangle, dont la pointe est dirigée du côté dorso-oral,

---

* Nous l'avons au contraire observé uni, sans dentelures, sur le crâne d'un chien Lévrier.   (*Note du traducteur*).

la *face ethmoïdale* ou *nasale*, et enfin la *face faciale* située entre le bord maxillaire et le bord orbitaire. A la face orbitaire on trouve dans une fosse lacrymale à peine indiquée, le *trou lacrymal* (₃₁) qui donne accès dans la *portion osseuse du canal lacrymal*. Du côté ventral, par rapport à ce trou, se trouve une crête sagittale (*crête lacrymale*), prolongement de la crête orbitaire.

Le frontal et le lacrymal forment sur le bord de l'orbite une petite proéminence arquée, qui manque chez les chiens de petite taille : c'est l'*apophyse lacrymale supérieure* (pour l'insertion du muscle orbiculaire des paupières). L'apophyse lacrymale inférieure (sur la face faciale) manque complètement. La *fosse lacrymale* où s'insère le muscle petit oblique ou oblique inférieur est à peine perceptible. L'os lacrymal n'arrive pas chez le chien à toucher l'os nasal. Il s'unit par de fausses sutures avec le frontal, le maxillaire, le jugal ou malaire et avec la partie sagittale du palatin. Les sutures correspondantes portent les noms de *suture frontolacrymale*, *lacrymo-maxillaire*, *lacrymo-zygomatique*, *lacrymo-palatine*.

OS MALAIRE, JUGAL OU ZYGOMATIQUE (Fig. 16).

Le *malaire* uni à l'apophyse zygomatique du temporal forme l'*arcade zygomatique* (fig. 13 VIII). On lui reconnaît un corps et deux apophyses. Le *corps* forme la limite externe de l'orbite. C'est une lame osseuse parallèle à la ligne médiane ou sagittale. Elle présente deux *faces* : la *face* externe, *faciale* ou *malaire*, convexe ; et la *face* interne, *ptérygopalatine* ou *temporale*, concave. Ces faces sont limitées par deux bords : le *bord orbitaire* (*g*), dorsal et le *bord basilaire* ou *massétérique* (*f*), ventral ; les deux sont concaves. Il n'y a point de *face nasale*. Le bord dorsal est légèrement aplati et forme une petite surface (*face orbitaire*). Un élargissement du bord ventral représente la *surface massétérique*, de même que la crête externe de cette surface représente la *crête zygomatique* des autres animaux. Les apophyses partent des deux extrémités du corps.

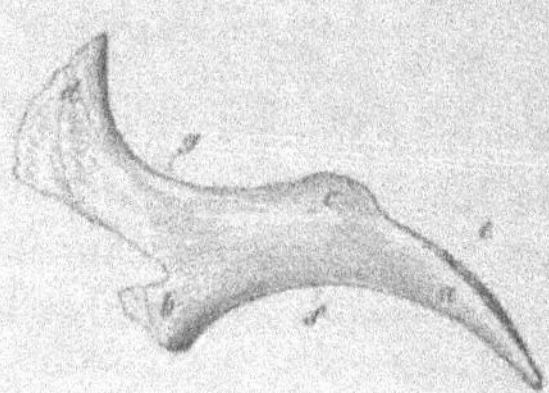

Fig. 16.

OS MALAIRE (vu du côté externe. — *a*, Apoph. temporale ; *b*, branche maxillaire ; *c*, apoph. orbitaire ; *d*, apoph. frontale ; *e*, bord temporal ; *f*, bord basilaire ; *g*, bord orbitaire ; *h*, surface articulaire rugueuse.

a. L'*extrémité orale* du malaire se divise en deux branches :

1. La *branche frontale* ou *orbitaire antérieure* ou *lacrymale* (*d*), qui se replie vers le front et en dedans et qui forme en partie le bord orbitaire ; elle s'articule avec le lacrymal et le maxillaire par une surface rugueuse (*h*).

2. La *branche maxillaire* (*b*) dirigée en bas, vers l'avant-dernière

molaire, est réunie à l'apophyse zygomatique du maxillaire par une surface rugueuse.

b. L'*extrémité aborale* forme d'abord un petit crochet dirigé en dedans et dorsalement (*apophyse orbitaire* ou *frontale postérieure*) (c) pour l'insertion du ligament orbitaire ; elle se transforme ensuite en un prolongement recourbé, pointu, dirigé légèrement en dehors et du côté ventral : c'est l'*apophyse temporale* (a). Le bord dorsal de celle-ci (*bord temporal*) (e) est contigu au bord ventral de l'apophyse zygomatique du temporal (fig. 11 ₄) ; son bord ventral continue le bord ventral du corps.

Le molaire s'articule avec le maxillaire, le lacrymal et le temporal par les *sutures : zygomato-maxillaire, lacrymo-zygomatique* et *zygomato-temporale*.

OS NASAUX OU OS PROPRES DU NEZ (Fig. 11 VII).

Les *os du nez* forment la voûte de la cavité nasale, c'est-à-dire la partie osseuse du dos du nez. Chacun de ces os présente une lamelle étroite et allongée, légèrement recourbée à ces deux extrémités, creuse à la manière d'une sonde. On peut lui considérer une *face faciale* légèrement convexe dans le sens longitudinal, deux faces *latérales* plus étroites et une face *ventrale* en forme de gouttière, la *face nasale*. La face latérale interne ou *bord nasal* est adossée à celle du côté opposé et forme avec elle la *crête nasale* qui s'avance dans la cavité nasale et qui présente un *sillon ethmoïdal* où se loge la cloison nasale.

La face latérale externe (*bord latéral*) ou maxillaire, touche le maxillaire (VIII) et l'intermaxillaire (IX). La face interne (*surface nasale*) offre, tout près de son bord interne, une crête, à laquelle se soudent les cornets ethmoïdaux et le cornet supérieur (*crête turbinale antérieure*) ; cette crête se porte obliquement du côté oral depuis le bord interne jusqu'au bord externe ; elle sépare une fosse assez profonde et allongée d'une autre, plus large, située du côté aboral et que l'on appelle la *fosse ethmoïde*. Le *bord libre* est relativement large et se termine en dehors par une pointe (*apophyse nasale*) (₂₆), à laquelle s'attache le cartilage du nez.

Les bords libres des *deux* nasaux des côtés opposés forment entre les deux apophyses nasales, une espèce d'arc, l'*échancrure nasale*. Cette échancrure constitue avec celle des intermaxillaires le contour osseux de l'ouverture nasale ou pyriforme. L'*extrémité aborale* se termine du côté interne en une pointe, l'*apophyse frontale* (₂₆) ; les deux apophyses frontales se placent dans l'échancrure nasale triangulaire des frontaux. Il n'y a point de *sinus nasaux* de la partie spongieuse de l'os.

Articulations. Le nasal s'articule en dehors avec le frontal (III), avec le maxillaire supérieur (VIII) et avec l'intermaxillaire (IX) (*Sutures : naso-maxillaire, naso-intermaxillaire, fronto-nasale*); en dedans, il s'articule avec le nasal du côté opposé, à l'aide de la suture nasale (23).

CORNETS NASAUX (Fig. 17).

On distingue un *grand cornet inférieur*, ventral (c) et un *petit cornet supérieur*, dorsal (d). Celui-ci se fixe sur la crête turbinale du nasal; il est réuni à l'ethmoïde et s'étend jusqu'au sinus frontal. Le grand cornet ventral (c) fixé à la crête turbinale du maxillaire, présente une structure très compliquée : c'est une multitude de lames

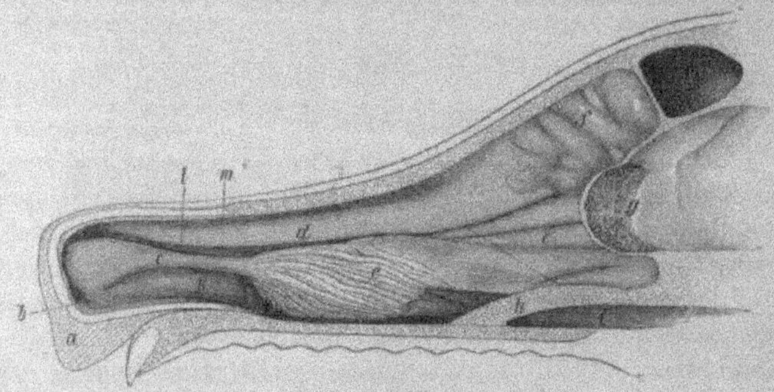

Fig. 17.

CAVITÉ NASALE (vue de côté interne; la cloison nasale est enlevée). — *a*, Lèvre supérieure; *b*, orifice de sortie du canal lacrymal; *c*, cornet inférieur; *d*, cornet supérieur; *e*, cellules ethmoïdales jusqu'à la limite de la région olfactive (du côté obral de la ligne pointillée); *f*, le reste de ces cellules qui s'engagent en partie dans la région frontale; *g*, lame criblée de l'ethmoïde; *h*, une partie du vomer; *i*, cavité pharyngienne; *k, l, m*, conduits nasaux: ventral, moyen et dorsal.

très minces, enroulées les unes dans les autres de plusieurs façons. Deux lamelles principales sont enroulées en avant et en arrière et portent des lamelles latérales secondaires et tertiaires; ces dernières forment de petits rouleaux qui communiquent au dehors par les conduits nasaux moyens.

MAXILLAIRE INFÉRIEUR OU MANDIBULE (Fig. 18).

La mandibule est formée de deux moitiés qui, ordinairement, ne sont pas complètement soudées entre elles. On distingue dans chaque moitié un *corps horizontal* et une *branche*. Les deux corps des côtés opposés se rencontrent sous un angle aigu (*angle mandibulaire*) et sont unis par une symphise (*symphise mandibulaire*); ils forment ainsi un seul tout, le *corps de la mandibule* (c). L'espace entre les deux moitiés du corps s'appelle le *conduit laryngien*. On observe parfois, à l'endroit où se rencontrent les deux moitiés du corps, une proéminence dirigée du côté ventral, la *protubérance du menton*.

1. **Le corps**. Sur chacune des moitiés du corps on peut distinguer une face externe et une face interne, un bord ventral et un bord dorsal; enfin une extrémité orale et une extrémité aborale. La *face externe (face massétérique* et *buccale)* est légèrement bombée et rugueuse. Vers son extrémité orale, on remarque deux trous situés l'un près de l'autre : un petit et un grand. Ce sont les *trous mentonniers (m)*, par lesquels débouche au dehors le canal alvéolaire, dans lequel sont logés l'artère et le nerf alvéolaires inférieurs. Vers l'extrémité aborale de chaque moitié du corps de la mandibule, se trouve une fosse profonde *(fosse massétérique ou fosse du masséter) (h)* qui se fusionne avec la fosse de la branche du maxillaire et se dirige du côté dorsal. La *face interne (face ptérygoïde* et *linguale)* est légèrement bombée; elle offre vers son extrémité aborale une fente, le *trou maxillaire postérieur* (ou trou *mandibulaire* ou *alvéolaire) (l)* ou *canal dentaire*, qui donne accès dans le *canal alvéolaire*. Du côté ventral et caudal, par rapport à ce dernier se trouve une surface rugueuse, l'insertion du muscle ptérygoïde. Tout près

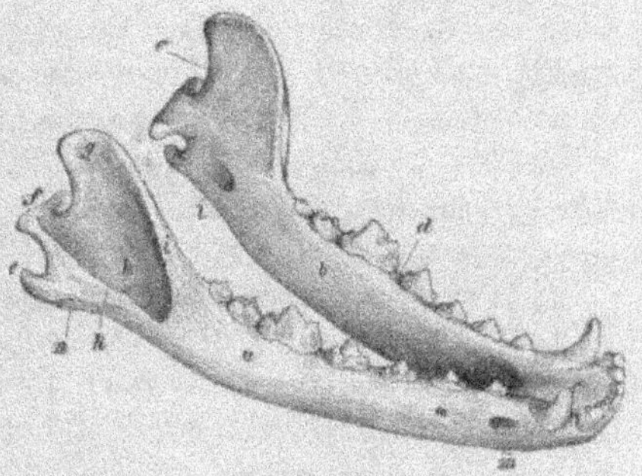

Fig. 18.

Mandibule (vue du côté droit et par devant). — *a*, Moitié droite; *b*, moitié gauche de la mandibule; *c*, corps de la mandibule (surface linguale); *d*, bord alvéolaire; *e*, apoph. angulaire; *f*, apoph. condylienne; *g*, apoph. coronoïde; *h*, fosse massétérique; *i*, crête coronoïde; *k*, crête condylienne; *l*, trou maxillaire postérieur; *m*, les trous du menton; *n*, ligne massétérique; *o*, échancrure semi-lunaire supérieure.

du bord alvéolaire on constate à la face interne une crête longitudinale arrondie, la crête *mylo-hyoïdienne* où s'insère le muscle mylohyoïdien. Il n'y a pas de *fosse ptérygoïde*.

L'extrémité *orale* des deux corps réunis forme une région, *corps mandibulaire*, dans laquelle on peut distinguer une *surface linguale (c)* presque plane, une *surface labiale* ou *surface mentonnière* fuyant en arrière ou du côté aboral et un *bord dentaire*, auquel s'insèrent les lèvres et le muscle carré du menton. On trouve sur ce bord les six alvéoles (trois de chaque côté) des dents incisives. — Le bord ventral, libre est convexe et arrondi; au niveau de la dernière molaire, sa surface devient rugueuse (insertion du muscle digastrique) ; au voisinage de l'extrémité aborale, ce bord monte légèrement pour descendre ensuite vers l'*apophyse operculaire* ou *angulaire* (*e*) ; le *bord dorsal* ou *alvéolaire* (*d*), porte les alvéoles des sept molaires ; il est légèrement concave. Les bords ventraux des deux moitiés du maxillaire sont plus rapprochés l'un de l'autre que les bords alvéolaires. — L'extrémité *aborale* devient insensiblement la branche ascendante ; il n'y a pas de limite marquée entre les deux ; le bord dorsal se recourbe sous un angle obtus, presque droit, pour former le bord oral de la branche ascendante. Le bord ventral de l'extrémité aborale se termine par un prolongement horizontal, recourbé en crochet, l'*apophyse angulaire* ou *operculaire* (*e*) servant à l'insertion du muscle masséter. De ce point, appelé *angle mandibulaire*, le bord du maxillaire se porte en haut en décrivant une ligne courbe, l'*échancrure semi-lunaire* inférieure, vers l'*apophyse condylienne* ou *condyle* (*f*). Les deux faces de l'extrémité aborale se continuent avec les faces de la branche. De l'apophyse operculaire part une ligne rugueuse sur la face externe vers l'extrémité orale de la fosse massétérique ; c'est la *ligne massétérique* (*n*) qui marque l'insertion du muscle masséter.

2. **L'apophyse** ou **branche ascendante**. Cette branche part de l'extrémité aborale dans la direction dorsale et forme un prolongement aplati latéralement et terminé par un bord arrondi. Elle comprend l'apophyse coronoïde et l'apophyse articulaire. L'*apophyse coronoïde* ou *temporale* (*g*) est la branche orale la plus haute et la plus large ; elle dépasse de beaucoup le condyle articulaire et se trouve un peu recourbée du côté aboral ; ses surfaces offrent plusieurs lignes marquant les insertions musculaires du masséter, du ptérygoïde et du temporal ; sa face externe forme avec celle du corps une fosse triangulaire, la *fosse massétérique* (*h*). Cette fosse est limitée du côté ventral par une crête arrondie, la *crête condylienne* (*k*), qui se dirige vers l'apophyse condylienne ; du côté dorsal elle s'aplanit insensiblement, tandis que du côté oral elle est limitée par une crête verticale, la *crête coronoïde* (*i*) qui se prolonge ensuite en apophyse coronoïde. Celle-ci est large ; elle se confond en bas avec le bord alvéolaire et se termine en haut par un bord mince presque tranchant, l'extrémité libre de l'apophyse coronoïde. Le bord *aboral*, ou *bord parotidien* de l'apophyse coronoïde se dirige en courbe douce, *échancrure semi-lunaire supérieure* (*o*), vers l'*apophyse articulaire* ou *condylienne* (*f*). Cette dernière présente la forme d'un bourrelet placé transversalement du côté aboral par rapport au bord de l'apophyse coronoïde, dorsalement par rapport à l'apophyse angulaire ; l'extrémité de l'apophyse coronoïde

la dépasse un peu. Ce bourrelet s'emboîte exactement dans la fosse
glénoïde du temporal et forme avec lui l'articulation cranio-mandibulaire.

OS HYOIDE (Fig. 19).

L'os hyoïde est formé de neuf pièces osseuses, réunies par le cartilage ; trois de ces pièces forment le corps et six autres les branches
ou cornes de l'hyoïde.

a. Le *corps.* Il est formé du *corps* proprement dit (*basis*) et des
cornes laryngiennes. Le corps (*g*),
situé transversalement, est comprimé dans le sens caudo-nasal ;
sa face *ventrale* est légèrement
creuse, concave, sa face *dorsale*
légèrement convexe.

Aux deux extrémités du corps
se trouvent les *cornes laryngiennes,* ou *fourches* (*f*), dirigées du
côté caudal et dorsal et articulées
avec le cartilage thyroïde (*a*):
elles entourent le larynx.

b. Les *branches.* On peut distinguer trois paires de branches
ou cornes : inférieures, moyennes
et supérieures. Les *cornes inférieures* (*petites cornes*) (*h*) sont
unies aux deux extrémités latérales du corps et dirigées du côté
nasal. Ce sont les plus courtes
des cornes. Viennent ensuite les
cornes moyennes (*i*) dirigées dor-
so-caudalement ; ce sont les plus
longues ; elles touchent du côté

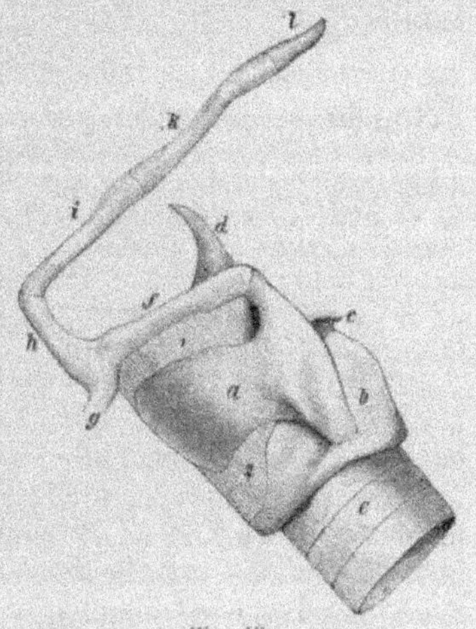

Fig. 19.

OS HYOÏDE et les CARTILAGES DU LARYNX (vus
de gauche). — *a,* Cartilage thyroïde; *b,* cartilage cricoïde; *c,* cartilage aryténoïde;
d, épiglotte; *e,* trachée; *f,* corne laryngienne
gauche; *g,* corps de l'hyoïde; *h,* corne
inférieure; *i,* corne moyenne; *k,* corne supérieure; *l,* cartilage. 1, ligament thyro-
hyoïdien; 2, ligament crico-thyroïdien.

dorsal aux *cornes supérieures* (ou *grandes cornes*) (*k*) dirigées dans le
même sens. Enfin, à ces dernières s'ajoute encore de chaque côté un
cartilage (*l*), qui unit l'hyoïde à la portion mastoïdienne du temporal.

Toutes les parties de l'hyoïde ont la forme de cylindre, d'ordinaire légèrement comprimé et un peu recourbé de différentes façons.
Elles servent à l'insertion des muscles de la langue et des muscles
hyoïdiens et thyroïdiens qui recouvren tcomplètement l'hyoïde et le
larynx.

Ligaments de l'articulation cranio-mandibulaire.

L'articulation cranio-mandibulaire est complétée par un ménisque (*cartilage interarticulaire*) situé entre les surfaces articulaires de la mandibule et du temporal. En dehors de ce ménisque on ne trouve, à proprement parler qu'un seul ligament; c'est le ligament capsulaire.

Ligament capsulaire. C'est un petit manchon entourant l'articulation. Il s'insère d'une part au bord de la cavité glénoïde et de l'autre au bord de l'apophyse articulaire ou condyle de la mandibule; il est uni au bord du ménisque de façon à former pour ainsi dire deux chambres.

Le ligament capsulaire présente généralement des parois très épaisses, surtout du côté externe où il est renforcé par des faisceaux fibreux (*ligament latéral externe*).

Ligaments de l'hyoïde.

L'hyoïde est entouré intérieurement d'un ligament capsulaire aussi bien à son point de réunion avec la portion mastoïdienne du temporal qu'à l'endroit où il est en rapport avec le cartilage thyroïde.

Pour le reste des ligaments qui s'étendent entre l'hyoïde et le larynx, voy. le chapitre consacré à ce dernier.

LA TÊTE OSSEUSE CONSIDÉRÉE DANS SON ENSEMBLE

On divise d'une façon générale les os de la tête, en os du *crâne* et en os du *squelette viscéral*. Les premiers sont divisés à leur tour en os de la *boîte cranienne* (crâne proprement dit) et en os de la *face*, comprenant les os de la région *nasale* et ceux de la région maxillaire. Parmi les os du squelette viscéral on compte le *maxillaire inférieur* articulé avec la boîte cranienne, l'*hyoïde* et les *osselets de l'ouïe*. Nous ne nous occuperons ici que de ce qu'on appelle vulgairement le crâne, laissant de côté le squelette viscéral. La partie faciale et la partie cérébrale (ou cranienne proprement dite) ne sont pas situées chez le chien l'une au-dessus de l'autre comme chez l'homme, mais l'une derrière l'autre.

On distingue dans le crâne une face *dorsale*, une face *ventrale* et deux faces *externes* ou *latérales*, ainsi qu'une extrémité *orale* et une extrémité *aborale* ; cette dernière est constituée par la *surface de la nuque* ou surface *occipitale*. La *face dorsale* se divise en une *portion cranienne*, ou *calotte cranienne* (fig. 20 II et III) et en une portion *faciale* ou *nasale* (fig. 20 VII et VIII). La *calotte* présente une *surface frontale* du côté oral (fig. 20 III) et une *surface pariétale* du côté aboral (fig. 20 III). La face *ventrale* se divise en deux parties : la *base du crâne* (fig. 23 I, II, III, IV et VI) et la *surface palatine* (fig. 23 V, X et XI) ; celle-ci représente le plancher des fosses nasales et le plafond de la cavité buccale. Sur les surfaces latérales ou externes on distingue la *portion faciale* (fig. 21 VII, VIII et V) et la portion de la *boîte cranienne*; dans celle-ci on peut distinguer en outre une *partie temporale* (fig. 21 X, XI et II) du côté aboral, et une *partie orbitaire* (fig. 21 III, IX et XII) du côté oral.

Le *crâne* est beaucoup plus long dans la direction sagittale que dans le sens de sa hauteur ou de sa largeur. La largeur maxima se trouve entre les arcades zygomatiques (fig. 23 VIII); à partir de cet endroit le crâne va en se rétrécissant du côté oral aussi bien que du côté aboral. La portion faciale proprement dite atteint sa largeur maxima au niveau des avant-dernières molaires. Le sommet de la courbe du crâne se trouve dans la région frontale entre les deux arcades orbitaires. Le profil de le boîte cranienne est légèrement convexe; celui de la face légèrement concave.

Les *cavités orbitaires* sont situées latéralement, elles ne sont pas fermées du côté aboral et externe; seul leur bord interne est limité par une paroi osseuse, portion orbitaire du frontal.

Certaines *sutures* entre les os de la tête restent ouvertes pendant toute l'existence de l'animal; d'autres, au contraire, s'oblitèrent par suite de la soudure des os. Dans plusieurs races les *fontanelles* persistent toute la vie, notamment la fontanelle *frontale* (à la suture *médio-frontale*) et la *fontanelle ocipitale* (à la suture lambdoïde). Chez tous les chiens en général on voit la première de ces fontanelles ouverte encore trois ou six semaines après la naissance.

I. **Face dorsale du crâne** (*surface dorsale*) voûte de la tête, voûte de la cavité cranienne et de la cavité nasale (fig. 20).

a. Portion cranienne, voûte ou *calotte cranienne (fornix* s. *tegmentum cranii).* Vue de profil, la voûte cranienne présente une ligne légèrement courbe; elle se divise en une portion *pariétale* (II) et en une portion *frontale* (III). La portion *pariétale (surface pariétale)* est formée par les os pariétaux (II), par l'apophyse interpariétale ($_9$) de l'occipital (I), par les apophyses pariéto-temporales ($_{15}$) des frontaux. Il existe à la portion pariétale, qui se continue en dehors insensiblement avec les fosses temporales, une *crête sagittale* ($_8$), médiane, plus ou moins développée suivant les races. Cette crête, à laquelle s'attachent le muscle temporal, l'auriculaire supérieur et le long adducteur de l'oreille, se bifurque du côté oral, sur la limite entre le frontal et le pariétal, et se termine par deux lignes ($_{10}$) qui se dirigent en dehors en décrivant de légères courbes vers l'apophyse zygomatique ($_{12}$) (*lignes courbes* ou *semi-circulaires* du frontal pour l'insertion du temporal); ces lignes forment la limite orale de la portion pariétale. Du côté aboral cette portion est limitée par une petite crête

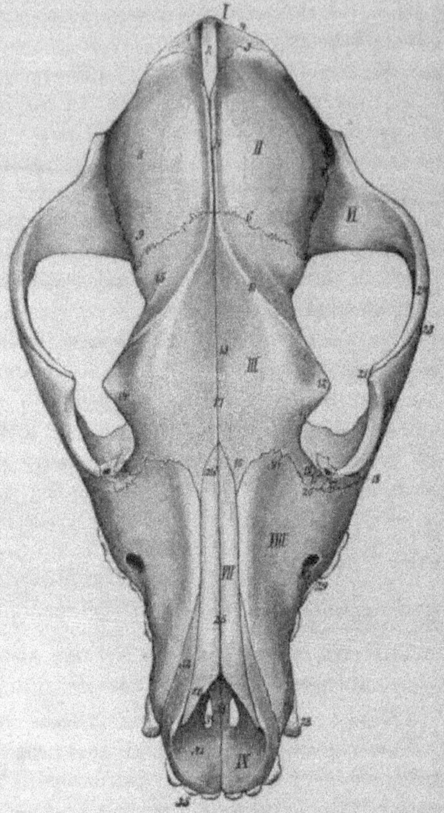

Fig. 20.

VUE FRONTALE (FACE DORSALE) DE LA TÊTE. — I, Occipital; II, os et surface pariétaux; III, os et surface frontaux; IV, lacrymal; V, malaire; VI, portion écailleuse du temporal; VII, nasal; VIII, maxillaire supér.; IX, intermaxillaire, 1, Portion pariétale de l'occipital; 2, apoph. interpariétale; 3, suture lambdoïde; 4, ligne occipitale supérieure; 5, crête sagittale; 6, suture coronale; 7, suture squameuse; 8, bosse pariétale; 9, surface temporale; 10, ligne semi-circulaire ou courbe du frontal; 11, bord orbitaire; 12, apoph. zygomatique; 13, fosse frontale; 14, arcade sourcillère; 15, portion pariéto-temporale du frontal; 16, apoph. nasale du frontal; 17, suture médio-frontale ou métopique; 18, trou lacrymal; 19, apoph. maxillaire du frontal; 20, bord maxillaire du lacrymal; 21, apoph. orbitaire de l'arcade zygomatique; 22, apoph. frontale de l'os malaire; 23, apoph. temporale de l'os malaire; 24, apoph. zygomatique du temporal; 24', apoph. frontale de l'os nasal; 25, suture nasale; 26, apoph. nasale de l'os nasal; 27, trou sous-orbitaire; 28, dent canine; 29, dents molaires; 30, apoph. frontale du maxillaire; 31, corps de l'os intermaxillaire; 32, apoph. nasale et 33 apoph. palatine de l'intermaxillaire.; 34, échancrure palatine; 35, dents incisives.

transversale, *ligne courbe occipitale supérieure*. C'est au niveau de la suture coronale (₅) que la portion pariétale, bombée et ovoïde, est le plus rétrécie et concave dans le sens transversal (*fosse transverse anté- rieure*). A partir de ce point, la largeur et le bombement augmentent du côté aboral; la partie la plus saillante est la *bosse pariétale* (₆). La partie la plus large de la portion pariétale, correspond au dehors à la fosse moyenne de la cavité cranienne.

Du côté oral de la ligne courbe occipitale supérieure (₄) et de la suture lambdoïde (₅) la voûte cranienne est légèrement enfoncée dans la direction de cette dernière (*fosse transverse postérieure*). D'ailleurs le degré de bombement du crâne n'est pas le même dans toutes les races (voy. différences suivant les races). La *région frontale (surface frontale)* (III) est la partie la plus proéminente de la face dorsale de la tête ; de forme pentagonale, elle se compose essentiellement de la portion frontale de l'os frontal. Elle est limitée du côté aboral, par la *ligne semi-circulaire* ou *courbe* du *frontal* ou *crête temporale* (₁₀), en dehors par le bord orbitaire (₁₁) et du côté oral par la *suture naso- frontale*; elle présente du côté interne un enfoncement, la fosse sagit- tale ou *fosse frontale* (₁₂), qui se prolonge jusqu'à l'os du nez ; au fond de cette fosse se trouve, sur la ligne médiane, la suture *médio-fron- tale* (₁₃). Les proéminences que l'on remarque des deux côtés de cette fosse, les *bosses frontales*, sont situées tout près des *apophyses zygo- matiques* (₁₄) ; elles sont produites par le prolongement des sinus fron- taux. A partir de la bosse, l'os frontal présente des déclivités de tous les côtés. La partie inclinée vers le dos du nez se confond avec la fosse frontale et correspond à la *glabelle* qui se trouve entre les orbites chez l'homme. Il n'y a point de *trou sus-orbitaire*. L'*apophyse zygomatique* (₁₄) est un simple petit crochet auquel s'insère le ligament orbitaire.

b. La *région faciale ou nasale (portion de la face, surface nasale)* est formée par les os nasaux (VII), les apophyses nasales des intermaxil- laires (₂₂) et par la portion terminale des maxillaires supérieurs (VIII). Le bord libre de cette région forme une échancrure presque semi- circulaire pour l'insertion de la partie cartilagineuse du museau. La face nasale est allongée et légèrement concave ; latéralement elle se confond avec la surface semi-cylindrique du visage. L'ouverture nasale est un oval situé dans un plan incliné. La voûte nasale s'élargit vers la portion frontale, près de la racine du nez, à l'endroit où l'apo- physe nasale du frontal (₁₂) et une petite portion du maxillaire supé- rieur viennent prendre part à sa formation.

II. Faces latérales de la tête (fig. 21). On y distingue d'abord une partie aborale, la *boîte crânienne* ou *crâne* et une partie orale, la *face*. Ces deux parties sont séparées par le bord orbitaire et l'origine orale de l'arcade zygomatique (V).

a. La *boîte crânienne*, convexe dans sa moitié aborale, concave dans sa moitié orale et ventrale se compose, outre l'arcade zygomatique qui s'en détache, des parties suivantes : *région temporale, région orbitaire, surface sphéno-palatine et région pyramidale.*

1. La *région temporale, portion* ou *surface temporale*, comprend la plus grande partie de la *fosse temporale*. Limitée en dedans par l'écaille du temporal (XI) et l'aile temporale du sphénoïde (₂₅), en dehors par l'arcade zygomatique, elle s'étend depuis la ligne courbe occipitale supérieure (₄) et le bord aboral de la racine de l'arcade zygomatique (₆) jusqu'à une ligne oblique qui va de l'apophyse zygomatique du frontal (₁₇) à la racine orale de l'apophyse zygomatique du temporal (₆) (*ligne orbito-temporale*, pour l'insertion du muscle temporal). C'est au niveau de cette ligne que la convexité de la voûte crânienne et de la région temporale, se prolonge du côté oral par la portion orbitaire légèrement concave.

La ligne orbito-temporale forme vers son extrémité aborale une crête (*crête orbitaire antérieure*) qui sépare la fosse temporale proprement dite d'une autre fosse située ventralement et oralement par rapport à la première, la fosse sous-temporale. Dans la fosse temporale se trouvent logés le muscle temporal, l'apophyse coronoïde du maxillaire inférieur et un coussinet graisseux.

La *fosse sous-temporale* ou *infratemporale* est formée par une partie du sphénoïde ; elle est limitée du côté oral et dorsal par la crête orbitaire antérieure ; du côté externe et caudal par la fosse glénoïde, l'apophyse postglénoïde et le rocher ; enfin du côté interne par le ptérygoïde et l'apophyse ptérygoïde du sphénoïde. On trouve dans cette fosse, ordinairement un peu en dehors, le *trou ovale* (23 ₁₄) donnant passage à l'artère méningée moyenne et à la branche maxillaire inférieure du nerf trijumeau ; en dedans et du côté oral par rapport à cet orifice, se trouve le *trou ptérygoïdien postérieur* (fig. 23 ₁₉) qui donne accès dans le *canal ptérygoïdien* où sont logées l'artère maxillaire intérieure et la branche maxillaire supérieure du trijumeau. En dedans de l'*apophyse styliforme* (fig. 23 ₁₃), auquel s'insèrent les muscles péristaphylins externe et interne, se trouve encore le *trou carotidien* (fig. 23 ₁₁).

2. La *région orbitaire*. Elle est formée par la partie orbitaire du frontal, par l'aile orbitaire du sphénoïde (₂₃) et par l'os lacrymal (IV). Légèrement concave, elle forme la *fosse oculaire* ou *cavité orbitaire*, séparée de la fosse temporale par la *ligne orbito-temporale* et de la

fosse sphéno-palatine et sous-temporale par une basse *crête orbitaire
postérieure*. Cette crête, située entre la fente orbitaire (₃₈) et le trou
ptérygoïdien antérieur (₃₉) se dirige du côté oral vers le bord dorsal
de l'orifice du canal sous-orbitaire. La fosse orbitaire se rétrécit du
côté aboral et basilaire (vers le trou optique). On trouve dans la
fosse même et sur ses limites : le *trou du nerf sus-trochléaire* ou
trou *frontal interne* qui laisse passer le nerf sus-trochléaire et peut
manquer quelquefois; la *fente orbitaire* (₃₈) par laquelle sortent du
crâne les nerfs : oculomoteur, moteur oculaire externe, branche
ophtalmique du trijumeau et, en l'absence d'un trou spécial, le nerf
sus-trochléaire; le *trou optique* (₃₇) pour le passage du nerf optique;
le double *trou ethmoïdal* (₁₉) pour l'artère et le nerf ethmoïdaux;
l'*entrée du canal lacrymal* (₂₁) et une fosse plate pour le muscle oblique
inférieur ou petit oblique; enfin une *fosse lacrymale* à peine distincte
et une fosse sus-orbitaire ou trochléaire presque nulle.

Pour ce qui concerne l'*arcade zygomatique*, voy. p. 64.

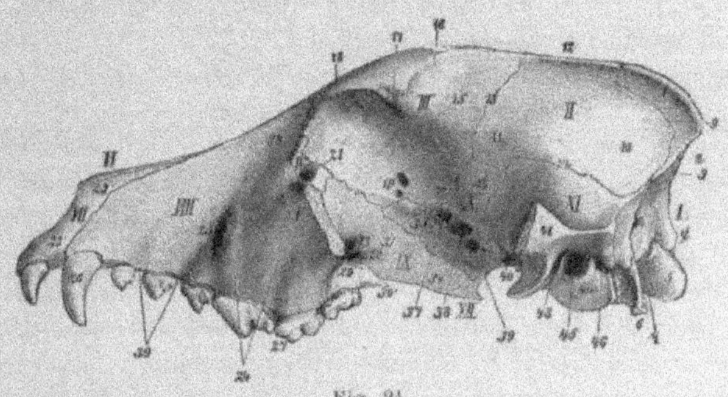

Fig. 21.

VUE LATÉRALE DE LA TÊTE. — I, Occipital; II, pariétal; III, frontal; IV, lacrymal
V, malaire (scié en partie); VI, nasal; VII, intermaxillaire; VIII, maxillaire supérieur;
IX, palatin; X, sphénoïde; XI, écaille du temporal; XII, ptérygoïde. 1, apoph. interpariétale; 2, ligne occipitale supérieure; 3, ligne occipitale moyenne; 4, tubercule de la
nuque; 5, apoph. condyloïde; 6, apoph. jugulaire; 7, fosse condyloïde; 8, orifice d'entrée
de l'artère méningée postérieure dans le canal temporal; 9, suture lambdoïde; 10,
bosses pariétales; 11, surface temporale; 12, crête sagittale; 13, suture coronale; 14,
suture écailleuse ou squameuse; 15, portion pariéto-temporale du frontal; 16, ligne courbe
ou semi-circulaire (crête temporale du frontal); 17, arcade sourcilière; 18, bord orbitaire; 19, trou de l'ethmoïde; 20, apoph. sphénoïde du frontal; 21, trou lacrymal; 22, corps
de l'intermaxillaire; 23, apoph. nasale de l'intermaxillaire; 24, saillies alvéolaires; 25,
trou sous-orbitaire; 26, dent canine; 27, dents molaires; 28, apoph. frontale; 29, apoph.
zygomatique (le chiffre 29 est placé par erreur un peu trop bas); 30, apoph. alvéolaire;
30', apoph. ptérygoïde; 31, portion sagittale du palatin; 32, trou palatin postérieur;
33, trou palato-nasal; 34, apoph. sphénoïde; 35, ailes orbitaires du sphénoïde; 36, ailes
temporales du sphénoïde; 37, trou optique; 38, fissure orbitaire; 39, trou ptérygoïdien
antérieur; 40, trou ptérygoïdien postérieur; 41, apoph. zygomatique du temporal (sciée
en partie); 42, apoph. postglénoïde; 43, entrée du canal temporal; 44, bulle tympanique; 45, conduit auditif externe; 46, trou stylo-mastoïdien.

3. *Surface ou portion sphéno-palatine.* Située ventralement par rapport à la fosse orbitaire, elle est formée par la portion sagittale du palatin (IX ₃₁), par le ptérygoïde (XII) par une petite portion des ailes orbitaires du sphénoïde (₃₃) et par l'apophyse ptérygoïde du maxillaire supérieur (₃₆'). Le muscle ptérygoïde y prend son origine. Elle est séparée de la fosse orbitaire par la crête orbitaire postérieure, très peu accentuée. La partie aborale, contiguë à la fosse sous-temporale, forme ce qu'on appelle la *fosse ptérygoïde* ou *ptérygo-palatine*. Tout près, se trouve, du côté oral, la fosse *sphéno-palatine* ou *sphéno maxillaire*, accompagnée de la *fosse maxillaire* avec la *fente maxillaire* donnant accès au canal sous-orbitaire. Cette dernière fosse est limitée en dehors par le maxillaire supérieur et le malaire (V). Les trois fosses se succèdent sans transition brusque et sans limites tranchées. On trouve à la face sphéno-palatine, sur la limite entre la fosse orbitaire et la fosse temporale : 1° le *trou ptérygoïdien antérieur* (₃₉), qui n'est, en somme, que l'orifice oral du canal ptérygoïdien; son orifice aboral, du côté de la cavité cranienne, porte le nom de *trou rond* et laisse passer la branche maxillaire supérieure du trijumeau ; 2° le *trou palatin postérieur* (₃₂), terminaison du *canal ptérygo-palatin*; 3° Le *trou sphéno-palatin* (ou palato-nasal) (₃₃) par lequel passent l'artère sphéno-palatine et le nerf nasal postérieur; enfin, 4° la *fente maxillaire*. Le canal sous-orbitaire sert au passage de l'artère et du nerf sous-orbitaires, tandis que le canal ptérygo-palatin loge la grande artère palatine et le grand nerf palatin (palatin antérieur).

4. *Région pyramidale.* Située entre la ligne courbe occipitale supérieure, la suture occipito-mastoïdienne, le bord libre de l'apophyse jugulaire de l'occipital (₈) et l'apophyse postglénoïde (₄₅), elle a la forme d'un triangle. On y trouve : le conduit auditif externe (₄₃); le trou sphéno-mastoïdien (₄₆) livrant passage au nerf facial; enfin l'orifice du conduit temporal (₄₃) pour la veine cérébrale supérieure. Les portions mastoïdienne et tympanique du temporal prennent une part importante à la formation de cette région. La première de ces portions sert à l'attache du petit oblique ou oblique supérieur de la tête, du splenius et du long dorsal de la tête ou petit complexus.

b. *Portion faciale de la face latérale ou externe.* (*Région maxillaire du crâne, surface faciale.*) Elle a la forme d'un triangle ou d'un quadrilatère irrégulier. Son bord *aboral* ou *orbitaire*, le plus long, s'étend du bord externe de l'os nasal jusqu'à l'avant-dernière dent molaire; il concourt à la formation du bord orbitaire et supporte aussi en partie l'os malaire (V). Sa face *dorsale* touche le nasal (VI) (*bord nasal*); sa face ventrale est représentée par l'*apophyse alvéolaire* ou bord alvéolaire (₃₀), à laquelle s'attache le muscle buccinateur. Les deux bords, alvéolaire et nasal, convergent vers l'orifice nasal où ils rencontrent le quatrième bord dirigé dorso-ventralement, le *bord de l'orifice nasal*, formé par l'apophyse nasale de l'intermaxillaire (₃₃). On remarque sur cette face, à peu près à la hauteur de la troisième ou de la quatrième dent molaire (I-II prémol.) ou bien au niveau des saillies alvéolaires correspondantes, le *trou sous-orbitaire* (₄₀) dans les environs duquel se trouvent les insertions du muscle canin et du releveur propre de la lèvre supérieure; il livre passage à l'artère et au nerf sous-orbitaires. Du côté oral, par rapport à ce trou, la surface faciale s'abaisse et le crâne se rétrécit. L'endroit le plus étroit se trouve au niveau de la quatrième prémolaire (première molaire); plus en avant, du côté oral, le crâne s'élargit un peu de nouveau. Dorsalement, par rapport au trou sous-orbitaire, la face latérale forme une fosse longitudinale; ventralement et aboralement par rapport à cette fosse la surface monte verticalement. Il n'y a pas de *crête faciale* (ou zygomatique).

III. **Face occipitale ou surface de la nuque** (fig. 22). Elle a la forme d'un triangle dont le sommet est dirigé du côté dorsal. Elle est formée par l'écaille et les portions externes de l'occipital; à la rigueur, on pourrait y joindre la portion mastoïdienne du temporal (II) mais pour des considérations d'ordre pratique, nous l'avons ajouté et décrit à la région pyramidale (voy. page 58). Les limites de la surface occipitale sont : la *ligne occipitale supérieure* (₂), à laquelle s'insèrent le muscle temporal, le splenius et le court adducteur de l'oreille; la *suture occipito-mastoïdienne*; les *apophyses jugulaires* (¹⁰). A ces dernières s'attachent : le muscle digastrique, la portion dorsale du muscle stylo-hyoïdien et le muscle droit latéral de la tête. On trouve à cette surface : le *trou occipital* (₉), les *tubercules de la nuque* (servant à l'attache du ligament obturateur postérieur); la *ligne occipitale médiane* (₄) à laquelle s'attache le muscle petit droit postérieur de la tête; la *ligne occipitale inférieure* (₃) pour l'insertion des muscles transversaires épineux du cou et de la tête, ainsi que pour l'insertion du muscle grand droit postérieur de la tête; la *protubérance occipitale externe* (₅) où vient s'attacher le grand droit postérieur de la tête; l'*entrée du conduit temporal* sur le trajet de la suture occipito-mastoïdienne (₁₄) par lequel passe l'artère méningée postérieure; les *apophyses condyliennes* ou *condyles* (₇) et les *apophyses jugulaires* (₁₀); enfin la *fosse condylienne* (₁₁) et le *trou condylien* (₁₂) à travers lequel passe le nerf hypoglosse.

IV. **Extrémité nasale ou orale de la tête** (fig. 21). Elle est formée par les os intermaxillaires (VII) qui portent les dents incisives et qui délimitent par leurs apophyses nasales l'ouverture nasale à laquelle s'attachent les cartilages du nez.

V. La face ventrale de la tête (*Surface ventrale*) (fig. 23). Elle se divise en une partie aborale ou *cranienne* (*base de l'exocrâne*) et en une partie orale ou *faciale* (*surface palatine*). Ces deux parties sont situées dans des plans différents mais presque parallèles entre eux; la partie faciale s'avance plus dans la direction ventrale que la partie cranienne.

a. La *base du crâne* présente deux parties, une aborale, large, *partie cranienne proprement dite*, et une autre, nasale, étroite, *pharyngienne* ou la *région des cornets*. La *partie cranienne* s'étend du trou occipital ($_9$) et des condyles ($_7$) jusqu'aux os ptérygoïdes (IV). Latéralement ou en dehors, elle est limitée par une ligne qui va de l'apophyse jugulaire ($_7$) à l'apophyse postglénoïde ($_{16}$); du côté oral la limite est marquée par une ligne réunissant les extrémités aborales du ptérygoïde (IV). Le centre de la région est formé par le basi-occipital (I) et une partie du corps du sphénoïde (III); les côtés sont constitués par les portions latérales de l'occipital ($_6$ et $_7$) et par la bulle tympanique ($_{12}$). Du côté oral, la portion latérale se prolonge comme fosse sous-temporale; tout près et en dehors, se trouve la fosse articulaire ($_{11}$), située au même niveau que le bord alvéo-

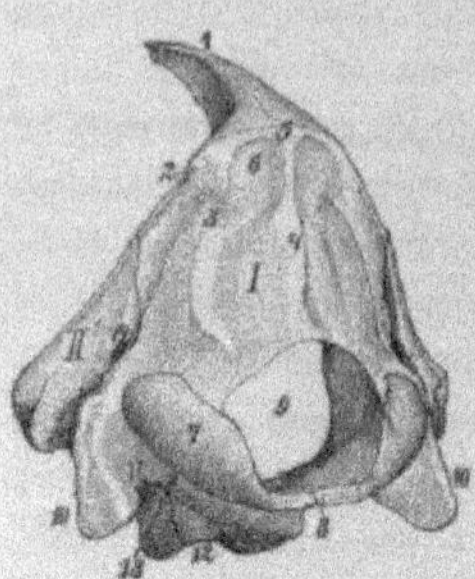

Fig. 22.

FACE NUCHALE DU CRANE. — I, Occipital; 1, apoph. inter-pariétale; 2, ligne occipitale supér.; 3, ligne occipitale infér.; 4, écaille (l'endroit où se trouve le chiffre 4 est la ligne occipitale médiane); 5, protubérance occipit. externe; 6, fossette rugueuse marquant une insertion musculaire; 7, condyle ou apoph. condylienne; 8, échancrure inter-condylienne; 9, trou occipital; 10, apoph. jugulaire; 11, fosse condylienne; 12, partie basilaire de l'occipital; 13, trou condylien. II, Portion mastoïdienne du temporal; 14, entrée du canal temporal.

laire. Dans la partie cranienne on observe, outre une *échancrure inter-condylienne* ($_8$) semi-circulaire, la *fosse condylienne* ($_{11}$), avec le *trou condylien* ($_6$) et à la base de l'*apophyse jugulaire* ($_7$), la *bulle tympanique* ($_{12}$). Entre celle-ci et l'occiput, on voit au fond d'une fosse, le *trou déchiré* ($_8$) qui laisse passer les nerfs : accessoire, glosso-pharyngien, vague ou pneumogastrique et les filets du sympathique; on y voit en outre, l'*entrée* aborale du *canal carotidien* dans lequel se trouve l'artère carotide interne; les *tubercules pharyngiens externes* ($_{11}$) pour l'insertion des muscles qui inclinent la tête, le *tubercule pharyngien médian*, l'*apophyse styliforme* ($_{13}$) de la portion tympanique et la fente *occipito-pétreuse* ($_9$). En dehors de la ligne qui marque le passage de

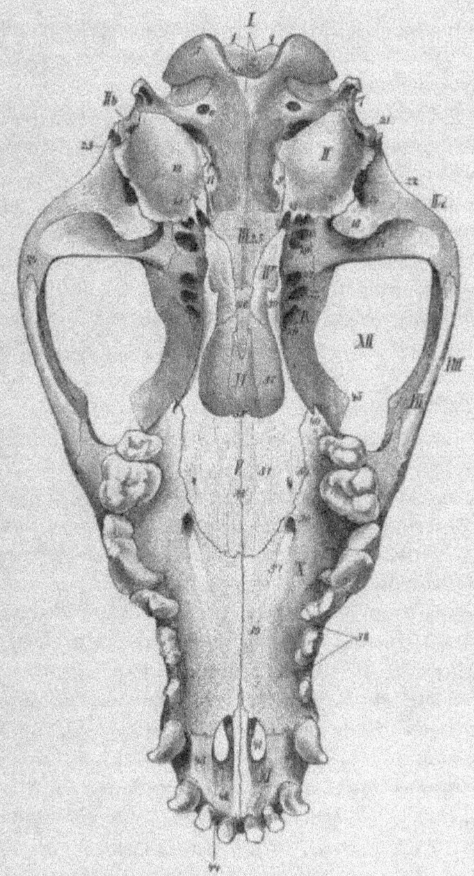

Fig. 23.

Base du crâne ou surface basilaire. — I, Occipital; II, temporal, portion tympanique; II a, temporal, portion écailleuse; II b, temporal, portion mastoïdienne; III, sphénoïde; IV, ptérygoïde; V, palatin; VI, vomer; VII, os malaire; VIII, arcade zygomatique; IX, face latérale du crâne; X, maxillaire supér.; XI, intermaxillaire; XII, cavité orbitaire. 1, tubercules de la nuque; 2, trou occipital; 3, condyle; 4, échancrure intercondylienne; 5, fosse condylienne; 6, trou condylien; 7, apoph. jugulaire; 8, trou déchiré et orifice aboral du canal carotidien; 9, scissure petro-occipitale; 10, scissure de Glaser; 11, tubercule pharyngien externe; 12, bulle tympanique; 13, apophyse styliforme du temporal; 14, trou carotidien; 15, trompe d'Eustache, partie osseuse; 16, apoph. postglénoïde; 17, cavité glénoïde; 18, trou ovale; 19, trou ptérygoïdien postér.; 20, entrée du canal temporal; 21, trou stylo-mastoïdien; 22, trou auditif externe; 23, terminaison de la ligne occipitale supér.; 24, apoph. zygomatique du temporal; 25, sphénoïde postér.; 26, sphénoïde antér.; 27, trou ptérygoïdien antér.; 28, scissure orbitaire; 29, trou optique; 30, crochet du ptérygoïde; 31, portion horizontale du palatin; 32, portion perpendiculaire du palatin; 33, suture palatine; 34, suture palato-maxillaire ventrale; 35, épine postér. du nez; 36, trous palatins; 37, sillon palatin; 38, apoph. alvéolaire; 39, apoph. palatine du maxillaire supér.; 40, apoph. ptérygoïde du maxillaire supér.; 41, échancrure palatine; 42, corps du maxillaire; 43, branche externe de l'apoph. palatine de l'intermaxillaire; 44, bord alvéolaire; 45, apoph. zygomatique du frontal.

l'occipital au sphénoïde, se trouve l'*orifice oral* du *canal carotidien* (₁₄), puis, encore plus en dehors, l'*apophyse styliforme* (₁₅) et l'entrée de la portion osseuse de la *trompe d'Eustache* (₁₂); plus loin encore se trouvent la *fissure de Glaser* (₁₆) par laquelle passe la corde du tympan et l'apophyse postglénoïde (₁₆). Oralement par rapport à cette dernière se trouve la *fosse articulaire* ou fosse glénoïde (₁₇) et par rapport à la trompe le *trou ovale* (₁₈); enfin, tout près de ce trou, en dedans et oralement, on rencontre l'*entrée du canal ptérygoïdien*, c'est-à-dire le *trou ptérygoïdien postérieur* (₁₉). Ces deux trous se trouvent déjà dans la fosse sous-temporale.

Entre le trou carotidien d'une part le trou ovale et le trou ptérygoïdien postérieur de l'autre, se trouve une gouttière, dirigée du côté nasal et en dedans, qui débouche du côté oral dans un petit *canal vidien* logé entre la base de l'apophyse ptérygoïde du sphénoïde et le ptérygoïde; le nerf vidien passe par cette gouttière.

La région des cornets est beaucoup plus étroite que la région crânienne. Elle forme une gouttière longitudinale, ouverte du côté ventral, très profonde et assez large; c'est la *fosse gutturale* ou *nasopharyngienne*, le soutien osseux de l'arrière-cavité des fosses nasales. Les parois latérales de la fosse, dont les bords libres sont situés à la hauteur de la surface palatine, forment deux lames osseuses sagittales légèrement recourbées; elles sont constituées par l'os ptérygoïde (IV), par l'apophyse ptérygoïde du sphénoïde et par la portion sagittale du palatin (₂₉). Le toit de la gouttière est formé par le corps du sphénoïde (₂₅ et ₂₆), par la partie aborale du vomer (VI) et par la crête dorsale des parois latérales de la fosse. La fosse de la trompe d'Eustache est à peine marquée. La fosse gutturale se termine oralement comme *cavité nasale*, qui est située dorsalement par rapport à la surface palatine.

b. La *surface palatine* (*voûte palatine, partie faciale de la surface ventrale*) a la forme d'une lyre; elle est large, plane et assez rugueuse. C'est une large lame horizontale (*palais osseux*), formée par la portion horizontale du palatin (V) et par les apophyses palatines du maxillaire (₃₀) et de l'intermaxillaire (₁₃). Cette surface s'étend depuis les cornets (du côté aboral des dernières molaires) jusqu'aux incisives (₁₁). La partie latérale, adjacente directement aux dents porte le nom de *l'arcade dentaire*. La lame est étroite près des cornets, là où se trouve au milieu de son bord aboral l'*épine nasale postérieure* (₃₅); puis elle s'élargit beaucoup et rapidement et atteint son maximum au niveau du bord oral de l'avant-dernière molaire; elle se rétrécit ensuite peu à peu vers les incisives où sa largeur est la même qu'au niveau des cornets. La surface palatine est limitée latéralement par les *bords alvéolaires du maxillaire* (₃₆) et par les dents molaires et canines. On y remarque dans la direction aborale par rapport à la dernière molaire, l'*apophyse ptérygoïde* (₄₆) et, près de la suture palato-maxillaire ventrale, les *trous palatins* (₃₆) par lesquels passent la grande artère et le grand nerf palatins; de ces trous partent dans la direction orale et en dedans, le *sillon palatin* (₃₇), puis les *fentes palatines* (₄₇) en forme d'un ovale allongé, par lesquelles passent les branches de la grande artère palatine avant d'entrer dans la cavité nasale; enfin le *trou incisif* à peine marqué, la *suture palatine* (₃₃), la *suture palato-maxillaire ventrale* (₃₄), la *suture palatine transverse* et une *crête palatine* peu accusée.

Cavité orbitaire (fig. 21). De chaque côté du crâne se trouve un espace libre, limité seulement en dehors par l'arcade zygomatique, qui correspond à la *cavité de l'orbite* et à la *fosse temporale de l'homme* (y compris la fosse maxillaire, sphéno-palatine et ptérygo-palatine); on l'appelle cavité orbitaire. C'est une cavité unique, ouverte du côté ventral comme du côté dorsal; l'ouverture dorsale, allongée et étroite s'appelle la *fente orbito-temporale dorsale* et l'ouverture ventrale, plus large, *fente orbito-temporale ventrale*. Du côté oral, la cavité orbitaire est limitée par l'apophyse maxillaire du frontal, par le lacrymal (IV) et le maxillaire (ou par la base de l'os malaire, V); du côté *dorsal* elle est limitée par le frontal, du côté *interne* par la portion orbitaire du frontal, par le palatin (IX) et le sphénoïde; enfin du côté *aboral* sa limite est indiquée par la portion écailleuse du temporal (XI) et par les ailes temporales du sphénoïde (₃₀). Du côté *ventral* la limite est indiquée par le ptérygoïde (XII), le palatin (IX) et le tubercule maxillaire; du côté *externe*, par l'arcade zygomatique (voy. plus bas). La cavité orbitaire s'*anastomose* pour ainsi dire avec la cavité cranienne par les trous ethmoïdaux (₁₉), par le trou optique (₂₇), et les trous rond et ovale, ainsi que par la fente orbitaire (₃₅); elle s'anastomose avec la cavité nasale par le canal lacrymal (₂₄) et par le trou sphéno-palatin (₃₂). Elle communique avec la face par le canal sous-orbitaire et avec la cavité buccale par le canal ptérygo-palatin (₃₂). Les *cavités orbitaires dans le sens strict du mot* (*fosses oculaires*) sont ouvertes du côté ventral et aboral. Il n'y a aucune séparation osseuse, sauf de petites crêtes orbitaires, entre ces cavités et les fosses temporales. Cependant il y a un indice de cette séparation, dans l'existence de l'apophyse zygomatique du frontal (fig. 20₁₉), de l'apophyse orbitaire du malaire (fig. 20₂₁) et dans le ligament orbitaire tendu entre ces deux apophyses. Ces parties limitent aboralement l'ouverture de la cavité orbitaire donnant du côté de la face. La véritable fermeture de l'orbite n'est assurée que par la peau ou la périorbite (pour le reste, voy. p. 56). La *fosse temporale* est limitée en dehors et du côté aboral par l'arcade zygomatique et plus spécialement par l'apophyse zygomatique du temporal (fig. 20 $_{22}$) et l'apophyse temporale du malaire (fig. 20 $_{23}$). La division en fosse temporale et sous-temporale n'est pas bien nette. (D'ailleurs voy. à ce sujet la page 56 et, en ce qui concerne les fosses : maxillaire, sphéno-palatine et ptérygoïde, la page 58.) Dans la cavité orbitaire se trouvent logés le globe oculaire et ses annexes, ainsi que les muscles temporal et ptérygoïde, l'apophyse coronoïde et une grande quantité de tissus adipeux.

L'arcade zygomatique (fig. 20) est formée par l'os malaire (V) et par l'apophyse zygomatique du temporal ($_{22}$). Elle se trouve dans le plan parallèle au plan sagittal et présente deux faces latérales, un bord dorsal et un bord ventral ; elle est située entre l'extrémité aborale du maxillaire (VIII) et du temporal (VI). Elle prend son origine au voisinage de l'avant-dernière molaire, sur l'os maxillaire, se dirige, en décrivant une large courbe, en dehors et du côté caudal et, au commencement, un peu du côté dorsal ; elle tourne ensuite en dedans et un peu ventralement et se termine à la surface temporale. A ses deux extrémités, l'arcade se termine par deux racines : une racine dorsale et une ventrale au maxillaire, une racine orale et une aborale au temporal. Les deux dernières racines prennent cette position parce que la lame sagittale qui forme l'arc, subit, près du temporal, une torsion en dedans, par suite de laquelle sa face interne devient dorsale et sa face externe devient ventrale. Cette torsion est plus ou moins forte suivant les races (pour le reste voyez les descriptions de l'os malaire et du temporal). Chez d'autres animaux, l'arcade zygomatique est réunie au frontal par un pont transversal ; mais chez le chien on n'observe rien de pareil, si ce n'est l'existence d'un ligament tendu entre l'apophyse orbitaire du malaire ($_{27}$) et l'apophyse zygomatique du frontal ($_{12}$) et appelée *ligament orbitaire*. Des deux parties constitutives de l'arcade zygomatique, l'une (os malaire) (V) appartient à la cavité orbitaire, et l'autre (apophyse zygomatique du temporal) ($_{22}$), à la fosse temporale. L'os malaire forme le bord externe de *l'orbite* auquel est fixée la paupière inférieure ; le bord aboral de l'orbite est formé par le ligament orbitaire ; son bord interne est constitué par le bord orbitaire du frontal ($_{11}$) ; enfin le bord oral, un peu proéminent vers le côté aboral, est constitué par le bord orbitaire du lacrymal (IV) et du frontal.

Les sinus ou **cavités aériennes**. Les *sinus maxillaires* sont à peine indiqués (voy. os maxillaire supérieur). Les *sinus frontaux* (fig. 24 e) sont, au contraire, très vastes surtout chez les grands chiens. Ils commencent à l'extrémité aborale des os nasaux et s'étendent ordinairement jusqu'au bord oral des pariétaux. Du côté oral ils sont réunis aux sinus nasaux et aux sinus des cellules ethmoïdales (voy. frontal et ethmoïde). De leurs parois internes se détachent de minces lamelles qui fournissent encore des prolongements, de sorte que la cavité ou sinus est subdivisée en un grand nombre de chambres ou cellules toutes communiquant entre elles.

Les fosses nasales (*cavités nasales*, narines internes) sont deux canaux assez longs mais étroits, séparés par une cloison médiane, en partie cartilagineuse, en partie *osseuse*. La portion osseuse de la cloison est formée par la région sagittale de l'ethmoïde et du vomer (fig. 96 c) et représente à peu près le tiers ventral de la totalité de la cloison. La séparation *osseuse* entre les deux cavités est donc loin d'être parfaite et se trouve complétée par la portion *cartilagineuse* (96 d). Les deux fosses s'ouvent au dehors par deux larges orifices, *ouvertures nasales externes* (ouverture pyriforme de l'homme). Du côté caudal elles se réunissent en une seule cavité par suite de l'abaissement de la cloison osseuse (fig. 96 c) qui ne forme plus dans cette région qu'une simple crête. Cette cavité unique communique par les *ouvertures nasales internes* (*choanes* ou orifices postérieurs des fosses nasales) avec la fosse gutturale ou naso-pharygienne (fig. 96 m). La *voûte* de la cavité nasale, très étroite, creusée parfois à l'extérieur par une gouttière médiane, est formée principalement par les os nasaux (fig. 20VII) et par l'apophyse nasale du frontal (fig. 20₁₆). La *paroi latérale* est constituée par le corps du maxillaire supérieur (fig. 20VIII) et par l'apophyse nasale de l'intermaxillaire (fig. 20₂₂), tandis que le *plancher* est formé par l'apophyse palatine du maxillaire (fig. 23₃₉), par la partie horizontale du palatin (fig. 23₃₁), par le corps de l'intermaxillaire et par l'apophyse palatine de cet os (fig. 23XI). Vers son extrémité orale se trouve l'échancrure palatine, obturée par une membrane résistante de tissus fibreux (voy. l'intermaxillaire). Du côté de la cavité cranienne, les fosses nasales sont limitées par la lame criblée de l'ethmoïde et par le corps du sphénoïde. Les petits trous, fort nombreux, de la lame criblée donnent passage aux ramifications du nerf olfactif; on trouve au milieu d'eux un large trou qui mène dans la cavité cranienne. Les fosses nasales communiquent directement avec les sinus frontaux et les cellules ethmoïdales; elles communiquent en outre par les cornets avec la fosse naso-pharyngienne et avec la cavité pharyngienne; par le canal lacrymal avec la cavité de l'orbite; enfin par le conduit naso-palatin avec la cavité buccale. Les fosses nasales renferment les cornets nasaux et ethmoïdaux qui font saillie sur leurs parois externes et laissent peu d'espace libre dans la cavité.

La cavité cranienne (fig. 24), relativement grande, est limitée par la boîte cranienne. De forme ovalaire comme la boîte, elle offre un diamètre sagittal plus long que le diamètre transversal. Elle se rétrécit considérablement du côté oral ; on peut donc y distinguer une portion élargie aborale ou vertébrale, et une portion rétrécie, orale. La *voûte* cranienne, ou la *paroi dorsale* de la boîte cranienne est formée par le frontal, le pariétal et l'apophyse interpariétale de l'occipital ; les parois *latérales* sont constituées par le pariétal, le frontal (portion orbitaire), par les ailes du sphénoïde et par le temporal ; la paroi *basilaire* est formée par le basioccipital et le corps du sphénoïde ; la paroi *caudale* par l'occipital et une portion du tem-

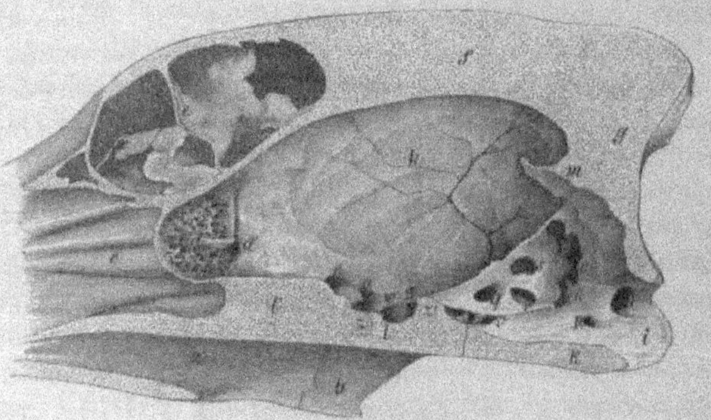

Fig. 24.
(Pour la légende, voy. fig. 14.)

poral ; la paroi *nasale* par l'ethmoïde. (Pour ce qui concerne la *surface externe* de la boîte cranienne, voy. la description des faces de la tête). Plusieurs trous font communiquer avec l'extérieur la cavité cranienne : du côté caudal, le trou occipital (*i*) ; du côté oral les trous criblés (*d*) et le trou ethmoïdal (*d'*) ; latéralement et du côté basilaire les trous optiques (*v*), rond (*w*) et ovale (*x*), la fente orbitaire (*y*) et l'entrée du canal condylien (*p*). Tous ces trous servent au passage des nerfs et des artères ; ils ont été décrits soit à propos des surfaces du crâne, soit à propos des différents os isolés (voy. ces descriptions). La *face interne* (*face cérébrale*, *face de la cavité*) pourvues abondamment de saillies cérébrales, d'impressions digitales et de sillons veineux ou artériels offre la disposition suivante : La *voûte* (Fornix ou tente cranienne) est régulièrement arrondie et ne présente aucune trace de division en plusieurs régions sauf celle qui est produite par la tente osseuse du cervelet. On remarque cependant sur la ligne médiane une légère *crête frontale* et un sillon longitudinal. La *base du crâne* présente trois fosses séparées par des crêtes osseuses (*fosses craniennes*). La fosse orale est la plus élevée, l'aborale la plus basse; la fosse moyenne est la plus large; la fosse orale, la plus étroite.

a. Fosse cranienne antérieure. Elle comprend la région du sphénoïde antérieur (*f*) (voy. p. 26) et se trouve séparée de la fosse moyenne par le bord aboral de la saillie sphénoïdale (*jugum sphénoïdale*), autrement dit par la crête orbito-sphénoïdale. La fosse antérieure est étroite; elle a la forme d'un canal. Prennent part à sa formation, outre le sphénoïde (*f*): la portion orbitaire du frontal et les lames criblées de l'ethmoïde (*d*) entre lesquelles se trouve une *crista galli* à peine visible. La paroi nasale, formée par l'ethmoïde est creusée d'une *fosse ethmoïdale* ou *olfactice;* elle est percée de trous criblés et ethmoïdaux (*d*); sur son bord aboral se trouve une gouttière qui monte à partir du trou ethmoïdal et dans laquelle vient se loger l'artère ethmoïdale. Sur les parois latérales on remarque une crête longitudinale qui se bifurque. A l'extrémité aborale de la fosse se trouvent les trous optiques (*v*) qui appartiennent déjà à la fosse moyenne.

La fosse cranienne antérieure est occupée par les lobes frontaux et olfactifs, et en général par tous les lobes antérieurs du cerveau.

b. Fosse cranienne moyenne. Elle comprend essentiellement la région du sphénoïde postérieur (*l*). Le milieu de cette fosse est occupé par la *selle turcique* (avec son dos et le pommeau), très profonde chez les chiens (*z*); oralement par rapport à la selle se trouve, sur la limite entre les fosses craniennes antérieure et moyenne, la *fosse optique* et les deux *trous optiques* (*v*) (il n'y a pas de fente optique). En dehors de la selle, près du sillon carotidien se trouvent : la *fente orbitaire* (*y*) le *trou rond* (*w*), le *trou ovale* (*x*) et le *trou carotidien interne* (*o*). En dehors de ces trous on remarque une crête et plus en dehors encore une grande fosse avec les *saillies cérébrales* et les *impressions digitales*, dans lesquelles sont logés les lobes temporaux du cerveau. Sur le bord aboral de la fosse se trouve le *sillon de l'artère méningée moyenne* et un *sillon pétreux supérieur* très peu accusé. Sur la limite entre le temporal et le pariétal on remarque du côté caudal l'*orifice du méat temporal* qui s'enfonce dans l'épaisseur de la tente osseuse du cervelet et y rencontre le méat du côté opposé. — Les *sillons méningés*, surtout celui de l'artère méningée moyenne sont très bien marqués sur les parois de la fosse moyenne. — Outre le sphénoïde, prennent part à la formation de la fosse moyenne : le frontal, le temporal et une partie du pariétal. Cette cavité est séparée de la fosse postérieure par la *crête pétreuse* (voy. p. 33) qui prolonge la tente osseuse; tandis que la séparation avec la fosse antérieure est marquée par la *crête orbito-sphénoïdale* (voy. p. 27). La plus grande partie du cerveau est logée dans la fosse moyenne.

c. La fosse crânienne postérieure, comprend la région de l'occipital (*k*) et s'étend depuis le dos de la selle turcique (*z*) jusqu'à la crête pétreuse du temporal ou bien des crêtes latérales de la tente osseuse (*m*) jusqu'au trou occipital (*i*) et la protutérance occipitale interne. Outre l'occipital, une partie du temporal prend part à sa formation. C'est dans cette fosse que sont logés le cervelet et la moelle allongée, cette dernière dans la partie médiane, creusée en gouttière (*clivus de Blumenbach*). Sur la face interne du rocher on trouve le *conduit auditif interne* (*r*), les trous d'entrée du canal de Fallope et de l'aqueduc du limaçon et du vestibule; entre le rocher et l'occipital se trouve le *trou déchiré* (*n*) et plus loin, dans la direction caudale et un peu ventralement, l'*entrée du canal condylien* (*p*). En dehors de celle-ci on remarque parfois, dans l'épaisseur de la paroi osseuse de l'occipital, un canal (*t*) qui n'est pas constant et qui varie de diamètre : c'est le sinus occipital antérieur. Plus loin encore, toujours dans la direction caudale, on rencontre le *trou occipital* (*i*). Un autre canal (*g*), très court, se trouve aussi dans la crête pétreuse; il aboutit, du côté oral dans la fosse moyenne et du côté aboral dans la fosse postérieure; il est destiné au passage du nerf de la cinquième paire. On remarque sur les parois de la fosse postérieure, comme sur celles des autres fosses, des lignes, des anfractuosités, des saillies, des fosses en cul-de-sac, etc.

LES DENTS (Voy. fig. 18 et 23.)

Le chien possède douze incisives, quatre canines et vingt-six molaires. Voici sa formule dentaire :

$$\text{I } \frac{3.3}{3.3} \text{ C } \frac{1.1}{1.1} \text{ P } \frac{4.4}{4.4} \text{ M } \frac{2.2}{3.3} = 42.$$

On distingue chez le chien, comme chez l'homme, dans chaque dent une *racine*, enfoncée dans l'alvéole, une *couronne* qui surgit au-dessus de la gencive, et, entre les deux, une rainure plus ou moins profonde, le *collet*. La limite entre la couronne et le collet (la base de la couronne) est nettement marquée par un bourrelet saillant (*cingulum*) qui entoure la dent.

a. **Les incisives** (I₁ — I₂). Elles sont fixées au nombre de six dans les alvéoles de l'intermaxillaire et au même nombre dans les alvéoles du maxillaire inférieur. Disposées en rang serré, elles forment dans leur ensemble une légère courbe. Leurs *racines*, simples, solidement implantées, sont légèrement dirigées vers la ligne médiane. La *couronne*, séparée de la racine par le *collet*, présente une face labiale et une face buccale ; elle est ordinairement trilobée. La *face labiale* est convexe. La *face buccale* est légèrement concave ; elle est munie de deux sillons à la mâchoire supérieure, d'un seul sillon à la mâchoire inférieure. Les deux faces se rencontrent en un bord très coupant chez les jeunes sujets et qui devient plus ou moins émoussé chez les vieux chiens. La division de la couronne en trois lobes est surtout bien marquée dans la première incisive (I¹, *pince*) et dans la seconde (I², *mitoyenne*). Le lobe moyen est le plus gros ; des deux lobes ou tubercules latéraux venant du bourrelet (*cingulum*), l'externe est le plus court. Dans la troisième incisive I³ (*coin*) de l'intermaxillaire, le lobe moyen est très gros, tandis que les latéraux sont rudimentaires, de sorte que cette dent paraît n'avoir qu'un seul tubercule ; à la mâchoire inférieure elle est nettement trilobée. — En général, les incisives du chien sont petites ; à l'intermaxillaire elles sont plus fortes et plus volumineuses qu'au maxillaire inférieur ; mais aux deux mâchoires les médianes (I₁) sont les plus petites et les externes (I₃) les plus grandes. Ces dernières ont déjà l'apparence de canines, avec leur lobe médian recourbé en crochet conique et presque pointu.

Les incisives de la *dentition temporaire* ne présentent pas de différences avec les incisives permanentes.

b. **Les canines**, ou **crochets**. Beaucoup plus grandes et plus fortes que les incisives, les canines sont implantées dans la mâchoire supérieure et dans la mandibule, entre les incisives et les molaires. Elles sont en général bien développées ; plus fortes à la mâchoire supérieure qu'à la mandibule. Il existe un grand intervalle (diastème) entre la canine et la première molaire, et un intervalle ordinairement moindre entre la canine et la troisième incisive. La racine des canines est très large et très longue ; elle est aplatie latéralement. Solidement implantée, elle dépasse la racine des dents avoisinantes. La couronne, légèrement recourbée, a la forme conique avec un aplatissement latéral. On y remarque, à la face interne, lisse, près du bord oral, une rainure qui va du collet jusqu'à la pointe de la dent ; elle est mieux marquée sur les canines du maxillaire supérieur, que sur celles de la mandibule. Vers le bord aboral, qui forme une crête longitudinale très accusée on constate une rainure semblable mais beaucoup plus faible. Le collet est faiblement développé.

Les canines de la *dentition de lait* sont plus fortement recourbées, plus faibles, mais toujours très pointues.

c. **Dents molaires.** Au nombre de vingt-six, les molaires se répartissent ainsi : douze à la mâchoire supérieure (six de chaque côté) et quatorze à la mâchoire inférieure (sept de chaque côté).

On distingue les *prémolaires* caduques qui sont remplacées ensuite par les dents de la deuxième dentition, et les *vraies molaires* ou *molaires permanentes*. Les quatre premières molaires les plus antérieures de chacune des mâchoires, sont des prémolaires; le reste, des vraies molaires. Les prémolaires sont désignées ainsi : Pr_1-Pr_4 ou P_1-P_4; le P. 1 indique la prémolaire la plus proche de la première molaire, et le P. 4 celle qui est à côté de la canine. Les molaires sont désignées par les lettres M_1-M_2 (et M_3 à la mâchoire inférieure); on les compte en partant des prémolaires. Il existe toujours un intervalle entre chacune des prémolaires. — La surface de frottement des molaires, se décompose en plusieurs tubercules et saillies. En outre, le bord de la base de la couronne offre souvent un bourrelet transversal qu'on nomme ordinairement la *saillie transverse*.

La dent la plus forte à la mâchoire supérieure, est la première prémolaire (Pr_1) et à la mâchoire inférieure, la première molaire (M_1); on les appelle *carnassières* ou *dents coupantes*. Viennent ensuite, comme grosseur, à la mâchoire supérieure, la première molaire (M_1), puis la seconde (M_2). Les prémolaires diminuent depuis la première jusqu'à la troisième et la quatrième (M_3 et M_4), qui sont les plus petites de toutes les molaires. Un collet sépare les racines de la couronne dans toutes les molaires.

a. Les molaires de la mâchoire supérieure. Les quatre prémolaires sont aplaties latéralement et présentent par conséquent deux faces : une face interne (linguale) et une externe (buccale), et deux bords, oral et aboral. Leurs couronnes sont coupantes, triangulaires et présentent au lieu d'une surface de frottement, un bord tranchant découpé en plusieurs pointes ou lobes. La partie orale du bord est toujours tranchante, tandis que sa partie aborale tout en présentant une arête aigue, est subdivisée le plus souvent par une entaille en deux lobes, dont l'aboral est le plus petit.

La *carnassière* présente nettement deux lobes, précédés d'un bourrelet en arc. Chacun des lobes se termine par une pointe. A sa face interne, tout près du bord oral se trouve un petit tubercule interne. La carnassière possède trois racines. La deuxième prémolaire (P_2) est beaucoup plus petite; elle a deux racines et deux tubercules; un tubercule oral, assez élevé, et un aboral, plus bas, divisé ordinai-

rement par une encoche en deux lobes. Le bourrelet antérieur manque
la plupart du temps. La troisième prémolaire (P_3) est encore plus petite
que la deuxième; elle a deux racines, un tubercule principal du côté
oral, deux tubercules accessoires du côté aboral. La quatrième prémolaire (P_4) n'a qu'une racine et un seul tubercule; parfois on y trouve
encore un tout petit tubercule aboral accessoire.

Les deux *vraies molaires* ne sont point comprimées latéralement.
Elles offrent une surface de frottement presque quandrangulaire munie
de plusieurs tubercules. La première molaire (M_1) est la plus grande
dent après la première prémolaire. Sa face externe est à deux lobes,
c'est-à-dire qu'elle se termine par deux tubercules très nets, situés
l'un en arrière de l'autre. A sa face interne on trouve également
deux petits tubercules situés l'un en arrière de l'autre et dont
l'aboral est le plus petit. Chez les jeunes chiens, le bord interne de la
couronne est tranchant (pilastre interne) et fait saillie au-dessus de
la surface de frottement. La première molaire a trois racines. La
deuxième molaire (M_2) est beaucoup plus petite que la première;
sa surface de frottement offre deux petits tubercules externe et un
interne. Du côté interne s'élève comme dans la première molaire,
un rebord plus ou moins tranchant ou une espèce de pointe. Le
bourrelet est à peine indiqué. Cette dent a trois racines.

b. Les molaires de la mandibule.

Les prémolaires P_1, P_2 et P_3, sont semblables aux prémolaires
P_2, P_3, et P_4, de la mâchoire supérieure. Elles ont deux racines, sont
comprimées latéralement et offrent une couronne tranchante en forme
de triangle dont la base est dirigée vers la mandibule. Le bord tranchant
est à deux ou trois tubercules ou pointes, dont l'un (oral) est haut
et les autres (aboraux) sont assez bas; le deuxième tubercule fait
partie du bourrelet circulaire de la dent; il existe parfois un tubercule
accessoire oral. La quatrième prémolaire est très petite, elle n'a qu'un
tubercule et une racine, son collet est nettement accusé; c'est une
dent permanente. La première *molaire* (M_1) est la *carnassière*. Sa couronne est foliforme; elle agit avec la carnassière (Pr_4) de la mâchoire
supérieure comme deux lames de ciseaux; on y reconnaît une portion
orale, foliforme, et une *aborale*, plus petite et plus basse. La portion
orale est divisée par une entaille en deux tubercules ou lobes, dont
l'*oral* est plus petit que l'*aboral*; au côté interne de ce dernier se
trouve un petit tubercule interne. La portion aborale ou le talon de
la couronne est séparée de la portion orale par une entaille profonde
et offre deux petits tubercules, un externe et un interne. La deuxième
molaire (M_2) est petite; elle a deux racines. Sa surface de frottement,

presque horizontale, offre deux tubercules oraux et un tubercule aboral; quelquefois il y a deux tubercules aboraux, situés du côté externe. Les tubercules oraux sont plus forts que les tubercules aboraux. La troisième molaire (M_3) est très volumineuse; elle n'a qu'une seule racine et deux petits tubercules; parfois elle est simplement obtuse et conique.

Les molaires de la dentition de lait. 1. *Mâchoire supérieure* : La première prémolaire (P_1) est bilobée en dehors. Le bourrelet antérieur existe, mais il est reculé au-delà du milieu de la dent: il n'y a pas de bourrelet postérieur. La dent a trois racines et ressemble à la M_1 de la dentition permanente. La deuxième prémolaire (P_2) est conformée comme la P_4 de la dentition permanente; elle est à deux tubercules et trois racines; il y a une indication de bourrelet antérieur. — 2. *Mâchoire inférieure* : La première prémolaire, P_1 est plus étroite que la dent correspondante du maxillaire supérieur; elle a trois tubercules. La crête transversale est bien marquée. — La seconde, P_2 offre un tubercule principal et deux accesssoire, mais pas de crête transversale. La troisième prémolaire, P_3 est très petite et n'a qu'un seul tubercule; ses tubercules accessoires sont à peine perceptibles.

Disposition des dents. La disposition des dents à la mâchoire diffère suivant les races. D'une façon générale, les dents de la mâchoire supérieure sont disposées en forme de lyre, dont la plus grande largeur se trouverait sur la limite entre P_4 et M_1 et dont l'endroit le plus rétréci serait au niveau des P_2. (Pour le reste, voy. le chap. « Différences dans la conformation de la tête et des dents suivant les races ».) Les trois dernières molaires sont en général serrées les unes contre les autres; les prémolaires laissent au contraire dans plusieurs races des intervalles entre elles comme entre la P_1 et la canine. Il existe de même un écartement entre la canine et le coin. Toutes les incisives sont disposées en rang serré.

ÉRUPTION ET REMPLACEMENT DES DENTS

A la naissance, les chiens n'ont pas encore une seule dent sortie de l'alvéole.

Les *incisives* apparaissent vers la quatrième ou la sixième semaine; elles sont remplacées par les *incisives permanentes* dans la période de deux à cinq mois, le plus souvent à cinq mois. — L'éruption des *canines* a lieu à l'âge de trois à quatre semaines; elles sont remplacées à quatre mois et demi, à cinq mois et demi ou même à six mois. — Les prémolaires, P_2 et P_3, apparaissent dans le courant de la troisième.

quatrième ou sixième semaine; la P, vers la huitième semaine; leur remplacement a lieu à l'âge de cinq à six mois. La *carnassière* apparaît vers le quatrième ou le cinquième mois; la M, vers le cinquième ou le sixième; la M² vers le sixième ou le septième. La P, sort dans le courant du quatrième ou du cinquième mois à la mâchoire inférieure. Les molaires et la quatrième prémolaire ne sont jamais remplacées. En somme, à l'âge de six à neuf mois le chien possède sa dentition complète. La *détermination* ultérieure *de l'âge* du chien d'après l'usure des dents est rien moins que certaine. D'après Erdelyi, les incisives aiguës, trilobées du chien commencent à s'émousser vers l'âge de quatre ou cinq ans; les pointes des molaires s'usent également peu à peu, de sorte qu'il ne reste à la vieillesse que la pointe du tubercule central, la plus haute. A l'âge avancé, les couronnes des incisives diminuent sensiblement. Les chiens de huit à dix ans n'ont souvent plus que de petits chicots. A dix ou douze ans, la couronne est d'ordinaire complètement usée. Dans l'extrême vieillesse, les P, tombent les premières, puis les incisives. D'après Franck, les lobes disparaissent à la fin de la première ou de la deuxième année aux I₁, après la deuxième ou la troisième année aux I₂ et après la quatrième ou la cinquième année aux I₃.

Différences dans la conformation de la tête et des dents suivant les races.

D'après la conformation générale de la tête, on peut distinguer deux grands groupes de races canines :

a Les races à tête étroite et allongée, *dolichocéphales* (voy. fig. 25 et 26).

b Les races à tête large et arrondie, *brachycéphales* (voy. fig. 27, 28 et 29).

Races dolichocéphales. A ce groupe appartiennent les races suivantes : *le Dogue, le Chien d'arrêt (Braque, Pointer), le Lévrier, le Chien de cour (ou d'attache), le Chien de berger, le Caniche, le Chien de Saint-Bernard et le Terre-Neuve.* Dans toutes ces races la *longueur de la tête* (mesurée de la protubérance occipitale externe au bord alvéolaire de l'intermaxillaire) est à sa *largeur* (entre les deux arcades zygomatiques) comme *1* est à *0,6* ou *0,65*. (Voy. pour les détails le tableau ci-joint.) *La largeur de la tête égale en somme chez elle les deux tiers* de la *longueur.* Le rapport entre la *longueur* de la *boîte cranienne* (de la protubérance occipitale externe à l'extrémité aborale des os nasaux) et la *longueur de la face* (de l'extrémité aborale des os nasaux à l'échancrure nasale de ces derniers) est de 0,6 — 0,7. (Voy. le tableau.) *En somme, la face représente à peu près les deux tiers de la longueur de la boîte cranienne. Les arcades zygomatiques* sont peu proéminentes. La boîte cranienne est relativement étroite; elle est munie généralement d'une forte *crête sagittale,* ordinairement fendue en deux chez le Chien de cour et chez le Chien de berger. En outre, la crête est d'autant plus forte que l'animal est mieux musclé; plus la crête est haute, plus le crâne est étroit et plus ses parois sont abruptes. Le *front,* dans les races de ce groupe, est

large (peut-être à l'exception du Chien de berger où il est assez étroit); il offre une
forte *apophyse zygomatique* et une *fosse frontale* médiane nettement marquée.
Le *nez* est très peu enfoncé, presque droit, de sorte que la *glabelle* présente une
pente douce et le profil de la face n'offre qu'une légère concavité du côté dorsal.

Les races *brachycéphales* sont les suivantes : le *Carlin*, le *Bouledogue* et
l'*Epagneul*. Chez elles, le rapport entre la *longueur* et la *largeur* de la tête est
de 0,84 — 0,9; autrement dit la largeur atteint sept huitièmes de la longueur.
La *longueur du crâne* est à celle de la *face* comme 0,3—0,36 à 1 ; c'est-à-dire que
la longueur de la *face* ne représente qu'un tiers de la longueur du crâne. Les
arcades zygomatiques sont peu proéminentes. La *boîte crânienne* est globuleuse, large et en général dépourvue de crête sagittale, à la place de laquelle
apparaît une surface interpariétale plate, plus ou moins large, limitée de chaque
côté par une crête rugueuse peu élevée. Cette crête se prolonge du côté oral en

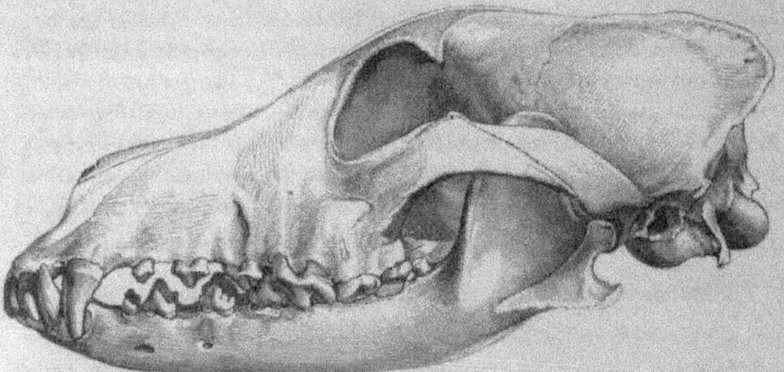

Fig. 27.
Tête d'un Lévrier anglais (vue de profil), d'après NATHUSIUS.

une ligne semi-circulaire, la ligne courbe ou crête temporale du frontal, tandis
que du côté aboral elle se termine par la ligne courbe occipitale supérieure. La
surface interpariétale peut manquer chez le Bouledogue et alors les deux crêtes
sont coalescentes en une crête sagittale. Il n'y a pas de *fosse frontale* ou elle est
à peine indiquée, de sorte que le front est jusqu'à un certain point bombé. L'*apophyse zygomatique* est peu développée. Le *nez*, très court, est enfoncé, de sorte
que la glabelle tombe brusquement et le profil de la face est fortement concave
du côté dorsal.

Entre les deux groupes que nous venons de décrire se trouvent les formes de
passage, les races intermédiaires, comme le *Chien-loup (Roquet)*, le *Griffon* et le
Basset. Chez le *Chien-loup blanc* le rapport entre la longueur et la largeur de la
tête est de 0,75 (0,72) et le rapport entre la longueur de la boîte crânienne et
celle de la face est de 0,44 (0,48). Le crâne est globuleux et dépourvu de crête
sagittale, à la place de laquelle se trouve une surface interpariétale de largeur
variable. La fosse frontale est conformée de diverses façons et le nez fortement
concave. *Chez le Griffon*, le rapport entre la longueur et la largeur de la tête
est de 0,68 (0,73) et le rapport de la longueur de la boîte crânienne et celle de

la face, de 0,54 (0,57). La tête est passablement allongée, la boîte cranienne
ovoïde, bombée, sans crête sagittale, à la place de laquelle se trouve une petite
surface interpariétale. Le nez est légèrement concave. Chez les *Bassets* (fig. 30),
le rapport de la longueur de la tête à sa largeur est de 0,69, et celui de la longueur du crâne à la longueur de la face de 0,57. La tête est assez allongée, la

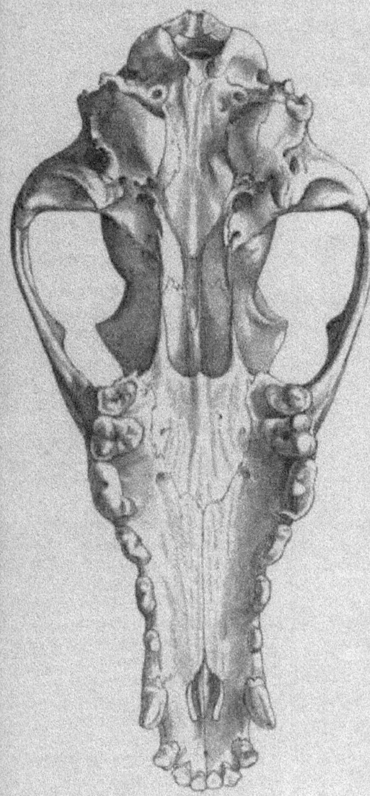

Fig. 26.
Crâne d'un Lévrier (face basilaire).
D'après NATHUSIUS.

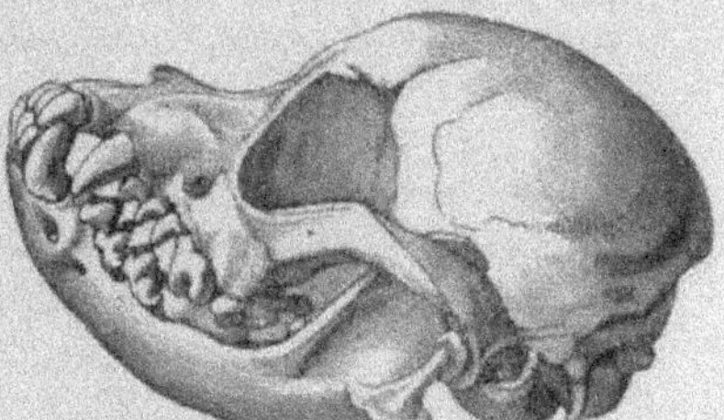

Fig. 27.
Tête osseuse d'un Carlin (vue latérale).
D'après NATHUSIUS.

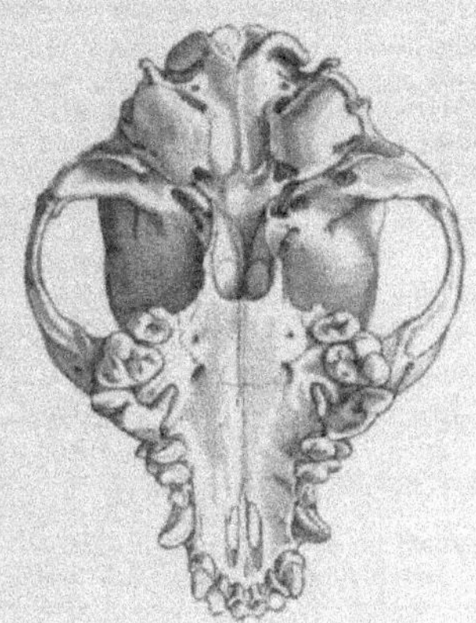

Fig. 28.
Crâne d'un Carlin (face basilaire).
D'après NATHUSIUS.

boîte cranienne fine, grêle et globuleuse. Pas de crête sagittale; elle est remplacée par une surface interpariétale qui va en s'amincissant du côté aboral. Le
nez est modérément concave.

La *surface palatine*. La forme de cette surface dépend de celle des arcades
dentaires du maxillaire supérieur; si ces dernières sont droites et presque parallèles à la ligne sagittale et par conséquent peu écartées dans la région-limite

entre la première molaire (M 1) et la première prémolaire (P 1), la surface palatine sera *allongée* et *étroite*. Tel est le cas pour le Lévrier, le Griffon, le Caniche, le Dogue, le Chien de cour, le Chien de Saint-Bernard, le Chien de berger, le Terre-Neuve et le Chien d'arrêt, c'est-à-dire surtout pour les chiens dolichocéphales. Par contre, la surface palatine est large et courte quand les dents sont rangées de façon à être très recourbées vers leur moitié aborale et donnent ainsi à la surface palatine la forme d'une lyre. Cette forme se rencontre surtout dans les races canines brachycéphales : Carlin, Bouledogue, Épagneul.

TABLEAU

DES RAPPORTS DES DIAMÈTRES DE LA TÊTE DANS DIFFÉRENTES RACES

RACES	RAPPORT ENTRE LA LONGUEUR ET LA LARGEUR DE LA TÊTE (Longueur : de la protubérance occipitale externe au bord alvéolaire de l'intermaxillaire ; largeur : entre les arcades zygomatiques), suivi des mesures absolues en millimètres.	RAPPORT ENTRE LA LONGUEUR DE LA BOÎTE CRANIENNE ET CELLE DE LA FACE (Longueur de la boîte cranienne : de la protubérance occipitale externe à l'extrémité aborale des os du nez ; longueur de la face : de l'extrémité aborale des os du nez à l'échancrure nasale des os du nez), suivi des mesures absolues en millimètres.
Basset	1 : 0,69 (114^{mm} : 79^{mm}).	1 : 0,57 (70^{mm} : 40^{mm}).
Lévrier russe.	1 : 0,5	1 : 0,6
Bouledogue	1 : 0,9 (119^{mm} : 11^{mm}).	1 : 0,36 (85^{mm} : 30,5^{mm}).
Carlin	1 : 0,9 (94^{mm} : 83^{mm}).	1 : 0,35
Épagneul	1 : 0,84 (75^{mm} : 63^{mm}).	1 : 0,3 (60^{mm} : 18,5^{mm}).
Griffon.	1 suj. : 1 : 0,68 (126^{mm} : 86^{mm}). 2 — : 1 : 0,73 (126^{mm} : 92^{mm}).	1 suj.: 1 : 0,54 (76^{mm} : 41^{mm}). 2 — : 1 : 0,57 (79^{mm} : 40^{mm}).
Caniche	1 — : 1 : 0,60 (167,5^{mm} : 101^{mm}). 2 — : 1 : 0,64 (148,5^{mm} : 98^{mm}). 3 — : 1 : 0,60 (142^{mm} : 83,5^{mm}).	1 — : 1 : 0,6 (101^{mm} : 61^{mm}). 2 — : 1 : 0,67 (86^{mm} : 58,5^{mm}). 3 — : 1 : 0,64 (87^{mm} : 56^{mm}).
Chien-loup.	1 — : 1 : 0,75 (102^{mm} : 76^{mm}). 2 — : 1 : 0,72 (133^{mm} : 95^{mm}).	1 — : 1 : 0,44 (69^{mm} : 23^{mm}). 2 — : 1 : 0,48 (83^{mm} : 40^{mm}).
Dogue (d'Ulm).	1 : 0,64 (226^{mm} : 146^{mm}).	1 : 0,60 (139^{mm} : 83^{mm}).
Dogue danois.	1 suj. : 1 : 0,63 (180^{mm} : 114^{mm}). 2 — : 1 : 0,61 (215^{mm} : 132^{mm}). 3 — : 1 : 0,63 (114^{mm} : 72^{mm}).	1 — : 1 : 0,61 (109^{mm} : 67^{mm}). 2 — : 1 : 0,71 (123^{mm} : 87^{mm}). 3 — : 1 : 0,63 (114^{mm} : 72^{mm}).
Chien de cour.	1 : 0,61 (210^{mm} : 128,5^{mm}).	1 : 0,62 (128,5^{mm} : 80^{mm}).
— de St-Bernard .	1 : 0,65 (221^{mm} : 143^{mm}).	1 : 0,6 (135^{mm} : 80^{mm}).
— de berger . . .	1 : 0,6 (161^{mm} : 99^{mm}).	1 : 0,63 (99^{mm} : 62^{mm}).
Terre-Neuve.	1 suj. : 1 : 0,59 (200^{mm} : 121^{mm}). 2 — : 1 : 0,65 (119^{mm} : 78^{mm}).	1 — : 1 : 0,6 (218^{mm} : 130^{mm}). 2 — : 1 : 0,6 (130^{mm} : 78^{mm}).
Chien d'arrêt allemand	1 : 0,64 (200^{mm} : 128^{mm}).	1 : 0,66 (118^{mm} : 78^{mm}).

La forme de la *fosse pharyngienne* de l'espace naso-pharyngien paraît être, jusqu'à une certaine mesure, liée au développement de la surface palatine. Du moins, avons-nous trouvé chez la plupart des dolichocéphales la fosse naso-pharyngienne très *profonde* et *étroite*, tandis que chez la plupart des brachycéphales elle est *large* et *peu profonde*. Les exceptions de cette règle sont cependant assez fréquentes.

La surface occipitale ou nuchale offre en général la forme d'un triangle, dont le sommet et dirigé du côté dorsal. Elle est plus arrondie et plus petite chez les brachycéphales que chez les dolichocéphales où elle est nettement triangulaire, présente des arêtes et des angles vifs et se trouve un peu étirée dans le sens de la longueur. *Les lignes courbes occipitales* sont ordinairement bien marquées et

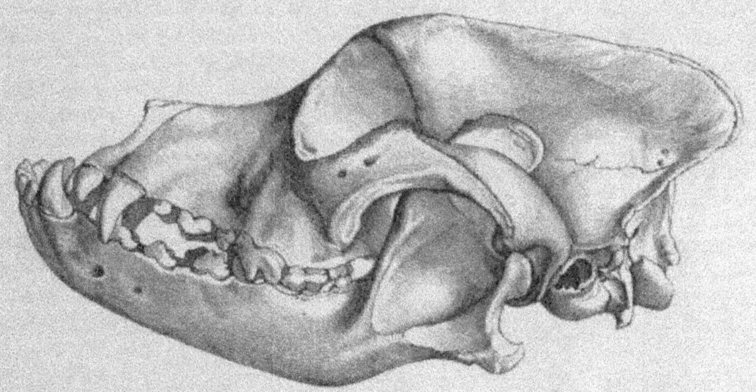

Fig. 29.
Tête d'un Bouledogue (vue de profil). D'après NATHUSIUS.

tombent verticalement chez les chiens fortement musclés (Lévrier, Bouledogue, Griffon, Dogue, Chien de cour, Chien de berger, Chien de Saint-Bernard, Chien d'arrêt et Terre-Neuve); tandis qu'elles se réduisent à des lignes rugueuses recourbées en dehors chez les races petites, à faibles musculature (Basset, Carlin,

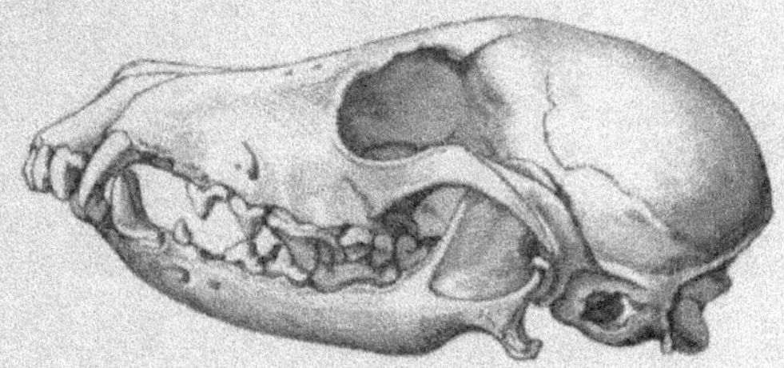

Fig. 30.
Tête d'un Basset (vue de profil). D'après NATHUSIUS.

Chien-loup). Dans les premières races, la *protubérance occipitale externe* possède une crête transversale qui se soude ensuite à la crête sagittale, de sorte qu'il y a formation d'un *bourrelet occipital* (*torus occipitalis*). Dans les races à faible musculature, la protubérance n'est qu'une petite surface rugueuse à peine saillante.

Les modifications dans la forme du *trou occipital* sont remarquables. Rarement, il est tout à fait rond (Bouledogue); ordinairement, tantôt son diamètre vertical l'emporte sur le transverse (Basset, Carlin, Griffon, Chien-loup, Chien de cour); tantôt, au contraire, le diamètre transverse l'emporte sur le vertical (Lévrier, Caniche, Molosse ou Dogue, Chien de Saint-Bernard, Chien de berger, Terre-Neuve, Chien d'arrêt allemand). On voit que la première de ces formes (ovale longitudinale) se rencontre plutôt chez les Chiens de petite taille, tandis que la seconde (ovale transversale) existe chez les gros chiens. Dans certaines races, principalement de petite taille, comme le Basset, le Carlin, le Griffon, le Caniche, le Chien-loup, le trou occipital est en outre allongé ou échancré du côté dorsal, c'est-à-dire vers la protubérance occipitale externe. On trouve, en outre, chez ces races une *bulle médiane* sur le trajet de la ligne occipitale médiane.

La mandibule. Les différences suivant les races se manifestent surtout dans la plus ou moins grande divergence des deux branches de la mandibule et dans la différence de largeur de l'espace bucco-pharyngien (conduit laryngien) qui en résulte. L'angle que forment les deux mandibules ou les deux branches du maxillaire inférieur varie de 20° à 35°; le plus petit est celui du Lévrier, le plus grand celui du Bouledogue et du Carlin. Il est en général plus grand

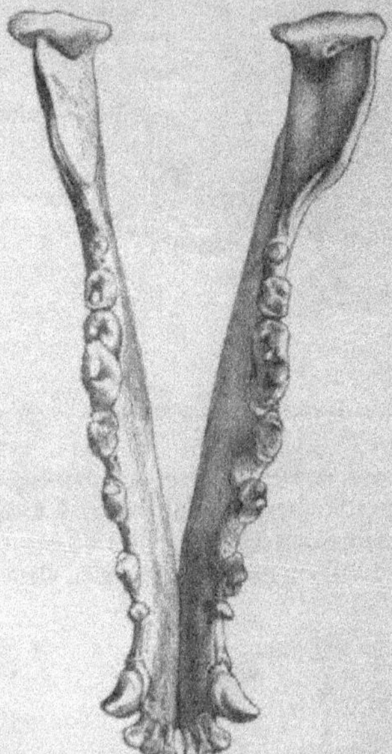

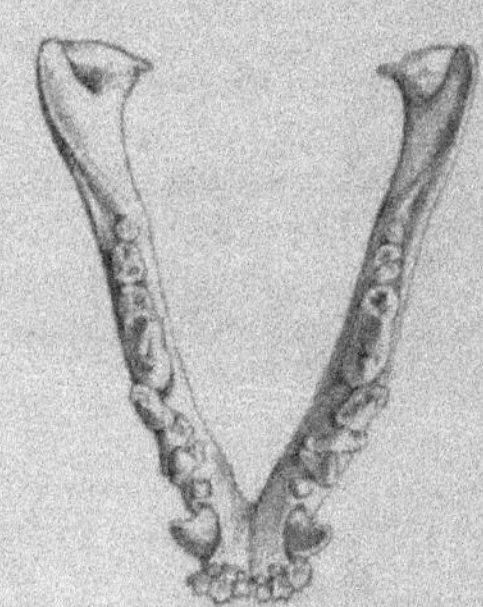

Fig. 31.
Maxillaire inférieur d'un Lévrier.
D'après Nathusius.

Fig. 32.
Maxillaire inférieur d'un Carlin.
D'après Nathusius.

chez les brachycéphales que chez les dolichocéphales. En outre, la mandibule chez les premiers est un peu recourbée dans le sens longitudinal. L'étendue des empreintes musculaires varie suivant la puissance des muscles.

Les dents. Les dents peuvent varier comme forme et comme nombre. Leur *position à la mâchoire supérieure* dépend essentiellement de la longueur et de la direction de l'arcade dentaire. Dans les races dolichocéphales cette dernière est dirigée en ligne droite, comme il a été déjà dit à propos du palais, presque parallèlement au plan sagittal; elle est en même temps assez *longue*. Les molaires présentent les formes de dents des *Canidés* en général, c'est-à-dire que leur diamètre transverse l'emporte sur le diamètre longitudinal dans les *molaires vraies*, tandis que dans les *prémolaires* c'est l'inverse qui a lieu. La P₃ est implantée un peu obliquement et il existe des intervalles plus ou moins considérables, aussi bien entre les prémolaires que des deux côtés (aboral et oral) de la canine. Tout autre est la disposition des dents dans les races brachycéphales. Chez elles, les arcades dentaires, relativement *courtes*, sont fortement recourbées dans leur moitié aborale. Les prémolaires sont par conséquent en rang serré, sans intervalles; leur diamètre sagittal est dirigé plus ou moins transversalement; cela est surtout vrai pour la deuxième prémolaire P₃, moins pour la P₁. Les molaires sont posées un peu obliquement, de sorte qu'une ligne tirée du milieu et perpendiculairement à leurs axes longitudinaux, forme avec l'axe longitudinal de P₄ un angle plus ou moins obtus, parfois même presque un angle droit, comme chez le Carlin (Nathusius). A la *mâchoire inférieure*, toutes les molaires ont leur diamètre longitudinal plus grand que le transversal et sont posées sagittalement; ce n'est que chez les brachycéphales que l'on observe des prémolaires posées obliquement, voire même quelquefois transversalement. Chez les dolichocéphales, on trouve souvent des intervalles entre les dents, ce qui ne s'observe guère chez les brachycéphales. — Il faut encore remarquer que les incisives ne se raccordent pas toujours exactement; dans certaines races (Basset, Griffon, Chien de berger), les incisives de l'intermaxillaire sont au devant des incisives de la mandibule, tandis que dans d'autres (Carlin, Bouledogue, etc.), c'est le contraire qui a lieu (1). Dans les autres races, les incisives des deux mâchoires sont appliquées plus ou moins parfaitement les unes contre les autres.

Les canines de la mandibule se trouvent presque toujours disposées plus près de l'extrémité orale que celles du maxillaire supérieur, même dans certaines races, dans lesquelles les incisives de l'intermaxillaire dépassent celles de la mandibule.

Les anomalies dans le nombre des dents se rencontrent aux incisives aussi bien qu'aux molaires d'après Nehring. En ce qui concerne les *incisives*, ces anomalies se traduisent par l'*excès* d'une ou de deux pièces qui portent à sept ou huit le nombre total des incisives. Les dents supplémentaires ne se trouvent ordinairement que sur l'un des côtés de la mâchoire. En ce qui concerne les molaires, les anomalies par excès sont aussi fréquentes que celles par défaut. Les vraies molaires comme les prémolaires peuvent être en excès et alors la dent supplémentaire se trouve toujours à la fin de la série déterminée des dents. Ainsi, elle représentera une P₅ ou une M₃ (ou M₄). Les dents supplémentaires se trouvent soit des deux côtés du maxillaire supérieur ou du maxillaire inférieur, soit seulement à l'une des mâchoires, ou même d'un seul côté de l'une des mâchoires. En cas de l'anomalie par *défaut*, les dents qui manquent sont les dernières de leurs séries, autrement dit P₄ ou M₃ (ou M₂). D'une façon générale, les races dolichocéphales ont une tendance à l'augmentation du nombre de dents, tandis que les brachycéphales, à la diminution de ce nombre.

Conclusions générales sur les différences suivant les races.

D'après la forme générale de la tête, on peut diviser tous les chiens en deux grands groupes :

a. *Groupe dolichocéphale*, comprenant le *Dogue ou Molosse, le Chien de cour ou Chien d'attache, le Chien de berger, le Lévrier, le Chien d'arrêt (Braque, Pointer), le Caniche, le Chien de Saint-Bernard et le Terre-Neuve.*

(1) Voir fig. 30 et 29. (Note du traducteur.)

b. *Groupe brachycéphale*, comprenant *le Carlin, le Bouledogue, l'Épagneul et le Chien-loup (Roquet) à poils soyeux*.

On peut placer entre les deux groupes : *le Chien-loup (Roquet) blanc, le Griffon et le Basset*.

Les Dolichocéphales ont une tête allongée, étroite; les brachycéphales, une tête courte et large; le *rapport de la longueur à la largeur* est de 0,6 — 0,65 chez les premiers, de 0,84 — 09 chez les seconds. *La longueur excessive relative de la tête chez les dolochicéphales est due au développement de la face*, car le rapport entre la boîte cranienne et la face est chez eux de 1 à 0,65 en moyenne (la longueur de la face représente chez eux les deux tiers de la longueur du crâne), tandis que chez les brachycéphales, ce rapport n'est que de 1 à 0,33 en moyenne (c'est-à-dire que la longueur de la face ne représente chez eux que le tiers de la longueur du crâne). La tête allongée des dolichocéphales offre ordinairement une crête sagittale qui surmonte une boîte cranienne étroite, dont les parois sont presque à pic à cause de la hauteur de la crête; tandis que la boîte cranienne des brachycéphales, large et globuleuse, offre au lieu de crête sagittale une surface interpariétale lisse et plate; il leur manque également la *fosse frontale* que l'on trouve toujours chez les dolichocéphales. Le nez est long chez ces derniers et à peine comprimé, de sorte que *la glabelle* présente une pente douce et le profil de la face est très peu concave du côté dorsal. Chez les brachycéphales, au contraire, le nez est court et fortement aplati, de sorte que la glabelle est presque verticale et le profil présente une ligne fortement concave du côté dorsal. — La tête allongée des dolichocéphales est en général accompagnée des *arcades zygomatiques* peu écartées, d'un long palais, d'une *fosse gutturale* ou bucco-pharyngienne étroite et d'une *surface occipitale* avec des *lignes occipitales* bien marquées et le trou occipital en ovale posé transversalement. Chez les brachycéphales, au contraire, on trouve les arcades zygomatiques écartées, le palais court et large, la fosse gutturale large et aplatie, la surface occipitale petite, arrondie, avec les lignes occipitales à peine marquées, ainsi que le trou occipital en ovale posé verticalement. La forme du palais détermine à son tour la direction des arcades dentaires aux deux mâchoires. Le palais long et étroit des dolichocéphales est limité par deux longues rangées de dents dirigées presque parallèlement au plan sagittal; les prémolaires sont dirigées tout à fait sagittalement et écartées les unes des autres. Au contraire, les arcades dentaires du palais en forme de lyre, court et large, des brachycéphales, sont sinueuses et courtes, de sorte que les dents s'y trouvent en rang serré, sans intervalles, et sont posées obliquement ou même transversalement. Les deux moitiés du maxillaire inférieur divergent moins en général chez les dolichocéphales que chez les brachycéphales.

B. — **Membre thoracique.**

(Membre supérieur de l'homme.)

I. — OS DE LA CEINTURE SCAPULAIRE

La ceinture scapulaire n'est pas fermée du côté ventral. On ne trouve qu'exceptionnellement chez le chien un rudiment de clavicule, sous forme d'un petit os ou de cartilage noyé dans l'épaisseur du muscle sterno-cléido-mastoïdien. L'apophyse coracoïde de l'omoplate peut être considérée comme le rudiment de l'os coracoïde.

OMOPLATE (Fig. 33 et 34).

L'omoplate, qui a la forme d'un triangle scalène est située obliquement du côté externe du thorax (voy. fig. 1 *b*.). Son *bord dorsal*, sorte de bourrelet faiblement recourbé que l'on appelle la *base de l'omoplate* (fig. 33 *h h*), forme avec le *bord oral* (ou cervical) un angle arrondi, l'*angle nuchal* (ou *supérieur*); ce bord s'unit au *bord caudal* (ou *costal*) sous un angle très accentué, l'*angle dorsal* (ou *inférieur*). L'angle nuchal se trouve au niveau des apophyses épineuses de la première et de la deuxième vertèbres dorsales, et l'angle dorsal, près du bord oral de l'extrémité dorsale de la cinquième côte. L'extrémité *ventrale* de l'omoplate (extrémité *articulaire, capitulum scapulæ*) se trouve au devant de la première côte, au niveau où elle s'unit avec son cartilage.

Le *bord cervical*, aigu, recourbé un peu en dehors, offre du côté de l'extrémité articulaire une excision, l'*échancrure scapulaire* (fig. 33 *k*). Le *bord costal*, presque droit, épais et arrondi, présente une *lèvre externe* et une *lèvre interne*; près de l'angle dorsal il s'y trouve une surface rugueuse, à laquelle s'attache le muscle grand rond (fig. 33 *i*). Près de l'extrémité articulaire et en dehors, on aperçoit des crêtes pour l'insertion de la longue portion du triceps brachial (ou long triceps); ce sont les *tubérosités sous-glénoïdiennes*. La rugosité que l'on trouve immédiatement au-dessus de la cavité articulaire est le *tubercule sus-glénoïdien postérieur*; il sert de point d'attache au muscle petit rond.

La base rugueuse de l'omoplate est recouverte d'une étroite bordure cartilagineuse, qui représente le *cartilage scapulaire*.

L'*extrémité articulaire* (*capitulum scapulæ*), séparée du reste de l'os par un étranglement ou col (*col de l'omoplate*) présente une *cavité glénoïde* peu profonde, aplatie (fig. 33 *f*), munie en dedans d'une légère échancrure et, du côté du cou, d'une apophyse triangulaire. Le bord de la cavité se prolonge ainsi du côté du cou en une *tubérosité sus-glénoïdienne* (fig. 33 *g* et fig. 34 *e*) à laquelle s'insère le muscle biceps. L'*apophyse coracoïde* (fig. 34 *f*) que l'on voit du côté interne de la tubérosité sert d'attache au muscle coraco-brachial; elle est très petite, presque rudimentaire.

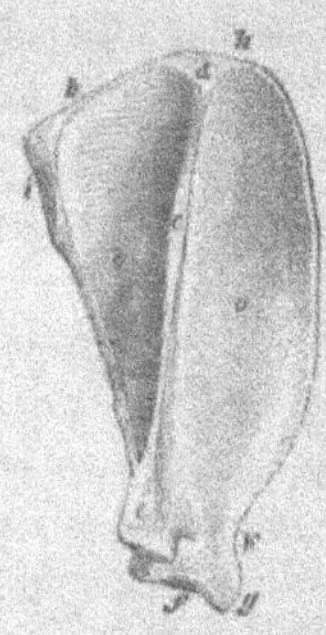

Fig. 33.

Omoplate (face externe). — *a*, Fosse sus-épineuse; *b*, fosse sous-épineuse; *c*, épine de l'omoplate; *d*, base de l'épine; *e*, surface de l'acromion; *f*, cavité glénoïde; *g*, tubérosité sus-glénoïdienne; *h*, base de l'omoplate; *i*, insertion du muscle grand rond; *k*, échancrure de l'omoplate.

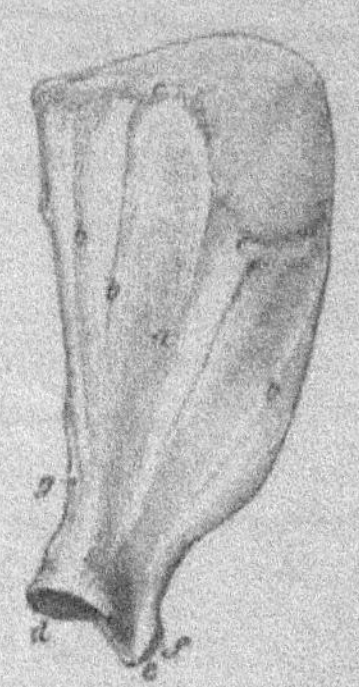

Fig. 34.

Omoplate (face interne). — *a*, fosse sous-scapulaire; *b*, côtes ou crêtes; *c*, saillies pour les insertions du muscle grand dentelé; *d*, cavité glénoïde; *e*, tubérosité sus-glénoïdienne; *f*, apophyse coracoïde rudimentaire; *g*, trou nourricier pour une branche nourricière de l'artère circonflexe humérale postérieure.

La *face interne* de l'omoplate est constituée en grande partie par la fosse *sous-scapulaire* tout à fait plate (fig. 34 *a*), pourvue de côtes ou crêtes longitudinales (fig. 34 *b*, *b*, *b*), auxquelles s'attachent les faisceaux du muscle sous-scapulaire. Vers l'angle nuchal et vers le bord cervical, on remarque une surface rugueuse (fig. 34 *c*, *c*) pour l'insertion des tendons du grand dentelé et du rhomboïde. Du côté ventral de la face interne, tout près du bord costal, se trouve un grand trou nourricier pour une branche nourricière de l'artère circonflexe humérale postérieure (fig. 34 *g*).

La face *externe* est divisée par une crête très élevée, l'*épine de l'omoplate* (fig. 33 *c*), en deux fosses presque d'égale grandeur; la *fosse sus-épineuse* et la *fosse sous-épineuse* (pour les muscles sus-épineux et sous-épineux). La fosse sus-épineuse (fig. 33 *a*), située vers le cou est un peu plus grande que la fosse sous-épineuse; elle se rétrécit vers l'angle nuchal; tandis que la fosse sous-épineuse (fig. 33 *b*), très large du côté dorsal, se rétrécit sensiblement vers l'articulation et se termine près du col de l'omoplate. L'épine de l'omoplate sert à l'insertion du trapèze, de l'angulaire de l'omoplate et du deltoïde. Elle commence à la base de l'omoplate par un espace triangulaire rugueux, la *base de l'épine* (fig. 33 *d*), monte rapidement à une hauteur considérable et tombe ensuite à pic près du col de l'omoplate; il se forme ainsi un angle, l'*acromion scapulaire* (auquel s'insère la portion acromiale du deltoïde), surmonté par la petite *apophyse crochue*. Tout près de l'acromion scapulaire, l'épine forme une surface triangulaire, la *surface acromiale* (fig. 33 *e*). Le bord qui tombe droit de l'acromion jusqu'au col se termine par l'*échancrure du col de l'omoplate* qui aboutit au col lui-même; sur la limite entre les deux se trouve un grand trou nourricier.

L'omoplate forme un angle de 110° avec l'humérus, et un angle de 30° avec le plan vertical mené à travers l'articulation et le tronc.

Différences suivant les races. Le rapport de la longueur de l'épine de l'omoplate à la largeur de la base de l'omoplate est en général comme 2 est à 1, sauf chez le *Basset* où le rapport est comme 4 : 3. L'*échancrure* de l'omoplate est peu profonde chez les Molosses, les Boull-Terriers, les Lévriers etc.; elle est petite chez les Chiens de chasse, à peine visible chez le Bouledogue et le Carlin. La *surface acromiale* est très marquée chez tous les chiens à forte musculature: elle est peu accusée ou manque totalement chez les chiens petits et faibles (Bouledogue, Levrette, Griffon-Singe, Boull-Terrier). L'*apophyse crochue* dépasse la cavité glénoïde chez le Dogue et les Chiens de chasse; elle est au même niveau chez le Bouledogue et le Boull-Terrier; elle n'atteint pas la cavité dans les autres races. Le *bord costal* est droit chez les Levrettes, les Lévriers, les Carlins; il est recourbé dans les autres races. Le *bord cervical* est fortement arqué chez presque tous les chiens. La *base de l'omoplate* forme une ligne droite chez la Levrette, le Lévrier et le Boull-Terrier; chez d'autres elle est convexe. Chez les Lévriers l'omoplate est longue et étroite, chez les Bassets elle est large et courte.

La *longueur* de l'omoplate est de 17 à 24 centimètres chez les Molosses et les Lévriers; de 13 à 14 centimètres chez les Chiens de chasse, les Bouledogues etc.; de 11 centimètres chez le Boull-Terrier, de 7 à 8 centimètres chez le Basset et le Carlin, de 8 centimètres chez la Levrette.

L'*humérus* est plus long que l'omoplate (le rapport est :: 8 : 7); le radius est aussi long ou même un peu plus long que l'humérus; mais le cubitus est plus long que l'humérus (Rapports entre l'humérus et le cubitus :: 17 : 20 ou 16 : 19; entre l'omoplate et le cubitus :: 7 : 10).

II. — OS DU MEMBRE SUPÉRIEUR PROPREMENT DIT.

HUMÉRUS [Section proximale du membre] (Fig. 35).

L'Humérus est relativement long chez le chien. Il est situé à côté du thorax (voy. fig. 1 *c*). Dirigé un peu obliquement il se trouve tout près du sternum et des quatre premières côtes, ou bien de leurs cartilages. Son bord proximal se trouve un peu au-devant de la première côte, au niveau où commence le cartilage de celle-ci, tandis que son bord distal va jusqu'à la hauteur de la quatrième ou de la cinquième côte. Si l'on suppose l'animal se tenant debout sur un plan horizontal, l'humérus sera légèrement dirigé vers les pieds par rapport au sternum. L'humérus forme avec l'omoplate un angle de 115° à 120°; il forme un angle de 30° environ, avec la verticale qui passe par l'articulation de l'épaule; et un angle de 150° environ avec le radius (ce dernier placé verticalement).

L'extrémité proximale se compose de la *tête humérale* (*a*), séparée du corps par un *col* (*b*); et de deux *tubérosités* (trochanters), séparées par une large *gouttière bicipitale* ou *sillon intertuberculaire* qui se trouve sur le bord interne et dans laquelle glisse le tendon du biceps. La *tubérosité externe*, *grosse tubérosité* ou *grand trochanter* (*d*) est la plus volumineuse; elle est située presque parallèlement au plan sagittal et dépasse la tête de l'humérus. Le muscle sous-épineux s'y attache. La *tubérosité interne*, *petite tubérosité* ou *petit trochanter*, moins développée, est située tout près et en dedans de la tête; on y trouve les insertions du muscle sous-scapulaire, du petit pectoral et d'une partie du

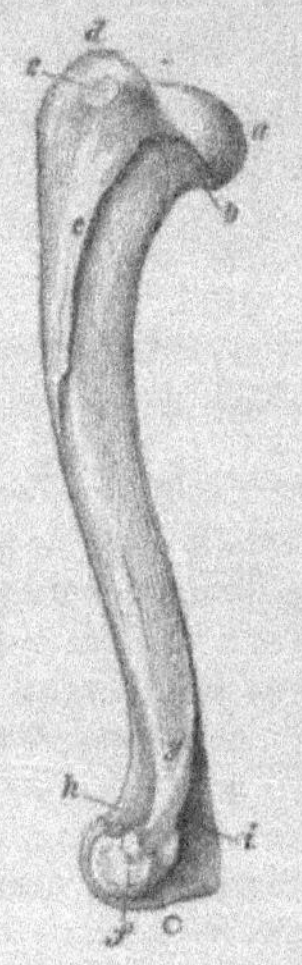

Fig. 35.

Humérus (vu du côté externe). — *a*, Tête de l'humérus; *b*, col de l'humérus; *c*, épine de l'humérus; *d*, grosse tubérosité ou grand throchanter; *e*, point d'insertion du muscle sous-épineux; *f*, épicondyle externe; *g*, épine condylienne externe; *h*, fosse sus-trochléenne antérieure; *i*, fosse sus-trochléenne postérieure.

sus-épineux. La grande tubérosité offre du côté externe une surface lisse, arrondie (*e*), pour l'insertion du muscle sous-épineux. Les nombreux trous nourriciers de l'extrémité proximale servent au passage des branches de l'artère circonflexe humérale postérieure. — Sur la moitié externe du col huméral se trouve encore une ligne rugueuse qui marque l'insertion de l'anconé postérieur et du brachial interne. Il n'y a pas de *col chirurgical*.

La diaphyse ou portion moyenne de l'os, très recourbée chez les Bassets, beaucoup moins chez les autres chiens, paraît un peu tordue en spirale, parce qu'elle est aplatie latéralement dans son tiers proximal tandis qu'elle est aplatie dans la direction caudo-nasale dans sa portion distale.

A la face externe se trouve une crête (*c*) qui commence à l'extrémité proximale de l'humérus, entre la tête et la grande tubérosité et qui représente ici l'*épine de l'humérus* (pour les insertions du muscle petit rond, du vaste externe ou anconé externe et du brachial interne). Cette épine se termine du côté du pied en une proéminence ou crête, à laquelle s'insère le muscle deltoïde et qui porte le nom de tubercule deltoïdien ou empreinte deltoïdienne; cette crête se dirige vers la surface d'insertion des extenseurs et se transforme ici, au milieu de l'humérus, en une ligne rugueuse, la *ligne* (ou *épine*) *de la grande tubérosité* (à laquelle s'attachent les muscles grand pectoral et delto-cléido-mastoïdien), qui vient de la grande tubérosité et se dirige sous forme d'une crête assez basse sur la face des extenseurs (ou face orale) jusqu'au bord interne de la trochlée. A la face palmaire de l'humérus se trouve une ligne rugueuse (la *ligne de la tête humérale*) qui va de la tête à l'extrémité distale de l'humérus. Là se trouve l'insertion du muscle brachial interne qui se fixe en outre à la ligne de la grande tubérosité et entre les deux lignes, dans un léger enfoncement (correspondant à la gouttière de torsion de l'homme?)

Vers le *tiers proximal* de la face interne, se trouve encore une ligne rugueuse (*ligne de la petite tubérosité*) qui va de la petite tubérosité dans la direction du cou et du pied; elle sert à l'insertion du grand rond, du grand dorsal, du coraco-brachial et de l'anconé interne ou vaste interne. Dans l'espace triangulaire qui se trouve entre cette ligne et l'épine de la grande tubérosité, vient se loger le biceps brachial. Quant à l'espace également triangulaire entre l'épine humérale et la ligne de la grande tubérosité, il reste libre dans la majorité des cas.

Au milieu, à peu près, de la face des fléchisseurs (ou face palmaire, caudale) de la diaphyse, on remarque un trou nourricier pour une branche nourricière de l'artère circonflexe humérale postérieure.

L'extrémité distale se termine par la *trochlée* dont la portion la plus volumineuse (externe) est articulée avec le radius et l'autre, plus petite (interne), avec le cubitus. Du côté proximal de la trochlée, et dans la direction caudale, se trouve une fosse profonde, la *fosse sus-trochléenne postérieure* (ou fosse olécranienne) (*i*), et dans la direction orale une fosse moins profonde, la *fosse sus-trochléenne antérieure* ou *cubitale* (fossette coronoïdienne) (*h*). La lamelle, très mince, entre les deux fosses, est le plus souvent perforée d'un *trou olécranien* fermé par une membrane ou une lame cartilagineuse. La trochlée est pourvue sur chacun de ses deux côtés latéraux, d'une proéminence en forme de bosse, l'*épicondyle externe* (ou des extenseurs) et d'une autre, l'*épicondyle interne* (ou des fléchisseurs). L'épicondyle interne, plus volumineux, destiné à l'insertion des fléchisseurs du poignet et des doigts, porte une apophyse spéciale pour l'attache du muscle rond pronateur. C'est à l'épicondyle externe que naissent la plupart des extenseurs du poignet et de la main. Les deux condyles sont très bosselés et présentent des alternances de petites éminences et de surfaces rugueuses servant aux insertions des divers tendons musculaires.

Du côté caudal de chacun des condyles, se dirige vers l'épaule une crête correspondante. La *crête condylienne externe* sert à l'insertion du muscle extenseur radial du carpe et du petit anconé; *la crête condylienne interne* fournit l'attache au muscle brachial interne (en partie); les deux crêtes convergent vers l'épaule.

Les *bords* des deux fosses sus-trochléennes forment deux lignes convergentes qui s'unissent bientôt et disparaissent en s'égalisant avec la surface de la diaphyse.

Variations suivant les races. L'humérus est long, grêle et peu tordu chez les Lévriers, les Chiens d'arrêt, les Chiens de chasse; il est plus fort chez les Molosses, quoique toujours peu tordu. Chez les Bassets il est court, large et fortement tordu, de sorte que l'épicondyle devient presque oral. La fosse olécranienne n'est pas perforée généralement chez les Bassets et les Boull-Terriers.

La longueur de l'humérus chez les grands chiens est de 19 à 24 centimètres; chez les moyens de 12 à 15 centimètres; et chez les petits (Basset, Carlin, Levrette) de 6,5 à 9 centimètres.

AVANT-BRAS (SECTION DISTALE DU MEMBRE SUPÉRIEUR)
(Fig. 36).

L'avant-bras qui repose presque verticalement sur le sol (voy. fig. 1 *c* et *d*) est formé de deux os situés tout près l'un de l'autre, le *radius* et le *cubitus*. Ces deux os sont articulés à leur extrémité distale et à leur extrémité proximale; ils sont par conséquent mobiles l'un sur l'autre; dans le reste de leur étendue ils sont réunis par une membrane interosseuse qui s'étend entre eux fermant ainsi la *fente interstitielle* ou *l'espace interosseux de l'avant bras*. L'extrémité proximale du cubitus dépasse celle du radius; les extrémités distales des deux os s'articulent avec les os du carpe.

1. RADIUS (Fig. 36 A).

La diaphyse, aplatie dans le sens sagittal, est un peu recourbée du côté dorsal; elle est pourvue de saillies latérales bien marquées; sa face dorsale est courbe, lisse; tandis que sa face palmaire est droite ou légèrement concave et rugueuse. On remarque sur cette dernière face, en dehors, une crête longitudinale rugueuse, la *crête interosseuse*, à laquelle s'insère le muscle carré pronateur; puis vers son tiers proximal, un trou nourricier pour un vaisseau nourricier du rameau interosseux de l'artère interosseuse; enfin, plus loin encore, dans la direction distale, entre la crête et le bord externe, une rugosité allongée pour l'articulation avec le cubitus. Le bord interne, légèrement concave, rugueux du côté proximal, reçoit les insertions du carré pronateur et du rond pronateur.

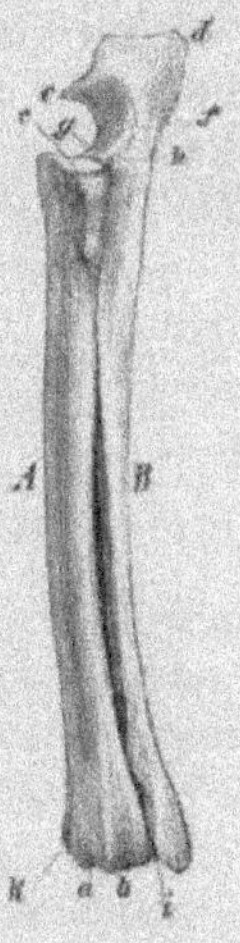

Vers l'extrémité distale, le corps du radius devient presque cylindrique par suite de l'effacement de ses bords.

L'*extrémité proximale* est constituée par une *tête*, réunie au corps par le *col*; on y trouve deux facettes articulaires : une facette proximale, peu profonde, horizontale (fossette *de la tête radiale*) (*c*), qui s'articule avec la portion externe de la trochlée; et une autre facette, palmaire, verticale, convexe, séparée de la précédente par un rebord aigu destiné à l'articulation avec le cubitus. — Directement du côté distal du col, se trouve sur le bord externe, un tubercule pour l'insertion du ligament externe et, sur le bord interne, une surface rugueuse (*tubérosité radiale*), à laquelle s'attachent les tendons terminaux du biceps et du brachial interne.

L'*extrémité distale* est beaucoup plus volumineuse que le corps

Fig. 36.

RADIUS ET CUBITUS (vus du côté dorso-externe). — *A*, radius; *B*, cubitus; *a*, coulisse du muscle extenseur radial du carpe; *b*, coulisse du m. extenseur commun des doigts; *c*, fossette de la tête radiale; *d*, olécrane; *e*, bec de l'olécrane; *f*, grande cavité sigmoïde; *g*, apoph. coronoïde; *h*, petite cavité sigmoïde; *i*, coulisse entre le radius et le cubitus pour le passage du muscle extenseur externe des doigts; *k*, coulisse du muscle long abducteur et court extenseur du pouce.

de l'os et l'extrémité proximale. Elle présente une surface horizontale dont le bord interne s'avance légèrement du côté distal (*apophyse styloïde du radius*) ; puis, une surface articulaire peu profonde, pour l'articulation avec l'os radial du carpe (scaphoïde) ; enfin, sur le bord externe, une fosse plate recouverte de cartilage (*échancrure cubitale du radius*), qui s'articule avec le cubitus. Les deux bords latéraux de l'extrémité distale forment des crêtes proéminentes. A la face dorsale se trouvent trois gouttières, dont l'externe (*b*) est destinée au tendon de l'extenseur commun des doigts, la moyenne (*a*) à l'extenseur radial du carpe, et l'interne, très étroite (*k*), au muscle long abduteur et court extenseur du pouce. Dans la coulisse (*i*) qui se trouve entre le radius et le cubitus, glisse le tendon du muscle extenseur externe des doigts. A la face dorsale du radius et en dehors, se trouvent les muscles extenseurs ; à la face palmaire et à la face interne, les fléchisseurs du carpe et de la main.

2. CUBITUS (Fig. 36 B).

Le cubitus croise la face palmaire du radius se dirigeant vers le côté externe et distal ; il recouvre presque complètement la partie proximale du radius. Son extrémité proximale, située du côté palmaire par rapport au radius, dépasse celui-ci et forme l'*olécrane* (*b*), qui fait saillie du côté dorsal et palmaire et auquel s'attachent les muscles anconés ou muscles du triceps brachial. L'olécrane se trouve tout près du thorax, dans le même plan que la quatrième côte et dans le même plan horizontal que la face extérieure du sternum.

Le bord proximal de l'extrémité proximale forme, du côté oral, une rainure délimitée par deux lèvres et dans laquelle passent les tendons du muscle long anconé ou longue portion du triceps brachial et du muscle anconé postérieur. Ce bord se prolonge ensuite en une crête légèrement concave, qui forme le *bec de l'olécrane* (*e*) fortement proéminent. Près de ce bec se trouve la *grande cavité sigmoïde du cubitus* (*f*) qui s'élargit en bas et qui est divisée en deux facettes par une crête longitudinale basse et arrondie ; cette échancrure, tapissée de cartilage fait partie de l'articulation cubito-humérale. Son bord dorsal est muni de deux prolongements : un prolongement interne assez petit, et un prolongement externe plus grand, l'*apophyse coronoïde* (*g*). Entre les deux, se trouve une surface articulaire concave posée verticalement et qui sert à l'articulation avec le radius (*échancrure radiale de l'olécrane* ou *petite cavité sigmoïde*) (*h*). Du côté distal de cette échancrure se trouve une fosse peu profonde avec un rebord latéral où vient se loger le radius dans la flexion exagérée de l'avant-bras,

Le corps ou diaphyse du cubitus est rugueux, légèrement recourbé
(convexe en avant); il s'amincit vers l'extrémité distale et présente
une large gouttière du côté dorsal. Vers l'extrémité proximale, le
corps est aplati et présente trois bords, tandis que vers l'extrémité
distale il est presque cylindrique. La face interne de la portion proximale offre tout près de l'apophyse coronoïde une *tubérosité du
cubitus*, très marquée, à laquelle s'insèrent le biceps et le brachial
interne. La face externe est pourvue de crêtes longitudinales, de
fossettes et de trous et présente, à peu près vers son milieu, une proéminence rugueuse dirigée vers le cou (*tubercule du cubitus*, pour
l'union avec le radius). Les crêtes longitudinales de la partie distale
du corps servent à l'insertion du muscle long abducteur du pouce.
Les crêtes ou côtes dorso-externes du cubitus représentent les *crêtes
interosseuses*. L'extrémité distale se termine par une pointe mousse
et dépasse le bord externe du radius (*apophyse styloïde du cubitus*); elle
offre une surface articulaire pour la réception de l'os cubital du
carpe ou pyramidal. A la face dorso-interne se trouve encore un
espace libre au point de réunion avec le radius.

Différences suivant les races. L'avant-bras est très long, grêle et légèrement
convexe chez les Lévriers. L'espace interosseux ne s'aperçoit qu'au milieu du
membre. Dans d'autres races, l'avant-bras, tout en conservant la même configuration générale, est plus massif, plus volumineux. Chez le Carlin et le Bouledogue
il est fort, chez le Boull-Terrier et autres races, très peu recourbé. Chez les Bassets, il est court et massif; son extrémité distale se dirige vers celle de l'avant-
bras du côté opposé. L'espace interosseux est très large et s'étend presque sur la
longueur totale de l'avant-bras; le cubitus se trouve en partie en dehors du radius;
l'extrémité distale du radius est également dirigée en dehors.

La longueur du radius est de 19 à 24 ou 25 centimètres chez les grands chiens;
de 14 à 15 chez les chiens moyens, et de 6,5 à 9 centimètres chez les petits chiens.
La longueur du cubitus est de 23 à 30,5 centimètres pour les grands chiens, de 14 à
17 pour les moyens et de 8 à 11 pour les petits.

III. — OS DE L'EXTRÉMITÉ DU MEMBRE

OU OS DE LA MAIN (Fig. 37).

L'extrémité du membre supérieur est formée par la réunion du
carpe, du *métacarpe* et des *phalanges*. Le carpe est formé de sept os,
le métacarpe qui lui fait suite à cinq rayons; il se termine par les cinq
doigts ou orteils à trois articles chaque; le doigt le plus interne est
rudimentaire. Comme il n'y a pas de pouce opposable, on peut, en
parlant du chien, remplacer le mot « main » par celui de « pied » ou
de « patte » ainsi que le mot « doigt » par le mot « orteil ».

CARPE OU OS DU POIGNET

Le carpe est formé de sept os, disposés en deux rangées : trois os à la rangée proximale et quatre à la rangée distale. Les os de la *rangée proximale* sont, en allant de dedans en dehors : le scaphoïde (os radial du carpe) (₃), le pyramidal (os cubital du carpe) et l'accessoire ou pisiforme (₅), situé du côté palmaire par rapport au pyramidal. Les os de la *rangée distale* sont, toujours en allant de dedans en dehors : le premier carpal (trapèze), le deuxième carpal (trapézoïde) (₆), le troisième carpal (grand os) (₇) et le quatrième carpal (os crochu) (₈). Il n'y a pas d'os intermédiaire (semi-lunaire) de la première rangée, ni d'os central du carpe.

RANGÉE PROXIMALE

L'os *radial du carpe* (*os médian, scaphoïde*) (₃) présente deux surfaces articulaires, une proximale, ondulée, destinée à l'articulation avec le *radius* (₁), et une autre, distale, divisée en trois sections qui s'articulent avec l'os crochu (₈), le grand os (₇) et le trapézoïde (₆). Il possède en outre une surface revêtue de cartilage pour l'articulation avec le trapèze, et une autre vers l'extrémité externe pour l'articulation avec le pyramidal (₄). L'extrémité interne de l'os, en forme de crochet, se trouve placée au devant du radius.

Os cubital du carpe (pyramidal) (₄). De forme quadrangulaire et irrégulière, il est muni d'une forte apophyse qui s'étend, du côté palmaire et distal, jusqu'au cinquième métacarpien (₁₃). Il s'articule avec le cubitus (₂), avec le pisiforme (₅), le scaphoïde (₃), l'os crochu (₈) et le cinquième métacarpien (₁₃). Le radial et le cubital forment ensemble une sorte de tête articulaire qui s'adapte aux extrémités des os de l'avant-bras.

Os accessoire (pisiforme) (₅). Situé en dehors et du côté palmaire du carpe, il présente la forme d'un cylindre légèrement renflé vers ses deux extrémités ; il est deux fois plus long qu'épais. On y trouve une

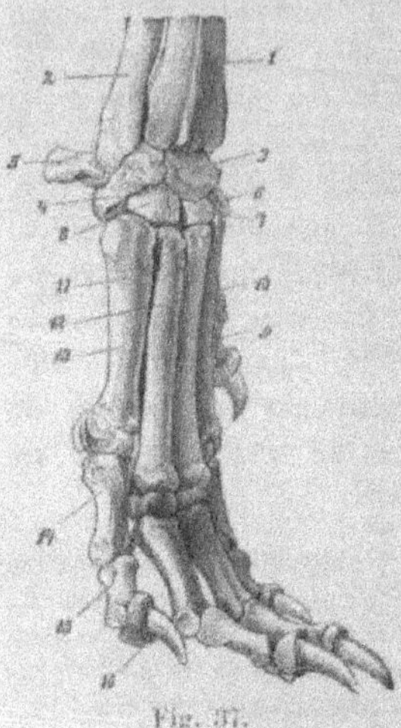

Fig. 37.

EXTRÉMITÉ DU MEMBRE THORACIQUE (vue du côté dorsal et externe). D'après LEISERING. — 1, radius ; 2, cubitus ; 3, os radial du carpe (scaphoïde) ; 4, os cubital du carpe (pyramidal) ; 5, os accessoire (pisiforme) ; 6, deuxième carpal (trapézoïde) ; 7, troisième carpal (grand os) ; 8, quatrième et cinquième carpaux (os crochu) ; 9-13, os du métacarpe (Mc₁ à Mc⁵) ; 14, première phalange ; 15, deuxième phalange ; 16, troisième phalange du cinquième doigt.

surface presque plane pour l'articulation avec le cubital (₅) et une autre pour l'articulation avec le cubitus (₆). — Le muscle fléchisseur cubital du carpe s'y insère.

RANGÉE DISTALE

Premier carpal (trapèze). C'est le plus petit des os du carpe; c'est aussi celui qui est situé le plus en dedans. Il s'articule par des facettes spéciales avec le premier métacarpien (₉) avec le scaphoïde (₃) et le trapézoïde (₆).

Deuxième carpal (trapézoïde) (₆). Il a la forme d'un coin et s'articule avec le deuxième métacarpien (₁₀), le scaphoïde (₃), le grand os (₇) et le trapèze.

Troisième carpal (grand os) (₇). Il est comprimé latéralement et s'articule avec le scaphoïde (₃), le troisième métacarpien (₁₁), l'os crochu (₈) et le trapézoïde (₆).

Quatrième carpal réuni au cinquième carpal (os crochu ou unciforme) (₈). C'est l'os le plus volumineux de la rangée distale du carpe; il a la forme d'un coin dont le tranchant est dirigé du côté palmaire. Il s'articule avec le scaphoïde (₄), le grand os (₇), le quatrième et le cinquième métacarpiens (₁₂ et ₁₃).

Outre ces os, on trouve toujours du côté interne du carpe un petit os arrondi situé du côté proximal par rapport au premier métacarpien et deux petits os sésamoïdes plats dans les tendons musculaires, du côté palmaire. La largeur du carpe est de 6, 8 ou 9 centimètres chez les chiens de grande taille; de 4 à 6 centimètres chez les chiens de taille moyenne et de 3 à 3,5 centimètres chez les petits chiens.

MÉTACARPE (Fig. 37₉₋₁₃).

Le métacarpe est constitué par cinq os longs, cylindriques, légèrement renflés vers les deux extrémités, que l'on désigne en allant de dedans en dehors, par la lettre Mc (métacarpien) avec un exposant : Mc₁ — Mc₅. Son extrémité proximale, recourbée du côté palmaire et dorsale (la *base*) s'articule avec les os du carpe dans l'ordre suivant :

Mc₁ (₉) avec le trapèze.
Mc₂ (₁₀) — trapézoïde (₆).
Mc₃ (₁₁) — grand os (₇).
Mc₄ (₁₂) — l'os crochu (₈).
Mc₅ (₁₃) — l'os crochu (₈) et le pyramidal (₄).

L'extrémité distale (*capitulum*) s'articule avec les phalanges. La longueur des métacarpiens est variable. Le *premier métacarpien*

(métacarpien du pouce) est le plus grêle et le plus court; le troisième et le quatrième sont les plus longs et s'avancent le plus du côté du pied, tandis que leur extrémité proximale est dépassée un peu par les extrémités des Mc_2 et Mc_5; la longueur du Mc_1 est à celle du Mc_3 ou Mc_4 comme 1 : 3.

La forme des métacarpiens est en général cylindrique; cependant le troisième et le quatrième sont presque des prismes à quatre faces, tandis que le deuxième et le cinquième sont presque des prismes à trois faces; le premier métacarpien est arrondi. — Le troisième métacarpien, Mc_3 ainsi que le quatrième Mc_4, présentent vers leur extrémité proximale, des deux côtés, des petites facettes articulaires pour la réunion avec les métacarpiens voisins. Le deuxième métacarpien Mc_2 et le cinquième Mc_5 ne possèdent de facettes analogues que du côté interne. On rencontre de semblables facettes également vers l'extrémité distale, des deux côtés, aux Mc_3 et Mc_4; du côté interne seulement, aux Mc_2 et Mc_5. La surface articulaire distale forme une *trochlée;* celle-ci est divisée en deux parties par une crête saillante située près du premier métacarpien. Proximalement par rapport à la trochlée se trouve, du côté dorsal, un enfoncement, et des deux côtés, une fosse circulaire (sauf sur le côté externe des Mc_2 et Mc_5). — Les espaces entre les métacarpiens portent le nom d'*espaces interosseux métacarpiens.*

A l'extrémité *proximale* du Mc_5 se trouve l'insertion du tendon de l'extenseur cubital du carpe; à l'extrémité proximale du Mc_2 + Mc_3, du côté palmaire, l'insertion du tendon du fléchisseur radial du carpe et du côté dorsal, les insertions des tendons de l'extenseur radial du carpe. Quant au Mc_1, on y trouve l'insertion du long abducteur du pouce.

PHALANGES DES DOIGTS (Fig. 37 13—16)

Le squelette de chaque doigt ou orteil se compose d'une série de trois pièces : *première phalange (basilaire)* (14), *deuxième phalange (moyenne)* (15) et *troisième phalange (terminale)* (16), sauf pour le premier doigt, le plus interne, qui n'a que deux pièces, par suite de la fusion de la phalange basilaire avec le premier métacarpien. D'ailleurs, la forme de l'extrémité articulaire distale de ce métacarpien ne ressemble point à celles des autres, mais aux extrémités des premières phalanges des doigts. La deuxième et la troisième phalanges du premier doigt sont petites, de sorte que l'extrémité distale de ce doigt atteint à peine l'extrémité distale du Mc_2. Par suite de la différence dans la longueur de la première et de la deuxième phalanges des doigts, le troisième et le quatrième doigts sont plus longs que le deuxième et le cinquième; ces deux derniers sont presque égaux entre

eux, ainsi que les deux premiers. La première phalange et la
deuxième sont des cylindres qui se rapprochent d'un prisme à quatre
faces ; elles présentent du côté proximal une surface articulaire concave,
échancrée du côté palmaire. Vers le bout distal on y remarque un
bourrelet articulaire, fortement recourbé du côté palmaire dans la
direction proximale. A la face palmaire de la première phalange se
trouvent deux crêtes rugueuses pour l'at-
tache des ligaments transversaux des tendons du fléchisseur. La deuxième phalange
est un peu plus courte que la première.
Elle possède à son extrémité proximale et
du côté dorsal une fossette où vient se
loger la troisième phalange dans l'extension exagérée des doigts. C'est aux deuxièmes phalanges que s'insèrent les tendons
du fléchisseur superficiel des doigts. La
troisième phalange (fig. 38 *d*) a la même
longueur dans tous les quatre doigts ; recourbée en crochet elle a la forme d'une
griffe ou bien d'un cône un peu comprimé
latéralement et convexe du côté dorsal,

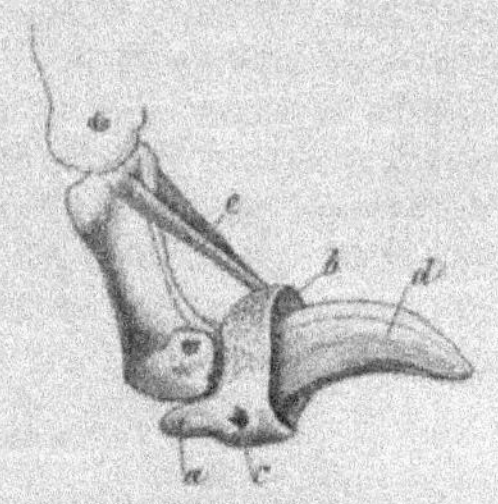

Fig. 38.

DEUXIÈME ET TROISIÈME PHA-
LANGES. D'après SIEDAMGROTZKY.
— *a*, tubercule en bille ; *b*, repli
osseux ; *c*, trou de la plante ; *d*,
troisième phalange ; *e*, ligment
dorsal.

concave vers le sol. Les tendons des deux extenseurs des doigts et du
fléchisseur profond des doigts s'insèrent à cette phalange.

Tout près de la surface articulaire de cette phalange, surgit une
lamelle osseuse qui entoure l'extrémité proximale de l'os et forme un
rebord osseux (fig. 38 *b*) destiné à loger la base de la griffe. Du côté
palmaire se trouve vers l'extrémité proximale un renflement (le tubercule en bille) auquel s'attachent les tendons des fléchisseurs (fig. 38 *a*) ;
au voisinage, on remarque de chaque côté un trou (le trou de la
plante du pied) (fig. 38 *c*) par lequel passe un vaisseau nourricier.

OS SÉSAMOÏDES

Du côté *palmaire*, sur les bourrelets articulaires des métacarpiens,
on trouve dix os sésamoïdes, soit deux par chaque métacarpien ; les
internes sont les plus petits ; en outre, entre la deuxième phalange
et la troisième, se trouve un fibro-cartilage représentant un petit os
sésamoïde. Du côté *dorsal* sur l'articulation métacarpo-phalangienne,
et assez souvent sur l'articulation de la première phalange avec la
deuxième, se trouvent un os sésamoïde par articulation : en tout,
huit osselets lenticulaires qui se fusionnent avec les tendons de
l'extenseur commun des doigts.

Ligaments du membre thoracique.

LIGAMENTS DE L'ARTICULATION DE L'ÉPAULE

L'articulation de l'*épaule* est constituée uniquement par une *capsule articulaire*. Cette capsule est fixée d'un côté au pourtour de la cavité glènoïde de l'omoplate, et de l'autre, à l'humérus, et notamment au bord libre de la tête articulaire, ainsi qu'aux faces de la grosse et de la petite tubérosités qui sont tournées vers cette tête. La capsule envoie, en outre, des faisceaux dans la gouttière bicipitale, sous le ligament annulaire du biceps; ces faisceaux s'épanouissent dans le tendon et mêmes dans les fibres musculaires pour se confondre finalement avec l'aponévrose externe du biceps. Ordinairement il se détache de la face externe de la capsule articulaire une forte bande fibreuse qui s'insère à l'acromion. En outre, on rencontre souvent des bandes fibreuses entre l'acromion et la tubérosité sus-glénoïdienne de l'omoplate (*ligament coraco-acromial*).

LIGAMENTS DE L'ARTICULATION DU COUDE

1. *Ligament capsulaire.* C'est un manchon assez gros qui s'insère : 1° à l'*humérus*, et notamment aux bords latéraux de la trochlée et aux environs des fosses sus-trochléennes (antérieure et postérieure); 2° au *radius*, autour de la facette articulaire de la tête radiale à un demi-centimètre ou à un centimètre cependant de cette dernière; 3° au *cubitus*, notamment aux bords de la grande et de la petite cavités sigmoïdes. — De tous les côtés la capsule est renforcée par les *ligaments latéraux*. On trouve dans l'intérieur du manchon fibreux, surtout dans les fosses sus-trochléennes, antérieure et postérieure, des matières graisseuses et mucilagineuses.

2. *Ligament interne.* Il naît à l'épicondyle interne de l'humérus, se dirige vers la patte par dessus l'articulation et se divise au niveau de cette articulation en deux faisceaux : Le faisceau oral va s'insérer au bord interne de la portion proximale de l'épiphyse du radius, tandis que le faisceau aboral plonge dans l'espace interosseux et s'attache simultanément au radius et au cubitus.

3. *Ligament externe.* Il est formé de deux portions, soudées à leur point d'origine, à l'épicondyle externe de l'humérus, mais distinctes et séparées au niveau de l'articulation. La portion orale se dirige vers le bord externe du radius pour s'insérer à une proéminence située du côté distal par rapport au col; la portion aborale s'épanouit en éventail pour s'attacher au bord dorso-ventral du cubitus au même niveau que la portion orale.

4. *Ligament annulaire.* C'est une série de bandes fibreuses dont le rôle est de renforcer les fibres de la capsule du côté de la surface de flexion de l'articulation. Les bandes commencent aux tubérosités externes du radius et se dirigent du côté distal, à partir de la facette articulaire de la tête radiale à travers la surface dorsale du radius jusqu'aux tubérosités internes de cet os où elles se soudent avec les tendons du biceps et du brachial interne; elles se prolongent même jusqu'au cubitus. En outre, certaines fibres du ligament annulaire s'épanouissent vers l'humérus où on peut les poursuivre jusqu'à l'insertion du ligament capsulaire de cet os.

ARTICULATIONS RADIO-CUBITALES

1. *Ligament interosseux.* Il est constitué par les faisceaux fibreux qui remplissent l'espace interosseux.

2. *Ligament palmaire de l'avant-bras.* C'est une bandelette ronde, nettement circonscrite et élastique, qui part de la face interne de l'épicondyle interne de l'humérus vers le bord dorso-interne du cubitus ; elle passe droit par dessus le bec de l'olécrane. Elle est recouverte de masses adipeuses qui se trouvent dans le creux du coude.

ARTICULATIONS DU CARPE

La réunion des os du carpe à l'avant-bras et au métacarpe est assurée par deux articulations élastiques (dont une entre l'avant-bras et la rangée proximale, et une autre entre les deux rangées du carpe) et par une articulation rigide (entre la rangée distale du carpe et le métacarpe). Chacun des os du carpe est réuni à son voisin par une articulation rigide et cependant leur mobilité les uns sur les autres est plus grande que chez les autres animaux. Les os de la rangée proximale constituent par leur ensemble une articulation condyloïde.

A. Ligaments communs à tous les os du carpe.

Ligament capsulaire commun du carpe. Il forme les trois capsules pour les trois articulations énumérées plus haut ; du côté dorsal, il présente des cloisons qui délimitent les coulisses où passent les tendons des extenseurs. Du côté palmaire il s'attache à l'os accessoire du carpe (ou pisiforme). Les deux capsules distales sont réunies entre elles par des orifices.

Ligament latéral du cubitus et *ligament long latéral du radius.* Ces deux ligaments, dont le premier est situé en dehors et le second en dedans du carpe, sont faiblement développés chez le chien ; souvent même ils manquent complètement. Ils naissent sur le radius et sur le cubitus et se terminent sur les os les plus internes et les plus externes du carpe, en confondant leurs faisceaux avec ceux du ligament capsulaire.

B. Ligaments spéciaux.

Les ligaments de ce groupe réunissent soit les os de chaque rangée du carpe entre eux (*ligaments interosseux*), soit les os de l'une des rangées avec ceux de l'autre (*ligaments intercarpiens*). On y ajoute encore les ligaments servant à réunir les os carpiens avec les os sésamoïdes qui se trouvent du côté palmaire du carpe. Les ligaments intercarpiens sont plus nombreux chez le chien que chez n'importe quel autre animal domestique. On désigne ces ligaments d'après leur origine et leur terminaison, ce qui permet de les grouper sous trois chefs : les *ligaments palmaires*, les *ligaments latéraux* et les *ligaments dorsaux du carpe*.

Parmi les *ligaments palmaires* on peut citer par exemple : une bandelette allant du cubitus au radial (scaphoïde) ; une autre allant du radius au cubital (pyramidal) ; une troisième dirigée de l'accessoire (pisiforme) vers le quatrième carpal (os crochu) *ligament pisi-unciformien, ligamentum piso-hamatum*) ; une bande qui relie le troisième carpal (grand os) et le quatrième carpal (os crochu) à l'accessoire (*ligamentum piso-capitatum*) ; les masses ligamenteuses qui s'étendent de l'accessoire au radial et de l'accessoire au premier carpal (trapèze) et au second carpal (trapézoïde) (*ligament pisi-métacarpien, ligamentum piso-métacarpeum*) ; une bande située entre le radial (scaphoïde) d'une part, et le premier carpal (trapèze), le deuxième carpal (trapézoïde) et le deuxième métacarpien de l'autre (*court ligament latéral radial inférieur*).

Parmi les ligaments *latéraux* nous nommerons : une bandelette allant du radius au radial (scaphoïde) (*court ligament latéral radial supérieur*); une autre, allant du cubitus au cubital (pyramidal) (*court ligament latéral cubital supérieur*); une troisième, allant de l'accessoire (pisiforme) au cubital (*ligament pisi-cubital*); enfin une bande qui relie l'accessoire au cinquième métacarpien.

Parmi les *ligaments dorsaux* il faut citer : une bandelette allant du radius au cubital (pyramidal); une autre, qui va du cubital au quatrième carpal (os crochu); une troisième qui va du quatrième carpal au cinquième métatarsien; celle qui va du radial (scaphoïde) au troisième carpal (grand os); celle qui unit le troisième carpal aux troisième et au quatrième métatarsiens; celle qui relie le radial au cubital; enfin les bandes entre le premier carpal (trapèze) et le deuxième (trapézoïde), entre le deuxième (trapézoïde) et le troisième (grand os), entre le troisième (grand os) et le quatrième (os crochu).

On peut préparer sur le cadavre encore plusieurs autres bandelettes; mais il nous semble fastidieux de les énumérer et décrire toutes. Leur description détaillée ne pourrait trouver place que dans une monographie complète de la main. Il faut cependant remarquer que les ligaments du côté palmaire (*ligamenta carpi volaria s. profunda*) sont beaucoup plus forts, que ceux du côté dorsal. Ils sont dirigés tantôt droit au travers de l'axe du membre, tantôt ils décrivent des arcs ou sont rayonnés, etc. Ce qui frappe surtout, c'est l'absence complète, du côté dorsal, du *ligament rhomboïde* de l'homme, c'est-à-dire de la bande allant obliquement et de dedans en dehors du radius au cubitus. Du côté palmaire du carpe on voit de fortes masses ligamenteuses aller superficiellement de l'os accessoire au tubercule du radial et au premier carpal (*ligament palmaire transverse du corps*). Ces masses se réunissent à l'aponévrose et traversent comme un pont le canal dans lequel sont logés les tendons des fléchisseurs des doigts (voy. la description de ces derniers).

LIGAMENTS DU MÉTACARPE.

Pour la réunion du métacarpe avec le carpe voy. plus haut.

Entre les métacarpiens, du deuxième au cinquième, on voit tendues les bandes fibreuses (*ligamenta interossea*), qui n'empêchent cependant pas le mouvement de chacun des os du métacarpe pris isolément.

1. Articulations métacarpo-phalangiennes.

Les surfaces articulaires distales des métacarpiens présentent un condyle du côté dorsal et une crête du côté palmaire; *cinq capsules articulaires* entourent ces articulations. Les faisceaux capsulaires sont renforcés par un *ligament latéral cubital* et par un *ligament latéral radial*, les deux bifides. Le ligament capsulaire, contracte des adhérences du côté dorsal avec les tendons des extenseurs et forme ici de petites cloisons intertendineuses.

Les *os sésamoïdes palmaires*, groupés par deux, sont unis entre eux par une bandelette transversale (*ligamenta ossium sésamoïdeorum transversum*). Cette bandelette est dure comme du cartilage; elle est constituée par de courtes fibres dirigées transversalement et adhérant intimement à chacun des os sésamoïdes. La fixation de ces os au métacarpe et à la première phalange est assurée par des bandelettes latérales (*ligamenta lateralis ossium sésamoïdeorum ulnare et radiale*). Ces bandelettes prennent leur origine sur les surfaces externes des os sésamoïdes et vont aux fossettes d'insertions ligamenteuses des métacarpiens et de la première phalange. Nous n'avons pu constater la présence ni de *ligament pal-maire droit* ni de *ligament cruciforme des os sésamoïdes.*

Quant aux *os sésamoïdes dorsaux*, ils sont maintenus en place chacun par un ligament, qui part de leur bord distal vers la face dorsale de la deuxième phalange, ainsi que par un ou plusieurs faisceaux tendineux qui se détachent du tendon de l'extenseur commun des doigts ou du muscle interosseux et qui se fixent aux parties proximales des os sésamoïdes.

2. Articulations des phalanges entre elles.

a. Union de la première avec la seconde phalange. Il y a quatre articulations, mais pas de bandelettes interdigitales.

1. *Ligament capsulaire.* Épais et cartilagineux du côté dorsal, ce ligament devient très mince du côté palmaire. Il est uni par quelques faisceaux aux tendons des extenseurs, aux tendons des fléchisseurs et aux ligaments latéraux.

2. *Ligaments latéraux, cubital et radial.* Les deux ligaments latéraux naissent dans les fossettes des insertions ligamenteuses de la première phalange et se ter-minent aux tubercules, destinés aux mêmes insertions, de la deuxième phalange.

b. Articulation de la deuxième phalange avec la troisième. La deuxième phalange forme deux proéminences articulaires; la troisième phalange forme une cavité articulaire. Il n'y a point d'os sésamoïdes à cette articulation. Les ligaments sont au nombre de cinq : un *ligament capsulaire*, deux *ligaments latéraux* (cubital et radial) et deux *ligaments dorsaux* (cubital et radial) (fig. 38 *c*). Ils naissent sur les faces latérales de la deuxième phalange et se dirigent vers l'extré-mité proximale de la troisième (au repli osseux). Au deux doigts moyens les bande-lettes qui sont dirigées l'une vers l'autre sont les plus fortes; tandis qu'au cinquième doigt c'est le ligament dorsal cubital et au deuxième, le ligament dorsal radial qui sont les plus vigoureux. La bande élastique est souvent pourvue d'un faisceau accessoire qui vient de la fossette ligamenteuse distale de la deuxième phalange.

C. — Os du membre abdominal ou pelvien.

I. — LA CEINTURE PELVIENNE OU BASSIN

La ceinture pelvienne est formée de deux *os du bassin* (*os innomés, os coxaux ou pelviens*) situés dans le plan parallèle au plan sagittal; ils se réunissent du côté ventral en une *symphyse pubienne* et en une *symphise ischiatique*. Il résulte de cette disposition une lame osseuse, la base ou plancher du bassin; de chaque côté de cette lame se trouve une grande ouverture, le *trou ovale* ou *trou obturateur*. En dehors de cet orifice, on remarque au point de la réunion de l'os iliaque, du pubis et de l'ischion, la *cavité cotyloïde* (*acetabulum*) dans laquelle vient se loger la tête de l'humérus. La surface articulaire, hémisphérique, est recouverte de cartilage. Son fond, très rugueux, porte le nom de l'*arrière-fond de la cavité cotyloïde* (*fossa acetabuli*);

il se prolonge sous forme d'*échancrure cotyloïdienne* qui perce le bord
de la cavité articulaire et se dirige en dedans et du côté de la queue,
vers l'ischion. Cette échancrure est transformée en un orifice par
des faisceaux fibro-cartilagineux qui passent au-dessus.

La lame ventrale, la base ou plancher du bassin, est formée par
les os pairs, pubis et ischion. Ces os se rencontrent dans la cavité
cotyloïde avec l'ilion dirigé dorsalement, qui complète latéralement
la fermeture de la cavité pelvienne. La face dorsale de la base du
bassin est légèrement concave; la face ventrale est au contraire convexe, bombée, et proémine en dedans sous forme de crête émoussée,
parce que les deux os qui ferment la ceinture sont beaucoup plus épais
à l'endroit de la symphise que latéralement.

Les os innomés constituent la partie essentielle de la paroi osseuse
(parois ventrale et latérale) de la cavité pelvienne dans laquelle se
trouvent la vessie, le rectum et une partie des organes génitaux. La
paroi dorsale de cette cavité est constituée par les dernières vertèbres
lombaires, le sacrum et les premières vertèbres caudales. Le bassin
est délimité en outre latéralement et du côté caudal par les muscles
et par des masses ligamenteuses (*ligaments spinoso-sacré, sacro- sciatique*, etc.) La cavité reste ouverte du côté oral et se continue avec la
cavité abdominale (entrée abdominale, ostium abdominale). Du côté
aboral, la cavité du bassin est close par une exvagination du péritoine
et plus encore dans la direction aborale, par les muscles, le tégument
et les viscères du bassin.

Le bassin n'est pas situé horizontalement; il est un peu incliné;
sa paroi dorsale s'étend notamment beaucoup plus dans la direction
orale que sa paroi ventrale. Cette dernière au contraire, s'étend plus
du côté caudal. L'entrée du bassin, le détroit, présente donc un plan
incliné. Ce plan est indiqué par une ligne courbe qui commence au
promontoire du sacrum, se dirige du côté des pattes par les ailes du
sacrum et par le bord oral ou ventral de l'os iliaque et se termine à
la symphyse pubienne. L'entrée du bassin chez le chien n'est pas,
comme chez les autres animaux, la partie la plus large du pelvis;
celui-ci s'élargit un peu du côté de la queue. Cette disposition est due
à ce que les ailes des deux os iliaques convergent un peu du côté oral
de sorte que les *palettes* des os iliaques (voy. plus bas) sont plus
rapprochées l'une de l'autre au niveau de la surface auriculaire que
les *tiges* ou *colonnes* de ces os. La paroi dorsale est sinueuse; le plancher ou la base du bassin est un peu incliné du côté caudal. Les parois
latérales sont plus ou moins flexibles, à l'exception des tiges de
l'iliaque qui forment un demi-cercle osseux rigide.

	Mastiff, mâle	Lévrier, mâle	Lévrier, femelle	Lévrier, femelle	Chien de chasse, femelle	Dogue danois, mâle	Dogue d'Ulm, mâle	Boul-Terrier, femelle	Bouledogue, mâle	Carlin, femelle	Basset, mâle	Loup, femelle	Loup, mâle
Distance entre les deux ischions . . .	12,1	14,2	12,15	12,3	10,15	12,2	14,2	7,05	9,5	4,9	6,8	12,3	13,6
Diamètre transverse du détroit ou entrée du bassin	5,8	6,2	6,7	6,3	5,7	6,2	7,2	4,35	4,3	3,1	3,4	5,8	6,6
Diamètre sagittal du même.	7,4	7,05	7,3	6,9	6,85	8,7	9,85	5,25	6,0	3,85	4,3	6,85	7,5
Distance entre les deux épines iliaques antéro-supérieures	10,1	10,3	9,8	9,9	9,9	12,0	12,2	7,15	8,0	4,55	5,3	10,9	13,1
Distance entre les deux épines iliaques antéro-inférieures	6,4	6,7	7,2	7,2	5,5	7,5	8,6	4,0	4,3	3,0	4,2	6,6	7,5
Largeur de l'arc du pubis.	4,1	6,2	5,0	5,1	5,2	4,7	4,8	3,0	3,9	2,0	3,0	5,15	5,4
Profondeur de l'arc du pubis	2,05	2,6	2,0	2,9	1,85	1,8	3,0	1,85	1,7	1,3	1,1	2,1	2,2
Distance entre l'ischion et l'épine iliaque antéro-supérieure.	12,5	14,8	13,3	12,8	10,9	13,8	15,4	9,1	10,8	6,7	7	13,2	15,7
Longueur du sacrum (face ventrale).	3,8	4,8	4,9	5,1	3,5	4,5	—	2,55	—	2,9	2,5	5	—
Largeur de la surface articulaire orale du sacrum.	2,5	3,6	2,8	2,0	2,2	2,9	—	2,0	1,85	—	—	—	—
Hauteur de la surface articulaire orale du sacrum.	1,5	1,85	1,4	1,7	1,1	1,7	—	1,0	1,2	—	—	—	—

Le bassin de la *femelle* est plus large que celui du mâle; ses tiges ou colonnes iliaques sont dirigées plus en dehors, ses saillies osseuses sont plus émoussées. L'arc du pubis est plus accusé et plus large que chez le mâle; l'entrée du bassin est aussi plus large; le bord libre du pubis est presque droit (ou très légèrement recourbé); les deux cavités cotyloïdes sont plus écartées des symphyses. Le trou obturateur est rond. On ne peut point distinguer chez les chiens le *petit* et le *grand* bassin, aucune ligne de démarcation n'existant entre les deux.

Harms a trouvé chez le chien un petit osselet de la grosseur d'un pois, situé dans la cavité cotyloïde au point de rencontre de trois grands os du bassin.

Différences suivant les races. Chez le Mastiff, le Dogue danois, le Dogue d'Ulm et le Bouledogue, le bassin est court, comprimé; les os sont épais, l'arc des os du pubis est très profond, les attaches musculaires fortes; les tiges de l'ilion sont courtes et épaisses; le sacrum, court et large.

Chez le Lévrier, le Basset et le Carlin, le bassin est allongé, les tiges des ilions longues et grêles, la palette étroite; le plancher du bassin est modérément large et le sacrum long et étroit.

Le Chien de chasse et le Boull-Terrier occupent une place intermédiaire entre les races à bassin court et les races à bassin allongé.

OS ILIAQUE OU ILION (Fig. 39).

L'*os iliaque*, placé dans le sens sagittal, se compose d'une portion *dorsale* en forme de pelle, dirigée presque parallèlement au plan sagittal, *la palette* (*h*), à laquelle s'insère le muscle moyen fessier; et d'une portion amincie, dirigée du côté caudal et ventral, la *tige* ou *colonne* (*i*). Le bord de l'os iliaque, dirigé du côté de la tête porte le nom de *crête iliaque* (*a*); il est très épais et convexe, mais on ne peut guère y distinguer les deux lèvres comme chez l'homme. Il sert à l'insertion du moyen fessier et du long dorsal. Le bord dorsal ou *bord supérieur* est également épais, tandis que le bord ventral ou *bord inférieur* est mince. Ces deux bords se rencontrent avec la crête iliaque sous des angles arrondis, l'*angle interne* (*b*) et l'*angle externe* (*e*). L'angle interne (dorsal) est surmonté d'une proéminence rugueuse, l'*épine iliaque postérieure et supérieure* (*b*) (pour le muscle long du dos). Tout près du côté caudal et séparée de la précédente par une échancrure peu profonde, se trouve une autre proéminence, l'épine iliaque *postérieure et inférieure* (*c*). A partir de ce point, le bord dorsal forme avec le bord de l'ischion un arc, la *grande échancrure sciatique* (*d*). L'angle iliaque externe présente une *épine iliaque antérieure et supérieure* (*e*) qui sert d'attache au muscle tenseur du fascia lata et au muscle couturier; elle se prolonge en une crête rugueuse, légèrement recourbée (*échancrure semi-lunaire* de l'anatomie humaine), à laquelle s'attachent également les tendons des deux muscles nommés plus haut. Cette saillie se termine par une éminence, l'*épine iliaque antérieure et inférieure* (*f*), point d'insertion du muscle carré des lombes. Le bord ventral, un peu élargi et recourbé (*petite échancrure sciatique*), sert d'attache aux faisceaux du muscle psoas-iliaque; il se trouve séparé de la face externe de l'iliaque par une crête rugueuse, la *ligne courbe ou demi-circulaire externe inférieure* (*g*), qui se dirige vers le bord dorsal de la cavité cotyloïde et à laquelle

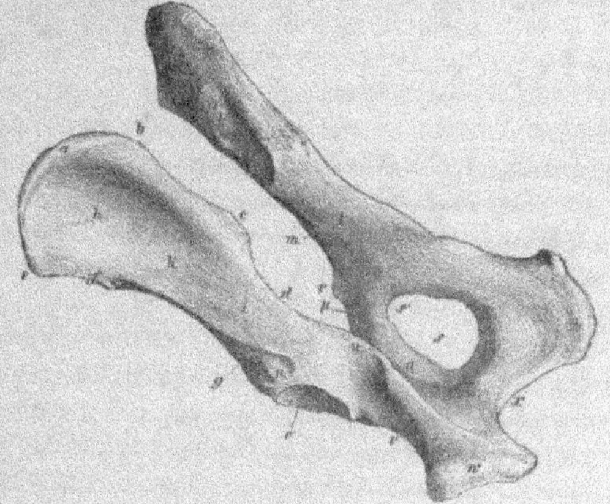

Fig. 30.

Le bassin (vu du côté gauche et caudal). — *a*, Crête iliaque; *b*, épine iliaque postérieure et supérieure; *c*, épine iliaque postérieure et inférieure; *d*, grande échancrure sciatique; *e*, épine iliaque antérieure et supérieure; *g*, ligne demi-circulaire externe inférieure; *h*, la palette de l'ilion; *i*, la tige ou colonne de l'ilion; *k*, ligne demi-circulaire externe supérieure; *l*, facette auriculaire; *m*, crête ilio-pectinée; *n*, éminence ilio-pubienne; *o*, cavité cotyloïde; *p*, branche horizontale et *q*, branche descendante du pubis; *r*, éminence ilio-pectinée; *s*, trou oval ou trou obturateur avec son échancrure *s'*; *t*, saillie pour l'insertion du muscle coccygien; *u*, épine sciatique; *v*, petite échancrure sciatique; *w*, tubérosité de l'ischion; *x*, arcade pubienne.

s'attache le muscle petit fessier. La *face externe* ou *fessière* (*h*) de la palette de l'iliaque est creusée d'une fosse dont la surface paraît rugueuse à cause d'un grand nombre de trous nourriciers et de petites saillies qui s'y trouvent. Cette fosse est limitée du côté caudal par une crête, *la ligne courbe ou demi-circulaire externe supérieure* ou *fessière antérieure* (*k*) qui va de l'épine iliaque antérieure et inférieure (*f*) à l'épine iliaque postérieure et inférieure (*c*). Les muscles grand et petit fessiers s'attachent à cette ligne.

La *face interne* (surface interne ou inférieure) est formée d'une portion rugueuse, inégale, dirigée du côté de la tête, la *face* articulaire, qui en somme s'étend sur toute la palette ; et d'une autre portion, lisse, la *face iliaque*, qui comprend la tige ou la colonne de l'iliaque. Une partie de la *face articulaire*, très rugueuse, formée d'une foule de granulations et revêtue de cartilage sert à l'articulation avec le sacrum : c'est la *facette auriculaire* (*l*) ; le reste forme la tubérosité servant à l'attache des ligaments et du muscle long dorsal.

La face iliaque est divisée en deux moitiés par une crête assez basse (*t*) dont le prolongement du côté de la queue forme l'épine sciatique ; le muscle coccygien y prend son insertion. Une deuxième crête sépare la face iliaque du bord ventral, élargi, de la tige ou colonne de l'iliaque (crête ilio-pectinée) (*m*) ; son prolongement forme le bord proximal du pubis ; le muscle petit psoas y prend son insertion. L'extrémité caudale de l'ilion se confond avec le pubis et l'ischion ; elle forme avec ces derniers la cavité cotyloïde (*o*) ; du côté proximal de cette cavité se trouve une excroissance, l'*éminence ilio-pubienne* (*n*), à laquelle s'insère le muscle *droit antérieur de la cuisse* (*m. rectus femoris*).

PUBIS

Cet os limite en dedans et du côté oral la cavité cotyloïde. Il se compose de deux branches, qui se réunissent sous un angle droit : la *branche horizontale* (*p*) et la *branche descendante* (*q*).

Les branches horizontales (*p*) des deux côtés se rencontrent sur la ligne médiane en formant une *symphyse pubienne* ; chacune de ses branches se trouve en contact avec l'ilion et l'ischion dans la cavité cotyloïde. Leur bord libre, proximal, n'est que le prolongement de la crête ilio-pectinée (*m*) ; les tendons des muscles de l'abdomen viennent s'y insérer. Tout près de la symphyse, se trouve sur ce bord le *tubercule du pubis* ou *éminence pubienne* pour l'insertion du muscle droit de l'abdomen, et vers son extrémité externe, l'*éminence ilio-pectinée* (*r*) où prend naissance le premier ou moyen adducteur (adductor longus). Le bord caudal (distal), en forme d'une échancrure demi-circulaire, *échancrure obturatrice* (*s'*), limite dans sa partie externe le *trou obturateur* ou trou ovale (*s*) à travers lequel passe le nerf obturateur. Quelquefois on rencontre sur ce bord une proéminence, le *tubercule obturateur antérieur*.

La *face dorsale* (face interne ou intestinale) sert à l'insertion de l'obturateur interne et du releveur de l'anus. On y remarque assez souvent une ligne saillante allant transversalement vers l'épine sciatique : c'est la ligne *pectinée du pubis*. La face externe (ventrale), bombée, sert à l'insertion du premier adducteur et de l'obturateur externe.

La branche descendante ou *longitudinale* (*q*) part de la portion interne de la branche horizontale et se dirige parallèlement au plan sagittal; elle est réunie en dedans à celle du côté opposé par une *symphyse*; son bord externe délimite le trou obturateur (*s*). Du côté caudal elle se confond avec la branche interne de l'ischion; du côté oral ses surfaces se confondent avec celles de la branche horizontale. C'est sur sa face ventrale externe, que s'insèrent le droit interne et l'obturateur externe.

ISCHION

Cet os forme la portion distale (caudale) de la paroi ventrale du bassin (ou du fond du bassin); son *corps* ou *tronc* rencontre l'ilion et l'ischion dans la cavité cotyloïde (*o*). La face interne, tournée du côté de la cavité du bassin se rencontre avec la face latérale ou externe, en formant le bord dorsal qui se termine par l'*épine sciatique* (*u*), point d'insertion du muscle petit fessier; les deux faces se rencontrent également du côté ventral en un bord qui limite en partie le trou obturateur (*s*). La branche *externe de l'ischion* dirigée parallèlement au plan sagittal n'est en somme que le prolongement du corps de l'os. On voit sur son bord externe, très épais, la *petite échancrure sciatique* (*v*), où s'insèrent les muscles jumeaux. Cette branche s'épaissit sensiblement dans la direction caudale et externe vers la *tubérosité de l'ischion* (*w*) où s'insèrent le biceps, le demi-tendineux et le demi-membraneux.

La *branche interne de l'ischion* se détache de la tubérosité et se soude à celle du côté opposé par la *symphyse ischiatique* ou *ischio-pubienne*, car cette branche se confond du côté proximal avec la branche descendante du pubis. Le bord caudal des deux branches internes de l'ischion est fortement recourbé en dedans et forme ce qu'on appelle en anatomie humaine l'*arcade pubienne* (*x*). Le bord oral de cette branche délimite en partie le *trou obturateur* (*s*). Le muscle droit interne s'insère à la face externe, ventrale, de l'ischion, près de la symphyse; un peu plus loin se trouvent les insertions du grand adducteur, du carré crural et de l'obturateur externe.

SQUELETTE DU MEMBRE PROPREMENT DIT

FÉMUR (Fig. 40 et 41).

Le fémur est situé près du tronc ou mieux, près de la paroi abdominale; il est incliné sous un angle plus ou moins grand par rapport à l'horizon. Son axe figure avec l'axe longitudinal de l'ilion un angle de 110°, et avec l'axe du tibia un angle de 130° à 135°. (Voy. fig. 1 *k*).

A l'extrémité ou épiphyse proximale se trouve la *tête du fémur* (fig. 40 *a*), entourée d'un rebord très marqué; elle est dirigée en dedans. Un col la réunit au corps de l'os. Elle représente un peu plus que la moitié d'une sphère et porte à son sommet une petite cupule en fossette pour l'insertion du ligament rond. En dehors de la tête se trouve le *grand trochanter* (fig. 40 *c* et fig. 41 *a*), sur lequel viennent s'insérer les muscles fessiers, grand et petit. Le bord libre, caudal du trochanter se prolonge en dedans et vers le pied en une saillie, légèrement recourbée en arc, la *crête intertrochantérienne* (fig. 41 *c*), qui se termine par une petite proéminence dirigée en dedans, le *petit trochanter* (fig. 41 *b*). Le carré crural s'insère à la crête intertrochantérienne et le psoas iliaque au petit trochanter. Entre la crête intertrochantérienne et la tête du fémur se trouve la *fosse trochantérienne* (fig. 41 *d*), très profonde, dans laquelle s'insèrent les muscles jumeaux, les obturateurs externe et interne et le carré crural.

Du côté oral par rapport au grand trochanter se trouve une crête rugueuse (la *ligne transverse*) (fig. 40 *e*), à laquelle s'attache le vaste externe; elle va à partir de la tête du fémur, en dehors et vers le pied, puis tourne dans la direction caudale et distale (vers le jarret) en décrivant une légère courbe. Elle se termine par une proéminence dirigée en dehors, le *troisième trochanter* (trochanter externe ou tubérosité fessière) (fig. 41 *e*); quelquefois ce n'est qu'une ligne rugueuse à laquelle s'insère le grand fessier.

Le corps (diaphyse) de l'os est presque cylindrique; il est légèrement recourbé du côté du ventre (ou du côté oral) et en dehors. Au milieu de la face caudale (face de la flexion ou du jarret) on remarque une surface allongée, rugueuse, la *ligne âpre* (fig. 41 *f*); c'est l'insertion du grand adducteur. Elle offre deux bords distincts, la *lèvre externe* (fig. 41 *g*) pour l'insertion du vaste externe, et la *lèvre interne* (fig. 41 *h*) pour l'insertion du vaste interne et du premier ou

moyen adducteur. Les deux bords, parallèles au milieu, divergent du
côté proximal comme du côté distal. Du côté proximal la lèvre externe
(ligne du vaste externe) se porte vers le troisième trochanter,
(fig. 41) *e* ; tandis que la lèvre interne va vers le petit trochanter
(fig. 41 *b*), se prolonge à sa surface et se termine sur le col du fémur
comme ligne du vaste interne. L'espace qui se trouve, du côté
proximal, entre les deux lèvres porte le nom de *surface trochantérienne* ; on remarque à son extrémité distale quelques trous nourriciers pour les branches de l'artère circonflexe fémorale interne. Du

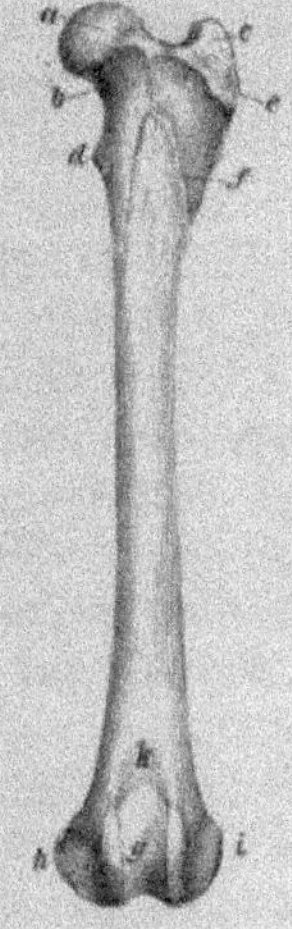

Fig. 40.

Fémur (vu du côté oral). — *a*, Tête
du fémur ; *b*, col du fémur ; *c*, grand
trochanter ; *d*, petit trochanter ; *e*,
ligne transverse ; *f*, saillie ou empreinte musculaire pour le vaste
externe ; *g*, fossette de la rotule ;
h, épicondyle interne ; *i*, épicondyle
externe ; *k*, fosse sus-rotulienne.

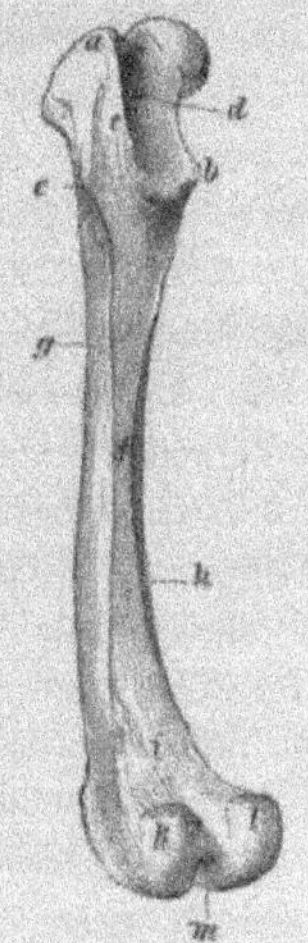

Fig. 41.

Fémur (vu du côté caudal et externe). —
a, Grand trochanter ; *b*, petit trochanter ; *c*,
ligne ou crête intertrochantérienne ; *d*, fosse
trochantérienne ; *e*, troisième trochanter ; *f*,
ligne âpre ; *g*, sa lèvre externe ; *h*, sa lèvre
interne ; *i*, surface poplitée (creux sus-tro-
chléen) ; *k*, condyle externe ; *l*, condyle interne ;
m, fosse intercondylienne.

côté distal, les deux lèvres délimitent également un espace triangulaire, la *surface poplitée* (fig. 41 *i*). Les muscles gastrocnémiens ou
jumeaux, ainsi que le fléchisseur perforant des orteils (ou long fléchisseur commun des orteils) s'insèrent aux deux lèvres. La lèvre
externe possède un tubercule spécial pour le jumeau externe ; elle
se termine sur le bord externe du condyle externe, tandis que la lèvre
interne se termine sur le bord correspondant du condyle interne. Sur

les deux lèvres, on observe en outre une surface articulaire, peu accusée il est vrai, pour les deux petits os sésamoïdes (*os sésamoïdes de Vésale*), cachés dans l'épaisseur des tendons d'origine des muscles gastrocnémiens. Il y a encore un troisième os sésamoïde, dans le tendon du muscle poplité.

A la face rotulienne (face de l'extension) de la diaphyse on remarque, vers l'extrémité proximale, deux lignes rugueuses (fig. 40 *f*) qui se portent en convergeant vers le col du fémur; elles servent à l'insertion du vaste externe et du vaste interne. Les faces latérales ne présentent rien de particulier.

L'*extrémité* (*épiphyse*) *distale* forme à la face de la flexion, la *trochlée* avec la *fosse rotulienne* (fig. 40, *g*), limitée des deux côtés par des crêtes parallèles au plan sagittal; c'est une sorte de coulisse dans laquelle se meut la rotule. Tout près de l'extrémité proximale de cette fosse se trouve la fosse sus-rotulienne (fig. 40 *k*). A la face de la flexion se trouvent aussi les deux *condyles du fémur* : le *condyle interne* (fig. 41 *l*) et le *condyle externe* (fig. 41 *k*); la fosse située entre les deux porte le nom de fosse intercondylienne (fig. 41 *m*); plusieurs ligaments, ainsi que le muscle poplité y ont leurs insertions. Cette fosse est séparée de la surface poplitée par la *ligne intercondylienne*. Les surfaces latérales des condyle sont rugueuses et forment de légères excroissances : l'*épicondyle ou tubérosité externe* (fig. 40 *i*) et l'*épicondyle interne* (fig. 40 *h*). Un grand nombre de muscles s'attachent à ces épicondyles : du côté externe, le long extenseur des orteils, le quadriceps crural et les faisceaux du ligament latéral; du côté interne, le quadriceps crural, le couturier, le demi-membraneux, le long fléchisseur commun des orteils ou fléchisseur perforant et les fibres du ligament interne. A la partie distale de l'épicondyle externe se trouve une fosse, peu profonde, pour l'insertion du muscle poplité.

Différences suivant les races : Le fémur est long et grêle chez la Levrette, chez le Chien de chasse, chez le Griffon-singe et le Carlin; il est au contraire, gros et long chez les Dogues, les Boull-Terriers, etc. Le col est court et peu marqué chez le Basset, le Dogue, le Boull-Terrier et chez d'autres chiens semblables à ceux-là; il est au contraire long et bien développé chez la Levrette, le Chien de chasse, le Carlin et, ordinairement, chez le Lévrier et le Griffon-singe. Les empreintes des insertions musculaires, le troisième trochanter, et des formations similaires sont très nettes et bien accusées chez les chiens à forte musculature. Chez le Basset, et chez les chiens à faible musculature, le troisième trochanter est peu développé: souvent même il disparait complètement.

L'os le plus long du membre abdominal est ordinairement le tibia; viennent ensuite : le fémur qui est presque aussi long, puis le péroné, puis l'os iliaque

(voici les rapports, 19 : 18 : 17. 5 : 15). Chez le Basset, le fémur est plus long que
le tibia (rapport : : 8 : 2 : 7,2); mais en général chez tous les chiens le tibia est
de 0,5 à 1 centimètre plus long que le fémur.

La longueur du fémur est de 29 à 27 centimètres chez les grands chiens;
de 10 à 16 centimètres chez les moyens et de 7,5 à 9 centimètres chez les petits.

ROTULE (Fig. 1, *l*).

La rotule est un os allongé, deux fois plus long que large. On y
remarque un angle proximal obtus (*base de la rotule*) où s'insère le
muscle quadriceps et un angle distal aigu (*sommet de la rotule*) duquel
part le ligament rotulien. La face orale est rugueuse; elle est convexe dans le sens longitudinal et dans le sens transversal. La face
caudale, articulaire, est concave dans le sens longitudinal, convexe
dans le sens transversal. Elle s'articule avec la fosse rotulienne de
l'extrémité distale du fémur et touche le tibia plus bas dans la direction du pied.

LA JAMBE (Fig. 42).

Le squelette de la jambe est formé de deux os, séparés par l'es-
pace interosseux de la jambe; ce sont le *tibia* et le *péroné*, articulés
l'un avec l'autre du côté dorsal aussi bien que du côté proximal. Le
tibia (A), de beaucoup plus fort que le péroné (B), est l'homologue du
radius de l'avant-bras, comme le péroné est l'homologue du cubitus.
La jambe a une position inclinée; elle est dirigée du côté de la queue
et vers le sol (voy. fig. 1, *m* et *n*); elle s'articule, par le tibia, avec
le fémur avec lequel elle forme un angle de 130 à 135°. L'angle qu'elle
forme avec le métatarse est de 140°. L'extrémité proximale de la
jambe se trouve dans l'articulation du genou; l'extrémité dorsale
s'articule avec les os du tarse.

TIBIA (Fig. 42 A).

Le corps (diaphyse) de l'os est légèrement recourbé dans la direction caudale; en même temps il est contourné en S : dans sa partie
proximale il est tordu en dedans, dans sa partie moyenne en
dehors et dans sa partie distale de nouveau en dedans. La *portion
proximale* du corps, présente trois faces. Sur la *face dorsale* on trouve
une *crête tibiale* (*c*), dont le bord libre est souvent recourbé en dedans
du côté distal et en dehors du côté proximal où il forme une petite
surface. Outre le ligament droit de la rotule, la crête tibiale sert
d'attache aux tendons des muscles suivants : droit interne, couturier,
biceps crural, demi-tendineux, quadriceps crural et jambier antérieur. La face externe de la partie proximale est creusée en une fosse;

la *face interne* est plane, et la *face palmaire* ou *plantaire*, légèrement concave. Celle-ci est limitée par deux crêtes longitudinales; on y trouve une ligne oblique* qui se dirige en dedans et du côté du pied; c'est la *ligne poplitée*, pour l'insertion du muscle poplité. La *portion distale* du corps est presque cylindrique; elle est plus mince que la portion proximale. On y trouve, en dehors et du côté plantaire, une saillie rugueuse et étroite (*crête interosseuse*) où vient s'ajuster le péroné.

A la face palmaire du tibia on rencontre des saillies rugueuses recourbées parfois en crochet; ce sont les empreintes de l'insertion du muscle long fléchisseur du gros orteil. Une crête plus vigoureuse, qui descend de la ligne poplitée divise le point d'insertion du long fléchisseur du gros orteil de celui du long fléchisseur commun des orteils.

L'*extrémité proximale* est épaisse et forme les *condyles du tibia, externe* et *interne*; les deux condyles ne sont en somme que des *surfaces articulaires* concaves, dirigées du côté du bassin et situées presque dans le même plan; ils sont séparés par une dépression sagittale, rugueuse, le *sillon intercondylien*. Au milieu du sillon se trouve une proéminence peu élevée, la *proéminence médiane* ou *intercondylicane* (*b*), qui le divise en deux *fosses intercondyliennes : antérieure* et *postérieure*. C'est dans ce sillon que viennent s'insérer les ligaments croisés. Le bord interne des surfaces articulaires est assez saillant. Du côté du jarret se trouve entre les deux condyles, l'*échancrure poplitée*. Sur le bord externe du condyle externe on remarque une facette qui s'articule avec le péroné (*surface péronéale*). Du côté plantaire par rapport à cette surface se trouve une autre facette articulaire pour un os sésamoïde. Le muscle demi-membraneux, et le ligament latéral interne s'insèrent au condyle interne; le muscle long péronier et le ligament latéral externe s'insèrent au condyle externe.

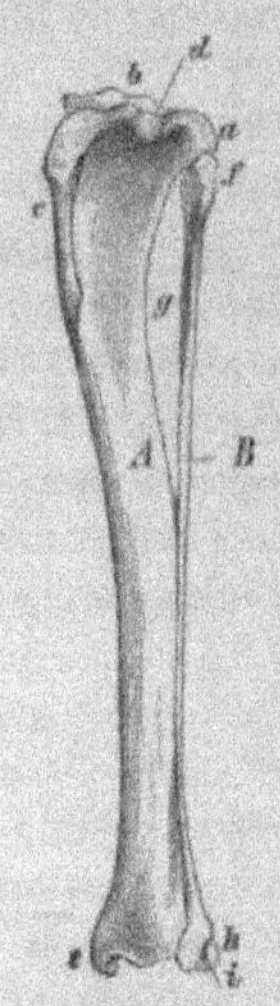

Fig. 42.

Tibia et Péroné (vus du côté dorso-externe). — *A*, Tibia; *B*, péroné; *a*, condyle externe du tibia; *b*, éminence intercondylienne; *c*, crête tibiale; *d*, échancrure pour le tendon du muscle long extenseur des orteils; *e*, malléole interne; *f*, tête du péroné; *g*, espace interosseux de la jambe; *h*, extrémité dorsale du péroné représentant la malléole externe; *i*, coulisse pour le tendon du péronier antérieur (*peronæus tertius*).

* *Ligne oblique* de l'anatomie humaine.

(*Note du traducteur.*)

Le *bord sous-glénoïdien* (insertion du jambier antérieur) qui limite nettement, du côté dorsal, l'extrémité proximale du tibia ou sa surface articulaire, se prolonge du côté dorsal en une proéminence rugueuse (*tubérosité tibiale*) et se termine plus haut encore par une *crête tibiale* (*c*). Entre le côté externe de la crête et le condyle externe se trouve une échancrure semi-circulaire pour le passage du tendon du long extenseur des orteils (*d*).

L'*extrémité distale* se termine par un *bourrelet articulaire* transversal, qui présente une élévation au milien et deux fosses des deux côtés; son bord interne forme une *malléole interne* (*e*), très forte, unciforme, qui dépasse la trochlée; du côté externe on y trouve une petite échancrure (*échancrure péronéale*) où vient se loger le péroné. Celui-ci dépasse un peu en bas le tibia et forme la *malléole externe* (*h*). La proéminence du milieu du bourrelet se prolonge sur la face plantaire par une apophyse qui se confond bientôt avec la malléole interne. L'espace qui se trouve entre le tibia et le péroné forme, du côté dorsal, une gouttière pour le muscle long péronier.

2. PÉRONÉ (Fig. 42 B).

Le péroné est un os étroit, mince, comprimé latéralement et légèrement tordu en dehors dans sa moitié proximale; il est plus épais à ses extrémités qu'au milieu. On lui considère deux bords; puis, deux faces (orale et aborale) dans sa partie proximale, et deux autres faces (externe et interne) dans sa partie distale. L'extrémité proximale (la *tête du péroné*) (*f*) est munie d'une petite surface articulaire dirigée obliquement en dedans et vers le pied, qui s'articule avec la *facette péronéale* du tibia. La moitié distale du péroné est appliquée entièrement contre la face externe du tibia, tandis qu'entre sa moitié proximale et le tibia il existe une fente (l'*interstice* ou *espace interosseux de la jambe*) (*g*), fermée par le *ligament interosseux de la jambe*. L'extrémité distale passe par dessus l'échancrure péronéale du tibia, s'élargit un peu et constitue la *malléole externe* (*h*) en forme de crochet qui dépasse l'extrémité du tibia. Cette malléole présente, en dedans, une facette qui s'articule avec le tibia et le calcanéum; et du côté distal, une autre facette articulaire qui repose sur l'astragale. En dehors, ont voit sur la malléole une gouttière (*sillon malléolaire externe*) (*i*) située entre deux petites saillies arrondies; elle favorise le glissement du tendon du muscle péronier antérieur (*peroneus tertius*).

Différences suivant les races : Chez les Bassets, le péroné est court et massif; les extrémités articulaires sont très larges, les crêtes très hautes et fortement recourbées, l'espace interosseux de la jambe remarquablement large. La jambe dans son ensemble est tordue; toutes les lignes et empreintes musculaires sont faiblement indiquées. Chez le Lévrier, le Chien de chasse et la Levrette, ainsi que chez le Griffon-singe et le Carlin, les os de la jambe sont grêles et élancés; les crêtes sont peu recourbées, et affectent la forme de simples saillies. Chez le Carlin, en outre, l'extrémité dorsale du tibia est fortement comprimée dans le sens sagittal. Chez les Dogues et les races semblables la jambe est plus forte que chez les Chiens de chasse ou chez les Lévriers; la crête est recourbée davantage, etc. La longueur du tibia est de 20 à 28 centimètres chez les grands chiens, de 10 à 17 centimètres chez les chiens moyens, de 7 à 9 centimètres chez les petits chiens.

SQUELETTE DU PIED

OU DE L'EXTRÉMITÉ DU MEMBRE ABDOMINAL

TARSE (Fig. 43 à 4).

Le tarse comprend sept os, dont deux, les plus gros, le *calcanéum* ou le péronéal (₁) et l'*astragale* (₂) ou le tibial, forment la rangée proximale; tandis que quatre autres (*premier*, *deuxième*, *troisième et quatrième tarsaux*), forment la rangée distale. Du côté interne, un *os central* (os naviculaire ou *scaphoïde*) (₃) s'intercale entre la première et la deuxième rangées. Du côté proximal, l'astragale s'articule avec le tibia et le calcanéum avec le péroné. Du côté distal, le premier tarsal (premier cunéiforme) s'articule avec le premier métatarsien (rudiment du gros orteil), le deuxième tarsal (deuxième cunéiforme) avec le deuxième métatarsien, le troisième tarsal (troisième cunéiforme) avec le troisième métatarsien; enfin le quatrième et le cinquième tarsaux soudés (os cuboïde), avec le quatrième et le cinquième métatarsiens.

La longueur du tarse est de 15 à 20 centimètres chez les grands chiens, de 10 à 14 centimètres chez les moyens, de 6 à 7,5 centimètres chez les petits chiens. La face *dorsale* du pied (face de l'extension *) est formée par l'astragale, le scaphoïde, le troisième cunéiforme et le cuboïde; la face *plantaire* (ou palmaire ou face de la flexion **) est formée par le calcanéum, le premier et le deuxième cunéiformes, le cuboïde; la *face interne* par l'astragale, le scaphoïde et le premier cunéiforme. La *face proximale* est représentée par l'astragale, et la *face métatarsale* par la rangée distale des os du tarse.

Astragale ou *tibial* (₂). La moitié proximale ou le *corps* de cet os se termine par un bourrelet articulaire relativement large et tourné obliquement du côté plantaire et interne, pour l'articulation avec le

* Dans le texte allemand nous trouvons « face de la flexion » ce qui est évidemment une faute typographique.
** « De l'extension », suivant le texte allemand, ce qui est inexact.

(Notes du traducteur.)

tibia (₁). La face plantaire du corps offre deux facettes, séparées par un *sillon interarticulaire*, pour l'articulation avec le calcanéum. Le sillon interarticulaire forme avec le sillon homologue du péroné le *sinus du tarse*. La *face externe*, réniforme, est revêtue de cartilage; elle s'articule avec le péroné (₂); la face interne est rugueuse. Le corps de l'astragale se rétrécit dans la direction distale et se termine par la *tête de l'astragale*, dirigée en dedans et dont la facette articulaire distale repose sur l'os central (₃).

Scaphoïde, *naviculaire ou os central du tarse* (₄). C'est un os plat, muni à sa face dorsale d'une facette à l'aide de laquelle il s'articule avec la tête de l'astragale (₃); du côté distal, on y trouve une surface qui s'articule avec les trois cunéiformes (₆ et ₇) et qui est divisée, par conséquent, en trois facettes articulaires. La face plantaire forme une proéminence. Une autre proéminence, rugueuse, moins forte que la précédente, se retrouve également du côté interne; c'est *la tubérosité du scaphoïde*. A la face externe on remarque une petite facette pour l'articulation avec le cuboïde (₈).

Calcanéum ou *Péronéal* (₄). L'extrémité proximale de cet os dépasse la jambe (de la même façon que l'extrémité proximale du

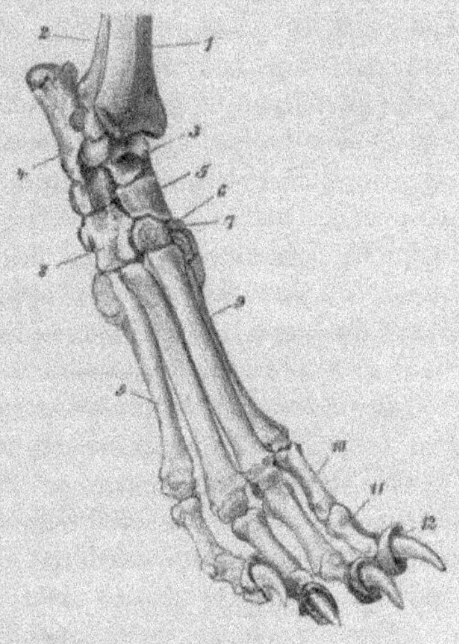

Fig. 43.

TARSE, MÉTATARSE ET ORTEILS DU PIED OU DE L'EXTRÉMITÉ DU MEMBRE ABDOMINAL (vus du côté dorso-externe). D'après LEISERING. — 1, Tibia; 2, péroné; 3, tibial ou astragale; 4, péronéal ou calcanéum; 5, scaphoïde; 6, deuxième tarsal; 7, troisième tarsal; 8, quatrième et cinquième tarsaux réunis (cuboïde); 9, métatarse; 10, première phalange du deuxième orteil; 11, deuxième phalange du même; 12, troisième phalange du même.

cubitus dépasse le radius). A son extrémité, là où s'insère le tendon d'Achille (*tubérosité du calcanéum*) on remarque une gouttière dans laquelle glisse le muscle plantaire; le bord externe de cette coulisse forme encore une petite excroissance (*tubercule du calcanéum*). La tubérosité interne n'est pas bien considérable et mérite à peine ce nom. La *petite apophyse* (*sustentaculum tali*) fait saillie à la face interne de l'os, vers l'extrémité distale et un peu en dedans; cette apophyse forme du côté plantaire, avec le corps de l'os, une coulisse pour le muscle long fléchisseur du gros orteil (*sillon du fléchisseur du pouce*); elle offre aussi du côté dorsal, une facette pour l'articulation avec l'astragale (2). En dehors de cette facette et séparées d'elle par un *sillon interarticulaire* (qui forme avec le sillon correspondant de l'astragale le *sinus du tarse*) sont situées deux autres facettes, qui appartiennent au corps de l'os et sont destinées également à l'articulation avec l'astragale (3). Ces facettes sont séparées l'une de l'autre par une côte saillante; elles correspondent à la facette articulaire externe * de l'homme. L'*extrémité distale* forme une surface plate pour l'articulation avec le cuboïde (4) (*apophyse antérieure*).

Premier tarsal (*premier cunéiforme*). Il est lisse, irrégulièrement quadrangulaire; il possède une apophyse arrondie du côté plantaire et proximal et, à l'extrémité opposée, une facette pour l'articulation avec le rudiment de l'orteil interne (Mt₁, premier métatarsien); en dehors, il s'articule avec le scaphoïde (1) et le deuxième cunéiforme (2). Dans quelques races de chiens le premier cunéiforme se soude en un seul os avec le premier métatarsien.

Deuxième tarsal (*deuxième cunéiforme*) (6). C'est le plus petit os du tarse; il a la forme d'un coin; on y remarque une facette proximale, légèrement concave et allongée pour l'articulation avec le scaphoïde (3); une facette distale, presque plate, pour l'articulation avec le deuxième métatarsien; enfin une facette externe pour l'articulation avec le troisième tarsal (7).

Troisième tarsal (*troisième cunéiforme*) (7). Il a la forme d'un coin, dont la pointe est dirigée du côté plantaire. On y constate les facettes articulaires suivantes : une facette proximale pour le scaphoïde (4), une facette distale pour le troisième métatarsien, et des facettes latérales pour le cuboïde (8), le deuxième tarsal (6) et le deuxième métatarsien.

Quatrième et cinquième tarsaux réunis (*cuboïde*) (8). C'est un os en forme de colonette quadrangulaire; il s'articule du côté proximal avec l'astragale par une facette presque plane, et du côté distal avec le quatrième et le cinquième métatarsiens par une surface divisée en deux facettes légèrement concaves. La face plantaire et la face externe sont pourvues chacune d'un tubercule, et la face interne d'une facette articulaire pour le troisième tarsal (7).

MÉTATARSE (Fig. 43 *a*).

Le métatarse se compose de cinq os cylindriques, tous égaux entre eux excepté le premier métatarsien. En général, les métatarsiens

---

* Ou plutôt postéro-externe ?   (*Note du traducteur.*)

sont un peu plus longs et plus épais que les métacarpiens; leur longueur est à celle des métacarpiens comme 14 est à 13. Le premier métatarsien et le gros orteil réunis se présentent le plus souvent comme un osselet rudimentaire, conique, articulé avec le premier tarsal ou même soudé avec lui; il sert à l'insertion du muscle jambier antérieur. Souvent cet orteil interne rudimentaire manque même complètement; cependant il peut être parfois bien développé, sauf son métatarsien qui reste toujours court et mince. Exceptionnellement (par exemple chez le Terre-Neuve) on voit deux phalanges rudimentaires au gros orteil (fausse griffe). Chez le Basset, le premier orteil est souvent double (le doigt de Saint-Hubert). Les phalanges des fausses griffes sont plus rabougries qu'au membre thoracique. Le troisième métatarsien est aussi long que le quatrième; les deux sont un peu plus longs que le deuxième et le cinquième; ces derniers sont égaux entre eux (plus exactement, la longueur du premier est à celle du second comme 74 est à 66). A leur extrémité proximale, les métatarsiens (du deuxième au cinquième) présentent une tubérosité qui est surtout développée au deuxième métatarsien. Latéralement ils sont pourvus de facettes pour leurs articulations réciproques; en outre, chacun des métatarsiens offre une facette articulaire proximale à l'aide de laquelle ils s'articulent de la façon suivante :

Le premier métatarsien (Mt_1) avec le premier tarsal.
Le deuxième   —   (Mt_2)   —   deuxième —
Le troisième   —   (Mt_3)   —   troisième —
Le quatrième et le cinquième (Mt_4, Mt_5) avec le cuboïde.

A la face plantaire des extrémités proximales du troisième et du quatrième métatarsiens se trouve en outre une proéminence articulaire pour un petit os sésamoïde arrondi.

Les *phalanges* (*orteils*) (fig. 43₁₅₁₆) ressemblent à celles du membre thoracique. La première phalange du troisième et du quatrième orteils est plus longue que celle du deuxième et du cinquième. Les deuxièmes phalanges sont plus courtes que les premières; la plus longue de ces phalanges est celle du troisième et du quatrième doigts; vient ensuite celle du deuxième et en dernier lieu celle du cinquième. Les phalanges du premier ou gros orteil manquent ordinairement.

Les *os sésamoïdes* des phalanges se comportent comme ceux du membre thoracique. En outre de trois os sésamoïdes dans la région du jarret (voy. plus haut), on trouve encore au membre inférieur un os sésamoïde du côté plantaire, à l'extrémité proximale du troisième et du quatrième métatarsiens.

Ligaments du membre abdominal.

LIGAMENTS DU BASSIN

1. *Articulation ilio-sacrée*. Les surfaces articulaires sont : la face auriculaire de l'ilion et la face rugueuse de l'aile du sacrum.

a. Ligament capsulaire sacro-iliaque. Il s'attache autour des deux surfaces articulaires qui viennent d'être nommées.

b. Ligament latéral antérieur. Il est formé par de courts faisceaux, qui naissent près de la surface articulaire du sacrum et se terminent aux environs de la face auriculaire de l'ilion. Ce ligament se confond en partie avec le ligament capsulaire.

2. *Symphyse pelvienne*. Au fond du bassin, le pubis et l'ischion se rencontrent sur la ligne médiane et s'unissent entre eux par l'intermédiaire d'un cartilage. Sur les deux faces de la fourche formée par ces os on voit des faisceaux ligamenteux de renfort, dirigés transversalement d'un os iliaque à l'autre (*ligament arqué*.)

3. *Ligaments spéciaux du bassin*.

a. Court ligament sacro-iliaque. Il va de l'angle interne ou du bord dorsal de l'os iliaque au bord latéral du sacrum.

b. Long ligament sacro-iliaque. Il prend son origine sur le bord dorsal de l'os iliaque, à l'épine postérieure et supérieure et se dirige vers les bords latéraux du sacrum.

c. Ligament sacro-sciatique et sacro-épineux (fig. 58 *s*). C'est un ligament mince, mais fort : il va de la tubérosité ischiatique à la section caudale du sacrum, notamment vers son bord latéral.

LIGAMENTS DE L'ARTICULATION COXO-FÉMORALE

L'*articulation coxo-fémorale* est une articulation libre, appartenant à une forme spéciale d'arthrodie appelée énarthrose (Nussgelenk). La tête du fémur est prise dans la cavité cotyloïde sous un angle de 90° à 100°, ouvert du côté oral. Sur le pourtour de la cavité cotyloïde vient se placer un cordon fibro-cartilagineux, *le bourrelet cotyloïdien* (*Labrum glenoïdale, Limbus cartilagineus*) qui a pour effet de l'agrandir et de compléter l'articulation. Ce rebord traverse l'échancrure cotiloïde comme un pont, en formant le *ligament transverse* qui clôt la cavité, laissant au dessous de lui une espèce de canal par lequel les vaisseaux et les nerfs entrent dans la cavité.

Ligament capsulaire. C'est un large manchon qui commence sur le bord de la cavité cotyloïde du bassin et se termine sur le fémur, à un centimètre ou à un centimètre et demi de la tête du fémur chez les gros chiens ; ses fibres forment à leur insertion un faisceau, appelé la *zone orbiculaire*. Dans l'intérieur de ce faisceau on trouve une petite quantité de tissus adipeux.

Le ligament rond est un ligament court, mais très fort; il se trouve dans l'intérieur de la capsule articulaire et va de la fossette rugueuse de la tête du fémur à la fosse cotyloïde.

ARTICULATION FÉMORO-TIBIALE OU ARTICULATION DU GENOU

Ligament capsulaire. Il est formé de deux manchons presque complètement distincts l'un de l'autre, à savoir : *a*) un manchon *oral*, assez vaste et *b*) un *aboral* ou caudal, plus petit.

a. Le *manchon oral* s'attache : 1, aux deux condyles du fémur et aux environs de la fosse rotulienne (chez les gros chiens de 1 1/2 à 2 centimètres de cette dernière); 2, au côté oral du bord de l'articulation du tibia et aux bords de l'extrémité proximale de la crête tibiale; enfin 3, aux *ménisques*. C'est dans l'épaisseur des parois de cette capsule que se trouve la rotule, intimement unie aux faisceaux du ligament, ainsi qu'au tendon du quadriceps. — On appelle aussi ce manchon, *ligament capsulaire de la rotule.* Dans l'intérieur du sac fibreux se trouvent des masses plus ou moins volumineuses de graisse d'un jaune vif, souvent dégénérée en mucilage; elle est surtout abondante dans l'espace entre les deux os et dans la fosse sus-rotulienne. On trouve aussi beaucoup de tissus adipeux à l'origine du tendon de l'extenseur commun des orteils et au tendon du muscle poplité, ainsi qu'aux environs des ligaments du genou.

b. Le *manchon aboral* s'attache à la face de la flexion de l'articulation, sur les bords des faces articulaires du fémur et du tibia, aux ménisques et aux condyles des deux os; il est plus fort que le manchon oral, surtout à sa face caudale (ligament postérieur); ils se confond avec les ligaments latéraux.

Les deux manchons sont presque complètement séparés l'un de l'autre; ils ne communiquent que par l'articulation (sur la ligne médiane à travers et entre les ménisques).

Ligament interne du tibia. Il prend son origine sur le condyle interne du fémur et se termine tout près de la tubérosité du tibia dans la direction distale; il s'insère, en outre, au cartilage interarticulaire interne et contracte des adhérences avec les faisceaux de la capsule.

Ligament externe du tibia. Il naît sur la tubérosité externe du fémur, passe par dessus le tendon du muscle poplité et s'insère, sans adhérer au cartilage interarticulaire externe, à la tubérosité externe du tibia et à la tête du fémur.

Ligament croisé antérieur. Il se dirige de bas en haut, de la fosse intercondylienne antérieure du tibia dans la fosse intercondylienne du fémur et se termine à la face interne du condyle externe du fémur. Tout près de son origine, il est croisé par le ligament antérieur du cartilage semi-lunaire interne.

Ligament croisé postérieur. C'est un fort ligament, qui s'insère, en dedans, à l'échancrure poplitée et monte de là pour s'insérer dans la fosse intercondylienne du fémur, tout près de la fosse rotulienne.

LIGAMENTS DES MÉNISQUES

Ligament antérieur du cartilage semi-lunaire interne. Il va du coin oral du cartilage interne vers la fosse intercondylienne antérieure du tibia.

Ligament antérieur du cartilage semi-lunaire externe. Il prend son origine près du coin oral du cartilage externe et se porte également vers la fosse intercondylienne antérieure du tibia.

Ligament postérieur du cartilage semi-lunaire interne. Il se porte, en croisant le ligament croisé, vers la fosse intercondylienne postérieure.

Ligament postérieur du cartilage semi-lunaire externe. Peu développé; il naît près de l'angle caudal (aboral) du cartilage externe et se termine en dehors, à l'échancrure poplitée.

Ligament postérieur et supérieur du cartilage semi-lunaire externe. Il prend son origine sur la face interne de la tubérosité interne du fémur, se dirige du côté du pied et en dehors, et se termine près de l'angle aboral du cartilage externe.

LIGAMENTS ROTULIENS

Ligament capsulaire. Voyez le paragraphe consacré au ligament capsulaire de l'articulation fémoro-tibiale.

Ligament rotulien droit. Un fort ligament qui se porte en ligne droite de la rotule à la surface dorsale de la crête du tibia; sur la rotule, il se confond avec les insertions du tendon du quadriceps crural, dont il paraît être le prolongement. Du côté externe, le tendon du biceps crural se soude dans toute sa longueur avec ce ligament. Les faisceaux de ce tendon s'épanouissent en éventail et se confondent avec les fibres du ligament, partie sur sa face libre, partie sur sa face tournée vers l'os. Le ligament rotulien est soudé également au ligament capsulaire.

Ligaments rotuliens transverses, externe et interne. Ces deux ligaments sont représentés par deux forts faisceaux fibreux, qui naissent sur les tendons des muscles jumeaux, externe et interne; le faiseau externe est plus fort que l'interne; les deux vont vers les faces latérales de la rotule ou bien se confondent avec les tendons du quadriceps.

ARTICULATIONS PÉRONÉO-TIBIALES

Les deux os de la jambe sont unis entre eux par les articulations rigides à l'extrémité proximale et à l'extrémité distale; à ces deux extrémités se trouvent deux capsules tendues entre les bords des surfaces articulaires des os. Il existe en outre un ligament malléolaire externe et un ligament interosseux, c'est-à-dire une membrane fibreuse qui occupe l'espace interosseux.

La *capsule articulaire* de l'articulation *proximale*, péronéo-tibiale, est assez forte et épaisse du côté plantaire et dorsal, de sorte qu'on peut décrire ici des ligaments, antérieur et postérieur, entre le tibia et la tête du péroné. La cavité de la capsule *distale* se confond avec celle de l'articulation tibio-astragalienne. Des faisceaux obliques se jettent ici du tibia, vers la malléole externe; ces faisceaux forment le ligament externe de la malléole du péroné.

LIGAMENTS DU TARSE

Le tarse est excessivement mobile; il peut exécuter, outre la flexion et l'extension, encore de faibles mouvements d'adduction, d'abduction de pronation et de supination; son articulation est élastique jusqu'à un certain degré. Les deux os de la jambe dépassent et saisissent latéralement l'astragale; celui-ci est posé tout droit ; ses deux bourrelets ont le même rayon. L'astragale est très allongé du côté distal où il présente une facette articulaire en forme de condyle ; du côté du pied il forme seulement la moitié de l'articulation entre la première rangée et la deuxième. Le calcanéum s'articule avec l'astragale, le cuboïde et le péroné.

On distingue encore les articulations spéciales suivantes : 1. Articulation tibio-astragalienne ; 2. Articulation astragalo-calcanéo-scaphoïdienne ; 3. Articulation calcanéo-cuboïdienne ; 4. Articulation tarso-métatarsienne.

Ligament capsulaire. Ce ligament s'étend de la jambe au métatarse et s'attache aux différents os du tarse de façon à ce que l'articulation entre chaque groupe de deux os constitue une capsule à part. Il en résulte la formation de quatre bourses ou manchons : 1. La bourse astragalo-tibiale, complètement séparée du côté dorsal de la bourse suivante ; 2. La bourse entre la rangée proximale et le scaphoïde ; 3. La bourse entre le scaphoïde et la rangée distale ; 4. La bourse entre la rangée distale et le métatarse. La bourse proximale est la plus vaste et la plus importante ; elle envoie des ramifications du côté dorsal et du côté plantaire ; elle est renforcée de ces deux côtés par les ligaments (antérieur et postérieur), et offre sous le ligament externe du péroné une fente qui la fait communiquer avec la portion destinée au calcanéum et avec la deuxième bourse. La capsule envoie des fibres au tendon du jambier antérieur, aux ligaments latéraux, à l'aponévrose du fléchisseur du gros orteil et à la cloison intertendineuse de ce dernier. Les deux facettes articulaires proximales du calcanéum se trouvent dans cette bourse. La capsule distale est tendue indirectement par le jambier antérieur.

Long ligament externe du péroné et long ligament externe du tibia. Ces deux ligaments sont rudimentaires et difficiles à préparer ; ils naissent de la malléole correspondante et s'insèrent aux os de la face externe ou de la face interne du tarse et aux parties avoisinantes du métatarse.

Ligament postérieur du tarse. Il se dirige de la tubérosité du calcanéum, par-dessus la surface de l'extension du tarse, vers le métatarse. Le *ligament antérieur du tarse* est à peine indiqué ou manque complètement.

Les *ligaments intertarsaux* (entre les deux rangées du tarse) et *interosseux* peuvent être groupés sous deux chefs : 1. *Ligaments externes du tibia et du péroné* ; 2. *Ligaments dorsaux et plantaires.*

1. *Ligaments externes du péroné. a.* Ligament péronéo-astragalien (de la malléole externe à l'astragale) ; *b.* Ligament péronéo-calcanéen (de la malléole au calcanéum dans la direction proximale) ; *c.* Un autre ligament péronéo-calcanéen (allant de la malléole au calcanéum dans la direction distale près du bord externe de la petite apophyse du calcanéum ou *sustentaculum*) ; *d.* Ligament métacarpo-cuboïdien ; *e.* Ligament calcanéo-cuboïdien.

2. *Ligaments externes du tibia. a.* Ligament tibio-astragalien (de la malléole interne à l'astragale) ; *b.* Ligament calcanéo-tibial. Ce ligament se prolonge le plus souvent jusqu'au scaphoïde ; *c.* Ligament astragalo-scaphoïdien et calcanéo-scaphoïdien ; *d.* Ligament astragalo-métacarpien (de l'astragale au grand orteil) ; *e.* Ligament entre le premier et le deuxième métacarpiens.

3. *Ligaments plantaires.* Ils sont nombreux. Ce sont de fortes bandes fibreuses tendues entre les os, qui vont du calcanéum vers la rangée distale du tarse et de là vers le métatarse. On distingue des ligaments plantaires calcanéo-cuboïdiens longs et courts, un ligament plantaire droit, entre l'astragale et le scaphoïde, un autre, entre l'astragale et le calcanéum, puis encore un, entre le scaphoïde et le

cuboïde ; le ligament droit plantaire calcanéo-cuboïdien ; le ligament droit plantaire calcanéo-métatarsien ; les ligaments plantaires droits entre le calcanéum et les cunéiformes, entre les cunéiformes et les métatarsiens, etc.

4. *Ligament dorsaux.* Ils ne sont pas aussi forts que les ligaments plantaires. On trouve des faisceaux allant du calcanéum au scaphoïde et à la rangée distale du tarse ; puis des faisceaux qui vont de cette dernière vers les métatarsiens ; d'autres encore qui se dirigent du scaphoïde vers la rangée distale, etc. On peut donc décrire un ligament oblique dorsal du calcanéum et du scaphoïde ; un ligament oblique dorsal du scaphoïde et du troisième cunéiforme ; des ligaments obliques dorsaux entre le troisième cunéiforme et le métatarsien, entre le cuboïde et le métatarsien, etc.

Les ligaments interosseux ou *transverses* sont pour la plupart dirigés transversalement, d'où leur nom ; il y a un ligament transverse dorsal entre le cuboïde et le scaphoïde ; un ligament transverse dorsal et intermédiaire du troisième cunéiforme et du cuboïde, etc.

MYOLOGIE [*]

I. MUSCLES DE LA TÊTE

Muscles de la face et de la calotte cranienne

Les muscles de la face se trouvent immédiatement sous le tégument et ne sont points revêtus d'aponévroses ; ils sont innervés par les branches du nerf facial. La couche la plus superficielle de ces muscles est formée par le peaucier (*latissimus colli, subcutaneus colli*). Les muscles de la langue, du voile du palais, du larynx et du pharynx seront décrits ailleurs.

1. MUSCLES DE LA BOUCHE ET DES JOUES

Première conche.

Triangulaire des lèvres (*abaisseur de la commissure des lèvres, depressor anguli oris, risorius de Santorini*) (fig. 44 *g*). Ce muscle est complétement confondu avec le peaucier (voy. plus bas). Partant du bord du maxillaire inférieur, ses faisceaux convergent vers la commissure des lèvres ou l'angle de la bouche et vers la lèvre inférieure.

Action. — Le triangulaire attire la commissure des lèvres en bas et en arrière.

Zygomatique (*grand zygomatique*) (fig. 44 *f*). C'est un muscle long, rubané, qui prend son origine à l'angle oral du cartilage scuti-

---

[*] L'épaisseur de la couche de graisse qui entoure les muscles n'est prise en considération que d'une façon tout à fait générale dans cette partie de l'ouvrage. Cette épaisseur varie trop, suivant le régime alimentaire auquel a été soumis l'animal. Afin de montrer cependant d'une façon exacte l'extension du tissu adipeux dans le corps d'un chien moyennement gras, nous avons précisément choisi pour faire nos coupes, figurées sur les planches annexées a cet ouvrage, un animal bien nourri, mais pas trop gras. Ces coupes, sur lesquelles la graisse est indiquée par une teinte gris-bleuâtre, font voir l'étendue et les rapports du tissu adipeux mieux que la description la plus détaillée.

forme de l'oreille et se dirige vers la commissure des lèvres, où il se termine dans l'épaisseur de la peau en confondant ses fibres avec celles du peaucier de la face.

A son origine, là où il se confond avec le peaucier (*g*) et le scutellaire, il n'est recouvert que par la peau; plus loin, il répond au peaucier et à la peau. Il recouvre en partie : le muscle temporal, l'adducteur inférieur de l'oreille (*c*), le masséter (*i*), le buccinateur (*o*) et l'arcade zygomatique (*ₑ*).

Il se trouve en rapport par sa face inférieure ou interne : avec le canal de Sténon (*z'*), avec les nerfs buccaux, supérieur et inférieur, avec l'artère et la veine faciales et leurs branches, avec le nerf zygomato-temporal; enfin avec l'artère et la veine temporales superficielles (voy. fig. 45 et 46).

Action. — Le zygomatique attire la commissure des lèvres en arrière et la maintient fixe en même temps; il attire aussi en avant et redresse le cartilage scutiforme du pavillon de l'oreille.

Carré de la lèvre supérieure (fig. 44 *l* et *m*). Ce muscle prend son origine sur l'os frontal, en dedans de l'orbite, ainsi que sur l'aponévrose épicranienne et sur le maxillaire, près du trou sous-orbitaire; il se dirige en bas, vers la lèvre supérieure. On peut y distinguer trois faisceaux assimilables au releveur commun de la lèvre supérieure et de l'aile du nez, au releveur propre de la lèvre supérieure et, peut-être, au petit zygomatique de l'anatomie humaine.

α. *Releveur commun de la lèvre supérieure et de l'aile du nez* (fig. 44 *l*). Ce large muscle, situé à la face latérale du maxillaire prend naissance sur l'aponévrose épicranienne et sur l'os frontal, par des fibres qui s'étendent jusqu'à l'angle interne de l'œil. Étroit à l'origine, il va en s'élargissant vers la lèvre supérieure où il se termine dans l'épaisseur de l'orbiculaire des lèvres; ses fibres s'y étendent jusqu'à la narine. Tout près de sa terminaison, il touche du côté ventral le canin (*n*) et se confond en partie avec lui.

Il est recouvert par la peau et repose d'abord sur l'os, puis sur le releveur propre de la lèvre supérieure. Du côté aboral il touche le muscle petit zygomatique (*k*) et, dans certains cas, le muscle peaucier de la face avec lequel il se confond en partie.

On trouve à la face superficielle de ce muscle, les terminaisons du rameau zygomatique du nerf facial, et à sa face profonde, les branches du nerf et de l'artère sous-orbitaires, des nerfs buccaux, de l'artère et de la veine faciales (voy. fig. 45 et 46).

β. *Releveur propre de la lèvre supérieure* (fig. 44 *m*). Il prend son origine sur le maxillaire, près du trou sous-orbitaire, d'où ses fibres vont en divergeant du côté oral; vers le milieu de son parcours il se place sous le muscle précédent, lui envoie quelques fibres, et s'épanouit dans la lèvre supérieure, notamment entre les fibres de l'orbiculaire, aux environs de l'aile du nez.

Il est recouvert dans sa moitié nasale par le muscle précédent, et dans l'autre moitié par le petit zygomatique et le peaucier de la face. Il repose immédiatement sur l'os et touche du côté ventral le bord dorsal du canin (*n*).

Par sa face superficielle ou externe il est en rapport avec la veine faciale, par

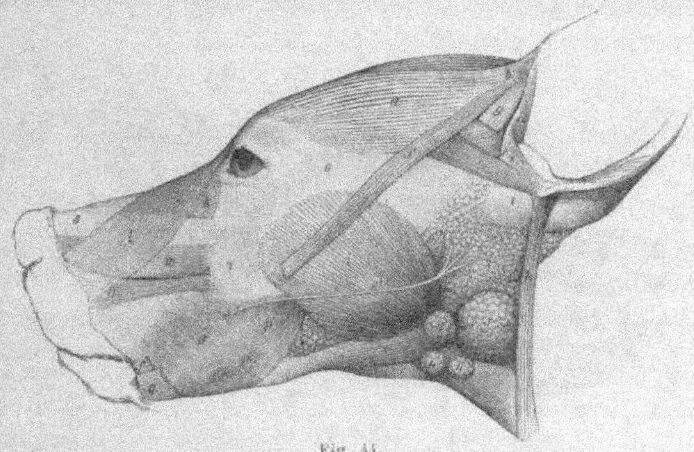

Fig. 44.

MUSCLES DE LA TÊTE (vue latérale). — *a*, Muscle scutellaire; *b*, adducteur supérieur de l'oreille; *c*, adducteur inférieur de l'oreille; *d*, muscle de l'hélix; *e*, muscle de l'antitragus; *f*, grand zygomatique; *g*, peaucier de la face (coupé); *h*, abaisseur du pavillon de l'oreille; *i*, masséter; *k*, petit zygomatique ou malaire; *l*, releveur commun de la lèvre supérieure et de l'aile du nez; *m*, releveur propre de la lèvre supérieure; *n*, canin; *o*, buccinateur; *p*, molaire; *q*, risorius de Santorini (constituant la terminaison du peaucier du cou); *r*, digastrique; *s*, mylo-hyoïdien. 1, Base du pavillon de l'oreille; 2, glande parotide; 2', son conduit excréteur (canal de Sténon); 3, glande sous-maxillaire; 4, ganglions lymphatiques superficiels du canal laryngien; 5, glandes buccales; 6, arcade zygomatique; 7, os maxillaire supérieur; 8, dos du nez; 9, glande auriculaire.

sa face profonde ou interne, avec l'artère sous-orbitaire, le nerf sous-orbitaire et leurs principales ramifications (voy. fig. 45 et 46).

Action. — Le carré de la lèvre supérieure agit comme élévateur ou releveur de cette lèvre; il ouvre la fente labiale et élargit la narine.

Petit zygomatique ou malaire (fig. 44 *k*). C'est un muscle très mince et grêle, dont les fibres se mélangent avec celles du releveur commun de la lèvre supérieure et de l'aile du nez (*l*), ainsi qu'avec les fibres du peaucier de la face. Du côté oral, ses fibres s'épanouissent par dessus les muscles de la joue (*o, p*) et les glandes buccales (,) et se confondent intimement avec celles du peaucier. Du côté aboral, ce muscle se perd dans l'orbiculaire des paupières et parfois dans son aponévrose à la paupière supérieure.

Action. — Le petit zygomatique attire les joues en haut et en arrière.

Carré du menton ou de la lèvre inférieure (*abaisseur de la lèvre inférieure*). Muscle mince et pâle qui, d'une part, s'insère sur

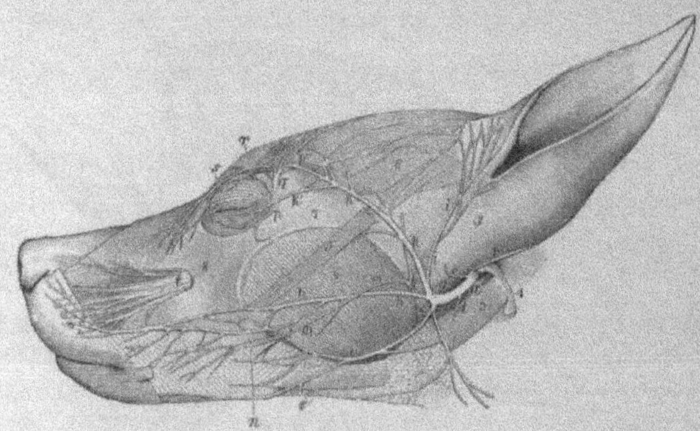

Fig. 45.

Région innervée par le nerf facial (la glande parotide est enlevée). — *a*, Nerf facial; *b*, nerf auriculaire postérieur; *c*, nerf auriculaire interne; *d*, rameau digastrique; *e*, nerf buccal inférieur; *f*, nerf cervical superficiel; *g*, rameau ascendant du facial; *h*, nerf buccal supérieur; *i*, rameau temporal; *k*, rameau zygomatique; *k'*, sa branche terminale pour la paupière inférieure; *k''*, sa branche terminale pour la paupière supérieure; *l*, nerf temporal superficiel; *m*, son rameau malaire ou parotidien; *n*, nerf buccinateur; *o*, branche du nerf mylohyoïdien; *p*, rameau orbitaire de la 2ᵉ branche du trijumeau; *q*, nerf lacrymal; *r*, nerf frontal; *s*, nerf sous-trochléen; *t*, nerf sous-orbitaire. 1, Apophyse styloïde de l'occipital; 2, muscle digastrique; 3, base du pavillon de l'oreille; 4, masséter; 5, grand zygomatique; 6, scutellaire; 7, arcade zygomatique; 8, maxillaire supérieur.

la mandibule, depuis le bord de la fosse incisive jusqu'au trou mentonier, et de l'autre part, se perd à la lèvre inférieure dans l'épaisseur de l'orbiculaire des lèvres. Il est recouvert directement par la muqueuse. Les deux muscles de chaque côté ne parviennent pas à se rencontrer sur la ligne médiane. Il est presque impossible d'isoler la *houppe du menton* (levator menti). D'ailleurs, en général, le muscle carré du menton lui-même est rudimentaire.

Canin (*levator anguli oris*) (fig. 44 *n*). Petit muscle, situé à la face externe du maxillaire supérieur, près du bord ventral du releveur propre de la lèvre supérieure (*m*). De leur point d'origine, sur le maxillaire, ventralement par rapport au trou sous-orbitaire et dans la fosse canine, les fibres de ce muscle se dirigent du côté oral, en divergeant légèrement et en se confondant en partie avec celles du releveur commun de la lèvre supérieure et de l'aile du nez (*l*) pour s'épanouir, à peu près dans la partie moyenne de la lèvre supérieure, dans l'orbiculaire des lèvres ; quelques fibres isolées vont plus loin jusqu'à l'aile externe du nez.

Il est couvert par l'épanouissement terminal du peaucier de la face et repose directement sur l'os ; il recouvre en partie le buccinateur (ou muscle buccolabial, *o*) avec lequel il se fusionne intimement.

Par sa face superficielle ou externe, il est en rapport avec la veine faciale ; par sa face profonde ou interne, avec les branches de l'artère et du nerf sous-orbitaires, ainsi qu'avec les branches du nerf buccal supérieur et les branches de l'artère faciale (voy. fig. 45 et 46).

Action. — Il relève la lèvre supérieure.

Deuxième couche.

Muscles incisifs. On comprend sous ce nom les petits faisceaux musculaires, qui prennent leur origine sur le bord alvéolaire de l'intermaxillaire ou de la mandibule, entre les dents incisives latérales et les canines, et se portent vers l'orbiculaire des lèvres. Ils sont peu développés chez le chien et il est difficile de les isoler par la dissection.

Buccinateur. C'est un muscle large et plat qui forme la base et le soutien de la joue. On le divise ordinairement en deux portions : le *muscle molaire* et le *buccinateur proprement dit*.

α. *Muscle molaire* (fig. 44 *p*). Il naît sur l'arcade alvéolaire du maxillaire supérieur, au niveau des deux ou trois dernières molaires ; il est recouvert par le masséter (*i*) et par une aponévrose qui, d'une part, s'insère à l'apophyse coronoïde de la mandibule, et de l'autre, se confond avec le fascia qui enveloppe le muscle ptérygoïdien. Les fibres du muscle sont dirigées du côté ventro-oral et croisent la face interne du buccinateur (*o*), avec lequel elles se confondent avant de s'attacher au bord ventral de la mandibule ; du côté oral, ces fibres s'entremêlent insensiblement avec celles de l'orbiculaire des lèvres. Ce muscle recouvre l'os, la muqueuse et la plus grande partie des glandes buccales (,). Il est recouvert du côté oral par le buccina-

teur (*o*) ; du côté aboral, dans une faible partie, par le masséter (*i*) ;
enfin au milieu par le grand zygomatique (*f*) et le peaucier.

Il est en rapport par sa face superficielle ou externe : avec une partie de l'artère
et de la veine faciales et de leurs ramifications ; avec le nerf et l'artère buccina-
teurs supérieurs et inférieurs, avec le rameau malaire du nerf temporal superficiel et avec le canal de Sténon (*s'*) qui le transperce à la hauteur de la troisième
molaire du maxillaire supérieur (voy. fig. 45 et 46).

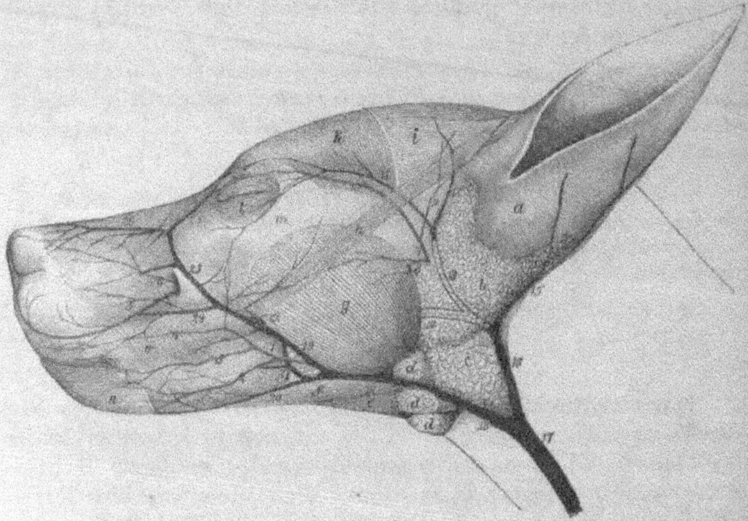

Fig. 46.

Artères et veines superficielles de la tête. — 1, Artère faciale ; 2, artère coronaire labiale inférieure ; 3, artère de la commissure des lèvres ; 4, artère coronaire labiale supérieure ; 5, artère sous-orbitaire (lateralis nasi) ; 6, artère du dos du nez (dorsalis nasi) ; 7, artère temporale superficielle ; 8, son rameau massétérique ; 9, artère auriculaire antérieure ; 10, artère zygomatico-orbitaire ; 11, veine zygomatico-orbitaire ; 12, veine auriculaire antérieure ; 13, veine temporale superficielle ; 14 et 16, veines maxillaires internes ; 15, grande veine auriculaire ; 17, veine jugulaire externe ; 18, veine maxillaire externe ; 19, veine faciale ; 20, veine labiale inférieure ; 21, veine du buccinateur ; 22, rameau veineux anastomotique ; 23, origine de la veine faciale ; 24, veine labiale supérieure ; 25, veine de l'angle interne de l'œil ; 26, veine du dos du nez (dorsalis nasi). *a*, Pavillon de l'oreille ; *b*, glande parotide ; *c*, glande sous-maxillaire ; *d*, glandes lymphatiques superficielles du conduit laryngien ; *e*, muscle mylo-hyoïdien ; *f*, digastrique ; *g*, masséter ; *h*, grand zygomatique ; *i*, scutellaire ; *k*, temporal ; *l*, orbiculaire des paupières ; *m*, arcade zygomatique ; *n*, risorius de Santorini ; *o*, buccinateur.

β. *Buccinateur proprement dit* ou *Buccolabial* (fig. 44 *o*). Il est formé
de fibres qui vont obliquement du maxillaire supérieur au maxillaire
inférieur. Dans sa partie aborale il croise les fibres du molaire (*p*),
avec lesquelles il se confond en partie.

Du côté oral, ses fibres se mélangent avec celles du peaucier (*q*) et du grand zygomatique (*f*) et se terminent sans transition brusque comme fibres de l'orbiculaire des lèvres (muscle buccolabial). Les faisceaux musculaires naissent en général sur le maxillaire supérieur près de l'arcade alvéolaire et se terminent près du bord ventral de la mandibule. — Le buccinateur est recouvert par le peaucier et le grand zygomatique; il recouvre à son tour, en partie, la muqueuse des joues, le muscle molaire (*p*) et en partie les glandes buccales (.). Vers le dos du nez il rencontre le canin (*n*).

La face externe du muscle est en rapport : avec les nerfs buccaux, supérieur et inférieur; avec le nerf sous-orbitaire et le nerf buccinateur, dont les anastomoses forment un réseau à larges mailles; en partie, avec le rameau malaire du nerf temporal superficiel et les branches principales de l'artère et de la veine faciales (voy. fig. 45 et 46).

Annexe. **Muscle orbiculaire des lèvres ou sphincter de la bouche**. C'est à proprement parler un muscle peaucier. Il forme en partie le cadre solide des lèvres et s'étend près du bord libre de ces dernières en suivant leur contour. Placé entre la peau et la muqueuse, il est constitué par la réunion des fibres venant des muscles des lèvres et des joues, et surtout des fibres du buccinateur, du triangulaire et du canin; il n'existe pour ainsi dire pas de limite visible entre tous ces muscles et l'orbiculaire. Les muscles incisifs sont également difficiles à isoler de ses fibres. L'orbiculaire est beaucoup plus fort à la lèvre supérieure qu'à la lèvre inférieure. On le prépare le mieux par le côté de la muqueuse. Il est interrompu ou fendu sur la ligne médiane de la lèvre supérieure.

2. MUSCLES DU NEZ

Les muscles de la lèvre supérieure (carré de la lèvre supérieure, canin, etc.) sont en même temps les muscles du nez chez le chien; les fibres de ces muscles s'épanouissent partie sur le dos, partie sur l'aile du nez. En somme, on ne peut pas démontrer chez le chien l'existence de muscles spéciaux du nez, bien isolés.

3. MUSCLES DES PAUPIÈRES

Pour les muscles du globe oculaire, voy. le chapitre consacré à la description de l'œil. Ici nous ne nous occuperons que des muscles des *paupières*.

Orbiculaire des paupières (fig. 47 *g*). Ce muscle soutient les paupières et entoure comme un cercle la fente palpébrale. Situé entre l'épiderme et le tissu conjonctif des paupières, il a un point fixe essentiel sur le bord osseux de l'orbite, près de l'angle interne de l'œil. Il est beaucoup plus fort à la paupière supérieure qu'à la paupière inférieure. Du côté caudal, il se confond insensiblement avec le scutellaire (*d'*). Il n'y a pas chez le chien de séparation de ce muscle en portion orbitaire et portion palpébrale.

Releveur de la paupière supérieure. Recouvert par la périorbite, il s'étend du trou optique au bord de la paupière supérieure. Il prend son origine près du muscle trochléen et droit supérieur du globe oculaire, recouvre celui-ci, passe sous la glande lacrymale, pour se terminer par un tendon qui, placé près de la conjonctive, s'attache sur le bord de la paupière supérieure.

Sourcilier interne (*corrugator supercilii medialis*) (fig. 47 *f*). Ce muscle plat prend naissance sur l'aponévrose du scutellaire (*d, d'*), au milieu de l'os frontal, près de la ligne médiane de la tête; il se porte en dehors et du côté oral pour se terminer près de l'angle interne de l'œil, sur la paupière supérieure, où ses fibres se fusionnent avec celles de l'orbiculaire des paupières. Le muscle n'est pas délimité nettement des deux côtés, mais se termine en minces plaques aponévrotiques soudées à l'aponévrose épicranienne.

Ce muscle se trouve immédiatement sous la peau et sur l'os frontal. Il recouvre la terminaison du nerf frontal et les terminaisons du rameau zygomatique du nerf facial et de l'artère temporale superficielle.

Sourcilier externe (*corrugator supercilii lateralis*) (fig. 47 *e*). Petit muscle plat, qui naît sur l'aponévrose du muscle temporal, au voisinage de l'os malaire et du ligament orbitaire et se dirige du côté oral et ventral vers l'angle externe de l'œil, où il se fusionne en partie avec l'orbiculaire des paupières (*g*).

Ce muscle se trouve immédiatement sous la peau; il recouvre le muscle temporal et le ligament orbitaire.

Ce muscle recouvre le rameau orbitaire de la 2ᵉ branche (maxillaire supérieur) du trijumeau (*nervus subcutaneus malæ*) à sa sortie du ligament orbitaire, quelques branches terminales du rameau zygomatique du nerf facial et des petites ramifications terminales de l'artère temporale superficielle.

Malaire. On peut considérer ce muscle comme le prolongement du peaucier de la tête; il se fusionne avec l'orbiculaire des paupières (voy. p. 121).

4. MUSCLES DE L'OREILLE EXTERNE

Il existe deux groupes de muscles à l'oreille externe : 1. muscles situés dans le pavillon de l'oreille (muscles intrinsèques);

2. muscles qui font mouvoir ce pavillon comme un tout homogène. Les premiers seront décrits à propos du pavillon de l'oreille et nous ne nous occuperons ici que du second groupe. Tous ces muscles naissent sur la tête ou sur le cartilage scutiforme et se portent vers la conque ou vers le scutum de l'oreille.

La couche la plus superficielle est constituée par le muscle scu-

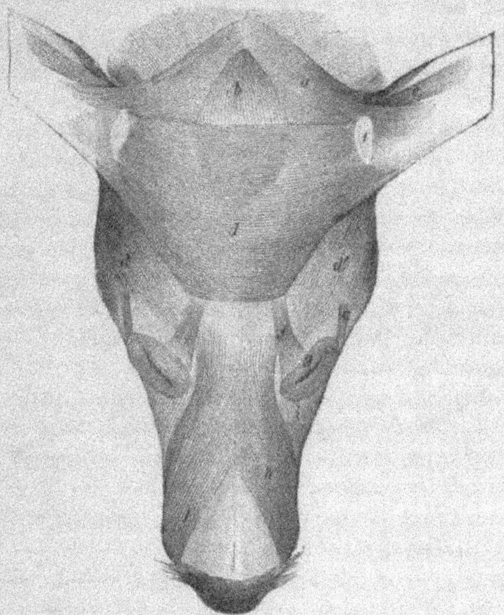

Fig. 47.

MUSCLES DE LA TÊTE (vue frontale). — a, Muscle long releveur de l'oreille; b, muscle occipital; c, transverso-auriculaire; d, interscutellaire; d', frontoscutellaire; e, sourcilier externe; f, sourcilier interne; g, orbiculaire des paupières; h, releveur commun de la lèvre supérieure et de l'aile du nez; i, malaire. 1, Cartilage scutiforme.

tellaire (ou commun des oreilles), le long releveur de l'oreille, le long abducteur, l'abaisseur de la conque et l'auriculaire antérieur (attrahens); la deuxième couche se compose de l'auriculaire supérieur (attolens) du court abducteur et du rotateur de l'oreille.

Scutellaire (*tenseur des cartilages scutiformes, muscle commun des oreilles*) (fig. 47 *d* et *d'*; fig. 44 *a*). C'est un muscle large, plat, appliqué droit sur la calotte cranienne et recouvert immédiatement par la peau ; il s'attache au cartilage scutiforme de l'oreille externe. On peut y distinguer plusieurs portions :

a. Muscle interscutellaire (fig. 47 *d*). C'est un muscle impair, mince et large, dont les fibres, partant du bord interne d'un des cartilages scutiformes (*ι*), aboutissent au bord interne de l'autre ; il se confond du côté aboral avec le long releveur (*a*) et l'occipital (*b*), et du côté oral, avec le fronto-scutellaire (*d*). Il *recouvre* le muscle occipital et le muscle temporal.

b. Muscle fronto-scutellaire (fig. 47 *d* et fig. 44 *a*). Il prend son origine sur l'apophyse zygomatique du frontal et sur le ligament orbitaire et se dirige en s'élargissant vers le cartilage scutiforme. Une partie de ses fibres se termine sur le cartilage même (fig. 47ₗ) et notamment à son angle oral où elles se fusionnent avec celles du zygomatique (fig. 44 *f*) ainsi qu'avec le tendon de l'adducteur inférieur de l'oreille (fig. 44 *c*) ; une autre partie des fibres (les fibres internes) se jettent, sans atteindre la ligne médiane de la tête, sur une plaque tendineuse qui, en s'unissant à celle du côté opposé, ainsi qu'au tendon du sourcilier interne (fig. 47 *f*) et au tendon d'origine du carré de la lèvre supérieure, forme l'aponévrose épicranienne.

Le muscle fronto-scutellaire se fusionne du côté aboral avec l'interscutellaire. A son point d'insertion sur le cartilage scutiforme ses fibres se transforment insensiblement en celles de l'adducteur supérieur de l'oreille (fig. 44 *b*). En dehors, le muscle se prolonge jusqu'à l'arcade zygomatique (fig. 44ₐ), où il se termine par une fine membrane aponévrotique qui enveloppe le masséter et s'épanouit en partie sur l'orbiculaire des lèvres.

c. Muscle cervico-scutellaire. Ce n'est pas un muscle indépendant chez le chien ; il ne forme qu'une partie de l'auriculaire supérieur (attolens) (fig. 48 *d*) et du long releveur de l'oreille (fig. 47 *a*). Voy. la description de ce dernier.

L'ensemble du muscle scutellaire est recouvert directement par la peau et, sur une faible étendue, par le grand zygomatique (fig. 44 *f*) ; il recouvre le temporal. Il est limité du côté aboral par le long releveur (fig. 47 *a*) et, du côté oral, par le sourcilier externe (fig. 47 *e*) et le sourcilier interne (fig. 47 *f*).

Action. — Il fixe le cartilage scutiforme ; il relève également le pavillon.

Son bord externe est en rapport avec le rameau zygomatique du nerf facial ; ses surfaces sont en rapport avec l'artère et la veine temporales superficielles et avec les ramifications terminales du nerf lacrymal et du rameau orbitaire de la 2ᵉ branche (maxillaire supérieur) du trijumeau (subcutaneus malæ).

Auriculaire supérieur (*attolens auris, releveur interne de l'oreille*) (fig. 48 *d*). Ce muscle répond par sa face superficielle au long releveur de l'oreille (fig. 47 *a*), à une partie du long abducteur de l'oreille (*b*) et au muscle occipital (fig. 47 *b*). Il prend son origine à la crête pariétale et en partie à l'apophyse interpariétale, et se dirige, passant au-dessus du muscle temporal (*a*) en dehors, vers la conque ou pavillon de l'oreille ; là il se divise en deux branches, dont l'une (muscle cervico-scutellaire) se termine sur le cartilage scutiforme, tandis que l'autre (muscle pariéto-auriculaire) va à la face convexe du pavillon. Près de sa terminaison, ce muscle recouvre en partie le rotateur de l'oreille. Par ses deux faces il est en rapport avec les branches de l'artère, de la veine et du nerf auriculaires postérieurs.

Action. — Il relève le pavillon dans la position dans laquelle l'ouverture de l'oreille est dirigée en dehors et un peu du côté aboral.

Auriculaire antérieur (*attrahens auris* ou *adducteur de l'oreille supérieur, moyen et inférieur* ou encore *scuto-auriculaire postérieur, moyen et antérieur*). Il présente trois portions :

a. Muscle adducteur supérieur de l'oreille (fig. 44 *b*). Il prend son origine, par les fibres qui viennent du scutellaire (*a*), à l'endroit où ce dernier s'insère au cartilage scutiforme ; il se termine à l'épine antéro-supérieure de l'hélix où il se confond avec les fibres du muscle de l'hélix (*d*). — Situé immédiatement sous la peau, il recouvre en partie le cartilage scutiforme, le muscle moyen adducteur, les branches de la veine et de l'artère temporales, ainsi que le nerf temporal et le rameau temporal du nerf facial.

b. Muscle adducteur moyen de l'oreille. On donne ce nom à un petit faisceau musculaire, qui naît en dedans de l'angle externe du cartilage scutiforme et se dirige sur le bord caudal du tragus ; il est recouvert par l'adducteur supérieur.

c. Muscle adducteur inférieur de l'oreille (fig. 44 *c*). Il prend son origine à la face interne du muscle grand zygomatique (*f*), près de la naissance de ce dernier sur l'aponévrose du scutellaire (*a*) ; il se dirige ensuite du côté caudal et se termine entre l'abaisseur du pavillon (*h*) et le muscle de l'antitragus (*e*), sur l'anti-tragus. Il est recouvert par la peau et, en partie, par le grand zygomatique (*f*). Il recouvre les branches de l'artère et de la veine temporales superficielles, les branches du rameau zygomatique du nerf facial, ainsi que, sur une faible étendue, la glande parotide (*₂*).

Il n'existe pas d'adducteur externe, à moins que l'on ne considère comme tel un faisceau du muscle précédent qui se détache souvent de son bord ventral et se confond avec les muscles grand zygomatique et peaucier de la face.

Action. — L'auriculaire antérieur (attrahens) place l'ouverture du pavillon en avant.

Abaisseur du pavillon de l'oreille (*muscle parotidien ou parotido-auriculaire*) (fig. 44 *h*). C'est un long muscle rubané, qui passe au devant de la glande parotide (₁) et de la glande sous-maxillaire (₂). Il prend son origine sur le bord ventral de l'antitragus du pavillon et s'étend presque jusqu'à la ligne médiane du cou où il se confond avec le peaucier. Recouvert par le peaucier du cou et par la peau, il recouvre à son tour, outre la parotide (₂) et la sous-maxillaire (₄), encore en partie le cartilage annulaire du pavillon de l'oreille.

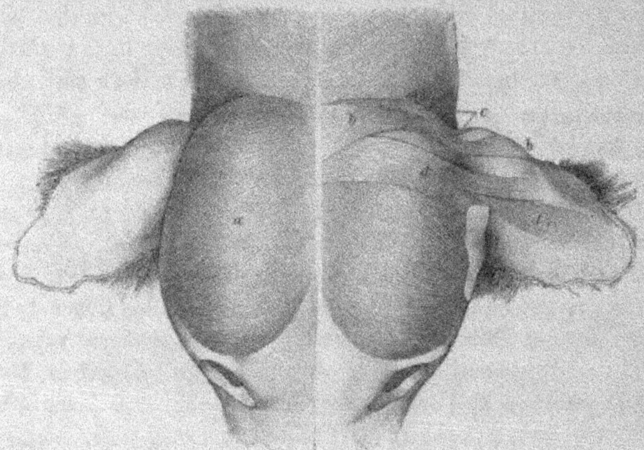

Fig. 48.

Muscle temporal et deuxième couche des muscles de l'oreille. — *a*, Muscle temporal; *b*, long abducteur de l'oreille; *c*, court abducteur de l'oreille; *d*, auriculaire supérieur (attolens); *e*, transverse de l'oreille.

Par sa face profonde, il est en rapport avec la veine jugulaire externe ou avec l'origine de ses deux branches (veines maxillaires, externe et interne); puis avec les branches de la grande artère auriculaire, les nerfs cervicaux transverses (supérieur et moyen) et le grand nerf auriculaire.

Action. — Il attire en bas le pavillon de l'oreille.

Auriculaire postérieur, *retrahens, ou cervico (occipito)-auriculaire.* Il se compose de trois muscles :

a. *Long abducteur de l'oreille* (fig. 48 *b*). Il s'insère à l'apophyse interpariétale et à la crête pariétale, puis se dirige en dehors, vers la base du pavillon de l'oreille, entoure la partie aborale de cette dernière et s'attache à la face aborale de l'antitragus, près de l'origine de l'abaisseur du pavillon. Il est recouvert par le long releveur de l'oreille (fig. 47 *a*) et par la peau; il se trouve appliqué en partie sur l'auriculaire supérieur (attolens) (*d*), sur le court abducteur (*c*), sur le temporal (*a*) et le transverso-auriculaire; il recouvre aussi les branches de l'artère, de la veine et du nerf auriculaires postérieurs.

b. Court abducteur de l'oreille (fig. 48 *c*). Situé au-dessous du muscle précédent, il commence sur la ligne courbe occipitale supérieure ou sur l'apophyse interpariétale et se dirige en dehors, en contournant la base du pavillon pour se terminer sur le cartilage annulaire du pavillon, près du cartilage scutiforme. Il repose sur le muscle temporal (*a*) et le pavillon de l'oreille; il se trouve presque entièrement recouvert par le long abducteur. Sur sa face superficielle se ramifient les branches de l'artère, de la veine et du nerf auriculaires postérieurs.

c. Long releveur de l'oreille (fig. 47 *a*). Ce muscle prend son origine sur la ligne médiane de la nuque, dans la direction caudale par rapport à la ligne courbe occipitale externe; il se dirige, en confondant en partie ses fibres avec celles du scutellaire (*d, d'*), vers le cartilage scutiforme (.), auquel il s'insère en partie (formant le faisceau cervico-scutellaire); mais sa masse principale s'attache sur la face convexe du pavillon en se divisant en deux faisceaux. Il recouvre en partie le tendon d'origine du sterno-cléido-mastoïdien et le pavillon de l'oreille, ainsi que le long abducteur de l'oreille (fig. 48 *b*) et l'auriculaire supérieur (attolens) (fig. 48 *d*); tout près de son insertion, il recouvre l'artère auriculaire postérieure. À son extrémité, il est en rapport avec le muscle transverse de l'oreille (*c*), qui est situé en partie entre ses deux faisceaux d'insertion. Il est recouvert par la peau, par les branches de l'artère auriculaire postérieure et par le rameau occipital du premier nerf cervical.

Action. — L'auriculaire postérieur dirige l'ouverture du pavillon en dehors.

Muscle rotateur de l'oreille (*scutello-auriculaire inférieur ou interne*). Il n'existe qu'un seul rotateur digne de ce nom chez le chien. Situé le plus souvent sous la masse de tissu adipeux, ce muscle prend son origine à la face inférieure (interne ou cranienne) du cartilage scutiforme, se dirige vers la queue et arrive à la base de l'oreille, qu'il entoure du côté interne et aboral. Il se termine sur le cartilage annulaire du pavillon, au dessous et près de l'insertion de la conque. Il se trouve ainsi entre la base du pavillon et le muscle temporal. Près de son origine, il est recouvert, pour une faible partie par l'adducteur supérieur et l'adducteur moyen de l'oreille. Il est en rapport avec les branches de l'artère et du nerf auriculaires postérieurs et avec l'artère temporale superficielle.

Outre ce muscle, on trouve encore un faisceau qui naît sur le bord aboral du cartilage scutiforme et va à partir du long releveur de l'oreille, en le croisant, dans la direction caudale, pour se terminer à la base du pavillon, entre le long releveur et le long abducteur de l'oreille. On peut assimiler ce faisceau au muscle *rotateur superficiel.*

Action. — Il attire l'ouverture du pavillon en arrière.

5. MUSCLES DE LA VOUTE CRANIENNE

La voute du crâne est recouverte par *l'aponévrose épicranienne.* Très mince, cette aponévrose recouvre les parties libres des os de la voûte et du dos du nez. Elle commence sur le muscle scutellaire et le sourcilier d'une part, sur le muscle occipital de l'autre ; ses fibres s'irradient aussi en partie dans l'aponévrose temporale. Le muscle releveur de la lèvre supérieure et de l'aile du nez prend son origine sur cette aponévrose. Elle se prolonge jusqu'aux paupières.

Muscle épicranien ou **occipital** (fig. 47 *b*). Ce muscle est situé au dessus du muscle temporal, des deux côtés de la ligne médiane de la tête ; il s'étend depuis le frontal jusqu'à l'occiput, dont l'apophyse interpariétale lui sert en partie de point d'attache. Le plus souvent il est fusionné avec le muscle congénère du côté opposé et apparaît alors comme un seul muscle plus ou moins ovalaire et très mince. Du côté oral, ce muscle impair se rétrécit un peu et se termine sur un tendon aponévrotique, qui ne fait qu'un avec celui du scutellaire ; du côté aboral, il se confond avec le long releveur de l'oreille (*a*). Ce muscle est recouvert par le scutellaire (*d*) et par les petites branches de l'artère et de la veine temporales superficielles ; il recouvre le muscle temporal (fig. 48 *a*) et en partie l'auriculaire supérieur (attolens) (fig. 48 *d*).

Remarque. Le muscle occipital du chien ne correspond pas au même muscle de l'homme. D'autre part on peut le considérer sûrement comme un faisceau du scutellaire.

B. Muscle du squelette viscéral de la tête.

1. MUSCLES DE LA MACHOIRE INFÉRIEURE ou MUSCLES MASTICATEURS

Les muscles masticateurs s'étendent entre le crâne et la mandibule. Ils mettent en mouvement les organes masticateurs et sont

innervés par la 3ᵉ branche du trijumeau. Ils forment deux couches :
la *couche superficielle, externe* (masséter et temporal), et la *couche
profonde, interne* (ptérygoïdiens, externe et interne).

Masséter (fig. 44 *i*). Ce muscle puissant se trouve sur la face
externe de la moitié aborale de la mandibule et s'étend depuis l'arcade
zygomatique (ₐ) jusqu'au bord ventral de la mandibule, qu'il dépasse
formant un bourrelet. Il est divisé en trois faisceaux en partie
soudés, en partie séparés par des expansions tendineuses.

a. La portion externe, superficielle. Elle s'attache à la crête externe
du bord massétérique de l'arcade zygomatique dans toute sa longueur,
ainsi qu'au tubercule articulaire de l'apophyse zygomatique du temporal. De ces points d'inser-
tion, les faisceaux se portent
obliquement dans la direction caudo-ventrale; une
partie des fibres se terminent par un tendon qui s'attache à l'apophyse angu-
laire (fig. 49 *e*) et à la ligne
massétérique (fig. 49 *u*), tandis que le reste des fibres
contournent le bord ventral,
arqué, de la mandibule et
se portent sur la face interne
de cette dernière où elles se

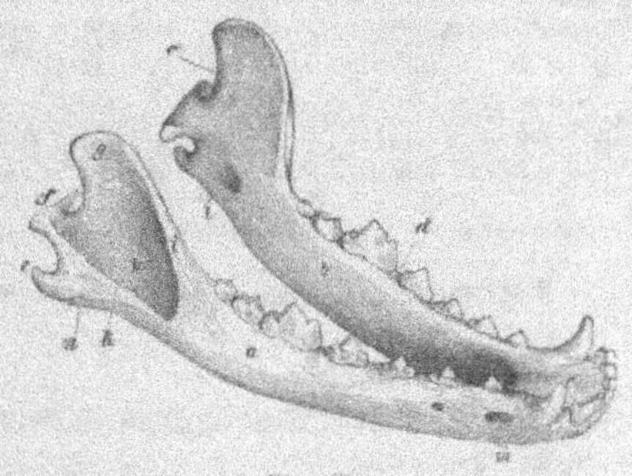

Fig. 49.
MANDIBULE (pour la légende, voy. fig. 18).

confondent en partie avec les fibres du ptérygoïdien interne.

b. La portion moyenne prend son origine tout près de la précédente, sur le bord massétérique et sur la face temporale de l'arcade
zygomatique. Elle se termine en dehors sur l'apophyse coronoïde,
sur la crête coronoïde (fig. 49 *i*) et la crête condylienne (fig. 49 *k*), en
dehors de la portion profonde. Les fibres se dirigent directement
du côté ventral (perpendiculairement). Cette portion est soudée partiellement à son origine avec le muscle temporal.

c. La portion profonde ou interne occupe la plus grande partie de
la fosse massétérique. Elle s'attache d'une part au tubercule articulaire de l'apophyse zygomatique du temporal et un peu en dedans de
ce dernier, et de l'autre part, à toute l'étendue de la fosse massétérique (fig. 49 *h*) et à la moitié orale de la crête condyloïde, c'est-à-
dire aux environs de l'angle oral de la fosse massétérique. Les fibres
vont obliquement dans la direction ventro-orale.

Le masséter recouvre l'os et, par sa partie orale, une faible fraction du muscle molaire (*p*); son bord ventral, qui dépasse la mandibule, touche le digastrique (*r*). Sa face supérieure répond au fascia parotido-massétérique, au muscle peaucier de la face et au muscle zygomatique (*f*).

La face externe du masséter est en rapport avec le canal de Sténon (*2*), avec la branche malaire du nerf temporal superficiel, avec les nerfs buccaux supérieur et inférieur, avec les artères et les veines transverses de la face. Près de son bord oral se trouvent l'artère et la veine faciales. Près de son bord aboral sont situées les glandes : auriculaire (*s*), parotide (*y*) et sous-maxillaire (*z*), ainsi qu'une partie des ganglions lymphatiques du conduit laryngien (*4*); puis le nerf temporal superficiel, la base du pavillon de l'oreille, l'artère et la veine maxillaires internes. Près de son bord ventro-interne, entre le masséter et le muscle ptérygoïde, se trouve l'artère maxillaire externe. Ce muscle recouvre en partie les glandes buccales (*5*), le nerf buccinateur, la branche veineuse anastomotique et, par sa partie aborale, près de l'échancrure semi-lunaire, l'artère et le nerf massétériques. Entre le muscle digastrique et le masséter s'avance l'artère faciale et une branche du nerf mylo-hyoïdien. (Voy. pour plus de détails topographiques les chapitres consacrés aux nerfs et aux vaisseaux, ainsi que les fig. 45 et 46.)

Action. — Le masséter attire la mandibule.

Temporal (fig. 48 *a*). C'est le muscle le plus puissant de la tête; il remplit tout l'espace entre la crête sagittale et l'arcade zygomatique et fait saillie en bourrelet en dehors des parois osseuses du crâne aussi bien vers la ligne médiane que du côté aboral. Il s'insère par un large tendon, qui se prolonge ensuite comme une aponévrose recouvrant la face externe du muscle, à la crête sagittale dans toute sa longueur, depuis l'apophyse zygomatique du frontal jusqu'à l'épine condyloïde externe; autrement dit : à l'apophyse interpariétale de l'occiput (fig. 20$_9$), à la crête sagittale ou, en son absence (chez les chiens présentant une surface interpariétale), à la crête pariétale du pariétal (fig. 20$_5$), à la ligne demi-circulaire du frontal (fig. 20$_{10}$), à la ligne occipitale supérieure de l'occipital (fig. 20$_4$) et au bord tympanique du temporal, jusqu'à l'arcade zygomatique. Il s'insère, en outre, au ligament orbitaire, à la face externe de la totalité du pariétal (fig. 20 II); à la partie pariéto-temporale du frontal (fig. 20$_{11}$); à la portion squameuse du temporal (fig. 20 VI) et à la face interne de l'arcade zygomatique; enfin, à une très faible partie de l'aile temporale du sphénoïde. La limite, du côté de la cavité orbitaire, est marquée sur l'os par la crête orbito-temporale. Toute la masse musculaire énorme qui part de ces insertions s'attache, d'une part aux deux faces de l'apophyse coronoïde de la mandibule et, de l'autre, se confond avec les fibres de la portion moyenne du masséter. Dans son épaisseur, le muscle est traversé par plusieurs fortes membranes tendineuses,

Le temporal est recouvert par les muscles de l'oreille (*b*, *c*, *d*, fig. 47 *a*, *d*, *d'*), par la base du pavillon de l'oreille, par le muscle occipital (fig. 47 *h*), par le sourcilier (fig. 47 *e* et *f*) et par le cartilage scutiforme (fig. 47,). Il recouvre à son tour : le tendon d'origine du muscle molaire (fig. 44 *p*), ainsi que les os mentionnés plus haut; il remplit complètement la fosse temporale. Du côté ventro-oral il est en rapport avec les muscles de l'œil, du côté ventral avec le ptérygoïdien, du côté caudal avec le tendon du splénius et le sterno-cléido-mastoïdien, du côté nasal avec le ligament orbitaire. En dedans, il touche le temporal du côté opposé si la crête sagittale n'est pas trop élevée. Dans le cas où il existe une surface interpariétale, celle-ci reste libre et le muscle ne va que jusqu'à la crête pariétale.

La face superficielle du temporal est en rapport avec le nerf zygomatico-temporal et ses branches, avec l'artère et la veine temporales superficielles, avec le nerf temporal superficiel. Sa face profonde est en rapport, du côté ventral, avec les artères et les nerfs qui se trouvent sur la face externe du muscle ptérygoïdien (voy. la description de ce dernier). Du côté ventro-oral, le temporal répond aux vaisseaux et aux nerfs qui accompagnent les muscles de l'œil (voy. ces derniers). Il recouvre, en outre, les artères temporales profondes qui pénètrent dans son épaisseur, le nerf temporal et, en partie, l'artère ophthalmique.

Action. — Le temporal attire la mandibule.

Ptérygoïdien externe et ptérygoïdien interne (fig. 50 *a*). Ces deux muscles sont en partie soudés entre eux; mais on peut toujours les isoler.

Le *ptérygoïdien externe* naît dans la fosse ptérygoïdienne (face externe de l'os ptérygoïde) (fig. 21 XII), tout en laissant libre l'extrémité ventrale du ptérygoïde. Il se dirige obliquement du côté aboral et ventral, ainsi qu'un peu en dehors, et se termine sur une surface rugueuse à la face interne de la mandibule, un peu ventralement par rapport à l'apophyse condylienne (qu'il n'atteint pas d'ailleurs) et aboralement par rapport au trou maxillaire postérieur, jusqu'à l'apophyse angulaire.

Le *ptérygoïdien interne* prend son origine à la petite portion ventrale du ptérygoïde, laissée libre par l'insertion du ptérygoïdien externe; puis, à la crête orbitaire postérieure et dans la fosse sphéno-palatine (paloto-maxillaire), jusqu'au trou palatin postérieur et le trou palato-nasal (sur la portion perpendiculaire de l'os palatin) (fig. 21 IX); enfin, en partie, à l'aile orbitaire du sphénoïde (fig. 21,). Ses fibres vont en partie droit dans la direction ventrale, en partie dans la direction ventro-caudale et alors un peu en dehors; elles croisent une portion des fibres du ptérygoïdien externe et se terminent à la face interne de

la mandibule, ventralement par rapport au trou maxillaire postérieur,
près du bord ventral de la mâchoire inférieure, sur une ligne rugueuse,
qui part de l'apophyse angulaire dans la direction orale : ici le
muscle rencontre le masséter et se fusionne en partie avec lui.

En dedans, le muscle ptérygoïdien recouvre le ptérygo-pharyngien,
le pharyngo-staphylin et le palato-staphylin ; puis les péristaphylins,
externe et interne, les piliers du voile du palais, les glandes palatines (voy. fig. 51 *j*) et, en partie, la glande sublinguale (fig. 51 *s*). La face superficielle du muscle, près de son origine, est en rapport avec les muscles de l'œil (fig. 51 *a*) et plus loin, avec la terminaison du muscle temporal et la glande orbitaire (fig. 51 *i*). Près de son insertion, il rencontre, outre le mas-

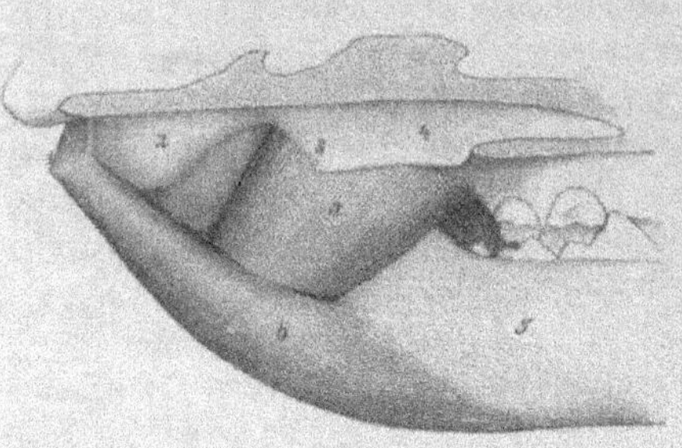

Fig. 50.

MUSCLES DIGASTRIQUE ET PTÉRYGOÏDIEN. — *a*, Muscle
ptérygoïdien ; *b*, muscle digastrique. 1, Apophyse
styloïde de l'occipital ; 2, bulle tympanique du temporal ; 3, os ptérigoïde ; 4, portion ventrale de l'os
palatin ; 5, mandibule.

séter, le digastrique (*b*), le mylo-hyoïdien et la glande sous-maxillaire.

On trouve à la face externe du muscle : l'artère maxillaire interne à l'endroit
où elle se ramifie en artère sous-orbitaire, etc. ; l'artère buccale ; le nerf buccinateur ; l'artère du voile du palais ; l'artère et le nerf alvéolaires inférieurs ; le nerf
ptérygoïdien et le nerf mylo-hyoïdien ; la branche maxillaire supérieure du trijumeau ; enfin, le nerf lingual (voy. fig. 139 et 181). A la face interne, on remarque
l'artère et la veine maxillaires externes (le long de l'insertion du muscle) et les
branches du nerf glosso-pharyngien.

Action. — Ce muscle attire le maxillaire inférieur et le porte en
avant.

2. MUSCLES DE L'HYOÏDE

Les muscles de la langue sont décrits dans le chapitre consacré
à cet organe. Nous ne nous occuperons ici que des muscles de
l'hyoïde qui prennent origine sur les os du crâne ou de la face, à
l'exception par conséquent du sterno-hyoïdien et du sterno-thyroïdien *, qui, à cause de leur situation, seront décrits avec les muscles
du cou. Tous les autres muscles de l'hyoïde appartiennent à la tête et
sont innervés par les nerfs crâniens.

* Une faute du texte allemand ; il faut lire : thyro-hyoïdien.   (*Note du traducteur.*)

Groupe externe.

Digastrique du maxillaire inférieur (*stylo-maxillaire*) (fig. 50 *b*). Chez le chien, ce muscle ne se compose pas de deux ventres comme chez l'homme; il appartient plutôt au groupe des muscles du maxillaire inférieur. Si nous le décrivons ici c'est pour ne pas rompre avec l'habitude et l'exposition classique du sujet. Il naît par un tendon et par des fibres charnues sur l'apophyse jugulaire de l'occipital et forme une masse musculaire puissante, une sorte de ventre arrondi, situé en dedans et ventralement par rapport au masséter; les fibres charnues terminales s'insèrent à la face interne de la partie moyenne de la mandibule (ₓ) où elles rencontrent l'insertion du ptérygoïdien (*a*).

Il recouvre par son bord mandibulaire le masséter et, en dedans, en partie le stylo-glosse (fig. 51 *c*), l'hyo-pharyngien (fig. 51 *h*), le mylo-hyoïdien et la portion dorsale du stylo-hyoïdien. En dehors, il est en rapport avec le sterno-cléido-mastoïdien, la glande parotide (fig. 51ₓ) et la glande sous-maxillaire (fig. 51ₓ); puis, avec une partie de la glande sublinguale (fig. 51ₐ) et avec les ganglions lymphatiques profonds du conduit laryngien.

On remarque parfois sur ce muscle, près de son insertion à l'apophyse jugulaire, une intersection aponévrotique, qui indique la séparation primitive en deux ventres.

Près de son origine, le muscle recouvre (en dedans) l'artère occipitale et les artères carotides externe et interne, ainsi que le commencement de leurs ramifications, c'est-à-dire les origines de l'artère maxillaire et de l'artère linguale (près de son bord ventral); et plus loin, l'artère maxillaire externe (faciale). Le bord dorso-interne du muscle est en rapport avec l'artère auriculaire postérieure et l'artère sub-linguale. En dehors, le muscle est en rapport avec une partie de la veine maxillaire.

Le digastrique recouvre, en outre, le nerf hypoglosse et le glosso-pharyngien, l'origine du nerf facial, le pneumo-gastrique et le sympathique, l'origine du nerf laryngé supérieur et de l'accessoire. Une branche du nerf mylo-hyoïdien (branche massétérique) passe entre le digastrique et la face ventrale de l'apophyse angulaire de la mandibule.

Action. — Il attire le maxillaire inférieur en bas et en arrière.

Stylo-hyoïdien. Ce muscle se décompose en deux parties chez le chien : la portion dorsale et le stylo-hyoïdien proprement dit.

ₓ. La *portion dorsale du stylo-hyoïdien* (fig. 63 *a*). Elle se trouve entre l'apophyse jugulaire de l'occipital où elle prend son origine et l'extrémité cranienne de la branche dorsale de l'hyoïde (corne supérieure) où elle se termine. C'est un petit muscle plat, quadrangulaire. Il est complètement recouvert par l'origine du muscle digastrique et se trouve en rapport, sur la branche de l'hyoïde, avec les tendons d'origine du stylo-glosse (*b*) et du stylo-pharyngien (*c*). Il est appliqué sur la bulle tympanique de l'os temporal.

Sur sa face externe, passent le nerf facial avec quelques-unes de ses branches et l'artère stylo-mastoïdienne.

On peut considérer ce muscle comme un faisceau détaché du digastrique.

β. *Le stylo-hyoïdien proprement dit* est un muscle excessivement

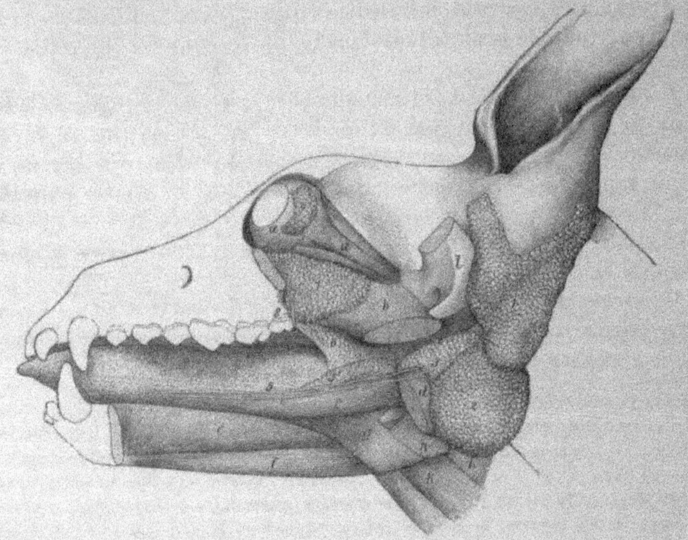

Fig. 51.

LES GLANDES DE LA TÊTE (l'arcade zygomatique est sciée). — 1, Glande parotide; 2, glande sous-maxillaire; 3, glande sublinguale (portion aborale); 3' glande sublinguale (portion orale); 4, canal de Wharton; 5, canal de Bartholin; 6, glandes du voile du palais; 7, glande orbitaire; 8, conduits de Nuck; 9, glande lacrymale. *a*, Globe oculaire et ses muscles; *b*, muscle ptérygoïdien interne; *c*, stylo-glosse; *d*, digastrique; *e*, génio-glosse; *f*, génio-hyoïdien; *g*, hyo-glosse; *h*, constricteur moyen du pharynx; *i*, constricteur inférieur du pharynx; *k*, thyro-hyoïdien; *l*, apophyse zygomatique du temporal (sciée).

grêle et mince. Il s'insère à la bulle tympanique de l'os temporal, près du bord aboral du conduit auditif externe, par un mince tendon; les fibres musculaires n'y apparaissent qu'au niveau du bord dorso-externe du digastrique. Le muscle se porte dans la direction ventrale, entre la face externe de la partie aborale du digastrique et la glande sous-maxillaire. Arrivé à l'extrémité externe du corps de l'hyoïde, il s'y attache entre les insertions des muscles mylo-hyoïdien et sterno-hyoïdien. En dehors, il est recouvert par la glande sous-maxillaire, par les ganglions lymphatiques superficiels du conduit laryngien et par la parotide. Le peaucier du cou ne le recouvre qu'en partie. On trouve sur sa face externe la veine maxillaire externe. La face interne est en rapport avec le digastrique et le crico-pharyngien.

Action. — Ce muscle élève l'hyoïde.

Groupe interne.

Mylo-hyoïdien (fig. 62 *a*). Muscle plat, large, situé dans le conduit laryngien, tendu à la manière d'une sangle entre les deux branches de la mandibule, depuis l'angle mentonnier jusqu'au corps de l'hyoïde et formant le plancher de la cavité buccale. Il prend origine à la face interne de la mandibule, de chaque côté, près du bord alvéolaire, sur la crête mylo-hyoïdienne et chemine d'abord le long de la face interne de la mandibule dans la direction ventrale, puis décrit une courbe vers la ligne médiane pour se réunir au mylo-hyoïdien du côté opposé. La réunion des deux muscles est marquée par un raphé médian. En outre, le muscle s'insère du côté oral à l'angle mentonnier et du côté aboral au corps de l'hyoïde, tout près de l'insertion du stylo-hyoïdien.

Le mylo-hyoïdien est recouvert sur sa face ventrale par le peaucier de la face et par la peau ; en dehors, il est en rapport du côté oral avec la mandibule, du côté aboral avec le digastrique, les glandes lymphatiques superficielles du conduit laryngien et les muscles masséter et ptérygoïdien. En dedans, il est en rapport avec le génio-hyoïdien qui passe par-dessus et auquel il est intimement uni, puis avec le génio-glosse, le stylo-glosse et l'hyo-glosse. Il recouvre la glande sublinguale (portion orale).

La face externe de ce muscle est en rapport avec l'artère et la veine sub-linguales, avec l'artère et la veine sous-mentales, avec l'artère maxillaire externe et le nerf mylo-hyoïdien ; la face interne est en rapport avec le nerf et la veine linguales, avec le nerf hypoglosse, le canal de Wharton et le canal de Bartholin.

Action. — Il élève la langue et l'os hyoïde.

Mylo-glosse. Manque chez le chien.

Génio-hyoïdien (fig. 52 *a*). Ce muscle est situé dans le conduit laryngien ; ses fibres s'étendent longitudinalement depuis leur point d'origine à l'angle mentonnier, jusqu'au bord oral du corps de l'hyoïde, leur point d'insertion terminal. En dedans, il est en rapport avec le génio-hyoïdien du côté opposé avec lequel il est soudé complètement du côté oral et presque complètement du côté de l'hyoïde. Seule une dépression longitudinale sur la face ventrale des muscles réunis indique leur division primitive en deux portions distinctes. Le génio-hyoïdien s'élargit insensiblement depuis son point d'origine jusqu'à l'hyoïde.

Le génio-hyoïdien est séparé de la peau et des branches de la mandibule par le mylo-hyoïdien; vers la base de la langue il est en rapport, en dehors, avec le muscle hyo-glosse (c). Du côté de la langue, il est recouvert par le génio-glosse (b). Aucun grand nerf ou vaisseau n'est en rapport avec ce muscle; on n'y voit que de petites branches terminales des nerfs, des artères et des veines.

Action.— Il attire l'hyoïde dans le conduit laryngien et du côté oral.

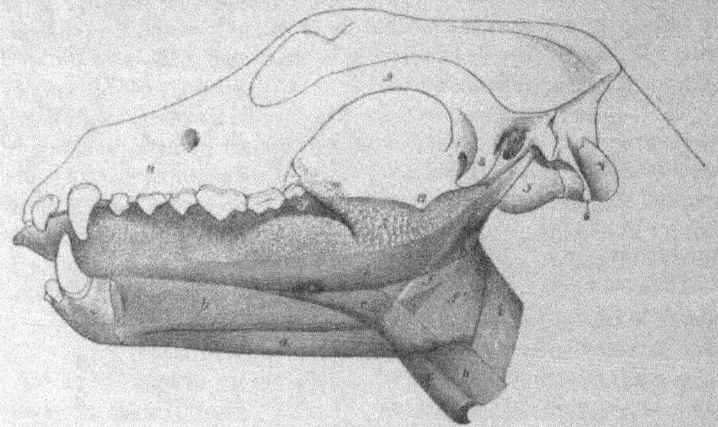

Fig. 52.

MUSCLES DE LA LANGUE ET DE L'OS HYOÏDE (vus de gauche). — *a*, Muscle génio-hyoïdien; *b*, génio-glosse; *c*, hyo-glosse; *d*, stylo-glosse; *e*, stylo-pharyngien; *f*, hyo-pharyngien (portion orale); *f'* hyo-pharyngien (portion aborale); *g*, cérato-hyoïdien; *h*, thyro-hyoïdien; *i*, thyro-pharyngien; *k*, sterno-hyoïdien. 1, Langue; 2, voile du palais avec ses glandes; 3, cavité buccale; 4, maxillaire inférieur gauche (scié); 5, bulle tympanique de l'os temporal; 6, apophyse styloïde; 7, condyle de l'occipital; 8, apophyse postglénoïde du temporal; 9, arcade zygomatique; 10, trou auditif externe; 11, maxillaire supérieur.

Cérato-hyoïdien ou *Kérato-glosse* (fig. 52, *g*). Ce muscle se trouve latéralement à la base de la langue et remplit tout l'espace entre la branche fourchue de l'hyoïde, la corne inférieure et une fraction de la corne moyenne en s'attachant à ces parties. Il repose en partie sur le fascia du gosier et se trouve recouvert par l'hyo-glosse (c) et le constricteur moyen du pharynx (f, f'). Les branches terminales du nerf glosso-pharyngien rampent autour de lui.

Action. — Il aide les autres muscles dans le relèvement de la base de la langue.

Les aponévroses de la tête.

1. **Aponévrose temporale** (*Fascia temporalis*). Cette aponévrose, très forte, enveloppe le muscle temporal et se trouve tendue entre la crête sagittale (pariétale) et l'arcade zygomatique; outre ces deux lignes d'attache, elle s'insère encore à la ligne occipitale supérieure, à la ligne demi-circulaire (ou crête temporale) du frontal et au ligament orbitaire. Du côté oral, elle se confond avec l'aponévrose épicranienne et du côté ventral avec l'aponévrose ou fascia parotido-massétérique.

2. **Aponévrose épicranienne** (voy. p. 132).

3. **Aponévrose bucco-pharyngienne**. Il n'existe qu'une aponévrose buccale peu apparente, qui ne se prolonge pas en fascia pharyngien.

4. **Aponévrose parotido-massétérique**. C'est une membrane mince de tissu conjonctif, qui enveloppe la glande parotide, la glande sous-maxillaire, le muscle masséter et l'arcade zygomatique près de laquelle ses fibres s'épanouissent en éventail sur l'aponévrose temporale. Au masséter, elle est renforcée par les fibres conjonctifs du muscle zygomatique et du peaucier de la face, et près de l'arcade zygomatique, par le périoste. Du côté oral, elle passe par dessus le maxillaire et se perd dans le muscle peaucier de la face. Elle se prolonge, en outre, dans le conduit laryngien, enveloppe le digastrique et le mylo-hyoïdien et se perd insensiblement au-delà.

II. MUSCLES DU TRONC

A. Muscles du dos et de la nuque.

Les muscles que nous allons décrire sont situés dans la région du dos et de la nuque. La *région de la nuque* (voy. planche I) s'étend depuis la ligne courbe occipitale du crâne jusqu'à la première vertèbre dorsale, ou, ce qui revient au même, jusqu'à l'omoplate. Elle constitue la partie dorsale du cou, comprise entre la ligne dorsale médiane des téguments et les apophyses transverses des vertèbres cervicales ou la ligne allant de l'apophyse styloïde de l'occipital par les apophyses transverses jusqu'à l'épine de l'omoplate. Tout ce qui est en dehors de cette dernière ligne dans la direction ventrale appartient à la région antérieure du cou. La *région du dos* est comprise entre les apophyses épineuses des vertèbres dorsales, lombaires, sacrées, premières coccygiennes et le milieu des côtes. Elle se divise suivant les groupes des vertèbres qui l'accompagnent en une région *thoracique*, subdivisée en région scapulaire et région thoracique moyenne; en régions *lombaire*, *sacrée* et *caudale* (voy. planche I). Les muscles de ces deux régions (dorsale et nuchale) sont disposés en cinq couches successives, sans compter le peaucier; les deux premières couches et parfois la troisième représentent les muscles des membres et du tronc. Ces cinq couches comprennent les muscles suivants :

Première couche : trapèze (fig. 56 *g*, *g'*), sterno-cléido-mastoïdien (fig. 56 *e*, *f*). *Deuxième couche* : grand dorsal (fig. 56 *s*), rhomboïde (fig. 54 *b*, *b'*), angulaires de l'omoplate (fig. 54 *c* et fig. 56 *k*). *Troisième couche* : grand dentelé (fig. 53 *b*), petit dentelé postérieur (fig. 53 *c* et fig. 54 *g'*) et splénius (fig. 53 *a*). *Quatrième couche* : long dorsal (fig. 55 *a*), long épineux du dos (fig. 55 *b*), long dorsal du cou ou transversaire du cou (fig. 55 *g*), sacro-lombaire (fig. 55 *c*), petit complexus ou long dorsal de la tête (fig. 55 *e*), grand complexus (fig. 55 *d*, *d'*). *Cinquième couche* : releveurs des côtes, compliqué de l'épine, intercostaux; il faut ajouter à cette couche, les muscles les plus profonds qui s'attachent aux vertèbres, les interépineux et les intertransversaires, ainsi que les muscles situés entre la tête et la face dorsale des deux premières vertèbres cervicales.

La plupart de ces muscles sont innervés par les branches dorsales des nerfs rachidiens, sauf les muscles des membres qui reçoivent leurs nerfs des branches ventrales (et surtout des nerfs cervicaux) et en outre du nerf spinal ou accessoire de Willis.

Dans la région sacrée, et, en partie, dans la région lombaire, se trouvent les muscles principaux des membres abdominaux, ainsi que les origines des muscles de la queue.

1. MUSCLES DE LA RÉGION DU DOS

La région du dos comprend les muscles des membres, le trapèze inférieur, le rhomboïde inférieur, les portions terminales du trapèze supérieur, ainsi que le rhomboïde supérieur et l'origine du grand dorsal. Ces muscles forment la couche la plus superficielle de la région; au-dessous, se trouvent les muscles du dos proprement dits, formant la 3ᵉ, la 4ᵉ et la 5ᵉ couches.

Troisième couche.

Les muscles de cette couche prennent leur origine sur le dos et sur la nuque, et vont vers les côtes. On les aperçoit après avoir enlevé les muscles des membres. On pourrait leur donner le nom collectif de *muscles spino-costaux*.

Petit dentelé postérieur et supérieur (*serratus posticus superior*) (fig. 53 c). C'est un muscle plat, situé à la face dorsale du thorax, sur la surface externe des côtes, depuis la deuxième jusqu'à la neuvième. Il s'attache au raphé tendineux de la nuque et aux apophyses épineuses des premières six ou sept vertèbres dorsales par un

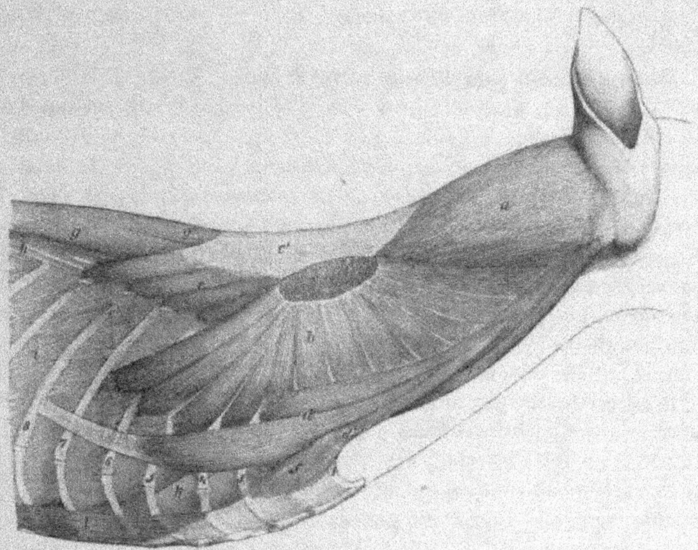

Fig. 53.

Troisième couche des muscles du tronc. — *a*, Splénius ; *b*, grand dentelé (coupé près de son insertion) ; *c*, petit dentelé postérieur et supérieur ; *c'*, sa plaque tendineuse ; *d*, scalène (postérieur et moyen) ; *d*, scalène antérieur ; *e*, long de la tête ; *f*, transverse des côtes ; *g*, long dorsal ; *g'*, long épineux du dos ; *h*, sacro-lombaire ; *i*, intercostaux externes ; *k*, intercostaux internes ; *l*, droit de l'abdomen. Les chiffres 1 à 8 indiquent les côtes de la 1re à la 8e.

large tendon (*c'*), qui se continue dans la direction caudale comme aponévrose du long dorsal et comme aponévrose dorso-lombaire (voy. la description de cette dernière). Ses fibres charnues n'apparaissent qu'au niveau et en dehors du long dorsal (*g*) ; elles s'insèrent par des digitations charnues au bords oraux des côtes, depuis le 2e jusqu'à la 9e (et parfois la 10e), tont près du bord externe du sacro-lombaire (*h*) ; ces fibres s'en vont obliquement dans la direction caudo-ventrale et en dehors.

Le corps du muscle est recouvert par le grand dentelé (*b*) jusqu'aux dernières trois ou quatre digitations, sur lesquelles s'applique le grand dorsal. L'origine de l'aponévrose est recouverte par les muscles rhomboïdes (fig. 54 *b*, *b'*). L'aponévrose du muscle recouvre le long dorsal (*g*), les longs épineux du dos et du cou (*g'*), le splénius (*a*); le corps charnu du muscle repose sur le sacro-lombaire (*h*). Il est perforé par les branches des artères et des nerfs intercostaux, qu'il recouvre ensuite, comme aussi les branches dorsales des nerfs intercostaux.

Action. — Ce muscle élève les côtes; il est par conséquent inspirateur.

Petit dentelé postérieur et inférieur (*serratus posticus inferior*) (fig. 54 *g'*). Il se détache des apophyses épineuses des premières vertèbres lombaires à l'aide d'une large aponévrose qui se confond complètement avec l'aponévrose lombo-dorsale (*h'*) (voy. la description de cette dernière); il se porte ensuite obliquement dans la direction du sternum et se divise en trois ou quatre digitations qui viennent s'attacher sur les bords aboraux des trois ou quatre derniers côtés. Ces digitations s'intercalent en partie entre les intercostaux internes et les intercostaux externes, quand ces derniers sont présents; mais en tout cas le petit dentelé postérieur et inférieur est intimement uni aux intercostaux internes.

Il est recouvert par le grand dorsal (fig. 56 *s*) et les intercostaux externes (vers sa terminaison); il recouvre à son tour, en partie, les intercostaux internes, le sacro-lombaire (*i*) et le long dorsal (*h*). Il est en rapport du côté caudal, avec l'oblique interne de l'abdomen (*l*); du côté ventral, avec l'oblique externe de l'abdomen (fig. 56 *v*). L'espace entre la 10ᵉ (ou 9ᵐ) et la 11ᵉ côtes est ordinairement dépourvu de digitations musculaires.

La face profonde du muscle est en rapport avec les branches postérieures des nerfs intercostaux et en partie avec les branches dorsales des artères et des veines intercostales.

Action. — Il abaisse les côtes sur lesquelles il s'insère; il est par conséquent expirateur.

Quatrième couche.

Les muscles qui constituent la quatrième couche du dos (*longs muscles du dos*, *muscles dorso-épineux*) constituent une masse musculaire formée de quatre faisceaux ou branches que l'on désigne sous le nom de *l'extenseur commun du dos* * (*Erector trunci* seu *Opis-*

* Ce muscle correspond en partie à la *masse commune* de l'anatomie humaine.

(Note du traducteur.)

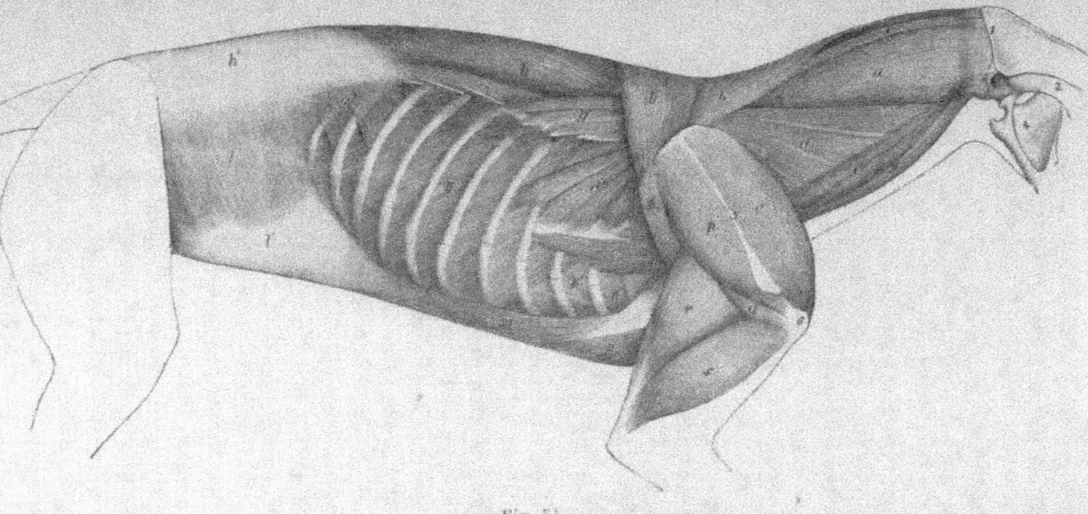

Fig. 54.

Deuxième couche des muscles du tronc. — *a*, Splénius; *b*, rhomboïde supérieur; *b'*, rhomboïde inférieur; *c*, angulaire dorsal de l'omoplate; *d*, grand dentelé (portion cervicale); *d'*, sa portion costale; *e*, scalène; *e'*, sa portion cervicale; *f*, long de la tête ou grand droit antérieur; *g*, petit dentelé postérieur et supérieur; *g'*, petit dentelé postérieur et inférieur; *h*, long dorsal; *h'*, aponévrose dorso-lombaire s'étendant jusque sur le long dorsal; *i*, sacro-lombaire; *k*, intercostaux externes; *k'*, intercostaux internes; *l*, oblique interne de l'abdomen; *l'*, son tendon ventral membraneux; *m*, grand droit de l'abdomen; *n*, petit pectoral; *o*, sus-épineux; *p*, sous-épineux; *q*, petit rond; *r*, long ancoué; *s*, anconé externe; *t*, grand rond. 1, Ligne courbe occipitale supérieure de l'os occipital; 2, arcade zygomatique; 3, bulle tympanique du temporal; 4, mandibule; 5, épine de l'omoplate; 6, grande tubérosité de l'humérus et articulation de l'épaule.

thothenar). La masse principale de ce muscle repose sur la portion lombaire de la colonne vertébrale et prend son origine sur le bassin. De cette masse se détachent, d'abord en dehors, dans la région voisine de la dernière côte, le *faisceau externe* ou muscle *sacro-lombaire* ou *ilio-costal* (fig. 55 *c*). Plus loin dans la direction du cou, la masse se divise en trois faisceaux : le faisceau *dorsal*, formé du muscle *long épineux* ou *spinal* et du *demi-épineux* ou *transversaire épineux* (*semi-spinalis*) (fig. 55 *b*); le faisceau *moyen* ou muscle *long dorsal* proprement dit (fig. 55 *a*); le faisceau *ventral* ou muscle *cervical descendant* (fig. 55 *g*). Du côté du cou, ces faisceaux enveloppent complètement les origines des muscles longs extenseurs du cou : splénius, petit complexus et trachélo-mastoïdien ou petit complexus (fig. 55 *e*), ainsi que le grand complexus (fig. 55 *d*, *d'*). L'extenseur commun du dos s'étend depuis le bassin jusqu'au cou et même jusqu'à la tête, car les longs muscles de la nuque (splénius, etc.) ne sont que ses prolongements. Le muscle petit complexus, le cervical descendant, le long dorsal, les longs épineux du dos et du cou, et le sacro-lombaire peuvent être aussi considérés comme une seule masse musculaire, à laquelle on peut donner le nom de muscle *sacro-épineux*.

Long dorsal (*longissimus dorsi*) (fig. 55 *a*). C'est un muscle très fort, très charnu, situé sur les côtés des apophyses épineuses des vertèbres lombaires et thoraciques, sur leurs apophyses transverses et sur la partie dorsale des côtes. Il s'étend depuis le bassin (ilion et sacrum) jusqu'à la région cervicale de la colonne vertébrale. Au bassin, il s'insère à la crête iliaque et à la face ventrale (interne) de la palette de l'os iliaque (*a*) jusqu'à la limite de la facette auriculaire. A l'autre bout, il s'attache à la 7e vertèbre cervicale, près de l'insertion du sacro-lombaire (*c*); mais en se fusionnant en cet endroit avec le cervical descendant (*g*) et le long épineux (*b*), il se prolonge jusqu'à la 2e vertèbre cervicale. Il remplit tout l'espace compris entre les apophyses épineuses et transverses des vertèbres lombaires, entre les apophyses épineuses des vertèbres dorsales, et la partie dorsale des côtes. Il envoie des tendons vers les apophyses transverses des vertèbres lombaires et dorsales, ainsi que vers la dernière cervicale et les côtes; dans sa section caudale il envoie aussi des tendons aux apophyses épineuses des vertèbres auxquelles il s'attache. Il y a pour chaque côte un tendon spécial qui s'insère au bord caudal de celle-ci, en dedans du muscle sacro-lombaire (*c*).

Le long dorsal est recouvert à son origine par le tenseur du fascia lata, puis par le petit dentelé postérieur (fig. 54 *g*, *g'*) et le grand dorsal; dans le reste de son étendue sa face superficielle répond à l'aponévrose qui est confondue partiellement avec l'aponévrose dorso-lombaire (fig. 54 *h'*) (voy. la description de cette dernière). Il recouvre les releveurs des côtes, le compliqué de l'épine, les inter-transversaires, l'aponévrose d'insertion du transverse de l'abdomen (*m*) et une partie des intercostaux externes (*i*).

Ce muscle est en rapport en dehors, dans la région lombaire, avec les muscles de l'abdomen (*m*) et le petit dentelé postérieur (fig. 54 *g'*), puis avec le sacro-lombaire (*c*); en dedans, avec les apophyses épineuses, le compliqué de l'épine, le spinal ou long épineux (*b*) et le transversaire du cou (*g*). Vers sa terminaison, il rencontre les muscles de la nuque (*d*, *y*). Le transversaire du cou ou long dorsal du cou (*longissimus cervicis*) ou cervical descendant (*cervicalis descendens*) (*g*) peut être considéré comme la portion cervicale, et le trachélo-mastoïdien ou petit complexus (*e*) comme la portion céphalique du long dorsal.

Les branches dorsales des artères, des veines et des nerfs intercostaux et lombaires sortent au dehors près du bord externe du long dorsal.

Action. — C'est le muscle extenseur du tronc; il peut aussi élever alternativement la partie antérieure du tronc et sa partie postérieure, etc.

Long épineux ou **spinal du dos et du cou** (fig. 55 *b*). Il se détache comme un faisceau du long dorsal (*a*). L'insertion commune aux deux muscles se trouve sur la 11ᵉ ou même la 12ᵉ vertèbre dorsale et leur séparation ne commence qu'au voisinage de la 7ᵉ cervicale. Le long épineux est situé entre le compliqué de l'épine et le long dorsal, près des apophyses épineuses des vertèbres dorsales, auxquelles il s'attache par des courts tendons aponévrotiques (à partir de la 6ᵉ vertèbre). Il est renforcé par les faisceaux musculaires venant de la 1ʳᵉ vertèbre dorsale et quelquefois de la 2ᵉ. Il se termine par de fortes digitations sur les apophyses articulaires et sur les apophyses épineuses de la 6ᵉ et de la 7ᵉ vertèbres cervicales; et par des digitations moins volumineuses aux mêmes apophyses des autres vertèbres cervicales, sauf l'atlas. Il envoie quelques faisceaux au splénius et atteint ainsi l'atlas et la tête.

La portion dorsale du muscle n'arrive pas jusqu'aux côtes et s'attache seulement aux vertèbres; elle est recouverte par le tendon du petit dentelé postérieur et supérieur (fig. 53 *c'*) et par l'aponévrose dorso-lombaire. La portion nuchale remplit l'espace entre les vertèbres cervicales et le ligament de la nuque; elle est recouverte par le complexus (*d*) et se rencontre sur la ligne médiane avec la portion correspondante du côté opposé. Elle recouvre les vertèbres avec leurs ligaments, les muscles interépineux et le compliqué du cou.

La partie dorsale de ce muscle comprend non seulement le long épineux, mais encore le demi-épineux ou transversaire épineux du dos. Sur les deux faces du muscle on trouve les branches des rameaux dorsaux des nerfs cervicaux ainsi que les branches des vaisseaux de la nuque.

Action. — Le long épineux agit comme extenseur et releveur du cou; il assiste le long dorsal dans les mouvements qu'exécute ce dernier.

Sacro-lombaire ou *iliocostal* (fig. 55 *c*). C'est un muscle long et mince, qui s'élargit un peu dans la direction du cou. Formé d'un grand nombre de faisceaux revêtus d'apo-

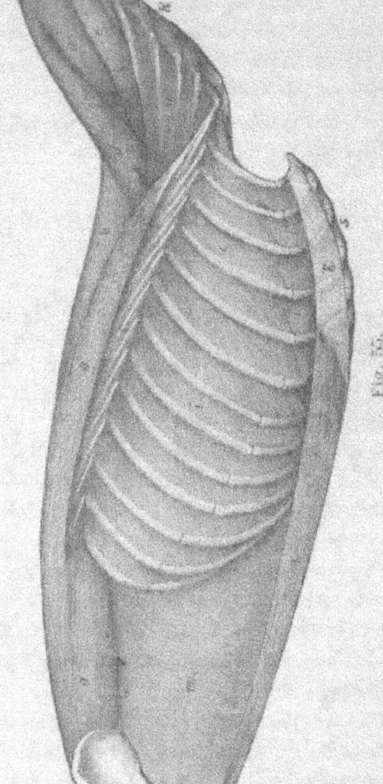

QUATRIÈME COUCHE (LA PLUS PROFONDE) DES MUSCLES DU TRONC. *a*, Long dorsal; *b*, long épineux du dos et du cou; *c*, sacro-lombaire, *d'*, long épineux ou demi-épineux du cou et de la tête (partie dorsale ou digastrique du cou); *d'*, sa partie ventrale ou grand complexus; *e*, petit complexus ou long dorsal de la tête; *f*, long de l'atlas; *g*, long dorsal du cou ou transversaire du cou; *h*, intertransversaire du cou; *i*, intercostaux externes; *i'*, intercostaux internes; *k*, tendon d'origine du droit de l'abdomen; *l*, droit de l'abdomen; *m*, transverse de l'abdomen. 1, Ligne courbe occipitale supérieure de l'os occipital; 2, bulle tympanique du temporal avec le conduit auditif externe; 3, arcade zygomatique; 4, mandibule; 5, sternum; 6, pelvis ou bassin.

névroses, il est situé près du bord externe du long dorsal (*a*), sur la face extérieure, dorsale, du thorax, et s'étend depuis les lombes jusqu'à l'apophyse transverse de la dernière vertèbre cervicale à laquelle s'insère sa digitation terminale. Il se détache, dans la région lombaire, du long dorsal (*a*) et, par conséquent, de l'ilion et se divise ensuite en une *portion externe, superficielle* dont les digitations s'insèrent au bord caudal des côtes, et en une *portion interne, profonde*, dont les digitations s'attachent au bord cervical des côtes. Chacun des faisceaux de la portion externe se termine par un tendon qui saute deux ou trois espaces intercostaux avant de s'attacher à la côte ; ce n'est qu'aux deux ou trois dernières côtes que les faisceaux du sacro-lombaire s'attachent directement par des fibres charnues. Les faisceaux de la portion profonde, confondus en maints endroits avec ceux de la portion superficielle, s'attachent pour la plupart par des fibres charnues ; cependant, certains d'entre eux ont des attaches tendineuses.

La plus grande partie du sacro-lombaire est recouverte par les petits dentelés postérieurs (supérieur et inférieur) (fig. 54 *g* et *g'*) et, entre ces deux muscles, par le grand dorsal ; du côté du cou, il est recouvert en partie par le grand dentelé (fig. 54 *d'*) et à son origine, par l'aponévrose dorso-lombaire (fig. 54 *h'*). Il recouvre les intercostaux externes (*i*) et les parties dorsales des côtes. Du côté dorso-interne, il est en rapport : avec le long dorsal (*a*) et avec les branches dorsales des artères, des veines et des nerfs intercostaux et lombaires, qui sortent de la cavité thoracique, ainsi qu'avec les branches de l'artère intercostale supérieure. Du côté du cou, il répond au muscle cervical descendant (*g*) ; du côté du ventre (et en dehors), à l'origine du petit dentelé postérieur et en partie au grand dorsal. Au cou, il se confond en partie avec le scalène. L'artère et la veine cervicales transverses passent sur son tendon terminal.

On peut se représenter ce muscle comme étant formé de plusieurs faisceaux, dont chacun commence sur le bord aboral d'une côte et se termine sur le bord aboral d'une autre. D'après la position de ces faisceaux on peut diviser le muscle en trois portions : *lombaire, dorsale et cervicale*.

Action. — C'est un muscle expirateur et inspirateur.

Cinquième couche.

Le demi-épineux ou transversaire épineux (*semi-spinatis*) devrait à proprement parler faire partie de la cinquième couche. Mais on ne peut guère isoler ce muscle, qui est complètement fusionné avec le long épineux. Les *releveurs des côtes* ou *surcostaux* qui se trouvent dans cette couche sont ordinairement décrits comme muscles thoraciques.

Compliqué de l'épine ou multifide de l'épine (*Multifidus spinæ*). Ce muscle forme la deuxième couche du transverso-spinal, la première couche de celui-ci étant constituée par le long épineux ou spinal. Il est formé de faisceaux charnus superposés, qui s'attachent, des deux côtés, aux bords du sacrum, aux apophyses obliques des vertèbres lombaires, aux apophyses transverses, obliques, mamillaires et accessoires des vertèbres dorsales et aux apophyses obliques des vertèbres cervicales. Chaque faisceau passe au moins par dessus une seule vertèbre, et d'ordinaire par dessus plusieurs vertèbres, et se termine à côté de l'apophyse épineuse. Les faisceaux charnus de ce muscle sont donc situés des deux côtés de l'apophyse épineuse et de l'arc vertébral et sont dirigés obliquement dans le sens dorso-ventral. Dans la région lombaire, ils dépassent les apophyses épineuses et recouvrent le bord libre de ces dernières.

La *portion cervicale* du compliqué est quelquefois décrite comme un muscle à part, sous le nom de *compliqué du cou* ou *transverso-spinal du cou* (*transverso-spinalis cervicis*), ou encore sous celui de *court extenseur du cou* (voy. les « muscles de la nuque »). La portion *céphalique* forme le grand complexus (voy. les « muscles de la nuque »).

Du côté caudal, une partie du faisceau externe du compliqué constitue le muscle long extenseur de la queue; tandis que ses faisceaux internes forment de ce côté le muscle court extenseur de la queue. Sa section caudale se trouve en dehors du long extenseur de la queue; elle est recouverte par l'angle interne de l'os iliaque et par une aponévrose. Le muscle, dans sa totalité, est recouvert par le long dorsal, par le long épineux du dos (réunis au transversaire-épineux); au cou, il est recouvert par le transversaire-épineux du cou.

Il recouvre les arcs vertébraux, les apophyses articulaires des vertèbres lombaires et sacrées et se place entre les apophyses épineuses et les apophyses obliques des vertèbres lombaires et des dernières dorsales. Au cou, on voit cheminer sur le muscle la branche interne de l'artère cervicale profonde.

Action. — Il redresse le dos.

On ne peut guère démontrer chez le chien l'existence d'une couche profonde spéciale du compliqué, c'est-à-dire des ainsi nommés muscles rotateurs.

Interépineux dorsaux. Ils se trouvent entre les apophyses épineuses des vertèbres et sont surtout bien développés dans la région lombaire.

Intertransversaires du dos. Ils sont situés entre les apophyses transverses. Outre ces muscles, on trouve encore sur les vertèbres lombaires, des muscles qui viennent de l'apophyse mamillaire et s'insèrent à l'apophyse accessoire de la vertèbre précédente. Ils représentent la portion interne des intertransversaires.

Les intertransversaires et les interépineux sont naturellement recouverts par les muscles du dos ; on voit à leur surface plusieurs branches vasculaires et nerveuses.

Vers les dernières vertèbres dorsales et les premières vertèbres lombaires on peut isoler dans les intertransversaires quelques faisceaux qui correspondent aux rotateurs. On peut distinguer ainsi : les longs rotateurs, qui naissent sur l'apophyse transverse et se dirigent par dessus une vertèbre vers l'apophyse accessoire de la vertèbre voisine ; et les courts rotateurs, qui vont d'une apophyse accessoire à l'autre. A partir de la 9e vertèbre dorsale, ces faisceaux se fusionnent avec le compliqué de l'épine.

2. MUSCLES DE LA RÉGION DE LA NUQUE

On trouve à la nuque les muscles suivants : 1. Un certain nombre de muscles des membres : sterno-cleido-mastoïdien (portion cervicale) (fig. 56 *f*), trapèze supérieur (fig. 56 *g*), rhomboïde supérieur (fig. 54 *b*), angulaires de l'omplate (fig. 56 *k*), grand dentelé (portion cervicale) (fig. 56 *h*). Ils forment les couches les plus superficielles (voy. plus bas). 2. La portion terminale des muscles du dos : long dorsal (fig. 55 *a*), long épineux du dos (fig. 55 *b*), sacro-lombaire (fig. 55 *c*). 3. Les muscles de la nuque proprement dits, qui se divisent en *longs* et *courts*. Les premiers, qui sont en même temps des muscles très larges, doivent être considérés comme les prolongements des muscles du dos, aussi bien au point de vue anatomique qu'au point de vue fonctionnel. Au point de vue anatomique on peut considérer comme prolongement du long dorsal, les muscles suivants : long dorsal de la tête ou petit complexus (fig. 55 *e*), long dorsal du cou ou transversaire du cou (fig. 55 *g*). Au point de vue fonctionnel, les prolongements de ce même muscle seraient : le splénius (spino-transversalis) (fig. 54 *a*), le transversaire-épineux du cou et de la tête et le grand complexus (fig. 55 *d*, *d'*). Le dernier de ces muscles est le prolongement du compliqué de l'épine et forme avec lui le *transverso-spinal*.

Les muscles des membres et du tronc, mentionnés plus haut sous le numéro 1, forment les deux premières couches et en partie la

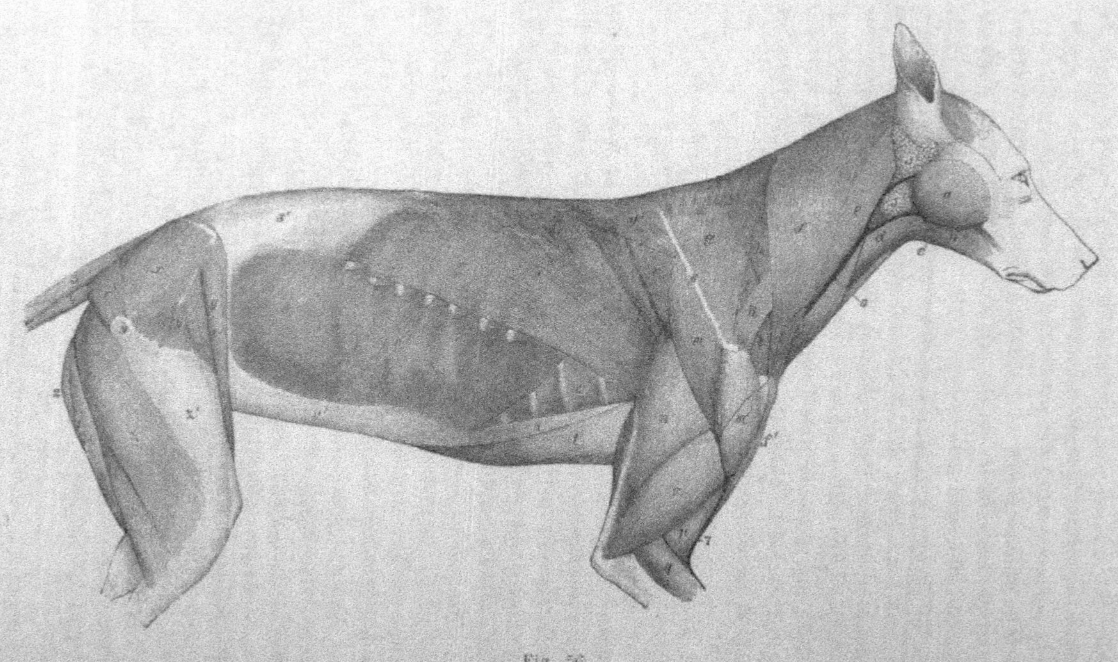

Fig. 56.

Première couche musculaire du corps entier (Pour la légende, voy. fig. 65).

troisième couche; plus profondément, dans la 3°, 4° et 5° couches, se trouvent les muscles dont nous allons donner la description.

Troisième couche.

Splénius ou *spino-transversaire* (fig. 54 *a*). Muscle fort, charnu, pointu du côté aboral, élargi vers la tête, situé sur le côté de la nuque, entre le garrot et le ligament cervical d'une part, les vertèbres cervicales et la tête de l'autre. Il s'insère au ligament cervical et aux apophyses épineuses des quatre ou cinq premières vertèbres dorsales et aux bandes tendineuses médianes du cou, par une aponévrose qui se confond avec l'aponévrose du long dorsal (*h*).

Au niveau de la 1re ou de la 2° vertèbre cervicale, apparaissent les fibres charnues; le muscle s'élargit considérablement du côté de la tête et se termine par un large tendon qui s'insère sur la ligne courbe occipitale supérieure et, réuni au petit complexus (fig. 55 *e*), à l'apophyse mastoïde du temporal.

Il est en rapport : dorsalement et en dedans, avec le splénius du côté opposé; ventralement, avec le grand dentelé (*d*), le long dorsal de la tête ou petit complexus (fig. 55 *e*) et avec le bord dorsal du transversaire du cou (fig. 55 *g*).

Il est recouvert par le sterno-cléido-mastoïdien (fig. 56 *e*, *f*), en partie par le trapèze supérieur (fig. 56 *g*), par l'angulaire dorsal de l'omoplate (*c*), par le tendon membraneux du petit dentelé postérieur et supérieur (*g*) et, sur une faible étendue, par le grand dentelé (*d*). Il recouvre le complexus (fig. 57 *d*, *d*), le long dorsal de la tête ou petit complexus (fig. 57 *e*) et, par son tendon d'origine, en partie le long épineux du dos (fig. 57 *b*).

Par sa face superficielle il est en rapport avec les branches proximales de l'artère auriculaire postérieure; par sa face profonde, avec les branches proximales de l'artère cervicale profonde et de l'artère vertébrale, qui pénètrent ensuite dans son épaisseur. Sur ses deux faces on trouve les ramifications des branches dorsales des nerfs cervicaux.

Action. — Le splénius imprime à la tête et au cou le mouvement d'extension, de redressement et aussi, en agissant d'un seul côté, le mouvement de l'inclinaison latérale. Il fixe la première vertèbre dorsale.

Quatrième couche.

Long dorsal du cou, *transversaire du cou* ou *cervical descendant* (fig. 57 *g*). De forme triangulaire, ce muscle remplit l'espace entre les apophyses épineuses de la première vertèbre dorsale et les vertèbres cervicales ; il appartient donc par ces insertions aux muscles de la nuque. Il se détache du long dorsal (*a*) (dont il forme, en somme, la digitation ventro-orale) et des apophyses épineuses des quatre ou cinq premières vertèbres dorsales ; il s'élargit ensuite et forme une grande masse musculaire qui se termine par un tendon et par des fibres charnues aux apophyses transverses des quatre ou cinq dernières vertèbres cervicales.

La face externe, sur laquelle on voit trois ou quatre traînées tendineuses brillantes, se trouve à côté du grand dentelé (fig. 54 *d*). Le muscle recouvre en partie, du côté aboral, le trachélo-mastoïdien ou petit complexus (*e*), une partie du demi-épineux ou transversaire épineux du cou et de la tête (*d*), ainsi que le long épineux du cou, avec lequel il est partiellement fusionné. Du côté de la tête et du dos, il touche au splénius (fig. 54 *a*) et du côté ventral et aboral (le long de son insertion), au sacro-lombaire (*c*) et à l'intertransversaire (*h*).

La face externe du transversaire du cou est en rapport avec l'artère cervicale transverse ; sa face interne, avec l'artère cervicale profonde ; enfin les deux faces sont en rapport avec les branches dorsales des nerfs cervicaux.

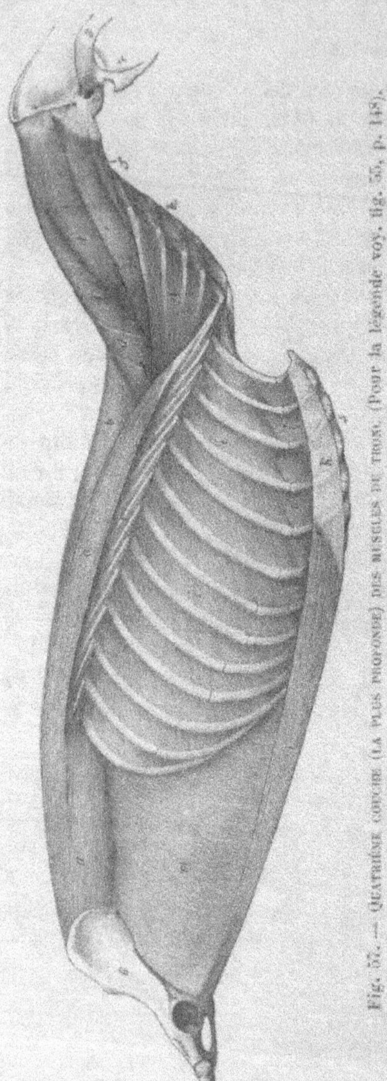

Fig. 57. — QUATRIÈME COUCHE (LA PLUS PROFONDE) DES MUSCLES DU TRONC. (Pour la légende voy. fig. 55, p. 148).

Action. — Ce muscle redresse le cou ; agissant d'un seul côté, il le fait incliner latéralement.

Petit complexus ou long dorsal de la tête (*trachélo-mas-toïdien ou transversaire de la tête*) (fig. 57 *e*). Situé près du bord ventral du complexus (*d*), sur les vertèbres cervicales, ce muscle s'attache sur les faces latérales des apophyses épineuses et sur les apophyses transverses des quatre premières vertèbres dorsales, ainsi que sur les apophyses obliques des trois ou quatre dernières vertèbres cervicales; il se dirige ensuite vers la tête, le long des faces externes de la 2ᵉ et de la 3ᵉ vertèbres cervicales, par dessus l'aile de l'atlas, pour s'insérer, ensemble avec le splénius, à l'apophyse mastoïde du temporal (*j*).

Le petit complexus est recouvert, du côté ventral et aboral, par le long dorsal du cou (*g*); du côté dorsal et oral, par le splénius (fig. 54 *a*). Il repose sur la partie ventrale du complexus (*d*) et recouvre en partie le transverso-spinal du cou, et les obliques de la tête (supérieur et inférieur). Dans la direction dorsale, il touche au complexus (*d, d*) et du côté ventral, au long dorsal du cou (*g*) et aux apophyses transverses des vertèbres cervicales.

Sur ses faces se trouvent les branches de l'artère cervicale profonde et de l'artère vertébrale, ainsi que les rameaux des nerfs cervicaux.

Action. — C'est un extenseur de la tête.

Long de l'atlas (fig. 57 *f*). On pourrait rattacher ce muscle accessoire, soit au long dorsal du cou, soit au long dorsal de la tête. Il est formé de faisceaux qui viennent des apophyses transverses de la 3ᵉ, 4ᵉ et 5ᵉ vertèbres cervicales et qui s'attachent, après leur réunion, à l'aile de l'atlas. Il est en rapport : du côté dorsal, avec l'oblique inférieur de la tête et le grand complexus proprement dit (*d*); du côté ventral, avec le scalène et le long dorsal du cou. Il est en partie fusionné avec le long dorsal de la tête (*e*), qui le recouvre presque complètement. Il repose sur les muscles intertransversaires (*h*) et sur les apophyses transverses des vertèbres cervicales correspondantes. Les points de sortie et les ramifications des 2ᵉ, 3ᵉ et 4ᵉ nerfs cervicaux sont recouverts par ce muscle.

Action. — Le long de l'atlas agit comme extenseur du cou; il peut aussi l'incliner latéralement.

Transversaire-épineux du cou et de la tête ou demi-épineux du cou et de la tête (*complexus ou grand complexus* *) (fig. 57 *d, d*). Ce muscle est situé dans la profondeur des régions

---

* Chez l'homme, ces deux muscles sont séparés : on décrit dans nos traités d'anatomie sous le nom de *grand complexus*, celui de la tête; et celui du cou, sous le nom de *demi-épineux de la nuque*. (Voy. L. TESTUT, *Traité d'Anatomie humaine*, Paris, 1889, in-8°, t. I, pp. 557 et 567.)   (*Note du traducteur.*)

latérales de la nuque, entre les apophyses épineuses de la 4e, 5e et
6e vertèbres dorsales et les apophyses transverses des premières six
vertèbres dorsales, ainsi qu'entre les apophyses obliques des cinq
dernières cervicales, le ligament cervical et la tête. Il se trouve divisé
en deux portions : une portion dorsale, le *digastrique de la nuque*
(biventer cervicis) (*d*) et une portion ventrale, le *grand complexus
proprement dit* (*d'*). Le digastrique de la nuque est traversé par quatre
tendons intermédiaires, dirigés obliquement [*]. Il prend son origine
sur les apophyses transverses de la 5e et de la 6e vertèbres dorsales,
sur les apophyses épineuses des vertèbres dorsales (de la 2e à la 5e
ou 6e), sur le ligament cervical et sur le raphé médian de la nuque.
Quant au grand complexus proprement dit (*d'*), il naît sur les
apophyses transverses des trois ou quatre premières vertèbres dorsales et sur les apophyses articulaires des cinq dernières vertèbres
cervicales. Les deux portions se dirigent vers l'os occipital, se réunissent à la hauteur de l'atlas et se terminent par un fort tendon,
ensemble avec le grand droit postérieur de la tête, sur les saillies et
les dépressions qui se trouvent aux environs de la protubérance occipitale externe, ainsi que sur la ligne courbe occipitale supérieure (*i*).

La plus grande partie du muscle est recouverte par le splénius;
le reste répond au long dorsal de la tête ou petit complexus (*e*), au
long dorsal du cou ou transversaire du cou (*g*) et, tout près de son
origine, au long dorsal (*a*). Il recouvre les longs épineux du dos et
du cou (*b*), le grand droit postérieur de la tête, les obliques de la tête
(inférieur et supérieur) et le ligament cervical. Du côté dorsal et sur la
ligne médiane il est contigu au muscle correspondant du côté opposé.

Les ramifications principales de l'artère cervicale profonde et les branches de
l'artère vertébrale se trouvent à la surface et dans la profondeur de ce muscle; les
deux faces sont parcourues par les nerfs cervicaux.

Action. — Il relève le cou et la tête et peut les incliner latéralement.

Cinquième couche.

Cette couche comprend : du côté du thorax, le long épineux du
dos et du cou; du côté de la tête, sur l'atlas et l'axis, les courts
muscles situés entre la tête et la première ou la deuxième vertèbres
cervicales (*extenseurs de la tête*), ainsi que les muscles qui se trouvent
entre ces deux vertèbres. Tout le long du cou, on trouve, tout à fait
dans la profondeur de cette couche, des muscles intertransversaires.

---

[*] Chez l'homme, ce muscle ne possède qu'un seul tendon intermédiaire d'où son
nom de digastrique.
(Note du traducteur.)

qui appartiennent en partie à la nuque en partie à la région antérieure du cou.

Transverso-spinal du cou (*Multifidus spinæ cervicis*). C'est le prolongement immédiat et considérablement renforcé du muscle multifide ou compliqué de l'épine; il se comporte tout à fait comme celui-ci. Formé de 4 ou 5 faisceaux, réunis du côté dorsal, il remplit l'espace entre les apophyses articulaires et les apophyses épineuses des vertèbres cervicales, jusqu'à la deuxième. Il s'attache d'une part, par des tendons ou par des fibres charnues, aux apophyses articulaires des vertèbres cervicales, et de l'autre, aux apophyses épineuses de ces mêmes vertèbres jusqu'à la deuxième.

Il est recouvert par le grand complexus (fig. 57 *d'*) et le trachélomastoïdien ou petit complexus (fig. 57 *e*); à son origine il est en rapport avec le long de l'atlas (fig. 57 *f*) et le petit complexus (fig. 57 *e*); du côté dorsal et interne, il touche le long épineux du dos (spinalis dorsi), et du côté nasal, l'oblique inférieur de la tête. Il recouvre les vertèbres cervicales et les muscles interépineux. Il est entouré par les ramifications des branches postérieures des nerfs cervicaux et par les ramifications de l'artère cervicale profonde et de l'artère vertébrale.

Action. — Ce muscle relève chacune des vertèbres cervicales à laquelle il s'attache, par rapport à la vertèbre voisine. Il étend le cou.

Grand droit (postérieur) de la tête. Muscle plat, situé entre la crête de l'axis et l'occiput. Il naît à la partie aborale de la crête et au ligament cervical qui s'y insère; il se dirige ensuite droit vers l'occiput où il s'insère à la protubérance occipitale externe, par un tendon commun avec le complexus.

Il est recouvert complètement par le complexus; il recouvre du côté aboral l'oblique inférieur de la tête, et du côté oral le droit postérieur moyen de la tête.

Il est entouré par les branches de l'artère vertébrale et de l'artère occipitale, ainsi que par les branches postérieures du premier et du deuxième nerfs cervicaux.

Action. — C'est un extenseur ou releveur de la tête.

Droit moyen (postérieur) de la tête. Muscle triangulaire qui naît sur la partie proximale de la crête de l'axis et dont les fibres se portent en divergeant, par dessus l'atlas, jusqu'à l'occiput où elles s'insèrent à la ligne courbe occipitale inférieure. Il est recouvert par le droit postérieur de la tête et, sur une faible partie, par l'oblique supérieur de la tête; il recouvre le petit droit postérieur de la tête et un peu l'oblique inférieur de la tête, l'atlas et le ligament intercrural.

Action. — Extenseur de la tête.

Oblique inférieur de la tête ou **atloïdo-axoïdien** (*grand oblique*). Muscle court mais fort, qui s'insère à toute l'étendue de la crête de l'axis, aux apophyses articulaires de cette vertèbre et au tubercule postérieur de l'atlas. De ces diverses insertions les fibres charnues se portent obliquement en dehors et vers la tête pour s'insérer au bord externe de l'aile de l'atlas.

Ce muscle est situé entre la face latérale de la crête de l'axis et le bord céphalique de l'aile de l'atlas. Il est recouvert par le complexus, le grand droit et le droit moyen de la tête et en partie par l'oblique supérieur de la tête; il recouvre la plus grande partie de l'axis et de l'atlas, ainsi que l'articulation qui réunit ces deux vertèbres.

L'oblique inférieur de la tête est en rapport : du côté caudal, avec le long de l'atlas et le transverso-spinal du cou ; du côté interne, avec la crête de l'axis ; du côté externe, avec l'oblique supérieur de la tête ; du côté oral, avec le petit droit postérieur de la tête et l'aile de l'atlas.

Il recouvre les branches de l'artère vertébrale et de l'artère occipitale, les branches du premier nerf cervical à leur sortie au dehors par le trou oblique, ainsi que les rameaux de la branche dorsale du deuxième nerf cervical.

Action. — Ce muscle fait tourner l'atlas sur l'axis; il est par conséquent rotateur de la nuque.

Oblique supérieur de la tête. Ce muscle naît sur le bord céphalique de l'aile de l'atlas, se dirige vers la tête et un peu en dehors et s'insère à la portion mastoïdienne du temporal.

Il est recouvert par le long dorsal de la tête et le complexus; il recouvre l'articulation atloïdo-axoïdienne, le droit moyen postérieur de la tête (en partie), l'oblique inférieur de la tête et le droit latéral de la tête. Près de son insertion, il est en rapport avec l'origine du digastrique; en dedans, il répond au grand droit postérieur de la tête et en dehors, au sterno-cléido-mastoïdien. Il recouvre l'artère occipitale, la branche antérieure du premier nerf cervical et, en partie, le nerf spinal ou accessoire de Willis.

Action. — Les deux muscles agissant ensemble, redressent la tête; agissant seul, chacun d'eux courbe ou fléchit la nuque et est par conséquent rotateur de la tête.

Petit droit (postérieur) de la tête. Petit muscle entre l'atlas et l'occipital qui naît sur le bord céphalique de l'arc de l'atlas, se dirige par dessus l'articulation atloïdo-occipitale et s'insère à la ligne courbe occipitale moyenne, ventralement par rapport à la ligne courbe inférieure.

Recouvert par le droit moyen postérieur de la tête il recouvre l'articulation et la capsule articulaire déjà mentionnées.

Action. — Il relève la tête.

Intertransversaires (fig. 57 *h*) et **interépineux du cou.** Ce sont des faisceaux charnus étendus entre les apophyses transverses et les apophyses épineuses ou les crêtes qui tiennent leur place sur les vertèbres cervicales. Les intertransversaires sont plus forts que les interépineux; ils sont recouverts par le scalène et le long dorsal de la tête et du cou.

Droit latéral de la tête. Presque aussi volumineux que le petit droit antérieur de la tête, ce muscle est situé près du bord externe de celui-ci, dans la fosse de l'aile de l'atlas, entre l'arc antérieur de cette vertèbre et l'apophyse styloïde de l'occipital. Il prend son origine par des fibres charnues à la face ventrale de la moitié aborale de l'aile de l'atlas, en dehors du petit droit antérieur de la tête, se dirige droit vers la tête et s'insère à la base de l'apophyse styloïde de l'occipital.

Du côté ventral, il est recouvert en partie par le grand droit antérieur de la tête et du côté dorsal, par l'oblique supérieur de la tête et par l'atlas. Près de son insertion à l'apophyse styloïde, l'artère occipitale passe sur sa face ventrale.

Action. — Il fait exécuter à l'articulation de la tête les mouvements de flexion.

On peut considérer le droit latéral de la tête comme un muscle du cou aussi bien que comme un muscle de la nuque; en définitive, c'est un muscle intertransversaire.

3. MUSCLES DE LA QUEUE

On distingue les *extenseurs* (releveurs), les *fléchisseurs* (abaisseurs) et les *abducteurs latéraux* de la queue. Tous ces muscles commencent dans le bassin, au sacrum ou dans la région lombaire de la colonne vertébrale et se dirigent vers les vertèbres caudales; ils sont de plus en plus minces et tendineux, à mesure que l'on se rapproche du bout de la queue; ils s'adaptent donc à la forme générale, conique, de cet organe.

Long extenseur (ou **releveur**) **externe de la queue** (fig. 58 *a*). Il s'insère d'une part, aux apophyses articulaires des vertèbres lombaires et sacrées et aux apophyses transverses des premières vertèbres caudales; et de l'autre part, à la face spinale de toutes les vertèbres caudales; cette dernière insertion a lieu par des tendons très longs.

Son origine se trouve entre le long dorsal et le compliqué ou multifide de l'épine; il recouvre plus loin, en dehors, la partie épineuse de la surface caudale.

Court extenseur (ou **releveur**) **interne de la queue**. Les faisceaux de ce muscle se détachent des apophyses épineuses des dernières vertèbres lombaires et sacrées, ainsi que des premières vertèbres caudales; ils se terminent sur les apophyses articulaires ou sur la face spinale des vertèbres caudales suivant les régions.

Situé en dedans du précédent, ce muscle se rencontre sur la ligne médiane avec celui du côté opposé. On peut le considérer comme un prolongement du compliqué de l'épine.

Les deux extenseurs de la queue recouvrent les artères caudales

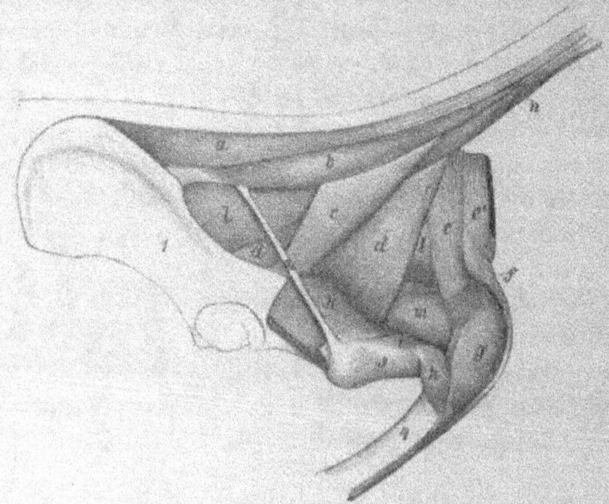

Fig. 58.

Muscles de l'anus et des organes génitaux mâles. — a, Extenseur latéral de la queue; b, abducteur externe de la queue; c, coccygien; d, releveur de l'anus; e, portion moyenne et e, portion caudale du sphincter externe de l'anus; f, muscle de l'anus et de la verge; g, bulbo-caverneux; h, ischio-caverneux; i, muscles ischio-uréthraux latéraux; k, obturateur interne; l, rectum; m, canal de l'urèthre et muscle constricteur transversal de l'urèthre; n, long fléchisseur de la queue *.

latérales (profonde et superficielle), ainsi que le nerf coccygien supérieur.

Abducteur externe (postérieur) de la queue (ou du coccyx) (fig. 58 b). Ce muscle assez puissant, arrondi, se trouve en dehors et du côté dorsal de la base de la queue. Il s'insère au bord

* On ne trouve pas d'explications pour les numéros de la figure dans la légende originale allemande; les voici d'après nous : 1, bassin; 2, ligament sacro-sciatique et sacro-épineux; 3, ischion; 4, os pénial.

(Note du traducteur.)

interne de l'os iliaque et au bord externe du sacrum, ainsi qu'aux apophyses transverses des premières vertèbres caudales.

Son extrémité orale se trouve entre le long releveur de la queue (*a*) et le coccygien (*c*); son extrémité aborale est située entre l'extenseur (*a*) et le long fléchisseur de la queue (*n*), sur le côté de la vertèbre. L'abducteur externe se trouve en entier entre les muscles que nous venons de nommer et près du bord dorsal du coccygien (*c*), dont il recouvre les insertions. Sa face superficielle est en rapport avec l'artère caudale latérale superficielle.

Abducteur interne (antérieur) de la queue ou muscle coccygien (fig. 58 *c*). Ce muscle, très fort, se détache en dedans de l'épine sciatique, se porte dans la direction dorso-caudale et se termine aux apophyses transverses des vertèbres caudales (depuis la 2ᵉ jusqu'à la 5ᵉ), entre l'abducteur externe (*b*) et le long fléchisseur de la queue (*n*).

Il repose sur le releveur de l'anus (*d*) et en partie sur le rectum (*l*); vers son origine, il est en rapport, du côté caudal, avec l'obturateur interne (*k*). En dehors de lui, se trouve le grand fessier et le pyramidal, ainsi que le ligament sacro-sciatique et sacro-épineux (*e*).

Sur sa face externe, cheminent la branche pariétale et la branche viscérale de l'artère hypogastrique, la veine hypogastrique et l'artère caudale latérale superficielle; en outre, on y trouve le plexus sacré avec ses branches.

Long fléchisseur ou abaisseur de la queue ou fléchisseur externe (*Curvator coccygis*) (fig. 58 *n*). Ce muscle, très fort, se détache latéralement de la surface hémale des dernières vertèbres lombaires, du sacrum et des apophyses transverses des vertèbres caudales. A peu près au milieu de la queue il se confond avec les digitations du court fléchisseur.

Il est en rapport : en dehors (et dorsalement), avec le coccygien (*c*), qui le recouvre en partie, avec l'abducteur externe de la queue (*b*) et, vers sa terminaison, avec l'extenseur latéral de la queue (*a*); en dedans, avec le court fléchisseur. Entre lui et le long extenseur (*a*), passe l'artère caudale latérale superficielle qui s'étend parfois sur l'abducteur externe (*b*). Il répond aussi aux nerfs sacrés et au rectum.

Court fléchisseur (abaisseur) de la queue. Il naît sur la face hémale du sacrum et des premières vertèbres caudales et s'insère à la face hémale des dernières vertèbres caudales. Il est placé en dedans des muscles précédents, à la surface hémale de la queue et se termine à peu près à mi-longueur de celle-ci.

Entre les fléchisseurs des deux côtés, passe l'artère sacrée moyenne. Ces

muscles recouvrent, en outre, l'artère caudale profonde inférieure et le nerf coccygien inférieur.

Intertransversaux. On ne peut pas isoler ces muscles chez le chien.

Tous les *muscles de la queue* sont recouverts par l'*aponévrose caudale* qui n'est que le prolongement de l'aponévrose dorso-lombaire et de l'aponévrose du fessier.

L'*action* des muscles de la queue est suffisamment indiquée par les dénominations qu'ils portent.

B. Muscles du Thorax.

La région du thorax comprend les muscles des *côtes* et les muscles du *diaphragme*. Le premier groupe comprend les releveurs des côtes qui naissent sur les apophyses transverses des vertèbres dorsales, et les intercostaux qui se détachent des côtes mêmes. En outre, on y ajoute le transverse des côtes et le triangulaire du sternum (transverse du thorax).

On peut diviser le thorax en plusieurs régions : la *région des membres*, de la 1ʳᵉ à la 5ᵉ côte, la *région moyenne*, de la 5ᵉ côte à l'extrémité du sternum (10ᵉ côte) et la *région abdominale*, de la 10ᵉ à la 13ᵉ côte (voy. planche I).

Les releveurs des côtes ou **muscles surcostaux** sont de petits muscles, recouverts du côté caudal par le long dorsal, du côté oral par le sacro-lombaire et en totalité par le sacro-spinal. Ils s'insèrent aux apophyses transverses des vertèbres dorsales, se portent ensuite obliquement dans la direction ventro-caudale jusqu'à l'angle des côtes et se terminent sur le bord oral de la partie dorsale des côtes. Les intercostaux externes ne sont que le prolongement de ces muscles.

C'est entre le bord oral des releveurs des côtes et le bord aboral des côtes mêmes que sortent au dehors les branches dorsales des artères intercostales.

Action : Ce sont des muscles inspirateurs.

Intercostaux (fig. 54 *k* et *k'*). Les masses musculaires qui remplissent l'intervalle entre les côtes se divisent en deux couches, dont les fibres ont une direction différente. Chacun des intercostaux naît sur le bord aboral d'une côte et se termine sur le bord oral de la suivante. Les fibres de la couche externe ou extérieure (*k*), se portent obliquement dans la direction ventrale, de chaque côte vers la côte suivante ; on peut dire aussi que leur direction est oro-ventrale. Les fibres de la couche interne ou intérieure (*k'*) se portent au contraire vers le dos, de chaque côte vers la côte suivante ; autrement dit, elles ont une direction oro-dorsale. La couche externe (fig. 59 *i*) s'étend depuis la colonne vertébrale jusqu'à peu près l'origine des cartilages costaux et du côté du bassin, même un peu au-delà ; entre les cartilages, on ne trouve que la couche interne. Celle-là s'étend de la colonne vertébrale jusqu'au sternum ou jusqu'à l'extrémité des cartilages costaux. Les intercostaux internes sont donc recouverts par les intercostaux externes, sauf entre les cartilages costaux, où l'on ne trouve que les intercostaux internes, qui sont notablement plus développés ici que du côté du dos.

Les muscles intercostaux ne sont recouverts directement par le paucier que jusqu'à la limite ventrale du grand dorsal (fig. 60 *s*) ; plus loin ils répondent : au sacro-lombaire (*i*), à la portion charnue des petits dentelés postérieurs (*g* et *g'*), au grand dentelé (*d'*), au scalène (*e*), aux transverses des côtes, au grand dorsal (fig. 60 *s*), à l'oblique externe de l'abdomen (fig. 60 *v*), au grand droit de l'abdomen (*m*) (du côté ventral) et au pectoral (*n*). Le grand dorsal ne recouvre directement qu'une faible partie de ces muscles.

La face profonde des intercostaux répond à l'aponévrose intercostale et se trouve en rapport avec la plèvre.

Dans la couche interne, ou entre cette couche et la couche externe, se trouvent, dans les limites de la région dorsale du thorax, l'artère intercostale et le nerf intercostal ; cette artère et ce nerf passent ensuite sur la face interne du muscle et cheminent le long du bord aboral des côtes vers le sternum.

Action : La couche externe agit dans l'inspiration ; la couche interne dans l'expiration.

Transverse des côtes (*muscle sternal* de l'anatomie humaine) (fig. 53 *f*). Situé obliquement, du côté ventral de la région des attaches des membres au thorax, ce muscle s'étend depuis l'insertion, à la première côte, du scalène antérieur (*d'*) jusqu'à la réunion de la 3ᵉ côte avec son cartilage, parfois même jusqu'à la 5ᵉ ou la 6ᵉ côte.

Il est en rapport : du côté dorsal, avec le scalène moyen (*d*), du côté du cou avec le scalène antérieur (*d'*), en arrière et vers le ventre, avec les intercostaux internes (*k*), les cartilages costaux et les tendons du droit de l'abdomen (*l*) qu'il recouvre encore en partie. Il est recouvert par une aponévrose, qui se continue comme aponévrose du scalène et du droit de l'abdomen (*l*) ; puis, par le petit pectoral. Il recouvre les intercostaux internes et, en partie, les cartilages des trois premières côtes ou bien ces côtes mêmes.

Action : C'est un muscle inspirateur.

Triangulaire du sternum. Ce musle se trouve à la face intérieure de la paroi thoracique et notamment à la face des cartilages costaux tournée vers la cavité thoracique; il s'étend depuis la 2ᵉ ou la 3ᵉ côte jusqu'au cartilage xiphoïde. Il est constitué par de petites lames ou faisceaux charnus plus ou moins distincts, qui s'insèrent à la face viscérale du sternum par un tendon plat et se dirigent ensuite obliquement en dehors jusqu'à la limite entre les côtes et leurs cartilages, pour s'insérer principalement à la face interne de ces derniers; certains de ces faisceaux se terminent par un tendon aponévrotique très mince qui se confond avec l'aponévrose des intercostaux. Quelques faisceaux isolés se détachent aussi du cartilage de la 7ᵉ et de la 8ᵉ côtes.

Le triangulaire recouvre près du sternum les artères et les veines mammaires internes avec leurs branches et se trouve recouvert par les deux plèvres; il touche en dedans le ligament radié (ou sternal).

Action : C'est un muscle expirateur; il maintient aussi en position les côtes.

Diaphragme ou **muscle diaphragmatique**. Le diaphragme du chien, comme celui des autres animaux, se compose d'une partie *périphérique, charnue* et d'une partie *centrale, aponévrotique* (*centre phrénique, centre tendineux, Speculum Helmonti, portion tendineuse, tendon central*). La partie charnue se décompose en trois portions : *lombaire, costale* et *sternale.*

a. Portion lombaire ou *vertébrale.* Les faisceaux internes de cette portion se détachent par deux courts tendons, droit et gauche, de la face hémale de la deuxième et de la troisième vertèbres lombaires; tandis que les fibres charnues des faisceaux externes viennent de la surface hémale de la 3ᵉ et de la 4ᵉ ou 5ᵉ vertèbres lombaires et de la partie de l'aponévrose du petit psoas qui s'étend jusqu'à l'extrémité vertébrale de la 13ᵉ côte. Les deux séries de faisceaux se réunissent ensuite et, se dirigeant du côté oral, forment un ventre charnu, le *pilier* du diaphragme, qui va dans la direction sternale et se termine sur le centre phrénique. L'origine du pilier droit est souvent situé un peu plus en avant dans la direction orale que celle du pilier gauche *. Entre les tendons des deux piliers se trouve, droit contre la colonne vertébrale, une fente pour le passage de l'artère aorte (*hiatus aorticus*); du côté ventral par rapport à cette fente on trouve, entre les faisceaux charnus, et un peu à gauche, une deuxième fente, par laquelle passe l'œsophage avec les vaisseaux et les nerfs qui l'accompagnent (*Hiatus œsophageus*).

* À l'inverse de ce que l'on observe chez l'homme.   (*Note du traducteur.*)

b. Portion costale. Elle se compose de nombreux faisceaux, en partie soudés entre eux, qui convergent tous vers le centre phrénique et se terminent par des digitations peu accusées, à la face interne des côtes, depuis la 8ᵉ jusqu'à la 13ᵉ, à l'endroit où ces côtes s'unissent avec leurs cartilages; l'insertion à la 13ᵉ côte s'étend jusqu'à la vertèbre correspondante. A leur origine, les faisceaux musculaires touchent le transverse de l'abdomen et se jettent en commun avec lui sur une bande tendineuse ou intersection aponévrotique.

c. Portion sternale. Elle commence au cartilage xiphoïde, ou bien immédiatement du côté oral de celui-ci, à l'extrémité du sternum et va obliquement dans la direction dorsale, vers le centre phrénique.

Le **centre phrénique** est relativement petit chez le chien; il ne se trouve pas tout à fait au milieu du diaphragme, mais plus près de la face ventrale. Les faisceaux musculaires de la portion charnue se dirigent en rayonnant vers ce centre tendineux, au milieu duquel se trouve un orifice pour le passage de la veine cave inférieure (*foramen venæ cavæ seu quadrilaterum*).

Le diaphragme est fortement bombé vers la cavité thoracique, de sorte que sa partie costale se trouve adossée à la face interne des côtes sur une étendue variant de un à deux espaces intercostaux (fig. 107 *n*); le centre du diaphragme arrive au niveau de la 7ᵉ ou de la 8ᵉ côte à l'inspiration, au niveau de la 6ᵉ ou de la 7ᵉ à l'expiration, et au niveau de la 5ᵉ ou de la 6ᵉ côte à l'expiration forcée. Le côté droit est toujours plus proéminent, plus voûté, que le côté gauche.

Les piliers touchent les muscles psoas; les deux faces du diaphragme sont en rapport avec les viscères (les poumons, le cœur, le foie, l'estomac, la rate, le pancréas et les reins).

On aperçoit aisément sur le centre phrénique, les veines phréniques. D'autre part, les artères phréniques, les branches terminales des artères intercostales, ainsi que le nerf phrénique se ramifient sur le diaphragme.

Le diaphragme est traversé : par l'aorte, la veine cave inférieure, la veine azygos et la veine hemi-azygos; par le canal thoracique; par le nerf sympathique, le nerf pneumo-gastrique, le nerf splanchnique, qui passent, partie par l'orifice aortique, partie par l'orifice œsophagien. L'artère cœliaque, ainsi que l'artère mésentérique supérieure prennent leur origine entre les deux piliers.

C. Muscles de la paroi abdominale.

La paroi abdominale est divisée comme on le sait en trois régions : la *région épigastrique*, la *région mésogastrique* et la *région hypogastrique* (voy. pl. I). La première de ces régions est subdivisée à son tour, en une *partie xyphoïdienne* avec l'*épigastre* et en deux *hypochondres, gauche* et *droit;* la seconde comprend les portions *ombilicale, iliaque* et *lombaire;* enfin la troisième se compose de la *portion pubienne* et de la *portion inguinale.*

Le muscle abdominal le plus superficiel est l'oblique externe de l'abdomen (fig. 60 *v*); viennent ensuite : l'oblique interne (fig. 54 *l*), le grand droit de l'abdomen (fig. 59 *t*) et le transverse de l'abdomen (fig. 59 *m*). Le ventre charnu du grand droit de l'abdomen est situé dans la partie médiane ou interne de la paroi abdominale, près de la ligne blanche, depuis le sternum jusqu'au bassin; les parties charnues des trois autres muscles, que l'on appelle aussi muscles *larges de l'abdomen* (muscles abdominaux, dont les fibres sont dirigées obliquement ou transversalement) se trouvent plus en dehors ou latéralement, sur les flancs de la paroi abdominale. Elles se terminent vers la ligne blanche (à peu près au voisinage du bord externe du grand droit de l'abdomen) chacune par un tendon. Tous ces tendons se fusionnent en une *gaine* fibreuse qui enveloppe le grand droit de l'abdomen.

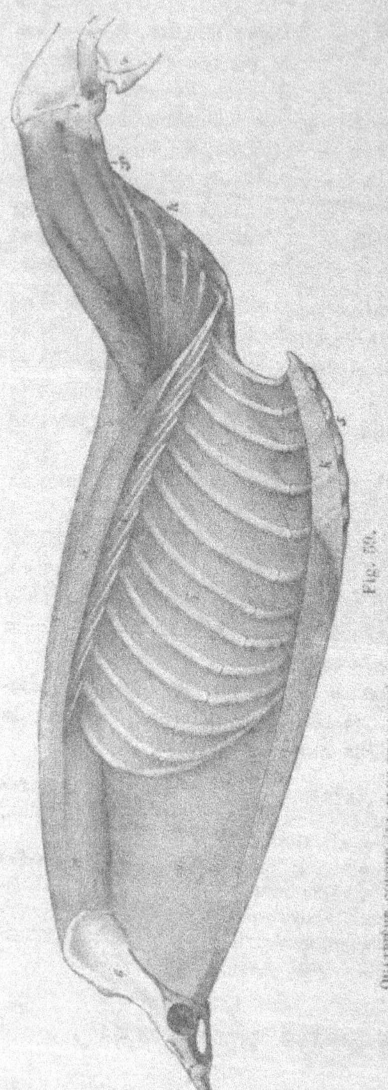

Fig. 59.

QUATRIÈME COUCHE (LA PLUS PROFONDE) DES MUSCLES DU TRONC (Pour la légende, voy. la fig. 57, p. 158).

Le feuillet *extérieur* ou *superficiel* de cette gaine (fig. 60 *v'*), formé par les tendons de l'oblique externe et de l'oblique interne et, du côté aboral, par celui du transverse, recouvre la face extérieure, superficielle du grand droit de l'abdomen; le feuillet *intérieur* ou *profond*, provenant du tendon du transverse, recouvre la face intérieure ou profonde du droit de l'abdomen. Les deux feuillets se rencontrent sur la ligne médiane avec ceux du côté opposé, se soudent avec eux et forment de cette façon un cordon longitudinal, compacte et solide, qui s'élargit un peu aux environs de l'ombilic; ce cordon porte le nom de *ligne blanche*.

La *tunique abdominale* est très mince chez le chien.

Grand droit de l'abdomen (fig. 59 *l*). C'est un muscle long, étroit, rubané, qui s'amincit et devient pointu seulement vers ses deux extrémités. Il est situé au côté de la ligne blanche, entre la cinquième côte et le pubis et se trouve enveloppé par les expansions aponévrotiques des tendons des autres muscles de l'abdomen (gaine fibreuse du droit de l'abdomen) (fig. 60 *e'*). Il s'insère au cartilage xiphoïde par des fibres charnues et aux cartilages des cinq ou six premières côtes par un tendon (*k*), qui se soude aux expansions aponévrotiques du transverse des côtes (fig. 64 *f*) et au fascia superficiel de l'abdomen (voy. la description de cette dernière). De là, ses fibres charnues se dirigent en ligne droite entre le sternum et le bassin où ils s'insèrent sur le bord du pubis et plus spécialement au tubercule du pubis et dans son voisinage immédiat (en dehors).

La partie originelle de ce muscle repose sur les cartilages costaux et sur les muscles intercostaux internes (*i'*); le reste est en rapport, du côté de la cavité abdominale, avec le feuillet profond de la gaine fibreuse et avec le péritoine. Son tendon d'origine est caché sous le petit pectoral (fig. 60 *t*) tandis que sa portion charnue est recouverte par le feuillet superficiel de la gaine aponévrotique, puis, du côté oral, en partie par le petit pectoral, et, dans la région ombilicale et pubienne, par le muscle préputial. Le grand droit est en rapport, en outre, de ce côté, avec le pénis ou avec les glandes mammaires suivant le sexe de l'animal. En dehors, il touche l'oblique externe, l'oblique interne, le transverse de l'abdomen (*m*) et les intercostaux; en dedans, il se rencontre avec le muscle correspondant du côté opposé.

Sur la face inférieure ou profonde du muscle se ramifient les branches des artères et des veines suivantes : épigastrique supérieure, épigastrique inférieure, intercostale; et les filets du nerf intercostal et des nerfs ilio-hypogastrique et ilio-inguinal[*]. Les ramifications les plus ténues de ces artères et de ces veines perforent le muscle et se répandent sur sa face superficielle.

[*] Ces deux derniers nerfs représentent les deux branches (grande et petite) abdomino-scrotales du plexus lombo-sacré de l'anatomie humaine. (*Note du traducteur.*)

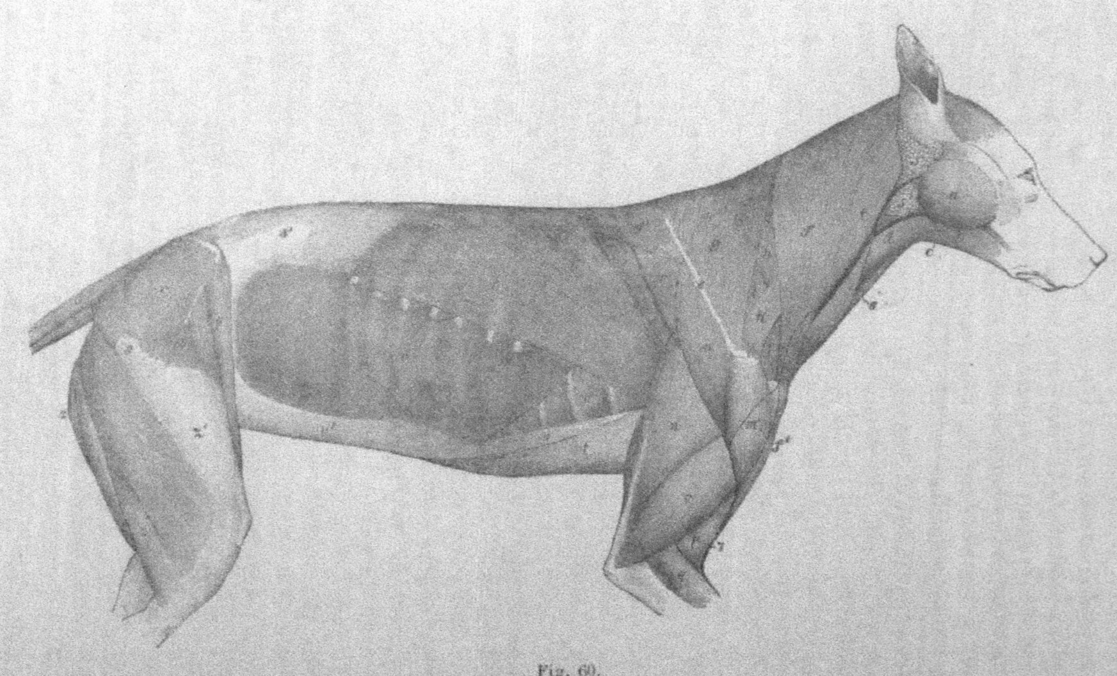

Fig. 60.

Première couche des muscles du corps entier (Pour la légende, voy. la fig. 65, p. 182).

On remarque sur le ventre charnu du grand droit de l'abdomen de trois à six intersections tendineuses ou aponévrotiques, très peu accusées d'ailleurs.

Action. — Ce muscle attire le bassin en avant et porte la partie antérieure du corps en arrière; il fixe et incline en même temps la croupe.

Oblique externe de l'abdomen (fig. 60 *e*). La partie charnue de ce vaste muscle se trouve dans la moitié ventrale de la paroi du thorax et de l'abdomen; ses fibres se portent obliquement à partir du dos et des côtes dans la direction caudo-ventrale. Du côté dorsal, il touche le bord ventral du grand dorsal (*s*); du côté ventral, sa masse charnue s'étend quelquefois jusqu'au grand droit de l'abdomen (*u*). Sur son bord dorsal, au thorax, il présente des digitations (une pour chaque côte, à partir de la cinquième ou de la sixième), qui s'insèrent sur les côtes, soit par un tendon, soit directement par les fibres charnues et qui s'entrecroisent en partie avec les digitations du grand dentelé (fig. 54 *d*). Au-delà des côtes, dans la direction caudale, il n'y a plus de digitations. Le bord dorsal du muscle est en rapport avec le grand dorsal et le long dorsal et se termine, au niveau de la dernière côte, dans la direction du bassin, par un tendon membraneux, qui se soude avec l'aponévrose dorso-lombaire (*s'*) (voy. la description de cette dernière). Le bord ventral du muscle se termine également par un tendon aponévrotique (*v'*); ce tendon se soude à celui de l'oblique interne de l'abdomen pour former le feuillet superficiel ou extérieur de la gaine fibreuse du droit de l'abdomen, qui enveloppe ce muscle jusqu'à la ligne blanche. Du côté du bassin, le muscle se termine par un large tendon qui s'insère au pubis près de la symphyse et sur le bord ventral de l'ilion jusqu'à l'épine iliaque antérieure et supérieure. De cette façon il est tendu en arc entre ce dernier point et le tubercule du pubis et forme le *ligament inguinal*, autrement dit *ligament de Poupart* ou l'*arcade crurale*. Ce tendon présente tout près de son attache au pubis, un trou ou une fente : l'*anneau abdominal* ou *inguinal externe* (avec ses *branches*, *inférieure et supérieure*); ce trou est très grand chez les mâles, petit chez les femelles.

Le tendon terminal du muscle envoie une expansion aponévrotique (aponévrose crurale) vers la surface interne de la cuisse, où celle-ci se prolonge avec l'aponévrose du long adducteur et avec le fascia fémoral; elle recouvre la fosse ilio-pectinée avec les vaisseaux et les nerfs qui s'y trouvent, ainsi que les muscles internes de la cuisse.

L'oblique externe de l'abdomen est recouvert : par une très mince aponévrose (fascia superficiel de l'abdomen; voy. plus loin sa descriplion), par le peaucier de l'abdomen (fig. 69 *a*). Les digitations de sa partie initiale sont recouvertes par le grand dorsal (*s*). Sur son tendon ventral se trouve le muscle préputial. Il recouvre l'oblique interne (fig. 54 *l*) et les intercostaux externes (fig. 54 *k*); son tendon ventral (*v'*) repose sur le grand droit de l'abdomen (*u*) et son tendon dorsal (*s'*), qui se confond avec l'aponévrose dorso-lombaire, couvre en partie le petit dentelé postérieur et inférieur (fig. 54 *g'*), le long dorsal (fig. 54 *h*), l'ilio-costal ou sacro-lombaire (fig. 54 *i*) et les côtes. Il est en rapport, en dehors, avec le bassin, le tenseur du fascia lata (*y*) et le couturier; du côté ventral et interne (chez le mâle), avec le pénis et ses nerfs et vaisseaux.

Entre les digitations du muscle qui s'insèrent aux côtes, on voit les branches latérales des nerfs et des artères intercostaux qui se répandent ensuite sur la face externe du muscle. A partir de la dernière côte, vers le bassin, le muscle est perforé par les ramifications des artères lombaires et de l'artère lombo-abdominale, par les filets des nerfs ilio-hypogastrique et ilio-inguinal; puis, tout près de l'angle externe de l'ilion (épine iliaque antérieure et supérieure), par l'artère et la veine abdominales et par le nerf fémoro-cutané externe; tous ces nerfs et vaisseaux se répandent ensuite à la surface externe du muscle.

Action. — C'est un muscle expirateur; il comprime aussi les viscères abdominaux.

Oblique interne de l'abdomen (fig. 54 *l*). Ce grand muscle aplati, dont les fibres sont dirigées dorso-ventralement et un peu du côté oral, se trouve entre le bord caudal du thorax (arc costal), l'ilion, le pubis, la portion lombaire de la colonne vertébrale et la ligne blanche. Trois de ses bords (dorsal, caudal et ventral) se terminent par de forts tendons aponévrotiques, tandis que son bord oral s'attache par des fibres charnues au bord caudal et à la face interne de la dernière côte, souvent aussi au cartilage de l'avant-dernière côte, en confondant en partie ses fibres avec celles de son voisin, le petit dentelé postérieur et inférieur (*g'*).

L'aponévrose dorsale de ce muscle vient du bord externe du long dorsal (*h*) et forme, en se soudant avec celles de l'oblique externe de l'abdomen et du petit dentelé postérieur et inférieur, l'aponévrose dorso-lombaire (*h'*) (voy. la description de cette dernière), qui s'attache aux apophyses épineuses des vertèbres lombaires et à l'épine iliaque antérieure et supérieure (angle externe de l'ilion). Elle se confond avec l'aponévrose caudale, qui s'insère au bord ventral de l'ilion et au pubis et qui présente, près de ce dernier, un trou (ou plus exactement un cul-de-sac, un diverticule) communiquant avec le petit anneau abdominal externe, qui se trouve dans le tendon aponévrotique de l'oblique externe de l'abdomen. Le tendon ventral, très fort (*l*), est fusionné avec celui de l'oblique externe de l'abdomen, ainsi qu'avec le périmysium du grand droit de l'abdomen, formant ainsi le feuillet extérieur ou superficiel de la gaine fibreuse du grand droit. Le bord ventral de la portion charnue du muscle présente une ligne courbe que l'on peut suivre depuis l'extrémité ventrale de la onzième (ou de la douzième) côte, jusqu'au milieu de la région pubienne.

Le muscle est recouvert par l'oblique externe (fig. 60 *e*); il repose sur le transverse de l'abdomen (fig. 59 *m*); son tendon dorsal passe par dessus le long dorsal (*h*), tandis que son tendon ventral passe par dessus le grand droit de l'abdomen (*m*). Le long du bord de l'ilion, il touche aux muscles du bassin. Vers les côtes il est en rapport avec le petit dentelé postérieur et inférieur (*g'*), avec les muscles intercostaux (*k*) et avec les côtes mêmes.

Ce muscle est perforé : par les ramifications des dernières artères intercostales, des artères lombaires, de l'artère lombo-abdominale; par les filets du nerf ilio-hypogastrique et du nerf ilio-inguinal (petite branche abdomino-scrotale du plexus lombo-sacré) et, près de l'épine iliaque antérieure et supérieure, par l'artère et la veine abdominales et par le nerf fémoro-cutané. Les ramifications des vaisseaux sus-nommés se distribuent sur sa face externe et surtout sur sa face interne. Le muscle recouvre les branches des artères épigastriques, inférieure et supérieure, et les rameaux du nerf spermatique externe.

Action. — C'est un muscle expirateur. Il relève la partie antérieure du tronc.

Transverse de l'abdomen (fig. 59 *m*.). C'est un muscle plat, mince, situé entre le bassin, la face interne des cartilages costaux, les apophyses transverses des vertèbres lombaires et la ligne blanche. Il naît par un tendon membraneux sur les apophyses transverses des vertèbres lombaires et sur la face interne des fausses côtes, tout près de l'insertion du diaphragme, auquel il est réuni par une membrane fibreuse. Les faisceaux musculaires vont dans la direction dorso-ventrale, vers la ligne blanche et se jettent au voisinage de cette dernière sur un large tendon membraneux qui se soude à celui du côté opposé. Le muscle est recouvert en dehors par l'oblique interne de l'abdomen (fig. 54 *l*) et par le grand droit de l'abdomen (*l*); en dedans, il est revêtu d'une mince aponévrose adhérente au péritoine, le *fascia transversalis*. Le tendon du muscle se partage en deux lamelles ou feuillets dans la région pubienne; la lamelle externe passe sur la face superficielle et la lamelle interne sur la face profonde du grand droit de l'abdomen.

Du côté dorsal, le muscle touche le long dorsal (*a*) et le psoas-iliaque ; du côté ventral, il rencontre son homonyme du côté opposé ; vers le thorax, il est en rapport avec le diaphragme ; vers le bassin, il atteint presque l'ilion (*a*) et le pubis.

On aperçoit sur la face externe du muscle, de nombreuses ramifications des dernières artères et veines intercostales, des artères lombaires, de l'artère lombo-abdominale, ainsi que les filets des nerfs hypogastrique et ilio-inguinal. Tous ces nerfs et vaisseaux perforent le muscle. On y voit aussi les branches des artères épigastriques (inférieure et supérieure), de l'artère spermatique externe et de l'artère abdominale. Le muscle est en outre perforé, tout près de l'épine iliaque antérieure et supérieure, par le nerf fémoro-cutané externe.

Action. — Il retrécit la cavité abdominale ; il supporte aussi le poids des viscères abdominaux.

Canal inguinal. Il commence par l'anneau abdominal externe c'est-à-dire par l'orifice qui se trouve (du côté oral par rapport au pubis et tout près de la ligne médiane), dans le tendon de l'oblique externe de l'abdomen ; il se dirige ensuite, entre le tendon de ce dernier muscle et celui de l'oblique interne de l'abdomen, un peu du côté oral, perce l'oblique interne sur la limite entre sa partie charnue et sa partie tendineuse (le muscle se trouve ainsi en dehors et le tendon en dedans du canal), puis le fascia transversalis, situé plus en dedans. L'ouverture du canal, dans le fascia transversalis, porte le nom d'anneau abdominal interne (pour plus de détails voy. le chapitre sur les organes génitaux).

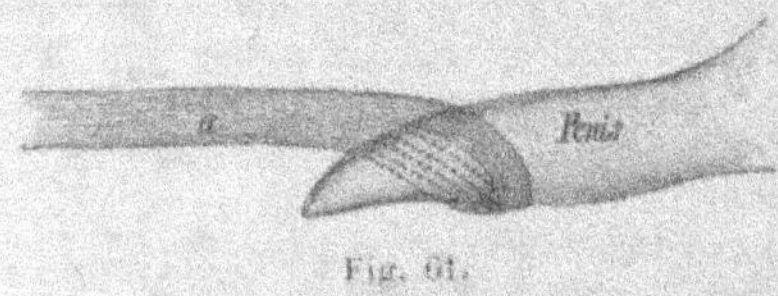

Fig. 61.
MUSCLE PRÉPUTIAL (*a*).

Préputial (fig. 61 *a*). Muscle plat et grêle situé superficiellement au côté de la ligne blanche. Il naît sur le cartilage xiphoïde du sternum et sur la ligne blanche ; il se termine à la face interne du prépuce en entourant de ses fibres comme d'un anneau l'extrémité du pénis.

Le muscle est recouvert par le peaucier ou par son aponévrose et repose sur le grand droit de l'abdomen et sur les tendons de l'oblique externe et de l'oblique interne de l'abdomen. Sur sa face superficielle, serpentent les branches des dernières artères intercostales, de l'artère honteuse externe, de l'artère épigastrique, etc.

Il n'y a pas à proprement parler de muscle *pyramidal*. On peut considérer, cependant, le préputial comme une portion de ce dernier. En effet l'on divise souvent, chez d'autres animaux, le pyramidal en une portion pelvienne et en une portion thoracique. Le préputial serait l'homologue de la portion thoracique du pyramidal.

Carré des lombes. Ce muscle se trouve tout près de la face ventrale des apophyses transverses des vertèbres lombaires ; il dépasse légèrement les autres muscles lombaires en dehors, de sorte qu'il se trouve tout à fait à côté des muscles abdominaux, notamment du long dorsal. Il naît, en commun avec le petit psoas, sur la face hémale des deux dernières vertèbres dorsales, et, par des faisceaux isolés, sur les dernières côtes ; puis sur les apophyses transverses des vertèbres lombaires. De ces insertions, ses fibres se portent obliquement, dans la direction caudo-externe, pour s'insérer en partie encore sur les apophyses transverses des vertèbres lombaires ; mais le gros du muscle se termine, partie par des fibres charnues, partie par des tendons, sur l'épine iliaque antérieure et inférieure, et, par quelques faisceaux isolés, sur la face interne de l'ilion et sur la ligne qui va de l'épine déjà nommée au sacrum. Le muscle est recouvert en grande partie, du côté ventral, par le psoas-iliaque ; il ne se montre un peu que du côté externe.

Il est recouvert par le plexus lombaire et par la plupart de ses branches ; sur sa partie libre courent à peu près les mêmes vaisseaux et les mêmes nerfs que sur la face ventrale du psoas-iliaque (voy. la description de ce dernier).

Action. — Il fixe la portion lombaire de la colonne vertébrale et, dans certains cas, la fléchit ou l'incline latéralement.

D. Muscles de la région antérieure du cou.

On comprend sous ce nom les muscles du côté hémal de la portion cervicale de la colonne vertébrale. Ils sont divisés, par les organes digestifs et respiratoires en deux groupes : 1) les muscles *superficiels* qui se trouvent entre la peau et la trachée et l'œsophage ; 2) les muscles *profonds*, entre ces organes et la colonne vertébrale ou directement sur les vertèbres.

Les muscles superficiels sont situés en partie dans la région médiane ou interne du cou, en partie dans les régions latérales ou externes. Dans chacune des régions latérales, on trouve une *fosse jugulaire* dans laquelle est logée la veine jugulaire externe.

1. MUSCLES SUPERFICIELS DU COU

A ce groupe appartiennent : le sterno-cléido-mastoïdien (voy. « les muscles des membres »), qui se trouve surtout dans la région latérale ou externe du cou, puis le sterno-hyoïdien et le sterno-thyroïdien. Il n'y a pas d'*omo-hyoïdien* chez le chien.

Sterno-hyoïdien (fig. 62 c). Muscle long et plat, qui s'étend du manubrium du sternum jusqu'au corps de l'hyoïde et qui recouvre, ensemble avec celui du côté opposé, la face ventrale de la trachée.

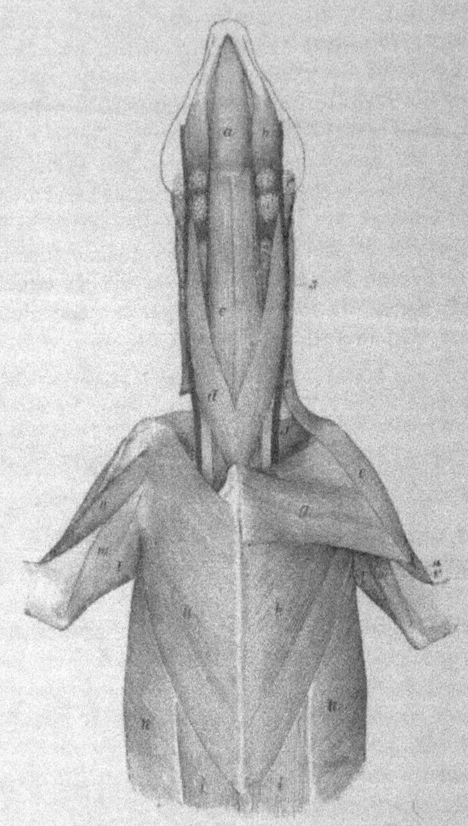

Fig. 62.

MUSCLES DU THORAX (vus du côté ventral). — *a*, Mylo-hyoïdien; *b*, digastrique; *c*, sterno-hyoïdien; *c'*, sterno-thyroïdien; *d*, portion sternale du sterno-cléido-mastoïdien; *e*, sterno-cléido-mastoïdien; *f*, sous-scapulaire; *g*, grand pectoral; *h*, petit pectoral; *i*, grand droit de l'abdomen; *k*, oblique externe de l'abdomen; *l*, long anconé; *m*, anconé interne; *n*, biceps brachial; *o*, brachial interne. 1, 1', 1'', Ganglions lymphatiques superficiels du conduit laryngien; 2, glande thyroïde; 3, veine jugulaire externe.

Les muscles des deux côtés sont si intimement liés que souvent on ne peut les isoler. Cette fusion est surtout complète dans le tiers aboral, où la séparation primitive n'est indiquée que par un raphé tendineux. Les sterno-hyoïdiens naissent sur le manubrium, aux deux côtés de l'extrémité du sternum (sur le cartilage de la première côte) et se terminent par des fibres charnues sur le corps de l'hyoïde. À leur origine ils sont confondus avec le sterno-thyroïdien (*c'*), plus loin ils recouvrent ce dernier, de sorte qu'on n'aperçoit qu'une petite partie externe de sa moitié orale. Ils recouvrent en outre la trachée, le crico-thyroïdien (fig. 63 *l*), les cartilages thyroïde (fig. 63₃) et cricoïde, ainsi qu'une faible partie du muscle hyo-thyroïdien (fig. 63 *k*). Chacun des sterno-hyoïdiens est recouvert à son origine par la portion sternale (*d*) du sterno-cléido-mastoïdien et, vers la tête, rien que par la peau ou par le muscle peaucier, très mince en cet endroit. Le bord dorsal du sterno-hyoïdien est en rapport, du côté du thorax, avec la portion mastoïdienne du sterno-cléido-mastoïdien; à son insertion au corps de l'hyoïde il touche le mylo-hyoïdien, le stylo-hyoïdien et l'hyo-pharyngien ou constricteur moyen du pharynx (fig. 63*f*).

Près de l'origine du muscle, on voit, sur la face externe, le tronc artériel omo-cervical; et à son extrémité, sur la face inférieure, la branche terminale de l'artère crico-thyroïdienne. En outre, on voit ramper sur ses faces les ramifications de l'artère cervicale ascendante et les filets de la branche ventrale du premier nerf cervical, ainsi que la branche ventrale du dernier nerf cervical.

Action. — Il attire en bas et en arrière l'hyoïde, le larynx, la langue, etc.

Sterno-thyroïdien (fig. 62 *c'*). Ce muscle long et étroit, s'étend depuis le sternum jusqu'au larynx; il naît, ensemble avec le sterno-hyoïdien (*c*), sur le manubrium et sur le côté du sternum et se dirige ensuite vers la tête, en recouvrant la partie ventrale et, plus près de la tête, la partie externe de la trachée. Il s'insère enfin, par des fibres charnues, au milieu du bord aboral du cartilage thyroïde (fig. 63₃). Sa moitié aborale (sternale) est unie intimement au sterno-hyoïdien, qui la recouvre en totalité; sa moitié proximale, tout en étant séparée du sterno-hyoïdien, est également couverte par lui presque dans toute son étendue; l'espace restant libre est en grande partie recouvert par la portion sternale du sterno-cléido-mastoïdien (*d*). Le muscle recouvre à son tour la trachée, en partie la glande thyroïde (2) et le muscle crico-thyroïdien (fig. 63 *l*); il est en rapport : du côté dorsal, avec la portion mastoïdienne du sterno-cléido-mastoïdien; à son extrémité et du côté dorsal, avec le crico-pharyngien (fig. 63 *i*); du côté nasal, avec l'hyo-thyroïdien (fig. 63 *k*); du côté ventral, avec le crico-thyroïdien (fig. 63 *l*).

Sa surface est parcourue par les ramifications de l'artère cervicale ascendante et de la veine du même nom, ainsi que par les branches ventrales du premier nerf cervical; près de son extrémité, le muscle recouvre l'artère crico-thyroïdienne et les filets terminaux du rameau pharyngien supérieur du pneumogastrique. A son origine, au sternum, il est en rapport avec l'artère carotide et les nerfs pneumogastrique et sympathique; il recouvre ici le nerf récurrent, l'artère thyroïdienne inférieure et la veine jugulaire interne.

Action. — Elle est la même que celle du muscle précédent.

Thyro-hyoïdien (fig. 63*k*). Muscle plat, entièrement charnu. Il s'insère sur le bord aboral ou sur le bord interne de la moitié de

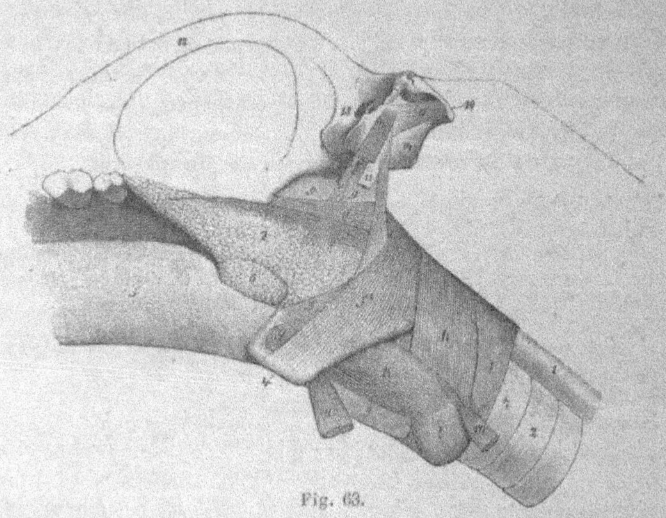

Fig. 63.

MUSCLES DE LA CAVITÉ PHARYNGIENNE OU GUTTURALE ET DU LARYNX (vus du côté gauche). — *a*, Stylo-hyoïdien (portion dorsale); *b*, stylo-glosse (coupé); *c*, stylo-pharyngien; *d*, ptérygo-pharyngien; *d'*, pharyngo-staphilin; *e*, releveur du voile du palais; *f*, hyo-pharyngien ou constricteur moyen du pharynx (portion orale); *f'*, hyo-pharyngien (portion aborale); *g*, cérato-hyoïdien; *h*, thyro-pharyngien; *i*, crico-pharyngien; *k*, hyo-thyroïdien; *l*, crico-thyroïdien; *m*, sterno-thyroïdien (coupé); *n*, sterno-hyoïdien (coupé). 1, Pharynx; 2, trachée; 3, cartilage thyroïde; 4, os hyoïde (notamment sa corne inférieure); 5, langue; 6, amygdale; 7, voile du palais (glandes du voile du palais); 8, cavité buccale; 9, fascia de la cavité pharyngienne ou gutturale; 10, apophyse styloïde* de l'occipital; 11, corne supérieure de l'hyoïde, coupée; 12, arcade zygomatique; 13, apophyse postglénoïde du temporal; 14, bulle tympanique du temporal.

la branche fourchue de l'hyoïde qui est tournée vers le corps de cet os; de là, ses fibres se portent du côté aboral pour se terminer sur la ligne oblique du cartilage thyroïde et sur le tiers moyen du bord aboral de ce dernier.

* Ou styliforme.   (*Nota du traducteur*).

Le muscle recouvre exactement le tiers moyen de la surface externe du cartilage thyroïde (3); il est recouvert par la glande sous-maxillaire, et, en partie, par les glanglions lymphatiques profonds du conduit laryngien. Sur la ligne oblique, il touche au sterno-thyroïdien (*m*), au thyro-pharyngien (*h*) (*), et près de la branche fourchue, au muscle hyo-glosse (fig. 52 *c*); il se fusionne avec les deux derniers. Son bord ventral longe le bord externe du sterno-hyoïdien (*n*); son bord aboral répond au crico-thyroïdien (*l*) et au sterno-thyroïdien (*m*).

Sur le cartilage thyroïde, le muscle est en rapport avec le nerf laryngien supérieur (ou avec son entrée dans le larynx); son bord ventral est en rapport avec l'artère crico-thyroïdienne et la veine sublinguale. Sur sa face externe, se trouve le rameau pharyngien supérieur du pneumogastrique et la branche descendante de l'hypoglosse. (Voy. fig. 184.)

Ce muscle est en quelque sorte le prolongement du sterno-thyroïdien et peut être considéré comme un des muscles du cou.

Action. — Il relève et tourne le larynx.

2. MUSCLES PROFONDS DU COU

Groupe interne.

A ce groupe appartiennent les muscles suivants : long du cou, grand droit antérieur de la tête (*Longus capitis*) et petit droit antérieur de la tête.

Long du cou. Muscle très long, formé de plusieurs faisceaux isolés, situé au voisinage du corps des vertèbres cervicales et de six premières vertèbres dorsales.

On y distingue deux parties :

> *a*. La *partie thoracique* (fléchisseur interne du cou, d'après Gurlt), et
>
> *b*. La *partie cervicale* (long et court fléchisseurs du cou, d'après Gurlt).

a. La *partie thoracique* naît sur la face hémale et sur la face latérale des corps des six premières vertèbres dorsales; elle forme un ventre charnu arrondi, qui, sorti de la cavité thoracique, s'attache à l'apophyse transverse de la septième et surtout de la sixième vertèbre cervicale, où il se rencontre avec le grand droit antérieur de la tête. Sur la ligne médiane, il touche le muscle congénère du

---

* Un des deux faisceaux dont se compose le constricteur inférieur du pharynx ou muscle laryngo-pharyngien.   (*Note du traducteur.*)

côté opposé ; sa face externe est recouverte par la plèvre. Il recouvre les ligaments capsulaires des têtes des côtes et en partie les nerfs intercostaux. Près de lui, à gauche, se trouve le canal thoracique.

b. La *partie cervicale* est formée de faisceaux isolés, qui s'insèrent aux apophyses transverses et aux corps des vertèbres cervicales (de la troisième à la septième) ; ces fibres passent sur la face hémale des vertèbres cervicales, en convergeant vers la tête et en dedans, pour s'insérer à la crête de la face hémale des corps des vertèbres cervicales, ou bien au tubercule antérieur de l'atlas. Ces faisceaux terminaux se rencontrent avec ceux du muscle correspondant du côté opposé et forment ainsi un système de muscles enclavés l'un dans l'autre en forme de V.

Cette partie du long du cou touche en dehors le droit antérieur de la tête et est, jusqu'à un certain point, recouverte par lui. La face ventrale du long du cou est en rapport avec l'œsophage et, près de l'entrée du thorax, avec la trachée. Près de l'entrée du pharynx, le muscle est recouvert par le scalène et, dans le reste de son étendue, seulement par les vertèbres.

Sur son bord externe on voit les branches ventrales des nerfs cervicaux (du sixième au huitième). Dans la cavité thoracique le côté externe du muscle est en rapport avec le ganglion étoilé (premier ganglion thoracique), et en partie avec les branches qu'il envoie, mais surtout avec la portion thoracique du sympathique ; puis, avec la branche ventrale de la première vertèbre dorsale, en partie avec l'artère vertébrale, avec le tronc artériel costo-cervical, ainsi qu'avec ses branches et les veines correspondantes ; enfin, avec l'aorte et les artères intercostales.

Action. — Les deux parties du muscle fléchissent le cou.

Grand droit antérieur de la tête ou **long de la tête** (Longus capitis) (fig. 67 *f*). C'est un muscle long, arrondi, qui recouvre les apophyses transverses des vertèbres cervicales ; il se trouve au côté de la portion cervicale de la colonne vertébrale et se porte même un peu sur la face ventrale de cette dernière. Il prend son origine sur les apophyses transverses des vertèbres cervicales, depuis la deuxième jusqu'à la sixième. Le ventre charnu va en s'amincissant et s'effilant par-dessus la face hémale de l'articulation atloïdo-occipitale, puis par-dessus la face interne de la bulle tympanique (_4_) vers le nez, pour s'insérer, partie par un tendon, partie par les fibres charnues, au tubercule pharyngien externe de l'occipital. Dans sa partie originaire, les faisceaux du muscle se fusionnent en plusieurs endroits, du côté dorsal et en dehors, avec les fibres du scalène (*e'*) et le multifide de l'épine du cou ; en dedans, ils se confondent avec les expansions terminales du long du cou.

Le muscle est recouvert sur sa face externe ou superficielle par la portion mastoïdienne, et sur sa face interne ou profonde, par la portion sternale du sterno-cléido-mastoïdien; il est en rapport, vers la tête, avec l'oblique supérieur de la tête et le petit droit antérieur de la tête.

Il est en rapport avec l'orifice de sortie des branches ventrales du deuxième, troisième et quatrième nerfs cervicaux. Sur sa face externe on voit la branche ventrale du premier nerf cervical; puis près de la tête, le nerf pneumo-gastrique avec le plexus gangliforme (*plexus nodosus*), le sympathique avec le ganglion cervical supérieur; l'accessoire, le glosso-pharyngien et l'hypoglosse; enfin l'artère occipitale et, en partie, ses branches, ainsi que l'artère carotide interne. L'artère carotide et les nerfs vague et sympathique passent sur le muscle et l'accompagnent.

Action. — C'est un fléchisseur de la tête.

Petit droit antérieur de la tête. C'est un petit muscle, situé dans la fosse de l'aile de l'atlas, entre l'arc antérieur de cette vertèbre et le basi-occipital, du côté dorsal par rapport au grand droit antérieur de la tête. Il prend son origine sur la face hémale du corps de l'atlas, en dedans du tubercule antérieur. Ses fibres charnues se dirigent, par-dessus l'articulation atloïdo-occipitale, vers la tête et un peu en dedans, et s'attachent au tubercule pharyngien externe de l'occiput, du côté aboral par rapport au grand droit antérieur de la tête.

Du côté ventral, le muscle est recouvert dans sa totalité par le grand droit antérieur de la tête; en dehors, il est en rapport avec le droit latéral de la tête; du côté dorsal, il repose directement sur l'articulation.

En dehors, le muscle est en rapport avec l'artère occipitale et l'artère condylienne; avec le dixième et le onzième nerfs[*], avec une partie du ganglion du sympathique (près de ses insertions), enfin avec l'artère carotide interne et le ligament obturateur antérieur.

Action. — C'est un fléchisseur de la nuque.

Groupe externe ou latéral.

Scalène (fig. 64 *d*, *d'*). Ce muscle est situé dans la portion du thorax voisine des membres et à la face latérale ou externe des vertèbres cervicales. Il se divise en plusieurs faisceaux qui se fusionnent entre eux du côté de la tête, et, dans certains endroits, avec le grand droit antérieur ou long de la tête (*e*).

Dans la partie thoracique du muscle on peut distinguer trois por-

[*] Il s'agit probablement de la dixième et de la onzième paires des nerfs craniens.
(Note du traducteur.)

tions : *deux superficielles, externes (d)* et *une profonde, interne (d´)*.
Les deux portions superficielles se trouvent tout près l'une de l'autre.
La portion dorsale (*scalène postérieur*) se détache de la troisième et
de la quatrième côtes et se termine principalement sur les apophyses
transverses de la cinquième vertèbre cervicale. La portion ventrale
(*scalène interne*) naît par un tendon sur la huitième et la neuvième
côtes et, par des fibres charnues, sur la cinquième et la sixième côtes ;

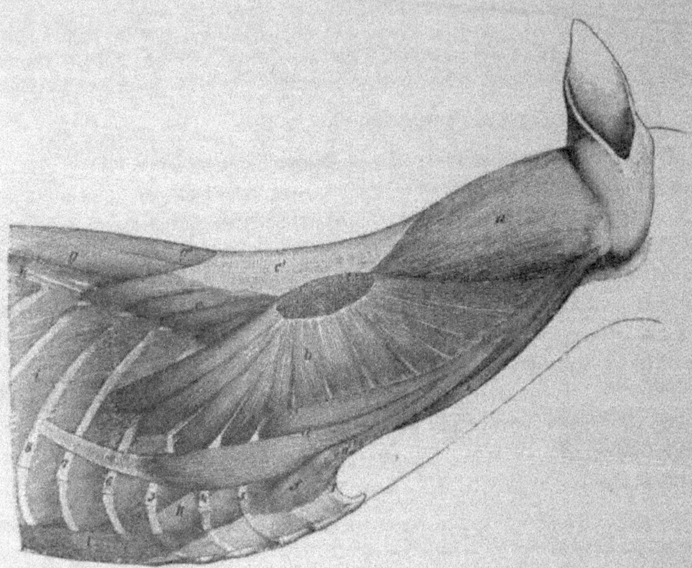

Fig. 64.

elle se dirige vers l'apophyse transverse de la cinquième vertèbre et
se fusionne en partie avec la troisième portion. Cette *portion profonde*
(*scalène antérieur*) (*d´*) est formée de plusieurs faisceaux qui naissent
sur la première côte et sur les apophyses transverses des vertèbres
cervicales ; ils se comportent comme le montre la figure : tandis que
certains de ces faisceaux se fusionnent avec la portion postérieure et
la portion interne, d'autres s'insèrent aux apophyses transverses, ou
bien se soudent à de nouveaux faisceaux venant des apophyses transverses et ainsi de suite. Ils atteignent la première vertèbre cervicale.
Entre les faisceaux isolés, apparaissent les nerf cervicaux.

Le muscle est recouvert : au thorax, par le grand dorsal (fig. 65 *s*) et par les muscles de l'épaule (grand rond, sous-scapulaire, sus-épineux); au cou, par le sterno-cléido-mastoïdien (fig. 65 *e*, *f*) et par l'angulaire ventral de l'omoplate (fig. 65 *h*). Il touche : le muscle grand dentelé (*b*) du côté dorsal, et le grand droit antérieur ou long de la tête (*e*) du côté ventral. Au thorax, il est en rapport avec le transverse des côtes (*f*) et le petit pectoral. Il recouvre les intertransversaires, en partie les intercostaux (*i* et *k*) et les côtes; enfin, vers l'entrée de la cage thoracique, le grand droit antérieur de la tête et la trachée (et à gauche, l'œsophage).

Par sa face profonde, le muscle est en rapport avec l'artère et la veine vertébrales; avec les branches ventrales des nerfs cervicaux (du sixième au huitième), ou bien avec le plexus brachial; avec le nerf récurrent; avec les origines du nerf phrénique; avec la branche terminale de l'artère sous-clavière; avec une partie de l'artère carotide; avec les nerfs pneumo-gastrique et sympathique; enfin, avec la veine jugulaire interne et l'origine du tronc omo-cervical. Entre les faisceaux apparaissent les branches ventrales des nerfs cervicaux (du troisième au sixième), qui se répandent ensuite sur la face externe du muscle; au thorax, on aperçoit aussi sur cette face, les rameaux latéraux des nerfs intercostaux et les branches des artères intercostales. Le nerf respiratoire externe de Ch. Bell, après son parcours sur la face interne du muscle apparaît sur son bord dorsal près du bord oral de la première côte.

Action. — Il fléchit et incline de côté le cou; c'est un muscle inspirateur.

Aponévroses du tronc.

Aponévrose dorso-lombaire (fig. 67 *h'* et fig. 65 *s'*). Cette aponévrose recouvre la région lombaire et dorsale en enveloppant les muscles extenseurs de la colonne vertébrale. Elle se compose de deux feuillets. Le *feuillet superficiel*, très fort, s'attache aux apophyses épineuses des vertèbres et à la crête iliaque et se confond peu à peu avec les tendons de l'oblique externe de l'abdomen (fig. 65 *v*), de l'oblique interne de l'abdomen (fig. 67 *l*), du grand dorsal (fig. 65 *S*) du petit dentelé postérieur et inférieur (fig. 67 *g'*), du petit dentelé postérieur et supérieur (fig. 67 *g*), et du trapèze inférieur (fig. 65 *g'*); vers le bassin, il s'étend, sous le nom d'aponévrose fessière, du côté ventral, passant sous l'aponévrose superficielle de l'abdomen; à l'épaule, il se continue comme fascia scapulo-brachial et comme aponévrose du cou. — On ne peut pas distinguer un fascia spécial de la nuque. Le *feuillet profond* est constitué par l'aponévrose propre du long dorsal; il s'épaissit dans sa moitié caudale. Chez les chiens gras, on trouve un fort coussinet graisseux entre les deux feuillets; chez les maigres, au contraire, les deux lamelles sont adhérentes l'une à l'autre.

Aponévrose du cou. On ne la distingue nettement que dans l'espace compris entre le bord aboral de la portion cervicale du sterno-cléido-mastoïdien, le trapèze supérieur et l'extrémité ventrale de l'épine de l'omoplate ; elle s'attache à l'épine, ainsi qu'aux deux muscles que nous venons de nommer et se prolonge du côté de l'acromion sous le nom de fascia scapulo-brachial.

Aponévrose superficielle de l'abdomen. C'est un feuillet très mince de tissu conjonctif, qui prend son origine sur l'oblique externe de l'abdomen (fig. 65 *v*), sur le grand droit de l'abdomen (fig. 65 *u*), sur le petit pectoral (fig. 65 *t*), sur le grand dorsal (fig. 65 *s*) et sur le transverse des côtes ; il passe au-dessus de l'oblique externe, des intercostaux (fig. 65 *w*) et de quelques côtes, et se soude avec les tendons terminaux du grand dorsal et du muscle grand peaucier.

Aponévrose caudale. C'est un prolongement de l'aponévrose fessière ; elle entoure les muscles de la queue, et les sépare même, jusqu'à un certain point, en s'enfonçant entre eux ; elle s'amincit vers l'extrémité de la queue.

III. MUSCLES DU TRONC ET DU MEMBRE THORACIQUE

On comprend sous ce nom les muscles, qui vont du tronc vers le membre thoracique ou scapulaire. Ils se divisent en deux groupes : les muscles de l'épaule et les muscles du bras. Il sont situés au cou, sur le dos, au thorax et sur la poitrine. Ils forment tantôt la couche la plus superficielle, tantôt des couches plus ou moins profondes des régions correspondantes du corps. Au point de vue topographique on devrait les décrire avec les muscles du tronc.

Fig. 65.

LA COUCHE LA PLUS SUPERFICIELLE DU CORPS ENTIER. — *a*, Muscle masséter ; *b*, digastrique ; *c*, mylo-hyoïdien ; *d*, sterno-hyoïdien et sterno-thyroïdien ; *e*, sterno-mastoïdien ou portion sternale du sterno-cléido-mastoïdien ; *f*, portion cervicale, et *f'*, portion brachiale ou claviculaire du sterno-cléido-mastoïdien ; *g*, trapèze supérieur ; *g'*, trapèze inférieur ; *h*, grand dentelé (portion cervicale) ; *i*, splénius ; *k*, angulaire ventral de l'omoplate ; *l*, sus-épineux ; *m*, deltoïde (portion scapulaire) ; *m'*, deltoïde (portion acromiale) ; *n*, long anconé ; *o*, anconé externe ; *p*, brachial interne ; *q*, extenseur radial du carpe ; *r*, sous-épineux ; *s*, grand dorsal ; *s'*, aponévrose dorso-lombaire ; *t*, petit pectoral ; *u*, grand droit de l'abdomen ; *v*, oblique externe de l'abdomen ; *v'*, son tendon aponévrotique ventral ; *w*, intercostaux ; *x*, fessier moyen ; *x'*, grand fessier ; *y*, long chef, et *y'*, court chef du tenseur du fascia lata ; *z*, biceps crural ; *z'*, son tendon qui passe sur le quadriceps. 1, Demi-tendineux ; 2, demi-membraneux ; 3, long extenseur de la queue ; 4, abducteur externe de la queue ; 5, glande parotide ; 5', glande sous-maxillaire ; 6, veine jugulaire externe ; 7, veine céphalique du bras ; 8, épine de l'omoplate ; 9, grand trochanter du fémur.

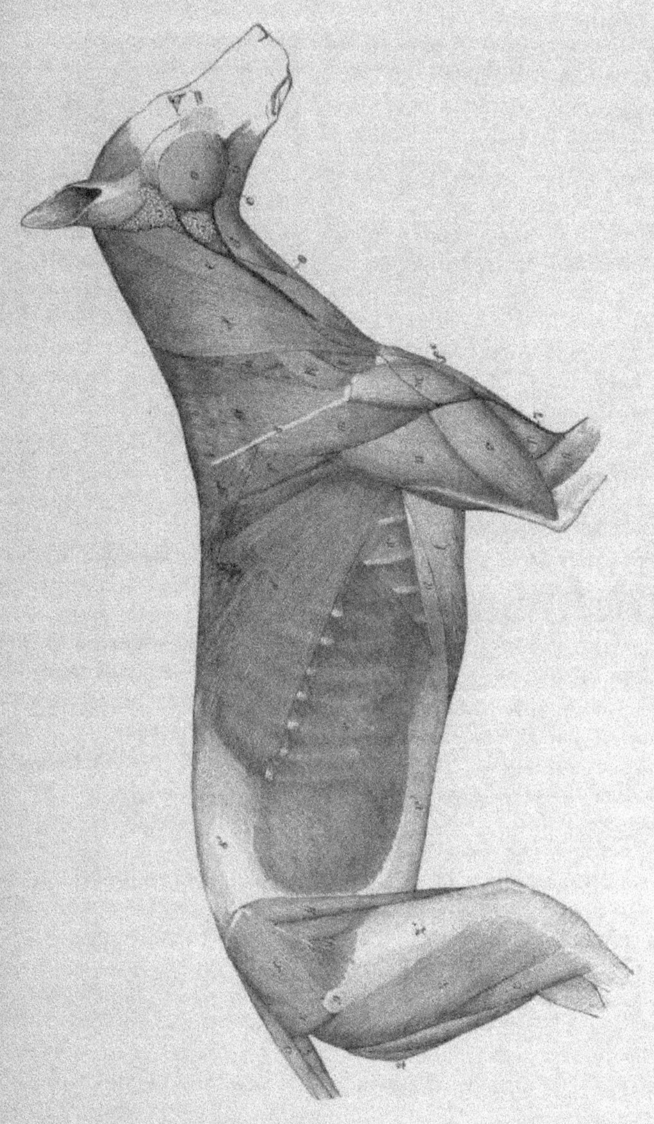

Fig. 65.

(Pour la légende, voy. la page ci-contre.)

MUSCLES DE L'ÉPAULE ET DU TRONC (SPINO-SCAPULAIRES)

Couche superficielle du cou, de la région thoracique scapulaire et de la région thoracique moyenne du dos.

Trapèze (*cucullaris*) (fig. 65 *g g'*). Il se compose de deux portions, cervicale et dorsale.

a. Trapèze supérieur (g) (portion cervicale). C'est un muscle mince et large, situé superficiellement dans la région de la nuque et des épaules, entre la ligne dorsale du cou (depuis la troisième vertèbre cervicale jusqu'à la troisième ou la quatrième vertèbre dorsale) et l'épine de l'omoplate. Il naît sur le raphé tendineux de la nuque, sur toute l'étendue de la ligne médiane mentionnée plus haut, et se dirige obliquement du côté ventral vers l'épaule, pour se terminer sur le bord libre de l'épine de l'omoplate (*i*) et sur un tendon membraneux qui s'étend, comme un prolongement de l'épine, jusqu'à la ligne médiane du dos. Une petite section distale de l'épine reste libre pour l'insertion de l'angulaire ventral de l'omoplate (*k*).

Le muscle n'est recouvert que par la peau et, du côté de la tête, encore par le muscle peaucier du cou (fig. 69 *b*.) Il recouvre à son tour, une partie de la portion cervicale du grand dentelé (*h*), le splénius (*i*), le rhomboïde supérieur, le sus-épineux (*l*) et le cartilage rudimentaire de l'omoplate. Le bord cervical du muscle touche par son extrémité dorsale le sterno-cléido-mastoïdien (*f*) (avec lequel il est d'ailleurs fusionné), tandis que sa partie ventrale se trouve à côté de l'angulaire ventral de l'omoplate (*k*), avec lequel elle se fusionne en partie, près de l'épine de l'omoplate. La partie moyenne du bord cervical est libre; elle constitue la limite aborale d'un espace triangulaire laissé libre entre les muscles cervicaux superficiels; cet espace est borné du côté oral par le sterno-cléido-mastoïdien (*f*) et du côté ventral, par l'angulaire de l'omoplate (*k*). On y trouve les ganglions lymphatiques du cou (fig. 66 *a*, *b*), qui reposent sur la deuxième couche des muscles du cou (*i*, *h*). Le bord scapulaire du muscle répond au deltoïde (*m*) et au trapèze inférieur (*g'*).

La face profonde du muscle est en rapport : avec le nerf accessoire de Willis, avec les branches terminales de l'artère et de la veine sous-scapulaires, avec les ramifications des artères cervicales (superficielle et profonde) et des veines correspondantes.

Action. — Ce muscle relève et porte en avant le bras et l'épaule.

b. Trapèze inférieur (portion dorsale) (fig. 65 *g'*). C'est un muscle plat, situé superficiellement dans la région thoracique scapulaire et la région thoracique moyenne du dos. Il naît par un tendon aponévrotique sur les apophyses épineuses des vertèbres dorsales, depuis la troisième jusqu'à la dixième (ou la neuvième) ou bien sur l'aponévrose dorso-lombaire ; il se termine sur le tiers dorsal de l'épine de l'omoplate (*). Les fibres se dirigent en partie obliquement, en partie verticalement dans le sens dorso-ventral.

Il est recouvert par le tendon du peaucier de l'abdomen * (fig. 69 *a*) et par la peau ; il recouvre une partie du grand dorsal (*s*) et du rhomboïde inférieur, une partie du muscle sous-épineux (*r*), et en outre, des masses considérables du tissu adipeux, ainsi que le cartilage rudimentaire de l'omoplate. Du côté oral, son tendon s'unit à celui du trapèze supérieur (*g*) ; et du côté caudal, à l'aponévrose dorso-lombaire (voy. la description de cette dernière) ; du côté ventral, il se termine par un bord libre qui répond au grand dorsal (*s*) et au sous-épineux (*r*).

On trouve sous ce muscle les petites ramifications des artères et des nerfs intercostaux, ainsi que les branches terminales du nerf accessoire de Willis et les ramifications de l'artère sous-scapulaire.

Action. — Il agit comme releveur de l'épaule et du membre thoracique qu'il porte en même temps en avant et en arrière.

Angulaire ventral de l'omoplate ou *Releveur ventral de l'omoplate* (Leisering) (fig. 65 *k*). Ce muscle, que l'on peut aussi considérer comme un faisceau du trapèze supérieur (*g*), occupe la partie latérale du cou. Il naît sur l'atlas (sur le bord de son aile, du côté ventral et oral) et se termine à la partie distale de l'épine de l'omoplate (*i*) ou bien sur l'acromion, c'est-à-dire du côté ventral par rapport au trapèze (*g*). Son bord dorsal est limité : vers la tête, par

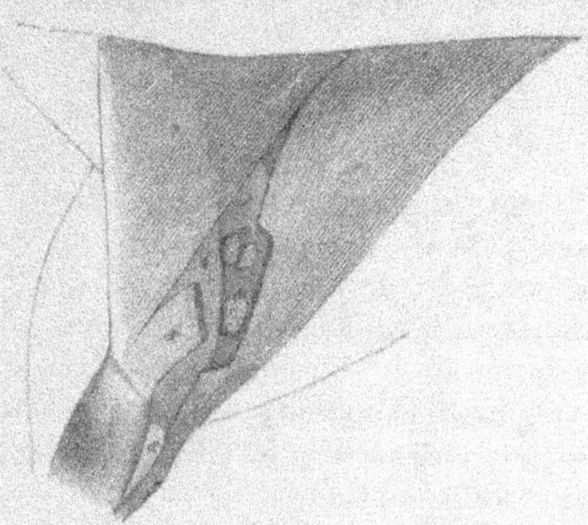

Fig. 66.

GANGLIONS LYMPHATIQUES DU COU. — *a*, Ganglions lymphatiques dorsaux et *b*, ganglions lymphatiques ventraux du cou. 1, Muscle sterno-cléido-mastoïdien ; 2, trapèze supérieur ; 3, grand dentelé ; 4, sus-épineux ; 5, angulaire ventral de l'omoplate (coupé en partie) ; 6, grande tubérosité de l'humérus.

* Autrement dit, par la portion aponévrotique du grand peaucier.

(*Note du traducteur.*)

le splénius (fig. 67 *a*); vers l'épaule, par le grand dentelé (*h* et fig. 67 *d*) et par le trapèze supérieur (*g*), qui se fusionne intimement avec lui. Son bord ventral est comme tranché par les apophyses transverses des vertèbres cervicales; il touche le grand droit antérieur de la tête (fig. 67 *f*).

Ce muscle est revêtu par une mince aponévrose qui se prolonge, à partir de son bord ventral, comme aponévrose de l'épaule. Par dessus cette aponévrose, il est recouvert : vers la tête, par le sterno-cléido-mastoïdien (*f*, *e*); vers l'épaule, par la graisse, par le muscle peaucier du cou, très mince à cet endroit (fig. 69 *b'*), et par la peau. Il recouvre à son tour : du côté de l'épaule, une partie du sus-épineux (*l*) et parfois une faible étendue du deltoïde (portion acromiale *m'*); puis, du côté de la tête par rapport au sus-épineux, les ganglions lymphatiques (fig. 66 *a*, *b*), la portion cervicale du scalène (fig. 67 *e'*), une faible partie du grand droit antérieur de la tête (fig. 67 *f*) et la portion cervicale du grand dentelé (*h*).

Le nerf accessoire de Willis s'étend sur la face superficielle du muscle. Il recouvre les ramifications ventrales des nerfs cervicaux (du deuxième au cinquième) tout près de leur sortie au dehors ; les trois premiers de ces nerfs le perforent et parcourent encore sur une faible étendue sa face superficielle ; il recouvre, en outre, l'artère et la veine cervicales superficielles, ainsi que l'artère et la veine acromiales.

Action. — Il porte le membre thoracique en avant.

Couche profonde.

Angulaire (ou **releveur**) **dorsal de l'omoplate** ou *releveur supérieur de l'angle de l'omoplate* (fig. 67 *c*). Un long muscle rubané, situé au-dessus du splénius (*a*) dans la région de la nuque. Il se détache de l'aponévrose d'insertion du splénius, à peu près dans l'intervalle entre la première et la deuxième vertèbres cervicales (de cette façon le muscle a une attache tendineuse à l'occipital); descend ensuite jusqu'à la quatrième ou la cinquième vertèbre cervicale, arrive près du rhomboïde supérieur (*b*) et se confond avec lui. Il est recouvert par le sterno-cléido-mastoïdien (fig. 65 *f*) et par le trapèze supérieur (fig. 65 *g*).

On peut le considérer comme une portion du rhomboïde.

Action. — Il assiste le rhomboïde dans les mouvements qu'exécute ce dernier.

Rhomboïde (fig. 67 *b*, *b'*). Ce muscle est situé à la nuque, dans la région scapulaire du dos, entre la ligne médiane (ou la colonne vertébrale) et la base de l'omoplate. On y distingue deux portions :

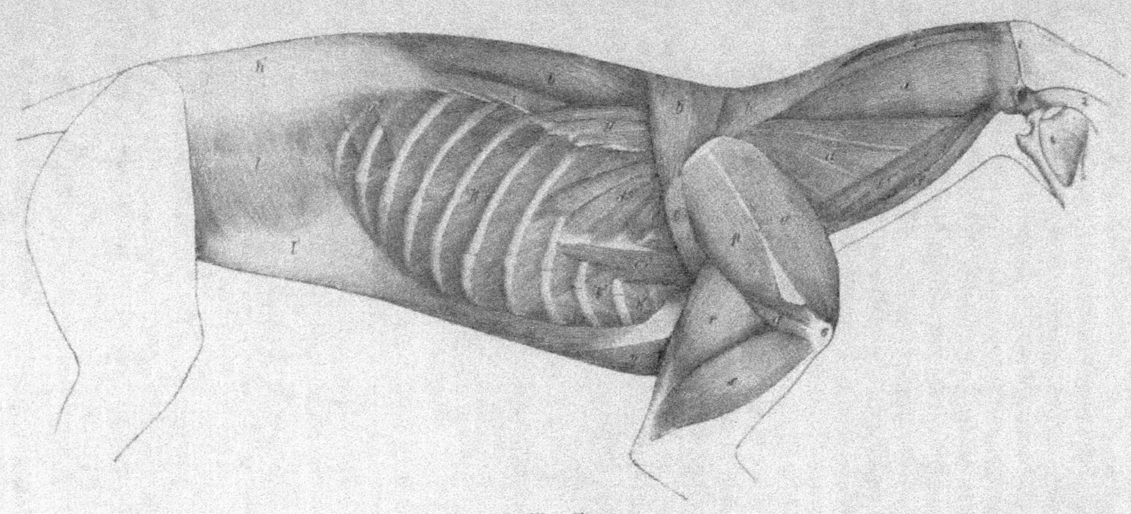

Fig. 67.

Deuxième couche des muscles du tronc (Pour la légende, voy. fig. 54, p. 145).

1. La *portion nuchale* (*petit rhomboïde* ou *rhomboïde supérieur*) (*b*) est très forte. Elle est située du côté et sur la partie dorsale de la nuque, depuis la deuxième vertèbre cervicale jusqu'à la troisième dorsale. Elle naît sur le tendon (ou raphé) médian de la nuque et sur les apophyses épineuses des trois premières vertèbres dorsales ; elle se termine sur une surface rugueuse de la face interne de la base de l'omoplate, près de son angle nuchal (fig. 34 *c*).

2. La *portion dorsale* (*grand rhomboïde* ou *rhomboïde inférieur*) (*b'*) présente un faisceau plus grêle, situé entre la base de l'omoplate et les apophyses épineuses des vertèbres thoraciques (de la quatrième à la sixième ou septième), auxquelles il s'insère par des tendons. A l'autre extrémité, il s'insère tout près et du côté caudal par rapport au muscle précédent, sur la partie interne de la base de l'omoplate ; le plus souvent il se termine partiellement aussi sur la partie externe de cette même base, près de l'origine du grand rond (*t*) et se trouve ici recouvert par le grand dorsal.

Le bord caudal du rhomboïde répond au grand dorsal et au long dorsal (*h*), au petit dentelé postérieur et supérieur (*g*) et au grand dentelé (*d*) ; son bord oral est en rapport avec l'angulaire dorsal de l'omoplate (*c*) (avec lequel il se fusionne), avec le splénius (*a*) et le grand dentelé (*d*), qui lui est intimement lié. Le bord dorsal, tendineux, se soude aux tendons du trapèze, du petit dentelé supérieur et du grand dorsal.

Le muscle est recouvert par le trapèze (fig. 65 *g g'*) ; la face superficielle répond dans sa portion cervicale, au sterno-cléido-mastoïdien (fig 65 *f*) et dans sa portion dorsale, au grand dorsal (fig. 65 *s*). Le muscle recouvre : une partie du long épineux du dos (fig. 68 *q'*), une partie du splénius (*a*), du grand dentelé (*d'*) et du petit dentelé postérieur et supérieur (*g*), ainsi que le tendon de ce dernier.

La face inférieure (profonde) du muscle est parcourue par les branches terminales de l'artère cervicale transverse, ainsi que par les branches des derniers nerfs cervicaux et des premiers nerfs intercostaux.

Action. — Ce muscle relève le membre thoracique ; il porte l'épaule et le bras en avant et en arrière ; enfin, il presse l'omoplate contre le tronc (en commun avec les autres muscles du tronc et de l'épaule).

Couche profonde de la paroi thoracique et du cou.

Grand dentelé (fig. 68 *b*). Muscle puissant, étalé sur la paroi thoracique et sur le côté du cou ; il s'épanouit en éventail à partir de la base de l'omoplate, et arrive, d'une part jusqu'à la septième (ou huitième) côté, et de l'autre, jusqu'à l'apophyse transverse de la troisième vertèbre cervicale. Les fibres vont en divergeant à partir de la base de l'omoplate, d'abord obliquement vers le cou, puis verticalement dans le sens dorso-ventral, ensuite obliquement dans la direction aborale. Le muscle prend son origine par des fibres charnues sur la face interne de la base de l'omoplate, du côté ventral par rapport au rhomboïde et du côté dorsal par rapport au sous-scapulaire; et sur la portion rugueuse de la partie dorsale de la face interne de l'omoplate (fig. 34 c). Le muscle, d'abord très épais, s'ouvre ensuite

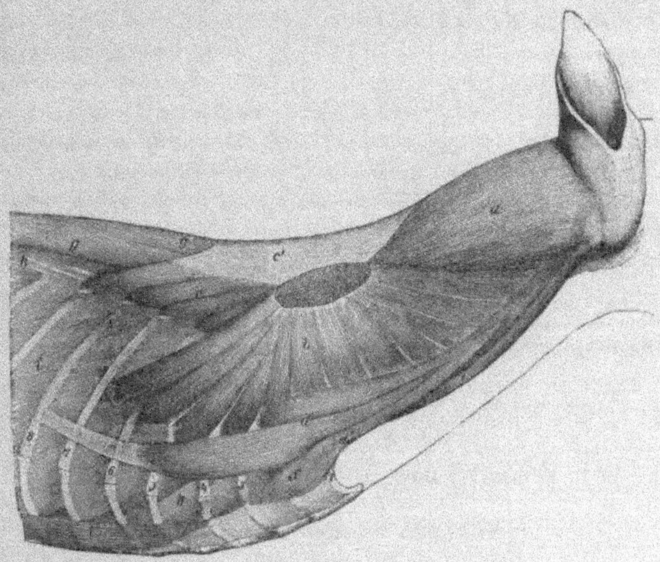

Fig. 68.

TROISIÈME COUCHE DES MUSCLES DU TRONC (Pour la légende, voy. fig. 53, p. 143).

en éventail et se dirige du côté ventral; il se fractionne alors en dix ou onze faisceaux, qui restent cependant unis jusqu'à un certain point entre eux. Chacun de ces faisceaux se termine par une digitation charnue. Il y a en tout sept digitations, à la face externe (près du bord cervical) des sept premières côtes; et quatre (ou cinq) autres, sur les apophyses transverses des quatre ou cinq dernières vertèbres cervicales. Règle général, la limite du muscle du côté oral est indiquée par la sortie du troisième nerf cervical.

L'insertion des digitations cervicales (bord cervical) se trouve entre le long du cou d'une part, et les intertransversaires et le scalène (*d*) de l'autre. Les digitations costales (bord costal) s'intercalent entre les digitations orales de l'oblique externe de l'abdomen et le scalène (*d*). Le bord nuchal touche le splénius (*a*), tandis que le bord thoracique est en rapport avec le petit dentelé postérieur et supérieur (*c*) et avec les intercostaux externes (*i*).

Le grand dentelé est recouvert, en partie, par les muscles de l'épaule (sous-scapulaire, grand rond et sus-épineux), auxquels il adhère assez lâchement. Au cou et à la nuque, il est recouvert par l'angulaire ventral de l'omoplate (fig. 65 *h*), par le trapèze (fig. 65 *g*), par le sterno-cléido-mastoïdien (fig. 65 *f*) et par les ganglions lymphatiques du cou (fig. 66 *a* et *b*). Enfin, dans la région moyenne du thorax, il répond au grand dorsal (fig. 65 *s*) et, en partie, au rhomboïde inférieur. Il recouvre à son tour : au thorax, à peu près la moitié dorsale des sept premières côtes et leurs muscles intercostaux; puis une partie du petit dentelé postérieur et supérieur (*c*); au cou, en partie le splénius (*a*), le long du cou et en partie les vertèbres cervicales.

Sa face superficielle est en rapport : avec l'artère cervicale superficielle, avec le nerf accessoire de Willis et le nerf respiratoire; avec les petites branches des artères intercostales et des nerfs intercostaux. La face profonde est en rapport avec l'artère cervicale transverse.

Action. — Le grand dentelé supporte le poids du tronc; il le soulève en même temps qu'il le fait mouvoir en avant ou en arrière; c'est aussi un muscle inspirateur. Il porte, en outre, l'épaule, et par conséquent le membre thoracique, en avant et en arrière.

2. MUSCLES DU TRONC ET DU BRAS
Muscles du cou, de la paroi thoracique et du dos.

Sterno-cléido-mastoïdien (fig. 71 *e*, *f* et *f'*). Situé essentiellement au cou et à la nuque, en même temps qu'au bras (section distale) il s'étend de l'occiput à l'extrémité distale de l'humérus.

Ce muscle (*e f*) prend naissance, par une aponévrose très courte, sur la ligne courbe occipitale supérieure, sur l'apophyse mastoïde du temporal, et sur le raphé tendineux médian du cou (où il se fusionne, du côté aboral, avec le trapèze *g*). Les fibres charnues se dirigent ensuite vers le bras et le thorax et se séparent en deux faisceaux terminaux. Le faisceau interne, assez mince (fig. 70 *d*), se termine sur le manubrium du sternum. Le faisceau externe, beaucoup plus épais (fig. 70 *e*), présente, près de l'articulation de l'épaule, une intersection tendineuse, dans l'épaisseur de laquelle se trouve le rudiment de la clavicule (tendon claviculaire) ; il redevient ensuite charnu et passe par-dessus l'articulation de l'épaule, plonge, en partie ensemble avec le grand pectoral (fig. 70 *g*), entre les deux fléchisseurs de l'avant-bras (fig. 70 *n* et *o*), pour se terminer sur le quart distal de la ligne de la grande tubérosité de l'humérus, sur la face dorsale (ou orale) de l'os. Le tendon terminal envoie une expansion vers l'aponévrose du grand pectoral et une autre vers l'aponévrose de l'avant-bras.

Le muscle est recouvert par la peau et le peaucier du cou (fig. 69 *b* et *b'*) et, à son origine, encore par les muscles de l'oreille, par la glande parotide et par la glande sous-maxillaire (5 et 5'). Il recouvre à son tour : les angulaires de l'omoplate (*k* et fig. 67 *c*), le rhomboïde supérieur (fig. 67 *b*), le splénius (*i*), le grand dentelé (*h*), le grand droit antérieur de la tête (en partie) (fig. 67 *f*), le scalène (en partie) (fig. 67 *e*), l'origine du digastrique ; puis certaines parties de la trachée, de l'œsophage, du sterno-thyroïdien et du sterno-hyoïdien (fig. 70 *c, c'*) ; enfin, les ganglions lymphatiques profonds du conduit laryngien et le corps ou glande thyroïde (fig. 70,).

Son bord aboral répond : du côté dorsal, au trapèze (*g*), et plus loin dans la direction ventrale, aux ganglions lymphatiques du cou (fig. 66 *a* et *b*) ; près de l'articulation de l'épaule, au sus-épineux (*l*), à l'humérus, au deltoïde (*m*) et au brachial interne (*p*). Le bord ventral ou oral est libre ; du côté dorsal, il est en rapport avec la glande parotide (,), la glande sous-maxillaire (,') et plus bas dans la direction ventrale, avec le sterno-thyroïdien et le sterno-hyoïdien (*d*) ; le bord interne du faisceau interne (fig. 70 *d*) touche, près du manubrium du sternum, le bord correspondant du muscle du côté opposé ; tandis que le bord interne du faisceau externe se trouve tout près du grand pectoral (fig. 70 *g*).

Sur la face superficielle du muscle on aperçoit les branches des artères et des veines dont les troncs principaux se trouvent sous le muscle et sur ses bords ; puis, les terminaisons des premiers nerfs cervicaux et des nerfs sous-cutanés de la région cervicale, comme le cervical transverse, moyen et inférieur (subcutaneus colli med. et inf.) et le grand auriculaire ; enfin la veine jugulaire externe (*a*), qui s'engage ensuite entre sa portion sternale et sa portion mastoïdienne. A la face profonde du muscle on trouve : le nerf accessoire de Willis ; les branches de la plupart des nerfs cervicaux, de l'artère vertébrale, de l'artère auriculaire postérieure, du tronc omo-cervical ; l'artère carotide avec le nerf pneumogastrique et le sympathique ; le nerf récurrent, l'artère thyroïde inférieure, la veine jugulaire interne. Sur le bord externe de la portion brachiale, et en partie recouverte par ce dernier, se trouve la veine céphalique du bras (*r*) et sur le bord oral de la portion mastoïdienne, la veine maxillaire interne.

On peut diviser chez le chien toute la masse musculaire du sterno-cléido-mastoïdien en quatre portions : deux portions cervicales, une brachiale et une thoracique.

α. *La portion cervicale de la nuque* (*f*), très large, naît par une aponévrose à l'occiput et au ligament cervical de la nuque et se termine au tendon claviculaire. Son bord oral est contigu à la portion thoracique (*e*); elle recouvre la partie aborale de la portion cervicale mastoïdienne.

δ. *La portion cervicale mastoïdienne* est située plus profondément; elle naît, ensemble avec la portion thoracique, à l'apophyse mastoïdienne du temporal et se termine au tendon claviculaire. Elle est recouverte par la portion cervicale de la nuque du côté aboral, et par la portion thoracique, qu'elle croise, du côté oral.

γ. *Portion brachiale* (ou *claviculaire*, ou *partie antérieure du deltoïde*) (*f'* et fig. 70 *e*). On comprend sous ce nom la partie du muscle située sur l'humérus; elle commence au tendon claviculaire et se termine à la partie distale de l'humérus.

ε. *Portion thoracique* (ou *sternale* ou *muscle sterno-mastoïdien*) (*e* et fig. 70 *d*). Elle forme la partie orale de la portion cervicale de la nuque, en même temps que la couche superficielle de la portion mastoïdienne, avec laquelle elle est fusionnée près de son origine; elle naît par un court tendon sur l'apophyse mastoïde du temporal, se dirige vers le thorax, passe entre la veine jugulaire externe (*u*) et la carotide (séparant ainsi ces deux vaisseaux) et se termine, en tournant en dedans, au manubrium du sternum. Elle est renforcée par les faisceaux musculaires qui vont de l'occiput et du milieu du cou. Elle recouvre la portion mastoïdienne. Le bord aboral est fusionné avec la portion cervicale de la nuque.

Action. — Le sterno-cléido-mastoïdien fait avancer l'épaule; il fait reculer le tronc, fixe et incline latéralement le cou (quand il agit d'un seul côté).

Grand dorsal (fig. 71 *s*). Ce muscle, très grand, aplati et large se trouve au côté de la moitié dorsale de la paroi thoracique et s'étend entre la colonne vertébrale (portion lombaire et dorsale) et l'humérus. Il s'insère aux apophyses épineuses des vertèbres lombaires et aux sept dernières dorsales par un tendon aponévrotique (*s'*) qui se soude avec ceux des muscles abdominaux formant l'aponévrose dorso-lombaire (voy. la description de cette dernière); il s'attache, en outre, aux deux ou trois dernières côtes par des fibres charnues. A l'autre extrémité, il se termine sur la ligne de la petite

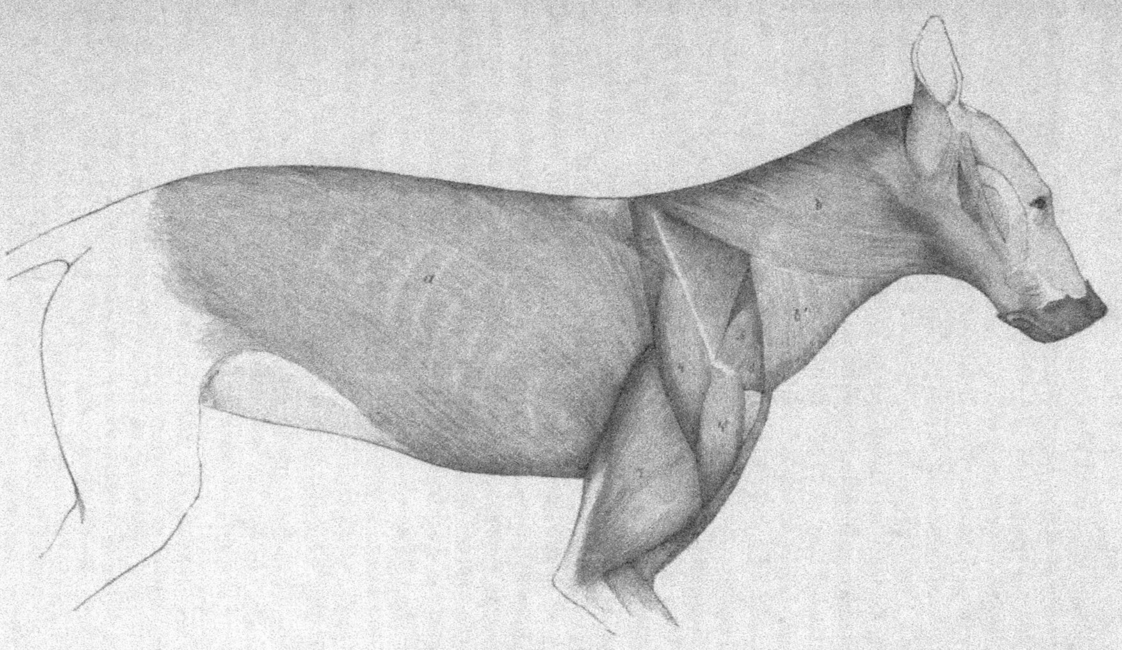

Fig. 69.

MUSCLES PEAUCIERS. — *a*, Grand peaucier; *b*, peaucier de la face et du cou (portion nuchale); *b'*, sa couche superficielle. 1, Zygomatique; 2, trapèze supérieur; 2', trapèze inférieur; 3, sous-épineux; 4, deltoïde (partie scapulaire); 4', deltoïde (partie acromiale); 5, angulaire ventral de l'omoplate; 6, sus-épineux; 7, muscles anconés; 8, sterno-cléido-mastoïdien (portion brachiale).

tubérosité de l'humérus par un tendon qui s'engage sous l'épaule, se soude à celui du grand rond et du peaucier de l'abdomen et plonge entre le biceps brachial et l'anconé interne. Le tendon terminal se prolonge ensuite et forme l'aponévrose de l'avant-bras, le fascia sous-scapulaire et l'aponévrose des muscles thoraciques. Les faisceaux musculaires se dirigent en partie verticalement, en partie obliquement dans la direction dorso-ventrale tout en convergeant vers le même point. Le bord ventral ou aboral est indiqué par une ligne, allant du milieu de l'humérus à la dernière ou à l'avant-dernière vertèbre lombaire. Ce bord est limité par les digitations de l'oblique externe de l'abdomen (*v*); il recouvre même un peu les premières de ces digitations, tandis que sa partie aborale répond à l'oblique interne de l'abdomen. Le bord ventral se termine par une mince aponévrose, qui se soude à l'aponévrose superficielle de l'abdomen (voy. la description de cette dernière). C'est aussi par ce bord que le muscle se confond en partie, près de son insertion, avec le peaucier de l'abdomen. Vers le cou, la limite du muscle est indiquée par une ligne droite, allant du milieu de l'humérus, à l'angle dorsal de l'omoplate, et de là, vers la colonne vertébrale (cinquième et sixième vertèbres dorsales); le long de cette ligne le muscle est en rapport avec le grand rond (fig. 67 *t*) et le rhomboïde inférieur (fig. 67 *b'*). Le bord dorsal est terminé par l'aponévrose d'insertion mentionnée plus haut.

Le muscle est recouvert par une mince aponévrose et, sur une faible partie (du côté dorsal), par le trapèze inférieur (*g'*); dans le reste de son étendue, il est recouvert par le paucier de l'abdomen ou grand peaucier (fig. 69 *a*) et la peau; sa partie terminale répond à l'anconé (*n*) et au coraco-brachial. Il recouvre le petit dentelé postérieur (fig. 67 *g, g'*), une partie du grand dentelé (fig. 67 *d'*), le sacro-lombaire (fig. 67 *i*), le long dorsal (fig. 67 *h*), l'origine du grand rond (fig. 67 *t*), une partie du scalène (fig. 67 *e*), le rhomboïde inférieur (fig. 67 *b'*), les intercostaux externes (fig. 67 *k*), le petit pectoral (*t*) et l'angle dorsal de l'omoplate.

Sur sa face superficielle on trouve une forte branche de l'artère sous-scapulaire et les branches de l'artère et de la veine dorso-thoraciques (thoracico-dorsalis). Sa face inférieure est en rapport avec les branches latérales ou externes des artères, des veines et des nerfs intercostaux, ainsi qu'avec le nerf, l'artère et la veine dorso-thoraciques. L'aponévrose terminale du muscle recouvre les grands vaisseaux et les nerfs situés en dedans, entre le biceps et l'anconé interne (l'artère et la veine brachiales et les nerfs : cubital, médian, radial et musculo-cutané; voy. fig. 157). Vers son bord oral (du côté de l'épaule) se ramifient les branches terminales de l'artère et de la veine sous-scapulaires. La plupart des branches externes ou latérales des nerfs intercostaux apparaissent près du bord ventral du muscle.

Action. — Il porte le tronc en avant et, dans certaines conditions, latéralement ; il abaisse la colonne vertébrale, supporte le bras, presse l'épaule contre le tronc. C'est un muscle expirateur ; il étend aussi le bras à l'aide du tenseur du fascia antibrachial.

MUSCLES DU THORAX

Couche superficielle.

Grand pectoral ou pectoral superficiel (fig. 70 *g*). Situé entre le sternum et l'humérus, ce muscle prend son origine par trois ou quatre faisceaux charnus, en dedans, sur la face extérieure du sternum, notamment sur la partie de cet organe qui s'étend depuis le manubrium jusqu'à l'articulation du cartilage de la troisième côte. Il se dirige en dehors, recouvre le biceps (*n*), passe entre ce dernier et le sterno-cléido-mastoïdien (portion claviculaire) (*e*) ou le brachial interne (*o*) et s'insère sur toute la longueur de la ligne de la petite tubérosité de l'humérus, sauf un petit espace distal, laissé libre.

Le muscle est recouvert par la peau et, vers son extrémité, par le sterno-cléido-mastoïdien (*e*). Il recouvre le cartilage de la première côte et les côtés du manubrium du sternum ; puis, la partie orale du petit pectoral (*h*), la plus grande partie du biceps (*n*), l'extrémité du sous-scapulaire (*f*), une faible partie de l'anconé interne (*m*) et le transverse des côtes. Son bord oral (cervical) touche à son origine le sterno-mastoïdien (*d*) et la veine jugulaire externe (*a*). Le bord caudal est libre ; il se trouve sur le petit pectoral (*h*). Le bord interne (sternal) se rencontre sur la ligne médiane avec celui du grand pectoral du côté opposé. Le bord externe forme la partie terminale du muscle et se comporte comme il a déjà été décrit plus haut. Il n'y a pas de portion claviculaire.

Au bras, on voit à la surface superficielle du muscle, les branches de l'artère cervicale ascendante. On y trouve, en outre, les ramifications des artères mammaires (externe et interne) et en partie les branches des nerfs thoraciques. Les nerfs et les vaisseaux qui percent ce muscle, le séparent en une partie orale et en une partie aborale.

Action. — Il soutient le bras, attire latéralement le tronc et fait mouvoir le membre thoracique en avant, en arrière et en dedans.

Couche profonde.

Petit pectoral ou pectoral profond (fig. 70 *h*). C'est un grand et fort muscle, situé dans la région inférieure de la poitrine (prothorax) ; il s'étend depuis le sternum et les cartilages des vraies

côtes jusqu'à l'articulation axillaire (ou scapulo-humérale). Il s'insère
sur le cartilage xiphoïde et sur le sternum, jusqu'au deuxième cartilage costal. Il recouvre ce dernier, ainsi que les cartilages de toutes

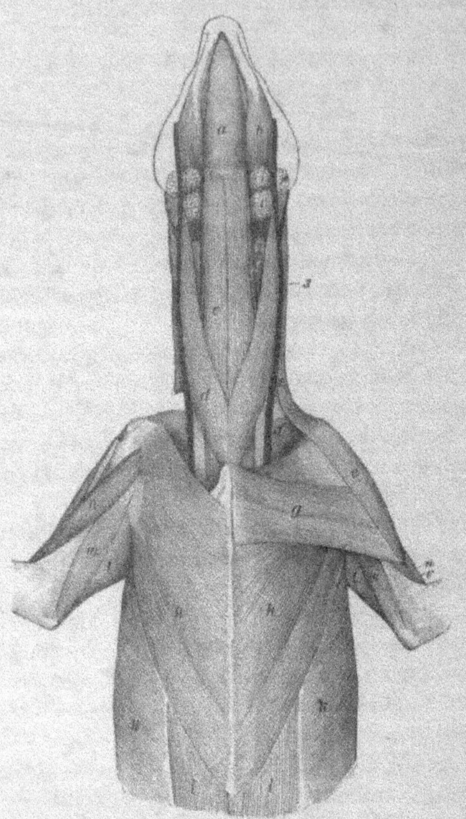

Fig. 70.

MUSCLES DU THORAX (VUS DU CÔTÉ VENTRAL). — a, Mylo-hyoïdien; b, digastrique; c, sterno-
hyoïdien; c', sterno-thyroïdien; d, sterno-mastoïdien; e, sterno-cléido-mastoïdien;
f, sous-scapulaire; g, grand pectoral; h, petit pectoral; i, grand droit de l'abdomen;
k, oblique externe de l'abdomen; l, long anconé; m, anconé interne; n, biceps brachial;
o, brachial interne. 1, 1', 1'', Ganglions lymphatiques superficiels du conduit laryngien; 2, glande thyroïde; 3, veine jugulaire externe.

les vraies côtes, auxquels d'ailleurs il n'adhère que par un tissu conjonctif très lâche. Ses fibres convergent en dehors et obliquement vers
l'articulation de l'épaule et se jettent sur un tendon qui s'attache à la
petite tubérosité de l'humérus; ce tendon envoie une expansion apo-

névrotique vers la grande tubérosité et recouvre ainsi le tendon d'origine du biceps (*u*). Il se détache du milieu du muscle un faisceau charnu qui se jette directement sur la face interne du milieu de l'humérus et se termine ici sur le tendon du peaucier de l'abdomen.

Le muscle est recouvert par une mince aponévrose, qui se confond avec le fascia ou aponévrose superficielle de l'abdomen (voy. la description de cette dernière), avec les aponévroses du biceps et du peaucier de l'abdomen, ainsi qu'avec l'aponévrose de l'avant-bras. Le petit pectoral est ensuite recouvert par le peaucier de l'abdomen (en partie) (fig. 69 *a*); plus loin vers le cou, par le grand pectoral (*g*) et dans le reste de son étendue, par la peau. Il recouvre : le transverse des côtes (fig. 68 *f*), l'origine du grand droit de l'abdomen (*i*), en partie le tendon de l'oblique externe de l'abdomen (*k*), le scalène (fig. 68 *d*) et les intercostaux internes qui réapparaissent du côté ventral (fig. 71 *w*). Le bord dorsal et le bord aboral touchent le grand droit de l'abdomen (fig. 71 *u*) et le scalène; le bord sternal se rencontre avec celui du côté opposé; le bord oral est en rapport avec le grand pectoral, la veine jugulaire externe (*s*) et le muscle sous-scapulaire (*f*). En dehors, on trouve dans son voisinage les muscles du membre thoracique : la terminaison du sous-scapulaire, le coraco-brachial, l'origine du biceps, les anconés (long et interne), le long extenseur de l'avant-bras, ainsi que les tendons du grand dorsal et du grand rond.

La face profonde du muscle est en rapport avec les nerfs thoraciques, avec les ramifications de l'artère mammaire interne et les branches des nerfs intercostaux. Au bras, il recouvre en dehors : l'artère et la veine brachiales et, en partie, leurs branches; puis, le nerf musculo-cutané, le médian, le cubital et le radial (voy. fig. 157).

Action. — Il attire le tronc en arrière et latéralement; il supporte le membre thoracique. C'est un extenseur de l'articulation de l'épaule, qui ramène aussi le bras en arrière.

IV. MUSCLES DU MEMBRE THORACIQUE
(OU SCAPULAIRE)

A. Muscles de l'épaule
(à l'exception des muscles du tronc.)

1. MUSCLES DE LA FACE EXTERNE DE L'ÉPAULE
(INNERVÉS PAR LE NERF AXILLAIRE ET PAR LE SUS-SCAPULAIRE). COUCHE SUPERFICIELLE

Deltoïde ou *abducteur du bras* (fig. 72 *d* et *d'*). Le deltoïde, composé de deux portions, se trouve superficiellement dans le triangle

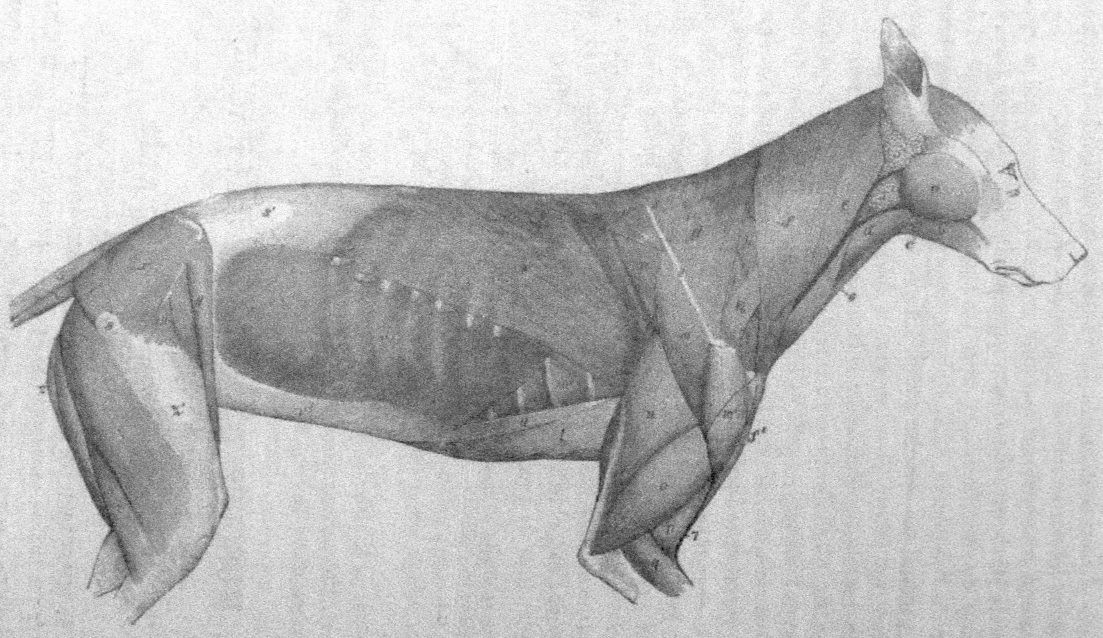

Fig. 71.

Première couche des muscles du corps entier (Pour la légende, voy. la fig. 65, p. 182).

formé par l'épine de l'omoplate et l'humérus; il est en partie revêtu d'une aponévrose chatoyante. Les deux portions se trouvent l'une à côté de l'autre et se terminent par un tendon commun. La *portion scapulaire* (d) se détache de l'aponévrose de l'épaule et, par une expansion tendineuse, de l'épine de l'omoplate (₁); elle se termine, près de l'articulation de l'épaule, par un tendon qui se soude à celui de la portion acromiale. La *portion acromiale* (d') naît sur l'acromion (₂); le muscle même, arrondi, ovalaire, passe par dessus la grande tubérosité de l'humérus, par conséquent par dessus le côté externe de l'articulation et se jette ensuite sur le tendon de la portion scapulaire. Le tendon commun s'attache à la tubérosité deltoïdienne (ou à l'épine de l'humérus).

Le deltoïde est recouvert : par l'aponévrose de l'épaule, par la portion claviculaire du sterno-cléido-mastoïdien (fig . 71 *f'*) (sur une faible étendue) et par la peau. Il recouvre le petit rond (fig. 67 *q*), en partie le sous-épineux (*b*) et les attaches du long anconé (*e*) et de l'anconé externe (*e'*) à l'omoplate et à l'humérus. Le bord libre du muscle se jette sur l'aponévrose de l'épaule et repose sur l'anconé. Le bord opposé de la portion scapulaire touche l'épine de l'omoplate (₁) et le muscle trapèze (fig. 71 *g*), tandis que le même bord de la portion acromiale touche ou recouvre l'humérus (₂) et se trouve en rapport avec la portion brachiale du sterno-cléido-mastoïdien (fig. 71 *f*).

Sur la face superficielle de la portion scapulaire se trouve, du côté dorsal, la branche terminale de l'artère sous-scapulaire ; tandis que sur la même face de la portion acromiale on voit une branche de la veine céphalique du bras (voy. fig. 71) ; cette dernière passe aussi, avec le nerf brachial cutané postérieur (*cutaneus humeri posterior*)[*] et les branches de l'artère circonflexe postérieure du bras, sur le bord libre, aboral, de la portion acromiale.

Sur la face interne ou profonde du muscle se trouvent les branches de l'artère circonflexe postérieure du bras, de la veine axillaire et du nerf axillaire (près de l'articulation de l'épaule). — L'artère circonflexe postérieure du bras elle-même passe entre la portion scapulaire du muscle et l'anconé externe; il s'en détache une forte branche qui chemine entre les deux portions du deltoïde.

Action. — Il fléchit l'articulation de l'épaule et porte le bras un peu en dehors.

Couche profonde.

Sus-épineux (fig. 72 *a*). Le muscle sus-épineux remplit la fosse sus-épineuse, recouvrant et dépassant même le bord cervical de l'omo-

---

[*] Ce nerf correspond au *rameau cutané de l'épaule du nerf axillaire* de l'anatomie humaine.
(*Note du traducteur.*)

plate. Il naît par un mince tendon qui se confond avec l'aponévrose de l'épaule, sur le bord de l'épine de l'omoplate (*i*) ; puis, par plusieurs languettes aponévrotiques, qui lui sont communes avec le sous-scapulaire, sur le bord cervical (bord d'extension) de l'omoplate ; enfin, sur toute l'étendue de la fosse sous-épineuse. L'extrémité ventrale du muscle enveloppe la face d'extension de l'articulation de l'épaule, tandis que la plus grande partie de sa masse charnue se termine par un tendon qui s'attache à la grande tubérosité, et notamment à sa face interne, et envoie quelques faisceaux charnus et quelques courtes languettes aponévrotiques vers la face interne de la petite tubérosité.

Le muscle est recouvert en partie par le trapèze supérieur (fig. 71 *g*), par l'angulaire ventral de l'omoplate (fig. 71 *k*), par le sterno-cléido-mastoïdien (fig. 71 *f*). Il recouvre à son tour l'os, les tendons d'origine du biceps et du coraco-brachial et, par sa partie qui dépasse le bord de l'omoplate, une partie du muscle scalène (fig. 67 *e*). Vers le cou, il est en rapport avec la partie cervicale du grand dentelé (fig. 67 *d*), avec les ganglions lymphatiques du cou (fig. 66 *a* et *b*), avec le muscle sous-scapulaire et, près de l'articulation, avec le pectoral.

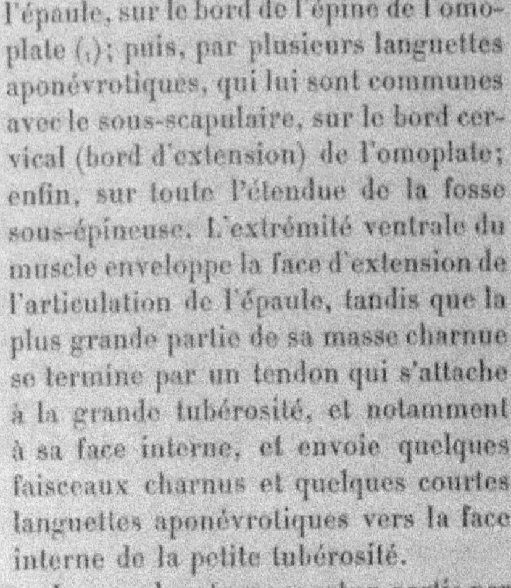

Fig. 72.

Muscles du membre thoracique (vus du côté externe). — *a*, Sus-épineux ; *b*, sous-épineux ; *c*, grand rond ; *d*, deltoïde (portion scapulaire) ; *d'*, deltoïde (portion acromiale) ; *e*, long anconé ; *e'*, anconé externe ; *e''*, petit anconé ; *f*, brachial interne ; *g*, extenseur radial du carpe ; *h*, extenseur commun des doigts ; *i*, extenseur externe des doigts ; *k*, extenseur cubital du carpe ; *l*, fléchisseur cubital externe du carpe ; *l'*, fléchisseur cubital interne du carpe ; *m*, long abducteur et court extenseur du pouce. 1, Épine de l'omoplate ; 2, acromion ; 3, humérus ; 4, olécrâne ; 5, radius ; 6, condyle des extenseurs de l'humérus.

La face superficielle du muscle est en rapport : dans son tiers dorsal, avec le nerf accessoire de Willis et les branches terminales de l'artère sous-scapulaire ; dans son tiers ventral, avec l'artère et la veine acromiales. La face profonde, qui dépasse le bord de l'omoplate, répond au sixième, septième et huitième nerfs cervicaux, et en partie au plexus brachial ; elle se trouve en outre en rapport avec l'artère scapulaire interne et le nerf sus-scapulaire, qui plongent tous les deux au niveau de l'échancrure de l'omoplate dans la masse charnue, entre le sus-épineux et le sous-scapulaire.

Action. — Ce muscle détermine l'extension de l'articulation de l'épaule et porte le bras en avant.

Sous-épineux (fig. 67 *p*). Le muscle sous-épineux est situé dans la fosse sous-épineuse et s'étend jusqu'à l'extrémité proximale de l'humérus. Il s'attache à la base de l'omoplate, sur toute la surface de la fosse sous-épineuse, puis à l'aponévrose qui le recouvre (aponévrose de l'épaule et le tendon d'origine du deltoïde, fig. 72 *d*), ainsi qu'aux tendons d'origine du long anconé (*r*) et du petit rond (*q*) qu'il recouvre. La masse charnue se termine au niveau de l'articulation de l'épaule par un fort tendon arrondi qui va s'attacher à une surface lisse, revêtue de cartilage, de la face externe de la grande tubérosité de l'humérus (fig. 35 *e*). Ce tendon commence déjà au milieu du muscle, qu'il divise, jusqu'à un certain point, en deux moitiés (lui donnant ainsi l'aspect d'un muscle penné ou en forme de plume). De la face inférieure ou profonde du muscle se détache, tout près de l'articulation, un tendon aponévrotique qui se soude au ligament capsulaire et qui est quelquefois pourvu d'une cloison tendineuse ; il s'attache en dehors, sur le bord libre de la cavité glénoïde.

La face superficielle du muscle répond presque dans sa totalité (sauf une petite partie revêtue par l'aponévrose de l'épaule), au deltoïde (fig. 71 *m*) et au trapèze inférieur (fig. 71 *g'*). Sa face profonde est en rapport : avec la fosse sous-scapulaire, avec l'origine du muscle long anconé (*r*), avec la face externe de l'articulation de l'épaule et en partie avec le petit rond (*q*). Son bord cervical touche, tout près de l'articulation, le muscle sus-épineux (*o*), et plus loin, l'épine de l'omoplate (*i*). Son bord dorsal est en rapport avec le long anconé (*r*), le grand rond (*t*) et le grand dorsal (fig. 71 *s*).

La branche terminale de l'artère sous-scapulaire croise la face superficielle du muscle, entre sa partie moyenne et sa partie dorsale. Sur la face profonde, on trouve les branches de l'artère sus-scapulaire et de la circonflexe de l'omoplate, ainsi que les rameaux du nerf sus-scapulaire. Le bord dorsal est en rapport avec l'artère sous-scapulaire et en partie avec ses branches, ainsi qu'avec le nerf axillaire.

Action. — C'est un muscle extenseur de l'épaule ; il porte aussi le bras en avant.

Petit rond (fig. 67 *q*). Ce muscle arrondi se trouve près de la section ventrale du bord costal (bord de flexion) de l'omoplate et sur la face de flexion de l'articulation de l'épaule; il est situé profondément entre le long anconé (*r*) et le sous-épineux (*p*). Il naît par un large tendon aponévrotique, qui se confond avec celui du long anconé, sur le tiers ventral du bord costal de l'omoplate, principalement sur la tubérosité sus-glénoïdienne postérieure; il se termine par un court tendon arrondi sur l'épine de l'humérus, entre l'insertion du muscle sous-épineux et l'origine de l'anconé externe (*s*).

Il est recouvert par le deltoïde (fig. 72 *d*, *d'*) et en partie par le sous-épineux (*p*). Il recouvre une petite portion du long anconé (*r*), l'origine de l'anconé externe (*s*) et le ligament capsulaire (sur la face de flexion de l'articulation de l'épaule).

C'est tout près de l'origine du petit rond que l'artère circonflexe postérieure du bras et le nerf axillaire sortent au dehors de la cavité du corps.

Action. — Il agit comme fléchisseur de l'articulation de l'épaule.

2. MUSCLES DE LA FACE INTERNE (COSTALE) DE L'ÉPAULE
(INNERVÉS PAR LE NERF SOUS-SCAPULAIRE ET LES NERFS THORACIQUES)

Sous-scapulaire (fig. 73 *a*). Situé sur la face interne (costale ou thoracique) de l'omoplate, ce large muscle dépasse le bord costal et la partie ventrale du bord cervical de l'omoplate. Il est recouvert par une aponévrose brillante et traversé par quatre tendons qui le divisent en cinq parties en lui donnant l'aspect d'une plume d'oiseau (voy. la figure). Il s'attache par les quatre tendons mentionnés plus haut, aux crêtes ou côtes (fig. 34 *b*) de la face interne de l'omoplate, puis à toute l'étendue du bord costal et à la partie costale du bord cervical, ainsi qu'à une ligne rugueuse située transversalement sur la portion dorsale de la face interne de l'omoplate, près de l'insertion du grand dentelé (voy. fig. 34 *c*). De ces points d'insertion les fibres musculaires se dirigent en convergeant par dessus la face interne de l'articulation de l'épaule, pour se jeter sur un tendon qui s'attache près de la cavité glénoïde. Le muscle envoie une expansion aponévrotique vers le ligament capsulaire; mais son tendon principal s'attache en dedans de la tête de l'humérus, sur la petite tubérosité de cet os.

Le sous-scapulaire est recouvert : en dehors, par l'omoplate, l'articulation de l'épaule et le tendon du coraco-brachial (*e*); du côté aboral et ventral, par le long anconé (*h*) et le petit rond (sur une faible étendue seulement). Sa face profonde répond au grand dentelé, au scalène, et, tout près de l'articulation (par son tendon), au petit pec-

toral. Vers le cou, le muscle touche la portion cervicale du grand
dentelé et le sus-épineux (*b*), avec lequel il est en partie fusionné;
du côté aboral (vers les côtes), il est en rapport avec le long anconé
(*h*) et le grand rond (*c*); du côté distal, avec le coraco-brachial (*e*);
du côté dorsal avec le grand dentelé, et du côté ventral, avec le biceps
brachial (*g*).

Sur la face profonde (inférieure) du muscle on remarque l'artère et la veine
axillaires, le plexus brachial et l'origine des branches terminales nerveuses de ce
dernier; sur le bord cervical, au niveau de l'échancrure de l'omoplate, se trouvent l'artère scapulaire interne avec la veine correspondante et le nerf sus-scapulaire. Près du bord costal du muscle, passent l'artère et la veine sous-scapulaires et
leurs ramifications, ainsi que le nerf axillaire qui se dirige en dehors.

Action. — Extenseur de l'articulation de l'épaule (ou de l'aisselle),
ce muscle porte également le bras en avant.

Grand rond (fig. 73 *c*). Ce muscle, assez épais, charnu, est situé
dans l'espace triangulaire formé par le bord costal de l'omoplate et
le tiers proximal de l'humérus ou du bras, c'est-à-dire sur la face de
flexion de l'articulation de l'épaule.

Il naît à l'angle dorsal et sur la section dorsale du bord costal de
l'omoplate (fig. 33 *i*), sur le cartilage de l'omoplate et sur le bord
aboral du muscle sous-scapulaire; de ces points d'insertion il se dirige
vers le bras et se termine par un tendon court, mais fort, qui se soude
à ceux du grand dorsal (*d*) et du muscle peaucier de l'abdomen, et
s'attache sur la face interne du tiers proximal de l'humérus, notamment sur la ligne de la petite tubérosité. Le tendon commun du
grand rond et du grand dorsal, envoie une expansion aponévrotique
à l'aponévrose de l'avant-bras; il s'insinue entre l'anconé interne (*k*)
et le coraco-brachial (*e*) d'une part, et le biceps (*g*) d'autre part.

Le grand rond est recouvert par le grand dorsal (*d*), par le long
anconé (*h*), l'anconé interne (*k*), par le coraco-brachial (*e*). Il repose
sur le grand dentelé et sur le scalène, tandis que son tendon répond
au petit pectoral. Du côté de l'épaule il est en rapport avec le sous-
scapulaire (*a*) et du côté dorsal, avec le rhomboïde inférieur (fig. 67 *b'*).

On trouve sur le bord scapulaire du muscle : le nerf sous-scapulaire et les nerfs
thoraciques; le nerf axillaire, qui sort au dehors près de ce bord, ensemble avec
l'artère circonflexe postérieure du bras; l'artère sous-scapulaire; l'artère circonflexe de l'omoplate et le ganglion lymphatique axillaire.

Sur la face profonde (inférieure) et à la partie distale du muscle, on peut suivre
le trajet de l'artère et de la veine humérales, de l'artère circonflexe antérieure du
bras, de l'artère, du nerf et de la veine dorso-thoraciques, du nerf médian, du cubi-

tal et du radial. Les deux derniers nerfs s'étendent aussi avec le ganglion axillaire sur le bord scapulaire de la face interne du muscle.

Action. — Fléchisseur de l'articulation de l'épaule, il porte en même temps le bras en arrière.

B. Muscles du bras (ou de l'humérus)

1. MUSCLES DE LA FACE ORALE
(INNERVÉS PAR LE NERF MUSCULO-CUTANÉ)

Biceps brachial (fig. 73 *g*). Il naît sur la tubérosité de l'omoplate, par un tendon long et fort, dont l'origine est située dans l'intérieur de la capsule de l'articulation de l'épaule et dont la terminaison glisse dans la gouttière bicipitale (*sulcus intertubercularis*) de l'humérus, où elle est maintenue en place par un ligament annulaire. Le ventre charnu apparaît d'abord sur la face interne, puis sur la face orale de l'humérus et se jette, au voisinage de l'articulation de l'avant-bras (ou du coude), sur un tendon terminal, qui passe par dessus la partie interne de la trochlée de l'humérus. Ce tendon se dirige ensuite en bas, vers la patte, et se divise en deux branches, dont l'une, la plus forte, s'insère à l'empreinte musculaire rugueuse, située à la partie proximale de la face interne du cubitus (tubérosité du cubitus), et l'autre, plus faible, s'attache à la tubérosité du radius, près de l'extrémité proximale du bord interne de cet os ; entre les deux passe le tendon du brachial interne.

Le biceps présente un ventre charnu très fort, fusiforme, divisé en deux par un tendon longitudinal interstitiel.

Le biceps (fig. 70 *n*) est recouvert par les muscles pectoraux (fig. 70 *g* et *h*) ; puis du côté dorsal (sur une faible étendue), par la portion brachiale du sterno-cléido-mastoïdien (fig. 70 *c*) et par le brachial interne (fig. 70 *o*) ; enfin, par l'aponévrose du bras formée de deux feuillets. Il repose directement sur l'os, et touche, du côté aboral, l'anconé interne (*k*) ; sa portion proximale est en rapport avec le coraco-brachial (*e*). Son extrémité distale se place, ensemble avec le brachial interne, entre l'extenseur radial du carpe (*m*) et le rond pronateur (*n*), tandis que sa portion proximale se trouve entre l'extrémité du sus-épineux (*b*) et du sous-scapulaire (*a*).

L'artère brachiale antérieure passe par dessus l'extrémité distale du muscle et y pénètre ; au voisinage on aperçoit : l'artère collatérale radiale supérieure, l'artère humérale, le nerf brachial cutané interne et la veine médiane cubitale. Entre le muscle et l'os se trouvent, du côté proximal, les branches de l'artère circonflexe antérieure du bras ; et du côté distal, l'artère collatérale radiale inférieure. Le nerf musculo-cutané passe entre les deux, plus en dehors. Sur le bord du muscle tourné vers l'os se trouvent, en dedans, l'artère et la veine humérales, le nerf médian, le nerf musculo-cutané et le nerf cubital (fig. 157).

Action. — Il fléchit l'articulation de l'avant-bras ; autrement dit, c'est un fléchisseur de l'avant-bras.

Brachial interne (fig. 72 *f*). Les fibres charnues de ce muscle se détachent directement, du côté distal par rapport à la tête de l'humérus, de la face externe de l'humérus, de la ligne de la tête et de l'épine de l'humérus. De là, elles se portent droit en bas, s'engagent entre la ligne de la grande tubérosité et la ligne de la tête de l'humérus, en suivant leurs contours, et passent de la face externe sur la face orale de l'os ; les deux bords du muscle s'attachent en outre aux deux lignes que nous venons de mentionner ; mais les fibres n'adhèrent que lâchement aux autres parties de l'os. Vers le tiers distal de l'humérus, le brachial interne s'amincit peu à peu, arrive sur la face de flexion de

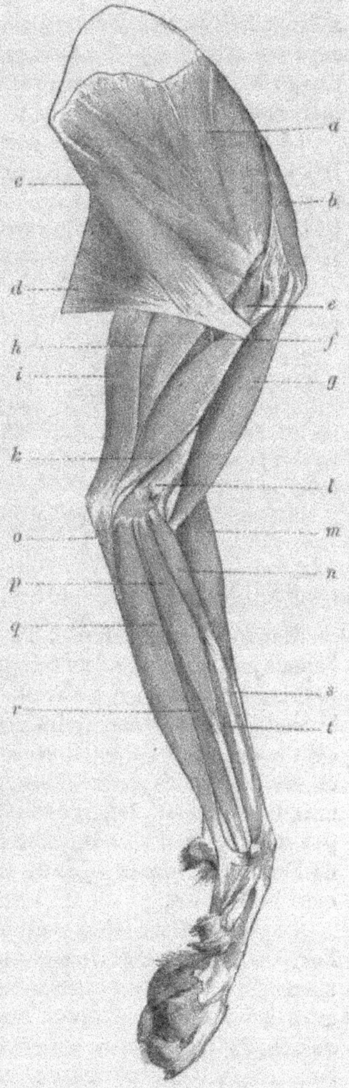

Fig. 73.

Muscles du membre thoracique (vus du côté interne). — *a*, Sous-scapulaire ; *b*, susépineux ; *c*, grand rond ; *d*, grand dorsal ; *e*, coraco-brachial ; *f*, anconé postérieur ; *g*, biceps brachial ; *h*, long anconé ; *i*, long extenseur de l'avant-bras ; *k*, anconé interne ; *l*, humérus ; *m*, extenseur radial du carpe ; *n*, rond pronateur ; *o*, fléchisseur cubital externe du carpe ; *p*, fléchisseur radial du carpe ; *q*, fléchisseur superficiel des doigts ; *r*, fléchisseur profond des doigts ; *s*, radius ; *t*, muscle radial.

l'articulation et se termine par un tendon. Ce tendon passe à travers les deux tendons du biceps et se divise en deux parties qui se soudent aux tendons du biceps et ont, par conséquent, une insertion commune avec ces derniers. — Le tendon commun du côté radial est consolidé par un tendon de renforcement, qui naît sur le bord interne de l'humérus, droit au-dessus de la trochlée.

Le muscle est recouvert par les anconés (*e*, *e'*); sur sa partie distale se trouvent les extenseurs de la patte (*g*, *h*); la partie libre est recouverte par le feuillet superficiel de l'aponévrose de l'avant-bras. Le brachial interne ne recouvre à son tour que l'os. La partie distale se trouve tout près du sterno-cléido-mastoïdien (fig. 71 *f'*), du grand pectoral (fig. 70 *g*) et du biceps (fig. 70 *n*); l'extrémité distale de cette partie s'intercale entre le biceps et l'extenseur radial du carpe.

Sur la face superficielle du muscle, on remarque l'artère circonflexe postérieure du bras, les petites branches du rameau descendant de l'artère cervicale ascendante, ainsi que la veine céphalique du bras (fig. 71 *i*). Entre l'extrémité distale du muscle et l'os, se trouvent l'artère collatérale radiale inférieure et le nerf musculocutané; le nerf radial profond est situé entre le brachial interne et l'extenseur radial du carpe.

Action. — C'est un fléchisseur de l'articulation de l'avant-bras.

2. MUSCLES DU CÔTÉ INTERNE ET ABORAL DE L'AVANT-BRAS

Coraco-brachial (fig. 73 *e*). Il s'attache par un long tendon à l'apophyse coracoïde de l'omoplate, tout près, en dedans et du côté proximal par rapport à l'origine du biceps. Le tendon, recouvert par le tendon du sous-scapulaire (*a*) se dirige obliquement, par-dessus le côté interne de l'articulation de l'épaule; il glisse dans une gouttière et est pourvu de deux cloisons tendineuses. Le ventre charnu du muscle, court et plat, est situé entre l'anconé interne (*k*) et l'anconé postérieur (*f*); il se termine à la face interne de la partie proximale de l'humérus, sur la ligne de la petite tubérosité, tout près de l'anconé interne (*k*).

Le coraco-brachial se trouve en rapport : par sa face externe, avec l'os, l'articulation de l'épaule et l'origine du muscle anconé postérieur (*f*); par sa face interne, avec l'extrémité du sous-scapulaire (*a*), avec les tendons du grand dorsal (*d*) et du grand rond (*c*), ainsi qu'avec l'anconé interne (*k*) et le petit pectoral. C'est sur cette dernière face que se trouvent : l'artère circonflexe antérieure du bras, les artères et les veines humérales et axillaires, le nerf musculo-cutané, le nerf radial, le nerf cubital et le médian. Vers le bras, le muscle repose sur l'os; du côté aboral, il répond au long anconé (*h*) et à l'anconé postérieur (*f*).

Action. — Il porte le bras en avant et en dedans; il produit également l'extension de l'articulation de l'aisselle ou de l'épaule.

3. MUSCLES DU COTÉ ABORAL DE L'AVANT-BRAS
(INNERVÉS PAR LE NERF RADIAL)

Extenseurs de l'articulation de l'avant-bras (Muscles anconés ou extenseurs de l'avant-bras).

L'énorme masse musculaire qui produit l'extension de l'avant-bras, remplit principalement l'espace triangulaire qui se trouve entre le bord costal de l'omoplate, l'humérus et l'extrémité proximale du cubitus. Outre les muscles anconés et le deltoïde, on y trouve encore le petit rond et le grand rond, le premier situé en dehors, le second en dedans des extenseurs. La masse principale de la musculature puissante qui assure l'extension se termine par un tendon commun, dont le point d'attache est à l'olécrâne. Ce tendon glisse sur une bourse séreuse (bourse de l'olécrâne) à l'endroit où il passe par dessus les proéminences et dans la gouttière de l'extrémité proximale du cubitus. La masse musculaire se subdivise en six chefs ou muscles : le gros extenseur, les extenseurs externe et interne, le long extenseur, l'extenseur postérieur et le petit extenseur de l'avant-bras; les trois premiers correspondent au *triceps brachial* de l'anatomie humaine.

Long extenseur de l'avant-bras ou tenseur du fascia de l'avant-bras (fig. 73 *i*). Ce muscle plat, rubané et assez large (*long extenseur*) se trouve dans la section caudale de la face interne et près du bord caudal du long anconé (*h*). Il se détache de la face externe du tendon du grand dorsal, se dirige en droite ligne vers l'olécrâne, devient tendineux au niveau de cette apophyse et s'y attache, en se soudant, partie avec le tendon commun des anconés, partie avec l'aponévrose de l'avant-bras.

La face interne de ce muscle répond au petit pectoral et aux peauciers de l'abdomen; sa face externe est en rapport avec le long anconé (*h*) et l'anconé interne (*k*). Son bord ventral se trouve sur ces muscles, son bord aboral est libre, son bord proximal est situé tout près du grand dorsal (*d*). Des deux côtés du muscle passent les branches de l'artère humérale profonde et de la veine correspondante, ainsi que les ramifications de l'artère collatérale cubitale et de la veine du même nom, ainsi qu'une petite branche du nerf radial.

Long ou **vaste anconé (long chef des extenseurs** *) (fig. 73 *e*).
Ce muscle que l'on peut appeler aussi *gros extenseur*, forme un ventre
charnu triangulaire dont un côté se trouve près du bord costal de
l'omoplate (bord scapulaire, bord d'origine), tandis que l'autre forme
une ligne droite, qui commence entre le tiers dorsal et le tiers moyen
du bord costal de l'omoplate et se termine à l'olécrâne (bord caudal,
aboral ou abhuméral) ; le troisième côté s'étend parallèlement à l'humérus, depuis le tubercule sus-glénoïdien postérieur de l'omoplate
jusqu'à l'olécrâne (bord dorsal ou huméral). Le muscle commence
par un fort tendon plat, qui se confond avec celui du petit rond
(fig. 67 *q*) et qui s'insère à la lèvre externe du bord costal de l'omoplate, du côté ventral par rapport au tubercule de l'insertion du grand
rond (fig. 33 *i*) ; cette insertion se prolonge jusqu'au voisinage
immédiat de la cavité glénoïde (tubercule sus-glénoïdien postérieur) ;
ses fibres se dirigent en convergeant, vers l'olécrâne et se jettent sur
un tendon court, arrondi, qui s'attache à l'olécrâne. Le muscle est
traversé par une forte, large et épaisse aponévrose et par plusieurs
petites traînées aponévrotiques.

La face externe du muscle est en rapport, près de son origine,
avec le sous-épineux (fig. 67 *p*), le petit rond (fig. 67 *q*) et le deltoïde (*d*) ; dans le reste de son étendue, cette face est libre et n'est
recouverte que par le commencement de l'aponévrose de l'épaule et par
la peau ; le bord huméral se trouve près de l'anconé externe (*e'*), avec
lequel il est fusionné. Le bord aboral est en partie libre, en partie en rapport avec le long extenseur de l'avant-bras (fig. 73 *i*) et le
grand rond (fig. 67 *t*).

La face interne du muscle est recouverte près de son bord d'origine, par le sous-scapulaire (fig. 73 *a*) ; puis plus loin, par le grand
rond (fig. 73 *c*), l'extrémité du grand dorsal (fig. 73 *d*) et le peaucier
de l'abdomen ; vers le bord aboral, par le long extenseur de l'avant-
bras (fig. 73 *i*) ; et vers le bras (du côté oral), par l'anconé postérieur
(fig. 73 *f*) et l'anconé interne (fig. 73 *k*).

On remarque sur la face interne ou profonde du muscle : une branche du nerf
radial, les branches de l'artère humérale profonde et de l'artère collatérale du cubitus et, près du bord de l'omoplate, l'artère sous-scapulaire et ses ramifications. —
Sur le bord huméral et tout près de l'articulation de l'épaule on voit émerger l'artère
circonflexe postérieure du bras, le nerf axillaire et la veine céphalique du bras.
Entre le long anconé d'une part, et les anconés postérieur et interne de l'autre,
sont situés le nerf axillaire et les branches de l'artère humérale profonde qui se
ramifient également sur la face externe du muscle.

* Long chef du triceps de l'anatomie humaine.   (*Nota du traducteur.*)

Anconé externe ou **latéral**, ou **court anconé*** (fig. 75 *e'*). Le corps charnu du muscle, assez fort, est situé dans l'espace compris entre le bord huméral du long anconé (*e*) et l'humérus. Il naît, accolé à l'anconé postérieur, sur l'épine de l'humérus (fig. 35 *c*) et recouvre à son origine le brachial interne (*f*). De ce point d'insertion les fibres se dirigent, presque parallèlement à l'humérus, vers l'olécràne et se jettent sur un large tendon, dont une partie se soude avec le tendon commun des anconés, tandis que l'autre se confond avec le feuillet profond de l'aponévrose de l'avant-bras.

Sa face externe répond à son origine, au deltoïde (*d*, *d'*) et au petit rond (fig. 67 *q*), tandis que le reste du muscle n'est recouvert que par l'aponévrose et la peau. Par sa face interne, le muscle repose, à son origine, sur le brachial interne (*f*), puis plus loin, sur l'anconé postérieur, le long anconé (*e*) et, vers son extrémité, sur le petit anconé (*e''*) et sur l'origine de l'extenseur radial du carpe (*g*) (chez le *Basset* tout le muscle est superposé au long anconé). Le bord opposé au bord huméral (bord abhuméral) est en rapport avec le long anconé (*e*), tandis que le bord huméral est en rapport avec le brachial interne (*f*), l'extenseur radial du carpe (*g*) et le petit anconé (*e''*).

La face interne ou profonde du muscle est parcourue par les branches de l'artère circonflexe postérieure du bras, par l'artère humérale profonde et par le nerf radial. Dans l'angle formé par le long anconé (*e*), le deltoïde (*d*, *d'*) et l'anconé externe (*e'*) se trouvent les ramifications de l'artère circonflexe postérieure du bras, les branches du nerf axillaire et de la veine céphalique du bras. A la face externe, on remarque près du bord libre du deltoïde (*d*, *d'*), la veine céphalique du bras, le nerf cutané postérieur du bras et les petites branches de l'artère circonflexe postérieure du bras.

Anconé interne ou **médian**** (fig. 73 *k*). Le ventre charnu, fusiforme, de ce muscle se trouve du côté interne de l'humérus (*l*); il s'attache par un tendon à la ligne de la petite tubérosité, entre l'insertion du grand droit (*c*) et celle du coraco-brachial (*e*), se dirige du côté interne de l'humérus, vers le cubitus, et passe près de l'extrémité distale de l'humérus sur la surface aborale de ce dernier où il s'attache par un tendon, en dedans de l'olécràne; il envoie des fibres de communication à l'anconé postérieur et au long anconé, ainsi que vers l'aponévrose de l'avant-bras.

En dedans, le muscle est recouvert, à son origine, par le tendon

* Court chef du triceps ou vaste externe de l'anatomie humaine.

(Note du traducteur.)

** Chef interne du triceps ou vaste interne de l'anatomie humaine.

(Note du traducteur.)

terminal commun du grand dorsal (*d*) et du grand rond (*c*), et dans le reste de son étendue, par les muscles thoraciques (fig. 70 *g*, *h*). En dedans, il repose directement sur l'os et, par sa partie distale, sur l'anconé postérieur (*f*) et le petit anconé; son tendon d'origine passe par dessus le coraco-brachial (*e*); du côté oral, il est limité par le biceps (*g*); du côté aboral, par le long anconé (*h*), l'anconé postérieur (*f*) et le long extenseur de l'avant-bras (*i*).

A sa surface interne ou profonde se trouvent : le nerf musculo-cutané, l'artère et la veine humérales, le nerf médian, le nerf cubital et les branches de l'artère et de la veine collatérales cubitales; vers l'extrémité proximale, on voit l'origine de l'artère humérale profonde et vers l'extrémité distale, le nerf brachial cutané interne. — Le bord aboral du muscle est en rapport avec le nerf radial et avec les branches de l'artère circonflexe postérieure du bras (pour les détails topographiques, voy. la fig. 157).

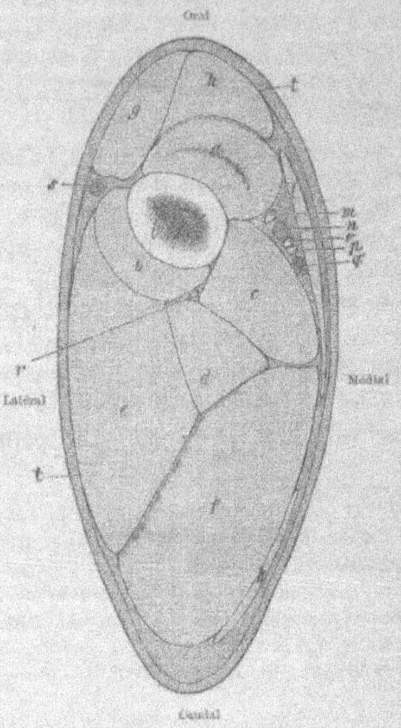

Anconé postérieur (fig. 73 *f*). Le ventre charnu, arrondi, de ce muscle se trouve du côté aboral de l'humérus. Il naît tout de suite au-dessous du bord de la tête de l'humérus; il se dirige ensuite le long de l'humérus vers la patte, et se jette au niveau du tiers distal de cet os sur un long tendon arrondi, qui s'unit à ceux du long anconé et de l'anconé externe et se trouve dans la gouttière de l'olécrâne.

La face humérale du muscle repose sur le brachial interne et, vers son extrémité distale,

Fig. 74.

COUPE TRANSVERSALE DU MEMBRE THORACIQUE AU MILIEU DE L'HUMÉRUS (la coupe a été menée sous un angle droit par rapport à l'os). — *a*, Biceps brachial; *b*, brachial interne; *c*, anconé interne; *d*, anconé postérieur; *e*, anconé externe; *f*, long anconé; *g*, portion claviculaire du sterno-cléido-mastoïdien; *h*, grand pectoral; *i*, humérus; *k*, long extenseur de l'avant-bras; *l*, petit pectoral; *m*, nerf musculo-cutané; *n*, artère brachiale; *o*, nerf médian; *p*, nerf cubital; *q*, veine brachiale; *r*, nerf radial; *s*, veine céphalique du bras; *t*, peau.

sur le petit anconé; la face opposée (abhumérale) répond au long anconé (*h*). En dehors, il est en rapport avec l'anconé externe, et en dedans, avec l'anconé interne (*k*), avec le tendon terminal du grand rond (*c*) et en partie avec le coraco-brachial (*e*). (Pour les détails topographiques, voy. la fig. 74 *d*).

A sa face interne on voit l'artère et la veine humérales superficielles et profondes. Le nerf radial passe entre l'anconé postérieur et l'anconé interne; il chemine ensuite sur une certaine étendue de la face interne du premier de ces muscles. A l'insertion d'origine de l'anconé, entre ce dernier, le long anconé et l'articulation de l'épaule, apparaît l'artère circonflexe postérieure du bras et le nerf axillaire. On trouve encore sur le muscle l'artère humérale profonde et l'artère circonflexe postérieure du bras.

Petit ou **quatrième anconé** (fig. 75 *e''*). C'est un petit muscle, situé à l'extrémité distale de l'humérus, entre les deux condyles. Il commence sur l'épine condylienne externe de l'humérus près de l'origine de l'extenseur radial du carpe ou radial externe (*g*), puis sur l'épicondyle externe et sur le ligament latéral externe et se termine à la face externe de l'extrémité proximale du cubitus.

Ce muscle est recouvert : en dehors, par l'anconé externe (*e'*) et par l'aponévrose de l'avant-bras; en dedans, par l'anconé interne. Il recouvre à son tour, outre l'os encore la capsule articulaire (en dehors). Sa partie proximale touche le brachial interne (*f*); son bord aboral, l'anconé postérieur; son extrémité répond à l'extenseur cubital du carpe (*k*).

Sur sa face externe on voit passer les petites branches de l'artère circonflexe postérieure du bras, tandis que sur sa face interne se trouvent les branches de l'artère et de la veine collatérales cubitales.

Action. — Tous les six muscles, que nous venons de décrire, sont des extenseurs de l'articulation de l'avant-bras et, en partie, tenseurs de l'aponévrose de l'avant-bras.

C. Muscles de l'avant-bras

1. MUSCLES DU COTÉ EXTERNE (ou cubital) ET DU COTÉ DORSAL (ou oral) DE L'AVANT-BRAS

Tous ces muscles, sauf le long abducteur et court extenseur du pouce et les extenseurs propres du pouce et de l'index, prennent leur origine à l'épicondyle des extenseurs. Leurs tendons vont par dessus la face dorsale ou externe du carpe où ils sont maintenus en place par le ligament dorsal du carpe (une aponévrose renforcée); ce ligament forme une sorte d'éventail dans les branches ou rayons duquel s'engagent les tendons. Tous ces muscles sont innervés par le nerf radial.

Couche superficielle.

On peut diviser les muscles de cette couche en deux groupes : le groupe radial et le groupe cubital. Le premier comprend le long supinateur, l'extenseur cubital du carpe et l'extenseur commun des doigts; le second se compose du cubital externe et du long abducteur et court extenseur du pouce. Entre les deux groupes, mais plus près du cubitus, se trouve l'extenseur externe des doigts.

Long supinateur ou **brachio-radial**. Muscle rubané, long et étroit, souvent très rudimentaire, situé à la face dorsale de l'avant-bras, droit sous la peau. Il s'insère sur l'épine condylienne externe de l'humérus, du côté proximal par rapport à l'origine de l'extenseur radial du carpe (fig. 75 *g*); il repose ensuite sur la surface dorsale (libre) de ce muscle, tourne, à peu près au milieu de l'avant-bras, vers le côté interne de ce dernier, court encore quelque temps en bas le long de son tendon, et s'insère enfin à la face interne du radius, là, où l'os se trouve directement sous la peau.

Le muscle n'est recouvert que par la peau; il recouvre l'extenseur radial du carpe.

Il est entouré par les branches de l'artère collatérale radiale supérieure, par les terminaisons de la branche superficielle du nerf radial et par la veine céphalique de l'avant-bras.

Action. — Il tourne le radius en dehors (latéralement).

Extenseur radial du carpe ou **radial externe** ou **latéral** (fig. 77 *g*)*. Ce muscle, relativement long, très fort et charnu, se trouve sur la face dorsale du radius, tout près et en dedans de l'extenseur commun des doigts (*h*). Chez le Basset il empiète en outre sur la face interne de l'os. Il naît sur l'épicondyle des extenseurs (6) et sur l'épine condylienne externe de l'humérus, du côté distal par rapport au long supinateur et du côté oral par rapport à l'extenseur commun des doigts. Il forme ensuite un ventre charnu qui se divise bientôt en deux chefs : un chef superficiel, assez grêle, le *long extenseur radial du carpe;* et un chef profond, plus fort, le *court extenseur radial du carpe.* Au commencement du tiers distal (ou au milieu) du radius, chacun de ces chefs se termine par un tendon. Les deux tendons (fig. 77 *a*) sont situés droits sur le radius et d'abord tout près l'un de l'autre; ils passent dans la coulisse de l'extrémité distale du radius (fig. 76 *a*), et arrivent sur la face d'extension du carpe, où ils

---

* Ce muscle correspond au premier radial externe et au deuxième radial externe réunis, de l'anatomie humaine; d'ailleurs, la fusion des deux muscles s'observe aussi souvent chez l'homme.   (*Note du traducteur.*)

sont logés, entourés d'une bourse séreuse, dans un compartiment formé par le ligament transverse dorsal du carpe. Plus loin ils se séparent : le tendon du long extenseur se termine à l'extrémité proximale du deuxième métacarpien, et celui du court extenseur, au troisième métacarpien.

Près de son origine, le radial externe reçoit un tendon venant de la face interne de l'aponévrose qui entoure le brachial interne.

Le muscle est recouvert dans sa partie proximale par l'anconé externe (*e'*) et par le long supinateur; dans le reste de son étendue, il se trouve entre les deux feuillets de l'aponévrose de l'avant-bras et la peau. Son tendon terminal est croisé superficiellement par le tendon du long abducteur du pouce (*m* et fig. 77 *d*). Son tendon d'origine recouvre la partie distale du brachial interne (*f*), le ligament capsulaire, le court supinateur et le tendon terminal du rond pronateur. En dehors, le muscle est en rapport avec le feuillet de l'aponévrose de l'avant-bras qui le sépare de l'extenseur commun des doigts (*h*); sa partie distale répond au long abducteur du pouce (*m*). En dedans, il est en rapport, du côté proximal, avec le rond prona-

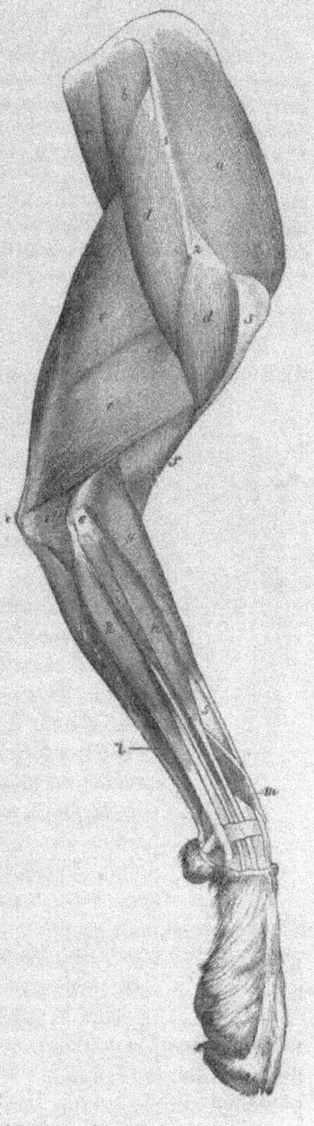

Fig. 75.

Muscles du membre thoracique (vus du côté externe). — *a*, Sus-épineux; *b*, sous-épineux; *c*, grand rond; *d*, deltoïde (portion scapulaire); *d'*, deltoïde (portion acromiale); *e*, long anconé; *e'*, anconé externe; *e''*, petit anconé; *f*, brachial interne; *g*, extenseur radial du carpe; *h*, extenseur commun des doigts; *i*, extenseur externe des doigts; *k*, extenseur cubital du carpe; *l*, fléchisseur cubital externe du carpe; *l'*, fléchisseur cubital interne du carpe; *m*, long abducteur et court extenseur du pouce. 1, Épine de l'omoplate; 2, acromion; 3, humérus; 4, olécrâne; 5, radius; 6, épicondyle des extenseurs de l'humérus.

teur (fig. 73 *n*), et du côté distal, avec la partie du radius qui se trouve ici à nu (*, et fig. 73 *s*).

A la surface superficielle (orale) du muscle, tournée vers la peau, cheminent côte à côte, le rameau radial de la branche superficielle du nerf radial, le rameau interne de l'artère collatérale radiale supérieure, la veine céphalique de l'avant-bras, le rameau externe de l'artère collatérale radiale supérieure et le rameau cubital de la branche superficielle du nerf radial, avec ses ramifications cutanées. A la surface aborale tournée vers l'os (face inférieure, profonde) se trouvent l'artère collatérale radiale et la branche profonde du nerf radial. Vers l'origine du muscle on remarque sur cette surface, l'artère collatérale radiale, qui plonge ensuite dans l'épaisseur des fibres musculaires ; on y voit aussi les ramifications de la branche dorsale de l'artère interosseuse commune. Entre les deux chefs du muscle se trouve une forte branche du nerf radial.

Action. — C'est un extenseur et rotateur de la patte du côté radial.

Extenseur commun des doigts (fig. 75 *h*). Le corps charnu du muscle, que l'on peut diviser, quoique imparfaitement, en quatre

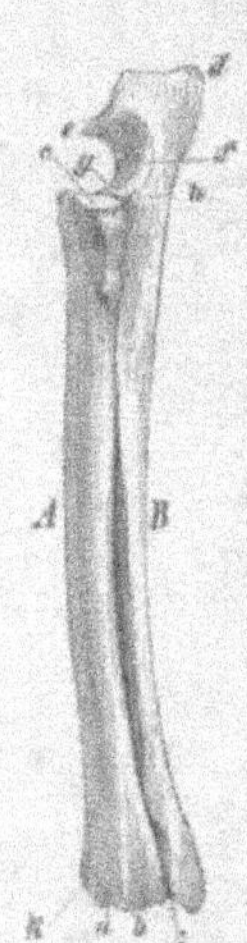

Fig. 76.

RADIUS ET CU-BITUS (pour la légende, voy. la fig. 30).

faisceaux, se trouve du côté dorsal, et en partie sur la face cubitale (externe) de l'avant-bras, en dehors de l'extenseur radial du carpe (*g*). Il s'insère par un tendon à l'épicondyle des extenseurs de l'humérus (6), entre l'extenseur radial du carpe (*g*) et l'extenseur externe des doigts (*i*), ainsi qu'au ligament latéral externe ; du côté du carpe, il se soude en partie avec ces deux muscles. Au commencement de la moitié distale, ou au tiers distal de l'avant-bras on voit apparaître les tendons terminaux du muscle, un pour chaque faisceau, soit quatre en tout. Ils vont d'abord tout près l'un de l'autre, lâchement réunis entre eux et enveloppés dans une gaine commune (fig. 77 *b*). Après avoir passé par-dessus l'abducteur du pouce (*m*), ce faisceau de tendons se dirige vers la patte, en dedans et du côté oral par rapport au tendon du court extenseur ou extenseur externe des doigts (*i* et fig. 77 *c*), pour s'engager dans la coulisse du radius qui lui est réservée (fig. 76 *b*), où il est maintenu en place par une forte bande transversale. Il traverse ensuite la face d'extension du carpe et arrive au métacarpe où il se divise en quatre tendons divergeants.

Chacun de ces tendons va à la surface d'extension des métacarpiens (du deuxième au cinquième) et aux phalanges des quatre derniers doigts (deuxième à cinquième) ; au niveau de la troisième phalange chaque tendon se divise en deux languettes ou s'élargit en une sorte de coiffe et s'attache à cette phalange. Chaque tendon reçoit à l'extrémité distale de la première phalange, des deux côtés, des tendons de renforcement (fig. 77 *b*) venant des muscles interosseux; en outre, les tendons du troisième, quatrième et cinquième doigts reçoivent des tendons de renforcement envoyés par l'extenseur externe des doigts (fig. 77 *c'* et *c"*). A l'endroit où les tendons passent par-dessus les faces d'extension de l'articulation, entre la première et la deuxième phalanges, ils s'attachent aux os sésamoïdes qui s'y trouvent. Les tendons de l'extenseur concourent à la formation de l'aponévrose dorsale des doigts.

Le muscle est revêtu par le feuillet profond de l'aponévrose de l'avant-bras, ainsi que par son feuillet superficiel et par la peau. Il recouvre en partie la capsule articulaire, le muscle court supinateur, une partie de l'extenseur externe des doigts (*i*) et du long abducteur du pouce (*m*), le long extenseur du pouce et l'extenseur propre de l'index; dans le reste de son étendue il repose sur l'os (*i*).

A la surface superficielle du muscle on voit les principales ramifications de l'artère collatérale radiale supérieure, les filets de la branche superficielle du nerf radial et les rameaux de la veine céphalique de l'avant-bras; sur l'aponévrose de l'avant-bras, on voit les branches du nerf brachial cutané postérieur et inférieur. Sous le muscle (à sa surface profonde), se trouvent les petites branches du rameau dorsal de l'artère interosseuse commune et, près de son origine, les filets de la branche profonde du nerf radial.

Action. — Ce muscle exécute le mouvement d'extension aux articulations de tous les doigts, sauf le pouce.

Extenseur externe ou court extenseur des doigts, *extenseur propre du troisième, du quatrième et du cinquième doigts* (fig. 75 *i*). Le corps charnu de ce muscle se trouve du côté externe de l'avant-bras, entre l'extenseur commun des doigts (*h*) et l'extenseur cubital du carpe (*k*); on peut y distin-

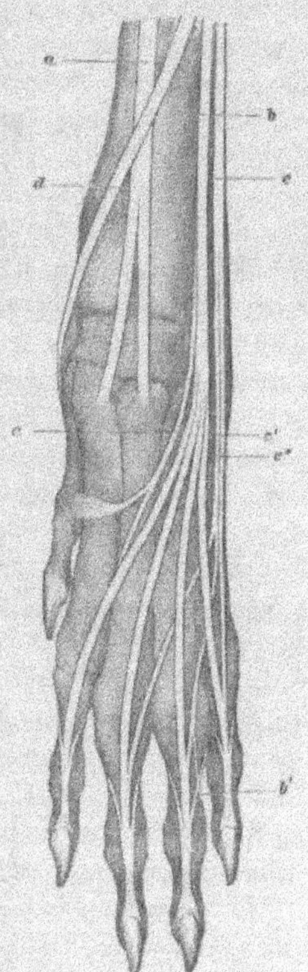

Fig. 77.

TENDONS DES EXTENSEURS DE LA MAIN OU DE LA PATTE ANTÉRIEURE. — *a*, Tendon de l'extenseur radial du carpe; *b*, tendon de l'extenseur commun des doigts; *b'*, tendon de renforcement venant des muscles interosseux; *c*, tendon de l'extenseur externe des doigts; *c'*, tendon de l'extenseur du petit doigt; *c"*, tendon de l'extenseur du 3e et du 4e doigts; *d*, tendon du long abducteur et court extenseur du pouce; *e*, tendon du long extenseur du pouce et de l'extenseur propre de l'index réunis.

guer deux faisceaux musculaires en partie fusionnés, dont chacun se termine par un tendon. Le faisceau superficiel, le plus fort (*extenseur propre du petit doigt*) prend son origine à l'épicondyle des extenseurs (*a*), au ligament latéral et à l'aponévrose de l'avant-bras; le faisceau profond, plus grêle (*extenseur propre du quatrième et du troisième doigts*), qui manque chez l'homme comme muscle distinct, naît par un tendon sur la face interne et orale du faisceau superficiel. Ce dernier se jette, à l'extrémité du tiers proximal de l'avant-bras, sur un tendon, tandis que le faisceau profond se continue encore au-dessous de lui par des fibres charnues sur une certaine étendue, puis se jette également sur un tendon. Les deux tendons sont d'abord soudés et renfermés dans une gaine commune. Ils passent ensemble (fig. 77 *c*) dans la coulisse située entre le cubitus et le condyle externe du radius (fig. 76 *i*) où ils sont maintenus en place par des bandes fibreuses, puis se dirigent à travers la face externe du carpe vers les doigts. C'est alors que les deux tendons se séparent : celui de l'extenseur du petit doigt (fig. 77 *c*) va s'attacher, en se soudant à l'un des tendons de l'extenseur commun, à la troisième phalange du cinquième doigt; tandis que le tendon de l'extenseur du troisième et du quatrième doigts (fig. 77 *c'*) se divise au niveau du carpe ou au delà en deux branches, qui se dirigent obliquement et en dedans vers les doigts, en passant entre les tendons de l'extenseur commun et le métacarpe. Ils se terminent au troisième et au quatrième doigts et notamment sur leurs troisièmes phalanges, ensemble avec les languettes correspondantes des tendons de l'extenseur commun. Le plus souvent les muscles interrosseux envoient à ces attaches des fibres de renforcement.

Le muscle est recouvert par l'aponévrose de l'avant-bras et par la peau; il touche, du côté oral, l'extenseur commun des doigts (*h*), et du côté aboral, l'extenseur cubital du carpe (*k*).

Sa face profonde (inférieure) repose en partie sur le court supinateur, et, plus près du côté distal, sur le long abducteur et le court extenseur du pouce (*m*), sur le long extenseur du pouce et sur l'os. On y trouve de petites ramifications de la branche dorsale de l'artère interosseuse de l'avant-bras, ainsi que les filets de la branche profonde du nerf radial. A la face superficielle, on voit les ramifications du nerf brachial cutané postérieur.

Extenseur cubital du carpe (Cubital externe *) (fig. 75 *k*). Ce muscle un peu aplati, mais fort, dont le ventre charnu est traversé par des traînées tendineuses, se trouve du côté externe du cubitus

---

* *Cubital postérieur* de l'anatomie humaine. *(Note du traducteur.)*

(chez les Bassets aussi du côté palmaire). Il s'attache par un tendon à l'épicondyle des extenseurs (*a*) de l'humérus, du côté palmaire par rapport à l'extenseur externe des doigts (*i*). Vers le tiers distal de l'avant-bras, les fibres charnues se jettent sur un fort tendon qui passe à la face externe du carpe, où il est maintenu en place sans gouttière ni gaine tendineuse; il se termine en dehors, à l'extrémité proximale du cinquième métacarpien, ayant envoyé préalablement une expansion aponévrotique vers l'os accessoire (ou pisiforme).

Ce muscle est recouvert par les deux feuillets de l'aponévrose de l'avant-bras et par la peau. Vers l'épaule (du côté proximal) il touche le petit anconé (*e''*), la capsule articulaire et le ligament latéral externe; du côté palmaire et interne il est en rapport avec le fléchisseur cubital du carpe (*l*) ou avec l'aponévrose qui plonge entre lui et les fléchisseurs; enfin du côté oral, il est limité par l'extenseur externe des doigts (*i*) et le long abducteur et court extenseur du pouce (*m*) qu'il recouvre encore en partie du côté proximal.

Sur sa face profonde passent les petites ramifications de la branche dorsale anti-brachiale de l'artère interosseuse commune et de la branche profonde du nerf radial. La face externe de son tendon est en rapport, près de son origine, mais en dehors de l'aponévrose de l'avant-bras, avec la branche dorsale du nerf cubital ainsi qu'avec les branches du nerf brachial cutané postérieur et inférieur.

Action. — Il effectue l'extension de l'articulation du carpe avec une faible rotation en dehors.

Couche profonde.

Les muscles de cette couche prennent leur origine sur l'épicondyle des extenseurs, sur le cubitus ou sur la membrane interosseuse et se dirigent, pour la plupart obliquement, du côté du radius. Leurs tendons passent souvent entre les muscles de la couche superficielle.

Court supinateur (fig. 79 *e*). Ce muscle court et large, se trouve directement sur la face dorsale du quart proximal du radius; il commence au ligament externe et à l'épicondyle externe de l'humérus, sur le bord externe et sur la surface du radius; assez mince d'abord, il s'élargit peu à peu et prend la forme d'une pelle; il se termine sur le bord interne du radius.

Ce muscle est recouvert par les extenseurs des doigts, par l'extenseur radial du carpe et par le rond pronateur; en dehors, il est en rapport avec l'extenseur cubital du carpe, avec le long abducteur et court extenseur du pouce; en dedans, avec le carré pronateur. Sa surface est revêtue d'une aponévrose, sur laquelle cheminent les

petites branches du rameau dorsal de l'artère interosseuse commune.
Il recouvre un fort rameau de la branche interne du nerf radial.

Action. — Ce muscle tourne la main ou la patte en dehors et assiste
le long supinateur dans les mouvements qu'accomplit celui-ci.

Long extenseur du pouce et extenseur propre de l'index. Ce petit muscle rubané, bi-penné, s'attache sur le bord externe
de la portion moyenne du cubitus, en dehors du long abducteur du
pouce et se dirige, passant sous l'extenseur commun des doigts et
le court extenseur des doigts, vers la patte. Après avoir atteint le
carpe, les fibres charnues se réunissent sur un tendon (fig. 77 *e*), qui
passe, près du bord interne du tendon de l'extenseur commun, sur la
face d'extension du carpe*, allant vers les doigts; il se divise ensuite,
en se dirigeant en dedans, en deux portions, dont l'une va au pouce et
l'autre au second doigt; cette dernière se soude avec la division correspondante du tendon de l'extenseur commun des doigts (fig. 77 *b*).

Le muscle est recouvert en grande partie par l'extenseur commun
des doigts et se trouve tout près du bord de l'origine du long abducteur du pouce, quelquefois sur ce bord même.

Action. — Il opère l'extension du premier et du deuxième doigts;
il porte aussi le premier doigt en dehors.

Remarque. D'après Leisering on trouve assez souvent chez le chien, encore un
autre tendon de ce muscle, très faible, qui va au troisième doigt; on a aussi constaté la division du muscle en deux faisceaux.

Long abducteur et court extenseur du pouce (fig. 75 *m*).
Ce muscle mi-penné se trouve dans la profondeur, en dehors, entre
le radius et le cubitus; il s'attache sur une crête longitudinale de la
face dorsale du cubitus (ou sur le bord externe de cet os), puis sur le
bord externe du radius et sur la membrane interosseuse. De ces
attaches les fibres charnues se portent sur une aponévrose située à la
face externe du radius et qui s'unit, du côté du carpe, au tendon
par lequel se termine la partie distale du muscle. Ce tendon se dirige
en dedans, passant entre l'extenseur commun des doigts (*h*) et l'os (*a*),
croise superficiellement le tendon de l'extenseur radial du carpe (*g* et
fig. 77 *a*), s'engage dans la coulisse interne du radius (fig. 76 *k*), arrive
sur la face interne du carpe et se termine en dedans à l'extrémité
proximale du premier métacarpien. A l'articulation du carpe, le tendon est maintenu en place par une bande longitudinale dirigée obliquement; il y est entouré d'une bourse séreuse (cloison du tendon).

---

* Probablement une faute d'impression dans l'original allemand, au lieu de « métacarpe ».   (*Note du traducteur.*)

de laquelle part aussi le ligament suspenseur du tubercule plantaire.

La partie du muscle située entre les deux os est recouverte par les deux extenseurs des doigts (*h*, *i*) (par leurs ventres charnus et par leurs tendons), et du côté proximal encore en partie par l'extenseur cubital du carpe (*k*); sa portion radiale n'est recouverte que par le feuillet profond de l'aponévrose de l'avant-bras. Le muscle repose directement sur les os et en partie sur le tendon de l'extenseur radial du carpe (*g*).

Du côté aboral et cubital il est en rapport : avec l'extenseur cubital du carpe (*k*) et le long extenseur propre du pouce et de l'index, qui le recouvre même parfois en partie. Sa face superficielle est parcourue par les très minces filets de la branche profonde du nerf radial. L'artère collatérale radiale supérieure, la veine céphalique de l'avant-bras, la branche superficielle du nerf radial se trouvent sur son tendon. Il recouvre la plus grande partie de la branche artérielle qui forme le réseau vasculaire du carpe et qui se détache de la branche interosseuse de l'artère interosseuse; puis les petites ramifications de la branche dorsale de l'artère interosseuse commune.

Action. — Il exécute l'abduction et l'extension du premier doigt.

2. MUSCLES DE LA FACE INTERNE (RADIALE) ET DE LA FACE DE FLEXION (PALMAIRE) DE L'AVANT-BRAS

La plupart de ces muscles naissent sur l'épicondyle interne (ou épicondyle des fléchisseurs) de l'humérus, soit directement, soit par des tendons aponévrotiques qui s'attachent à l'épicondyle et s'enfoncent dans ces muscles ou se dirigent vers les aponévroses. En comptant à partir de la face aborale, ces muscles forment trois et même quatre couches distinctes (voy. la coupe, fig. 79). La couche la plus superficielle, située immédiatement sous la peau est constituée par le fléchisseur superficiel des doigts (*l*), le fléchisseur cubital du carpe (*i*), le fléchisseur radial du carpe (*o*) et le rond pronateur (*p*). La deuxième couche est formée par le fléchisseur cubital interne du carpe (*m*). La troisième couche, la plus profonde du côté du cubitus, est représentée par le fléchisseur profond des doigts (*n*). La quatrième couche, radiale (la deuxième en comptant de la face interne de la jambe), se compose du carré pronateur (*r*) et du radial palmaire (*q*). — Les muscles du côté palmaire, qui ne prennent pas leur origine à l'humérus sont les suivants : le carré pronateur, le long palmaire (ou palmaire grêle), le cubital palmaire, le radial palmaire et le fléchisseur cubital externe du carpe. Dans l'exposé qui suit nous ne distinguerons point les quatre couches, mais deux seulement : la profonde et la superficielle. Tous ces muscles sont innervés par le nerf cubital et par le médian.

Couche superficielle.

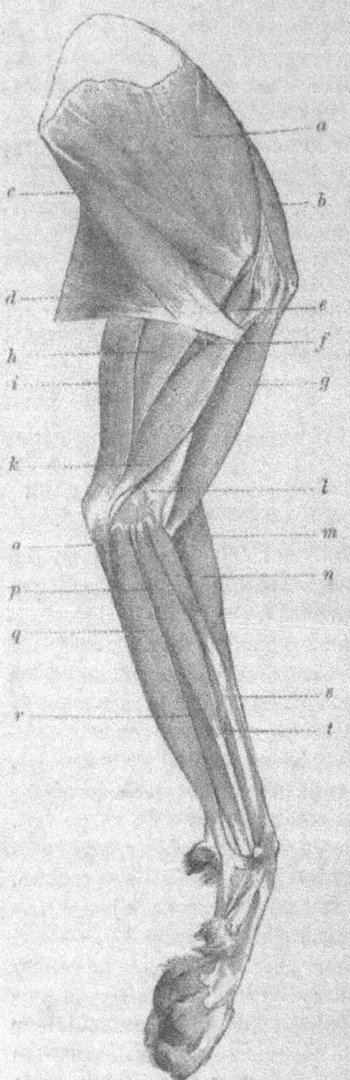

Fig. 78.

Muscles du membre thoracique (vus du côté interne). — *a*, Sous-scapulaire; *b*, sus-épineux; *c*, grand rond; *d*, grand dorsal; *e*, coraco-brachial; *f*, anconé postérieur; *g*, biceps brachial; *h*, long anconé; *i*, long extenseur de l'avant-bras; *k*, anconé interne; *l*, humérus; *m*, extenseur radial du carpe; *n*, rond pronateur; *o*, fléchisseur cubital externe du carpe; *p*, fléchisseur radial du carpe; *q*, fléchisseur superficiel des doigts; *r*, fléchisseur profond des doigts; *s*, radius; *t*, muscle radial palmaire.

Rond pronateur (fig. 78 *n*). Muscle arrondi, revêtu d'une aponévrose et situé à la face radiale du tiers proximal de l'avant-bras (en dedans du radius). Il s'attache à l'épicondyle des fléchisseurs de l'humérus (*l*), du côté oral par rapport aux fléchisseurs et se dirige de là vers la patte et vers le côté oral (dorsal), pour se terminer sur le bord interne, et presque au milieu du radius, du côté distal par rapport au court supinateur.

Il recouvre à son origine, en partie, le ligament capsulaire, le ligament latéral interne, ainsi que les tendons terminaux du biceps (*g*) et du brachial interne; puis, plus loin, une partie du fléchisseur profond des doigts (*r*); du côté oral et en dehors, il rencontre le court supinateur et l'extenseur radial du carpe (*m*) et du côté aboral (palmaire), le fléchisseur radial du carpe (*p*). Il est recouvert par l'aponévrose de l'avant-bras et par la peau.

Sa face profonde est en rapport avec le nerf médian et l'artère humérale; puis, avec l'artère radiale, l'artère interosseuse commune et la palmaire de l'avant-bras à leurs origines. Il reprend aussi, en partie, à l'artère cubitale (voy. pour ce qui concerne l'origine de tous les vaisseaux la fig. 143). Sur sa face superficielle, ou mieux sur l'aponévrose qui la recouvre, se trouve le nerf brachial cutané externe.

Action. — Il fait exécuter le mouvement de pronation à la main et le mouvement de rotation au radius.

Fléchisseur radial du carpe (*radial interne*) (fig. 78 *p*). Muscle situé du côté interne (chez le Basset, aussi du côté palmaire) de l'avant-bras. Il prend origine sur l'épicondyle des fléchisseurs, entre le rond pronateur (*n*) et le fléchisseur profond des doigts (*r*) ; les fibres charnues situées entre ces deux muscles se jettent, au-delà du milieu du radius, sur un tendon, qui, après avoir reçu une aponévrose de renforcement venant du radius, se dirige un peu du côté aboral par rapport au bord interne de cet os et glisse sur le fléchisseur profond des doigts (*r*) ; dans ce trajet il est accompagné de l'artère radiale. Il arrive ainsi sur la face de flexion du carpe, où, enfermé dans une gaine tendineuse et maintenu en place par des masses fibreuses, il se divise en deux tendons, allant au deuxième et au troisième métacarpiens.

Le muscle est recouvert par l'aponévrose et par la peau. Il recouvre, vers son origine, la capsule articulaire et se place ensuite sur le fléchisseur profond des doigts (*r*). Du côté aboral, il répond au fléchisseur cubital du carpe et au fléchisseur superficiel (*q*) ; du côté oral, il est en rapport avec le rond pronateur (*n*) et, vers son origine, avec le ligament latéral interne.

On trouve sur sa face profonde (voy. fig. 143) : l'artère anti-brachiale * et l'artère collatérale cubitale inférieure ; l'origine de l'artère interosseuse commune et, en partie, l'artère palmaire de l'avant-bras ; puis la division de l'artère anti-brachiale en artère radiale et en artère cubitale ; enfin l'artère cubitale avec le nerf médian. Près du carpe, l'artère radiale (en dehors de l'aponévrose), le nerf brachial cutané externe et la veine salvatelle longent le bord radial du tendon du muscle.

Action. — Il fléchit l'articulation du poignet et attire la main du côté radial.

Fléchisseur superficiel des doigts ou fléchisseur perforé (fig. 78 *q*). Ce muscle long et large se trouve superficiellement à la face interne et à la face palmaire (chez le Basset rien qu'à la face interne) de l'avant-bras. Il prend origine par un tendon ayant la consistance de cartilage sur l'épicondyle des fléchisseurs, entre le fléchisseur profond des doigts (*r*), le fléchisseur radial du carpe (*p*) et le fléchisseur cubital du carpe (*o*) ; il se termine ensuite, au-delà du

---

* Prolongement à l'avant-bras de l'artère humérale.   (*Note du traducteur.*)

carpe, par un tendon qui s'engage dans une coulisse sur la face de flexion du carpe, en dedans du pisiforme. Du côté distal par rapport au carpe, ce tendon se divise en quatre autres, qui passent sur les métacarpiens, s'introduisent dans des gaines fibreuses et sont maintenues en place sur les os sésamoïdes de l'articulation métacarpophalangienne (ensemble avec les divisions du tendon du fléchisseur profond) par une bande ligamenteuse annulaire. Ils s'attachent au bord distal de la face de flexion de la deuxième phalange des doigts. — Au delà des os sésamoïdes, dans la direction distale, les tendons du fléchisseur perforant passent à travers ceux du fléchisseur perforé, et deviennent ainsi superficiels. Du bord interne du carpe se détachent vers les tendons plusieurs faisceaux tendineux de renforcement.

Le fléchisseur superficiel est recouvert par les deux feuillets de l'aponévrose de l'avant-bras et par la peau; le fléchisseur cubital externe du carpe (*o*) ne le recouvre que tout près de son origine et sur une faible étendue. Ses tendons sont recouverts aux doigts, par les tendons du fléchisseur profond. Il recouvre en partie le fléchisseur profond des doigts (*r*) et en partie le fléchisseur cubital interne du carpe; au métacarpe, les divisions de son tendon reposent sur les lombricaux et le court palmaire. Du côté oral (dorsal), il touche au fléchisseur radial du carpe (*p*) et du côté aboral (palmaire) au fléchisseur cubital du carpe (*o*).

Sur la face profonde du muscle on voit les branches de l'artère collatérale cubitale inférieure et supérieure, de l'artère palmaire de l'avant-bras et du nerf médian; puis sur la face de flexion du carpe, l'artère cubitale, et sur le métacarpe, l'artère palmaire superficielle, les artères digitales palmaires communes et les nerfs palmaires intermétacarpiens. Le nerf cubital longe le bord externe du tendon du muscle.

Fléchisseur cubital du carpe (cubital interne) (fig. 75 *l, l'*). Situé à la face externe et palmaire de l'avant-bras, ce muscle se compose de deux chefs, qui se terminent par un tendon commun sur le pisiforme. L'un des chefs, appelés *fléchisseur cubital externe* (*l* et fig. 78 *o*) se trouve dans la couche musculaire la plus superficielle, tout près et en dehors du fléchisseur superficiel (fig. 78 *q*); tandis que l'autre, *fléchisseur cubital interne* (*l'*) se trouve dans la seconde couche de la musculature de la face palmaire, recouvrant le fléchisseur superficiel et le fléchisseur profond (voy. fig. 79 *m*).

a. Fléchisseur cubital externe (*chef superficiel*) (*l* et fig. 78 *o*). Son ventre charnu, assez grêle, se trouve près du bord externe du fléchisseur commun des doigts, à la face palmaire et externe de l'avant-

bras. Il nait en dedans, sur le bord palmaire de l'extrémité proximale du cubitus et se jette, vers le milieu de l'avant-bras, sur un
tendon, situé en dehors du tendon du fléchisseur superficiel et au-
dessus du chef profond du fléchisseur cubital; ce tendon se dirige
vers les doigts et se soude au tendon du chef profond.

b. Fléchisseur cubital interne (*chef profond*, le plus fort) (*l'*).
Il s'attache d'une part à l'épicondyle des fléchisseurs de l'humérus,
sous le fléchisseur superficiel, du côté oral par rapport au cubitus et
d'autre part à l'os accessoire du carpe (pisiforme); il est recouvert par
une aponévrose et se trouve du côté palmaire de l'avant-bras. Son
tendon terminal est entouré d'une capsule synoviale, qui envoie des
expansions tendineuses dans le tubercule carpal*, formant ainsi son
ligament suspenseur.

Le chef profond est recouvert sur sa plus grande étendue par le
fléchisseur superficiel des doigts (fig. 78 *q*) et dans une faible mesure
par le tendon du chef superficiel. Seul le bord externe (ou le côté
externe) de la moitié distale (*l'*) reste libre, de même qu'une certaine
étendue qui précède immédiatement l'attache; ces deux endroits ne
sont recouverts que par l'aponévrose de l'avant-bras et par la peau.
Le muscle recouvre à son tour, le fléchisseur profond des doigts. Son
bord externe est contigu à l'extenseur cubital du carpe (*k*) et son
bord interne touche les deux fléchisseurs des doigts. — Le chef superficiel n'est revêtu que par l'aponévrose et la peau. Il repose sur le
chef profond et sur le fléchisseur superficiel des doigts (voy. fig. 79 *i*).

La face interne des deux chefs est parcourue, tout près de l'articulation de
l'avant-bras, par les branches de l'artère collatérale cubitale inférieure. Plus bas,
sur la face tournée vers l'os (inférieure ou profonde) du chef profond, ou bien sur
son bord interne, on voit les branches de l'artère palmaire de l'avant-bras et la
branche descendante du rameau palmaire de l'artère interosseuse commune. A la
face superficielle du fléchisseur cubital externe, on voit les ramifications cutanées
des différentes artères. Le nerf cubital se trouve entre les deux chefs, à la hauteur
de l'articulation de l'avant-bras; il se dirige ensuite vers la patte, entre le chef
profond et le fléchisseur profond des doigts. Le chef superficiel recouvre sur une
certaine étendue, la branche dorsale du nerf cubital.

Action. — Il fléchit la main sur le cubitus.

Couche profonde.

Fléchisseur profond ou perforant des doigts. Il constitue
la couche la plus profonde des muscles de la face plantaire de l'avant-
bras. Les faisceaux charnus reposent directement, avec le carré pro-

---

* C'est l'un des six ou sept tubercules dermiques, sortes de callosités qui se trouvent
à la plante des pattes chez le chien.   (*Note du traducteur.*)

nateur, sur la face palmaire du cubitus et du radius. Il est formé de cinq chefs, qui se jettent tous sur un tendon commun. En outre, trois de ces chefs sont réunis en un corps charnu et constituent la masse musculaire principale.

1. Fléchisseur profond des doigts proprement dit

(fig. 78 *r*). Il se compose de trois faisceaux parallèles, séparés par des traînées tendineuses, par les vaisseaux et les nerfs (artère collatérale inférieure, branches musculaires du nerf médian). Ces faisceaux s'attachent par un tendon commun, très court, à l'épicondyle des fléchisseurs de l'humérus, entre le fléchisseur superficiel (*q*) et le fléchisseur radial du carpe (*p*). Le corps du muscle, formé par la réunion des faisceaux et dont les fibres se détachent aussi en partie des tendons situés dans son épaisseur, se trouve, du côté interne de l'avant-bras, entre le deuxième et le troisième chefs déjà nommés (fig. 79 *n*). Un peu au delà du carpe, les traînées tendineuses qui traversent l'épaisseur du muscle se réunissent en un seul tendon d'insertion. Ce dernier s'engage, après sa réunion avec les tendons du cubital et du palmaire radial, dans une coulisse transformée en canal par le ligament transverse palmaire du carpe (aponévrose renforcée) ; il se dirige à travers la face de flexion de l'articulation du carpe vers les doigts et envoie encore ici un tendon secondaire qui va vers le premier doigt et se trouve maintenu à la première phalange de celui-ci par un ligament annulaire. Le tendon principal, après avoir formé une gouttière pour le passage

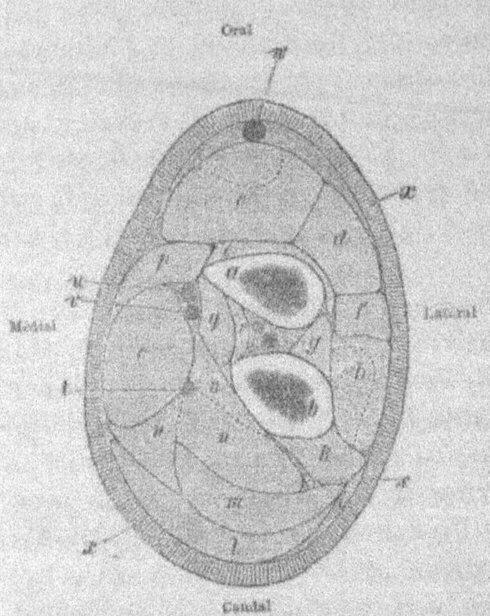

Fig. 79.

COUPE TRANSVERSALE DE L'AVANT-BRAS (la coupe a été pratiquée perpendiculairement à l'os entre le premier quart proximal et le second). — *a*, Radius; *b*, cubitus; *c*, muscle extenseur radial du carpe; *d*, extenseur commun des doigts; *e*, court supinateur; *f*, extenseur externe des doigts; *g*, long abducteur et court extenseur du pouce; *h*, extenseur cubital du carpe; *i*, fléchisseur cubital externe du carpe; *k*, cubital palmaire; *l*, fléchisseur superficiel des doigts; *m*, fléchisseur cubital interne du carpe; *n*, fléchisseur profond des doigts; *o*, fléchisseur radial du carpe; *p*, rond pronateur; *q*, radial palmaire; *r*, carré pronateur; *s*, nerf cubital; *t*, branche volumineuse de l'artère palmaire de l'avant-bras; *u*, artère radiale; *v*, artère palmaire de l'avant-bras; *w*, artère céphalique de l'avant-bras; *x*, peau.

de l'artère cubitale et du nerf médian, se divise, à l'extrémité distale du carpe, en quatre tendons secondaires. Ces tendons se soudent aux tendons terminaux du fléchisseur superficiel qui les recouvrent, s'engagent dans les gouttières de ces derniers, les perforent à la hauteur des os sésamoïdes qui se trouvent près des articulations métacarpophalangiennes et s'attachent à la face palmaire des troisièmes phalanges. Les tendons sont maintenus en place par trois ligaments annulaires, dont le premier est situé entre le métacarpe et le doigt, le second sur la face palmaire de la première phalange et le troisième sur la face palmaire de la troisième phalange.

Les tendons entre lesquels se trouvent les lombricaux, à la face palmaire du métacarpe, sont pourvus, à partir du milieu du métacarpe, de gaines tendineuses, qui passent en dessus et à travers le ligament transverse proximal, et enveloppent les deux autres ligaments transverses.

Le muscle est recouvert : en dedans, sauf un tout petit espace de son bord qui reste libre, par le fléchisseur radial du carpe (*p*) ; du côté palmaire et en dedans, par le fléchisseur cubital (cubital antérieur) du carpe et, sur une faible étendue, par le fléchisseur superficiel des doigts (*q*). En dehors, il est en rapport avec le cubital palmaire (fig. 79 *k*). Il repose, à son origine, sur le ligament capsulaire, puis sur le cubitus (fig. 79 *b*), sur le carré pronateur (fig. 79 *r*), et plus en dedans, sur le radial palmaire (fig. 79 *q*).

En dedans du muscle, immédiatement sur l'articulation de l'avant-bras, se trouve l'artère collatérale cubitale inférieure ; un peu plus loin, vers la patte et en partie entre les chefs, l'artère palmaire de l'avant-bras et les branches musculaires du nerf médian ; puis, dans la direction du carpe, l'artère cubitale et le nerf médian. Entre ce dernier et le fléchisseur cubital interne du carpe passe la branche palmaire de l'artère interosseuse et le nerf cubital.

Au niveau du carpe, la branche palmaire de l'artère radiale longe le bord interne du tendon du fléchisseur profond, tandis que la branche interrosseuse de l'artère interosseuse commune et la branche superficielle du nerf cubital longent le bord externe de ce même tendon. Au niveau du métacarpe on voit sur le tendon l'arcade palmaire superficielle et, au-dessous de celle-là, l'arcade palmaire profonde. Les artères digitales palmaires et les nerfs intermétacarpiens ou interosseux palmaires accompagnent les tendons terminaux du muscle ; ils recouvrent les artères intermétacarpiennes (ou interosseuses) et les nerfs digitaux palmaires.

2. **Radial palmaire** (fig. 78 *t*). Muscle situé à la face palmaire du radius entre le carré pronateur et le rond pronateur. Il prend naissance sur le bord interne du radius (*s*), du côté oral par rapport au carré pronateur (et en partie du côté oral par rapport au fléchisseur radial du carpe ou grand palmaire) (*p*) ; il se jette, vers la limite du

tiers distal du radius, sur un tendon qui se soude avec une expansion aponévrotique située sur le bord du muscle et réunie, à la limite proximale du carpe, au tendon principal du fléchisseur profond des doigts.

Le muscle repose sur le radius; il est en rapport : en dehors, avec le carré pronateur (fig. 79 *r*), en dedans avec le rond pronateur (fig. 79 *p*) et le fléchisseur radial du carpe (fig. 79 *o*). Du côté palmaire, il est recouvert par le fléchisseur profond des doigts (fig. 79 *n*) et, sur une faible étendue, par le fléchisseur radial du carpe ou grand palmaire. L'artère radiale glisse sur la face interne du muscle, le long de son insertion d'origine sur le radius.

3. **Cubital palmaire** (fig. 79 *k*). Ce muscle aplati est situé à la face palmaire du cubitus (*b*); il naît sur le bord palmaire de celui-ci, notamment depuis l'extrémité proximale de celui-ci jusqu'à son quart distal. Ses fibres se portent obliquement dans la direction distale et aborale et se jettent sur une traînée tendineuse qui forme ici le bord du muscle. Au niveau du quart distal de l'avant-bras le muscle se termine par un tendon qui se soude au tendon principal du fléchisseur des doigts.

La face profonde, orale, du muscle, repose sur le cubitus; sa face externe est en rapport avec l'extenseur et le fléchisseur cubital du carpe * (*h* et *i*); sa face interne répond au fléchisseur cubital du carpe (*m*) et au ventre charnu principal du fléchisseur profond des doigts (*n*).

Entre le cubital palmaire et le fléchisseur profond des doigts passe, dans la direction palmaire, le rameau descendant de la branche palmaire de l'artère interosseuse; on trouve aussi le nerf cubital (*s*) entre le muscle en question, le fléchisseur profond des doigts et le fléchisseur cubital interne du carpe.

Action du fléchisseur profond des doigts. — Il fléchit la main sur l'avant-bras.

Carré pronateur (fig. 79 *r*). Il remplit l'espace entre le radius et le cubitus du côté interne et recouvre la membrane interosseuse, la face interne du cubitus (en partie) et la face palmaire du radius, à l'exclusion des extrémités proximale et distale de cette dernière. Les fibres se dirigent obliquement d'un os de l'avant-bras à l'autre.

Le muscle est recouvert du côté palmaire par le fléchisseur profond des doigts; le radial palmaire (*q*) repose sur sa face interne. Il

---

* Cubital postérieur et cubital antérieur de l'anatomie humaine.

(Note du traducteur.)

recouvre la portion interosseuse de l'artère interosseuse commune ainsi que les filets du nerf médian.

Long palmaire (*long tenseur de la plante de la patte*). Ce petit muscle se détache, vers l'origine du tiers distal du radius, de la masse charnue de la face palmaire du fléchisseur profond des doigts; il forme un faisceau arrondi, qui s'étend jusqu'à l'articulation du carpe et qui se termine par un mince tendon. Celui-ci se dirige, entre les tendons des fléchisseurs vers les doigts, et se divise, au milieu du métacarpe, en deux branches; ces dernières se soudent à l'extrémité des métacarpiens aux tendons terminaux du fléchisseur superficiel, destinés au troisième et au quatrième doigts. Le muscle repose sur le fléchisseur profond et se trouve recouvert par le fléchisseur superficiel des doigts. Tout près de lui passent l'artère cubitale et le nerf médian.

Action. — C'est un fléchisseur de la main.

D. Muscles de la patte antérieure
(OU DE LA MAIN)

Les muscles de la main sont situés à la face palmaire de la main ou de la patte antérieure. La plupart de ces muscles vont au doigt le plus externe et au doigt le plus interne de la main. Il n'y a pas trace d'éminence thénar ni d'éminence hypothénar chez le chien. L'aponévrose palmaire est insignifiante; de même, les gaines tendineuses sont assez peu développées.

1. MUSCLES SITUÉS ENTRE LES TENDONS DES FLÉCHISSEURS

Court palmaire (*petit tenseur de la plante*). Muscle excessivement petit, grêle, peu charnu; il naît dans la région de l'articulation du carpe, sur la face tournée vers l'os du tendon du fléchisseur superficiel qui va au cinquième doigt; il se dirige aussitôt sur cette face vers les doigts et forme un tendon excessivement grêle qui se perd dans la gaine du tendon du fléchisseur profond des doigts.

Lombricaux. Ce sont trois petits muscles arrondis qui naissent sur la face palmaire du tendon du fléchisseur profond des doigts à l'endroit où celui-ci commence à se diviser en plusieurs tendons terminaux. Chacun de ces muscles passe alors entre les divisions du tendon (entre la deuxième et la troisième, entre la troisième et la quatrième, entre la quatrième et la cinquième) et se dirige vers les doigts. Chacun des ventres charnus se jette sur un tendon court et grêle qui s'insère soit à la première phalange du troisième, du quatrième et du cinquième doigts soit sur des masses ligamenteuses qui s'y trouvent. Le plus fort de ces muscles est celui qui est situé au milieu.

Les lombricaux sont recouverts par les tendons terminaux du fléchisseur superficiel des doigts et recouvrent à leur tour les abducteurs et les adducteurs des doigts, ainsi que les muscles interosseux. Ils sont en partie accompagnés par les artères digitales palmaires communes et les nerfs intermétacarpiens palmaires.

2. MUSCLES SITUÉS ENTRE LES OS

Interosseux (fig. 80 *h*). Ils sont relativement forts et se trouvent à la face palmaire du deuxième, troisième, quatrième et cinquième métacarpiens, tout en remplissant les espaces entre ces os. Ils naissent sur la rangée distale du carpe et à l'extrémité proximale du deuxième, du troisième, du quatrième et du cinquième métacarpiens, se dirigent du côté distal et se divisent chacun en un faisceau externe et un faisceau interne. Chaque faisceau se termine par un tendon qui s'insère en partie à l'os sésamoïde correspondant, entre le métacarpien et la première phalange, et se dirige ensuite vers la première phalange du côté distal et dorsal pour se réunir, comme il a été dit à la page 214, avec les divisions du tendon de l'extenseur commun des doigts (fig. 77 *b'*).

Les muscles interosseux et les muscles intertendineux forment ensemble les muscles du creux de la main.

3. MUSCLES SPÉCIAUX DU PREMIER DOIGT OU DOIGT INTERNE
(Muscle de l'éminence thénar de l'homme.)

Court abducteur et opposant du pouce (fig. 80 *a*). Ce muscle naît sur un ligament, qui se dirige en dedans à partir de la gaine des tendons du fléchisseur superficiel des doigts (ligament transverse palmaire du carpe); il forme un tout petit ventre charnu, très mince, qui se termine du côté distal sur le premier métacarpien, et en dehors sur la première phalange du premier doigt.

Court fléchisseur du pouce (fig. 80 *b*). Il est un peu plus fort que le précédent et se détache du ligament transverse palmaire du carpe, se dirige obliquement vers le premier doigt et se termine sur l'os sésamoïde interne. Il est situé en dedans du précédent et en dehors du muscle suivant.

Adducteur du pouce (fig. 80 *c*). C'est le plus fort des trois

muscles du pouce. Il commence entre le précédent et le muscle interosseux du deuxième doigt, sur le ligament palmaire du carpe et se
termine sur la face externe de la première phalange du pouce.

4. MUSCLES DU CINQUIÈME DOIGT
(Muscles de l'éminence hypothénar de l'homme.)

Adducteur (*ou opposant*) **du petit doigt** (fig. 80 *e*). Ce muscle
commence à la face de flexion du carpe, se
porte obliquement en dehors et se termine sur
le cinquième métacarpien et sur la face interne
de la première phalange du cinquième doigt. Sa
partie proximale repose sur le troisième et le
quatrième interosseux et sa portion distale entre
le quatrième et le cinquième interosseux.

Court fléchisseur du cinquième doigt
(fig. 80 *f*). Il se détache du ligament piso-métacarpien palmaire, se dirige obliquement en
dehors et se jette sur le tendon du muscle suivant. Il repose en partie sur le cinquième interosseux.

Abducteur du cinquième doigt (fig. 80
g). Il naît sur le pisiforme, constitue un ventre
charnu très fort et se termine sur l'os sésamoïde externe et sur la première phalange.
C'est le plus gros des muscles du cinquième
doigt; il est situé directement sous la peau et
repose sur le ligament piso-métacarpien.

MUSCLES SPÉCIAUX DU DEUXIÈME DOIGT

Adducteur du deuxième doigt (fig. 80
d). Ce muscle prend son origine sur le ligament
palmaire du carpe, entre le deuxième interosseux et l'adducteur du cinquième doigt; il se
dirige du côté distal et se termine par un tendon
à l'extrémité proximale de la première phalange du deuxième doigt. Il se trouve entre le
deuxième et le troisième interosseux.

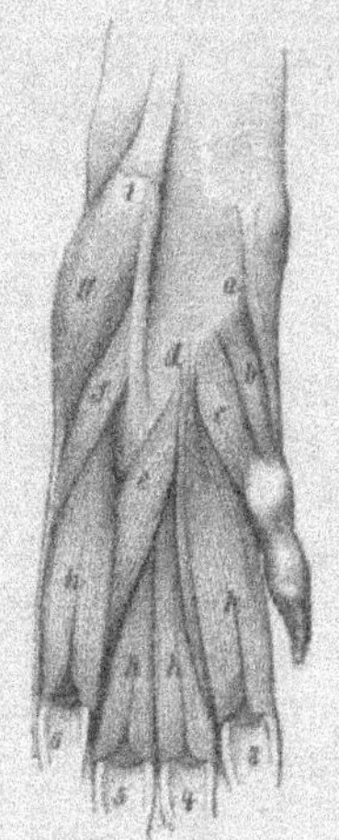

Fig. 80.

MUSCLES DE LA FACE PAL-
MAIRE DU MÉTACARPE. —
a, court abducteur et opposant du pouce; *b*, court
fléchisseur du pouce;
c, adducteur du pouce;
d, adducteur du deuxième
doigt; *e*, adducteur du
cinquième doigt; *f*, court
fléchisseur du cinquième
doigt; *g*, abducteur du
cinquième doigt; *h*, muscles interosseux. 1, Os
pisiforme; 2, premier
doigt; 3, 4, 5 et 6, articulations métacarpo-pha-
langiennes et os sésa-
moïdes qui se trouvent
au dessus d'elles.

Tous les muscles que nous venons de dé-
crire sont recouverts en partie par les tendons terminaux du fléchisseur des doigts. Les artères inter-métacarpiennes et les nerfs digitaux
palmaires communs passent à côté et entre ces muscles.

APONÉVROSES DU MEMBRE THORACIQUE

Les muscles du membre thoracique ne sont pas recouverts immédiatement par la peau; ils en sont séparés par une aponévrose qui sur certains points est formée de plusieurs feuillets. On distingue, suivant les régions, trois *aponévroses* : la *sous-scapulaire*, la *scapulo-brachiale* et l'*anti-brachiale* ou *aponévrose de l'avant-bras*; cependant chacune de ces aponévroses se confond avec les deux autres sans limite tranchée.

Aponévrose scapulo-brachiale (voy. fig. 83). Elle recouvre l'épaule, prenant son origine, d'abord sur le bord libre, ventral du trapèze inférieur (*g'*) où elle se confond avec l'aponévrose dorso-lombaire, puis sur l'épine de l'omoplate (*s*). Elle enveloppe, comme une mince membrane, la partie libre du sus-épineux (*r*) et la portion scapulaire du deltoïde (*m*), dont les bords lui envoyent des tendons de renforcement. Puis elle recouvre la portion acromiale du deltoïde (*m'*); c'est vers le bord libre, oral, de cette portion qu'elle se soude en partie avec l'aponévrose du cou (voy. la description de cette dernière) et s'attache en partie à la face externe et orale de l'humérus, tout en plongeant entre le deltoïde (*m'*) et le brachial interne (*p*) d'une part, la portion claviculaire du sterno-cléido-mastoïdien et les muscles du thorax d'autre part. Du côté aboral, elle enveloppe les anconés (*n, o*), et, se repliant sur le bord costal de ces derniers, arrive sur leur face interne où elle se confond avec l'aponévrose sous-scapulaire. — Du côté distal, elle se continue sur l'avant-bras et se fusionne avec l'aponévrose sous-scapulaire, formant le *feuillet superficiel de l'aponévrose de l'avant-bras.*

L'aponévrose sous-scapulaire recouvre la face interne de l'épaule et du bras; elle se détache du périmysium du sous-scapulaire et du grand rond, mais ne devient suffisamment forte qu'à la face interne du bras, où elle se soude avec l'aponévrose scapulo-brachiale, avec l'aponévrose abdominale supérieure, puis, en partie avec le tendon commun du grand rond, du grand dorsal et du grand peaucier. L'aponévrose ainsi renforcée, enveloppe la face interne du groupe des anconés ainsi que le biceps, et s'attache, partie sur le bord oral, partie sur le bord interne de l'humérus; elle se prolonge enfin, en partie, dans la direction distale et forme, avec l'aponévrose scapulo-brachiale, le *feuillet superficiel de l'aponévrose de l'avant-bras*; une partie de l'aponévrose se jette aussi sur le feuillet profond de cette dernière.

L'aponévrose de l'avant-bras (*aponévrose anti-brachiale, fas-*

cia de l'avant-bras) enveloppe à la façon d'un manteau tout l'avant-bras et la patte; elle se sépare en deux feuillets :

a. Le *feuillet superficiel* peut être considéré comme le prolongement de l'aponévrose sous-scapulaire et de l'aponévrose scapulo-brachiale. Il ne s'attache que d'une façon lâche sur les parties qu'il enveloppe, surtout sur le feuillet profond de ces dernières; sa véritable insertion se trouve uniquement sur le bord oral et interne du radius. Du côté distal on peut suivre nettement le feuillet superficiel jusqu'au carpe; puis il se perd insensiblement sur le métacarpe et les doigts.

b. Le *feuillet profond* est beaucoup plus fort que le superficiel. Il se détache de l'articulation de l'avant-bras par de minces languettes isolées, qui viennent du périoste des os de l'avant-bras et de l'humérus; ces languettes se réunissent en une aponévrose assez épaisse qui engaîne les os de l'avant-bras ainsi que les muscles qui les entourent. Du côté interne, ce feuillet recouvre simplement les muscles, sans y adhérer et ne s'insère que sur le radius, notamment en dedans de l'extenseur radial du carpe, par conséquent à l'endroit où la surface de l'os reste libre. Du côté externe au contraire, ce feuillet adhère intimement aux muscles qui s'y trouvent; il s'insinue notamment entre chaque paire de muscles et l'enveloppe à la façon d'une gaine; ceci est aussi vrai pour les tendons de ces muscles. En outre les fibres de certains muscles, notamment celles des extenseurs des doigts adhèrent si fort à ce feuillet qu'on ne peut les en séparer qu'à l'aide du scalpel.

L'insertion principale de l'aponévrose de l'avant-bras se trouve non seulement au radius, mais encore en bonne partie sur le bord externe du cubitus, entre l'extenseur cubital et le fléchisseur cubital du carpe. Sur la face externe et la face d'extension, le feuillet devient de plus en plus mince dans la direction distale; il se soude en partie avec les ligaments situés autour de l'articulation du carpe ou bien concourt à la formation de ces derniers en leur envoyant en grand nombre des fibres de renforcement. A partir du carpe, il se prolonge comme *fascia dorsal de la patte* sur la face dorsale du métacarpe et des doigts et se réunit alors avec les tendons des extenseurs. Du côté interne, il conserve au contraire presque toute son autonomie jusqu'à l'articulation du carpe. Une partie de cette aponévrose s'insère à la face interne de l'articulation du carpe et au deuxième métacarpien; une autre partie forme ou renforce les ligaments transversaux du carpe; une troisième enfin, se prolonge, en s'amincissant insensiblement, en un *fascia palmaire de la patte* qui s'étend à la face palmaire du métacarpe et sur les doigts, recouvre les muscles qui s'y trouvent et adhère aux tendons des fléchisseurs des doigts et surtout aux ligaments annulaires.

V. MUSCLES DU MEMBRE ABDOMINAL

A. Muscles de la hanche

(Autour et dans le bassin.)

L'*articulation sacro-iliaque* étant une amphiarthrose, il n'y a, pour ainsi dire, pas de muscles qui pourraient agir sur elle. Le bassin n'est entouré essentiellement que de muscles allant au membre et qui prennent leur origine, à peu d'exceptions près, sur le bassin même. On divise les muscles de la hanche en deux catégories : muscles externes et muscles internes.

Un certain nombre de muscles sont situés pour une faible partie de leur étendue sur le bassin, leur masse principale se trouvant à la cuisse; nous les décrirons comme muscles supérieurs de la hanche. Ce sont les muscles des fesses et le tenseur du fascia lata.

1. MUSCLES INTERNES DE LA HANCHE

A ce groupe appartiennent : le psoas iliaque, le petit psoas et l'obturateur interne. Les deux premiers sont innervés par le plexus lombaire, le troisième, par le nerf sciatique.

Obturateur interne (fig. 81 *f*). Ce muscle grêle, élargi en éventail, se trouve dans l'intérieur du bassin et ferme le trou obturateur. Il s'insère sur le bord et aux environs de ce trou, ainsi que sur le pubis et l'ischion. De ces insertions, les fibres charnues partent en convergeant en dehors et se jettent, près de la petite échancrure sciatique, sur un tendon plat et large (fig. 86 *c*) qui, passant au-dessus des jumeaux (fig. 86 *b*), se dirige à travers l'échancrure sus-nommée en dehors et à l'extérieur du bassin, et s'insère dans la fosse trochantérienne. Il se trouve du côté caudal par rapport au petit fessier (fig. 86 *a*) et le pyramidal. Son tendon est recouvert par le biceps crural. Le long de la symphyse pelvienne, il s'en détache le muscle releveur de l'anus (*g* et fig. 58 *d*), avec lequel l'obturateur est en rapport par la plus grande partie de sa face interne; son bord oral touche l'origine du muscle coccygien (*d* et fig. 58 *c*).

Dans l'intérieur du bassin on trouve sur ce muscle l'extrémité du rameau viscéral de l'artère hypogastrique avec ses branches (hémorrhoïdale, médiane, périnéale, honteuse interne), puis le nerf honteux interne et le nerf fémoro-cutané externe. Vers son bord oral, apparaît le nerf obturateur. En dehors du bassin, on voit sur le tendon de ce muscle, le nerf, l'artère et la veine sciatiques (comparez les fig. 84, 85 et 148).

Action. — Il sert de support au nerf sciatique. Il tourne le trochanter en dedans et l'articulation du genou en dehors.

Psoas iliaque (fig. 81 *a*). Ce muscle prend naissance à la face hémale des corps et des apophyses trans-

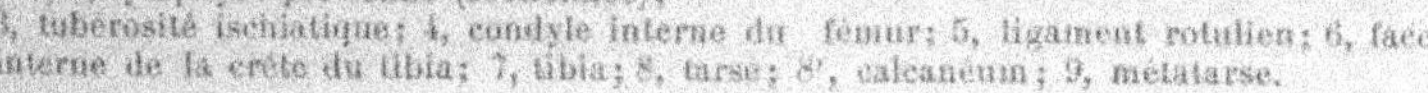

Fig. 81.

MUSCLES DU MEMBRE ABDOMINAL (VUS du côté interne). — *a*, Psoas iliaque; *b*, tendon du petit psoas; *c*, long fléchisseur de la queue; *d*, coccygien; *e*, pyramydal; *f*, obturateur interne; *g*, releveur de l'anus (coupe); *h*, chef oral (externe) du couturier; *h'*, chef aboral (interne) du couturier; *i*, droit antérieur de la cuisse; *k*, vaste interne; *l*, long (premier ou moyen) adducteur; *m*, grand adducteur et deuxième ou petit adducteur réunis; *n*, droit interne; *o*, demi-tendineux; *p*, demi-membraneux; *q*, jumeau ou gastrocnémien interne; *q'*, tendon d'Achille; *r*, fléchisseur superficiel des orteils; *s*, tendon de renforcement venant du biceps crural; *t*, poplité; *u*, faisceau externe du fléchisseur profond des orteils, correspondant au long fléchisseur du gros orteil; *u'*, faisceau interne du même muscle, correspondant au long fléchisseur commun des orteils; *u''*, tendon commun de ces deux faisceaux (*u* et *u'*); *v*, tendon du tibial postérieur; *w*, tibial antérieur; *x*, tendon du long extenseur des orteils. 1, Face interne du bassin; 2, symphyse pelvienne (sectionnée); 3, tubérosité ischiatique; 4, condyle interne du fémur; 5, ligament rotulien; 6, face interne de la crête du tibia; 7, tibia; 8, tarse; 8', calcanéum; 9, métatarse.

verses des trois ou quatre dernières vertèbres lombaires, ainsi que sur le bord ventral de l'os iliaque; de ces insertions, il se dirige du côté caudal en dehors et vers le pied, s'insinue entre le vaste interne (*k*) ou quelquefois le droit de la cuisse (*i*) et les adducteurs (*l*) pour s'attacher sur le petit trochanter du fémur. On peut y distinguer deux ou trois portions : une portion lombaire assez longue et une portion iliaque plus courte. C'est entre les deux, c'est-à-dire au milieu du muscle, que se trouve le nerf crural (fig. 84 *a*). La portion iliaque s'attache au bord de l'os iliaque et à la colonne ou tige de cet os. Elle se divise en deux faisceaux musculaires, l'un situé en dedans et l'autre en dehors de la portion lombaire. Le faisceau externe est perforé à son origine par le nerf obturateur. Le faisceau interne commence là où se termine le petit psoas, sur son tendon même ; il se dirige ensuite vers l'articulation coxo-fémorale, recouvrant le bord de la cavité cotyloïde. Les trois portions du psoas-iliaque sont fusionnées entre elles et ne forment qu'une portion terminale unique.

La portion lombaire est recouverte dans son tiers proximal, du côté ventral et interne, par le carré des lombes; seul son bord externe reste libre. La section moyenne du muscle est libre sur une grande étendue du côté ventral et en dehors, le petit psoas n'étant en rapport qu'avec la partie interne du côté ventral; le tendon du petit psoas (*b*) ne la touche que du côté interne. Sur sa face dorsale se trouve encore le carré des lombes. La partie libre du muscle est revêtue de l'aponévrose ilio-lombaire qui s'épaissit beaucoup dans la direction caudale et se soude à l'arcade crurale formée par les muscles de l'abdomen. Ces derniers se trouvent ici à côté, en dehors et dans la direction ventrale par rapport au psoas-iliaque. On trouve, en outre, en dehors, l'origine du couturier (*h*, *h'*). La partie terminale du muscle est située en dedans du grand adducteur (*m*) et du long adducteur (*l*), en dehors du vaste interne (*k*) et du droit antérieur de la cuisse (*i*). Son extrémité touche l'obturateur externe et le carré crural.

Sur sa face ventrale cheminent, suivant à peu près la direction du muscle même, l'artère et la veine fémorales; du côté ventral et en dedans du muscle, se trouvent les branches de la portion abdominale du sympathique, la veine cave, l'aorte et sa division en deux artères hypogastriques, l'origine de l'artère sacrée moyenne et l'artère ilio-lombaire, ainsi que les veines correspondantes; puis, les artères et les veines lombaires. En outre, sa face ventrale est croisée transversalement par l'artère rénale, par l'artère abdominale, par l'artère spermatique interne et par les veines correspondantes; puis on y voit les ramifications de l'artère phrénique et en partie les filets du nerf fémoro-cutané externe (qui sort au dehors entre ce muscle et le petit psoas), ainsi que le nerf spermatique externe. Le nerf ilio-inguinal longe en partie son bord externe, le nerf obturateur est en rapport avec lui sur une certaine étendue du côté dorsal et interne. Sur sa portion terminale, on voit l'artère et la veine fémorales profondes avec leurs ramifications, ainsi que les branches de l'artère circonflexe fémorale externe (qui se trouve du côté interne de la portion iliaque); près du bord externe de la portion terminale, se trouvent le nerf crural et le saphène. Les ganglions lymphatiques lombaires, situés sur le petit psoas, atteignent rarement la face ventrale du psoas-iliaque (voy. la fig. 159 pour les rapports des vaisseaux et la fig. 81 pour les rapports des nerfs).

Petit psoas (fig. 81 *b*). Il se trouve au voisinage immédiat du péritoine (ou bien du fascia transverse) et par conséquent des viscères ; il s'étend de la dernière vertèbre dorsale jusqu'à la portion sacrée de la colonne vertébrale. Il prend son origine à la face hémale des deux ou trois dernières vertèbres dorsales et sur les premières vertèbres lombaires (*b*), formant un ventre charnu, cylindrique, légèrement aplati, situé en dedans du psoas-iliaque et du côté ventral par rapport aux corps des vertèbres. Il se termine à la hauteur de la cinquième vertèbre lombaire par un tendon aplati (*b*) sur le commencement duquel on voit encore (en dehors) des fibres charnues et qui, situé en dedans et en partie du côté ventral par rapport au psoas-iliaque (*a*), se dirige du côté caudal et s'attache sur la crête ilio-pectinée de l'os iliaque.

La face dorsale est en rapport, d'abord avec le carré des lombes, avec lequel le muscle est même fusionné à l'origine; puis, avec le psoas-iliaque (*a*). La face ventrale est recouverte d'abord par le diaphragme et la plèvre, puis par le péritoine et les viscères. Du bord externe de son tendon se détache une expansion aponévrotique ou un fascia qui recouvre le psoas-iliaque (fascia ilio-lombaire).

On trouve sur la face ventrale du muscle et en dedans : l'aorte (à droite) et la veine cave (à gauche), l'artère et la veine rénales, les branches des artères phréniques, l'artère abdominale et la veine correspondante (qui traversent le muscle) ; puis le nerf spermatique externe, les ganglions lymphatiques lombaires; enfin, vers l'extrémité caudale, l'artère et la veine fémorales. Le tendon touche en dedans le nerf obturateur. Entre le petit psoas et le carré des lombes passent le nerf ilio-inguinal et ilio-hypogastrique ; le nerf fémoro-cutané externe se trouve entre le petit psoas et le psoas-iliaque (comparez les fig. 159 et 81).

2. MUSCLES EXTERNES OU EXTÉRIEURS DE LA HANCHE

Ils enveloppent le bassin et sont innervés par le plexus sacré.

Couche superficielle.

Tenseur du fascia lata (fig. 83 *y* et *y'*). Ce muscle repose presque en totalité sur le bassin ; cependant, une faible partie de ses fibres charnues, ainsi que son tendon, se trouvent à la section supérieure de la cuisse; on pourrait donc aussi le considérer comme muscle de la cuisse. Il se compose de deux chefs, réunis entre eux et dont les tendons d'origine et de terminaison se soudent aussi en partie. *z*. Le *long* chef, le plus fort, arrondi (*y*), forme la limite de la cuisse du côté oral. Il s'attache par un large tendon à l'angle externe de l'os iliaque ou épine iliaque antérieure et supérieure (fig. 82 *e*) et en partie à l'échancrure semi-lunaire; il se dirige ensuite, passant sur le droit de l'abdomen, vers le genou et vers le milieu du fémur, pour se terminer par un tendon qui s'unit à celui du biceps (*t'*) et qui concourt à la formation du fascia lata. Ce fascia s'attache du côté oral

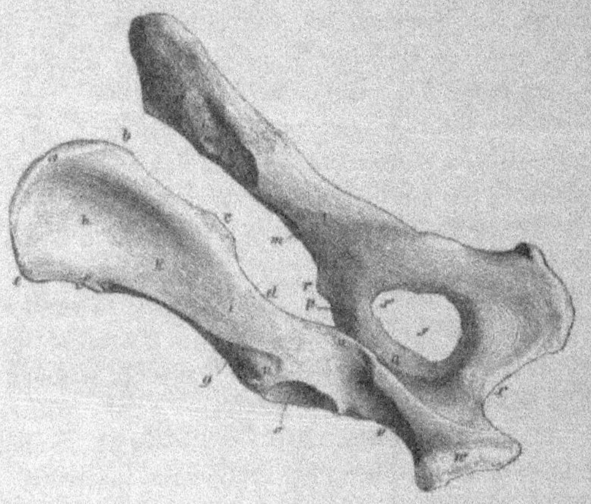

Fig. 82.
Bassin (vu du côté gauche et caudal). (Voy. la légende de la fig. 30, p. 101.)

à la rotule, tandis que du côté aboral il recouvre les muscles de la cuisse et s'insère aussi sur le fessier et sur le grand trochanter. Le *court chef* (*y'*), plus grêle, est plat; situé du côté externe, il se détache par un large tendon de l'échancrure semi-lunaire de l'ilion, et se dirige le long de la face externe de la hanche et de la cuisse (par dessus le vaste externe); il se termine bientôt par une aponévrose qui se confond avec celle du grand fessier (*x'*), du biceps (*z'*) et du quadriceps, s'étendant jusqu'à la rotule.

Le muscle est recouvert par l'aponévrose fessière, par la peau et quelquefois par la partie terminale du peaucier de l'abdomen; il recouvre à son tour, la section proximale du droit de la cuisse (fig. 86 *i*) et le vaste externe (fig. 86 *k*); du côté dorsal et oral, il se trouve en rapport avec le long dorsal et les muscles abdominaux (*e*);

son bord interne touche le couturier (fig. 86 *l*) et son bord externe
(ou caudal) le moyen fessier (*x'*) (parfois aussi le grand fessier; voy.
la description de ce dernier). La face interne du long chef se trouve
encore, en partie, sur la paroi abdominale.

Sur la face externe, superficielle, du muscle passent les branches de l'artère
abdominale et de la veine correspondante, ainsi que les branches du nerf fémoro-
cutané externe et de l'ilio-inguinal. Sur la face inférieure, profonde, se trouvent
les branches de l'artère fessière supérieure, de l'artère ilio-lombaire et du rameau
antérieure du nerf crural. Vers son origine, on rencontre les branches superficielles de l'artère fémorale antérieure et de la veine correspondante.

Action. — Il amène en avant la cuisse et dans certains cas agit
comme extenseur de cette dernière.

Grand fessier (fig. 83 *x'*). Ce muscle, relativement petit, se
trouve entre le sacrum, ou bien entre la première vertèbre coccygienne et le grand trochanter (,), directement sous la peau. Il s'attache
à la face supérieure du ligament sacro-sciatique et sous-épineux, au
sacrum, aux premières vertèbres coccygiennes et à l'aponévrose fessière. De ces points d'attache, les fibres se portent en convergeant du
côté dorsal et en dehors et se jettent sur un tendon qui recouvre le
grand trochanter et s'attache à la face externe de celui-ci, jusqu'au
troisième trochanter, ainsi qu'à la ligne transverse du fémur, en
envoyant une expansion aponévrotique qui s'irradie dans l'aponévrose du tenseur du fascia lata (*y'*) et dans le quadriceps fémoral.

Le muscle est recouvert par l'aponévrose fessière, par la peau et,
vers son origine, par l'abducteur externe de la queue. Il recouvre à
son tour, une petite portion caudale du moyen fessier (*x*) et le muscle
pyramidal; puis le ligament sacro-sciatique et sacro-épineux, le muscle
coccygien, l'obturateur interne et les jumeaux; son tendon terminal
recouvre l'origine du quadriceps fémoral (vaste externe). Du côté
caudal il répond au biceps crural (*z*) et du côté oral au fessier
moyen (*x*) et au tendon du tenseur du fascia lata (*y'*).

A sa face superficielle on voit passer les branches du nerf ilio-inguinal et du
fémoro-cutané externe; puis, en partie, les nerfs cutanés postérieurs de la fesse.
A la face profonde, on trouve le nerf sciatique, la veine et l'artère sciatiques,
l'artère caudale superficielle externe, le nerf fémoro-cutané postérieur, le nerf
honteux interne, le nerf cutané inférieur de la fesse et le nerf périnéal (voy. pour
les rapports des nerfs, les fig. 84 et 85, et pour les vaisseaux, la fig. 159).

La section orale de ce muscle (voy. fig. 83, dans la direction caudale à partir
de *y'*), que l'on trouve chez l'homme et chez d'autres animaux, manque chez le
chien, ou bien elle est soudée si intimement avec le tenseur du fascia lata, et si
distincte du faisceau aboral du grand fessier qu'on peut la considérer comme faisant partie intégrante du tenseur du fascia lata.

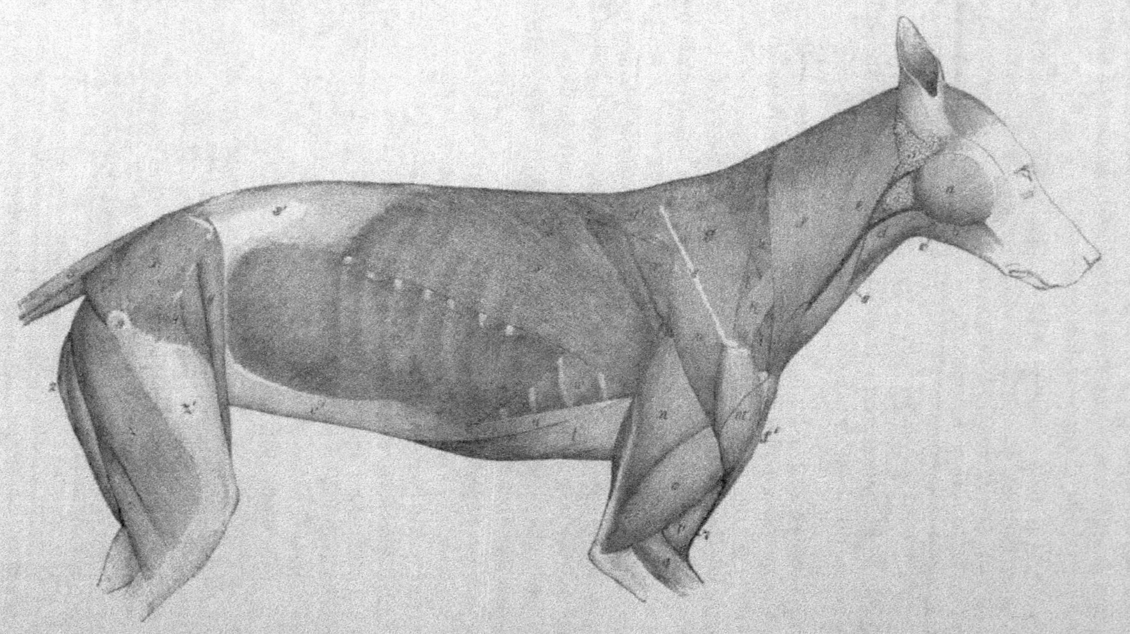

Fig. 83.

Première couche musculaire du corps entier (voy. la légende de la fig. 65, p. 182).

Action. — Il étend l'articulation coxo-fémorale; il tourne aussi l'articulation du genou en dehors.

Moyen fessier (fig. 83 *x*). Ce muscle, très fort, traversé par des traînées tendineuses se trouve sur la palette de l'ilion; il recouvre complètement l'os iliaque. Il naît sur le bord oral de l'ilion (crête iliaque), sur la face externe de la totalité de la palette jusqu'à la ligne demi-circulaire externe supérieure (fig. 82 *k*), ainsi que sur le tendon d'origine du court chef du tenseur du fascia lata (*y*). Il se termine par un tendon fort et large, qui s'attache à l'extrémité libre du grand trochanter (₄).

Le muscle est recouvert : par l'aponévrose fessière, qui se confond avec les ligaments dorso-lombaires et avec les aponévroses abdominale et caudale; puis, plus loin, en partie directement par la peau, en partie (du côté caudal) par le grand fessier (*x'*) et, vers le bord oral et externe, par le tenseur du fascia lata (*y, y'*); du côté caudal il est limité par le long releveur de la queue (₃). Il recouvre à son tour, la plus grande partie du petit fessier (fig. 86 *a*), une partie du pyramidal (fig. 84₄) et l'os.

Sur sa face inférieure (profonde) on voit une partie du nerf fessier supérieur ainsi que l'artère fessière supérieure, et l'artère ilio-lombaire.

Sur sa face supérieure (superficielle) passent les filets du nerf fémoro-cutané externe et de l'ilio-inguinal, ainsi que l'artère et la veine abdominales.

Action. — C'est un extenseur de l'articulation coxo-fémorale; il tourne aussi la rotule en dedans, tire en arrière la cuisse et pousse le tronc.

Parfois il se détache du côté interne du moyen fessier un grêle faisceau musculaire, qui naît sur le ligament sacro-sciatique et sacro-épineux et s'attache par un mince tendon au troisième trochanter. Le moyen fessier est recouvert par le grand fessier et repose sur le pyramidal.

Couche profonde.

Petit fessier (fig. 86 *a*). Muscle très fort, dont les faisceaux sont disposés en éventail; il commence sur les lignes demi-circulaires externes, supérieure (fig. 82 *k*) et inférieure (fig. 82 *g*), sur l'épine sciatique (fig. 82 *u*) et sur la face externe de la colonne de l'ilion. Les fibres charnues se dirigent en dehors et se jettent sur un tendon qui s'attache au bord externe, oral, du grand trochanter (₄) et à la ligne transverse du fémur.

Le muscle, situé profondément, est recouvert par une aponévrose, puis par le moyen fessier et en partie par le pyramidal (fig. 83₄); il repose sur la colonne ou tige de l'iliaque, sur la capsule articulaire,

sur le muscle capsulaire et sur les origines du vaste externe (*k*) et
du droit de la cuisse (*i*). Son bord caudal est limité par les muscles
jumeaux (*b*) et son bord oral ou ventral par le droit de la cuisse (*i*), le
couturier (*l*) et le tenseur du fascia lata (fig. 83 *y'*).

Sur sa face externe, on aperçoit une partie de nerf fessier supérieur et l'artère
fessière supérieure ; puis, près de son bord caudal, le nerf sciatique (fig. 85).

Action. — Il étend et fixe l'articulation coxo-fémorale ; il porte la
cuisse en arrière et en dehors et pousse le tronc en avant.

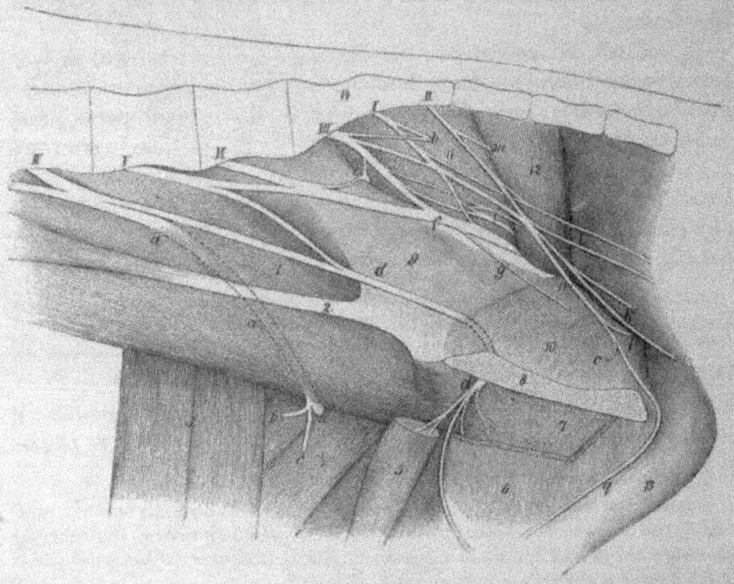

Fig. 84.

PLEXUS SACRÉ ET LES NERFS QUI EN ÉMANENT. — IV-VII, indiquent les racines ventrales
du quatrième au septième nerfs lombaires ; I et II, indiquent les racines ventrales du
premier et du deuxième nerfs sacrés ; *a*, nerf crural (la partie indiquée par le pointillé
se trouve dans le muscle psoas iliaque) ; *b*, sa branche antérieure ; *c*, nerf saphène ;
d, nerf obturateur ; *e*, nerf fessier supérieur ; *f*, nerf sciatique ; *g*, sa branche allant vers
l'obturateur interne ; *h*, nerf hémorrhoïdal postérieur ; *i*, nerfs fessiers inférieurs ; *k*, nerf
fémoro-cutané postérieur ; *l*, ses rameaux fessiers (nerfs cutanés inférieurs de la fesse) ;
m, rameau du deuxième nerf sacré destiné au releveur de l'anus et au coccygien ; *n*, nerf
honteux interne ; *o*, rameau de celui-ci qui accompagne l'urèthre ; *p*, nerf hémorrhoïdal
moyen ; *q*, nerf dorsal du pénis. 1, Psoas iliaque ; 2, tendon du petit psoas ; 3, couturier ;
4, quadriceps crural ; 5, long adducteur ; 6, droit interne ; 7, grand adducteur ; 8, symphyse pelvienne ; 9, face interne de la tige de l'ilion ; 10, obturateur interne ; 11, pyramidal ; 12, grand fessier ; 13, pénis ; 14, sacrum.

Pyramidal ou **piriforme** (fig. 85₄). Ce muscle, très court mais
assez gros, se trouve en partie dans l'intérieur du bassin. Il naît sur la

face interne (intérieure) du ligament sacro-sciatique et sacro-épineux et sur la face ventrale du sacrum, se dirige en dehors et du côté ventral et se termine par un tendon rond et un peu aplati qui, tantôt se soude avec celui du moyen fessier, tantôt s'attache isolement à côté et dans la direction dorsale par rapport à celui-ci.

Il est recouvert, en partie par le grand fessier, en partie par le fessier moyen et le biceps crural; il repose sur le petit fessier (ₐ), sur le releveur de l'anus et le coccygien. Près de la colonne vertébrale, il repose sur l'abaisseur de la queue et se trouve recouvert en partie par le long releveur de la queue.

Entre son bord oral et la grande échancrure sciatique passent l'artère et la veine fessières supérieures, ainsi que le nerf fessier supérieur; sur sa face interne se trouvent les branches principales de l'artère hypogastrique et de la veine hypogastrique, ainsi qu'une partie de l'artère et de la veine caudales externes superficielles; puis l'artère sacrée interne et le nerf fessier inférieur qui contourne, avec le nerf sciatique, le bord caudal du muscle; enfin le plexus coccygien et ses nerfs. (Pour les rapports des nerfs, voy. les fig. 85 et 84, pour les rapports des vaisseaux, la fig. 159).

Action. — Il assiste les muscles fessiers dans les mouvements qu'exécutent ces derniers.

Couche la plus profonde (muscles du côté ventral du tronc).

Carré crural (fig. 86 *d*). Ce muscle se trouve du côté caudal par rapport à l'extrémité caudale du fémur, et du côté ventral par rapport à l'ischion. Il présente un corps charnu, court et épais, qui naît sur la face ventrale de la tubérosité de l'ischion et se dirige, en décrivant une légère courbe le long du bord ventral ou caudal de l'obturateur externe, vers la fosse trochantérienne pour s'insérer à l'extrémité distale de cette fosse.

En dedans, le muscle passe, du côté distal, entre le grand adducteur de la cuisse (*h*) et l'obturateur externe. Il est recouvert en dehors par le biceps crural (fig. 83 *z*). Du côté proximal (dorsal), il touche aux jumeaux (*b*) et au fémur; du côté caudal, au demi-tendineux (*g*).

Sur sa face externe on trouve l'artère et la veine ischiatiques, le nerf sciatique et les branches de ce dernier.

Action. — Il porte la cuisse en avant et déplace la ligne du centre de gravité du corps. Il supporte le nerf sciatique.

Jumeaux (fig. 86 *b*). Ils forment une masse charnue, située entre la branche externe de l'ischion et le tiers proximal du fémur. Cette masse naît sur la branche externe de l'ischion, près de la petite échancrure sciatique et se termine dans la fosse trochantérienne, du côté proximal par rapport au carré crural (*d*). Sur sa face dorsale ou externe se trouve le tendon aplati de l'obturateur interne (*c*) et, par dessus, le biceps crural (fig. 83 *z*). La masse des jumeaux repose sur une petite portion de l'obturateur externe. Son bord oral (dorsal) touche le petit fessier (*a*) et son bord caudal (ventral) répond au muscle carré crural (*d*).

La face dorsale (externe) des jumeaux est en rapport avec le nerf sciatique, l'artère et la veine ischiatiques et leurs ramifications (voy. fig. 85).

Action. — Ces muscles portent la cuisse en avant et lui font

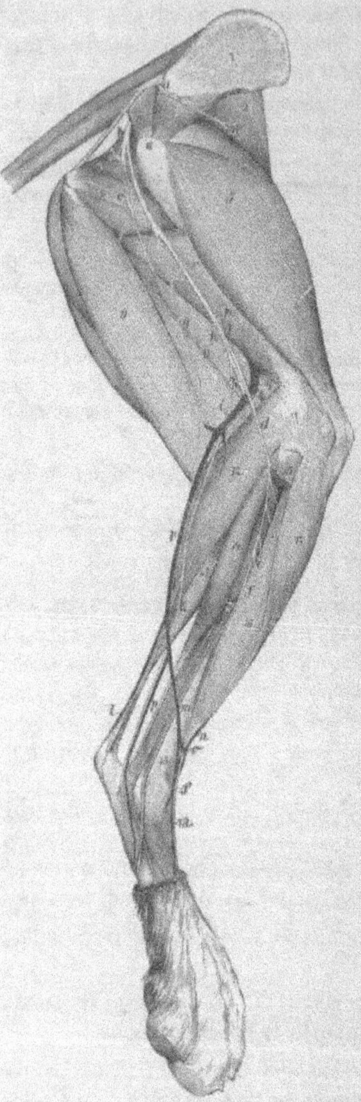

Fig. 85.

RÉGION INNERVÉE PAR LE NERF SCIATIQUE; VEINES SAPHÈNES. — *a*, Nerf fessier supérieur; *a'*, sa branche terminale destinée au tenseur du fascia lata; *b*, nerf sciatique; *c*, ces rameaux musculaires (les rameaux qui pénètrent dans le biceps fémoral ont dû être coupés); *d*, nerf péronier; *e*, sa branche profonde; *f*, sa branche superficielle; *g*, sa branche cutanée péronière; *h*, nerf tibial; *i*, nerf long fémoro-cutané postérieur; *k*, sa branche orale; *l*, sa branche aborale; *m*, tronc commun des trois veines communes dorsales des orteils; *n*, veine saphène interne (grande veine saphène); *o*, branche anastomotique entre *m* et *n*; *p*, veine saphène externe (petite veine saphène); *q*, artère poplitée; *r*, branche de l'artère crurale postérieure et intérieure. 1, Bassin; 2, muscle couturier; 3, petit fessier; 4, pyramidal; 5, vaste externe; 6, grand trochanter; 7, muscles jumeaux; 8, carré crural; 9, demi-tendineux; 10, grand adducteur; 11, demi-membraneux; 12, jumeau ou gastrocnémien externe; 13, fléchisseur superficiel des orteils; 14, fléchisseur profond des orteils; 15, long péronier (coupé en partie); 16, long extenseur des orteils; 17, jambier antérieur; 18, extrémité distale du tibia.

exécuter le mouvement de rotation. Ils supportent le nerf sciatique.

Obturateur externe. C'est un muscle en éventail ; il ferme le trou obturateur. Il naît sur le bord et aux environs de ce trou, ainsi que sur la face ventrale du pubis et de l'ischion.

Ses fibres convergent vers la petite échancrure sciatique ; le muscle, primitivement plat, devient ainsi de plus en plus épais et s'insère enfin dans la fosse des rotateurs.

En dehors, il est recouvert par les jumeaux et le carré crural. Du côté ventral, il repose sur le grand adducteur. Vers la symphyse il répond à l'origine du muscle plantaire et du côté oral et externe, à l'articulation coxo-fémorale.

Près de son bord oral, il est perforé par le nerf obturateur et par les petites branches de l'artère fémorale profonde.

Action. — Il porte la cuisse en avant pendant que le genou accomplit la rotation en dehors. Il porte le tronc latéralement.

B. Muscles de la cuisse (ou du fémur).

Le fémur est complètement entouré de muscles ; seule son extrémité proximale reste libre en partie. On peut diviser les muscles de la cuisse, dont l'action s'étend plutôt sur la jambe que sur la cuisse, en quatre groupes : muscles externes, muscles internes, muscles du côté oral et muscles du côté caudal.

Le biceps crural et le vaste externe appartiennent au groupe des muscles externes. Le vaste externe se trouvant en même temps sur la face orale sera décrit avec le groupe des muscles du côté oral. Le groupe caudal est représenté par les muscles dits des fesses (demi-membraneux, demi-tendineux et biceps crural). Ces muscles prennent leur origine sur l'ischion et en partie sur le ligament sacro-sciatique et sacro-épineux ; ils se dirigent en ligne courbe vers l'articulation du genou et vers l'extrémité proximale de la jambe. Ils forment une masse charnue puissante qui est innervée, comme les muscles du groupe externe, par le nerf sciatique et par le plexus sacré. Le groupe oral comprend : la partie distale du tenseur du fascia lata (voy. p. 235) et son tendon, le chef oral du couturier et le quadriceps crural. Tous ces muscles sont innervés par le nerf crural, sauf le tenseur qui reçoit des filets du nerf fessier supérieur. Le groupe interne est formé par le chef aboral du couturier et les muscles adducteurs. Ces muscles sont innervés par le muscle obturateur.

1. MUSCLES DE LA FACE CAUDALE (FACE DE FLEXION)
DE LA CUISSE (*muscles des fesses*).

a. Couche du côté caudal et externe.

Biceps crural (fig. 83 *z*, *z*). Ce muscle, long et fort, constitue la partie externe et caudale des fesses et se trouve essentiellement en dehors du fémur; il s'étend depuis le bassin presque jusqu'au milieu du tibia. Il s'insère au ligament sacro-sciatique et sacro-épineux, ainsi qu'à la tubérosité de l'ischion, par un chef très fort; puis, par un chef plus grêle, à cette même tubérosité mais en dedans du long chef. Les deux chefs se fusionnent bientôt entre eux et forment un corps musculaire qui se dirige un peu en dehors et dont les fibres vont en divergeant; il décrit une courbe vers l'articulation du genou et le tibia, jusqu'au milieu de ce dernier, où il se jette sur une large expansion aponévrotique, qui s'attache au ligament externe de l'articulation du genou, à la rotule et à la crête du tibia, tout en se confondant avec l'aponévrose de la jambe et avec le fascia lata. De la face interne du bord musculaire se détache encore un feuillet aponévrotique, qui se dirige vers la patte, se soude, au niveau du tiers distal de la jambe, avec un feuillet du demi-tendineux et forme ainsi un tendon assez fort (fig. 81 *s*), qui se trouve sur la face inférieure du tendon d'Achille et se termine tout près de celui-ci sur le bord interne du calcanéum.

Le biceps est recouvert par une aponévrose et par la peau. Il recouvre, en partie, le ligament sacro-sciatique et sacro-épineux (fig. 86 ,), la tubérosité de l'ischion (fig. 86 ,), le tendon de l'obturateur interne (fig. 86 *c*), les jumeaux (fig. 86 *b*), et, plus loin, la face externe de la cuisse et les muscles qui se trouvent dans l'espace triangulaire situé du côté de flexion et limité par le fémur, la tubérosité de l'ischion, et l'extrémité proximale du tibia, c'est-à-dire le grand adducteur de la cuisse (fig. 86 *h*), le demi-membraneux (fig. 86 *e'*, *e''*), l'adducteur de la jambe et une partie du vaste externe (fig. 86 *k*). Il recouvre encore les ganglions lymphatiques du jarret, tandis que son tendon terminal repose sur l'articulation du genou, sur les extenseurs et les fléchisseurs à leurs origines, ainsi que sur le gastrocnémien externe (fig. 86 *m*, *o*, *p*, *s* et *t*). Sur son bord proximal ou oral, qui touche au vaste externe (fig. 86 *k*), au grand fessier (*x'*) et au pyramidal (fig. 85 ,), apparaît un fascia (*z*) qui n'est que le prolongement de l'aponévrose enveloppant le muscle. Ce fascia se soude aux aponévroses qui viennent des muscles fessiers (*x*, *x'*) et du tenseur du fascia lata (*y'*) et se termine dans le fascia lata. Près du bord caudal ou distal du muscle, l'aponévrose du biceps se confond avec l'aponévrose de la jambe et avec celle du demi-tendineux (i), qui se trouve ici en rapport avec le biceps.

A la face superficielle du muscle on trouve les branches de l'artère ischiatique et du nerf fémoro-cutané externe; a sa face profonde on rencontre l'artère fessière supérieure, le nerf sciatique et les origines du nerf tibial et du nerf péronier; puis, la terminaison de l'artère crurale (poplitée) et de la veine correspondante, de fortes branches musculaires, les ramifications principales de l'artère crurale postérieure et inférieure et de la branche cutanée péronière ainsi que les filets du nerf long fémoro-cutané postérieur et la petite veine saphène. Le nerf

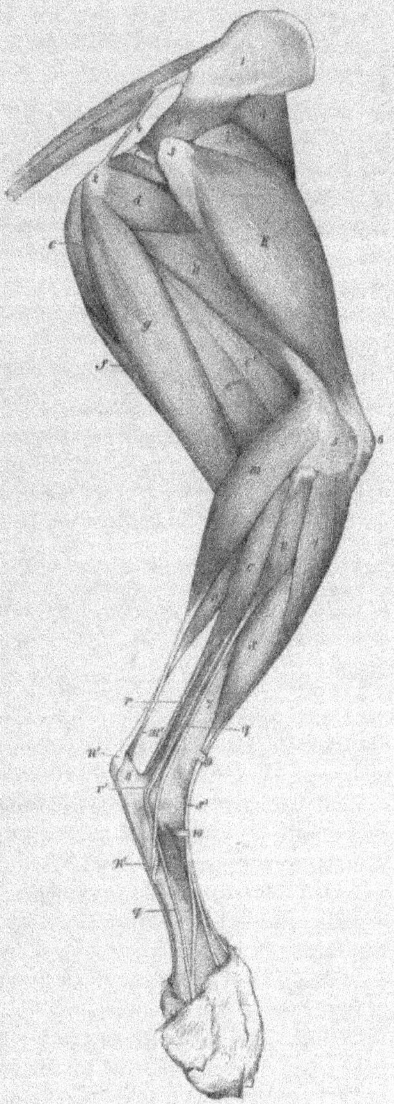

Fig. 86.

MUSCLES DU MEMBRE ABDOMINAL (vus du côté externe). *Le biceps crural* (fig. 83 z), *le grand et le moyen fessiers* (fig. 83, x' *et x), ainsi que le tenseur du fascia lata* (fig. 83, y et y') *sont enlevés.* — a, Petit fessier; b, jumeaux de l'obturateur; c, tendon de l'obturateur interne; d, carré crural; e, demi-membraneux; e', son faisceau proximal (ou oral); e'', son faisceau distal (ou aboral); f, droit interne; g, demi-tendineux; h, grand et petit adducteurs réunis; i, droit de la cuisse; k, vaste externe; l, faisceau oral (externe) du couturier; m, jumeau externe; n, fléchisseur superficiel des orteils; n', son tendon; o, fléchisseur profond des orteils; p, long péronier; q, tendon du troisième péronier; r, court péronier; r', son tendon; s, long extenseur des orteils; s', son tendon; t, jambier antérieur; u, court extenseur commun des orteils. 1, Face externe de la palette de l'ilion; 2, tubérosité de l'ischion; 3, grand trochanter; 4, ligament sacro-sciatique et sacro-épineux; 5, condyle externe du fémur; 6, rotule; 7, tibia; 8, calcanéum; 9, ligament annulaire proximal pour les tendons du tibial antérieur et du long extenseur des orteils; 10, ligament annulaire distal pour le tendon de ce dernier muscle.

péronier* passe sous son tendon terminal (voy. pour les rapports des nerfs et des vaisseaux la fig. 85).

Action. — Il fléchit et étend alternativement l'articulation du genou; il étend l'articulation du tarse, pousse en avant le tronc et porte la cuisse en arrière dans le cas où le genou est dirigé en dehors.

Abducteur de la jambe. C'est un muscle mince, rubané. Sa partie proximale se trouve entre le biceps crural d'une part, le demi-membraneux et le grand adducteur de l'autre; et sa partie distale (dans le tiers proximal de la jambe), entre le biceps et le demi-tendineux. Il représente ainsi la couche profonde des muscles des fesses. Il naît par un mince tendon sur le ligament sacro-sciatique et sacro-épineux et se dirige, entre le bord interne de la partie aborale du biceps et le grand adducteur, du côté du tarse. Vers le tiers distal de la cuisse, il se porte sur la face externe du gastrocnémien externe et se fusionne avec le biceps crural, de façon à représenter le bord caudal de ce dernier. Son tendon se soude également avec celui du biceps.

Il recouvre les ganglions lymphatiques du jarret et se trouve du côté distal par rapport au gastrocnémien externe. Il est recouvert : en dedans, par le carré crural, par le demi-membraneux, par le demi-tendineux et par l'adducteur de la cuisse; en dehors, par le biceps.

La branche cutanée péronière du nerf péronier accompagne le muscle. Sur sa face profonde se trouvent, en partie, les branches de l'artère ischiatique et du nerf sciatique, l'artère crurale postérieure inférieure, la petite veine saphène, ou saphène externe et, en partie, le nerf long fémoro-cutané postérieur (ou sural).

b. Couche du côté caudal et interne.

Demi-tendineux (fig. 86 *g*). C'est un muscle long, charnu, quadrangulaire, arrondi. Il est situé dans la partie caudale des fesses, entre le biceps en dehors et le demi-membraneux en dedans (*e, e', e''*); il s'étend en ligne courbe entre l'ischion et la partie proximale de la jambe. Sa portion proximale est située en dehors, sa portion moyenne se trouve du côté caudal, et sa portion distale en dedans de la cuisse. Il concourt à dessiner la partie caudale du contour de la cuisse. Il naît sur la tubérosité de l'ischion (*,*), entre le biceps crural (fig. 83 *f*) et le demi-membraneux (*e*), se dirige en longeant le bord caudal du biceps crural, du côté de la patte, et passe, au niveau de l'articulation du genou, sur la face interne de la cuisse (fig. 81 *o*); il est alors situé près du bord caudal du demi-membraneux (*e''*) et du côté interne du gastrocnémien (fig. 81 *q*) qu'il croise sous un angle presque droit. Il se termine par un fort tendon qui s'attache à la face interne du tibia (fig. 81ₑ) et sur

* Le sciatique poplité externe de l'homme. (*Note du traducteur.*)

la crête de cet os, tout en envoyant des fibres rayonnées sur le fascia de la jambe et sur l'aponévrose du gastrocnémien interne. Une partie du tendon se prolonge du côté distal et se soude avec le feuillet aponévrotique du biceps crural (voy. la description de ce dernier) pour former un tendon commun qui s'attache au calcanéum (fig. 81 s).

Le muscle est recouvert presque en entier par l'aponévrose et la peau; il touche, du côté oral et en dehors, le biceps crural; par sa moitié distale il répond au demi-membraneux (e″); du côté interne, il est en rapport avec le demi-membraneux (e) et du côté distal, avec le droit interne (f). La partie terminale est recouverte en dehors par le gastrocnémien (m) et par les muscles de la jambe.

Entre le demi-tendineux et le biceps se trouvent, vers le bord caudal des gastrocnémiens, les ganglions lymphatiques du jarret et les branches de l'artère crurale postérieure et inférieure; puis la petite veine saphène, le nerf long fémoro-cutané postérieur et la branche cutanée péronière du nerf péronier. A la face interne du muscle on aperçoit, près de son extrémité, l'artère, la veine et le nerf saphènes. — Près de son bord oral apparaissent les branches du nerf sciatique et de l'artère ischiatique (pour les rapports des nerfs et des vaisseaux voy. la fig. 85).

Action. — Il fléchit l'articulation du genou, porte la cuisse en arrière et pousse le tronc en avant.

Demi-membraneux (fig. 86 e, e′ e″ fig. 87, e, e′). C'est un muscle long, charnu, quadrangulaire, arrondi; il concourt à la formation des fesses et dessine par sa partie proximale le contour de ces dernières du côté caudal. Il décrit une courbe entre la tubérosité de l'ischion (fig. 86₃) et l'articulation du genou (fig. 87₃) et présente deux chefs. En dehors, il est en rapport avec le biceps (fig. 83 f) et le demi-tendineux (fig. 86 g); en dedans, avec le droit interne (fig. 81 n). Il naît sur la partie interne de la tubérosité de l'ischion, ou bien vers l'angle externe de cet os, et se divise ensuite en deux ventres charnus ou chefs, situés tout près l'un de l'autre. Le chef du côté oral est plus fort que celui du côté aboral; les tendons des deux chefs sont en partie soudés entre eux. *Le ventre ou chef proximal (oral)* (fig. 86 e′ et fig. 87 e) s'insère en partie sur le côté distal du fémur (en commun avec le long adducteur), en partie sur l'os sésamoïde interne; en outre, il forme une expansion aponévrotique qui se confond avec l'aponévrose du vaste interne (fig. 87 a). *Le ventre ou chef distal (caudal)* (fig. 86 e″ et fig. 87 e′) se termine par un mince tendon qui passe sous le ligament latéral interne de l'articulation du genou et s'insère en dedans sur le bord de l'articulation (bord sous-glénoïdien) du tibia.

Le muscle est recouvert: en dehors, par le biceps (fig. 83 f), le demi-tendineux (fig. 86 g), et, près de sa terminaison, par le gastrocnémien (fig. 86 *m*) ; en dedans, en grande partie, par le droit interne (fig. 81 *n*) et vers son extrémité, un peu par le couturier (fig. 81 *h'*). A son origine, il touche en dedans l'ischio-caverneux. Le bord oral est en rapport avec le grand adducteur de la cuisse (fig. 86 *h*), le bord aboral, avec le demi-tendineux et, vers son extrémité, avec le jumeau interne (fig. 87 *g*).

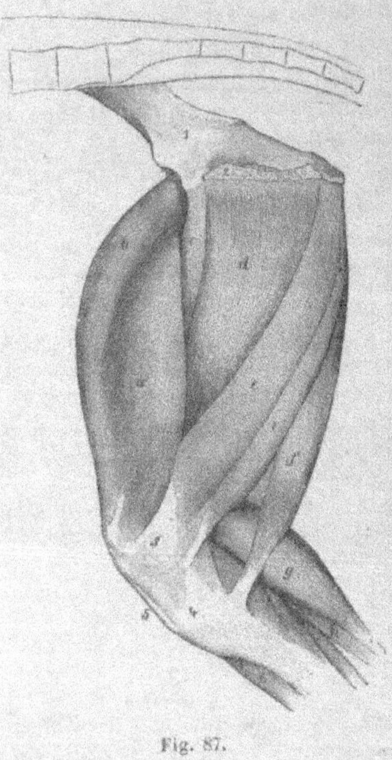

Sur la face interne du muscle on voit les artères crurales postérieures (supérieure et moyenne) accompagnées des veines correspondantes ; et, vers l'extrémité de cette face, l'artère et la veine saphènes, ainsi que le nerf saphène (fig. 80). Sur la face externe se trouvent le nerf sciatique avec le nerf péronier et le tibial ; la branche cutanée-péronière du nerf péronier ; l'artère et la veine poplitées (vers l'extrémité du muscle) ; les branches de l'artère crurale postérieure et inférieure, la petite veine saphène et, en partie, le nerf long fémoro-cutané postérieur (fig. 85).

Action. — Il porte la cuisse en arrière dans l'adduction du genou ; il pousse le corps et étend l'articulation du genou.

Fig. 87.

Deuxième couche des muscles qui entourent le fémur (vue du côté interne). — *a*, Vaste interne ; *b*, droit de la cuisse ; *c*, premier adducteur ; *d*, grand et petit adducteurs réunis ; *e*, faisceau proximal (oral) du demi-membraneux ; *e'*, faisceau distal (aboral) du même muscle ; *f*, demi-tendineux ; *g*, jumeau interne ; *h*, fléchisseur superficiel des orteils ; *i*, poplité ; *k*, jambier antérieur. 1, Face interne du bassin ; 2, symphyse pelvienne (coupée) ; 3, condyle interne du fémur ; 4, face interne de la crête du tibia ; 5, ligament rotulien.

2. MUSCLES DU COTÉ ORAL (DORSAL) DE LA CUISSE (OU DU FÉMUR)

Première couche.

Couturier (fig. 81 *h*, *h'*). Ce muscle est situé seulement en partie du côté oral ; sa masse principale se trouve du côté interne. Il forme un ventre charnu, long et aplati, qui ordinairement se divise assez nettement en deux chefs ;

ces deux chefs se touchent par leurs bords et sont rarement séparés d'une façon complète l'un de l'autre (*h* et *h'*) ; ils s'étendent depuis la palette de l'ilion jusqu'à l'extrémité proximale de la jambe. Les deux chefs naissent tout près l'un de l'autre, sur l'angle externe de l'ilion et sur la moitié orale du bord ventral de l'ilion ; la portion interne, ne s'attache que sur ce bord. Le chef externe ou oral (*h*) longe le bord oral de la cuisse, dont il forme la base (en partie avec le tenseur) et se dirige vers le genou ; il arrive à la face interne, tout près de la rotule et se termine par un large tendon dont une partie s'attache en dedans, sur la rotule, et l'autre se soude avec le tendon du chef interne. Il repose surtout sur le droit de la cuisse (*i*) et touche par le tiers de sa portion originelle le tenseur du fascia lata. Le chef interne se dirige, le long de la face interne de la cuisse, vers le genou et repose par conséquent sur le vaste interne (*k*). Il se jette sur un large tendon qui se divise en deux parties, dont l'une se soude avec les tendons du droit interne (*n*) et du demi-membraneux (*p*), ainsi qu'avec le tendon du chef oral et se confond avec le fascia de la cuisse et le fascia lata ; tandis que l'autre va s'attacher sur la face interne de l'extrémité proximale du tibia (*o*).

Le couturier se trouve en grande partie directement sous la peau ; seule sa section dorsale (proximale) se trouve en partie au voisinage et en dedans des muscles de l'abdomen et du psoas iliaque (*a*) qui la recouvrent. Il recouvre à son tour le droit de la cuisse (*i*) et le vaste interne (*k*) ; sa portion terminale repose sur l'extrémité du demi-membraneux (*p*) et du droit interne (*n*). En dehors et du côté oral, le muscle est en rapport avec le tenseur du fascia lata. Son bord interne, caudal, est libre ; il constitue la limite, du côté oral, de la fosse ilio-pectinée et recouvre le droit de la cuisse (*i*), le vaste interne (*k*), ainsi que les extrémités du grand adducteur de la cuisse (*m*), du demi-membraneux (*p*) et du droit interne (*n*).

A la face profonde du couturier on rencontre l'artère et la veine crurales antérieures ; l'artère et la veine articulaires superficielles du genou ; on y trouve encore du côté proximal, la branche antérieure du nerf crural et en partie le nerf fessier supérieur ; et du côté distal, le nerf saphène et plusieurs petites branches artérielles qui pénètrent dans le vaste interne. Son bord caudal répond à l'artère et à la veine crurales, ainsi qu'au nerf saphène ; l'artère crurale est en grande partie recouverte par ce muscle (voy. pour les rapports des nerfs et des vaisseaux la fig. 89).

Action. — Ce muscle pousse en avant la cuisse et la met en adduction quand elle n'est pas mue par les autres muscles.

Deuxième couche.

Quadriceps crural ou extenseur de la cuisse à quatre chefs (fig. 86 *i* et *k*, et fig. 87 *a* et *b*). Ce muscle puissant recouvre les trois faces (externe, interne et dorsale) du fémur, depuis l'extrémité proximale de l'os jusqu'à son extrémité distale ; il se termine par un tendon qui englobe la rotule comme un os sésamoïde et s'attache ensuite sur la crête du tibia sous le nom de ligament rotulien. Ce tendon envoie des expansions vers les aponévroses avoisinantes. On peut séparer le corps charnu du muscle en trois ou quatre chefs, dont un, le droit de la cuisse, est situé du côté oral du fémur ; l'autre, le vaste externe, se trouve en dehors ; et le troisième, le vaste interne, en dedans du fémur. Parfois on rencontre entre les deux vastes (externe et interne), et sous le droit de la cuisse, tout à fait profondément, encore un faisceau charnu, qui repose directement sur la face orale du fémur et se trouve recouvert par le droit de la cuisse et la partie orale des muscles vastes. On désigne ce faisceau sous le nom de *muscle crural.*

α **Droit de la cuisse** * (fig. 86 *i* et fig. 87 *b*). Le ventre charnu, arrondi, de ce muscle naît du côté oral du fémur sur un tendon qui vient de l'éminence ilio-pubienne de l'ilion (fig. 82 *a*) ; il s'étend jusqu'au voisinage de la rotule où il se termine par un tendon qui s'attache à celle-ci. Revêtu, du côté oral, par le fascia lata et par la peau, il se trouve entre le vaste interne (fig. 87 *a*) et le vaste externe (fig. 86 *k*) et fait saillie au-dessus de ces deux muscles du côté oral. A son origine (fig. 86 *i*), il est recouvert, en dehors, en partie par le petit fessier (fig. 86 *a*), en partie par le tenseur du fascia lata, en partie par le capsulaire ; en dedans, il se trouve sous le psoas iliaque (fig. 81 *a*). Sur la partie de la face interne qui n'est pas recouverte par le vaste interne se trouve le cou-

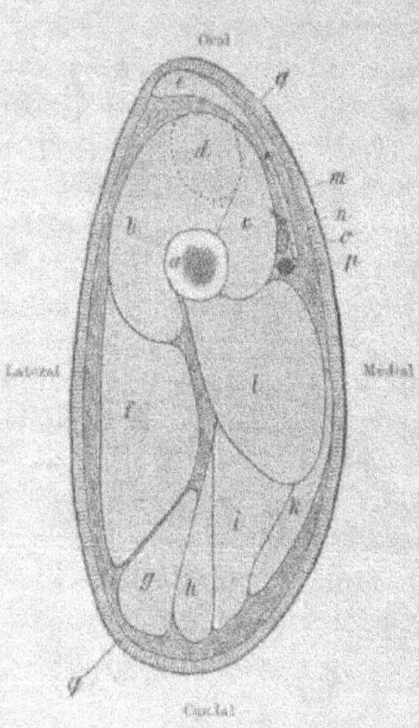

Fig. 88.

Coupe transversale du membre abdominal (la coupe a été pratiquée au milieu du membre et perpendiculairement à l'os). — *a*, Fémur ; *b*, vaste externe (et crural) ; *c*, vaste interne ; *d*, droit de la cuisse ; *e*, couturier ; *f*, biceps crural ; *g*, demi-tendineux ; *h*, faisceau distal (aboral) du demi-membraneux ; *i*, son faisceau proximal (oral) ; *k*, droit interne ; *l*, grand et petit adducteurs réunis ; *m*, couturier (chef aboral ou interne) ; *n*, nerf saphène ; *o*, artère crurale ; *p*, veine crurale ; *q*, peau.

turier (fig. 81, *h*, *h'*). Souvent il est fusionné avec le vaste externe et le crural ou vaste moyen.

* *Droit antérieur* de l'anatomie humaine. (*Note du traducteur.*)

Du côté interne, sa portion d'origine est croisée par l'artère crurale antérieure et par la veine correspondante, ainsi que par la branche antérieure du nerf
crural ; de ce même côté, mais plus loin, dans la direction distale, on rencontre
l'artère et la veine crurale, le nerf saphène et le nerf crural ; et du côté caudal et
proximal, l'artère circonflexe fémorale externe (pour les rapports des nerfs et des
vaisseaux voy. la fig. 89.)

β **Vaste interne** (fig. 87 *a*). Le ventre charnu, long et large, de
ce muscle naît sur le fémur, tout près de la tête de cet os et en
partie sur la lèvre interne de la ligne âpre. Près de l'articulation du
genou il se jette sur un large tendon qui s'attache, partie sur la
rotule, partie sur l'épicondyle interne du fémur, en
se confondant partiellement avec les tendons du demi-
tendineux (*e, e'*) et du grand adducteur (*d*).

Le muscle repose directement sur l'os et répond
par sa face profonde au crural ou au vaste externe.
Il est en rapport : en dehors et du côté oral, avec le
droit de la cuisse (*b*) ; en dedans, par sa portion d'origine, au psoas iliaque (fig. 81 *a*). Du côté oral et en
dedans il répond au couturier (fig. 81 *h, h'*) et du
côté caudal au long adducteur (*c*) et au grand adducteur (*d*) ; dans le reste de son étendue il est recouvert par le fascia lata.

Sur sa face interne se trouvent l'artère et la veine crurales,
le nerf saphène, l'artère circonflexe fémorale interne et, près
de son extrémité, l'artère et la veine articulaires superficielles
du genou, accompagnées d'une branche du nerf saphène. Vers
son bord oral apparaissent, près de son origine, l'artère et la
veine circonflexes fémorales externes et le nerf crural (voy.
pour les rapports des nerfs et des vaisseaux la fig. 89).

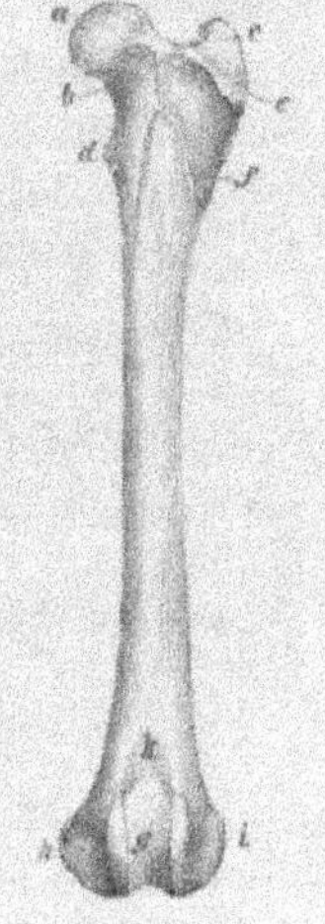

Fig. 88 *a*.

FÉMUR (vu du
côté oral ; voy. la
légende de la fi-
gure 46, page 105).

γ **Vaste externe** (fig. 86 *k*). C'est le chef le plus
volumineux du quadriceps de la cuisse ; son ventre
charnu est très long et large. Il naît sur la ligne transverse du fémur (fig. 88 *a* de la p. 251, *e*), sur les rugosités de la face externe de la portion proximale du fémur et sur la
lèvre externe de la ligne âpre. Au voisinage de l'articulation du
genou, il se termine par une large aponévrose qui arrive jusqu'à la
rotule et s'y confond avec les tendons du plantaire et du jumeau
externe.

Le muscle est recouvert : à son origine, par le grand fessier
(fig. 83 *x'*) et par le tenseur du fascia lata (fig. 83 *y, y'*) ; près de son
bord caudal, sur une faible étendue, par le biceps crural (83 *z*) ; dans
le reste de son étendue, il est revêtu par le fascia lata (fig. 83 *z'*),

très épais en cet endroit, qui plonge entre lui et le biceps et s'attache au fémur; par dessus cette aponévrose se trouve la peau. Le muscle recouvre à son tour : l'os, le droit de la cuisse (*i*), le vaste interne et, à son origine, en partie le muscle capsulaire. Du côté caudal, il est limité par le biceps crural et le grand adducteur (*h*). A son origine, il se rencontre avec le petit fessier (*a*). Dans le tiers distal il se fusionne avec le droit de la cuisse.

Il est traversé par les branches de l'artère circonflexe externe de la cuisse, par le nerf crural et par une traînée tendineuse. Sur sa face externe passent les branches du nerf fémoro-cutané externe, ainsi que l'artère et la veine abdominales.

Quant au muscle *crural* nous n'avons pas pu constater sa présence d'une façon bien nette (voy. plus haut).

Action de la masse totale du quadriceps. — Elle étend l'articulation du genou, pousse le tronc en avant et tend l'aponévrose de la jambe.

Capsulaire. Muscle plat, étroit et pâle, qui commence au col du fémur et se dirige du côté dorsal et oral, par-dessus la face externe de l'articulation coxo-fémorale, pour se terminer sur le bord de la cavité cotyloïde, tout près du tendon du droit de la cuisse. Il recouvre l'articulation et le tendon du droit de la cuisse; il est recouvert par le vaste externe et le petit fessier.

3. MUSCLES DE LA FACE INTERNE DE LA CUISSE (fig. 81).

Sauf une fente médiane, ces muscles remplissent l'espace entre le plancher ou fond du bassin et la cuisse. On les appelle aussi, à cause de leur action, les adducteurs. Ils sont innervés principalement par le nerf obturateur et forment deux couches, superficielle et profonde. La *couche profonde* est formée par le premier ou moyen ou long adducteur (Adductor longus) (*l*) et par le grand adducteur réuni au petit ou deuxième adducteur (Adductor magnus et brevis) (*m*); plus profondément encore, se trouvent l'obturateur externe et le carré crural qui ont été déjà décrits avec les muscles de la hanche. *La couche superficielle* est constituée par le couturier (*h*, *h'*), qui se trouve du côté oral, et par le droit interne (*n*), qui se trouve du côté caudal de la face interne de la cuisse. Entre les deux, il reste libre un long espace triangulaire et plat. Dans la partie caudale de ce dernier, on aperçoit les muscles de la deuxième couche (profonde) (*l*, *m*) qui atteignent ainsi presque le niveau de la couche superficielle. C'est notamment le cas pour le premier ou moyen adducteur (*l*) que l'on peut également ment considérer comme appartenant à la couche superficielle. La moi-

tié orale, plus profonde, de cet espace, limitée d'une part par le couturier (*h'*) et de l'autre par le premier ou moyen adducteur (*l*) et le
grand adducteur réuni au petit (*m*) représente la *fosse ilio-pectinée*
(voy. la description de cette dernière).

Après avoir enlevé la peau on aperçoit donc sur la face interne
de la cuisse, en allant du bord oral vers le bord caudal : 1° le couturier (*h, h'*); 2° la fosse ilio-pectinée (voy. plus bas); 3° le premier ou
moyen adducteur (*l*) et le grand adducteur réuni au petit (*m*); 4° le
droit interne (*n*) et 5° le bord, très mince, du demi-tendineux (*o*).

FOSSE ILIO-PECTINÉE ET ANNEAU CRURAL (fig. 81).

La fosse ilio-pectinée de l'homme * est remplacée chez le chien
par une large dépression triangulaire et plate située à la face interne
de la cuisse. Cette dépression est limitée : du côté oral, par le couturier (*h'*); du côté aboral, par le premier ou moyen adducteur (*l*) et le
grand et le petit adducteurs réunis (*m*); du côté dorsal, par le psoas
iliaque (*a*). Dans la direction du pied, le bord du couturier d'une
part et ceux du premier adducteur et du grand et petit adducteurs
réunis de l'autre, se rencontrent sous un angle aigu. Au fond de la
dépression, on aperçoit une partie du droit de la cuisse (*i*) et une
partie du vaste interne (*k*). La dépression ou fosse elle-même est remplie de tissu adipeux au milieu duquel se trouvent les nerfs (crural
et saphène) et les vaisseaux (artère et veine crurales) (voy. fig. 89).
Du côté distal, la fosse est plus plate et plus rétrécie; elle se prolonge
jusqu'au-dessous du grand adducteur (*m*) et du demi-membraneux (*p*)
(canal de Hunter, dans lequel se trouvent les vaisseaux de la cuisse).
La fosse ilio-pectinée est recouverte par le fascia de la cuisse. Du côté
distal, ce fascia est perforé par les vaisseaux, notamment par l'artère
et la veine saphènes. L'orifice ainsi formé représente l'*anneau crural
externe*.

Première couche.

Droit interne (*gracilis*) (fig. 92 *n*). Muscle long et aplati jusqu'à
sa portion caudale, très épaisse. Il forme la couche la plus superficielle du tronçon caudal de la face interne de la cuisse. Il naît aux
environs et sur la symphyse des ischions, sur le bord caudal de l'ischion et sur le tendon du grand adducteur de la cuisse (*m*); son ventre
charnu se termine au niveau de l'articulation du genou par un large
tendon, qui s'insère sur la face interne de la crête du tibia (*a*) et se

* On nomme cette région *triangle de Scarpa* dans nos traités d'anatomie humaine.
(*Note du traducteur.*)

soude avec les tendons du couturier (*h'*), du demi-membraneux (*p*) et en partie avec le tendon du long adducteur (*l*).

Le muscle est recouvert par l'aponévrose et la peau. Il est situé en dehors sur une partie du grand adducteur (*m*), du demi-membraneux (*p*) et du demi-tendineux (*o*). Son bord oral est libre; il répond au grand adducteur et au demi-membraneux; du côté dorsal il atteint parfois le couturier. Le bord aboral se trouve sur le demi-tendineux (*o*).

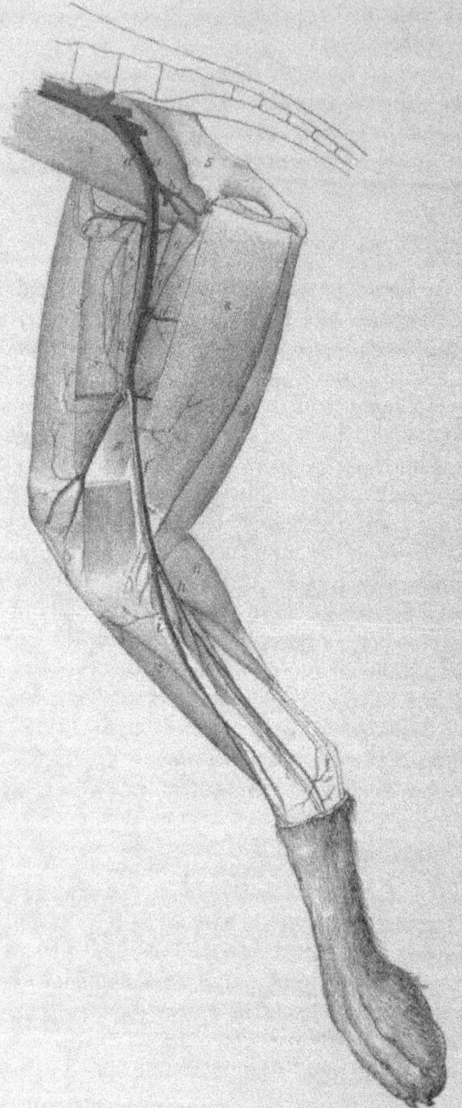

Fig. 89.

RAMIFICATIONS DE L'ARTÈRE ET DE LA VEINE CRURALES. — *a*, Artère et veine crurales; *b*, artère fémorale profonde avec ses branches et les veines correspondantes; *c*, artère et veine crurales antérieures accompagnées du rameau antérieur du nerf crural; *d*, artère et veine crurales postérieures et supérieures; *e*, artère et veine crurales postérieures internes; *f*, artère et veine saphènes avec le nerf saphène; *g*, artère et veine articulaires superficielles du genou avec un rameau du nerf saphène; *h*, branche plantaire, et *i*, branche dorsale de l'artère et de la veine saphènes; *k*, nerf saphène. 1, Muscle psoas iliaque; 2, tenseur du fascia lata; 3, couturier; 4, quadriceps; 5, os iliaque; 6, long adducteur; 7, grand adducteur; 8, droit interne; 9, demi-tendineux; 10, demi-membraneux; 11, jumeaux; 12, jambier antérieur.

Du côté dorsal, le muscle est en rapport avec le couturier (*h*), et du côté proximal (par son bord oral) avec le long adducteur (*l*). En dedans, sa portion initiale touche le cordon spermatique, le pénis, les glandes inguinales et les vaisseaux du pénis (artère et veine honteuses externes) *.

Sur la partie superficielle du tendon du muscle passent l'artère et la veine saphènes, ainsi que le nerf saphène ; sur sa face profonde (externe) se trouvent l'artère et la veine crurales postérieures (supérieures et internes) ainsi que les branches du nerf obturateur (pour les rapports des nerfs et des vaisseaux, voy. la fig. 89).

Action. — C'est un adducteur de la cuisse ; parfois il agit aussi en tirant la cuisse en arrière. Il porte le tronc en dedans.

Deuxième couche.

Premier ou moyen adducteur (Adductor longus, pectiné ?) (fig. 92 *l*). Ce muscle arrondi et élancé se trouve à la face interne de la cuisse, entre le vaste interne (*k*) et le grand adducteur (*m*) ; il naît, par un tendon qui s'unit aux tendons des muscles de l'abdomen, sur le pubis, depuis le tubercule ilio-pectiné jusqu'à la symphyse ; il se dirige ensuite vers le pied et se termine, à peu près au niveau du milieu du fémur, par un large tendon qui s'attache sur le bord interne de l'extrémité distale du fémur (lèvre interne de la ligne âpre), entre le vaste interne et le grand adducteur ; ce tendon va aussi jusqu'à l'os sésamoïde.

Son origine est recouverte par le prolongement de l'aponévrose abdominale ; dans le reste de son étendue, il forme en partie le bord aboral de la fosse ilio-pectinée et n'est recouvert que par le fascia de la cuisse et par la peau.

Il se trouve en dehors du grand adducteur (*m*) qu'il recouvre ; vers son origine il répond au psoas iliaque (*a*). Du côté oral, il touche le droit de la cuisse (*i*) et le vaste interne (*k*) ; du côté aboral, le grand adducteur (*m*) et vers son origine, le droit interne (*n*) ; du côté distal, il plonge entre le vaste interne (*k*) et le grand adducteur.

Du côté ventral, par rapport à son bord oral, qui répond à l'artère fémorale profonde et à la branche ascendante de l'artère circonflexe fémorale externe, se trouvent, dans la section proximale de la cuisse, l'artère et la veine crurales, ainsi que le nerf saphène ; du côté aboral il est effleuré par les branches du nerf obturateur. Sur sa face externe, tout près de son origine, on rencontre l'artère et la veine fémorales profondes et près du bord aboral, l'artère et la veine circonflexes fémorales internes. Sur sa face interne passent l'artère et la veine honteuses externes qui se dirigent du côté proximal ; puis, l'artère et la veine cru-

* Ces rapports sont naturellement modifiés chez les femelles.

(Note du traducteur.)

rales postérieures et supérieures et l'artère crurale avec la veine correspondante qui se dirigent du côté distal. Dans la profondeur, entre le muscle et le grand adducteur de la cuisse, on voit sortir de la cavité du bassin le nerf obturateur. (Pour la situation des nerfs et des vaisseaux, voy. la fig. 89.)

Action. — C'est un adducteur de la cuisse; il attire le tronc latéralement et agit aussi comme rotateur en dehors de l'articulation du genou.

Grand et petit (ou deuxième) adducteurs de la cuisse réunis (fig. 87 *d*)*. Ce muscle épais, en forme de massue, est situé à la face interne de la cuisse, entre le premier ou moyen adducteur (*c*) et le demi-membraneux (*e*); il s'étend depuis la paroi ventrale du bassin jusqu'à la portion distale de la face caudale du fémur. Il s'insère, d'une part sur toute la surface ventrale du pubis et de l'ischion, ainsi que sur le bord oral du pubis; d'autre part, ses fibres charnues s'attachent à la ligne âpre dans toute sa longueur, à la face poplitée du fémur, tandis que son tendon s'insère sur la lèvre interne de la ligne âpre, sur l'épicondyle externe et se confond avec le tendon du long adducteur. Ce muscle forme en partie la limite aborale de la fosse ilio-pectinée.

Il est recouvert en dehors (fig. 91 *h*) par le biceps crural (fig. 83 *f*); en dedans en partie par le droit interne (fig. 92 *n*), en partie par l'aponévrose de la cuisse, au dessus de laquelle se trouve la peau. Cette partie (petit adducteur) peut être considérée comme un muscle de la couche superficielle. Du côté aboral, il touche le demi-membraneux (*e*); du côté oral, le fémur, le premier ou moyen adducteur (*c*), le vaste interne (*a*) et le vaste externe (fig. 91 *k*). Du côté dorsal et du côté externe, il répond au carré crural (fig. 91 *d*) et à l'obturateur externe.

Sur sa face interne (voy. fig. 89) se trouvent l'artère et la veine crurales postérieures et supérieures; puis, vers la portion distale, l'artère et la veine crurales, qui apparaissent aussi du côté externe; enfin, le nerf saphène et les branches du nerf obturateur. Près du bord oral on voit l'artère fémorale profonde pénétrer dans le muscle et l'artère circonflexe fémorale interne se diriger vers le genou; plus loin apparaît, sortant de la cavité du bassin, sur le bord oral même, le nerf obturateur. — Sur la face externe du muscle passe le nerf sciatique, avec quelques-unes de ses branches (nerf péronier et sa branche cutanée péronière) (voy. la fig. 85).

Action. — Il porte la cuisse en arrière; il pousse aussi le tronc en avant et latéralement.

* Le grand adducteur et le deuxième ou petit adducteur, séparés chez l'homme, sont fusionnés en une masse commune chez le chien. *(Note du traducteur.)*

C. Muscles de la jambe.

Ces muscles forment de forts faisceaux charnus à la partie proximale de la jambe, tandis que vers la partie distale ils se terminent par de fins tendons: de cette façon la jambe s'amincit considérablement du côté distal. Il n'y a pas de mollet chez le chien. Toutes les masses musculaires sont concentrées soit du côté caudal (plantaire), soit du côté externe et du côté oral (dorsal) de la jambe. La face interne du tibia est, sur une grande étendue, libre de muscles et se trouve recouverte directement par la peau.

1. MUSCLES DE LA FACE DORSALE ET EXTERNE DE LA JAMBE

Ils sont situés sur le tibia et sur le péroné, ainsi que sur la membrane interosseuse; ils sont innervés par le nerf péronier.

Couche superficielle.

Jambier ou **tibial antérieur** (*Tibialis anticus*) (fig. 91 *t*). Ce muscle, relativement fort, est situé du côté dorsal de la cuisse, tout à fait superficiellement. Il s'attache à l'épicondyle externe et à la partie externe du bord sous-glénoïdien du tibia, puis à la crête de cet os. Sa portion initiale, aplatie, se trouve sur la face externe du tibia, tandis que sa partie terminale, arrondie, est située sur la face dorsale de cet os (fig. 92 *w*). Au delà de la moitié du tibia, dans la direction distale, les fibres musculaires se jettent sur un tendon qui se dirige d'abord droit sur la face dorsale du tibia, puis obliquement en dedans vers la face de flexion du tarse (fig. 92 ,) et, par dessus le ligament interne, vers les orteils, pour s'insérer au premier orteil rudimentaire. — Jusqu'au tarse, le tendon du jambier antérieur chemine côte à côte avec celui du long extenseur des doigts (*s'*). Tout près du tarse, dans la direction proximale, les deux tendons passent sous une espèce de pont formé par un ligament dirigé obliquement en dedans et vers le pied et fixé des deux côtés (,).

Le muscle est recouvert par le double feuillet du fascia de la jambe (y compris le tendon du biceps), ainsi que par la peau; il recouvre le long extenseur des doigts (*s*) et (du côté distal), en partie, le long extenseur du pouce. Son bord externe est en rapport, près de son origine, avec le long péronier latéral (*p*); son bord interne répond au tibia qui n'est recouvert en cet endroit, en dedans du muscle, que par la peau (fig. 92 ,).

Souvent le ventre charnu du muscle arrive jusqu'au tarse (par

exemple chez les Bassets). A sa face interne se trouve un cordon tendineux qui naît sur la face interne du tibia du côté distal de la crête.
Il s'unit, vers le tiers distal de cet os, avec les ligaments annulaires,
puis descend le long de la face de flexion du tarse et s'insère sur le
ligament capsulaire et sur le bord proximal du troisième métacarpien
(*ligament tenseur du tarse*).

Sur la face inférieure (profonde) du muscle on remarque les branches de l'artère tibiale antérieure qui pénètrent dans son épaisseur; puis, près de son tendon,
une petite portion du tronc principal de cette artère et du nerf péronier profond,
ou tibial antérieur. Le tendon du muscle est en outre accompagné par la branche
dorsale de l'artère saphène et par le nerf péronier superficiel ou musculo-
cutané.

Action. — C'est un muscle rotateur du pied en dehors; il est
aussi extenseur du premier orteil quand celui-ci existe.

Deuxième couche.

Long extenseur ou **extenseur commun des orteils**
(fig. 91 *s*). Ce muscle fusiforme, très long, traversé par des fibres
tendineuses, se trouve en partie à la face externe, mais surtout à la
face dorsale du tibia, entre le jambier antérieur (*t*) et le long péronier
latéral (*p*). Il naît par un tendon (dans l'intérieur du ligament capsulaire) au fond d'un enfoncement rugueux de l'épicondyle externe du
fémur (chez l'homme, il s'insère au tibia); à son origine, il est recouvert par le jambier antérieur (*t*), mais ne se confond pas avec lui. Le
tendon s'engage ensuite dans l'échancrure du condyle externe du tibia
(fig. 42 *d*) et c'est à ce niveau qu'apparaissent les premières fibres
musculaires, qui se réunissent bientôt en un ventre charnu. Celui-ci
se dirige du côté dorsal et se jette sur un tendon au delà du milieu
du tibia (dans la direction distale). Le tendon terminal (*s'*) se dirige
le long du bord externe du tendon du jambier antérieur (avec lequel
il est maintenu en place par un ligament annulaire) (.), jusqu'au tarse;
il passe ensuite sur la face de flexion de ce dernier, où il est de nouveau maintenu en place par un autre ligament annulaire (..). Enfin
il se porte vers les orteils (*s'*) et se divise en quatre tendons divergeants qui glissent sur la face dorsale des métacarpiens (du deuxième
au cinquième) et sur les os des orteils pour se fixer enfin sur les
articulations des phalanges et sur les troisièmes phalanges. Le tendon
destiné au cinquième orteil, adhère, au niveau de la première phalange, au tendon du troisième péronier ou péronier antérieur (*q*),
tandis que les autres se soudent avec les tendons terminaux du court
extenseur commun des orteils (*u*). Souvent les tendons externes se

subdivisent et envoyent des branches tendineuses vers les orteils internes (quatrième et troisième).

Le corps charnu du muscle est recouvert par le jambier antérieur (*t*), sauf une petite portion externe, qui se trouve directement sous l'aponévrose et la peau. En dedans, il répond directement à l'os. Dans le reste de son étendue, il recouvre le long extenseur du pouce et touche en dehors et dans la direction sagittale le long péronier latéral (*p*); en dedans, dans l'espace interosseux, il est en rapport avec le fléchisseur profond des orteils. Les divisions de son tendon reposent sur le court extenseur commun des orteils (*u*).

A la face profonde du muscle se trouvent, en dedans, l'artère tibiale antérieure et le nerf péronier profond. Sur le bord externe du tiers distal passe le nerf péronier superficiel ou musculo-cutané. Sur ses tendons on remarque les ramifications de la branche dorsale de l'artère saphène (artères interosseuses dorsales), les veines interosseuses dorsales et les branches correspondantes du nerf péronier superficiel ou musculo-cutané.

Action. — Il étend les orteils, porte le pied en avant, etc.

Troisième couche (externe).

Péronier antérieur ou **troisième péronier** (*Peroneus tertius; court extenseur du cinquième orteil* d'après Franck) (fig. 91 *q*). Muscle très grêle, dont la partie charnue est très réduite; il est situé sur le bord dorsal du tibia, entre le long péronier latéral (*p*) et le long fléchisseur du pouce (*o*) qui le recouvre. Il prend son origine sur le péroné, au-dessous de la tête de cet os (dans la direction distale). Le ventre charnu, très grêle, se termine vers le tiers moyen de la jambe par un mince tendon (*q*), qui se dirige, ensemble avec celui du court péronier, vers le pied et s'engage dans la coulisse située sur la face externe de l'extrémité distale du péroné (fig. 42 *i*); il est maintenu en place à cet endroit par des bandes ligamenteuses. Il passe ensuite sous les ligaments latéraux, croise le tendon du long péronier (*p*) et glisse sur la face dorsale et la face externe du cinquième métacarpien, pour arriver à la première phalange du cinquième doigt où il se soude au tendon du long extenseur des orteils, destiné à ce doigt (*s'*).

Le ventre charnu du muscle est recouvert par le long péronier (*p*), le long fléchisseur du gros orteil (*o*) et l'aponévrose; il repose sur le bord du péroné et, en partie, sur le court péronier latéral (*r*). Son bord aboral ou interne répond au long fléchisseur du gros orteil. (Conf. la fig. 90 *f*.)

A la face superficielle du muscle, entre lui et le long péronier latéral, passe l'artère tibiale antérieure avec ses ramifications superficielles, ainsi que le nerf péronier ou sciatique poplité externe avec sa branche superficielle (nerf musculo-cutané).

Action. — C'est un extenseur et un abducteur du cinquième orteil.

Long péronier latéral (*Peroneus longus*) (fig. 91 *p*). Ce muscle,

très court et arrondi, est situé dans la moitié proximale de la face externe de la jambe. Il se détache de l'épicondyle externe du tibia, du ligament latéral et de l'extrémité proximale du péroné; il se termine, vers le milieu du tibia, par un tendon rond, légèrement aplati, assez fort. Enveloppé dans une gaine fibreuse, ce tendon glisse le long du côté externe du tibia, vers les orteils; puis, revêtu d'une gaine aponévrotique et maintenu en place par des bandes fibreuses, il passe entre le tibia et le péroné, arrive sur la face externe du tarse et croise les tendons du court péronier latéral (*r'*) et du péronier antérieur, ou troisième péronier (*q*). Il s'engage ensuite dans une gouttière du cuboïde, détache un petit tendon secondaire, se dirige obliquement en dedans et se termine sur le premier orteil rudimentaire, en face de la terminaison du jambier antérieur.

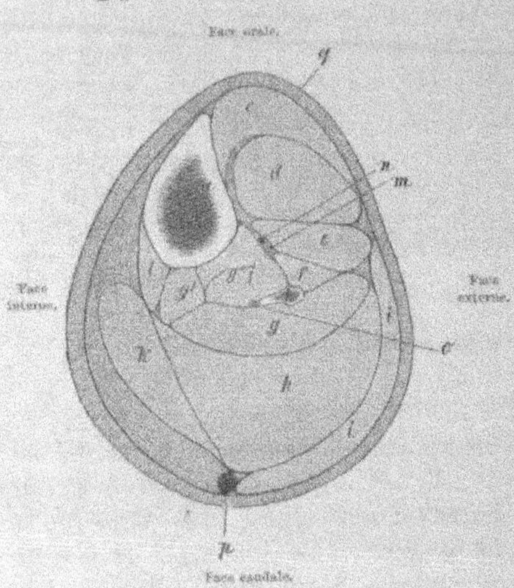

Fig. 90.

COUPE TRANSVERSALE DU MEMBRE ABDOMINAL (la coupe a été pratiquée entre le premier quart [ou quart proximal] et le second quart du tibia, perpendiculairement à l'os). — *a*, Tibia; *b*, péroné; *c*, muscle jambier antérieur; *d*, long extenseur des orteils; *e*, long péronier; *f*, troisième péronier; *g'*, chef interne du fléchisseur profond ou perforant des orteils (correspondant au long fléchisseur commun des doigts); *g*, chef externe du fléchisseur profond ou perforant des orteils (correspondant au long fléchisseur du pouce); *h*, jumeau externe et fléchisseur perforé ou superficiel des orteils réunis; *i*, biceps crural; *k*, jumeau interne; *l*, poplité; *m*, artère et veine tibiales antérieures; *o*, artère tibiale postérieure; *p*, petite veine saphène; *q*, peau.

D'après Franck, le tendon du long péronier latéral forme deux fibro-cartilages en bourrelet qui représentent les os sésamoïdes. Vers le bord externe du tarse le tendon détache une branche tendineuse, qui s'engage dans l'articulation comme un

cartilage interstitiel, entre le cuboïde
et le cinquième métatarsien, et se
termine entre les deux métatarsiens
externes, à l'extrémité proximale du
premier métatarsien. Le troisième
et le quatrième métatarsiens reçoivent également les divisions du tendon de ce muscle. La gaine qui enveloppe le tendon est soudée à la
capsule articulaire (Franck). Le muscle exécute la rotation de la face
plantaire du pied en dehors.

Le long péronier latéral est
recouvert par les ligaments de
la jambe et par la peau; il recouvre à son tour le troisième
péronier (*q*) et, en partie, le
court péronier latéral (*r*); son
tendon couvre une partie de
l'os (,), l'artère tibiale antérieure avec sa branche superficielle, ainsi que le nerf péronier avec sa branche superficielle (nerf musculo-cutané).
Du côté oral, il est en rapport
avec le long extenseur des
orteils (*s*) et l'origine du jambier antérieur (*t*); du côté caudal et dans l'espace interosseux,
il répond au long fléchisseur
du gros orteil (*o*).

Court péronier latéral
(fig. 91 *r*). Muscle peu important, qui naît sur la face externe
de la moitié distale du tibia et
du péroné, du côté distal par
rapport à l'origine du péronier
antérieur. Il forme un faisceau
très mince à moitié penné et
très long; près de l'articulation
tarsienne commence la partie
tendineuse du muscle. Le ten-

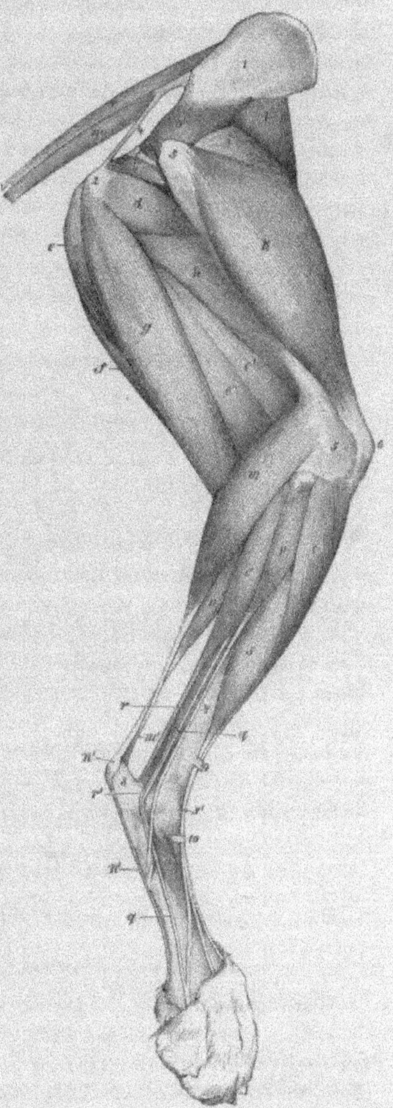

Fig. 91.
MUSCLES DU MEMBRE ABDOMINAL (vus du côté
externe). Pour la légende, voy. la fig. 86, p. 245.

don, assez fort (*r*), s'engage, ensemble avec celui du troisième péronier (*q*), dans la coulisse située à la face externe de l'extrémité dorsale du péroné; il y est maintenu en place par des ligaments. Il passe ensuite sous les ligaments latéraux, en dedans, et du côté du pied, se croise avec le tendon du long péronier (*p*) et s'attache à la partie externe de l'extrémité proximale du cinquième métacarpien.

La partie charnue du muscle est recouverte par les deux autres péroniers (*p* et *q*); son tendon est recouvert par les ligaments de la jambe. Il repose sur l'os. Sur sa face superficielle, entre lui et les muscles mentionnés plus haut, on aperçoit la branche superficielle de l'artère tibiale antérieure et, en partie, le nerf péronier superficiel ou musculo-cutané.

Action. — Il fléchit l'articulation du tarse.

Long extenseur du gros orteil. Muscle long et très mince, qui naît entre le long extenseur des orteils (fig. 91 *s*) et le long péronier latéral (fig. 91 *p*), à la face externe du péroné, entre le tiers proximal et le tiers moyen de l'os, du côté proximal par rapport au court péronier. Il se dirige ensuite vers le pied, glissant la plupart du temps sur l'os et accompagné de l'artère tibiale antérieure et du nerf péronier profond ou tibial antérieur; dans ce trajet il est d'abord recouvert par le long péronier latéral, puis, plus complètement par le long extenseur des doigts. Sur la limite entre le tiers moyen et le tiers distal du tibia, commence le tendon du muscle. Il longe le bord interne du tendon du jambier antérieur, se dirige sur le tarse, et se perd, soit en s'élargissant et formant une expansion aponévrotique sur la limite distale de l'articulation tarsienne, soit en allant jusqu'à l'extrémité distale du deuxième métacarpien, où il se prolonge encore parfois pour aller s'insérer à la première phalange.

2. MUSCLES DU COTE PLANTAIRE DE LA JAMBE

Ils sont innervés par le nerf tibial venant du plexus sacré.

Première couche.

Gastrocnémiens ou **jumeaux** (fig. 91 *m*). Ces deux muscles réunis en une seule masse chez le chien sont situés à la face plantaire de l'articulation du genou (ou jarret) et vers la partie proximale de la jambe; ils forment la couche la plus superficielle de ce côté. La masse charnue se divise en deux chefs. Le *chef externe* ou jumeau externe (*m*) naît sur l'os sésamoïde externe, sur le bord externe et le tubercule de la surface poplitée du fémur, et, par un très faible tendon, sur la rotule. Le *chef interne* ou jumeau interne (fig. 92 *q*) prend son origine sur l'os sésamoïde interne et sur la lèvre interne de la surface poplitée. Les deux têtes se réunissent bientôt en un corps musculaire arrondi, dont les fibres se jettent, vers le milieu du tibia, sur un fort tendon, appelé le *tendon d'Achille* (fig. 92 *q'*), qui s'attache à la tubérosité du calcanéum.

Les jumeaux sont recouverts : en dehors, en grande partie par le biceps crural (fig. 83 *s*); en dedans, en partie (du côté proximal) par le demi-tendineux (fig. 92 *o*) et le demi-membraneux (fig. 87 *e e'*); dans le reste de leur étendue, ils sont recouverts par l'aponévrose et le tégument. A leur origine ils sont en rapport avec le grand adducteur de la cuisse (*h*).

Le commencement du tendon terminal se trouve *sur* le tendon du fléchisseur superficiel des orteils (*n*), tandis que sa portion distale est située *sous* le tendon de ce même muscle, qui contourne le tendon d'Achille (voy. la description du fléchisseur superficiel des orteils). Sous le tendon d'Achille, par conséquent dans la direction orale par rapport à lui, se trouve une plaque tendineuse qui l'accompagne (fig. 92 *s*); elle se détache du biceps et du demi-tendineux et va au calcanéum. Vers son extrémité, le tendon d'Achille est enveloppé d'une gaîne tendineuse.

Les muscles jumeaux recouvrent le fléchisseur superficiel des orteils (ou fléchisseur plantaire) (*n*); en partie le fléchisseur perforant ou profond des orteils (*o*); puis, l'articulation tibio-fémorale du côté de flexion, et en partie, le poplité (fig. 92 *t*).

Le nerf péronier ou sciatique poplité externe passe sur la face externe et superficielle des jumeaux. Le nerf tibial apparaît à leur origine, entre les deux chefs. A la face profonde (sous les muscles) se trouvent : l'artère poplitée et la veine correspondante. Près de leur bord caudal, entre le demi-tendineux et le biceps sont situées : les glandes lymphatiques du jarret, une branche assez forte de l'artère crurale postérieure et inférieure, la petite veine saphène, la branche cutanée péronière du nerf péronier et le long nerf fémoro-cutané postérieur (voy. fig. 85).

Dans l'espace compris entre le paquet tendineux (tendon d'Achille, et les tendons du plantaire et du biceps) d'une part, et le tibia de l'autre, passent les vaisseaux suivants : la branche plantaire de l'artère saphène, les branches de la grande et de la petite veines saphènes; et en outre, le nerf saphène externe et le tibial (fig. 85).

Action. — Ces muscles font exécuter les mouvements d'extension à l'articulation du tarse et les mouvements de flexion à l'articulation du genou.

Le **soléaire** n'existe pas chez le chien. Aussi ne peut-il pas y être question d'un *triceps sural* ou *triceps de la jambe*. On a voulu cependant reconnaître le rudiment du soléaire dans un tout petit faisceau musculaire qui naît par un tendon sur le côté externe de la rotule et se fusionne avec le jumeau externe.

Deuxième couche.

Fléchisseur perforé ou superficiel des orteils (court fléchisseur commun de l'homme réuni au **plantaire grêle)** (fig. 91 *n* et fig. 92 *r*). C'est un muscle très fort, charnu, arrondi et cylindrique; il est situé à la face plantaire du tibia, sur le fléchisseur profond des orteils (fig. 92 *u*) et en partie au dessous et entre les deux chefs ou muscles gastrocnémiens (fig. 92 *q*). Du côté distal, son ventre charnu recouvre les parties charnues des jumeaux. Il naît (ensemble avec le jumeau externe, avec lequel il est fusionné en grande partie) sur la lèvre externe de la surface poplitée, sur l'os sésamoïde externe, sur l'épicondyle externe du fémur et sur l'expansion tendineuse du vaste externe. Vers le milieu du tibia, les fibres charnues se jettent sur un tendon arrondi. Ce tendon est d'abord situé sous le tendon d'Achille (fig. 92 *q'*); mais il s'enroule ensuite autour de celui-ci, contournant son bord interne (fig. 92 *r'*) et arrive à sa face superficielle. Le tendon s'élargit vers le calcanéum, et forme sur le tubercule de celui-ci une bourse séreuse et une espèce de chaperon ou calotte (fig. 91 *n'*) qui s'attache aux deux côtés du tubercule. Tout près de cette calotte se trouve une expansion tendineuse, une sorte de plaque, venant du biceps et du demi-tendineux (voy. fig. 92 *s*). Le tendon se dirige ensuite du côté du pied vers la face plantaire. A la surface d'extension du tarse ou au métatarse (où l'on remarque encore des fibres musculaires comme indice d'un fléchisseur indépendant du petit doigt), le tendon se partage en deux tendons secondaires, dont chacun se subdivise encore en deux. Il se forme ainsi quatre tendons terminaux qui s'insèrent sur les métatarsiens correspondants (du deuxième au cinquième) et se trouvent emprisonnés, ensemble avec les divisions du tendon du fléchisseur perforant des orteils (fig. 92 *u*), dans un ligament annulaire, situé à la face plantaire des articulations métatarso-phalangiennes. Les tendons en question forment ici des espèces de tubes pour le passage des tendons du fléchisseur profond et sont perforés par ceux-ci (pour les détails de cette disposition voy. la description du fléchisseur du membre thoracique). Vers la moitié distale du métatarse, il se détache du bord externe des deux tendons externes, et du bord interne des deux tendons internes, des branches tendineuses qui se soudent avec le ligament suspenseur des tubercules plantaires.

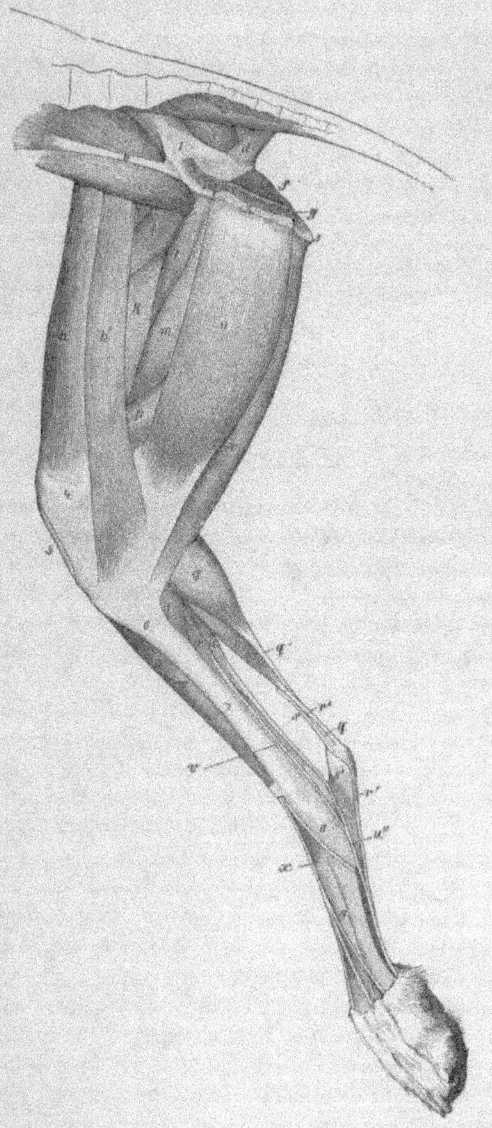

Fig. 92.

Muscles du membre abdominal (vus du côté interne). Pour la légende,
voy. la fig. 81, p. 233.

Le muscle, enveloppé latéralement et du côté aboral par les gastrocnémiens, repose sur le fléchisseur profond des orteils (fig. 91 *o* et fig. 92 *u*) et en partie, sur le poplité (fig. 92 *t*); son tendon n'est recouvert que par l'aponévrose et la peau; il recouvre à son tour, à partir du tarse, la plus grande partie des tendons du fléchisseur perforant ou profond des orteils.

Une forte branche de l'artère crurale ou fémorale postérieure et inférieure se trouve près du bord aboral libre du jumeau externe et du fléchisseur superficiel réunis; tandis que le nerf tibial passe entre le jumeau interne et le fléchisseur superficiel. Le tendon du muscle est accompagné de la petite veine saphène et du nerf saphène externe. Au niveau du métatarse, les tendons sont accompagnés par les rameaux plantaires de l'artère saphène et par les branches du nerf plantaire interne.

Action. — Il fléchit les orteils, porte le pied en arrière et fléchit l'articulation du genou. En outre, il étend et fixe le tarse.

Troisième couche.

Fléchisseur profond ou perforant des orteils (long fléchisseur du gros orteil et long fléchisseur commun des orteils réunis) (fig. 92 *u* et *u'*, fig. 91 *o*). Ce muscle, très fort, se trouve dans la profondeur des masses musculaires du côté plantaire et externe du tibia, où il est limité dans la direction proximale par les jumeaux (fig. 91 *m*). Il est formé de *deux chefs*, dont l'un devrait correspondre au long fléchisseur du gros orteil et l'autre au long fléchisseur commun des orteils. Il naît à la face plantaire et sur le bord interne de la moitié proximale du péroné, ainsi que sur le bord externe, plantaire, de la moitié proximale du tibia, et en partie, sur l'aponévrose du poplité; il bouche la fente entre le tibia et le péroné.

Le chef interne le plus grêle (fléchisseur latéral des orteils) ou *long fléchisseur commun des orteils* (fig. 92 *u'*), enveloppé dans sa partie proximale par l'autre chef, plus volumineux, et par le poplité (fig. 92 *t*), contourne en dedans la section proximale et le bord interne du chef externe et repose, par conséquent, en partie sur lui. Vers le milieu du tibia il se termine par un tendon qui, réuni à celui du jambier postérieur (fig. 92 *v*), longe le bord interne du tibia, dans la direction du pied, jusqu'au ligament latéral de l'articulation tarsotibiale. Là il passe par un canal formé du tissu conjonctif (cloison ligamenteuse) et s'unit avec le tendon du chef externe, vers l'extrémité distale de l'articulation du tarse, formant une plaque tendineuse commune.

Le chef externe, plus fort (*fléchisseur profond des orteils, long flé-*

chisseur du gros orteil) (fig. 92 *u* et fig. 91 *o*) est situé à la face plantaire du tibia. Sur sa face aborale se trouve une intersection aponévrotique, qui reçoit plusieurs de ses fibres charnus; il en existe d'autres intersections analogues dans l'intérieur du muscle. Près de l'articulation du tarse, le muscle forme un large tendon; celui-ci s'engage dans l'échancrure du péroné, se dirige vers les orteils et se réunit, sur la face d'extension de l'articulation du tarse avec le tendon du chef interne; il devient plus large et se divise, au milieu de la face plantaire du métatarse, en quatre tendons terminaux, qui se comportent comme les tendons terminaux du fléchisseur profond des doigts au membre thoracique.

Vers le tiers proximal du métatarse, il se détache du tendon commun encore un grêle tendon qui va vers les orteils, se subdivise et se termine dans les tubercules de la plante du pied.

Les deux chefs sont recouverts par le fléchisseur perforé des orteils (fig. 92 *r* et fig. 91 *n*), ainsi que par le long fléchisseur interne des orteils et le jumeau interne. Ils recouvrent le jambier postérieur et reposent dans le reste de leur étendue sur l'os. En dedans, le muscle est en rapport avec le poplité (fig. 92 *t*); en dehors, avec les péroniers latéraux (fig. 91 *p* et *r*). Dans l'espace interrosseux, il répond aussi au long extenseur commun des doigts. Les tendons se trouvent directement sur l'os et sont enveloppés dans des gaines fibreuses; au métatarse, ils recouvrent les muscles de ce dernier.

Le nerf péronier ou sciatique poplité externe longe d'abord le bord externe du muscle et passe sur sa face externe; il se loge ensuite entre lui et le long péronier latéral (fig. 85). Sur la face plantaire, plus près du bord interne ou aboral, ou sur le bord interne même, passent les branches plantaires de l'artère saphène et du nerf tibial. Sur la face profonde, intérieure, du muscle, se trouve une partie de l'artère tibiale postérieure; et sous son tendon, une partie de l'arcade plantaire profonde et les artères interosseuses plantaires.

Action. — Il fléchit les orteils et porte le pied en arrière.

Jambier postérieur (*Péronéo-tibial* de Gruber) (fig. 92 *v*). C'est un tout petit muscle, mince et court, situé à la face plantaire du tibia où il est recouvert par le long fléchisseur commun des doigts. Il naît sur la face interne de l'extrémité proximale du péroné. Son tendon terminal, très grêle (*v*), se dirige vers le pied, en dedans; s'engage ensuite, ensemble avec le tendon du fléchisseur latéral des orteils (*u'*), dans une gouttière interne, située à l'extrémité distale du tibia, passant sous une espèce de pont que forme ici une bande ligamenteuse; il s'attache ensuite aux ligaments latéraux internes du tarse ou bien à la base du deuxième métatarsien. Il est situé entre le poplité (*t*) et le long fléchisseur du gros orteil (*u*), et se trouve recouvert par le long fléchisseur des doigts et, en partie, par le poplité (*t*). Son tendon repose immédiatement sur l'os; il est revêtu directement par les ligaments de la jambe et par la peau.

Action. — Il fait exécuter au pied le mouvement de rotation en dehors et quelquefois aussi le mouvement de flexion.

Poplité (fig. 92 *t*). Il est situé à la face de flexion de l'articulation du genou, directement sur le ligament capsulaire et sur l'extrémité proximale du tibia. Il naît par un large tendon sur le bord interne et en partie à la face caudale du tiers proximal du tibia (sur la ligne poplitée) et se dirige du côté dorso-ventral en recouvrant la capsule articulaire. Il se termine par un tendon qui, en passant du côté externe de l'articulation dans la direction orale et proximale, perfore la capsule, y pénètre et s'y attache, sous le ligament latéral externe, à l'épicondyle externe du fémur. Son tendon renferme un petit os sésamoïde.

Le muscle est recouvert par le fléchisseur perforé des orteils (*r*), par les jumeaux (*q*) et, dans le reste de son étendue, par les ligaments de la jambe ou par le tendon du demi-tendineux (*o*); en dehors, il répond au fléchisseur perforant des orteils (*u*, *u'*). Il recouvre l'artère et la veine poplitées ainsi que leurs bifurcations. Sur sa face caudale sont répandues les branches musculaires du nerf tibial.

Action. — C'est un rotateur du tibia en dehors; il fait exécuter la rotation du tarse en dehors et des orteils en dedans.

D. Muscles du pied.

1. Muscles de la face dorsale.

Court extenseur commun des orteils (fig. 91 *u*). Muscle large et charnu, qui se trouve sur le dos du pied. Il se divise en trois chefs, dont le moyen est le plus long. Il naît sur le calcanéum ainsi que sur les ligaments qui l'entourent, et forme trois tendons terminaux. Le plus externe de ces tendons va au quatrième orteil, le moyen au troisième et au quatrième, l'interne au deuxième et au troisième; tous s'unissent, avant leur insertion, aux tendons des interosseux, qui se dirigent de la face plantaire vers la face dorsale du pied. Les tendons provenant de cette fusion s'unissent ensuite aux tendons terminaux du long extenseur des orteils. Souvent il se détache de l'orteil moyen un tendon vers le rudiment du premier orteil (court extenseur du gros orteil). Parfois aussi le chef interne détache un quatrième faisceau musculaire qui se jette sur le tendon du deuxième orteil.

Quelquefois le tendon du muscle externe s'attache au troisième orteil.

Le muscle est recouvert par le long extenseur des orteils ou par ses tendons (s'), par l'aponévrose de la jambe et par la peau. Il repose directement sur les os, c'est-à-dire sur la face de flexion du tarse et sur le tiers proximal du métatarse.

A sa face profonde, on trouve une partie de l'artère interosseuse dorsale du pied, l'artère métatarsienne et les artères intermétatarsiennes dorsales.

Action. — Il assiste les autres muscles dans les mouvements d'extension.

2. Muscles de la plante du pied.

Parmi les muscles de cette région, les lombricaux, les adducteurs du deuxième orteil, l'adducteur du cinquième orteil et les interosseux se comportent comme les muscles correspondants de la main ou de la patte antérieure. En outre, on y trouve les muscles suivants.

Chair carrée (*chef plantaire du long fléchisseur des orteils*). Il se détache de la face externe de l'extrémité distale du calcanéum et du ligament latéral externe du tarse, se dirige ensuite en dedans et vers les orteils et se termine par un mince tendon, qui se confond avec celui du fléchisseur profond. Ce muscle est le tenseur du tendon du fléchisseur profond.

Adducteur du cinquième orteil. Il se compose de deux parties, proximale et distale. Le partie proximale est formée d'un cordon tendineux long et étroit, qui s'attache du côté proximal, à la face plantaire du calcanéum. Il est situé à la face externe de la base du pied et se termine en dehors, sur le bord proximal de la base du cinquième métatarsien. La partie distale naît vers le côté proximal sur la partie interne du calcanéum (ou à sa section proximale). Son tendon terminal, très mince, s'attache à la première phalange du cinquième orteil ou bien se perd dans le tissu conjonctif qui l'entoure; il repose sur le quatrième (ou cinquième) interosseux.

Parfois on observe un abducteur du cinquième orteil rudimentaire ; il naît sur le ligament latéral du tarse et à la première phalange du cinquième orteil.

Les muscles plantaires sont recouverts par les tendons des fléchisseurs des orteils. L'arcade plantaire profonde passe sur leur face superficielle. En outre, à la surface de ces muscles et entre eux passent les artères plantaires inter-métatarsiennes et le nerf plantaire externe avec ses branches.

Aponévroses du membre abdominal.

Le système aponévrotique du membre abdominal est formé de plusieurs feuillets, qui sont tous plus ou moins soudés entre eux. On distingue ordinairement les feuillets suivants :

1. L'*aponévrose fessière* qui revêt les muscles situés sur les faces latérales du bassin ;
2. le *fascia lata* qui recouvre surtout le quadriceps ;
3. l'*aponévrose de la cuisse* qui enveloppe la face interne de la cuisse ; et
4. l'*aponévrose de la jambe*, avec ses feuillets superficiel et profond, qui entoure la jambe.

1. **L'aponévrose fessière** se détache de l'aponévrose dorsolombaire (fig. 83 *s'*) (près de la crête iliaque) et des premières vertèbres caudales. Elle est réunie au *fascia caudalis* qui enveloppe les muscles de la queue. Elle s'étend en couche assez épaisse sur le moyen fessier (fig. 83 *x*) et sur le grand fessier (fig. 83 *x'*), dont le périmysium lui est soudé intimement. Elle se confond ensuite avec l'aponévrose du tenseur du fascia lata (chef aboral) (fig. 83 *y'*) et avec l'aponévrose (fig. 83 *z'*) qui vient du bord oral du biceps crural (fig. 83 *z*). L'aponévrose commune ainsi formée, enveloppe alors le vaste externe, tout en se confondant en grande partie avec le fascia lata et s'étend ensuite en rayonnant, de même que l'aponévrose de la cuisse (voy. la description de cette dernière), dans le feuillet superficiel du fascia de la jambe.

2. **Fascia lata.** C'est une forte aponévrose qui enveloppe le quadriceps crural. Elle prend son origine au grand trochanter et sur la lèvre externe de la ligne âpre du fémur et recouvre d'abord le vaste externe en se confondant avec l'aponévrose fessière. Plus loin, elle revêt le droit antérieur de la cuisse, puis en s'amincissant, le vaste interne et s'attache à la lèvre interne de la ligne âpre. Du côté distal, le fascia lata s'insère en partie à la rotule et aux condyles du fémur, et se confond partiellement avec le feuillet profond de l'aponévrose de la jambe. Entre les condyles et la rotule elle est renforcée par les traînées tendineuses, venant des jumeaux ; elle représente

ainsi les ligaments latéraux (externe et interne) de la rotule (ligaments rotuliens transverses, externe et interne).

3. **Aponévrose interne de la cuisse** (*fascia ilio-pectiné*). Les tendons du peaucier de l'abdomen et des muscles abdominaux, ainsi que le fascia ilio-pectiné se prolongent en partie sur la face interne de la cuisse et recouvrent, se transformant en une membrane très mince de *tissu conjonctif*, les muscles situés de ce côté (et dont le périmysium externe les renforce encore); ils recouvrent aussi ou passent par-dessus les vaisseaux de la fosse ilio-pectinée (triangle de Scarpa). Vers la rotule, l'aponévrose devient plus épaisse et se confond parfois avec les aponévroses ou les tendons du droit interne, du couturier et du tenseur du fascia lata, ainsi qu'avec l'aponévrose fessière qui vient de la face externe de la cuisse (voy. la description de cette aponévrose). Le fascia ilio-pectiné est en continuité avec le feuillet superficiel de l'aponévrose de la jambe; il s'attache en partie au condyle interne, à la portion libre de la crête du tibia et au bord interne du tibia même; il se confond, jusqu'à un certain point, avec le fascia lata.

4. **Aponévrose de la jambe** (*Fascia jambier, ligament jambier*). Elle est formée de deux feuillets. *a*. Le *feuillet superficiel* se détache de l'aponévrose interne de la cuisse, de l'aponévrose fessière et du périmysium externe du biceps crural; il revêt à la façon d'un manteau toute la jambe jusqu'au métatarse, où il se perd insensiblement; il s'insère en partie au bord libre de la crête du tibia et sur le bord interne du tibia lui-même. — *b*. Le *feuillet profond* se détache principalement du fascia lata; en outre il se soude avec plusieurs fines membranes de tissu conjonctif venant du grand adducteur et du demi-tendineux. Ce feuillet revêt également, à la façon d'un manteau, toute la jambe, aussi bien la jambe proprement dite que les muscles gastrocnémiens et le fléchisseur superficiel des orteils. Dans l'espace situé entre le tendon d'Achille et la jambe, les deux feuillets sont accolés l'un à l'autre et remplissent jusqu'à un certain point cet espace. Au tibia, l'aponévrose jambière forme des renforcements considérables du périoste. Elle s'insère sur le bord libre de la crête du tibia et sur le bord interne et les condyles du tibia; en outre, elle plonge (du côté externe) entre les muscles et adhère souvent intimement à leur périmysium, puis s'attache sur le bord externe du tibia. Du côté du pied elle se prolonge comme *aponévrose plantaire et dorsale du pied* jusqu'aux orteils; au niveau du tarse et au métatarse, elle se soude intimement au périoste, au ligament capsulaire, au ligament annulaire, etc.

Les **aponévroses du pied (plantaire et dorsale)** se comportent comme leurs homologues du membre thoracique. A la jambe, certains muscles prennent leur insertion sur le feuillet profond de l'aponévrose jambière.

FASCIA ILIAQUE

Il se détache du bord externe du tendon du petit psoas, se dirige en dehors et recouvre le psoas iliaque. Ce fascia s'attache en partie aux apophyses transverses des vertèbres lombaires; il se prolonge aussi dans l'aponévrose des muscles abdominaux et dans l'aponévrose interne de la cuisse. Enfin il s'insère en partie sur l'ilion. Sa face libre est parcourue par les grands vaisseaux de la cavité abdominale.

SPLANCHNOLOGIE *

———

Introduction. La plus grande partie des viscères est située dans le cœlome ou cavité générale du corps que le diaphragme divise, chez l'animal adulte, en une cavité thoracique et en une cavité abdominale. Elles possèdent toutes deux un revêtement séreux ; celui-ci se compose d'un feuillet pariétal qui tapisse la face interne de la paroi, et d'un feuillet viscéral qui s'applique sur la face externe des organes.

La cavité thoracique a pour limites : du côté dorsal, les vertèbres thoraciques ; latéralement, les côtes et les muscles intercostaux ; du côté ventral, le sternum ; du côté aboral, le diaphragme. On appelle l'entrée du thorax l'espace compris entre la première paire de côtes, le manubrium du sternum, et la colonne vertébrale. Cet espace est occupé du côté dorsal par l'œsophage, la trachée, des vaisseaux et des nerfs ; et du côté ventral, par les sommets arrondis des poumons, qui sont situés entre l'extrémité du sternum et les cartilages de la première paire de côtes. On rencontre tout d'abord à la face interne de la paroi thoracique, l'aponévrose endothoracique, puis la plèvre. — L'*aponévrose endothoracique* ou *intrathoracique* est une membrane mince formée de fibres élastiques et conjonctives, soudées à la plèvre. Elle revêt la face interne de la paroi costale et la face thoracique du diaphragme, se confond avec les fibres tendineuses de celui-ci, va de la colonne vertébrale au cœur et se perd dans le feuillet fibreux du péricarde. La plèvre est divisée en deux parties, situées de part et d'autre de la ligne médiane. Il faut donc considérer une plèvre droite et une plèvre gauche, celle-ci étant un peu plus petite. Chaque plèvre est formée d'un feuillet sagittal, situé près de la ligne médiane, et d'un feuillet pariétal qui revêt la cage thoracique (*plèvre costale et phrénique*). Les feuillets sagittaux (*plèvre médiastine*) se réfléchissent pour tapisser les poumons (*plèvre pulmonaire*), les vaisseaux et les nerfs ; ils revêtent aussi le péricarde (*plèvre péricardique*). En certains endroits situés du côté oral, ventral, aboral et dorsal par rapport au cœur, les feuillets sagittaux sont adossés l'un à l'autre et forment le *médiastin* ; ils s'écartent l'un de l'autre ailleurs et

---

* Nous laisserons de côté les vaisseaux et les nerfs de chaque organe ; nous les réunissons en un tableau spécial (voy. plus bas). — Nous ne donnerons pas non plus tous les détails topographiques (rapports des organes avec les vaisseaux voisins, etc.) ; on trouvera ces données dans les planches annexées à cet ouvrage et qui représentent des coupes transversales, horizontales et sagittales du corps du chien ; les légendes qui y sont jointes suffiront à déterminer les rapports des divers organes. *Leur situation et leurs dimensions relatives ressortent presque sans exception très nettement de l'étude de ces planches, ainsi que de celle des vues de profil des viscères thoraciques et abdominaux.*

laissent entre eux des espaces, les *cavités médiastines*, dans lesquels sont situés les vaisseaux, les nerfs, la trachée, l'œsophage, le cœur et le thymus. On distingue une *cavité médiastine moyenne* ou *péricardiale* qui contient le cœur, un *espace précardial* et un *espace postcardial*. Le médiastin forme de chaque côté un repli latéral pour le nerf phrénique et entre dans la constitution du ligament pulmonaire. Du côté ventral, les feuillets du médiastin s'insèrent sur le sternum, et du côté ventro-aboral, sur le diaphragme. La ligne d'insertion sur ce muscle commence par dévier en dehors, surtout à gauche. De ce côté elle se rapproche de la paroi costale, au niveau de la septième côte; dans le reste de son parcours, elle suit le bord externe du centre phrénique du diaphragme. Plus loin, l'insertion se rapproche de nouveau du plan médian. Les insertions des deux plèvres sur le diaphragme présentent une ligne courbe. La plèvre droite tapisse, partant de la colonne vertébrale, les parties droite et aborale de la face dorsale du péricarde; elle ne s'attache pas au sternum, mais seulement au diaphragme. On sait qu'elle forme encore un repli particulier, le *feuillet de la veine cave*. Ce repli est constitué de la façon suivante : le feuillet médiastinal de la plèvre droite, arrivé au diaphragme et au péricarde, se réfléchit du côté dorsal, embrasse la veine cave, revient du côté ventral et s'unit à la plèvre gauche du côté aboral. Le feuillet de la veine cave sépare de la moitié droite du thorax une cavité connue sous le nom de *cavité pulmonaire moyenne*, qui communique du côté dorsal par une large fente avec la cavité principale du thorax ou de la plèvre et se trouve en rapport du côté ventral avec le péricarde et le diaphragme, et pas avec le sternum (Eichbaum). Cet espace augmente de largeur dans la direction ventrale (à cause de l'incurvation de l'insertion des feuillets médiastinaux); il est plus étroit du côté dorsal, dans le voisinage de la base du cœur. Il est un peu plus court à droite qu'à gauche, parce que le diaphragme bombe davantage de ce côté (Eichbaum).

Du côté oral et ventral par rapport au cœur, le médiastin s'insère au sternum. Le repli du nerf phrénique se comporte d'une façon particulière à gauche : du côté oral du cœur, il est à peine perceptible; au niveau du péricarde, où il est situé à peu près à la moitié de la hauteur du cœur, il proémine d'une façon très appréciable et du côté aboral du cœur, il fait une saillie comparable à celle du feuillet de la veine cave. Il se confond avec le diaphragme tout près de l'insertion costale de celui-ci. Le repli du phrénique situé à droite est moins saillant, il se trouve près de la veine cave et semble être une dépendance du feuillet qui recouvre ce vaisseau.

Il est superflu de diviser la cavité du thorax en régions. Quant à la face superficielle de ses parois, on y distingue, en allant du côté ventral au côté dorsal : une région ventrale (thorax antérieur), des parois latérales et une région dorsale. Dans la direction sagittale, on peut distinguer une région des membres thoraciques, une région moyenne et une région abdominale. (Pour les détails topographiques, voy. la légende de la planche I.)

La **cavité abdominale** se divise en abdomen proprement dit et en bassin. Le premier s'étend du diaphragme au bord supérieur du pubis et n'a pour squelette osseux que les vertèbres lombaires. La cavité du bassin est l'espace compris entre les os iliaques, le sacrum et les premières vertèbres caudales. Elle communique par un large orifice avec l'abdomen et les deux cavités se suivent sans ligne de démarcation. Le *péritoine* est un revêtement séreux commun aux deux cavités. C'est une espèce de sac fermé, qui s'étend du diaphragme jusque tout près de l'orifice inférieur du bassin. Nous aurons l'occasion plus tard de revenir sur les détails de son organisation, sur ses replis et ses évaginations (épiploons, mésentère, ligaments viscéraux, etc.).

La cavité abdominale se divise en trois régions principales : épigastrique, mésogastrique (ombilicale) et hypogastrique. Ces régions peuvent être subdivisées à leur tour. (Voy. pour les détails, la planche I et la légende qui l'accompagne.)

A. Organes digestifs.

1. BOUCHE ET PHARYNX

La *cavité buccale* (*cavum oris*) est étroite du côté des lèvres; elle s'élargit en se rapprochant du voile du palais, où elle devient assez vaste; d'ailleurs, elle peut s'ouvrir d'une façon très notable. Elle comprend le *vestibule de la bouche* (*cavité des joues et des lèvres*) et la *cavité buccale interne*. Ces deux cavités ne sont pas rigoureusement séparées chez le chien. Il y a entre la dernière prémolaire et la canine, entre celle-ci et les incisives (dans certaines races même entre les diverses prémolaires), enfin entre la dernière molaire et le bord de la mandibule, des intervalles qui font communiquer la cavité buccale interne avec la cavité génienne. Il y a souvent aussi des espaces vides entre les prémolaires supérieures et inférieures, qui n'arrivent pas au contact. — La cavité buccale communique par son orifice (la bouche) avec l'extérieur; par l'isthme du gosier, avec la cavité pharyngienne; enfin par les canaux de Stenson avec les fosses nasales.

Lèvres.

La *lèvre supérieure* est longue et très mobile. Elle est pourvue, au milieu, d'un sillon profond et étroit, auquel fait suite d'une façon plus ou moins distincte, une gouttière qui monte entre les deux narines (*sillon médio-nasal*). Parfois on observe une entaille profonde au milieu de la lèvre supérieure (*bec-de-lièvre*, fréquent surtout chez les Bouledogues). La lèvre inférieure est courte; ce n'est que vers les *commissures* qu'elle s'allonge et devient mobile. La face externe des deux lèvres est entièrement couverte de poils; seul, le milieu de la lèvre supérieure présente une petite surface triangulaire, glabre, d'ordinaire pigmentée en noir, qui va se confondre avec les narines, et qui est pourvue d'un grand nombre de petits orifices des glandes en tube. Les poils tactiles sont nombreux à la lèvre supérieure, rares au contraire à l'inférieure. La muqueuse est en général pigmentée soit partiellement (en raies ou en taches) soit en totalité. Elle forme un frein très marqué à la lèvre supérieure et double dans les races à nez fendu; ce frein est moins distinct à la lèvre inférieure. Celle-ci présente parfois en outre, d'autres petits replis muqueux. Le bord des lèvres a une apparence dentelée; ce caractère est prononcé surtout à la lèvre inférieure. La *fente labiale* ou *la bouche* est très étendue : la commissure labiale se trouve au niveau du bord aboral de la première prémolaire, c'est-à-dire presque à la hauteur de la quatrième dent à partir de la canine. Les *glandules labiales* sont peu nombreuses et disséminées par petits groupes.

Pour la *musculature des lèvres*, voy. pages 119-122.

Joues.

Les *joues* du chien sont petites; elles occupent l'espace situé entre la quatrième molaire (première prémolaire) d'une part, la branche ascendante de la mandibule et le tubercule maxillaire de l'autre. Elles se fixent à la face latérale des deux mâchoires; du coté oral elles se confondent avec les lèvres. Leur face externe est velue, l'interne, c'est-à-dire la muqueuse, est lisse et généralement pigmentée en noir (d'ordinaire partiellement, rarement en totalité). Elle se confond avec les gencives au point d'insertion des joues sur les maxillaires. Du côté oral elle continue la muqueuse des lèvres, et du côté aboral, elle s'insère, avec sa membrane sous-muqueuse, sur le périmysium des muscles masséter et digastrique. Elle s'attache en outre au bord oral de la branche ascendante de la mandibule, au tubercule maxillaire et à l'apophyse ptérygoïde du maxillaire supérieur. Ainsi se trouve constitué un pilier muqueux qui va du bord aboral de la dernière molaire inférieure au point correspondant de la gencive supérieure, et qui se confond avec la portion molle du palais, surtout avec l'arc palato-glosse (*repli ptérygo-mandibulaire* ou *arc mandibulo-maxillaire*). — Dans la muqueuse des joues se trouve, à la hauteur de la troisième, rarement de la deuxième ou de la quatrième molaire, l'orifice du canal de Sténon (fig. 93,) et au niveau de la dernière molaire, les orifices des conduits de Nuck (fig. 94.). Enfin, à la hauteur de la couronne des molaires inférieures, on rencontre les orifices des *glandes buccales* ou *molaires* ou *géniennes inférieures*. — La *cavité des joues* (*cavum buccale*) est assez vaste.

Les téguments externes des joues ne sont que le prolongement, sans aucune modification, de la peau des régions avoisinantes. La musculature des joues a été décrite pages 119-122.

Les *glandes buccales* ou *géniennes inférieures* sont situées au niveau du bord alvéolaire de la mandibule, dans la sous-muqueuse et s'engagent latéralement jusquà la couche musculaire. Elles se confondent en avant avec les glandes des lèvres. Un petit groupe de glandes de coloration un peu plus foncée (fig. 93.) se trouve près du bord oral du masséter, dans le repli ptérygo-mandibulaire.

Les *glandes buccales* ou *géniennes supérieures* (fig. 94.) sont refoulées du côté aboral et dorsal, dans l'orbite et portent le nom de *glandes orbitaires*. Elles sont situées entre la membrane orbitaire, le muscle ptérygoïdien interne (*b*) et l'arcade zygomatique, en dedans de celle-ci et sur la face externe de la membrane orbitaire et du ptérygoïdien. La glande devient très apparente après l'ablation de la mandibule et de l'arcade zygomatique. Elle est, sur presque toute son étendue, en rapport avec le muscle ptérygoïdien interne (*b*); du côté ventral, elle touche l'insertion du voile du palais (*c*). Chaque glande orbitaire est d'ordinaire pourvue d'un grand canal et de trois ou quatre plus petits, les *conduits de Nuck* (8); ils émergent du bord ventral de la glande, ou près de celui-ci, et viennent aboutir dans la cavité génienne au niveau de la dernière molaire. Le plus grand conduit a presque les dimensions du canal de Sténon; les autres font parfois défaut.

La glande orbitaire recouvre la partie terminale de l'artère maxillaire interne ainsi que le commencement de ses ramifications; puis, l'origine de l'artère du voile du palais, l'artère buccale; le nerf buccinateur, et la branche maxillaire supérieure du trijumeau avec sa division en nerfs sous-orbitaire et sphéno-palatin.

Les gencives présentent souvent un aspect marbré chez le chien, étant semées de taches et de lignes noires et grisâtres.

Voûte palatine (Palatum durum).

La voûte palatine constitue le plafond de la cavité buccale; elle a pour squelette le palais osseux, dont elle reproduit la forme et les dimensions (voir pages 62 et 75). Étroite du côté oral elle s'élargit en arrière. On y remarque de neuf à dix saillies ou bourrelets légèrement courbes; la première de ces saillies n'est formée que de la moitié d'un bourrelet. Les saillies sont plus rapprochées entre elles du côté aboral qu'au voisinage des incisives; on remarque souvent dans leurs intervalles des saillies secondaires, qui ne représentent guère que des moitiés ou des quarts de bourrelet. Le raphé fait défaut ou n'est que faiblement indiqué. A droite, à gauche et du côté des incisives, le palais se confond avec les gencives; du côté aboral il se confond avec le voile du palais. La muqueuse est d'ordinaire pigmentée, soit en totalité, soit en partie; dans le dernier cas, les saillies sont souvent noires ou gris-noirâtre, tandis que les sillons qui les séparent sont dépourvus de pigment. — Du côté oral du premier bourrelet, et en partie sur lui, se trouve, tout près des incisives médianes, une petite saillie triangulaire souvent double et pointue en avant, c'est-à-dire du côté oral. C'est la *papille palatine*. Sur ses bords et vers son sommet, on remarque deux orifices qui conduisent chacun dans un **canal naso-palatin** (**canal incisif** ou **de Stenson**). Le conduit est long de un à deux centimètres et assez large pour permettre l'introduction d'une sonde. Il se dirige du côté aboral en parcourant la sous-muqueuse dans une gouttière de l'intermaxillaire. Il arrive à la fissure palatine, la traverse obliquement, et, à son extrémité aborale, perfore la muqueuse du nez pour aboutir dans les fosses nasales.

La partie aborale du palais, située sur l'os palatin, est lisse et peu pigmentée. On peut la rattacher déjà au voile du palais. La dernière saillie (ou bourrelet) du palais est située à peu près au niveau de la suture palato-maxillaire. — Il n'existe pas de glandes ni de papilles visibles à l'œil nu sur la voute palatine.

Plancher de la bouche.

La face buccale de l'extrémité incisive de la mandibule (corps de l'os) est recouverte par une muqueuse pigmentée en partie ou en totalité. Du côté aboral, à la hauteur des troisième et quatrième prémolaires, cette muqueuse forme un vaste repli, le *frein de la langue;* sur les côtés, elle se confond avec les gencives. C'est sur ce plancher que repose la pointe de la langue, qui, avec le corps de cet organe, ferme en bas la cavité buccale.

Glandes salivaires.

Nous avons décrit, p. 277, les glandes buccales ou géniennes et les glandes orbitaires; les lèvres, le voile du palais et la base de la langue contiennent également des amas glandulaires (glandes des parois buccales). Mais, outre ces glandes, la cavité buccale reçoit encore les produits de trois autres grandes glandes, auxquelles leur fonction a valu le nom de salivaires : ce sont les glandes, parotide, sous-maxillaire et sublinguale.

Parotide (fig. 93₂). La parotide est très petite, de forme triangulaire (ou irrégulièrement quadrangulaire); elle est située entre la base du pavillon de l'oreille, le bord aboral de la mandibule et l'aile de l'atlas. Son bord dorsal est plus large que le bord ventral. Il présente une profonde échancrure dans laquelle se place la base du pavillon (₁), et se prolonge en un lobe postauriculaire et en un lobe préauriculaire, qui remontent légèrement le long du pavillon. L'extrémité

étroite, ventrale, est située sur la glande sous-maxillaire (₂, fig. 94₄).
La face externe est recouverte par le peaucier du cou, par l'abaisseur
du pavillon de l'oreille (*h*) et la peau, et, vers le bord du maxillaire,
par un organe lymphatique, la glande auriculaire (₄), qui s'étend
encore un peu plus bas que la parotide. Sur ces parties, on trouve
des filets du grand nerf auriculaire. — La face interne de la parotide recouvre la base du pavillon (₁), en partie le digastrique (*r*) et
une portion de la glande sous-maxillaire (₃).

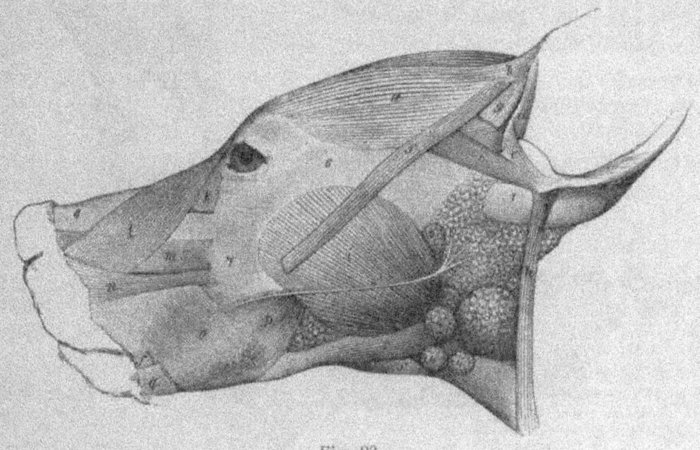

Fig. 93.

A la face profonde, interne, de la glande se trouvent le nerf facial et la plupart
de ses rameaux. Les nerfs buccaux (supérieur et inférieur, et le zygomatico-temporal émergent vers le bord maxillaire de la glande ; le nerf cervical superficiel moyen
apparaît vers son extrémité ventrale (fig. 187 *f*) et le nerf auriculaire postérieur
vers son bord cervical (fig. 187 *h*). Le bord maxillaire est, en outre, en rapport avec
la branche anastomotique du nerf temporal superficiel. Enfin, la glande recouvre
un segment de l'artère maxillaire interne, les origines de l'artère auriculaire postérieure et de l'artère temporale superficielle, la veine maxillaire interne (dont
l'origine est située dans la glande), et la veine temporale superficielle. (Pour les
rapports de la glande avec les vaisseaux et les nerfs, voy. fig. 45 et 46.)

Le conduit excréteur ou *canal de Sténon* (₂') est constitué par
l'assemblage de plusieurs conduits qui se réunissent près du bord
maxillaire de la glande. Il parcourt obliquement la surface du masséter
(*t*), et, près du bord oral de celui-ci, passe sous le muscle zygomatique (*f*), croise le nerf buccal supérieur et la veine faciale, arrive

sur le buccinateur (*o*, *p*) et s'enfonce dans la bouche au niveau de la troisième molaire supérieure.

Parfois on trouve des lobules glandulaires isolés de la masse principale. Ce sont les glandes parotides accessoires qui accompagnent le canal de Sténon; leurs courts conduits d'excrétion viennent s'y jeter.

En outre, quelques glandules muqueuses débouchent souvent dans le canal de Sténon, tout près de son ouverture dans la cavité buccale.

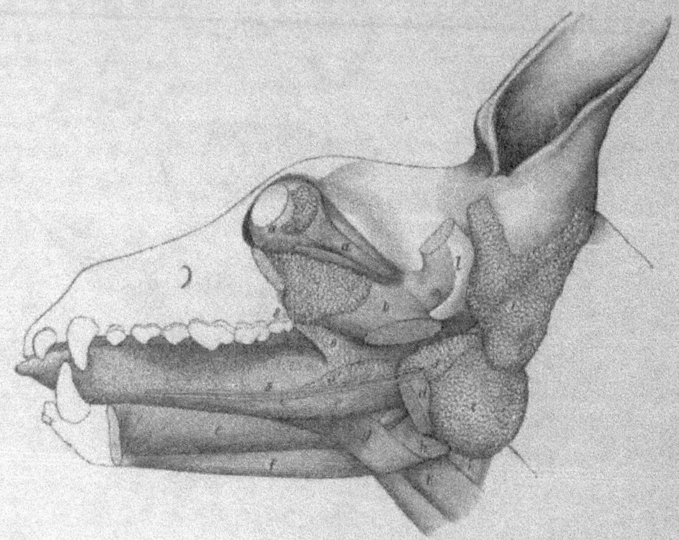

Fig. 94.

Les glandes de la tête (l'arcade zygomatique est sciée). — 1, Glande parotide; 2, glande sous-maxillaire; 3, glande sublinguale (portion aborale); 3′, glande sublinguale (portion orale); 4, canal de Wharton; 5, canal de Bartholin; 6, glandes du voile du palais; 7, glande orbitaire; 8, conduits de Nuck; 9, glande lacrymale. *a*, Globe oculaire et ses muscles; *b*, muscle ptérygoïdien interne; *c*, stylo-glosse; *d*, digastrique; *e*, génio-glosse; *f*, génio-hyoïdien; *g*, hyo-glosse; *h*, constricteur moyen du pharynx; *i*, constricteur inférieur du pharynx; *k*, thyro-hyoïdien; *l*, apophyse zygomatique du temporal (sciée).

Glande sous-maxillaire (fig. 94.). Elle est plus grande que la parotide, de forme à peu près arrondie; sa surface est presque lisse et d'apparence cireuse; une couche de tissu conjonctif plus dense, lui forme une capsule assez lâche. Les contours des lobules sont peu distincts. (D'après Gurlt, la glande a chez les grands chiens un pouce et demi de longueur, un pouce et quart de largeur et cinq pouces d'épaisseur*.) Elle est située du côté ventral par rapport à la paro-

* Il s'agit probablement du pouce rhénan ou prussien, de 26 millimètres environ.
(*Note du traducteur.*)

tide (₁), du côté aboral par rapport au masséter (fig. 93 *i*) et à la mandibule et fait saillie en dehors. Vers le cou, elle s'insinue dans le triangle que forment les veines maxillaires, externe (fig. 46₁₅) et interne (fig. 46₁₆), avant de se réunir pour constituer la veine jugulaire (fig. 46₁₇). La face interne de la glande recouvre, par sa moitié orale, le muscle digastrique (*d*) et, par sa moitié aborale, la musculature du pharynx, surtout le constricteur moyen (*h*) et le constricteur inférieur du pharynx (*i*), puis les ganglions lymphatiques rétropharyngiens, ainsi qu'une partie des nerfs (fig. 184) et des vaisseaux (fig. 137), appliqués sur la tunique musculaire du pharynx. Enfin, sa partie dorso-caudale recouvre le sterno-cléido-mastoïdien. La face externe de la glande est recouverte sur une petite étendue par la parotide (₁); le reste de cette face est en rapport avec le peaucier et l'abaisseur du pavillon de l'oreille (fig. 93 *b*); elle est aussi croisée par le nerf cervical superficiel moyen (fig. 187 *f*). Le bord oral est en rapport, du côté ventral, avec un des ganglions lymphatiques superficiels du canal laryngien (fig. 93₁) et, dans le reste de son étendue, avec la partie aborale de la glande sublinguale (₃). Celle-ci se confond parfois si intimement avec la sous-maxillaire, que les deux glandes semblent n'en faire qu'une.

Le conduit excréteur ou *canal de Wharton* (₁) émerge de la face interne de la glande. Il est assez épais et se dirige du côté oral, d'abord entre la face externe du digastrique (*d*) et la partie aborale de la glande sublinguale (₃). Il est situé ensuite un peu au-dessous (dans la direction ventrale) du canal de Bartholin (₅) et sur la face externe du styloglosse (*e*); il vient aboutir enfin dans la cavité buccale à la base du frein de la langue, où il forme une saillie à peine appréciable. Des nerfs et des vaisseaux pénètrent dans la glande par sa face interne.

Glande sublinguale (fig. 94₃,₄). C'est une glande allongée, divisée en un lobe aboral et en un lobe oral. Le *lobe aboral* (*portion aborale*), est le plus volumineux (₃), il est contigu au bord oral de la sous-maxillaire (₇); son union avec cette glande est si intime qu'il semble en être un prolongement, d'autant plus qu'il est contenu dans la même capsule conjonctive. Mais les deux glandes sont complètement indépendantes; elles ne sont unies que par un tissu cellulaire lâche. Dans quelques cas exceptionnels, on voit un conduit excréteur de la sublinguale se déverser dans le canal de Wharton. Ce lobe a une forme irrégulièrement quadrangulaire ou triangulaire; l'extrémité la plus large est tournée du côté aboral et le sommet du côté oral. Il recouvre le digastrique (*d*); il est recouvert en dehors par la partie du masséter qui surplombe le bord aboral de la mandibule (fig. 93 *i*), et en partie par la mandibule elle-même, surtout par son apophyse operculaire. Il possède un conduit excréteur spécial, le *canal de Bartholin* ($_2$), qui reçoit en outre de petits conduits de Rivinus venant du lobe oral de la glande. Ce canal est situé du côté dorsal par rapport au canal de Wharton ($_1$), sur la face externe du styloglosse (*c*); il vient aboutir dans la cavité buccale près du frein de la langue.

Le *lobe oral* (*portion orale*) de la glande ($_2'$) est allongé et étroit, parfois divisé en lobules isolés. Il est contigu à la portion aborale et va de celle-ci, c'est-à-dire du bord oral du muscle digastrique (*d*), jusqu'à la dernière molaire. Placé à côté de la base de la langue, sur le stylo-glosse (*c*), il est recouvert en dehors par la peau et le mylo-hyoïdien (et indirectement par la mandibule). Il est pourvu de conduits excréteurs nombreux, qui émergent en général du bord ventral de la glande et dont les uns se jettent dans le canal de Bartholin ($_2$), tandis que les autres, au nombre de 8 ou 10, traversent directement la muqueuse et viennent déboucher dans la cavité buccale (canaux de Rivinus).

Sur la face externe de la glande, près de son extrémité orale, passe obliquement le nerf lingual (fig. 181 *d*), dans la direction dorso-ventrale. Son bord ventral est accompagné par la corde du tympan, qui vient du nerf lingual (fig. 181 *e*).

Langue (Fig. 95₁)*.

La langue du chien, colorée en rouge vif chez l'animal vivant et dépourvue de pigment, est large, aplatie et très mobile; elle offre deux bords latéraux, assez minces, une face dorsale et une face ventrale. La *pointe* et le *corps* de la langue ne sont pas nettement différenciés quant à leur forme. La *base de la langue* constitue la face aborale de l'organe, descendant vers le larynx, ou ce qui revient au même s'élevant du plancher de la bouche; elle se distingue nettement par les papilles qui la revêtent, ainsi que par d'autres caractères. La surface du corps de la langue, couverte de fines papilles filiformes de couleur blanche a une teinte blanchâtre; au contraire, la base de la langue est d'un rouge pur et possède des papilles très grandes, écartées les unes des autres et souvent disposées en rangées sur les côtés.

---

* Pour les particularités histologiques de la langue du chien, voir Csoкоr : *Bau des Geschmacksorganes der Haussäugetiere* (structure de l'organe du goût chez les mammifères domestiques), Oesterr. Vierteljahrsschrift für Veterinärkunde, t. 62, p. 116; et Ellenberger : *Handbuch der Histologie der Haussäugetiere* (manuel d'histologie des mammifères domestiques).

Un repli muqueux se dirige de la base de la langue en dedans vers l'épiglotte; c'est le *repli glosso-épiglottique* ou *frein de l'épiglotte*. De chaque côté se trouve à la base de l'épiglotte une dépression muqueuse profonde, la *vallécule*. La face dorsale de la langue est rude, elle est pourvue d'un *sillon médian*. La face ventrale de la pointe est lisse, molle et privée de papilles; la muqueuse mince qui la recouvre forme le *frein de la langue*, qui chez le chien est long et bien développé.

Les *papilles filiformes* recouvrent le dos et la base de la langue, mais n'existent pas sur les bords latéraux, sur la face ventrale ni sur les piliers antérieurs du voile du palais. A la moitié orale de la langue, elles sont petites, en forme de bourgeons, très serrées et disposées en rangées qui convergent obliquement vers le sillon médian; l'extrémité libre des papilles est dirigée du côté aboral. Vers la base de la langue, ces papilles se transforment progressivement en filaments allongés, mous, en partie coniques et terminés en pointe. Ces filaments sont également rangés en lignes diagonales; ils garnissent la base de la langue et s'étendent sur le frein de l'épiglotte, quelques-uns même sont situés sur la face orale de cet organe et présentent alors une base plus large. Les filaments sont plus écartés les uns des autres que les petites papilles du dos de la langue. Celles-ci sont pourvues de huit à neuf prolongements épithéliaux, près de la pointe de la langue; ces prolongements se réduisent à trois au milieu de l'organe; sur les filaments de la base de la langue les trois prolongements sont soudés en un seul.

Les *papilles fongiformes* (*papillæ clavatæ*), coniques, sont disséminées sans ordre entre les précédentes et ne forment point d'amas ou d'autres groupements à la surface de la langue. Elles ont l'apparence de petits boutons de couleur claire et de la grosseur d'un grain de millet. Elles forment sur le bord de la langue une sorte de bordure qui sépare la face dorsale de l'organe de sa face ventrale. Elles sont très petites et peu distinctes vers la pointe; en approchant de la base, elles deviennent plus grandes, plus distinctes et plus nombreuses; en même temps elles se colorent en rouge. Elles ne dépassent pas les papilles caliciformes; dans le voisinage de celles-ci elles sont très distinctes et souvent disposées en diagonale comme les papilles filiformes. Elles font défaut à la base de la langue.

Les *papilles caliciformes* (*papillæ circumvallatæ*) sont colorées en rouge vif. Elles sont situées de part et d'autre de la ligne médiane près de la base de la langue, sur deux lignes convergeant dans la direction aborale de façon à former un V; elles sont au nombre de quatre, rarement de six. Leur base est rétrécie; leurs parois latérales dépassent le niveau de la muqueuse; l'extrémité libre présente une ou deux incisures. La dépression qui entoure chacune d'elles forme un fossé circulaire dont le fond est au niveau de la base de la papille et dont le bord n'atteint pas tout à fait le niveau de l'extrémité libre; cette dépression contient des canaux excréteurs de glandes.

Sur les bords de la langue, au niveau de l'union du corps et de la base, on trouve, de chaque côté, un *organe de Mayer* ou *organe de Bruhl* (*papilla foliata**). Il est peu distinct, et se présente comme un ovale allongé, de la grosseur d'un grain de riz; sa longueur est de 1 — 1,5 centimètres au plus. Sa surface présente 6-8 plis transversaux (crêtes gustatives) et cinq à sept sillons également transversaux. Le pli moyen est droit et exactement perpendiculaire à l'axe longitudinal de la langue; les autres sont recourbés, leurs extrémités étant dirigées vers le pli médian, de façon à présenter la disposition générale des tranches d'un melon ou des écailles d'un oignon vues sur une coupe.

La face ventrale de la pointe de la langue présente en son milieu un corps dur, fusiforme, allongé, vermiculaire ou en forme de cordon, la *lytte* ou *pli médian*. Il est recouvert par la muqueuse et quelques tractus musculaires du lingual et se trouve dans une fosse entre les deux génioglosses. Chez les grands chiens, il a le volume d'une plume de corbeau et 4 à 5 centimètres de longueur; il est de couleur blanche et se trouve entouré de tissu conjonctif lâche. Vers la pointe, il se confond avec la muqueuse et se termine du côté aboral par un filament blanc que l'on peut parfois suivre jusqu'à l'os hyoïde. Le cartilage dorsal de la langue, qui existe chez certaines espèces animales, manque chez le chien.

Les *follicules* et les *glandes* de la langue sont à peine perceptibles à l'œil nu. Pour les *amygdales*, voy. *voile du palais*. Il n'y a pas de *foramen cœcum* de la langue.

Pour les *particularités histologiques*, voy. le manuel d'histologie comparée des mammifères domestiques**.

Muscles de la langue.

Parmi les muscles de la langue, le mylo-glosse et le transverse de l'hyoïde manquent chez le chien. Le raphé fibreux ou *septum lingual* est très peu accusé; on ne trouve dans le plan médian de la langue qu'un peu de tissu cellulaire lâche.

Si l'on fait abstraction du muscle lingual, on voit que les muscles

---

* *Organe folié* ou *foliacé* des anatomistes français.   (*Note du traducteur.*)
** Probablement celui d'Ellenberger cité plus haut.   (*Note du traducteur.*)

de la langue sont répartis en trois couches, dont la plus superficielle
est en partie recouverte par des muscles hyoïdiens (v. p. 136).

Couche superficielle (*ou externe*).

Stylo-glosse (fig. 95 *d*). Situé tout à fait superficiellement,
il constitue essentiellement le bord de la langue. C'est un muscle
allongé et aplati, qui s'insère, ensemble avec le stylo-pharyngien (*e*),
à côté de la portion dorsale du stylo-hyoïdien (fig. 98 *a*), sur la
corne supérieure de l'os hyoïde, plus spécialement à sa face externe

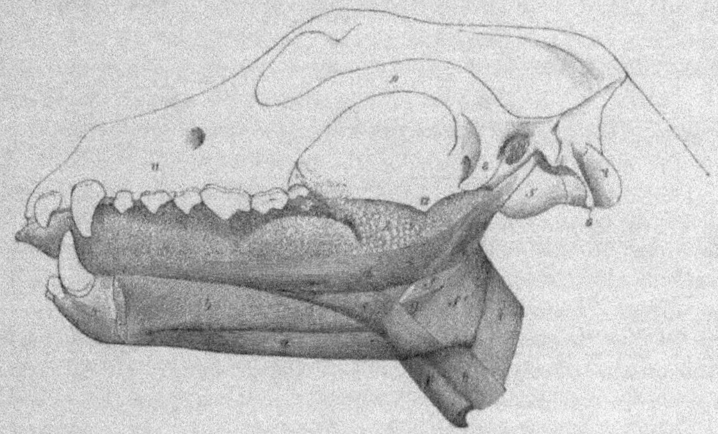

Fig. 95.

MUSCLES DE LA LANGUE ET DE L'OS HYOÏDE (vus de gauche). — *a*, Muscle génio-hyoïdien ;
b, génio-glosse ; *c*, hyo-glosse ; *d*, stylo-glosse ; *e*, stylo-pharyngien ; *f*, hyo-pharyngien
(portion orale) ; *f'*, hyo-pharyngien (portion aborale) ; *g*, cérato-hyoïdien ; *h*, thyro-
hyoïdien ; *i*, thyro-pharyngien ; *k*, sterno-hyoïdien. 1, Langue ; 2, voile du palais avec
ses glandes ; 3, cavité buccale ; 4, maxillaire inférieur gauche (scié) ; 5, bulle tympanique
de l'os temporal ; 6, apophyse styloïde ; 7, condyle de l'occipital ; 8, apophyse postglénoïde du temporal ; 9, arcade zygomatique ; 10, trou auditif externe ; 11, maxillaire
supérieur.

et à son bord aboral. Il recouvre la face externe de cette partie de
l'os hyoïde et l'articulation entre les cornes supérieure et moyenne,
et parcourt le bord de la langue jusqu'au tiers oral de cet organe.
La face externe du muscle (fig. 94 *c*) est en rapport dans son tiers
aboral avec le digastrique (fig. 94 *d*) et dans le reste de son étendue,
avec la muqueuse de la langue et en partie avec le mylo-hyoïdien. La
face interne de sa partie orale est contiguë à l'hyoglosse (*c*) et au lingual ; dans sa partie aborale, elle touche le péristaphylin interne (*levator
veli palatini*) le ptérygo-pharyngien et le pharyngo-staphylin, ainsi

que les branches moyenne et dorsale de l'hyoïde et l'aponévrose du pharynx. Le bord dorsal n'est en rapport qu'avec la muqueuse linguale ; le ventral l'est, dans sa partie orale, avec le génio-glosse (*b*) ; au milieu, avec l'hyo-glosse (*c*) ; et dans sa partie aborale, avec l'hyo-pharyngien ou constricteur moyen du pharynx (*f*) et le stylo-pharyngien (*e*).

Sur la face externe, près de l'origine du muscle, se trouvent une partie des artères maxillaires (interne et externe), et l'origine de l'artère auriculaire postérieure et de la temporale superficielle ; puis plus loin, les canaux de Wharton et de Bartholin (fig. 94, et ₃), la portion orale de la glande sublinguale (fig. 94 ₂), le nerf lingual et la corde du tympan. Sur la face interne, on rencontre des filets du nerf glosso-pharyngien et sur le bord ventral, l'artère linguale, le nerf hypoglosse et le nerf glosso-pharyngien (pour les rapports détaillés des vaisseaux et des nerfs, voy. fig. 181 ₁₁).

Action. — Il amène les aliments entre les arcades dentaires, courbe la langue et la tire en arrière.

Couche musculaire moyenne.

Hyoglosse ou **basioglosse** (fig. 95 *c*). Il prend naissance à la face externe de la corne ou branche fourchue ou laryngienne et du corps de l'hyoïde, en dehors du génio-hyoïdien (*a*) et du génio-glosse (*b*). Il forme un faisceau charnu, aplati, situé sur le côté de la base et du corps de la langue et demeure visible jusque dans la moitié orale de cet organe. Sa face externe est en rapport en partie avec le stylo-glosse (*d*), en partie avec le mylo-hyoïdien et la muqueuse. En dedans, il répond à l'os hyoïde, à l'hyo-pharyngien (*f*, *f'*), au cérato-hyoïdien (*g*), au génio-hyoïdien (*a*), au génio-glosse (*b*) et au lingual.

Le nerf hypoglosse (fig. 181 *a*) passe sur sa face externe ; la partie orale du même nerf et l'artère linguale (fig. 181 ₂) sont en rapport avec sa face interne.

Action. — C'est un rétracteur de la langue ; il élève aussi la base de cet organe.

Couche musculaire profonde (ou *interne*).

Génio-glosse (fig. 95 *b*). Ce muscle est situé au milieu de la langue dans le plan sagittal. Il est en contact avec le muscle correspondant de l'autre côté par sa face interne et forme avec lui une sorte de septum musculaire dans le plan médian de la langue. Le bord ventral, en partie tendineux, va de l'angle mentonnier de la mandibule à l'os hyoïde. Le muscle a des points d'attache à ses deux extrémités : du côté oral à la partie médiane de la mandibule (près de l'angle mentonnier) et du côté aboral au corps de la langue. Les fibres s'étalent en éventail à partir du bord ventral, et se dirigent vers la pointe, le dos et la base de la langue, autrement dit vers les côtés oral, dorsal et aboral ; elles atteignent presque la muqueuse. Le muscle est en rapport : en dehors, avec le mylo-hyoïdien et l'hyo-glosse (*c*) ; en dedans, avec son homonyme du côté opposé, avec des fibres du lingual et le raphé fibreux ou septum lingual. Son bord ventral touche au génio-hyoïdien (*a*), son bord dorsal au styloglosse (*d*).

On trouve entre l'hyo-glosse et le génio-glosse, l'artère linguale (fig. 181,) et du côté oral, le nerf hypoglosse (fig. 181 *a*). Des rameaux du nerf lingual (fig. 181 *d*) sont en rapport avec sa face externe.

Action. — Il éloigne la langue du palais en la portant vers la gorge ou conduit laryngien, provoque la formation d'une gouttière longitudinale sur sa face dorsale, tire la pointe en arrière, la base du côté oral, etc.

Lingual (fig. 96 *o*). Les fibres de ce muscle sont dirigées dans tous les sens ; elles sont transversales, longitudinales et perpendiculaires. Les unes s'insèrent à la muqueuse ou au tissu conjonctif intermusculaire, les autres à l'os hyoïde, les transversales au raphé. Les fibres longitudinales sont les plus faciles à mettre en évidence ; elles forment un tractus assez volumineux (*p*), situé immédiatement au-dessous de la muqueuse (muscle longitudinal supérieur de l'anatomie humaine). Le muscle longitudinal inférieur et le muscle transverse ne sont pas bien distincts. On trouve, il est vrai, dans la langue, des séries de fibres verticales, transversales et sagittales. Mais ces séries sont formées par les fibres appartenant à *tous* les muscles qui entrent dans la langue.

Voile du palais (Fig. 96 n)

Le voile du palais est relativement long chez le chien. Son bord libre (*arc palatin*) ne porte pas de prolongement (*luette*) ; il est légèrement concave et descend jusqu'au larynx, où il vient d'ordinaire se placer sur la face de l'épiglotte tournée du côté de la cavité buccale (*t*) ; il atteint presque la base de l'épiglotte. Lorsque le voile du palais se trouve par hasard sur la face opposée, pharyngienne, de cet organe, son bord atteint le repli aryténo-épiglottique et les cartilages aryténoïdes (*v*)*. Le bord libre forme avec la base de la langue et avec le ligament glosso-épiglottique, l'*isthme du gosier*. La face buccale du voile du palais est en rapport avec la base de la langue ; elle

---

* Nous ne saurions admettre l'opinion d'Eichbaum, qui place l'arc palatin derrière l'épiglotte. Nous l'avons trouvé, ordinairement, du côté oral de celle-ci. Lorsque l'animal respire par la bouche, il est évident que le voile se place du côté aboral de l'épiglotte.

est d'ordinaire semée de taches pigmentaires. Celles-ci font défaut
sur la face pharyngienne qui est lisse et molle. Du côté de la bouche,
se trouve une fossette médiane peu marquée. — Latéralement, le
voile du palais forme de part et d'autre deux replis, les *piliers du
voile du palais* (arcus palatini) : deux piliers oraux ou antérieurs
(arcades palato-glosses) et deux aboraux postérieurs (arcades palato-
pharyngiennes). Les *piliers antérieurs* sont deux replis très marqués,
dirigés presque verticalement, un peu inclinés du côté oral et vers
le bord latéral de la langue. Les *piliers postérieurs* contiennent des
muscles striés ; ils sont plus volumineux que les précédents et se
divisent bientôt en deux branches. La branche la plus courte se dirige

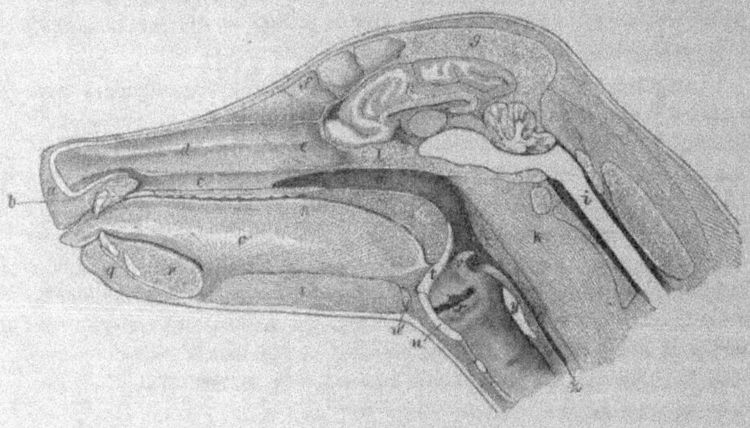

Fig. 96.

Coupe médiane ou sagittale de la tête. — *a*, Lèvre supérieure ; *b*, canaux de Stenson ;
c, vomer ; *g*, crête sagittale ; *h*, cerveau ; *i*, moelle épinière ; *k*, un des muscles fléchisseurs de la tête ; *l*, base du crâne ; *m*, cavité naso-pharyngienne (fosse gutturale) ; *n*, voile
du palais ; *o*, langue ; *p*, muscle longitudinal supérieur ; *q*, lèvre inférieure ; *r*, corps de
la mâchoire inférieure ; *s*, muscles mylo-hyoïdien et génio-hyoïdien ; *t*, épiglotte ; *u*, cartilage thyroïde ; *u'*, corps de l'hyoïde ; *v*, cartilage aryténoïde ; *w*, glotte ; *x*, corde
vocale ; *y*, cartilage cricoïde ; *z*, muscle constricteur de l'œsophage ; *z'*, œsophage.

obliquement vers la paroi externe et aborale du pharynx, pour se
perdre insensiblement dans la muqueuse. L'autre branche est plus
longue ; elle descend le long de la paroi latérale du pharynx jusqu'à
l'épiglotte, s'unit au repli correspondant de l'autre côté, tout en s'irra-
diant en même temps dans la muqueuse du pharynx. La partie située
sur les cartilages aryténoïdes contribue à former le repli annulaire de
l'entrée de l'œsophage. — Entre les piliers antérieurs et postérieurs
se trouve, dans une poche ou une sorte de niche, formée par deux

replis muqueux (*Foramen cœcum*), un corps rougeâtre, allongé, réniforme, dont les dimensions atteignent de un et demi à trois centimètres; c'est l'*amygdale* (fig. 98 ₐ) qui fait saillie sur la paroi latérale de la poche. Du côté aboral de celle-ci, on trouve souvent encore de petites fossettes.

Le voile du palais s'insère sur l'os palatin, surtout au bord libre de celui-ci, jusqu'au crochet de l'apophyse ptérygoïde. Il occupe donc tout le bord de la fosse gutturale ou pharyngienne et des choanes ou orifices postérieurs des fosses nasales. Sur la face buccale de la partie horizontale du palatin, se trouve une muqueuse lisse, sans saillies, qui forme la couche intermédiaire entre le palais osseux et la voûte palatine.

Le voile du palais est formé d'une membrane conjonctive, le *fascia palatin*, qui fait partie de celui du pharynx. C'est sur cette membrane que se placent, du côté aboral, la muqueuse du pharynx, et du côté oral, les muscles, les glandes, les follicules lymphatiques et la muqueuse de la cavité buccale. Les *glandes du voile du palais* (fig. 95 ₑ) sont peu nombreuses près de sa base; elles forment plus loin une couche de plus en plus dense. Aussi voit-on le voile s'épaissir d'une façon notable à mesure qu'on approche du bord libre : les muscles y sont plus nombreux, les tissus cytogène et glandulaire plus abondants que du côté dorsal. C'est surtout auprès de la ligne médiane que l'épaississement est notable; sur les côtés, vers les piliers, de même que près de son bord libre, le voile est plus mince.

Cavité gutturale et Pharynx (Fig. 97 a).

Entre les cavités nasale et buccale d'une part, la trachée et l'œsophage d'autre part, se trouve un segment intermédiaire où se fait le croisement des voies aériennes et alimentaires. La voie aérienne, située au commencement du côté dorsal par rapport au tube digestif, vient se placer à sa face ventrale. L'endroit où s'opère ce croisement porte le nom de *cavité gutturale, gosier* (fauces). Le commencement du tube aérien est le *larynx*, celui de l'œsophage est le *pharynx* qui se distingue par une musculature particulière. La cavité gutturale et le pharynx forment ensemble la *cavité gutturale* ou *pharyngienne* au sens large du mot.

Pendant la respiration, la cavité gutturale est largement ouverte et le pharynx assez éloigné de la bouche, c'est-à-dire de la paroi orale de la cavité gutturale. Pendant la déglutition, la respiration est interrompue, la cavité gutturale se ferme et le pharynx est attiré fortement vers la bouche et la base de la langue. De cette façon la cavité gutturale ne se distingue nettement du pharynx que pendant l'acte de la déglutition. Le reste du temps, on passe de l'une à l'autre sans limites tranchées. Pour les détails, voy. p. 291.

Le squelette osseux et cartilagineux de la cavité gutturale est formé du côté dorsal par la base du crâne (ₐ), latéralement par les branches de l'os hyoïde (grandes cornes), du côté ventral et aboral, par les cartilages du larynx. Le support membraneux est constitué par un tissu conjonctif fibreux, le *fascia du pharynx*, qui soutient la muqueuse, les glandes et les muscles.

La cavité gutturale présente une paroi cranienne (*b*), une paroi vertébrale (*c*), une paroi laryngienne (*d*), et une autre formée par le voile du palais (*e*) et par deux parois latérales. Sa partie dorsale communique avec les deux fosses nasales (*k*) et les deux trompes d'Eustache (*i*); sa portion ventrale (aborale) est en relation avec la cavité buccale (*h*), avec le pharynx (*f*) et le larynx (*g*). Elle se rétrécit du côté du pharynx en forme d'entonnoir. Dans sa section dorsale, le diamètre longitudinal dépasse notablement le transverse. — La muqueuse de la cavité gutturale tapisse, du côté dorsal, la base du crâne et se continue avec la muqueuse des fosses nasales et des trompes; du côté ventral, elle fait suite à celle de la bouche (₃), de l'œsophage (₁) et du larynx (₂).

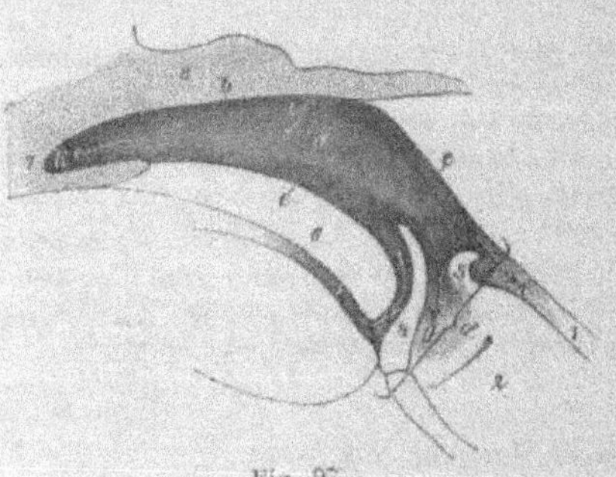

Fig. 97.

Cavité gutturale (à moitié schématique). (Comparez aussi avec ce dessin la fig. 96 *m.*) — *a*, Cavité gutturale; *b*, paroi cranienne; *c*, paroi vertébrale; *d*, paroi laryngienne; *e*, paroi du voile du palais; *f*, entrée de l'œsophage ou pharynx; *g*, entrée du larynx ou isthme du gosier; *h*, entrée de la cavité buccale; *i*, entrée de la trompe d'Eustache; *k*, entrée des fosses nasales. 1, Œsophage; 2, larynx; 3, cavité buccale; 4, épiglotte; 5, cartilage aryténoïde; 6, voile du palais; 7, vomer; 8, base du crâne.

La paroi de la cavité gutturale est fixée du côté dorsal à toute la base du crâne, au bord libre et à la face interne des apophyses ptérygoïdes et au bord libre des os palatins, c'est-à-dire à tout le pourtour de la fosse gutturale; sur les côtés, elle s'insère aux grandes cornes et aux cornes moyennes de l'os hyoïde. A la base du crâne, l'insertion s'étend jusqu'à l'échancrure intercondylienne; elle part de la protubérance pharyngienne moyenne, passe entre les muscles grands droits antérieurs de la tête des deux côtés et se porte dans la direction aborale jusqu'au point sus-nommé. Elle forme, à la base du crâne, une lame fibreuse, qui donne naissance, du côté du pharynx, à un tractus tendineux médian : c'est le *raphé du pharynx* qui sépare les muscles des deux côtés de cet organe. La paroi de la cavité gutturale, outre les muscles dont elle est formée, est en rapport avec les fléchisseurs de la tête, l'artère carotide externe et la veine jugulaire; puis, avec les ganglions lymphatiques (en arrière du pharynx et latéralement) et les nerfs (neuvième, dixième, onzième et douzième paires et le sympathique), ainsi qu'avec d'autres rameaux vasculaires et nerveux, très nombreux.

Pendant la *déglutition*, la paroi orale de la cavité gutturale ou le voile du palais (*e*), qui est en contact avec la base de la langue, se soulève et devient presque parallèle à la base du crâne (*e*); son bord libre, placé d'abord près du repli glosso-épiglottique, atteint la paroi postérieure de la cavité gutturale (*c*). En même temps, le pharynx est attiré vers la base de la langue et l'isthme du gosier. Dès lors, la grande cavité gutturale n'existe plus : on n'est en présence que d'une cavité dorsale, *naso-pharyngienne*, ou *cavité gutturale, au sens étroit*, et d'une cavité située du côté ventral par rapport à la précédente, c'est-à-dire la *cavité pharyngienne proprement dite*, ou *laryngo-pharyngienne*. La cavité du larynx se trouve du côté aboral et ventral par rapport à cette dernière. La cavité naso-pharyngienne est revêtue d'un prolongement de la muqueuse du nez (épithélium vibratile); le pharynx buccal et la cavité pharyngo-laryngienne sont tapissés au contraire d'une muqueuse à épithélium pavimenteux, qui fait suite à la muqueuse buccale. Le voile du palais forme le plancher de la cavité naso-pharyngienne et le plafond de la cavité pharyngo-laryngienne.

C'est à cause de cette division de la cavité gutturale pendant la déglutition, qu'on a coutume de scinder son étude en deux parties.

1. *La portion dorsale, pharynx nasal, cavité naso-pharyngienne ou gutturale au sens étroit*. Très étendue, elle communique par deux vastes orifices (choanes, *k*) avec les fosses nasales, par deux autres avec les trompes d'Eustache (*i*) et par un orifice très large avec la portion ventrale. Cette dernière ouverture est bordée par le pilier postérieur. Les orifices des trompes d'Eustache ont la forme de fentes obliques; du côté aboral par rapport à ces orifices, la muqueuse s'épaissit et constitue un bourrelet qui limite, avec l'ouverture de la trompe, une dépression (fossette de Rosenmüller?).

2. *La portion ventrale, pharynx proprement dit, cavité pharyngo-laryngienne*. Elle est plus petite et plus étroite que la portion dorsale, avec laquelle elle communique par une vaste ouverture naso-pharyngienne. Elle conduit par un orifice annulaire dans l'œsophage (*,*) (voir p. 296), par l'entrée du larynx ou de la glotte (*g*) dans le larynx (*,*) et par l'isthme du gosier (*h*) dans la cavité buccale (*,*). Le plancher en est formé par le larynx. La muqueuse de la bouche passe de la base de la langue à la face orale de l'épiglotte et se poursuit de part et d'autre de l'entrée de la glotte dans la direction aborale, vers

l'œsophage. C'est tout autour de l'orifice de la glotte ou du larynx que s'opère la transition entre les deux ordres de muqueuses. À la limite du pharynx et de l'œsophage, la muqueuse forme un repli annulaire (voy. œsophage). Lorsque le voile du palais est relevé, la paroi orale, précédemment constituée par l'épiglotte, est formée par la base de la langue.

Muscles du voile du palais, de la cavité gutturale et du pharynx.

Les muscles du voile du palais et de la cavité gutturale proprement dite sont les suivants : palatin, pharyngo-staphylin (palato-pharyngeus), péristaphylins (externe et interne), ptérygo-pharyngien* et stylo-pharyngien. Comme muscles du pharynx proprement dit, on ne peut compter que l'hyo-pharyngien ou constricteur moyen du pharynx et le laryngo-pharyngien (constricteur inférieur). Les constricteurs du pharynx d'un côté sont fusionnés avec ceux de l'autre côté par un tractus tendineux médian (*raphé du pharynx*), situé sur la paroi aborale (dorsale) du pharynx.

Muscles du voile du palais.

Palatin et **pharyngo-staphylin** (*palato-pharyngien*) (fig. 98 *d*). Ces deux muscles sont confondus chez le chien. L'insertion commune se fait par une lame tendineuse étroite sur le bord libre du palatin, jusqu'au crochet de l'apophyse ptérygoïde, tout près de l'insertion du ptérygo-pharyngien (*d*). De là, les fibres musculaires se portent, les unes directement du côté aboral vers les piliers, auxquels ils s'attachent; les autres, en dehors, vers la paroi latérale de la cavité gutturale pour aller s'insérer à l'aponévrose pharyngienne du côté du raphé; elles contribuent donc à former les parois orale et latérale de cette cavité. Ce muscle est situé sur le fascia pharyngien et sur une partie du péristaphylin interne ou releveur du voile du palais (*e*). Il est recouvert en partie par le stylo-glosse (*b*) et le ptérygoïdien. — Le nerf palatin et les branches de l'artère du voile du palais sont en rapport avec lui.

La partie interne du muscle qui s'insère en dedans, sur le bord aboral du palais osseux, et se dirige vers le milieu du bord aboral du voile, est plus volumineuse que les parties latérales ; elle constitue le palatin proprement dit. On y voit, du côté interne, une traînée fibreuse longitudinale. Les muscles *palato-staphylin* (ou de la luette, ou azygos de la luette) et *glosso-staphylin* manquent chez le chien.

* Une partie du constricteur supérieur du pharynx de l'homme.

(Note du traducteur.)

Action. — Il élève, raccourcit et tend le voile du palais ; il porte aussi le pharynx en avant et rétrécit la cavité gutturale.

Pérystaphylin interne ou **releveur du voile du palais** (ou *pétro-salpingo-staphylin* ou *pétro-staphylin*) (fig. 98 *e*). Ce muscle prend naissance à l'apophyse styloïde du tympan ; il est situé à la paroi latérale de la cavité gutturale (ou sur l'aponévrose pharyngienne) et s'épanouit en éventail dans le voile du palais en insinuant ses fibres au milieu du tissu glandulaire. Du côté externe, le muscle est en rapport avec le stylo-glosse (*b*) et le ptérygo-pharyngien (*d*) ; il touche

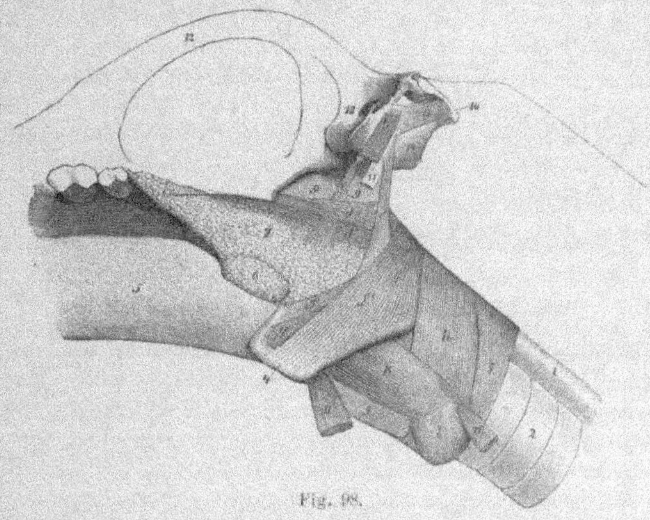

Fig. 98.

MUSCLES DE LA CAVITÉ PHARYNGIENNE OU GUTTURALE ET DU LARYNX (vus du côté gauche). — *a*, Stylo-hyoïdien (portion dorsale) ; *b*, stylo-glosse (coupé) ; *c*, stylo-pharyngien ; *d*, ptérygo-pharyngien ; *d'*, pharyngo-staphylin ; *e*, releveur du voile du palais ; *f*, hyo-pharyngien ou constricteur moyen du pharynx (portion orale) ; *f'*, hyo-pharyngien (portion aborale) ; *g*, cérato-hyoïdien ; *h*, thyro-pharyngien ; *i*, crico-pharyngien ; *k*, thyro-hyoïdien ; *l*, crico-thyroïdien ; *m*, sterno-thyroïdien (coupé) ; *n*, sterno-hyoïdien (coupé). 1, Pharynx ; 2, trachée ; 3, cartilage thyroïde ; 4, os hyoïde (notamment sa corne inférieure) ; 5, langue ; 6, amygdale ; 7, voile du palais (glandes du voile du palais) ; 8, cavité buccale ; 9, fascia de la cavité pharyngienne ou gutturale ; 10, apophyse styloïde de l'occipital ; 11, corne supérieure de l'hyoïde, coupée ; 12, arcade zygomatique ; 13, apophyse postglénoïde du temporal ; 14, bulle tympanique du temporal.

en dedans le pharyngo-staphylin (*d'*) ; il croise les deux derniers muscles. Ses fibres se dirigent légèrement du côté oral, tandis que celles du ptérygo-pharyngien vont dans la direction aborale. Le péristaphylin interne se termine dans le voile du palais, c'est-à-dire dans la paroi orale (ventrale) de la cavité gutturale, tandis que le ptérygo-pharyngien au contraire finit dans sa paroi aborale. Lorsque l'action des deux muscles est simultanée, ils isolent la cavité naso-pharyngienne et la voie alimentaire (pharynx).

Action. — Il élève et attire en arrière le voile du palais.

Péristaphylin externe ou **tenseur du voile du palais** (*sphéno-staphylin, sphéno-salpingo-staphylin*). Il prend origine, ensemble avec le précédent, à l'apophyse styloïde du tympanique (d'après v. Trœltsch, en outre, à la paroi membraneuse de la trompe d'Eustache et au sphénoïde), et se place au commencement, en dehors du péristaphylin interne. Puis les deux muscles se séparent. Le péristaphylin externe descend auprès de la trompe et de la base du crâne, arrive, en s'élargissant, à la face externe du ptérygoïde; puis, devenu tendineux, se réfléchit sur le bord libre de cet os et se termine dans le fascia du voile du palais (aponévrose pharyngienne). Il forme encore un feuillet aponévrotique qui recouvre le péristaphylin interne et qui descend jusqu'à l'arc palatin. Le muscle est en rapport intime avec le ptérygoïdien.

Action. — Il étend le voile du palais et comprime le bol alimentaire.

Muscles de la cavité gutturale et du pharynx.

Ptérygo-pharyngien (constricteur supérieur du pharynx de l'homme) (fig. 98 *d*). Il prend naissance à côté du palato-pharyngien ou pharyngo-staphylin (*d'*), au crochet de l'apophyse ptérygoïde, parcourt la paroi latérale du pharynx, croise le péristaphylin interne (*e*) et se dirige en s'élargissant vers le raphé du pharynx, où il se confond avec son homonyme du côté opposé, ainsi qu'avec l'hyo-pharyngien (*f*). Quelques-unes de ses fibres passent entre celles du stylo-pharyngien (*c*). — Son bord est en contact intime avec le pharyngo-staphylin (*d'*). Il recouvre, en le croisant, le péristaphylin interne sur une faible étendue; dans le reste de son parcours, il est en rapport avec l'aponévrose. Il est recouvert du côté oral par le ptérygoïdien interne et du côté aboral par le stylo-glosse (*b*) et le stylo-pharyngien (*c*). — Des filets du nerf glosso-pharyngien parcourent sa surface.

Action. — Il contribue avec le péristaphylin interne à isoler la cavité naso-pharyngienne du pharynx.

Stylo-pharyngien (fig. 98 *c*). C'est un muscle assez volumineux, de forme arrondie à l'origine. Il prend naissance sur le bord cervical de l'extrémité dorsale de la grande corne de l'hyoïde (*a*), à côté du stylo-glosse (*b*). Il se dirige ensuite vers la paroi postérieure et latérale de la cavité gutturale, passe sous une partie de constricteur moyen (*f* et *f'*) et s'épanouit sur la paroi dorsale et latérale du pharynx entre les fibres de ce muscle et celles du ptérygo-pharyngien (*d*). Il est recouvert par le digastrique et recouvre la terminaison du ptérygo-pharyngien (*d*) et du pharyngo-staphylin (*d'*).

On trouve à sa face externe le rameau lingual du nerf glosso-pharyngien, des filets de la branche pharyngienne supérieure du pneumogastrique, l'artère carotide externe et la branche ascendante de l'artère laryngée supérieure.

Action. — Il élargit la cavité gutturale, pendant une forte inspiration et dans les mouvements analogues.

Constricteur moyen du pharynx ou **hyo-pharyngien** (fig. 98 *f* et *f'*). Ce muscle occupe les faces latérale et dorsale du pharynx et se confond au niveau du raphé médian avec le muscle correspondant du côté opposé. Son origine est double. *Le faisceau oral* (*muscle cérato-pharyngien* ou *hyo-pharyngien externe*) (*f*) s'insère à la corne moyenne de l'hyoïde, en dehors de la cavité gutturale, se dirige du côté dorsal et aboral et se confond bientôt avec le faisceau aboral et le stylo-pharyngien (*c*). Le *faisceau aboral* (*muscle hyo-pharyngien inférieur* ou *chondro-pharyngien*) (*f'*) est aplati et prend naissance à la face externe de la corne pharyngienne (petite corne) de l'hyoïde. Il s'élève le long de la paroi latérale du pharynx, s'unit avec la portion orale et se termine au raphé médian. Il est recouvert, près de son origine, par l'hyo-glosse (fig. 94 *g*), plus loin par le digastrique (fig. 94 *d*) et la glande sous-maxillaire (fig. 94₂). Il recouvre, en partie, le cérato-hyoïdien (*g*), la terminaison du stylo-pharyngien (*c*), la muqueuse et l'aponévrose. Son bord aboral se confond avec le laryngo-pharyngien ou constricteur inférieur du pharynx (*h*). Près de la corne pharyngienne, il est en rapport avec le thyro-hyoïdien (*k*) et le sterno-hyoïdien (*n*).

On trouve à sa face externe, superficielle, une partie du plexus pharyngien, le nerf hypoglosse et sa branche descendante, les artères linguale, laryngée supérieure et pharyngienne ascendante, et, en se rapprochant du côté dorsal, l'artère carotide externe et l'origine de l'artère occipitale. Le nerf laryngé supérieur longe son bord aboral avant d'entrer dans le larynx. (Pour les rapports des nerfs, voy. la fig. 181 et pour les vaisseaux la fig. 137.)

Action. — Il rétrécit le pharynx et refoule le bol alimentaire vers l'estomac.

Constricteur inférieur du pharynx ou **laryngo-pharyngien** (fig. 98 *h* et *i*). Ce muscle, situé à la paroi latérale et postérieure du pharynx, se confond avec son homonyme du côté opposé au niveau du raphé et présente une double origine. Le *chef oral* (*muscle thyro-pharyngien*) (*h*), prend naissance à la ligne oblique du cartilage thyroïde (*g*); le *chef aboral* (*muscle crico-pharyngien*) (*i*), à la face externe et au bord aboral du cartilage cricoïde. Les deux faisceaux fusionnent bientôt. Le bord oral du constricteur inférieur est uni à l'hyo-pharyngien (*f*), son bord aboral est libre. Le bord ventral touche au thyro-hyoïdien (*k*) et au crico-thyroïdien (*l*). Le faisceau oral est presque entièrement recouvert par la glande sous-maxillaire (fig. 94 *g*) et les ganglions lymphatiques profonds du conduit laryngien. La portion aborale est en outre recouverte à l'origine, sur une faible étendue, par le sterno-thyroïdien (*m*). Elle recouvre à son tour, en partie, le cartilage cricoïde et le cartilage thyroïde.

La face externe, superficielle, du muscle est en rapport avec les artères thyroïdienne supérieure et pharyngienne inférieure, en partie avec l'artère crico-thyroïdienne et l'origine de la veine jugulaire interne; enfin, avec les rameaux pharyngiens du nerf pneumogastrique, la branche ventrale du premier nerf cervical et la branche descendante de l'hypoglosse. On rencontre encore sur cette face une partie du plexus pharyngien. A la limite des faces externe et dorsale, se trouvent les nerfs pneumogastrique et sympathique, ainsi que l'artère carotide commune ou primitive. Celle-ci donne naissance en ce point aux artères thyroïdienne supérieure, carotide interne et occipitale. Vers le bord aboral du crico-pharyngien apparaît le nerf récurrent qui passe sur sa face interne pour pénétrer dans la cavité du larynx. (Pour les rapports des vaisseaux, voy. la fig. 137, et pour ceux des nerfs, la fig. 184.)

Action. — Il rétrécit la cavité pharyngienne.

2. ŒSOPHAGE

L'*œsophage* fait suite, à la hauteur de la première vertèbre cervicale, au pharynx, situé du côté dorsal du larynx. Il se place d'abord entre la trachée et le muscle long du cou, dans le plan médian du cou; puis il s'avance progressivement vers le côté gauche de la trachée. Près de la cavité thoracique, il est situé à la face interne du scalène gauche. Lorsqu'il pénètre dans le thorax, il est à gauche de la trachée, entre celle-ci et la première côte gauche; il se trouve ainsi en rapport, du côté dorsal, avec les muscles long du cou et le grand droit antérieur de la tête. Puis il passe à droite auprès de la crosse de l'aorte, et, à ce niveau, il revient à la face dorsale de la trachée. Il est situé dans son parcours intrathoracique entre les deux feuillets du médiastin. Du côté aboral du cœur, il passe un peu à gauche du plan médian et se place près du bord ventral de l'aorte, dont il se sépare à la hauteur de la troisième vertèbre dorsale. Il décrit ensuite une courbe allongée en se dirigeant du côté ventral, franchit le niveau de la douzième vertèbre dorsale ainsi que la fente située entre les piliers du diaphragme, pénètre dans la cavité abdominale et débouche, à gauche, dans l'estomac.

La *portion cervicale* de l'œsophage est située dans un tissu conjonctif peu dense que l'on désigne sous le nom d'aponévrose cervicale profonde et qui s'étend entre le muscle long du cou et le grand droit antérieur de la tête d'une part, et la trachée d'autre part. En dehors, et dans sa partie aborale du côté dorso-latéral, l'œsophage est en rapport avec l'artère carotide, le pneumogastrique et le sympathique, et, en partie, avec la veine jugulaire interne. Le nerf récurrent lui est également uni par un tissu conjonctif lâche. Sur l'œsophage passent à gauche les branches ventrales du premier et du cinquième au huitième nerfs cervicaux ; ces derniers pénètrent dans le plexus brachial ou forment le nerf phrénique. Latéralement l'œsophage est croisé par le muscle sterno-cleido-mastoïdien gauche.

La *portion thoracique* (fig. 136₁) est placée d'abord entre la trachée (₂) et la colonne vertébrale, puis du côté dorsal de la base du cœur ; elle croise la grosse bronche gauche. Du côté aboral de la première côte, l'œsophage est en rapport avec l'artère sous-clavière gauche (*d*), qui donne naissance en ce point au tronc costo-cervical (*f*)* et à l'artère vertébrale (*e*) ; puis avec la veine azygos et les branches veineuses qui forment la veine cave supérieure ; enfin avec l'anse de Vieussens du sympathique et le rameau cardiaque du ganglion étoilé. Plus loin, l'aorte (*a'*) croise le côté gauche de l'œsophage ; celui-ci est accompagné en outre par les rameaux dorsal et ventral du nerf vague ou pneumogastrique et par leurs filets anastomotiques. À l'endroit où l'œsophage abandonne la trachée et arrive près de la base du cœur, il s'unit intimement à celle-ci et à la bronche gauche. Son trajet ultérieur suit la face dorsale du lobe pulmonaire médiastinal.

Les muscles **broncho-œsophagien** et **pleuro-œsophagien** existent, mais n'apparaissent à l'examen macroscopique que sous la forme de membranes conjonctives.

La *longueur* de l'œsophage dépend de la taille et de la race du chien et, naturellement, surtout de la longueur du cou. La muqueuse forme des plis longitudinaux ; elle est de couleur blanche et porte des glandes muqueuses dans toute son étendue. La lumière ou le calibre du tube, après écartement de ses parois et mensuration sur des coupes, ne se présente pas partout égale (Sappey et autres). La partie la plus étroite se trouve au commencement de l'œsophage (près du bord aboral du cartilage cricoïde) ; puis le tube s'élargit (il passe, par exemple, de 4,5 à 7 centimètres), se rétrécit de nouveau (5 centimètres), s'élargit ensuite jusqu'à

* C'est le tronc commun de l'*artère cervicale profonde* et de l'*intercostale supérieure* de l'anatomie humaine.   (*Note du traducteur.*)

7,2 centimètres), et se rétrécit encore une fois tout près du cardia (5,5 centimètres). Enfin, son embouchure dans l'estomac est évasée en forme d'entonnoir
(Rubeli).

La paroi est plus épaisse au niveau des détroits que dans les parties élargies;
elle atteint sa plus grande épaisseur près du cardia. Cet épaississement de la paroi
n'est produit que par la tunique *musculaire*. Elle est formée essentiellement chez
le chien par des fibres striées, rouges; la couche externe s'étend jusqu'au
cardia et va s'épanouir dans la paroi stomacale. Aussi tout l'œsophage du chien
est-il de couleur rouge. La tunique musculaire est constituée à l'origine du tube
par une couche externe plus mince et une interne plus épaisse, qui naissent
toutes deux au raphé pharyngien et à la face dorsale du cartilage cricoïde. Elles
décrivent ensuite des spirales de sens inverse et s'entrecroisent à la face dorsale
et du côté ventral à la façon des doigts de deux mains jointes. Vers le milieu de
l'œsophage, les deux couches sont d'égale épaisseur; un peu plus bas, l'externe
est plus épaisse que l'interne; en même temps ses fibres deviennent progressivement longitudinales, tandis que celles de la seconde présentent la disposition
annulaire. En outre de ces deux couches, on en observe encore une troisième, peu
marquée, située du côté interne dans le quart aboral de l'œsophage. La couche
annulaire moyenne constitue près de l'estomac un anneau musculaire en forme
de sphincter, tandis que la couche longitudinale interne devient oblique (Laimer).
La *tunique adventive* fait défaut.

L'entrée de l'œsophage mérite encore d'être décrite à part. A la
hauteur du bord aboral du cartilage cricoïde, la muqueuse forme un
repli annulaire, assez large, qui contient un faisceau musculaire puissant. Il y a donc là un détroit à travers lequel le bol alimentaire doit
être poussé avec une certaine force.

3. ESTOMAC

L'estomac du chien est presque sphérique, cependant il s'étire à
droite en forme d'intestin. Il faut donc le diviser en une partie dorsale,
gauche, sphérique (*corps de l'estomac, portion cardiaque*) (fig. 100 *a*)
et une partie droite, ventrale, allongée (*portion pylorique, antre du
pylore*) (fig. 100 *b*). Un léger étranglement rend visible à l'extérieur
la ligne de démarcation (voir fig. 100); elle est très nette sur l'estomac
à l'état de vacuité, mais disparaît lorsqu'il est rempli complètement.
L'extrémité gauche (*grande tubérosité, saccus cœcus*) est arrondie.
L'œsophage y débouche perpendiculairement en s'évasant en entonnoir (fig. 99 *a*). L'orifice œsophagien (*cardia*) est large, spacieux; par
contre, l'orifice intestinal (*pylore*) est étroit. La portion gauche, sphérique, est très dilatable; il n'en est pas de même de la partie intestinale ou pylorique.

De même qu'à l'estomac de tous les animaux, on distingue à
celui du chien, une grande et une petite courbure, une extrémité

droite et une extrémité gauche, une face diaphragmatique (ou hépatique) et une face intestinale.

Les *tuniques séreuse* et *musculaire* présentent la disposition bien connue. La séreuse forme une série de ligaments qui fixent l'estomac aux organes voisins et laisse aux deux courbures des ouvertures étroites pour l'entrée et la sortie des vais-

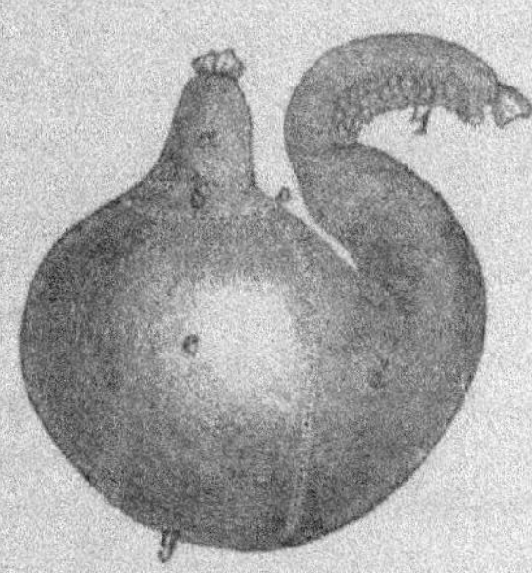

Fig. 99.

Estomac (enflé d'air). — *a*, Œsophage; *b*, portion glandulaire, cardiaque de l'estomac; *c*, région à glandes gastriques; *d*, région à glandes pyloriques; *e*, duodénum; *f*, petite courbure; *g*, grande courbure. 1, Pancréas.

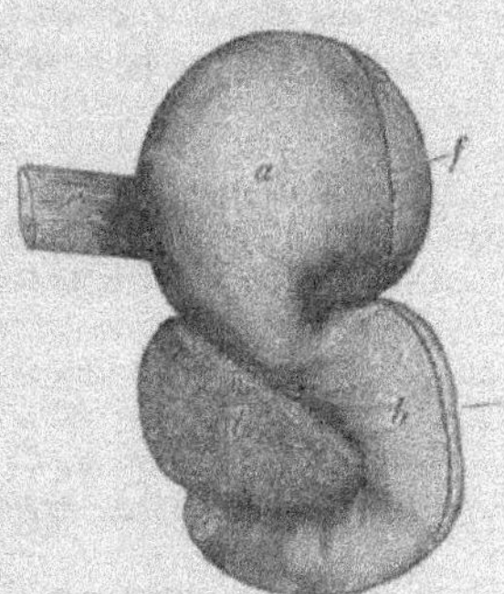

Fig. 100.

Estomac vide (enlevé congelé de la cavité abdominale), vu de côté. — *a*, Corps de l'estomac; *b*, portion pylorique; *c*, duodénum; *d*, une portion du lobe moyen du foie; *e*, œsophage; *f*, point d'insertion du grand épiploon.

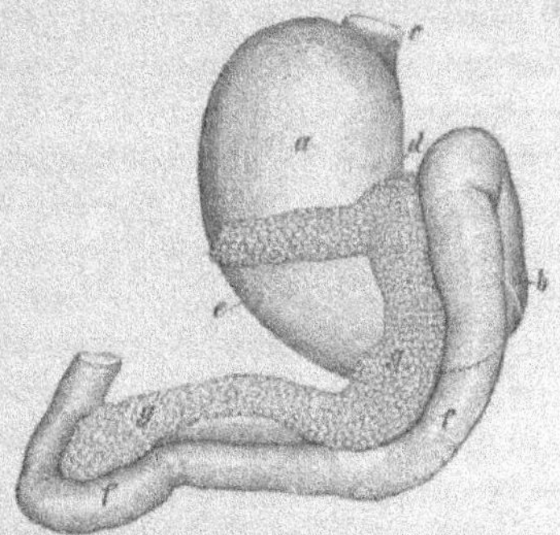

Fig. 101.

Estomac et pancréas (enlevés congelés de la cavité abdominale), vus du côté gauche et caudal. — *a*, Corps de l'estomac; *b*, portion pylorique; *c*, embouchure de l'œsophage; *d*, petite courbure; *e*, grande courbure; *f*, duodénum; *g*, pancréas.

seaux et des nerfs. Les fibres annulaires de la musculaire forment au pylore un sphincter perceptible à l'extérieur; elles constituent au cardia un appareil de fermeture spécial. Le sphincter pylorique est en communication avec la musculature du duodénum, qui lui fournit des fibres. Celles-ci servent peut-être à en provoquer l'ouverture. Nous avons vu déjà que la couche musculaire de l'œsophage s'épaissit au niveau du cardia. Elle forme en outre une espèce de lacet ou faisceau en fer à cheval, à branches très longues. Ces fibres s'épanouissent en partie dans la musculature de l'estomac; celles d'une branche passent aussi en partie dans l'autre, formant un anneau musculaire. Le système est disposé de telle façon que le lacet s'ouvre au moment où il est attiré vers l'estomac.

La *muqueuse* de la partie sphérique (muqueuse à glandes gastriques ou à pepsine) (fig. 99 *c*) est de couleur rouge ou brunâtre, et relativement épaisse; celle de la région pylorique (muqueuse à glandes pyloriques ou muqueuses) (fig. 99 *d*) est de coloration plus claire, grise ou jaune (à cause de la bile refluée dans l'estomac); elle est plus mince. La muqueuse de la poche sphérique est disposée en de nombreux plis qui s'effacent facilement. Leur direction générale est longitudinale, c'est-à-dire de gauche à droite; ils disparaissent dans la région pylorique. Une petite partie de la muqueuse voisine du cardia (fig. 99 *b*) se distingue du reste de la muqueuse à glandes gastriques : elle est plus claire, plus mince, moins vascularisée et forme moins de plis. Les différences entre les trois régions de la muqueuse s'accentuent au cours de la digestion. La muqueuse de l'œsophage ne dépasse pas le cardia. On trouve, au sphincter du pylore un repli muqueux annulaire.

Situation de l'estomac (voir aussi Baum : *Lage des Magens vom Hunde*, etc. Situation de l'estomac du chien dans les différents degrés de réplétion et théorie de la rotation; Deutsche Zeitschrift für Thiermedicin und vergl. Pathologie, t. XV.) La partie sphérique de l'estomac *modérément rempli* (fig. 100 *a*) a une direction obliquement dorso-ventrale, et est placée dans l'hypochondre gauche près du foie. Elle atteint du côté dorsal, les piliers du diaphragme et les vertèbres. Du côté ventral, elle approche de la paroi abdominale, qu'elle n'atteint qu'à l'état de réplétion complète. Le reste du temps elle en est séparée par une partie du foie. L'extrémité dorsale, gauche, s'étend jusqu'à la neuvième (ou dixième) côte; le reste descend jusqu'à la treizième côte et y entre en contact avec l'extrémité diaphragmatique du rein gauche. La portion dorsale touche directement la paroi costale; dans le reste de son étendue, l'estomac est en rapport avec le foie. Sa portion caudale seule n'est plus en contact avec cet organe, mais avec le diaphragme. L'*insertion de l'œsophage* se trouve au niveau du neuvième espace intercostal, immédiatement à gauche de la ligne médiane et près des piliers du diaphragme. La portion intestinale de l'estomac (fig. 100 *b*) se trouve d'abord du côté ventral, dans la région épigastrique et xiphoïdienne, puis elle se dirige à droite (au delà de la ligne médiane) et un peu du côté dorsal, vers le hile du foie et va se jeter dans le duodénum près de celui-ci, au niveau du neuvième espace intercostal. La *grande courbure* (fig. 99 *g* et 100 *f*) est située dans le douzième espace intercostal; elle suit à peu près la direction dorso-ventrale de l'arc costal, puis se dirige avec la portion pylorique vers le hile du foie, en décrivant une courbe à convexité ventro-externe. La *petite courbure* (fig. 99 *f*) se dirige à droite et du côté ventral à partir de l'insertion de l'œsophage et s'infléchit vers le côté dorsal au niveau de la portion pylorique. Elle dessine entre la partie sphérique et la région intestinale et recourbée, un espace où vient se loger une partie du lobe moyen du foie (fig. 100 *d*). A l'état de plénitude, les courbures de l'estomac se confondent sans limites précises avec les faces, mais l'insertion des épiploons les rend toujours reconnaissables. L'une des faces de l'estomac est située du côté du thorax et à gauche (en rapport avec le foie et le diaphragme), l'autre du côté du bassin et à droite (en rapport avec les

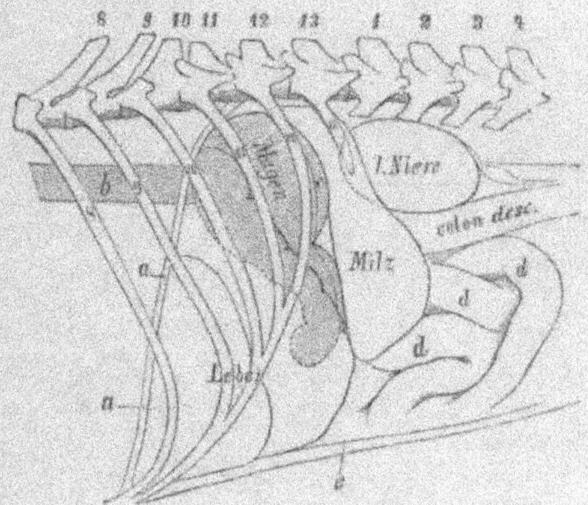

Fig. 102.

Estomac vide dans sa position naturelle (vue latérale d'une préparation congelée). Le contour de la partie de l'estomac située sous le foie, ainsi que le contour de la partie du rein située sous la rate, sont indiqués par des lignes pointillées. — *a*, Diaphragme (coupé); *b*, œsophage; *c*, insertion du grand épiploon; *d*, circonvolutions ou lacets de l'intestin grêle; *e*, paroi abdominale. 8 à 13, côtes.

intestins : côlon, etc.). L'extrémité gauche est dirigée du côté dorsal et touche le pilier gauche du diaphragme; l'extrémité droite se trouve près du hile du foie. La rate est placée près de la grande courbure; elle ne touche l'estomac vide que par son bord oral; à l'état de plénitude elle est en contact avec lui par une partie de sa face interne. Lorsque l'estomac est vide, la grande courbure (fig. 102 *c*) est située au niveau du onzième espace intercostal ou de la douzième côte. Lorsqu'il est fortement rempli (fig. 103 *c*), elle se place au-delà de la treizième côte à égale distance de celle-ci et de l'angle externe de l'os iliaque (épine iliaque antérieure et supérieure). La partie ventrale de l'estomac à l'état de vacuité est isolée de la paroi abdominale par des portions du foie et de l'intestin grêle; elle est recouverte par l'épiploon et par la graisse. Lorsque l'estomac est fortement rempli, elle vient au contact de la paroi abdominale (fig. 103 *e*), surtout vers la région ombilicale. La face gauche de l'estomac vide n'est en rapport qu'avec le foie et le diaphragme; à l'état de plénitude, au contraire, elle touche la partie costale de toute la paroi abdominale gauche. Dans cet état également, l'estomac refoule la partie gauche du côlon vers la ligne médiane. Dans les inspirations profondes, il est repoussé d'un espace intercostal vers le bassin; pendant la grossesse, il est, au contraire, refoulé vers le thorax, de deux à trois espaces intercostaux.

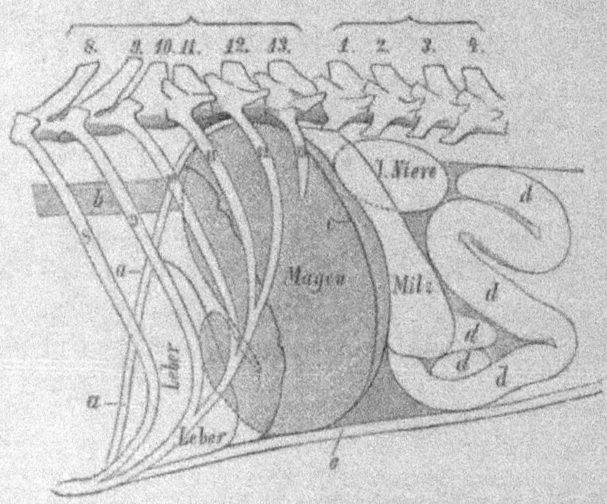

Fig. 103.

Estomac fortement rempli, dans sa position naturelle (vue latérale d'une préparation congelée). Le contour de la partie de l'estomac située au-dessous du foie, ainsi que le contour de la partie du rein située sous la rate, sont indiqués par des lignes pointillées. — *a*, Diaphragme (coupé); *b*, œsophage; *c*, insertion du grand épiploon; *d*, circonvolutions ou lacets de l'intestin grêle; *e*, paroi abdominale. 8 à 13, côtes.

Remarque. On a l'habitude de désigner une certaine partie de l'estomac sous le nom de *fond* de cet organe (*fundus ventriculi*) ou grosse tubérosité, et ce terme a servi à dénommer les glandes qu'on y rencontre et qui sont caractérisées par les cellules à pepsine qu'elles contiennent (*Fundusdrusen*, glandes du fond ou à suc gastrique). Ces glandes s'observent chez le chien dans toute la partie sphérique de l'estomac. Chez l'homme, c'est à l'extrémité gauche seule, terminée en cul-de-sac qu'a été attribuée la dénomination de fond ou grosse tubérosité (*saccus cœcus seu portio lienalis*); la partie moyenne porte, en anatomie humaine, le nom de corps de l'estomac et l'extrémité droite, celui d'antre du pylore ou de petite tubérosité. Il est donc juste de dénommer chez le chien toute la partie sphérique indifféremment corps ou fond de l'estomac.

MOYENS DE FIXATION DE L'ESTOMAC

L'estomac est uni :

1. Au *diaphragme*, par le *ligament gastro-phrénique* (mésogastre). Ce ligament est formé, outre le péritoine, par de courtes fibres conjonctives, qui prennent naissance tout autour du cardia et se terminent dans le voisinage de l'orifice œsophagien du diaphragme.

2. *Au foie*, par le *ligament gastro-hépatique*, qui forme la partie essentielle du petit épiploon. Il s'étend de la petite courbure au foie; il est large à gauche (7 à 10 centimètres chez les grands chiens), et se rétrécit à droite, à la partie intestinale de l'estomac. Il est étroit, c'est-à-dire court, surtout entre le pylore (3 centimètres) et le hile du foie. En ce point, l'estomac est fixé assez solidement. Entre le corps de cet organe et le foie, le ligament forme une véritable poche épiploïque.

3. Au *duodénum*, par le *ligament gastro-duodénal*. C'est le prolongement sur le duodénum du repli péritonéal décrit au n° 2.

4. A la *rate*, par le *ligament gastro-splénique*. Celui-ci fait partie du grand épiploon; il est très large et va de la grande courbure de l'estomac à la gouttière de la rate. Il envoie un feuillet à la colonne vertébrale et au rein gauche, et contribue à former une partie de la cavité épiploïque (voy. plus bas).

Enfin l'estomac est fixé au diaphragme par l'œsophage.

Épiploon et mésentère.

1. **Épiploon**. On distingue un petit et un grand épiploon. *a*. Le *petit épiploon* s'insère à toute l'étendue de la petite courbure (jusqu'au duodénum); il va au foie, spécialement à son hile, et, avec l'œsophage, au diaphragme. Ce repli péritonéal forme entre l'estomac et le foie un sac (petite cavité épiploïque), qui communique avec la grande cavité épiploïque à l'endroit où se trouve l'hiatus de Winslow. Cet orifice conduit donc dans les deux cavités épiploïques. *b*. Le *grand épiploon* (dédoublement du péritoine) prend naissance sur toute l'étendue de la grande courbure et s'unit à gauche et du côté dorsal avec le mésocôlon, tout près de l'insertion de celui-ci à la colonne vertébrale. Sa portion gauche, qui commence au corps de l'estomac, va vers la colonne vertébrale (jusqu'à l'œsophage et au foie) et surtout vers la rate; elle forme un sac spécial qui communique avec la grande et la petite cavité épiploïque. Il en part un feuillet qui passe près du côlon descendant et va à la colonne vertébrale et au rein gauche (ligament réno-colique). La portion droite forme un vaste sac (*grande cavité épiploïque*, *Bursa omentalis**) dont les parois séreuses, garnies d'îlots graisseux, sont au contact l'une de l'autre. Le grand épiploon est situé du côté ventral et sur les côtés des viscères abdominaux, qu'il recouvre à la façon d'un rideau ou d'un

---

* Elle correspond à l'arrière cavité des épiploons de l'anatomie humaine.

(Note du traducteur.)

tablier; il atteint le commencement de la cavité pelvienne. Le feuillet ventral du sac est en contact immédiat avec les parois abdominales. Il les double jusqu'à l'entrée du bassin, où il recouvre une partie de la vessie, ou bien se recourbe légèrement autour de la masse de l'intestin grêle qu'il enveloppe en partie du côté aboral. Puis il se continue avec le feuillet dorsal. Celui-ci, en contact avec le premier, remonte de nouveau vers le thorax, jusque tout près de l'estomac. En ce point, le feuillet dorsal, abandonnant le ventral, passe à la face orale de la masse de l'intestin grêle et se dirige du côté dorsal. Il enveloppe en partie le pancréas et s'unit au mésentère au niveau de sa racine; du côté thoracique, il se rattache au petit épiploon. Ainsi, en cet endroit, entre l'estomac, le pancréas et l'intestin grêle, se trouve une partie spéciale nettement circonscrite de la bourse épiploïque.

L'hiatus de Winslow, très grand, en forme de fente, conduit dans les cavités épiploïques. Il est situé entre la veine cave et la veine porte, à gauche de la face viscérale du foie; il est limité aussi par la veine splénique et le ligament gastro-duodéno-hépatique. Le doigt introduit perpendiculairement arrive dans la partie de la cavité située entre l'estomac et le bassin et du côté ventral du pancréas. Par des mouvements de flexion et de déplacement du doigt, on peut explorer toutes les parties de la grande cavité épiploïque et pénétrer dans la petite cavité.

2. Le **mésentère** forme chez le chien un repli continu, qui s'insère à la colonne vertébrale (*racine du mésentère*), et va aux diverses parties de l'intestin. On ne peut distinguer chez le chien, comme dans d'autres mammifères, deux racines complètement séparées l'une de l'autre. Pourtant la partie du mésentère qui s'insère près de l'artère mésentérique supérieure et qui correspond à la racine supérieure, se distingue facilement du reste, par son épaisseur plus grande. Elle est située à peu près du côté ventral de la deuxième vertèbre lombaire. Le mésentère proprement dit, présente la plus grande longueur, le méso-duodénum vient ensuite, puis le mésentère du gros intestin. — Le *mésoduodénum* est relativement long (il atteignait chez un chien de petite taille, 7 centimètres); ses feuillets enveloppent le pancréas. Il se confond du côté thoracique avec le mésocôlon (voy. la description du duodénum). — Le *mésentère de l'intestin grêle* est presque deux fois plus long que le mésoduodénum; il contient entre ses feuillets, près de son origine, le ganglion lymphatique d'Aselli. — Le *mésocôlon* et le *mésorectum* sont plus courts que les replis précédents et leur sont unis à leur origine. Le mésocôlon envoie au cœcum des prolon-

gements qui unissent entre elles ses circonvolutions : c'est le *méso-
cœcum*. Le cœcum et l'iléon sont également unis par un dédoublement péritonéal, *le ligament iléo-cœcal*.

4. INTESTIN

Le canal intestinal du chien a de 2 mètres à 7 mètres et demi (en
moyenne de 4 à 5 mètres) de longueur; il est donc de cinq à cinq fois
et demie (d'après Landois de cinq à six fois) plus long que le corps du
chien (mesuré du bout du nez à l'anus). Collin donne des mesures
moyennes suivantes : intestin grêle $4^m,14$, cœcum $0^m,08$, côlon $0^m,6$;
total, $4^m,82$. L'intestin contient en moyenne sept litres de liquide; sa
surface totale représente les cinquante-neuf centièmes de la surface
du corps. D'une façon générale il a le même calibre d'un bout à l'autre;
cependant l'iléon et le jéjunum sont ordinairement un peu plus étroits
que le reste du tube intestinal. Les traînées ou bandes longitudinales
et les valvules font défaut. La *tunique musculaire* est formée de deux
couches; l'externe est constituée par les fibres longitudinales, l'interne par les fibres annulaires; cette tunique, relativement forte en
général, est un peu plus épaisse à l'iléon qu'au jéjunum. Au rectum elle
s'épaissit surtout dans sa couche de fibres longitudinales qui forme
un fort faisceau caudo-anal.

La *tunique muqueuse* est pourvue de longues papilles et forme, sur
la limite entre l'iléon et le côlon, une sorte de valvule annulaire,
peu profonde, qui entoure l'orifice à la façon d'un anneau. C'est la *valvule iléo-cœcale*. Les *glandes de Brunner* ne se rencontrent qu'au voisinage du pylore, tandis que les *glandes de Lieberkühn* ne manquent
nulle part. Les *plaques de Peyer* sont arrondies et apparaissent déjà
dans le duodénum. Dans la totalité de l'intestin on compte, en dehors
des follicules solitaires, vingt à trente plaques. Dans le cœcum on
trouve de nombreux et très gros *follicules solitaires;* le côlon en
contient aussi un grand nombre à son origine. La *séreuse* ne présente
rien de particulier.

1. Duodénum. Située surtout à droite et du côté dorsal, cette
partie de l'intestin est munie d'un long mésentère; elle décrit deux
courbures ou circonvolutions, une dans le hile du foie et une autre
près du bassin, dans la région iliaque ou lombaire. La portion pylorique de l'estomac qui se recourbe en forme de fer à cheval à droite,
du côté dorsal et vers le thorax, forme au voisinage du hile du foie
le prolongement du duodénum. Le commencement de ce dernier se
trouve près du foie (voy. fig. 104 et 105), à l'endroit où il est recouvert

par une partie du pancréas du côté dorsal et par le lobe moyen du foie du côté ventral; c'est dans cette partie qu'aboutit le canal cholédoque. Du hile, le duodénum se porte d'abord vers le lobe droit du foie (*portion transverse supérieure*) un peu à droite et vers le bassin; il sort ainsi par l'échancrure située entre les lobes moyen et droit du foie. et se porte vers la face interne, droite, de la paroi abdominale (à peu près au niveau de la onzième côte). Il longe ensuite la courbure de la onzième côte et se dirige vers le bassin et du côté dorsal (*portion descendante*) (fig. 105 *f*). Cette portion est située du côté ventral du rein gauche; elle touche en dedans le côlon et arrive au voisinage

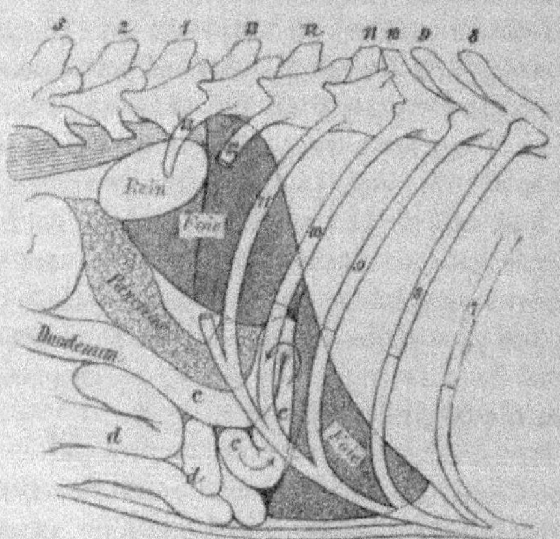

Fig. 104.

VUE, DU CÔTÉ DROIT, DES ORGANES RECOUVERTS PAR LE DIAPHRAGME (préparation congelée). — *c*, Portion initiale du duodénum; *d*, circonvolutions de l'intestin grêle. Les côtes et les vertèbres sont indiquées par les chiffres correspondants, les autres organes, par leurs noms.

du bassin. Au niveau de la sixième vertèbre lombaire, le duodénum contourne la tête du pancréas ou le lobe droit de cet organe (*portion transverse inférieure*) et se porte vers le thorax (*portion ascendante*), en effleurant le bord interne du rein gauche; il laisse le côlon ascendant à droite et le colon descendant, ainsi que le commencement du rectum à gauche. De cette façon il passe entre le mésocôlon droit et le mésocolon gauche. Arrivé au voisinage de la portion pylorique de l'estomac et, du côté gauche, au voisinage de la racine du mésentère à laquelle il s'attache par un ligament, le duodénum tourne du côté ventral et se continue sous le nom de jéjunum.

Le mésentère devient double et plus court dans la deuxième portion ascendante du duodénum, près de l'endroit où commence le jéjunum. Un de ses feuillets va vers le mésocôlon (ligament ou mésentère duodéno-colique), tandis que l'autre se porte vers l'extrémité du colon descendant et vers le rectum (ligament ou mésentère recto-duodénal). Le duodénum descendant se trouve *en dehors* de l'épiploon. Dans la région sous-costale droite, le duodénum est accroché par un large épiploon qui enveloppe entre ses parois le pancréas et va rejoindre la racine de l'épiploon.

2. **Jéjunum.** Il se dirige de l'estomac vers le bassin en décrivant des circonvolutions irrégulières. D'abord il va en ligne courbe de gauche à droite (du côté ventral par rapport au colon transverse); puis, en dedans du duodénum descendant, il se dirige vers le bassin. Près du bassin, il tourne à gauche, se porte de nouveau vers le thorax et à droite; puis se recourbe du côté ventral, va de droite à gauche, s'infléchit de nouveau vers le bassin et vers le côté dorsal en décrivant une courbe oblique de droite à gauche, etc. Les lacets ou les anses du jéjunum se trouvent du côté ventral par rapport au côlon et du côté ventral, ainsi qu'en partie en dedans, du duodénum. Ils ne sont séparés de la paroi abdominale que par l'épiploon et s'étendent dans la direction aborale jusqu'à l'entrée du bassin et, du côté oral, jusqu'à l'estomac. A l'entrée (ou détroit) du bassin ils se trouvent du côté dorsal et à gauche de la vessie.

3. **Iléon.** C'est la portion terminale du jéjunum, peu distincte du reste de cet organe ; elle est seulement un peu plus étroite. Elle se porte en décrivant de faibles ondulations, du côté ventral par rapport au rectum et en même temps obliquement vers le thorax, ainsi qu'à droite, vers l'extrémité pelvienne du lobe droit du pancréas (fig. 105 *h*). A cet endroit, au niveau des deux premières vertèbres lombaires, il débouche en gardant sa direction dans le côlon. L'embouchure a lieu sur la limite entre le côlon et le cœcum. Près de son extrémité, il est réuni au cœcum par un court mésentère, le ligament iléo-cœcal. La muqueuse de l'iléon est garnie de plaques de Peyer qui sont les plus grosses parmi toutes celles qu'on rencontre dans l'intestin.

4. **Cœcum** (fig. 105 *g* et fig. 106,). Il est situé dans la moitié droite de la cavité abdominale, près de la colonne vertébrale, c'est-à-dire du côté dorsal de la région iliaque droite et en partie même dans la région lombaire, en dehors ou du côté ventral par rapport au côlon ascendant. Du côté ventral, il est en rapport avec l'iléon; du côté oral, avec le rein droit (fig. 105 *e*) et l'extrémité du lobe droit du pancréas (fig 105 *h*). Le cœcum est tantôt appliqué directement sur la

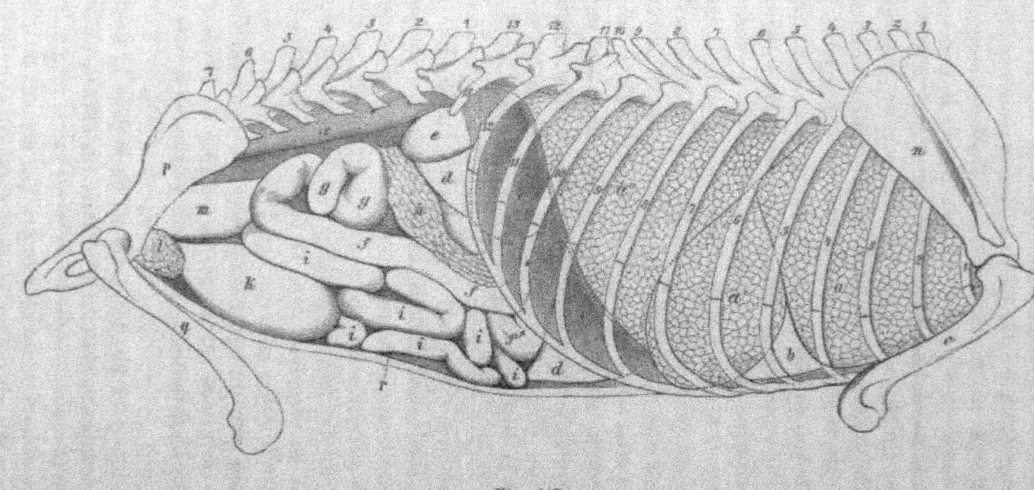

Fig. 105.

Viscères du thorax et de l'abdomen vus du côté droit (préparation congelée). — *a*, Lobe pointu droit du poumon; *a'*, lobe cardiaque droit du poumon; *a''*, lobe diaphragmatique droit du poumon; *b*, cœur; *c*, diaphragme; *d*, foie; *e*, rein droit; *f*, duodénum; *g*, cœcum; *h*, pancréas; *i*, circonvolutions de l'intestin grêle; *k*, vessie; *l*, prostate; *m*, rectum ou côlon descendant; *n*, omoplate; *o*, humérus; *p*, bassin; *q*, fémur; *r*, paroi abdominale (coupée); *s*, muscles lombaires. — Les côtes et les vertèbres sont indiquées par les chiffres correspondants. — L'épiploon est enlevé. — Les endroits ombrés ou pointillés indiquent le tissu adipeux. — *Remarque.* Le *côlon ascendant* (*m*) est bien plein et se voit à cause de cela très nettement; étant moins rempli, il est recouvert en majeure partie, souvent même en totalité, par les anses de l'intestin grêle. — La *vessie* (*k*) est complètement remplie d'urine. — Le *cœcum* (*g*) ne se voit pas toujours aussi nettement et aussi bien étendu que sur la figure; il est souvent plus ou moins masqué par le duodénum et les anses vides de l'intestin.

paroi de l'abdomen; tantôt il en est séparé par le duodénum (fig. 105 *f*) ou par une anse du jéjunum. Il se dirige, à partir de l'embouchure de l'iléon, vers le bassin, de sorte que son extrémité en cul-de-sac se trouve du côté caudal par rapport à son origine. Il est recourbé en S, ou bien contourné en tire-bouchon de telle sorte que sa pointe en cul-de-sac et tournée vers le thorax. Les sinuosités ou circonvolutions sont réunies entre elles par un court mésentère.

La largeur du cœcum varie beaucoup suivant les individus; elle est en tout cas moindre vers la pointe qu'au commencement de l'organe. La longueur du cœcum étalé est de 15 à 21 centimètres chez les chiens de grande taille. Sa muqueuse contient de cinquante à cent follicules solitaires arrondis et blanchâtres.

Côlon. Le côlon ou gros intestin commence à l'embouchure de l'iléon, dans la région iliaque droite (ou lombaire droite), en dedans du duodénum, à peu près vers l'extrémité du lobe droit du pancréas (fig. 105 *h*). Il se dirige d'abord en dedans du pancréas vers le thorax (*côlon ascendant*), jusqu'à la portion pylorique de l'estomac; puis s'infléchit, en rampant sur la face dorsale de celui-ci; touche ensuite du côté du thorax le pancréas et se dirige à gauche en formant un plus ou moins grand nombre d'angles obtus; arrivé dans l'hypochondre gauche (*flexion droite du côlon*) il se porte à gauche (*côlon transverse*) se recourbe du côté aboral (*flexion gauche du côlon*) et

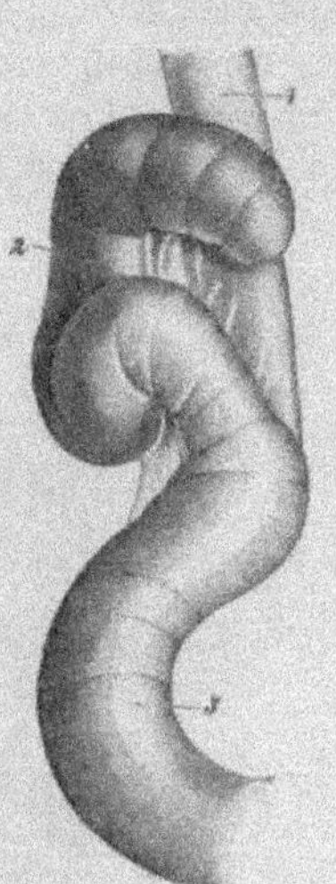

Fig. 106.

Cœcum (d'après Leisering). — 1, Iléon; 2, cœcum; 3, côlon ascendant.

longe ensuite le bord interne ou la face ventrale du rein gauche (*côlon descendant*) (fig. 107 *i*); enfin, il se porte en dedans et vers le bassin, en décrivant dans quelques cas rares, une toute petite flexion sigmoïde ou S iliaque. Au sacrum, près de la flexion pelvienne du duodénum il se continue avec le rectum. A l'état de vacuité de l'estomac, le côlon transverse se trouve du côté du bassin par rapport à l'estomac, entre celui-ci et le rein gauche. Mais à l'état de réplétion, l'estomac refoule le côlon de cet espace et se met à sa place; alors le côlon s'infléchit autour de la portion pylorique de l'estomac, se dirige vers le bassin et longe le bord interne du rein, c'est-à-dire se trouve presque sur la ligne médiane; il conserve cette direction jusqu'au bassin.

Le calibre du côlon est généralement un peu plus grand que celui du cœcum; il est à peu près le même depuis le commencement jus-

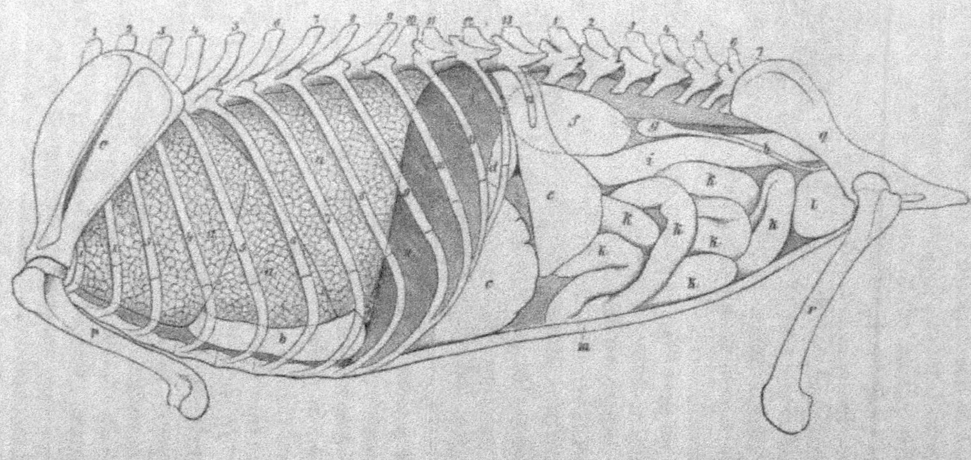

Fig. 107.

Viscères du thorax et de l'abdomen vus du côté gauche (préparation congelée). — a, Lobe pointu gauche du poumon; a', lobe cardiaque gauche du poumon; a'', lobe diaphragmatique gauche du poumon; b, cœur; c, foie; d, estomac; e, rate; f, rein gauche; g, ovaire gauche; h, corne gauche de l'utérus; i, côlon descendant; k, circonvolutions de l'intestin grêle; l, vessie; m, paroi abdominale (coupée); n, diaphragme; o, omoplate; p, humérus; q, bassin; r, fémur. — Les côtes et les vertèbres sont indiquées par les chiffres correspondants. — Les endroits ombrés ou pointillés représentent de grands amas de graisse ou le mésentère. — L'épiploon est enlevé.

qu'à la fin. Le côlon est dépourvu de traînées ou bandes fibreuses et
de valvules. La muqueuse de la partie initiale contient des follicules
solitaires, mais elle ne forme ni plis transversaux, ni plis sigmoïdes,
ni bosselures. Pour ce qui concerne la valvule iléocœcale ou valvule
de Bauhin et la valvule cœco-colique, voy. p. 305.

Rectum (fig. 108 *a* et fig. 105 *m*). Il est très court; l'S iliaque
de l'anatomie humaine (entre le rectum et le côlon) fait défaut. Le
rectum va droit vers l'anus, en longeant la face hémale du sacrum et
de la première vertèbre caudale; il n'a ni traînées ou bandes fibreuses
ni valvules. La musculature longitudinale est également répartie sur
toute sa longueur; près de l'anus, il envoie un fort faisceau vers la
colonne vertébrale, le *faisceau ou ligament caudo-anal*. La muqueuse
ne forme point de colonnes
de Morgagni.

Glandes anales. De
part et d'autre de l'orifice
anal, sur les bords libres de
l'anus, dans la direction ventrale par rapport à la ligne
médiane horizontale et un
peu écarté de la limite de la
muqueuse, se trouve de chaque côté, un orifice qui mène
par un canal très court dans
un sac globuleux ou ovale
dont la grosseur varie depuis
les dimensions d'une noi-
sette jusqu'à celles d'une
noix. Ce sac est la *bourse*

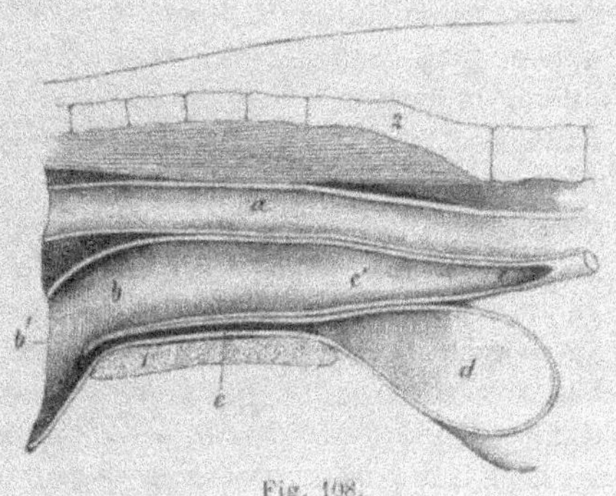

Fig. 108.

Coupe longitudinale du rectum et des organes
génitaux femelles. — *a*, Rectum; *b*, vagin; *b'*, vulve; *c*, corne gauche de l'utérus; *c'*, corps de l'utérus; *d*, vessie; *e*, urèthre. I, Symphyse du bassin;
2, sacrum.

anale; il s'insinue entre la tunique muqueuse et la tunique musculaire. Son diamètre est de 20 à 25 millimètres (Siedamgrotzky). En
dedans, ce sac est en contact avec la musculature lisse de l'anus; en
dehors, avec le sphincter externe qui s'épanouit sur lui en éventail. Les
bourses anales sont des invaginations, des culs-de-sac formés par le
tégument. Leurs parois contiennent des glandes utriculées ramifiées
(Siedamgrotzky). Le contenu de ces bourses est une masse jaune-
brunâtre, trouble, visqueuse, d'une odeur désagréable, ayant la
réaction acide (une sorte de bouillie assez liquide). Autour de l'anus
se trouve un bourrelet annulaire formé par la peau, dépourvu
presque complètement de poils et d'ordinaire plus vivement coloré en
rouge que l'anus même. Il a de 16 à 18 millimètres de diamètre (Sie-

damgrotzky) et renferme, outre les grandes glandes sébacées et sudoripares, encore de fortes glandes acineuses, les glandes *circum-anales*.
Sur la limite entre le rectum et la muqueuse de l'anus, on trouve un
anneau qui atteint environ 5 millimètres de diamètre chez les chiens
de taille moyenne ; cet anneau est muni de glandes en grappes (*glandes
anales*) (Siedamgrotzky). On trouve donc à l'anus, outre les glandes
sébacées et sudoripares, encore les appareils secréteurs suivants : les
glandes anales, les glandes circum-anales et les glandes de la bourse
anale.

Muscles de l'anus.

Releveur de l'anus (fig. 109 *d*). Ce muscle est ordinairement
gros chez tous les carnassiers. Il est situé du côté ventral et interne
du coccygien (*c*) qui le recouvre en partie. C'est un muscle allongé,
mince, plat, triangulaire, qui s'attache à la colonne ou la tige de
l'ilion, au bord oral du pubis et aux symphyses pubienne et ischiatique, tout près de l'insertion du muscle homonyme du côté opposé.
Il se divise en deux portions : un faisceau iliaque externe, assez
grêle, et un faisceau ischio-pubien, interne et plus fort. Tous deux se
dirigent obliquement du côté dorsal et vers l'anus et s'attachent sur
la première vertèbre caudale. Quelques faisceaux s'étalent sur une
aponévrose qui va vers les sphincters de l'anus. Ils peuvent attirer
l'anus vers la cavité du bassin. En dehors et du côté ventral, ce muscle
est en rapport avec l'obturateur interne (*k*), auquel il est uni par
un tissu lâche ; puis avec le coccygien (*c*) et une partie du pyramidal ;
en dedans, il touche au rectum (*l*), à une faible partie du sphincter
externe de l'anus (*e*) au muscle de Wilson (ou constricteur transversal de l'urèthre) (*m*), ou, chez les femelles, au vagin. Les releveurs
de l'anus, le coccygien et l'obturateur interne entourent en partie le
rectum, l'anus et les organes génitaux, formant une sorte de *diaphragme pelvien*. Ils ne laissent entre eux que d'étroites fentes par
lesquelles passent les organes que nous venons de nommer.

Action. — C'est un constricteur du rectum et de l'anus.

Sphincter externe de l'anus (fig. 109 *e* et *e'*). Ce muscle
entoure à la façon d'un anneau l'anus dans sa totalité. On peut y
distinguer trois portions, qui sont cependant assez souvent confon-
dues entre elles et par conséquent ne peuvent guère être isolées. Elles
naissent toutes sur l'aponévrose de l'anus. La *portion orale* est très
peu développée ; elle se dirige du côté caudal et ventral, passe sur le
côté interne de la portion moyenne et se perd insensiblement dans
celle-ci ou dans la portion aborale. La *portion moyenne* (*e*) se porte

droit dans la direction dorso-ventrale et s'élargit vers la jambe, formant le muscle *bulbo-caverneux* (*g*). La PORTION CAUDALE OU ABORALE (*e'*) forme l'anneau proprement dit; elle est également posée dans la direction dorso-ventrale et s'unit à celle du côté opposé en enveloppant le rectum à la façon d'une ceinture. C'est de ces deux portions que provient le muscle de l'anus et de la verge (*f*). Les femelles n'ont que deux portions au sphincter, l'orale (fig. 134 *b*) et l'aborale (fig. 134 *b'*); la première et en partie la seconde ne sont que des prolongements des parois ano-vulvaires (muscle de l'anus et de la vulve) (fig. 134 *a*).

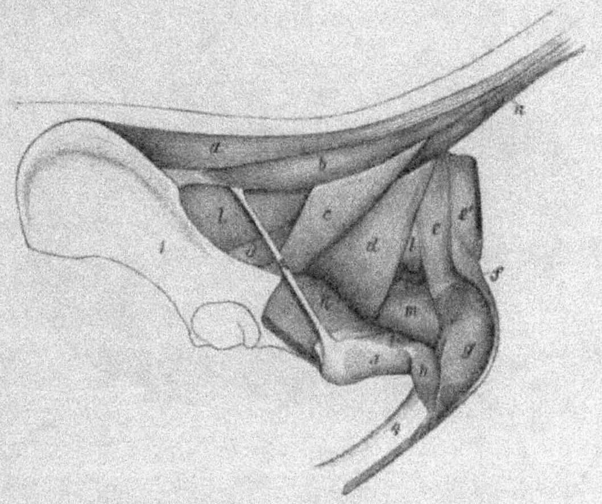

Fig. 109.

MUSCLES DE L'ANUS ET DES ORGANES GÉNITAUX MALES (vus du côté gauche). — *a*, Extenseur latéral de la queue; *b*, abducteur externe de la queue; *c*, coccygien; *d*, releveur de l'anus; *e*, portion moyenne et *e'* portion caudale du sphincter externe de l'anus; *f*, muscle de l'anus et de la verge; *g*, bulbo-caverneux; *h*, ischio-caverneux; *i*, ischio-uréthral (muscle ischio-uréthral latéral); *k*, obturateur interne; *l*, rectum; *m*, canal de l'urèthre et muscle constricteur transversal de l'urèthre; *n*, long fléchisseur de la queue. 1, Bassin; 2, ligament sacro-sciatique et sacro-épineux; 3, ischion; 4, pénis.

La totalité du sphincter externe de l'anus se trouve directement sous la peau et recouvre le sphincter interne qui provient de l'épaississement des fibres musculaires annulaires du rectum.

Sphincter interne de l'anus. C'est tout simplement un épaississement des fibres musculaires annulaires du rectum. Il est recouvert par le sphincter externe et recouvre la bourse anale.

Transverse du périnée. On appelle de ce nom, chez le chien, un petit muscle, qui commence à la face dorsale de l'ischio-caverneux,

près du bord oral de celui-ci, se dirige en dedans et se confond avec
la masse musculaire du bulbo-caverneux.

5. FOIE, RATE ET PANCRÉAS

a. Foie.

Lobes. Le foie du chien est divisé en six lobes; toutefois ces lobes
ne sont distincts qu'à la face viscérale de l'organe : à la face pariétale
on ne voit que quatre lobes entiers, les deux autres étant à peine
indiqués. On reconnaît ordinairement trois lobes principaux : un *lobe
droit* (fig. 111 *b* et fig. 110 *c*), un *gauche*, le plus grand de tous
(fig. 111 *a* et fig. 110 *a*) et un *moyen* (fig. 111 *c,c'* et fig. 110 *b,b'*). Le

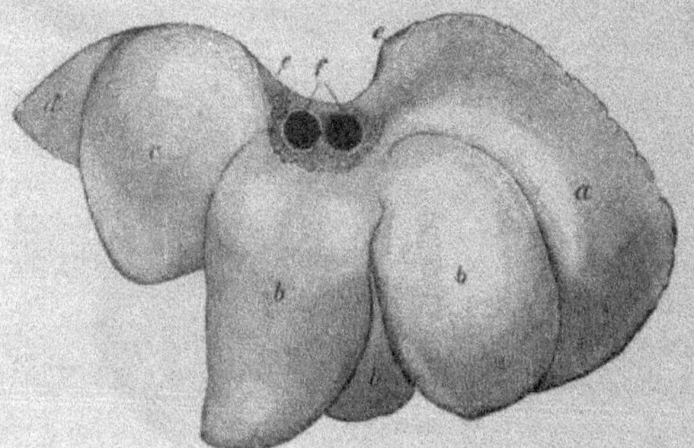

Fig. 110.

Foie (face diaphragmatique). — *a*, Lobe principal gauche; *b*, lobe principal moyen
subdivisé en deux moitiés à peu près égales; entre ces deux moitiés apparaît le lobe
carré marqué également d'un *b* par erreur; *c*, lobe principal droit; *d*, extrémité pointue
du lobule droit du lobe de Spigel; *e*, lobule gauche du lobe de Spigel; *f*, veines du foie;
l'espace rugueux qui les entoure représente les restes du ligament.

lobe moyen ou médian se subdivise par une incision profonde (*fosse
longitudinale*) en deux lobes secondaires : celui de gauche (fig. 111 *c'*)
repose sur la face diaphragmatique du lobe principal gauche, tandis
que celui de droite (fig. 111 *c*) ne recouvre qu'une faible partie du lobe
principal droit. On trouve en outre, à la face viscérale (ou stomacale)
du foie, le *lobe de Spigel* et le *lobe carré*. Ce dernier, situé exactement
sur la ligne médiane (fig. 111 *d*) est le lobe le plus étroit. Il repose
sur la portion gauche du lobe droit (fig. 111 *c*), auquel il est intimement lié, et sur le bord droit du lobe moyen gauche (fig. 111 *c'*);
il est placé par conséquent du côté ventral par rapport au hile du foie.
Le lobe carré est en rapport, à droite, avec la vésicule biliaire (fig. 111,)
et son conduit excréteur; à gauche, avec les restes ou vestiges de la

veine ombilicale. Son extrémité ventrale est libre ; elle dépasse au milieu le bord tranchant du foie et contribue ainsi à former la face pariétale de cet organe. Le *lobe de Spigel* (fig. 111 *e*, *e'*) est assez gros et long ; il est divisé en une portion moyenne et deux latérales. La *portion moyenne* (fig. 111 *e*) forme la plus grande partie du bord dorsal, obtus, du foie (fig. 111 *h*) et surmonte le hile du côté dorsal ; elle se trouve près de la veine cave, ou mieux entre celle-ci (fig. 111,) et la veine porte (fig. 111,). De cette portion moyenne il se détache, à gauche et du côté dorsal, la portion gauche ou *lobule gauche* (fig. 112 *e'*) qui s'étend, en forme de pelle, sur le lobe principal gauche (fig. 111 *a*) et

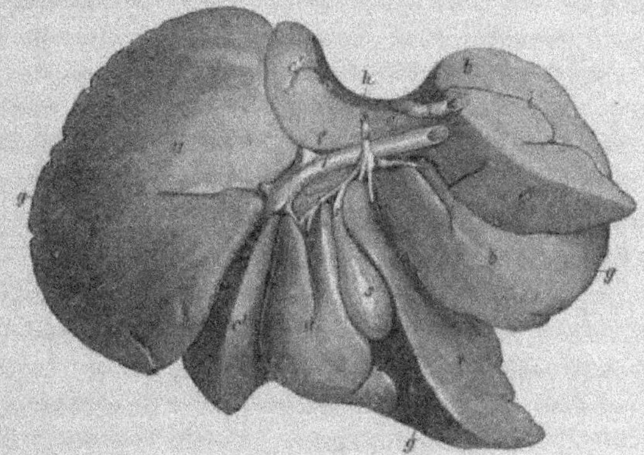

Fig. 111.

Foie (face viscérale). — *a*, Lobe principal gauche ; *b*, lobe principal droit ; *c*, lobe moyen droit ; *c'*, lobe moyen gauche ; *d*, lobe carré ; *e*, portion moyenne du lobe de Spigel ; *e'*, son lobule gauche ; *e''*, son lobule droit ; *f*, tubercule papillaire ; *g*, bord tranchant ; *h*, bord obtus ; *i*, fosse rénale. 1, Veine porte ; 2, veine cave inférieure ; 3, vésicule biliaire ; 3', son conduit excréteur (canal cystique) ; 4, canaux hépatiques ; 5, canal cholédoque.

dépasse son bord à gauche et du côté dorsal ; de cette façon il apparaît sur la face pariétale (fig. 110 *e*). Près de l'origine de ce lobule se trouve une proéminence dirigée du côté ventral, ou bien un bord proéminent, le *tubercule papillaire* (fig. 111 *f*). Un deuxième lobule se détache de la portion moyenne à droite et dans la direction ventrale, c'est le *lobule droit* (fig. 111 *e''*) ; il dépasse à droite et du côté ventral le lobe principal droit (fig. 111 *b*), et se trouve en rapport avec la face viscérale de celui-ci ; il a la forme triangulaire et se voit aisément du côté pariétal (fig. 110 *d*). C'est le *lobe caudé* au sens restreint du mot ou *tubercule caudé* *, fortement développé ; souvent il se termine par deux ou

* Ce lobe se rencontre quelquefois à l'état rudimentaire chez l'homme.

(*Note du traducteur.*)

trois pointes ou franges. La portion moyenne du lobe de Spigel présente aussi souvent des petits lobules secondaires ou adventifs.

Faces. La face tournée vers le diaphragme (face *thoracique, pariétale, diaphragmatique*) (fig. 110) est convexe; elle repose aussi sur la paroi abdominale ventrale (face ventrale). La face tournée vers l'estomac et vers les autres viscères (face *abdominale, viscérale, stomacale*) (fig. 111) est au contraire concave, surtout à gauche; à droite elle proémine un peu à cause du lobe caudé (*e″*), qui s'avance formant un bord aigu. C'est sur cette face que se trouvent le lobe de Spigel (*e, e′, e″*) et le lobe carré (*d*) (voy. plus haut). Au milieu de la face viscérale se trouve le *hile du foie* (*Porta hépatis* ou *fosse transverse*) qui renferme les vaisseaux, les nerfs et les conduits biliaires, ainsi que du tissu conjonctif; c'est le point auquel aboutissent tous les lobes; c'est aussi l'endroit le plus épais du foie. Vers le bord dorsal du lobe droit on remarque une fossette très profonde ayant la forme de fève; c'est la *fosse rénale* (fig. 111 *i*), dont le bord est souvent frangé; elle est creusée partie dans le lobe principal droit (fig. 111 *b*), partie dans le lobule droit du lobe de Spigel (fig. 111 *e″*).

Bords. On distingue dans le foie un bord ventral, un bord dorsal, et les bords droit et gauche. Le terme ventral n'est peut-être pas tout à fait exact ici, car ce bord est en même temps dirigé vers le bassin. Il est donc préférable de décrire un bord court, *arrondi* (*bord obtus*) (fig. 111 *h*) et un bord plus long, *aigu* (*bord tranchant*) (fig. 111 *g*). Le premier est tourné vers la colonne vertébrale (bord dorsal); il est formé essentiellement par le lobe de Spigel (fig. 111 *e, e′*) et présente une échancrure profonde entre les lobes droit et gauche. C'est dans cette échancrure que viennent se loger, à gauche, l'œsophage (dans la *fosse œsophagienne*) et à droite, dans une gouttière plus profonde (*fosse de la veine cave*), la veine cave inférieure (fig. 111,). La fosse œsophagienne n'est qu'une dépression peu profonde, un sillon dirigé obliquement à travers la portion moyenne du lobe de Spigel.

La *veine cave* (fig. 111 ,) arrive vers le lobe de Spigel (*e*) ensemble avec le ligament suspenseur du foie, se dirige en dedans à la surface de ce lobe, souvent entre ses deux franges, passe sur le bord dorsal du foie (*h*) et s'engage à droite de l'œsophage, dans la fosse de la veine cave, pour s'infléchir et se porter sur la face pariétale; elle reçoit ensuite les veines du foie, et se dirige aussitôt, sans descendre le long de la surface du foie vers le trou de la veine cave percé dans le diaphragme. Parfois la veine cave est entourée au voisinage du foie par le tissu de cet organe; elle pénètre alors dans ce tissu obliquement, dans la direction du thorax à gauche et se trouve entre l'œsophage et le lobe droit du foie (*b*); elle contourne alors le bord dorsal de l'organe.

Le *bord aigu* (droit, gauche et ventral), très étendu, plié de plusieurs façons (fig. 111 *g*), est dirigé en grande partie vers le bassin et forme trois ou cinq échancrures (*échancrures interlobaires*). Sur la face pariétale, ces échancrures, surtout les moyennes sont souvent peu distinctes; par contre, sur la face viscérale elle sont incisées profondément et arrivent jusqu'au hile, auquel aboutissent tous les lobes. Le bord gauche du lobe droit est replié dans la direction du bassin.

Poids. Le poids du foie chez les chiens que nous avons examinés représentait de 1/17 à 1/26 du poids du corps.

Conduits excréteurs. Il sort du foie trois ou quatre (parfois six ou sept) *canaux hépatiques* (fig. 111₄) qui s'unissent entre eux ainsi qu'avec le *canal cystique* (fig. 113₃). Il n'y a pas de réunion spéciale entre le canal hépatique principal et le canal cystique. Le *canal cholédoque* provient de la réunion de plusieurs canaux hépatiques et du canal cystique (fig. 111₃); il va du hile au duodénum dans lequel il débouche à 3 ou 5 centimètres à peu près du pylore.

La vésicule biliaire (fig. 111₃) est logée au niveau du huitième espace intercostal, dans une fosse spéciale, un peu à droite du milieu du foie, à la face viscérale de cet organe; elle est dirigée un peu obliquement à gauche et du côté ventral et oral. Sa fosse est une dépression formée au dépens du bord droit assez large du lobe carré (*d*) et du bord gauche du lobe moyen droit (*c*), de sorte que la vésicule se trouve entre ces deux lobes; elle ne dépasse guère le bord ventral (à moins qu'elle ne soit remplie de bile outre mesure). Une partie amincie de son extrémité arrive à travers les cavités des lobes avoisinants jusqu'à la surface diaphragmatique du foie et se met quelquefois en contact avec le diaphragme. Au-dessus de cette partie du foie, les lobes forment une espèce de pont. L'extrémité de la vésicule forme un goulot qui se termine par le *canal cystique* (*y*) logé dans le hile du foie.

Position du foie. Le foie (voy. fig. 103) est situé près de la face abdominale du diaphragme (*a*), dans les deux régions sous-costales, et, du côté ventral, sur la paroi de l'abdomen, jusqu'à la région ombilicale. Sa face pariétale est en rapport avec le diaphragme (sauf une petite portion dorsale qui reste libre), ainsi qu'avec les parties de celui-ci qui se trouvent près de la face interne des dernières côtes (fig. 105 *c* et fig. 107 *n*); vers le bassin, elle dépasse en outre la moitié ventrale de l'arc costal dans la direction du bassin (fig. 107 *c*) (un peu plus à gauche qu'à droite), de sorte qu'elle se trouve ici en contact direct avec les muscles de l'abdomen. A droite, la partie dor

sale de la face pariétale qui forme la fosse rénale (fig. 105 *d*) dépasse
légèrement la dernière côte dans la direction du bassin. Elle atteint
le niveau de la deuxième vertèbre lombaire et touche ici les muscles
abdominaux. La face viscérale se trouve en rapport avec l'estomac
(voy. fig. 102), le duodénum (fig. 104 *c*), le pancréas (fig. 104) et les
anses de l'intestin grêle (fig. 102 *d*). Le bord dorsal du foie se trouve
à gauche, au niveau du onzième espace intercostal (douzième vertèbre
dorsale). La grande tubérosité de l'estomac le dépasse à cet endroit
et il n'atteint par conséquent pas à gauche le quart dorsal de la cavité
abdominale, c'est-à-dire le côlon. A droite, le bord dorsal s'étend jusqu'au bord aboral de la treizième côte; il recouvre, du côté ventral,
au moins la moitié du rein droit qui vient se loger dans la fosse
rénale (voy. fig. 104). Cette partie du bord appartient au lobe de
Spigel. Ce dernier est en rapport, du côté ventral, avec le pancréas,
le côlon et l'iléon; en dehors, avec la paroi abdominale. Le bord droit
du foie longe l'arc costal, puis le dépasse, en se dirigeant du côté ventral, au niveau de la dixième (ou onzième) côte; le bord gauche suit
la onzième côte et la dépasse également. Le bord ventral se trouve sur
la paroi abdominale, à 1 ou 2 centimètres de l'apophyse xiphoïde;
il est recouvert par le pylore et le commencement du duodénum. Dans
l'inspiration, la masse entière du foie est refoulée à peu près d'un
espace intercostal vers le bassin.

Pour avoir plus de détails topographiques sur la position du foie,
il suffira d'étudier les coupes représentées sur les planches qui accompagnent ce volume.

Ligaments, fixation. Le foie est fixé ou réuni aux autres organes par un certain nombre de replis du péritoine comme il suit.

1. *Fixation au diaphragme. a.* Le *ligament (triangulaire) gauche du foie*, très
fort, large, chez les gros chiens, de 5 à 6 centimètres. Ce ligament naît sur le lobe
gauche, s'attache au pilier gauche du diaphragme entre le trou œsophagien et le
centre phrénique, vers la limite interne de celui-ci. *b.* Le *ligament (triangulaire)
droit du foie*, assez insignifiant; il naît à l'extrémité dorsale du lobe droit et se
termine au pilier droit, c'est-à-dire entre le trou œsophagien et la partie droite du
centre phrénique; *c.* Le *ligament suspenseur*. Celui-ci est une toute petite bande
qui naît sur la limite entre le lobe gauche et le lobe moyen (ou même sur ces
deux lobes) et près de la veine cave, pour se terminer au centre phrénique, près du
passage de la veine cave. C'est un repli médian du péritoine qui contient les restes
de la veine ombilicale (*ligament rond*).

2. *Connexions avec le rein droit : ligament hépatico-rénal.* Ce ligament naît
sur le lobe de Spigel et se dirige vers le rein droit. Il est tendu entre la veine rénale,
la veine cave, le lobe de Spigel et l'extrémité orale du rein.

3. *Connexions avec l'estomac et le duodénum : ligament hépatico-gastro-duo-
dénal.* Tout en étant une bande transversale, ce ligament appartient originaire-

ment au repli sagittal du péritoine; il s'étend depuis l'extrémité de l'estomac et le commencement du duodénum jusqu'au foie; on y distingue deux parties : le ligament gastro-hépatique et le ligament hépatico-duodénal. Ce dernier renferme le canal cholédique (à droite), la veine porte et l'artère hépatique (à gauche); il circonscrit le trou de Winslow.

La Rate (Fig. 112).

La rate du chien est un organe étroit, allongé, très plat, ayant la forme d'une langue; ses extrémités sont arrondies et ses bords sont émoussés. Sa longueur est à peu près quatre fois plus grande que sa largeur. En outre, la rate est tantôt d'égale largeur d'un bout à l'autre, tantôt un peu étranglée au milieu, tantôt triangulaire, notamment plus large du côté ventral et plus étroite du côté dorsal. Cette dernière forme est la plus fréquente. Son bord dirigé vers le thorax est légèrement concave, tandis que celui qui est tourné vers le bassin est un peu convexe. Les deux faces sont légèrement convexes; mais par suite de l'adhérence de l'organe à la paroi abdominale, il prend une courbure qui rend convexe sa face pariétale et concave sa face viscérale. Sur cette face *viscérale* ou *stomacale* on remarque une crête longitudinale faiblement accusée (*a*), des deux côtés de laquelle les deux faces de la rate vont en pente jusqu'aux bords. Près de la crête qui correspond au *hile* ou *scissure de la rate* de l'anatomie humaine, se trouvent les vaisseaux qui pénètrent dans l'organe ou en sortent et le perforent en plusieurs endroits.

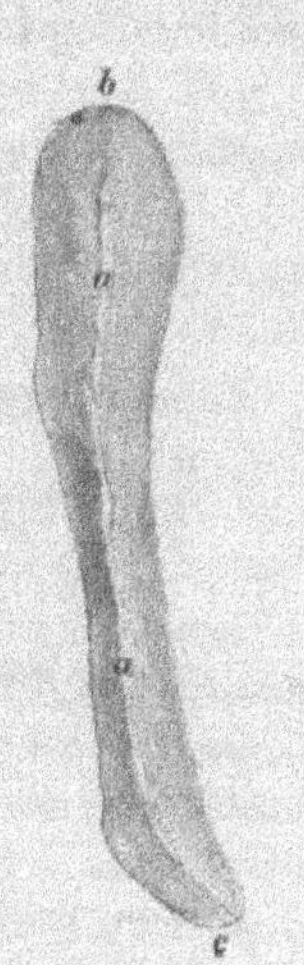

Fig. 112.
RATE (vue du côté viscéral). — *a*, Hile de la rate (point d'insertion de l'épiploon); *b*, extrémité dorsale; *c*, extrémité ventrale.

Les *corpuscules de Malpighi* sont petits mais bien distincts. La couleur de la rate est d'un gris-rougeâtre, livide; sur des coupes, elle apparaît d'une couleur rouge brunâtre ou rouge noirâtre. Son poids représente, d'après nos expériences, de $\frac{1}{500}$ à $\frac{1}{900}$ du poids du corps.

Position (voy. fig. 107 *e*). La rate est située dans l'hypochondre gauche, obliquement dans la direction dorso-ventrale, en dehors de l'épiploon. Son extrémité ventrale arrive jusqu'à la cinquième ou la sixième partie (en comptant de la face ventrale) de la cavité abdominale, mais elle n'atteint jamais la paroi ventrale de l'abdomen. Elle dépasse sensiblement la dernière côte (13) dans la direction du bassin et se trouve près de la paroi latérale de la cavité abdominale au niveau de la deuxième ou de la quatrième vertèbre lombaire, suivant l'état de réplétion ou de vacuité de l'estomac. L'extrémité dorsale atteint le corps des dernières vertèbres dorsales et des premières lombaires, ainsi que le pilier gauche du diaphragme ; couchée sur la dernière côte (₁₂), elle arrive jusqu'à l'avant-dernier (₁₃) et se trouve ainsi entre le diaphragme, l'estomac et le rein gauche, et entre ce dernier et la paroi abdominale. La face pariétale de la rate est appliquée sur la paroi abdominale. La face viscérale qui touche l'estomac dans l'état de réplétion de cet organe, se trouve ordinairement en rapport avec le rein gauche, le côlon et les circonvolutions de l'intestin grêle (*i* et *h*). C'est près de cette face que se trouve l'épiploon. Le bord thoracique est situé près de l'estomac (*d*) et au milieu du diamètre vertical du corps, sur le bord aboral de la dernière côte. Le bord pelvien est libre. Les recherches cliniques sont très faciles sur la rate du chien.

Comme ligaments, il n'existe que le *ligament gastro-splénique* (voy. p. 303).

Pancréas (Fig. 101 *g* et fig. 105 *h*).

Le pancréas du chien est un organe long de 20, 30 ou 45 centimètres, étroit et mince, de couleur rouge pâle. Il forme du côté aboral de l'estomac et du foie une sorte de longue traîne, enveloppée entre les feuillets du mésoduodénum et du grand épiploon. On y distingue deux lobes, droit et gauche ; ce dernier est dirigé vers le bassin. La partie aborale ou l'origine du lobe gauche (*la queue du pancréas*) se trouve près du bord interne du rein gauche ; il est fixé à gauche au muscle psoas et se dirige vers le thorax, passant sur la face viscérale de l'estomac (fig. 101 *a*), qu'il recouvre plus ou moins, suivant l'état de réplétion ou de vacuité de ce dernier ; il est toutefois séparé de lui par l'épiploon. Le pancréas tourne ensuite vers le bord dorsal de la portion pylorique de l'estomac, c'est-à-dire vers la petite courbure, grimpe sur le foie et se dirige en suivant la petite courbure vers le hile du foie. A la limite entre le pylore et le duodénum, le lobe droit, le plus long (ou *tête du pancréas*), se recourbe et se pose sur la face viscérale du foie, sur le diaphragme et sur le bord interne du duodénum ; il suit la direction de ces organes et se porte avec eux vers le bassin, passant près du foie, du diaphragme et enfin près de la paroi abdominale, jusqu'au voisinage de l'endroit où le duodénum se recourbe de nouveau (portion transverse inférieure). Son extrémité (la tête proprement dite) se dirige encore souvent, en se recourbant de nouveau un peu vers le thorax, en suivant le duodénum ascendant; elle ne se trouve pas immédiatement près du duodénum; reculée du côté dorsal, elle atteint ordinairement le rein gauche (fig. 105 e) et même parfois le cœcum (fig. 105 g).

Quelquefois elle se dirige un peu en dedans et arrive ainsi jusqu'à la face ventrale du rein et jusqu'au côlon ascendant. A l'endroit où son lobe droit s'unit au lobe gauche, le pancréas est en rapport, du côté dorsal, avec la veine porte et le foie, et, du côté du bassin, avec le côlon transverse. On y trouve même une dépression où loge ce dernier. A proximité, les canaux excréteurs du pancréas débouchent dans le duodénum.

Canaux excréteurs. Il y en a deux; ils traversent le pancréas dans le sens longitudinal. L'un de ces canaux vient du lobe gauche (canal de Wirsung) et débouche avec le canal cholédoque dans le duodénum; l'autre vient du lobe droit, à 3 ou 5 centimètres plus loin. Les deux canaux communiquent entre eux dans l'intérieur de la glande.

B. Organes respiratoires.

1. CAVITÉS NASALES

Le squelette osseux des fosses nasales, ainsi que les cornets, ont été décrits pp. 48 et 63. Ce squelette osseux, complété par un squelette cartilagineux, est recouvert par les muscles (décrits p. 125), par la muqueuse nasale et par la peau.

Les cartilages du nez comprennent le squelette cartilagineux du museau (le nez) et la cloison nasale. Le *museau* ou *le nez* n'est que le prolongement mobile des fosses nasales. C'est une sorte de double tube entouré de muscles et recouvert par la peau. Il est uni à la lèvre supérieure et présente deux ouvertures qui conduisent dans les fosses nasales ou dans les tubes du museau (ou les vestibules des cavités nasales proprement dites) : ce sont les deux *narines*. La peau qui les environne est dépourvue de poils; le plus souvent elle est de couleur noire et lisse; chez les chiens qui se portent bien elle est toujours humide et froide. De grosses glandes se trouvent à cet endroit sous la peau. Aux narines, le tégument se continue avec la muqueuse qui est tout d'abord (à l'endroit où se fait le passage) pigmentée la plupart du temps. Entre les deux narines on trouve sur le museau, du côté ventral, une gouttière (*philtrum*)*, peu profonde, qui, dans plusieurs

---

* Cette gouttière correspond au sillon de la lèvre supérieure de l'homme.

(Note du traducteur.)

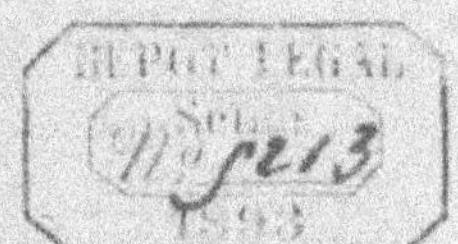

races, surtout chez les Bouledogues, s'enfonce assez profondément
et divise le museau en deux. Il en résulte ce qu'on appelle le *nez
double*.

Squelette cartilagineux du museau. Il est constitué surtout
par le prolongement de la cloison cartilagineuse au delà des os nasaux
et même au delà du bord alvéolaire incisif de l'intermaxillaire; ce prolongement, en se recourbant, forme les cartilages latéraux (fig. 113 *a*
et *b*). Nous appellerons cette portion de la cloison, qui est ordinairement
plus épaisse que celle des fosses nasales, la *cloison mobile des narines*,
quoique seul le pli cutané entre les deux narines mériterait ce nom.
Les deux bords de cette cloison (fig. 114 *e*) envoient, des deux côtés, des
plaques cartilagineuses (*cartilages latéraux*) qui se recourbent l'une
vers l'autre (la dorsale du côté ventral et la ventrale du côté dorsal)
et finissent par se réunir. Elles forment ainsi la voûte, le plancher
et les parois latérales des cavités du museau. Les plaques dorsales

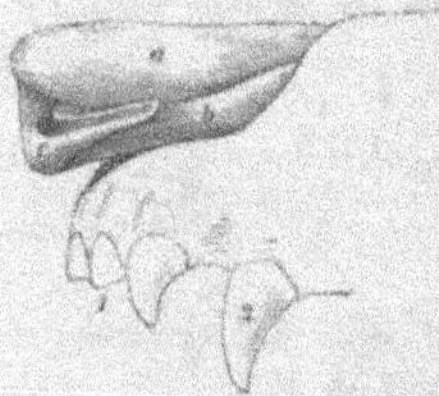

Fig. 113.

CARTILAGE DU NEZ (vu du
côté gauche). — *a*, Cartilage
latéral dorsal; *b*, id. ventral;
c, cartilage supplémentaire
externe. 1, Dents incisives;
2, canines.

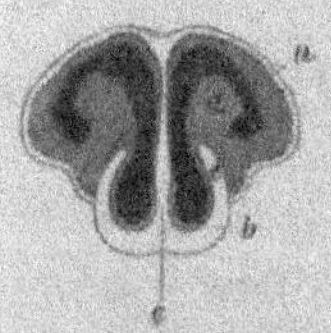

Fig. 114.

COUPE TRANSVERSALE DU CARTILAGE DU NEZ (pratiquée
entre le tiers moyen et le tiers terminal libre du museau).
— *a*, Cartilage latéral dorsal; *b*, id. ventral; *c*, homologues du cartilage sigmoïde; *d*, repli muqueux formé
autour du cartilage sigmoïde, qui se prolonge sur la face
interne des cartilages latéraux (ventral et dorsal); *e*, cloison du nez. (Les endroits en noir correspondent aux
entrées des canaux nasaux).

(fig. 113 et 114 *a*) se développent plus que les ventrales et décrivent
une courbe plus grande; elles se recourbent un peu en dedans, avant
leur réunion avec les plaques ventrales (fig. 113 et 114 *b*). Il s'en suit
une gouttière longitudinale entre les deux cartilages latéraux (dorsal
et ventral). Près de l'extrémité libre du museau, cette gouttière se
transforme en une courte fente, une scissure, qui se trouve également
entre le cartilage dorsal et le cartilage ventral.

A l'extrémité libre du cartilage latéral ventral, et soudé avec lui,
se trouve un petit cartilage triangulaire, transversal, placé en dehors
et dans la direction dorso-ventrale (vers le front) (fig. 113 *c*); c'est le
cartilage supplémentaire externe, qui pénètre dans l'échancrure entre

le cartilage latéral ventral et le cartilage latéral dorsal. Par suite de
la courbure de ses bords, il se forme une gouttière qui communique
avec une gouttière de cartilage ventral ou avec l'échancrure entre les
cartilages latéraux (ventral et dorsal) et qui conduit dans les fosses
nasales. Ce cartilage soutient la partie ventrale de la narine (ou de l'aile
externe du nez). Une autre plaque ou un prolongement cartilagineux
(fig. 114 c) part du cartilage latéral en dedans et du côté dorsal. On
peut comparer ce cartilage, qui s'amincit du côté aboral, avec le *cartilage en S* ou *sigmoïde*. Il est revêtu d'une muqueuse (fig. 114 d) qui
se continue en un repli (repli externe de l'aile); celui-ci conduit dans
le cornet ventral ou inférieur (fig. 115 c) et se comporte jusqu'à un
certain point comme le prolongement de ce dernier. A la base de ce
repli sur le cartilage en S, se trouve un orifice au milieu d'un endroit
pigmenté de la muqueuse; c'est l'*orifice du canal lacrymal*. Du côté
dorsal et parallèlement à ce repli se trouve, sur le cartilage latéral
dorsal, un repli moins fort qui conduit vers le cornet dorsal; il est
soutenu par un repli du cartilage ventral. Les *cartilages en X* sont
formés par l'extrémité, considérablement épaissie, de la cloison mobile
des narines, dont les bords latéraux paraissent concaves parce qu'ils
sont plus épais du côté ventral et du côté dorsal qu'au milieu
(fig. 114 e). La plaque du cartilage en X est formée par l'extrémité
libre de la cloison et du cartilage latéral dorsal. De cette façon, les
narines sont entourées de cartilage de tous côtés.

La cloison des fosses nasales comprend une partie osseuse, les
lames sagittales de l'ethmoïde et du vomer (fig. 96 c), et une partie
cartilagineuse (fig. 96 d) qui lui fait suite dans la direction orale et
dorsale. C'est une plaque longitudinale située verticalement dans le
plan médian, entre le vomer et la suture nasale. Cartilagineuse dans
le jeune âge, elle s'ossifie dans la vieillesse (surtout dans sa partie
caudale); son prolongement forme aussi la cloison entre les cavités
des narines (septum narium mobile). La fissure palatine qui se trouve
au côté de ces dernières, sur le plancher des fosses nasales, est remplie de tissu fibreux très compact.

Le bord ventral de la cloison est arrondi; il est logé dans une
gouttière du vomer. Le bord dorsal s'attache à la suture médiane des
os propres du nez. Les faces latérales sont munies de proéminences
et de dépressions pour le passage des nerfs et des vaisseaux.

A partir de la narine, on aperçoit, sur la cloison, un repli de la
muqueuse, qui proémine en dehors et se trouve en face du cartilage en S; il se porte d'abord dans la direction ventrale et décrit un
arc dont la convexité est tournée du côté aboral; puis il se dirige tout

droit le long de la cloison jusqu'à la hauteur de la première molaire, où il augmente de volume et reçoit un cartilage de soutien placé horizontalement et venant du vomer, de l'éthmoïde et du palatin; ce cartilage de soutien couvre complètement le conduit nasal ventral et le sépare du conduit moyen et du dorsal. Dans tout son trajet, le repli muqueux forme la limite dorsale ou la voûte du canal nasal ventral. — Près du bord ventral de la cloison se trouve, entre le vomer et la muqueuse, des deux côtés, un mince tube cartilagineux, à revêtement muqueux, qui atteint chez les gros chiens près de 3 centimètres de longueur; c'est l'*organe de Jacobson*, qui se termine en cul-de-sac du côté aboral, tandis que du côté oral il débouche dans le canal nasopalatin, au niveau de la canine.

Fosses nasales (fig. 115). Dans chaque fosse nasale on distingue

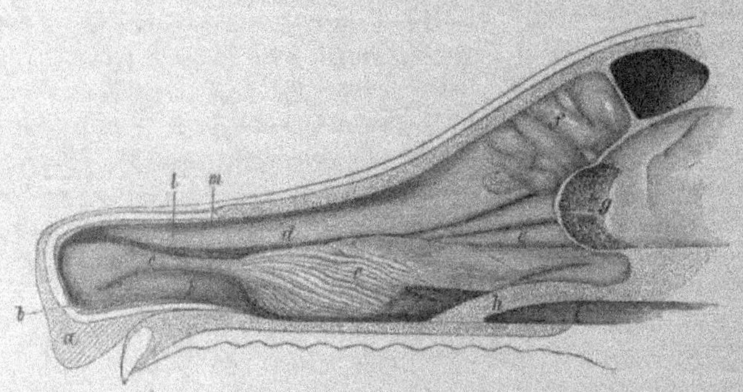

Fig. 115.

CAVITÉ NASALE (vue de côté interne; la cloison nasale est enlevée). — *a*, Lèvre supérieure; *b*, orifice de sortie du canal lacrymal; *c*, cornet inférieur; *d*, cornet supérieur; *e*, cellules ethmoïdales jusqu'à la limite de la région olfactive (du côté obral de la ligne pointillée); *f*, le reste de ces cellules qui s'engagent en partie dans la région frontale; *g*, lame criblée de l'éthmoïde; *h*, une partie du vomer; *i*, cavité pharyngienne; *k*, *l*, *m*, conduits nasaux: ventral, moyen et dorsal.

tingue *trois conduits*. Celui du *milieu* ou conduit moyen (*l*) est très étroit; il est réduit à une fente entre les cornets et l'éthmoïde. Le conduit *dorsal* (*m*) mène vers le sinus frontal, vers les cornets de l'éthmoïde et la lame criblée (*g*). Le conduit *ventral* (*k*), situé entre la voûte de la cavité buccale, la cloison et le cornet inférieur, est le plus vaste; il mène dans la cavité pharyngienne ou gutturale (*i*); il est recouvert en partie par la crête turbinale du maxillaire (voy. p. 42) et, près de l'orifice nasal, par le pli en S et par le repli de la cloison. Le rétrécissement du conduit moyen est produit surtout par l'intercalation du labyrinthe de l'éthmoïde entre les cornets nasaux. L'entrée

de chacun des conduits est très nettement indiquée par les replis de
la muqueuse. Entre l'entrée du canal ventral et celle du canal moyen
se trouve un pli du cartilage en S; entre le moyen et le dorsal on
voit un petit repli parallèle au précédent (voy. p. 323).

Les fosses nasales communiquent avec l'extérieur par de petits
orifices arrondis (*narines externes*) et avec la cavité pharyngienne par
de vastes orifices allongés ou choanes (*i*). La communication avec la
cavité buccale est assurée par le *canal naso-palatin* ou *canal de Stenson*
(fig. 96 *b*). Celui-ci va obliquement d'un orifice qui se trouve dans le
conduit ventral des fosses nasales, au niveau de la canine, vers l'orifice situé dans la cavité buccale du côté aboral des incisives, à droite
et à gauche, près de la papille palatine (voy. p. 278). Du côté dorsal et
du côté aboral, les fosses nasales mènent dans les *cavités accessoires*
(sinus frontaux, etc.) et dans les cellules éthmoïdales. On appelle
aussi cette partie des fosses nasales, le plancher ou la base de la
cavité nasale.

La *muqueuse* des fosses nasales est pigmentée à l'entrée du nez et
se continue d'une part avec le tégument et de l'autre avec la muqueuse
de la cavité pharyngienne et des cavités accessoires du nez. Dans la
sous-muqueuse on voit en plusieurs endroits de riches plexus veineux
qui forment de véritables coussinets, appelés les corps caverneux du
nez. Un de ces corps se trouve sur la cloison, un autre sur la paroi
latérale, c'est-à-dire sur les cornets. Le premier est situé dans l'axe
longitudinal, près du bord ventral; les autres sont surtout développés
vers l'extrémité libre et le bord ventral des cornets et se continuent
avec les replis qui prolongent les cornets vers l'orifice nasal.

La *région olfactive* de la muqueuse nasale (fig. 96 *e*) est très
étendue chez le chien; elle comprend tout le plancher du nez, la
partie aborale de la muqueuse de la cloison et la peau qui recouvre
l'ethmoïde. Elle se distingue nettement du reste de la muqueuse par
sa coloration brunâtre et par son épaisseur.

2. CAVITÉ PHARYNGIENNE OU GUTTURALE (Voy. p. 289).

3. LARYNX (Fig. 116).

Le larynx du chien a la forme d'une petite boîte presque quadrangulaire et relativement peu élevée; il est suspendu à l'hyoïde de telle
façon que les cornes supérieures du cartilage thyroïde (*a*) sont unies aux
branches fourchues ou cornes laryngiennes de l'hyoïde (*f*) et la portion
moyenne de ce cartilage au corps de l'hyoïde (*g*). Le larynx se trouve
au niveau de la première et du commencement de la seconde vertèbre

cervicale, du côté aboral par rapport à la cavité pharyngienne ou
gutturale, de sorte que son entrée forme à peu près la base de cette
dernière. Il répond du côté ventral à l'origine de l'œsophage et aux
muscles fléchisseurs de la tête et du cou. Du côté oral il touche la
base de la langue. Latéralement, il est recouvert en partie par le
sterno-hyoïdien, le sterno-thyroïdien, et les constricteurs du pharynx
(moyen et inférieur); puis par le crico-thyroïdien et l'hyo-thyroïdien
(voy. fig. 98) et en partie par la glande thyroïde.

Le larynx présente à l'étude une paroi dorsale, une ventrale, et
deux latérales; toutes ces parois
sont à peu près de même grandeur et de même forme. Il est
ouvert du côté oral et du côté
aboral.

a. Squelette cartilagineux du larynx
(Fig. 116).

Cartilage thyroïde (*a*). C'est
un anneau cartilagineux qui n'est
pas fermé du côté dorsal et qui
présente du côté ventral (extérieur) une crête médiane, proéminente, la *protubérance laryngienne*
(*pomme d'Adam*). A partir de cette
crête les plaques latérales du demi-
anneau (ou de trois quarts d'anneau) thyroïdien vont obliquement
du côté dorsal et aboral. L'extrémité libre de chaque plaque forme
deux prolongements, dirigé, l'un
vers le nez l'autre vers la queue, la
corne supérieure et la *corne inférieure*. La corne supérieure s'unit
à la branche fourchue ou corne

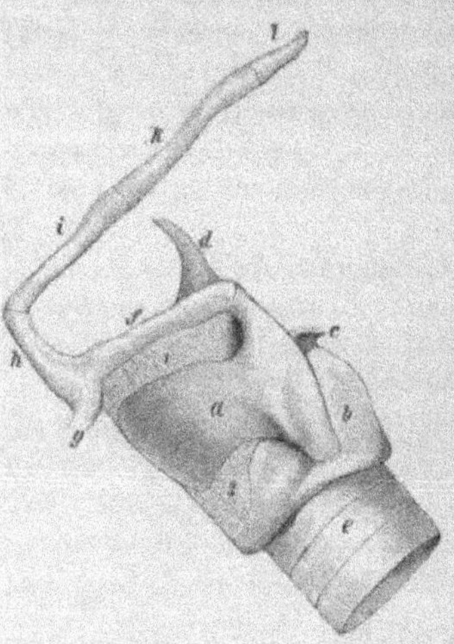

Fig. 116.

Os hyoïde et les cartilages du larynx (vus
de gauche). — *a*, Cartilage thyroïde; *b*, cartilage cricoïde; *c*, cartilage aryténoïde (on
n'en voit que le cartilage de Santorini); *d*,
épiglotte; *e*, trachée; *f*, corne laryngienne
gauche; *g*, corps de l'hyoïde; *h*, corne
inférieure; *i*, corne moyenne; *k*, corne supérieure; *l*, cartilage. 1, ligament thyro-
hyoïdien; 2, ligament crico-thyroïdien.

laryngienne de l'hyoïde (*f*); la corne inférieure s'articule avec le bord
aboral du cartilage cricoïde (*b*). Celle-ci est donc maintenue latéralement par la section dorsale du cartilage thyroïde. Dans le plan
médian la base de l'épiglotte (*d*) est ajustée sur le bord oral du cartilage thyroïde. A la face externe des plaques du corps thyroïde on
trouve du côté oral et ventral, près de la corne supérieure, une
échancrure pour l'artère et le nerf laryngiens supérieurs et près du

bord dorsal et caudal, une crête pour les attaches musculaires (*ligne oblique*). Il n'y a pas d'échancrures thyroïdiennes chez le chien.

Cartilages aryténoïdes (fig. 116 *c* et fig. 117). Articulés du côté dorsal avec le bord oral du cartilage cricoïde, ils ont la forme irrégulièrement quadrangulaire et sont pourvus sur leur face externe d'une *crête*, destinée aux attaches musculaires (fig. 117 *a*) et dirigée en arc à convexité tournée du côté ventral. Cette crête divise la face du cartilage en deux parties : une dorsale, assez grande et une ventrale, plus petite. La partie aborale de la crête correspond à l'*apophyse musculaire* de l'homme. L'angle du cartilage aryténoïde tourné du côté ventral et oral forme l'*apophyse vocale* (fig. 117 *b*), courte et obtuse. L'angle tourné du côté dorsal et oral est surmonté d'un *cartilage de Santorini* (*apophyse corniculée*, cartilage corniculé) (fig. 117 *c*) recourbée en forme de crochet en dedans et du côté aboral. La face

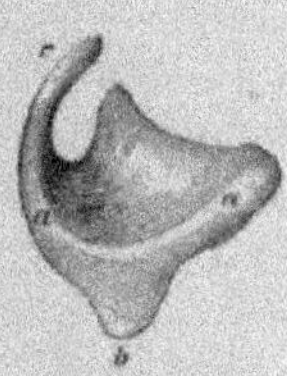

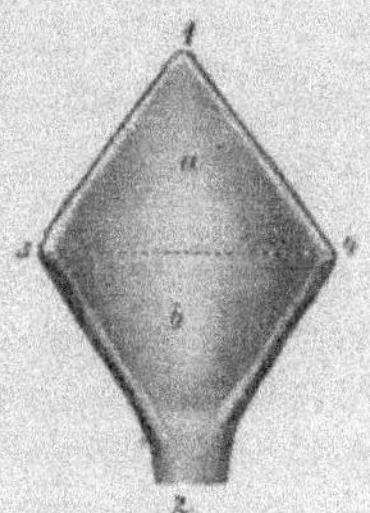

Fig. 117.

CARTILAGE ARYTÉNOÏDE GAUCHE (vu du côté externe). — *a*, Crête ou apophyse musculaire; *b*, apophyse vocale; *c*, cartilage de SANTORINI.

Fig. 118.

ÉPIGLOTTE (face laryngienne, figure à moitié schématique). — *a*, Corps du cartilage; *b*, sa partie basilaire. 1 Angle dorsal (oral); 2, angle ventral (aboral); 3 et 4, angles latéraux.

interne de chaque cartilage présente à son angle ventral et aboral une surface ovale pour l'articulation avec le cartilage cricoïde. Aux attaches musculaires, M. Gurlt a démontré la présence des os sésamoïdes et des cartilages intercalaires. Il a également trouvé des petits cartilages plats sésamoïdes au point de la réunion des deux aryténoïdes des côtés opposés.

Cartilage épiglottique (fig. 118). Il constitue la base de l'épiglotte. C'est un corps triangulaire, assez large (*a*) qui surmonte une partie basilaire, plus étroite, également triangulaire (*b*). Les deux triangles sont réunis par leur base et soudés l'un à l'autre. Le tout forme un quadrilatère avec un angle oral ou dorsal (1) un angle aboral ou ventral (2) et deux angles latéraux (3 et 4).

L'angle ventral (basilaire) (₂) se trouve dans le plan médian sur le bord du cartilage thyroïde (fig. 119₃) : l'angle dorsal (₁) forme la pointe libre de l'épiglotte. De la pointe jusqu'à la base, le cartilage est recourbé dans le sens sagittal de telle sorte, que sa surface buccale est concave et sa face laryngienne est convexe. Il est aussi recourbé transversalement de manière que les deux angles latéraux soient dirigés l'un vers l'autre ; il en résulte une gouttière ou une fossette, sensiblement rétrécie vers la base.

Cartilages de Wrisberg ou cartilages cunéiformes (fig. 119₄). Relativement grands et légèrement recourbés en crochet, ils sont situés entre les bords de l'épiglotte (₄) et les cartilages aryténoïdes, auxquels ils sont unis par des ligaments. Ils sont fixés aux angles latéraux et aux bords de l'épiglotte par le tissu conjonctif et par la muqueuse. Du côté ventral leur muqueuse communique avec les ligaments des sacs laryngiens. Leur pointe dépasse les cartilages aryténoïdes.

Cartilage cricoïde (fig. 116 *b*). Il a la forme d'un anneau à sceller. La partie étroite, libre se trouve du côté aboral du cartilage thyroïde (*a*) ; elle offre en dedans, sur son bord dirigé du côté nasal un profonde échancrure. La plaque annulaire située du côté dorsal est très large ; elle présente une forte crête sagittale sur la ligne médiane. Sur son bord tourné vers le nez on trouve, des deux côtés, des surfaces articulaires destinées à recevoir les cartilages aryténoïdes ; il existe aussi deux surfaces semblables sur le bord aboral pour l'articulation avec le cartilage thyroïde.

b. Ligaments du larynx.

Outre les *ligaments capsulaires* qui se trouvent entre l'os hyoïde et le cartilage thyroïde, entre le cartilage aryténoïde et le cricoïde, enfin entre ce dernier et le cartilage thyroïde (ligaments capsulaires hyo-thyroïdien, crico-aryténoïdien et crico-thyroïdien), il y a lieu de citer les ligaments suivants :

1° *Ligament thyro-hyoïdien médian* ou *moyen* avec sa membrane hyo-thyroïdienne, très nettement accusée.

2° De larges et lâches ligaments *thyro-hyoïdiens externes ou latéraux* (fig. 116₁) qui ne renferment point de cartilage tritice (*corpusculum triticeum*).

3° Ligament *crico-thyroïdien latéral* et *moyen* (fig. 116₂).

4° Un court ligament réunissant les deux cartilages aryténoïdes ; c'est le *ligament des aryténoïdes*, ou *ligament aryténoïde transverse*.

5° Ligament *thyro-épiglottique*, masse ligamenteuse entre la base de l'épiglotte et le cartilage thyroïde.

6° Ligament *crico-trachéen*.

7° Ligament *hyo-épiglottique*.

8° Masses ligamenteuses entre le cartilage aryténoïde et le cartilage cricoïde (en plus du ligament capsulaire).

9° Masses ligamenteuses entre les cartilages de Wrisberg, de Santorini et les autres cartilages qui les entourent.

En dehors de ces ligaments il faut noter encore des *ligaments internes*, qui ont une grande importance :

1. Fausse corde vocale, ou ligament thyro-aryténoïdien supérieur, ou **ligament du ventricule**. On distingue dans ce ligament une courte et une longue portion. La première naît du côté ventral, à la face interne du cartilage de Wrisberg et se porte vers l'endroit où le cartilage de Santorini est accolé au cartilage aryténoïde. La seconde portion, plus allongée, part du cartilage de Wrisberg et va au cartilage thyroïde, pour se terminer du côté aboral de la base de l'épiglotte ou au bord latéral de cette dernière.

2. Corde vocale, ou ligament thyro-aryténoïdien inférieur (fig. 120 *e*). Ce ligament, très fort, va de la face intérieure de la portion médiane ou interne du cartilage thyroïde vers l'angle oral et ventral du cartilage aryténoïde.

Ces deux ligaments sont enfouis dans les replis de la muqueuse.

c. Muscles du larynx. Couche superficielle ou extérieure.

Crico-aryténoïdien postérieur (fig. 119 *d*). Ce muscle repose sur le cartilage cricoïde ; il naît sur ce cartilage (notamment sur sa crête médiane ou interne, sur son bord aboral et sur sa face extérieure) et se termine à la portion aborale de la crête musculaire du cartilage aryténoïde, c'est-à-dire sur l'apophyse musculaire du cartilage aryténoïde de l'anatomie humaine. Il est recouvert par le commencement de l'œsophage ; latéralement il est en contact avec le cartilage thyroïde et la branche anastomotique que le nerf laryngé supérieur envoie vers le nerf laryngé inférieur ; il est en rapport plus loin, avec le crico-aryténoïdien externe (*e*) ; en dedans, il touche son homonyme du côté opposé et, plus profondément, la crête médiane, tandis que du côté oral il est en rapport avec l'aryténoïdien transverse (*c*) et le thyro-aryténoïdien inférieur (*b*).

A sa face dorso-externe, on voit les petites branches de l'artère thyroïde supérieure et les filets du nerf récurrent du pneumo-gastrique.

Action. — Il ouvre et élargit la glotte et l'entrée du larynx.

Crico-thyroïdien (fig. 98 *l*). Il remplit l'espace entre la moitié ventrale du cartilage cricoïde et le cartilage thyroïde (*s*). Il naît à la face externe et sur le bord aboral de la moitié ventrale du cartilage cricoïde, sans cependant atteindre la ligne médiane du côté ventral, et se termine sur le bord aboral et en partie à la face interne de la partie ventrale du cartilage thyroïde. Recouvert par le sterno-thyroïdien (*m*) et par le sterno-hyoïdien (*n*), ce muscle touche du côté dorsal le constricteur inférieur du pharynx (*h* et *i*), ainsi que l'articulation crico-thyroïdienne; du côté oral il est en rapport avec le thyro-hyoïdien (*k*), et du côté interne avec le crico-aryténoïdien externe (fig. 119 *e*).

A sa face superficielle se trouvent l'artère crico-thyroïdienne et l'extrémité du rameau pharyngien du nerf vague ou pneumogastrique; à sa face dorso-interne on voit le nerf récurrent entrer dans le larynx.

Action. — Il assiste le muscle précédent dans ses mouvements (il tire notamment la plaque du cartilage cricoïde en arrière, pendant qu'il fait avancer la portion rétrécie de ce cartilage).

Aryténoïdien transverse (ou *inter-aryténoïdien*) (fig. 119 *c*). Ce muscle est impair; il repose sur les deux cartilages aryténoïdes, étant tendu entre les crêtes de chacun de ces cartilages. Il est recouvert par le pharynx, notamment par la muqueuse de ce dernier, et du côté oral, en partie, par le thyro-aryténoïdien supérieur (*a*), auquel il est intimement lié; du côté aboral, il est en contact avec le thyro-aryténoïdien inférieur (*b*) et le crico-aryténoïdien postérieur (*d*).

Pour les rapports avec les vaisseaux et les nerfs, voy. la description du thyro-aryténoïdien supérieur. L'aryténoïdien transverse, dans lequel on distingue un faisceau inter-aryténoïdien oblique et un faisceau transverse, peut être considéré comme un des muscles profonds du larynx.

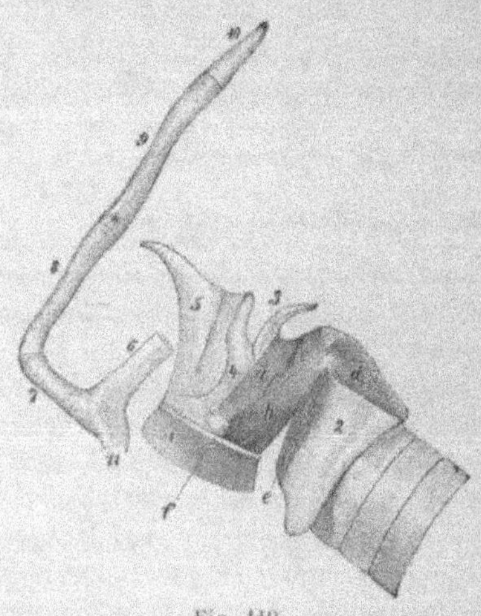

Fig. 119.

Muscles du larynx (vus du côté gauche; la plus grande partie du cartilage thyroïde gauche est enlevée). — *a*, Muscle thyro-aryténoïdien supérieur; *b*, thyro-aryténoïdien inférieur; *c*, aryténoïdien transverse; *d*, crico-aryténoïdien postérieur; *e*, crico-aryténoïdien externe; *f*, ventricule de Morgagny. 1, Cartilage thyroïde gauche (coupé); 2, cartilage cricoïde; 3, cartilage de Santorini; 4, cartilage de Wrisberg; 5, épiglotte; 6, corne laryngienne de l'hyoïde (coupée); 7, corne inférieure; 8, corne moyenne; 9, corne supérieure de l'hyoïde; 10, cartilage; 11, corps de l'hyoïde.

Action. — Il assiste tantôt les constricteurs du pharynx, tantôt leurs antagonistes.

Hyo-épiglottique. Ce muscle est relativement fort chez le chien; il naît par deux chefs isolés sur le corps de l'hyoïde. Les deux chefs se dirigent vers la face linguale de l'épiglotte, se réunissent bientôt et viennent s'attacher sur la ligne médiane de l'épiglotte. Quelques fibres isolés de ce muscle se mélangent avec celles du lingual. L'hyo-épiglottique est entièrement caché dans le frein de l'épiglotte.

Action. — Il relève l'épiglotte quand celle-ci est rabattue.

Couche intérieure, profonde.

Crico-aryténoïdien externe ou **latéral** (fig. 119 *e*). Il est situé entre la face externe du bord nasal ou oral du cartilage cricoïde (*$_5$*) et la crête musculaire du cartilage aryténoïde. Il naît à la partie moyenne du cartilage cricoïde, en même temps qu'à la face externe et sur le bord oral de celui-ci et se dirige obliquement du côté oral et dorsal, vers la crête du cartilage aryténoïde, où il s'attache entre le crico-aryténoïdien postérieur (*d*) et le thyro-aryténoïdien infé-rieur (*b*). Il est recouvert par le cartilage thyroïde (*$_1$*) et touche du côté aboral l'origine du crico-thyroïdien, l'articulation thyro-cricoï-dienne et le muscle crico-aryténoïdien postérieur (*d*); du côté oral, il est en rapport avec le thyro-aryténoïdien inférieur (*b*).

Pour les rapports avec les nerfs et les vaisseaux, voy. la description du thyro-aryténoïdien supérieur.

Action. — C'est un constricteur de la glotte.

Thyro-aryténoïdien inférieur (fig. 119 *b*). Il s'insère du côté ventral, à la face interne du cartilage thyroïde (*$_1$*) jusqu'à la ligne médiane; de là ses fibres passent au devant du ventricule de Morga-gni (*f*) et se dirigent obliquement du côté dorsal et aboral, pour se terminer à la partie moyenne de la crête musculaire du cartilage ary-ténoïde, près de l'insertion du crico-aryténoïdien externe ou latéral (*e*). Une portion des fibres de ce muscle va à l'aryténoïdien transverse (*c*). — Il est recouvert par le cartilage thyroïde et se trouve en rapport avec la muqueuse du larynx et en partie avec le cartilage aryténoïde. Du côté oral il est séparé en partie par le ventricule de Morgagni du muscle thyro-aryténoïdien supérieur (*a*); il se trouve en outre en rapport, du même côté, avec l'aryténoïdien transverse (*c*) et, du côté caudal, avec le crico-aryténoïdien externe ou latéral (*e*); du côté dorsal il touche le crico-aryténoïdien postérieur (*d*).

Pour les rapports avec les nerfs et les vaisseaux, voy. la description du muscle suivant.

Action. — C'est un constricteur de la glotte.

Thyro-aryténoïdien supérieur (fig. 119 *a*). Situé dans l'es-pace circonscrit par le cartilage thyroïde (*$_1$*), ce muscle naît à la face interne de celui-ci, près de la ligne médiane, ainsi que sur le cartilage de Wrisberg (ₐ), du côté dorsal et tout près de la saillie externe du ventricule de Morgagni (*f*). Il se dirige du côté dorsal, par dessus la crête musculaire du cartilage aryténoïde, et se fusionne, du côté aboral du cartilage de Santorini (ₐ), partie avec son homonyme du côté opposé, partie avec l'aryténoïdien transverse. Quelques-unes de ses fibres s'attachent aussi au cartilage aryténoïde. — Du côté aboral (vers le thorax), il est en rapport avec le thyro-aryténoïdien inférieur (*b*) et avec l'aryténoïdien transverse (*c*); du côté oral, il est en rapport avec les cartilages de Santorini (ₐ) et de Wrisberg (ₐ) et en partie avec l'épiglotte (ₐ). Il est recouvert par le cartilage thyroïde (ₐ) et, du côté dorsal, par le pharynx; il repose sur les cartilages de Wrisberg et de Santorini, ainsi que sur la muqueuse.

A la surface externe des thyro-hyoïdiens (supérieur et inférieur), du crico-aryténoïdien externe et de l'aryténoïdien transverse on voit passer les branches de l'artère laryngée supérieure et de la thyroïde supérieure, ainsi que les filets du nerf laryngé supérieur et du laryngé inférieur. La branche anastomotique entre les nerfs laryngés inférieur et supérieur glisse à la surface interne du cartilage thyroïde, tout près et presque parallèlement au bord dorsal de ce dernier.

Le muscle thyro-aryténoïdien supérieur est si intimement lié au thyro-aryténoïdien inférieur, qu'on ne peut tracer entre eux de limite bien nette.

Action. — Ce muscle est un constricteur de la glotte.

d. Cavité du larynx.

La cavité du larynx communique du côté oral avec la cavité pharyngienne et du côté aboral avec la trachée. La fente ou l'ouverture orale porte le nom d'*entrée du larynx* ou *orifice pharyngienne du larynx*. Ses parois sont formées par l'épiglotte (fig. 119, ₐ), les cartilages aryténoïdes, les cartilages de Wrisberg (fig. 119, ₐ) et de Santorini (fig. 119, ₐ), qui représentent jusqu'à un certain point les parois pharyngiennes du larynx, enfin par un repli muqueux latéral qui se dirige, des deux côtés de l'épiglotte, vers les cartilages de Wrisberg, auxquels il se soude; c'est le *repli ary-épiglottique*. Entre les soulèvements du repli qui se trouvent du côté des cartilages de Wrisberg et des cartilages aryténoïdes (Nodule de Wrisberg et de Santorini) se trouve un enfoncement assez considérable, sorte d'incision

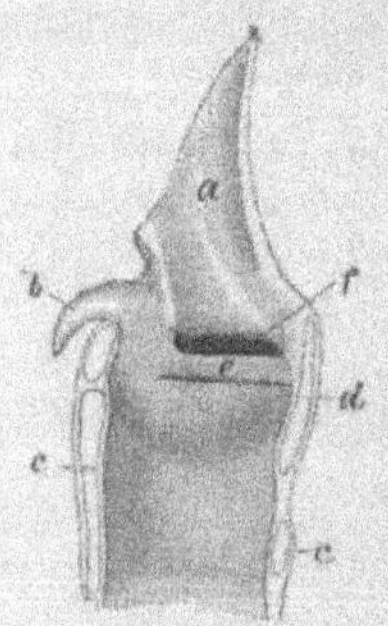

Fig. 120.

COUPE LONGITUDINALE DU LARYNX. — *a*, Épiglotte; *b*, cartilage de Santorini; *c*, cartilage cricoïde; *d*, cartilage thyroïde; *e*, corde vocale; *f*, ventricule de Morgagni.

profonde, par suite de la direction fortement incurvée que prend ici le pli. Entre le pli ary-épiglottique et le cartilage thyroïde se trouve une dépression de la muqueuse, appelée le *sinus piriforme*. Le recessus du larynx paraît manquer.

La muqueuse du larynx se continue, au delà de l'entrée du larynx, avec la muqueuse du pharynx, de la bouche et de l'entrée de l'œsophage. Du côté oral, elle se replie sur le bord libre de l'épiglotte, dont elle revêt la face orale, et passe à la base de la langue. Elle forme ainsi un gros *pli interne*, le *repli glosso-épiglottique*, ou *le frein de l'épiglotte* (voy. p. 283), et des replis latéraux plus petits. Du côté aboral, la muqueuse se dirige par dessus le bord du cartilage aryténoïde, tapisse sa face œsophagienne, va ensuite du côté aboral et forme, à la limite entre le pharynx et l'œsophage, un pli annulaire, le *repli œsophagien* (voy. p. 298). Latéralement la muqueuse du larynx se prolonge avec celle de la cavité pharyngienne et surtout avec celle de l'arcade palato-pharyngienne ou pilier postérieur du voile du palais.

La cavité du larynx se divise en trois parties, dont la moyenne est la plus étroite. La partie orale, ou *vestibule du larynx*, est très courte; elle est séparée de la partie moyenne par un repli qui tapisse la fausse corde vocale (*repli thyro-aryténoïdien supérieur*). La partie moyenne est séparée de la partie aborale par les replis muqueux latéraux (*replis thyro-aryténoïdiens inférieurs*) qui recouvrent les cordes vocales et délimitent la *glotte*. On distingue dans celle-ci la *glotte respiratoire* ou *fausse glotte*, et la *glotte vocale* ou *vraie glotte*. Sur la paroi latérale de la partie moyenne du larynx, de chaque côté, entre la fausse et la vraie corde vocale, on remarque une fente sagittale qui mène dans une poche très profonde et spacieuse, le *ventricule de Morgagni*, ou *sinus latéral du larynx* (fig. 119 *f*). Il fait saillie en dehors entre les muscles thyro-aryténoïdiens supérieur et inférieur.

A la base de l'épiglotte on remarque une petite dépression (mais pas un cul-de-sac), probablement le rudiment d'un sac laryngien médian. La partie aborale du larynx est large, mais elle se rétrécit vers la glotte (*cône élastique*). Sa muqueuse se prolonge du côté oral sur les cordes vocales (membrane vocale); du côté aboral elle se continue avec la muqueuse de la trachée.

4. TRACHÉE

La trachée à la forme d'un cylindre légèrement aplati dans la direction dorso-ventrale. Elle est constituée de 42 à 46 anneaux cartilagineux ayant la forme de la lettre *c* dont les bouts libres sont tournés du côté dorsal. La fermeture de ce côté s'opère à l'aide de muscles lisses, dirigés transversalement qui s'attachent à la face extérieure des anneaux. Les muscles sont revêtus par une membrane de tissu conjonctif fibreux (*membrane transverse*). L'ensemble du revêtement présente une série de plis longitudinaux. Cette disposition explique la dilatation considérable dont la trachée est susceptible, fait dont il faut tenir compte dans les cas de l'introduction des canules trachéennes. La division ou *bifurcation* de la trachée se trouve au niveau de la sixième vertèbre dorsale, autrement dit au niveau de la quatrième ou de la cinquième côte.

Du côté dorsal, la trachée est en contact avec l'œsophage et le muscle long du cou. D'ailleurs, pour les rapports entre l'œsophage et la trachée, voy. p. 296. Du côté ventral, elle répond aux muscles sterno-hyoïdien et sterno-thyroïdien. Latéralement, elle est en rapport en partie avec le corps thyroïde, le muscle sterno-cléido-mastoïdien, l'artère carotide, le nerf pneumogastrique, le nerf sympathique, puis avec la veine jugulaire interne, le nerf récurrent, et dans certains endroits, avec l'œsophage. Dans la cavité thoracique, la trachée se dirige un peu à droite et longe la portion droite du muscle long du cou; ici elle se trouve en contact par sa face ventrale, ainsi que par ses faces latérales (excepté la partie de la face gauche recouverte par l'œsophage), avec les gros vaisseaux artériels et veineux (artère sous-clavière, tronc costo-cervical avec ses branches, veine cave supérieure, etc.), ainsi qu'avec une portion des poumons. À l'endroit où elle se bifurque (à la hauteur du cinquième espace intercostal) on rencontre des ganglions lymphatiques bronchiaux.

Les anneaux cartilagineux de la trachée sont unis entre eux par des masses membraneuses de tissu conjonctif (ligaments interannulaires). Ces ligaments font partie de la tunique fibreuse externe. La face interne des anneaux est tapissée par la sous-muqueuse, qui passe ensuite à la muqueuse.

5. POUMONS

Les poumons du chien sont très lobulés; le poumon gauche a deux ou trois lobes et le poumon droit quatre grands lobes superposés, qui portent souvent des lobes secondaires, plus petits. Les lobules ne sont pas nettement marqués. L'*anthracose* est plus ou moins abondante. Le poids du poumon est assez variable; d'après nos expériences, il représente la 60ᵉ ou la 90ᵉ partie du poids total du corps.

Les lobes principaux ne sont unis entre eux que par les bronches, par le tissu conjonctif et par les membranes conjonctives; le tissu constitutif de chacun d'eux est distinct de celui des autres. Cependant le tissu du lobe pointu et celui du lobe cardiaque sont réunis à gauche et parfois à droite (voy. plus bas). Les deux poumons sont réunis entre eux par les bronches et le tissu conjonctif, à la racine des poumons (bifurcation de la trachée), c'est-à-dire au-dessus de la base du cœur, au niveau du cinquième espace intercostal, du côté ventral de la sixième vertèbre dorsale. Pour le reste, ils sont séparés l'un de l'autre par le médiastin. Leurs faces médiastines sont naturellement tournées l'une vers l'autre. Outre ces faces médiastines, chaque poumon a une face costale et une face cardio-diaphragmatique, qui porte aussi le nom de *base du poumon*. Les bords offrent les contours bien connus; on y remarque aussi l'échancrure cardiaque.

Les *ramifications des bronches* (fig. 121) se présentent ainsi qu'il suit. La trachée (*a*) se divise d'abord en deux branches principales (*bronches*). Chacune de ces dernières se subdivise à son entrée dans le poumon, ou même un peu avant, en deux branches (*b* et *c*, *d* et *e*), une branche orale et une branche aborale. La branche orale du poumon gauche (*e*) se bifurque encore une fois, tandis que l'orale droite reste entière (*bronche épartérielle*) (*c*). La branche aborale droite (*b*) se divise en trois rameaux principaux, tandis qu'à la branche gauche (*d*) on ne remarque rien de semblable. Il y a donc ainsi trois branches principales à gauche et quatre à droite. Chacune de ces branches se ramifie de la façon bien connue, comme chez l'homme.

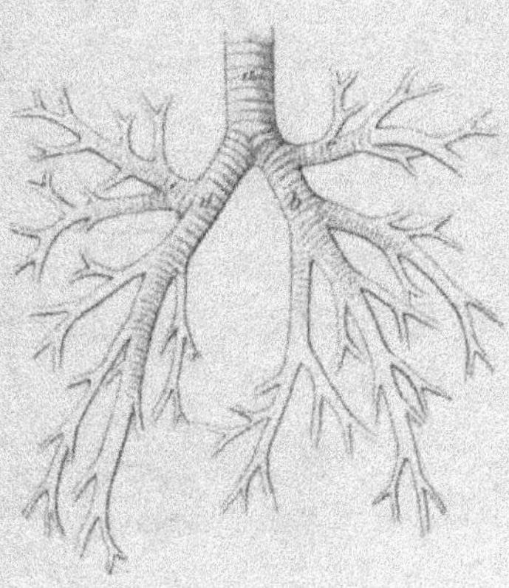

Les poumons sont fixés par des *ligaments pulmonaires* (*droit*

Fig. 121.

RAMIFICATION DES BRONCHES. — *a*, Trachée; *b*, bronche aborale droite; *c*, bronche orale droite (épartérielle); *d*, bronche aborale gauche; *e*, bronche orale gauche.

et *gauche*) à la colonne vertébrale et au diaphragme; par les vaisseaux à la plèvre et au cœur; par la trachée à la colonne vertébrale, etc.

Le bord dorsal, émoussé, se trouve au niveau de la jonction des côtes avec la colonne vertébrale; le bord ventral, aigu, n'atteint, en expiration, ni l'insertion costale du diaphragme, ni la réunion du sternum et des cartilages costaux; il est même assez éloigné de ces deux points.

a. Le *poumon gauche* (fig. 122 *a*, *a'*, *a''*). On y distingue tout d'abord deux lobes principaux, un lobe oral, sternal, et un lobe aboral, dorsal, diaphragmatique (*a''*). Le premier se divise en deux lobes secondaires, souvent peu distincts, situés l'un derrière l'autre, dans la direction

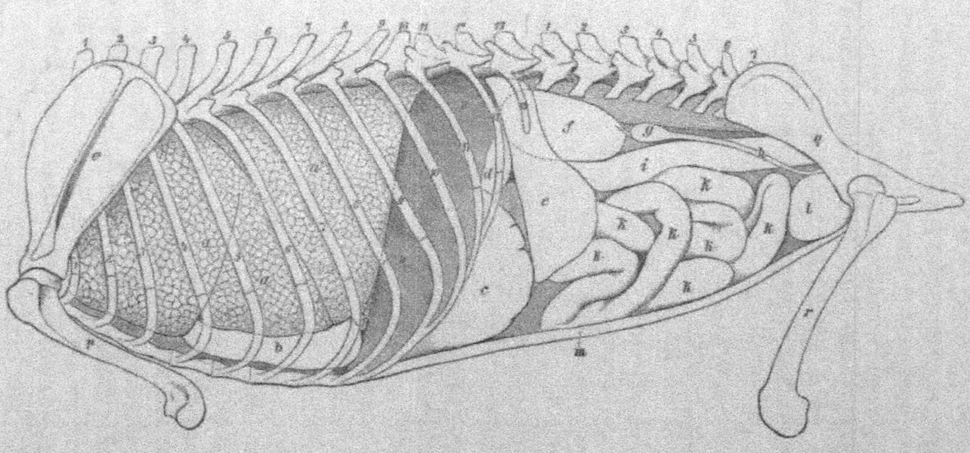

Fig. 122.

VISCÈRES DU THORAX ET DE L'ABDOMEN VUS DU CÔTÉ GAUCHE (préparation congelée). — *a*, Lobe pointu gauche du poumon; *a'*, lobe cardiaque gauche du poumon; *a''*, lobe diaphragmatique gauche du poumon; *b*, cœur; *c*, foie; *d*, estomac; *e*, rate; *f*, rein gauche; *g*, ovaire gauche; *h*, corne gauche de l'utérus; *i*, côlon descendant; *k*, circonvolutions de l'intestin grêle; *l*, vessie; *m*, paroi abdominale (coupée); *n*, diaphragme; *o*, omoplate; *p*, humérus; *q*, bassin; *r*, fémur. — Les côtes et les vertèbres sont indiquées par les chiffres correspondants. — Les endroits ombrés ou pointillés représentent de grands amas de graisse ou le mésentère. — L'épiploon est enlevé.

sagittale; ce sont le *lobe cardiaque* (*a'*) et le *lobe pointu* (*a*). L'échancrure qui sépare les deux grands lobes (*scissure interlobaire*) commence au niveau de la cinquième vertèbre dorsale, parfois entre la quatrième et la cinquième vertèbres, rarement au niveau de la sixième. Elle se porte du côté ventral jusqu'au cartilage de la sixième côte, puis, au lieu de suivre la courbure du cartilage costal, elle se dirige du côté aboral et vers le sternum.

Le *lobe oral* ou *sternal* (*a* et *a'*) s'étend du côté ventral jusqu'à la première côte et s'intercale entre les côtes, les grands vaisseaux noyés dans les masses adipeuses, les cartilages costaux, les muscles intercostaux internes et le sternum ou le muscle triangulaire du sternum. Du côté aboral, il atteint la sixième côte et touche en dedans le lobe moyen du poumon. Le lobe *aboral* (*lobe basilaire* ou *diaphragmatique*) (*a"*) s'étend jusqu'à la onzième ou la douzième vertèbre dorsale et s'insinue ici entre le diaphragme (*n*) et la colonne vertébrale. Une de ses faces repose sur le diaphragme (*face diaphragmatique, base du poumon*), tandis que l'autre est en rapport avec les côtes (*face costale*). La face interne répond au médiastin (*face médiastine*). Le poumon gauche est fixé par un ligament (*ligament pulmonaire gauche*) à l'aorte, à la colonne vertébrale et au diaphragme. Ce ligament n'est autre chose que le prolongement de la plèvre et se compose de deux feuillets. Il commence sur le bord ventro-médiastin du poumon et se dirige d'abord vers la face gauche de l'œsophage, puis vers la face gauche de l'aorte, dans la direction dorso-caudale vers la colonne vertébrale. Il y a aussi une division aborale qui va vers le diaphragme. A partir du milieu environ de son étendue, le ligament pulmonaire se soude au médiastin.

Le poumon gauche laisse à découvert la partie ventrale du cœur (*b*), notamment entre le troisième et le septième espaces intercostaux; aussi son bord ventral présente-t-il une courbe profonde, concave du côté dorsal (échancrure cardiaque), dont le sommet se trouve au niveau de la cinquième côte. Ce bord ne touche ainsi le bord gauche du sternum qu'au voisinage de l'entrée de la cage thoracique et du côté aboral par rapport au cœur.

b. Le poumon droit (fig. 123, *a*, *a'*, *a"*). Il est un peu plus volumineux que le poumon gauche et s'étend du côté aboral jusqu'à la douzième ou la treizième vertèbre dorsale. Il se compose de trois lobes externes et d'un lobe interne ou médiastinal. Le *lobe pointu* (*a*) est notablement plus gros que le lobe correspondant du côté gauche. Sa pointe se comporte comme celle du côté opposé. Son bord sternal est en outre souvent muni d'une scissure. Le *lobe cardiaque* (*a'*) est placé

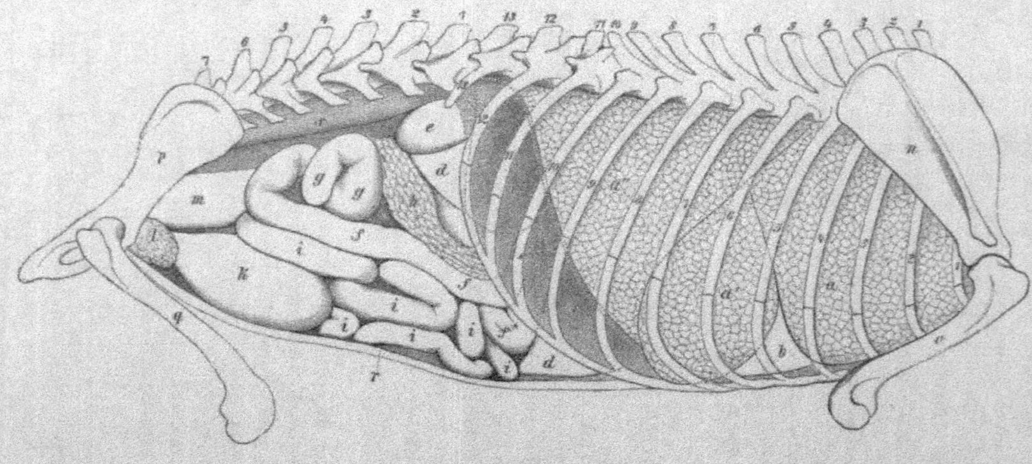

Fig. 123.

Viscères du thorax et de l'abdomen vus du côté droit (préparation congelée). — *a*, Lobe pointu droit du poumon; *a'*, lobe cardiaque droit du poumon; *a''*, lobe diaphragmatique droit du poumon; *b*, cœur; *c*, diaphragme; *d*, foie; *e*, rein droit; *f*, duodénum; *g*, cœcum; *h*, pancréas; *i*, circonvolutions de l'intestin grêle; *k*, vessie; *l*, prostate; *m*, rectum ou côlon descendant; *n*, omoplate; *o*, humérus; *p*, bassin; *q*, fémur; *r*, paroi abdominale (coupée); *s*, muscles lombaires. — Les côtes et les vertèbres sont indiquées par les chiffres correspondants. — L'épiploon est enlevé. — Les endroits ombrés ou pointillés indiquent le tissu adipeux. — *Remarque*. Le côlon *ascendant* (*m*) est bien plein et se voit à cause de cela très nettement; étant moins rempli, il est recouvert en majeure partie, souvent même en totalité, par les anses de l'intestin grêle. — La *vessie* (*k*) est complètement remplie d'urine. — Le *cœcum* (*g*) ne se voit pas toujours aussi nettement et aussi bien étendu que sur la figure; il est souvent plus ou moins masqué par le duodénum et les anses vides de l'intestin.

sur le cœur (*b*) ; sa masse se trouve presque en entier entre le cinquième et le sixième espaces intercostaux. Du côté ventral, on trouve entre ce lobe et le précédent, entre le quatrième et le cinquième (ou sixième) espaces intercostaux, un espace libre où vient se loger le cœur. L'échancrure qui sépare les deux lobes se porte obliquement, depuis le quatrième espace intercostal, dans la direction dorsale, jusqu'à la sixième côte. Le *lobe basilaire* ou *diaphragmatique* (*a"*) est le plus gros. Il se comporte comme le lobe basilaire gauche. La scissure qui le sépare du côté dorsal du lobe pointu, et du côté ventral du lobe cardiaque, commence à la cinquième ou à la sixième vertèbre dorsale, se porte obliquement dans la direction ventrale jusqu'au septième espace intercostal ; elle décrit ensuite une courbe le long du cartilage costal dans la direction orale. Le bord ventral, qui forme l'échancrure cardiaque entre le quatrième et le sixième espaces intercostaux, se trouve du côté oral et latéralement par rapport au cœur, tout contre le sternum, qu'il dépasse même un peu à gauche.

Le poumon droit est fixé comme le poumon gauche, à l'aide d'un ligament (*ligament pulmonaire droit*), à la colonne vertébrale et au diaphragme.

Le lobe *médiastinal*, en forme de coin, parfois bilobé, naît du lobe droit. Il est logé entre celui-ci et le lobe gauche, dans une dépression spéciale du médiastin. Sa face orale est en rapport avec le péricarde, sa face aborale avec le diaphragme ; il se trouve donc entre ces deux organes. Sa pointe, tournée vers le sternum, atteint les cartilages costaux, tandis que sa base orientée vers la colonne vertébrale, est en rapport avec l'œsophage ou la colonne même. La pointe du lobe touche le cœur et le diaphragme. A droite de ce lobe se trouve la veine cave ascendante ; à gauche, on remarque un prolongement qui est en contact en dedans avec le bord du cœur, du côté aboral avec le diaphragme et en dehors avec le feuillet mésentérique de la veine cave.

Sur une coupe transversale menée au niveau de la cinquième côte, on ne voit pas encore le lobe médiastinal, tandis que les trois lobes latéraux ainsi que les deux lobes oraux gauches apparaissent nettement l'un au dessus de l'autre. Au niveau de la sixième côte ou de la septième vertèbre, le lobe apparaît sur une coupe et présente même des dimensions considérables ; il est en rapport : du côté dorsal avec l'œsophage, du côté ventral avec la pointe du cœur, latéralement avec les deux poumons et à droite encore avec la veine cave. Au niveau de la huitième vertèbre il est encore assez volumineux ; mais il diminue au niveau de la neuvième ; on ne le voit plus au niveau de la dixième vertèbre. (Voy. les explications des planches à la fin du volume.)

6. CORPS OU GLANDE THYROÏDE ET THYMUS

Corps ou glande thyroïde (fig. 137₁₃, fig. 70₄ et fig. 184₁). Le corps thyroïde se compose de *deux lobes latéraux* réunis par un *isthme médian* (portion intermédiaire); ce dernier manque ordinairement chez les petits chiens, tandis que chez les chiens de grande taille il est très distinct et peut atteindre 1 centimètre de largeur sur 3 à 5 millimètres d'épaisseur. Chez les chiens de taille moyenne il peut exister ou manquer. Tantôt cet isthme se porte droit du bord aboral d'un lobe latéral vers l'autre, tantôt il forme un arc à convexité dirigée du côté aboral. Les lobes du corps thyroïde sont relativement grands chez le chien; ils sont un peu étirés en longueur et un peu pointus à leurs extrémités (cornes du corps thyroïde). Ils sont situés des deux côtés et parfois un peu à la face dorsale de la trachée, immédiatement du côté aboral du larynx. Ils sont recouverts latéralement par le sterno-cléido-mastoïdien, et du côté ventral par le sterno-thyroïdien et le sterno-hyoïdien. En dedans et du côté dorsal, ils sont en rapport avec l'œsophage, du côté oral avec le constricteur inférieur du pharynx; leur extrémité aborale est libre.

L'artère carotide primitive, accompagnée du nerf pneumogastrique et du sympathique, longe le bord dorso-externe du corps thyroïde; à sa face externe on remarque la racine ventrale du premier nerf cervical. Le corps tyroïde recouvre le nerf récurrent et touche les branches principales de l'artère thyroïdienne supérieure et de la veine jugulaire interne. (Pour ce qui concerne les rapports avec les nerfs et les vaisseaux, voy. fig. 137 et 184).

Remarque. On a signalé dans ces derniers temps l'existence de *corps thyroïdes accessoires*, situés non seulement au voisinage du corps thyroïde principal (surtout à son extrémité orale), mais encore dans la cavité thoracique, près de la crosse de l'aorte (Fuhr, Piana). D'après nos recherches, on rencontre dans la plupart des cas, presque toujours chez les grands chiens, à l'extrémité orale du corps thyroïde, un petit corps rouge brunâtre, dont la grosseur varie de celle d'une tête d'épingle à celle d'une lentille ou d'un pois. Ce corps manque quelquefois chez les chiens de petite taille. Dans quelques cas rares, nous avons rencontré des corps semblables assez éloignés de la glande thyroïde, par exemple sur le corps de l'hyoïde ou bien sur la crosse de l'aorte. L'examen microscopique d'un certain nombre de ces corps nous a démontré que nous avions affaire tout simplement à de petits ganglions lymphatiques.

Thymus ou **glande thymus** (fig. 124₁). A son maximum de développement, le thymus forme un organe aplati, d'aspect glandulaire, d'un gris pâle, situé en grande partie dans la cage thoracique, notamment dans la cavité médiastine antérieure, entre les deux poumons, sur le sternum. Il s'étend de la première à la sixième côte; sa portion aborale arrive jusqu'au cœur (*a*) ou jusqu'au péricarde. Le reste de cet organe est en rapport : du côté dorsal, avec la crosse de l'aorte (c), avec la trachée, avec le tronc innominé (d), et en partie avec ses branches, parmi lesquelles l'artère sous-clavière et la mammaire interne (g) passent encore sur sa face externe. La mammaire interne pénètre même dans l'intérieur de l'organe et lui abandonne quelques petites branches. Une faible portion du thymus sort de la cavité thoracique, à la face ventrale de la trachée et de l'œsophage, entre la première paire de côtes (k). Cette portion ne forme que le cinquième ou le sixième de la totalité de l'organe ; elle couvre la veine jugulaire et touche les carotides.

Le thymus n'est pas d'ordinaire nettement divisé en deux lobes latéraux. Il forme plutôt un corps unique, situé du côté ventral des gros

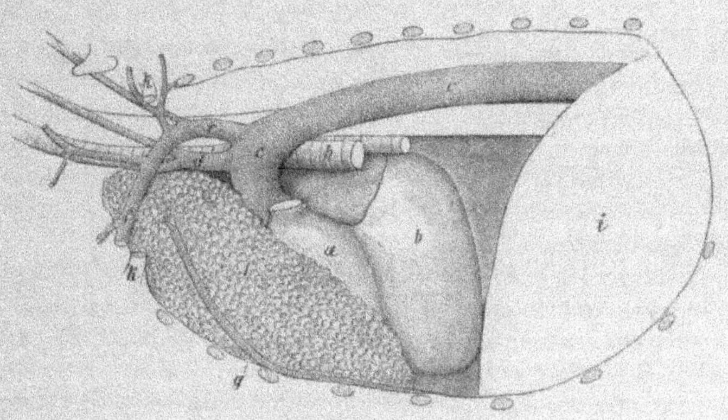

Fig. 124.

Thymus. — 1, Thymus. *a*, Ventricule droit; *b*, ventricule gauche; *c*, aorte; *d*, tronc innominé (ou brachio-céphalique); *e*, artère sous-clavière gauche; *f*, artère axillaire; *g*, artère mammaire interne; *h*, trachée; *i*, diaphragme; *k*, première côte (sciée).

vaisseaux de la cage thoracique. Sa portion aborale, couchée sur le péricarde, se scinde en deux lobes, ainsi que la portion située en dehors de la cage thoracique. La moitié gauche de la glande est beaucoup plus volumineuse que la moitié droite; elle présente surtout le développement excessif de ses deux lobes latéraux, tandis que dans la moitié droite l'un de ces lobes peut manquer assez souvent.

Atrophie du thymus. A la naissance, le rapport du poids de cet organe au poids du corps est comme 1 à 250. Pendant les premiers 8 à 14 jours après la naissance, ce poids augmente et atteint la proportion de 1 à 170 relativement au poids du corps. Alors commence l'atrophie; elle est très rapide pendant les 2 ou 3 premiers mois de l'existence. A la fin de cette période l'organe est réduit à ne représenter que la 200e ou la 600e partie du poids total du corps. Quant à l'atrophie ultérieure jusqu'à la complète disparition, elle s'effectue d'une façon variable; ordinairement elle est très lente, de sorte que l'on trouve encore des restes du thymus chez les chiens âgés de 2 à 3 ans. L'atrophie commence par la portion située en dehors de la cage thoracique, puis se propage dans la partie située dans l'intérieur de cette dernière; elle s'étend ensuite sur les lobules isolés de l'organe, qui deviennent de plus en plus petits, se détachent les uns des autres jusqu'à complète séparation. L'organe perd ainsi peu à peu son aspect compacte d'une glande. Ceci explique pourquoi il présente des dimensions encore assez grandes, tout en ne représentant qu'une parcelle minime (par exemple 1/200e) du poids du corps.

C. Système uro-génital.

I. ORGANES URINAIRES

1. REINS (Fig. 123 *c*, 122 *f* et 125₁.)

Les reins du chien ont la forme d'une fève et sont relativement épais. On y distingue deux faces convexes, une face *dorsale* et une *ventrale*; puis deux bords convexes, un bord externe et un interne. C'est sur ce dernier que se trouve une échancrure, le *hile du rein*, par lequel sortent et entrent les vaisseaux. La *surface* des reins est lisse; elle est revêtue du côté ventral et sur les bords par le péritoine. La graisse ou la *capsule adipeuse* qui entoure les reins est plus ou moins développée suivant les individus; la *capsule fibreuse* se détache facilement; elle se recourbe près du hile vers le *sinus rénal*. Rien de particulier à dire en ce qui concerne la coloration, la constitution des différentes couches, la lobulisation interne (pyramides), le trajet des artères, etc. Il n'y a qu'une seule papille rénale, résultant de la fusion de plusieurs papilles. Elle est très étroite et assez longue; on y reconnaît 7 à 9 proéminences en forme de bourrelet (pièces surajoutées d'après Franck); ce sont les sommets d'autant de pyramides de Malpighi qui ne se sont pas complètement soudées avec la papille. Entre ces bourrelets proéminents, de forts faisceaux de tissu conjonctif du bassinet pénètrent dans la substance du rein, de sorte qu'il y a une proéminence entre chaque deux faisceaux.

Sur le bord libre de la papille se trouvent deux fentes qui mènent dans des conduits assez courts (*recessus*) dirigés vers les extrémités des reins; c'est là qu'aboutissent les canaux papillaires.

Le rein droit est quelquefois un peu plus gros que le rein gauche. L'artère rénale pénètre dans le rein gauche sous un angle droit, tandis qu'elle entre dans le rein droit sous un angle aigu. Cet angle diminue en raison directe du volume du rein (Rosenstein). La face ventrale est revêtue, d'une façon assez lâche, par le péritoine.

Poids. Le poids des *deux* reins oscille chez les chiens que nous avons examinés entre 1 : 140 et 1 : 185 du poids du corps. Dans tous les cas chacun des reins pesait exactement autant que l'autre.

Position. Les reins sont situés dans la région lombaire. Leur bord interne est tourné vers l'aorte et la veine cave ainsi que vers certaines parties du côlon; il est en rapport avec l'artère rénale, la veine rénale, l'uretère, la capsule surrénale et parfois le duodénum; le bord externe répond à la paroi abdominale, à la rate, parfois aux anses de l'intestin. L'extrémité thoracique du rein droit est logée dans la fosse rénale du foie, où elle est fixée par le ligament hépatico-rénal. Quand l'estomac est en état de réplétion, cette extrémité du rein gauche touche le foie; le reste du temps elle est en contact avec le côlon. L'extrémité pelvienne est en connexion avec l'ovaire chez les femelles. La face dorsale est en rapport avec les piliers du diaphragme et avec les muscles lombaires; la face ventrale du rein droit touche le foie ou le pancréas, tandis que la même face du rein gauche est en rapport avec le côlon descendant. Dans les deux reins cette face est aussi en contact avec les anses intestinales. — Les deux reins se trouvent parfois dans le même plan transversal; cependant le rein gauche est ordinairement plus avancé dans la direction caudale que le rein droit; le premier va alors jusqu'à la treizième côte, le second jusqu'à la douzième.

2. BASSINET ET URETÈRE

Le bassinet (pelvis renalis) du chien, situé dans le sinus rénal, est relativement étroit; sa muqueuse est couverte de glandes et de papilles (P. Müller). Il présente des dépressions où sont logés les bourrelets (ou parties surajoutées) des papilles rénales, et en outre, le plus souvent, deux courts conduits excréteurs (recessus). Il n'y a pas de calices. Le bassinet envoie entre les divisions de la papille des prolongements de tissu conjonctif relativement forts, qui cependant s'amincissent bientôt et disparaissent peu à peu. Vers le hile du rein il se rétrécit et se transforme en *uretère*, ou conduit urinaire (fig. 125 et 126₄). Ce dernier suit la direction bien connue, en longeant la face ventrale des muscles psoas, croise plusieurs vaisseaux et parfois le conduit excréteur des glandes génitales, pour s'engager, avec son homologue du côté opposé, dans les plis de Douglas. Les deux conduits arrivent alors sur la face dorsale de la vessie, et se dirigent vers la queue jusqu'à la base de la vessie, dans laquelle ils débouchent chacun par une ouverture oblique. Ils perforent la tunique musculaire, puis cheminent un peu le long de la muqueuse, pour

pour, finalement, perforer cette dernière. L'orifice du canal se trouve tout près du col de la vessie.

VESSIE (Fig. 125₃ et 126₁).

La vessie du chien est relativement grande et arrondie. On voit à peine à son sommet la cicatrice de l'ouraque. Le bas-fond de la vessie se détache légèrement du reste de l'organe. Du côté aboral il se prolonge en un long *col de la vessie* situé sur le bord oral du pubis, et entouré par la prostate (fig. 126₄). Presque toute la vessie est revêtue du péritoine; sa couche musculaire et sa couche muqueuse ne présentent rien de particulier. La capacité moyenne de la vessie sur le cadavre est de 44,7 centimètres cubes chez le mâle, de 61 centimètres cubes chez la femelle, pour 1 kilogramme du poids du corps. La capacité moyenne chez l'animal vivant représente seulement 82,7 pour cent de la capacité après la mort (Falck).

Situation (fig. 122 *l* et 123 *k*). La vessie est logée dans la cavité abdominale; quelquefois une petite portion aborale de cet organe se trouve dans la cavité pelvienne. Sa face ventrale est en rapport avec la paroi abdominale ou avec l'épiploon (voy. fig. 123 *h*). La face dorsale atteint le rectum; elle est recouverte en partie, ainsi que les faces latérales, par les anses de l'intestin. Le sommet de la vessie (vertex) arrive, à l'état de replétion de l'organe, jusqu'à l'ombilic. Chez les femelles, la vessie se trouve du côté ventral de l'utérus (voy. fig. 132 *d*).

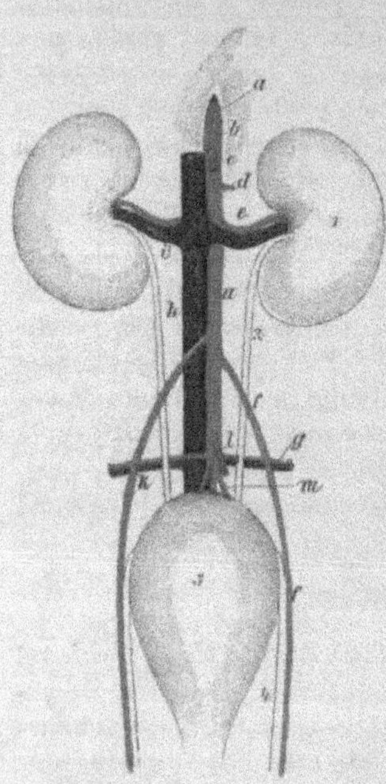

Fig. 125.

VAISSEAUX DE LA CAVITÉ ABDOMINALE. — *a*, Aorte abdominale; *b*, artère cœliaque; *c*, artère mésentérique supérieure; *d*, artère phrénique droite; *e*, artère rénale; *f*, artère spermatique interne; *g*, artère abdominale; *h*, veine cave inférieure; *i*, veine rénale; *k*, veine abdominale; *l*, artère mésentérique inférieure; *m*, artère crurale. 1, Rein; 2, uretère; 3, vessie; 4, canal spermatique déférent.

LIGAMENTS DES ORGANES URINAIRES

1. *Ligament vésico-ombilical.* C'est un feuillet mésentéroïde (un dédouble-

ment du péritoine), une large membrane translucide. Elle commence sur la ligne médiane de la paroi abdominale, et s'étend depuis l'ombilic jusqu'au pubis pour s'attacher sur la ligne médiane de la face ventrale de la vessie.

2. *Ligament vésico-pubien.* C'est le prolongement, dans la direction caudale, du ligament précédent; il est cependant plus court. Il se trouve entre la symphyse pelvienne et la face ventrale de la vessie.

3. *Ligament externe.* C'est un ligament très large qui naît sur les parois latérales de la vessie (ou sur ses bords dans le cas de la vacuité de l'organe); il se dirige du côté dorsal, à droite et à gauche du rectum, sans s'attacher à ce dernier, et se termine sur la colonne vertébrale ou tout près. C'est un repli du péritoine, correspondant au pli de Douglas de l'anatomie humaine. Il limite latéralement le cul-de-sac recto-vésical ou la cavité de Douglas.

4. *Ligament rond.* C'est l'artère ombilicale oblitérée; il s'attache au sommet de la vessie, près de la cicatrice de l'ouraque.

4. CAPSULES SURRÉNALES

Ce sont de petits organes oblongs un peu aplatis, ayant un reflet chatoyant jaunâtre. Elles se trouvent près du bord interne des reins, vers l'extrémité thoracique de ces derniers. Elles sont plongées près des muscles lombaires dans le tissu conjonctif et adipeux qui entoure les reins; elles dépassent presque toujours les reins dans la direction du thorax.

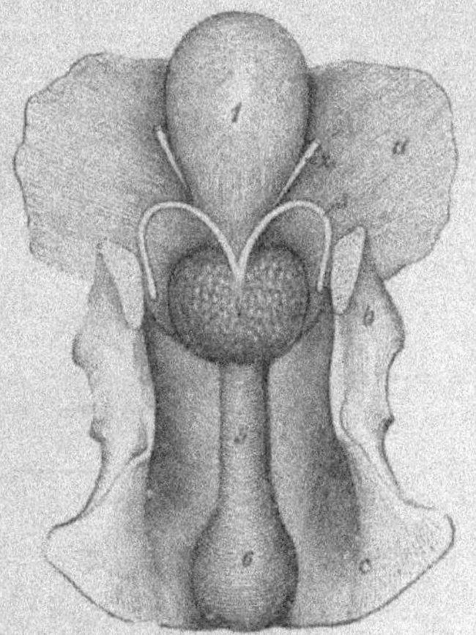

Fig. 126.

PORTION PELVIENNE DE L'APPAREIL GÉNITO URINAIRE MÂLE. — 1, Vessie; 2, uretère; 3, canal déférent; 4, prostate; 5, canal de l'urèthre et muscle de Wilsos; 6, bulbe de l'urèthre; *a*, paroi abdominale; *b*, colonnette ou tige de l'os iliaque (sciée); *c*, ischion.

II. ORGANES GÉNITAUX

A. Organes génitaux mâles.

a. SCROTUM ET TESTICULES

Le *scrotum* (fig. 127,) se trouve du côté caudal et entre les membres abdominaux, non loin de l'anus. De forme arrondie, il est constitué par le tégument et la tunique musculaire, ou dartos (*tunica dartos*). Le tégument, muni de poils, est de couleur noire; il présente sur la ligne médiane un *raphé* peu accusé. La tunique musculaire est intimement liée au tégument et forme un *septum* ou cloison médiane du scrotum.

Les *testicules* (fig. 127 ₂) sont placés dans le scrotum, obliquement dans la direction dorso-ventrale, chacun dans le compartiment de son côté. Ils sont maintenus par la peau de la cloison, par les vaisseaux et les nerfs, et sont intimement liés aux épididymes, qui se trouvent sur leur bord dorsal et qui sont relativement gros chez le chien (fig. 127 ₃, ₃', ₃''). Leur forme est ovalaire arrondie. Leur volume est

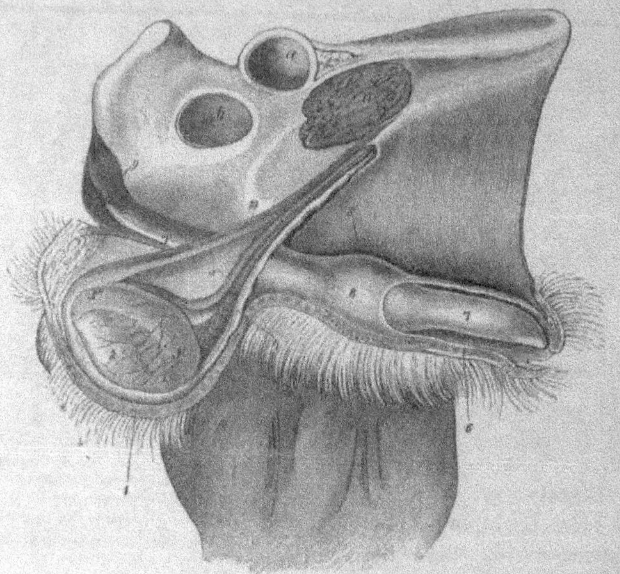

Fig. 127.

PARTIE POSTÉRIEURE DU CORPS D'UN CHIEN AVEC LES ORGANES GÉNITAUX MÂLES DÉGAGÉS (vue de droite et d'en bas, après l'ablation de la cuisse droite). D'après LEISERING. — *a*, Cavité cotyloïde du bassin; *b*, trou ovale; 1, scrotum (ouvert); 2, testicule droit; 3, corps de l'épididyme (le chiffre 3 est placé un peu trop bas); 3', sa tête; 3'', sa queue; 4, cordon spermatique; 5, canal déférent; 6, prépuce (ouvert de côté), qui entoure 7 la partie orale de la verge dont on voit le gland très allongé; 7', portion aborale de la verge; 8, bulbe du gland; 8', le même, tuméfié par l'afflux sanguin; 9, muscle ischio-pénial; 10, cré-master; 11, quadriceps (coupé).

relativement petit; leur structure ne présente rien de particulier. Le *corps de Highmore* se trouve presque au milieu et se détache bien; il envoie des cloisons rayonnantes dans la substance des testicules. Ces cloisons se soudent aux prolongements de la tunique albuginée, qui enveloppe étroitement les testicules à la manière d'une capsule. Il en résulte des lobes allongés, peu distincts, qui arrivent parfois jusqu'au bord convexe.

b. ÉPIDIDYME ET CANAL DÉFÉRENT

L'*épididyme* est relativement gros chez le chien (fig. 127 $_{8, 9, 10}$) ; sa *tête* (fig. 127 $_8$) se trouve à l'extrémité orale, son *corps* cordiforme (fig. 127 $_9$) sur le bord dorsal, et sa queue (fig. 127 $_{10}$) à l'extrémité aborale du testicule. Il existe un petit espace vide entre le testicule et l'épididyme. La tête de l'épididyme provient du testicule et se trouve en continuité avec le tissu interne de ce dernier. Dans le reste de leur étendue, le testicule et l'épididyme sont réunis par un ligament (ou mieux par un repli du péritoine, voy. plus bas). La substance de l'épididyme est recouverte par une membrane fibreuse, blanche, la *tunique albuginée*. Rien de particulier en ce qui concerne la structure de cet organe, son origine dans le testicule, etc.

La queue de l'épididyme se prolonge en un *canal déférent* (*vas deferens*) ou conduit spermatique (fig. 127 $_4$). Celui-ci offre des parois épaisses, ce qui le rend très dur au toucher. Il se dirige, enveloppé dans les replis du péritoine en dedans de l'épididyme, sur le bord dorsal du testicule, jusqu'à la tête de l'épididyme ; puis, accompagné de vaisseaux, il arrive à l'anneau inguinal externe et parvient, à travers le canal inguinal et l'anneau inguinal interne, dans la cavité abdominale. Il pénètre ensuite dans la cavité pelvienne, se dirige vers la queue (fig. 126 $_3$) en dedans et légèrement du côté dorsal, croise l'uretère et la veine ombilicale, et arrive sur la paroi dorsale de la vessie tout près de son homologue du côté opposé, auquel il est d'ailleurs réuni par un double repli du péritoine ; il va ensuite plus loin dans la direction caudale (convergeant vers celui du côté opposé) et débouche avec celui-ci (tous les deux recouverts par la prostate) dans une proéminence ayant l'apparence d'une crête, le *verumontanum* (*colliculus seminalis*), qui se trouve dans l'urèthre, tout près du col de la vessie.

Comme il n'y a pas de *vésicule séminale*, il ne peut y avoir de *conduit éjaculateur* dans le sens strict du mot. Les ampoules sont à peine indiquées ; cependant elles sont bien caractérisées par l'arrangement glandulaire de leur muqueuse.

c. TUNIQUES VAGINALES, CORDON SPERMATIQUE

1. La *tunique vaginale commune* n'est fixée qu'à la queue de l'épididyme ; dans le reste de son étendue elle forme un sac rétréci du côté du canal inguinal et élargi vers le fond du scrotum. Ce sac enveloppe le testicule, l'épididyme, le canal déférent, les nerfs, les

vaisseaux et la tunique vaginale propre sans être fixé à ces parties. Il communique par le canal inguinal avec la cavité abdominale; c'est sur sa paroi externe que repose le muscle crémaster. La cloison de séparation est formée d'un feuillet interne séreux et d'un feuillet externe fibreux. Ce dernier n'est que le prolongement du *fascia transversalis* (de la paroi abdominale) et de l'expansion aponévrotique du muscle oblique interne, ou petit oblique de l'abdomen. Les orifices des tendons de l'oblique interne et du transverse de l'abdomen, par lesquels passe le cordon spermatique (voy. p. 171) ne sont des orifices qu'en apparence; en réalité ce sont des entrées rétrécies dans le sac. Le feuillet séreux provient du péritoine. Vers l'anneau inguinal interne les deux feuillets se confondent. Plusieurs auteurs comptent le feuillet séreux comme appartenant à la tunique vaginale propre et le considèrent comme une lamelle ou feuillet pariétal de cette dernière.

2. *Tunique vaginale propre.* Elle adhère à la tunique albuginée du testicule et de l'épididyme et recouvre complètement ces deux organes. En dedans, elle passe par dessus l'espace vide ou l'enfoncement entre le testicule et la tête de l'épididyme; en dehors, après avoir recouvert la queue et en partie la tête de l'épididyme, elle s'enfonce dans cette sorte de cul-de-sac, assez profondément, jusqu'à la rencontre du feuillet interne; ce n'est qu'alors qu'elle apparaît à la face externe du testicule, de sorte qu'il se forme entre le testicule et l'épididyme une poche, la *valvule* ou le *saccule de l'épididyme*. Les deux feuillets, en se rencontrant, forment entre le testicule et l'épididyme une membrane péritonéale, le *ligament de l'épididyme;* très court d'abord, ce ligament s'allonge ensuite vers la queue de l'épididyme. La *tunique séreuse* ou *vaginale propre* porte le testicule et l'épididyme. Elle représente donc leur mésentère (*mesorchium*, ou *ligament suspenseur*). Elle enveloppe et accompagne dans la cavité abdominale les vaisseaux et les nerfs spermatiques ainsi que le conduit déférent, ce dernier dans un repli interne spécial. A sa sortie de l'anneau abdominal interne, elle forme deux larges plis péritonéaux. Un de ces plis accompagne l'artère spermatique interne jusqu'à son origine et se trouve tendu entre ce vaisseau et la colonne vertébrale, à laquelle il s'insère. Un autre pli accompagne le canal déférent et s'étend entre celui-ci, la colonne vertébrale (à laquelle il s'insère) et le ligament externe de la vessie, auquel d'ailleurs il se soude. Tout près de l'embouchure il se réunit à son homologue du côté opposé et se trouve ainsi tendu entre les deux conduits déférents. Les deux feuillets sont encore réunis entre eux sur un court espace à partir de l'anneau inguinal. En outre de ces deux plis, il

existe un troisième, très court, qui accompagne l'artère spermatique externe.

On peut, comme on le sait, désigner sous le nom général de tunique vaginale propre la membrane formée par la réunion du feuillet séreux de la tunique vaginale commune et la tunique vaginale propre dont nous venons de parler. Dans ce cas, on distingue dans cette membrane un feuillet pariétal et un feuillet viscéral. Le feuillet pariétal (séreuse de l'apophyse vaginale) adhère intimement à la tunique vaginale proprement dite, qui est une membrane fibreuse; le feuillet viscéral enveloppe le testicule. Près de la queue de l'épididyme ces deux feuillets se réunissent et montent jusqu'à l'anneau abdominal (racine du mesorchium). Le feuillet viscéral n'est donc, en somme, que la doublure ou un repli du feuillet pariétal et joue, par rapport à celui-ci, le même rôle que le mésentère par rapport au péritoine. — L'entrée du sac du mesorchium est très étroite.

3. Le *cordon spermatique* est constitué par le mesorchium et la portion des vaisseaux, des nerfs et des canaux déférents située depuis l'épididyme jusqu'au canal inguinal; il est plat, triangulaire et contient des fibres musculaires lisses (*crémaster interne*), ainsi qu'un plexus veineux, très riche, appelé *plexus pampiniforme*. Il croise latéralement le pénis, de sorte que ce dernier passe entre les cordons spermatiques des deux côtés; pour le reste, il n'offre rien de particulier.

L'anneau abdominal se trouve à égale distance de la ligne médiane et du pubis; il est recouvert parfois, ainsi que les vaisseaux et les nerfs qui le traversent, par un repli de l'épiploon.

d. URÈTHRE (*Canal uro-génital.*) (Fig. 128).

Le canal uro-génital chez le mâle ne présente rien de particulier. Formé de la muqueuse et du corps caverneux, il commence chez le mâle près du col de la vessie, entouré de la prostate (.) (*portion prostatique*); il se porte ensuite horizontalement (*portion membraneuse*) vers l'arcade pubienne, en enjambant le diaphragme pelvien et sort par l'échancrure pubienne sus-nommée de la cavité abdominale, du côté ventral de l'anus, en se dirigeant vers la face ventrale. Il décrit ainsi une courbe dont la convexité est tournée vers la queue, passe entre les branches du corps caverneux du pénis et se dirige vers l'ombilic (*portion spongieuse* ou *péniale*), en se plaçant dans le sillon uréthral des corps caverneux et de l'os pénial. Il ne forme point d'*apophyse uréthrale*, et se termine à l'extrémité du gland par un petit orifice, le *méat urinaire*.

La partie pelvienne du canal de l'urèthre (portion membraneuse et portion prostatique) se trouve du côté ventral du rectum, sur le plancher du bassin, ou sur sa symphyse, enveloppée par le muscle uréthral ou de Wilson (₅). C'est dans la portion prostatique du canal que débouchent, tout près du col de la vessie, les canaux déférents (₃) et les canaux excréteurs de la prostate. Le *verumontanum* (caput gallinaginis) n'est pas nettement différencié. Le canal se rétrécit beaucoup dans sa portion prostatique, mais il atteint au contraire le maximum de sa largeur dans la portion membraneuse; plus loin il se rétrécit de nouveau, en passant dans la portion caverneuse ou spongieuse. Il n'y a pas d'isthme dans la portion membraneuse.

Portion péniale (portion caverneuse ou spongieuse). Sa paroi dorsale se trouve dans le sillon uréthral, sa paroi ventrale sur le muscle de l'anus et de la verge (fig. 130 *f*). La partie initiale de cette portion offre deux fortes proéminences (*bulbe de l'urèthre*) (₆) (voy. plus bas); elle est entourée par le muscle bulbo-caverneux (fig. 130 *g*).

Le *corps caverneux de l'urèthre* commence par deux bourrelets coniques (bulbe de l'urèthre) à la base de la portion péniale, ou bien à l'extrémité de la portion membraneuse de l'urèthre et se termine dans le tissu spongieux du gland. Il est assez court. Il reçoit le sang de l'artère bulbeuse (qui se détache de l'artère honteuse interne) pour le décharger dans la veine bulbeuse, et pour une faible part dans les veines dorsales du pénis. Le corps caverneux est formé d'une fine membrane soutenue par un lacis fibreux très tenu.

Chez la *femelle* l'urèthre est relativement très long (fig. 132 *e* et fig. 131 *m*); il s'étend entre le vagin (fig. 132 *b*), auquel il adhère intimement, et la symphyse du bassin (fig. 132₁); il touche du côté caudal l'arcade pubienne et débouche en ce point dans le vestibule du vagin (pour plus de détails, voy. le vestibule du vagin).

e. PROSTATE (Fig. 128₄).

Cet organe varie considérablement, quant à son volume, chez le chien. D'une façon générale, il est cependant assez gros par rapport à la taille de l'animal. De forme arrondie, il est divisé en deux lobes, très peu distincts d'ailleurs. Il entoure complètement le col de la vessie ainsi que la base de l'urèthre et se développe surtout du côté ventral. Il est compact, dur au toucher et présente une coloration jaunâtre. Très souvent chez les chiens âgés, parfois même chez les jeunes, son volume est considérablement agrandi et ses parois sont épaissies; dans ces cas il contient un liquide jaunâtre, purulent. Les nombreux canaux excréteurs de la prostate débouchent, en cercle, autour des orifices des canaux déférents (ou bien autour du verumontanum) dans l'urèthre.

La prostate entoure encore une petite vésicule, qui est tantôt fermée, tantôt munie d'une ouverture qui débouche entre les orifices des canaux déférents. La prostate se prolonge par de petits corps glandulaires dans la partie membraneuse de l'urèthre. Aux environs de l'organe on remarque de nombreux faisceaux musculaires lisses et une portion du muscle de Wilson.

La prostate se trouve sur le bord oral du pubis, et parfois plus en avant encore dans la direction orale ; on la sent nettement par le toucher rectal.

Il n'y a chez le chien ni de *glandes de Cowper*, ni de *vésicules séminales*.

f. PÉNIS ou VERGE (Voy. fig. 127).

Le pénis du chien est surtout caractérisé par la présence de l'*os pénial*, ainsi que par la forme particulière de son gland et surtout du *bulbe du gland*. Au point de vue morphologique, l'os du pénis n'est que le prolongement et le complément du corps caverneux.

La portion moyenne (le *corps* ou la *tige*) se trouve entre les deux membres abdominaux, du côté dorsal des testicules, entre les cordons spermatiques. La *base du pénis* s'attache aux ischions ; son extrémité (*tête* ou *gland*) atteint l'ombilic. Le *dos du pénis* touche la paroi abdominale. Du reste l'organe est enveloppé dans le tégument qui forme un prépuce particulier.

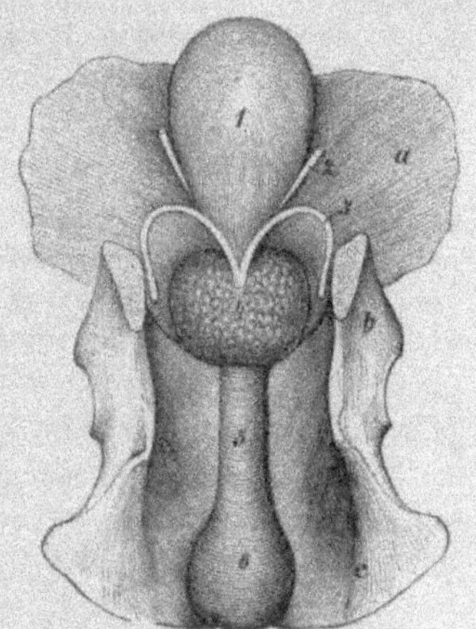

Fig. 128.

PORTION PELVIENNE DE L'APPAREIL GÉNITO-URINAIRE MÂLE. — 1, Vessie ; 2, uretère ; 3, canal déférent ; 4, prostate ; 5, canal de l'urèthre et muscle de WILSON ; 6, bulbe de l'urèthre ; *a*, paroi abdominale ; *b*, colonnette ou tige de l'os iliaque (sciée) ; *c*, ischion.

1. **Corps caverneux ou spongieux du pénis** (fig. 129,). Ils naissent par deux branches (*crura penis*) (2') sur l'arcade pubienne, près de la symphyse. Enveloppés par le muscle ischio-caverneux (fig. 130 *h*), ils sont réunis entre eux par des bandes fibreuses. Dans la tige du pénis les deux corps sont situés tout près l'un de l'autre, séparés cependant par un fort *septum* médian fibreux. Ils sont relativement courts, amincis vers le gland et se terminent sur l'os du pénis, auquel ils s'attachent directement. Ils sont enveloppés d'une tunique albuginée très dure de couleur blanchâtre, possèdent

à la surface qui regarde en bas, vers le sol, un sillon médian, la *gouttière uréthrale* (2") où se loge l'urèthre. Ils sont bien pourvus de muscles ; par contre, leurs espaces sanguins sont petits. La couche interne de la tunique albuginée (propre) est pourvue d'un riche réseau veineux.

2. **Os pénial, os du pénis** (*os priapi*) (fig. 129ₐ). Cet os a la forme d'une sonde à trois bords, dont la rainure (2") est dirigée vers le sol ou vers l'urèthre. Il atteint, chez les grands chiens, de 8 à 11 centimètres de longueur. Son extrémité aborale, réunie aux corps caverneux (₁) est plus épaisse que l'extrémité tournée vers le gland. De ce côté l'os s'arrondit et devient de plus en plus mou ; son sillon disparaît et il se transforme en une *apophyse terminale* pointue et recourbée (₃), formée de tissu conjonctif, mais dure comme du cartilage. La partie dure, osseuse (₂), présente deux faces latérales, qui se réunissent du côté dorsal en un bord arrondi et divergent du côté ventral ; la face ventrale offre un sillon (₂,) où est logé le canal de l'urèthre. Ce sillon est le prolongement de la gouttière uréthrale des corps caverneux du pénis ; il devient de moins en moins profond et disparaît même complètement vers le gland.

L'os pénial est entouré par le gland, qui est très long chez le chien ; puis par les corps caverneux et le bulbe caverneux. Il supporte le gland.

3. **Gland du pénis** (fig. 127,). Il est extraordinairement grand chez le chien ; très mince au milieu, il s'épaissit à ses deux extrémités. Le renflement est surtout considérable du côté caudal. Du côté oral, ce renflement s'effile de nouveau dans la région où il adhère à l'apophyse terminale de l'os du pénis ; il forme même une véritable *pointe du pénis*. Le *tissu érectile* du gland est formé par deux *corps érectiles*, oral et aboral, réunis entre eux uniquement par des vaisseaux veineux.

Le corps érectile aboral, sphérique, forme un bourrelet très proéminent du côté dorsal et latéralement et entoure la moitié aborale de l'os pénial ; c'est *le bulbe du gland*, nodosité érectile ou bourrelet érectile (₅). La portion moyenne de ce corps se termine vers la pointe du pénis par une petite apophyse dorsale, très basse, presque triangulaire. Le corps érectile enveloppe l'os pénial du côté dorsal et latéralement, mais laisse complètement à découvert le sillon uréthral de l'os. On y trouve des cloisons ou trabécules élastiques, formant une charpente solide, et de grosses alvéoles ou espaces sanguins. Tout l'appareil de soutien provient du périoste ; les mailles de cette trame

sont d'autant plus larges qu'elle sont situées plus en dehors (Frey).
Les veines dorsales du pénis sortent directement de ce tissu caverneux à larges mailles. Les espaces sanguins ou alvéoles reçoivent le
sang des veines du corps érectil oral et du corps spongieux de l'urèthre, ainsi que le sang des veines du réseau capillaire de la trame de
soutien et de l'enveloppe du gland. Les corps érectiles sont revêtus
par un prolongement de la tunique albuginée des corps caverneux du
pénis, une très forte membrane élastique soudée au périoste de l'os
pénial; de cette façon ils sont solidement attachés à l'os pénial.
Dans l'érection, le corps érectile augmente notablement de volume (..);
il ne se dégonfle ensuite que très lentement; c'est cette particularité
qui est la cause de ce que les chiens restent longtemps « collés » après
le coït.

Le corps érectil oral, cylindrique (corps érectile pointu), est à pro-

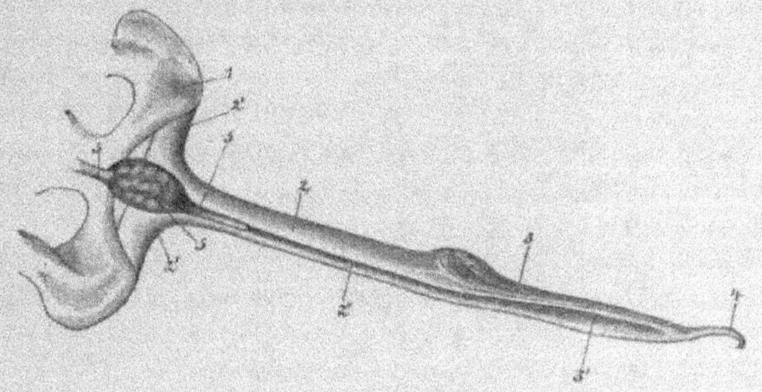

Fig. 129.

Corps érectile de la verge et l'os pénial du chien (les parties attachées à l'ischion
sont rabattues de façon à être vues par leur face externe et ventrale). D'après Leisering.
1, Ischion; 2, corps caverneux de la verge fixé aux ischions par deux branches (2'); on
voit à sa surface ventrale la gouttière de l'urèthre (2''); 3, os pénial (recouvert à l'endroit
indiqué exactement par le chiffre 3, par le bulbe du gland); 3', gouttière de l'urèthre
(prolongée dans l'os); 4, appendice de tissu conjonctif à l'extrémité orale de l'os pénial;
5, urèthre avec son bulbe.

prement parler le corps spongieux du gland; il est formé d'une trame
élastique fibreuse et d'un revêtement élastique, le prolongement de
la tunique albuginée. Les travées de la trame du soutien sont formées
d'un feutrage épais de fibres élastiques, revêtu d'un endothélium à
grosses cellules (Frey). Le corps érectile ne proémine pas en nodosité
comme chez l'homme, mais forme une espèce d'excroissance aplatie,
qui entoure l'urèthre et la partie orale de l'os pénial pour s'atténuer
ensuite vers la pointe du pénis, où elle se perd bientôt complètement.
Son extrémité amincie se prolonge encore dans la direction aborale et

atteint presque le bulbe du gland. Le tissu spongieux à larges mailles donne naissance à de grosses veines dont le sang se déverse principalement dans le corps érectile aboral, et se répand aussi dans les veines du prépuce. Les veines qui se déversent dans les corps érectiles leur servent de trait d'union; mais il n'y a aucune continuité de tissus entre ces deux corps. Le corps caverneux du gland reçoit son sang de l'artère dorsale du pénis (artère honteuse interne), dont les branches se ramifient pour la plupart superficiellement. C'est leur réseau capillaire qui donne naissance aux veines allant dans les espaces caverneux des corps érectiles.

Le gland du chien n'a pas de saillie caractéristique appelée couronne du gland (*corona glandis*) chez l'homme, ni de *sillon coronaire* ou *col du pénis* qui lui fait suite.

4. **Prépuce** (fig. 127₂). Le prépuce se détache assez nettement de la paroi abdominale et entoure étroitement le pénis comme une véritable gaine. L'orifice du prépuce (*ostium preputiale*) est aussi relativement étroit. Il est situé obliquement, le prépuce s'avançant plus dans la direction orale sur la paroi ventrale qu'à la partie libre du pénis.

Le prépuce est formé par un *feuillet pariétal* et un *feuillet pénial*. Le premier se subdivise à son tour en deux autres feuillets. Le feuillet extérieur tégumentaire ou pariétal est noir et couvert de poils; ils se réfléchit au niveau de l'orifice du prépuce et se prolonge sous forme d'une membrane d'apparence muqueuse (feuillet interne, glandulifère du feuillet pariétal); cette dernière forme des replis longitudinaux et se réfléchit sur le pénis au voisinage du corps érectile (*feuillet pénial*); elle recouvre le pénis jusqu'à l'orifice uréthrale dans la direction de la pointe du pénis. Il n'y a pas à proprement parler de *frein du prépuce*.

Le feuillet pénial privé de glandes et la membrane glandilifère du feuillet pariétal du prépuce sont pourvus de nombreux vaisseaux lymphatiques, qui présentent, dans certains cas, de petites proéminences arrondies visibles à l'œil nu et sensibles au toucher.

Pour ce qui concerne le muscle préputial, voy. p. 172.

g. MUSCLES DES ORGANES GÉNITAUX MÂLES

Ischio-caverneux, *releveur de la verge* (fig. 130 *h*). C'est un muscle court, mais assez large, qui naît à l'angle interne de la tubérosité ischiatique (₃) et aux environs, à la face dorsale de l'ischion. De ce point d'origine les fibres musculaires se portent en dedans et un peu du côté caudal et ventral; elles entourent alors les branches de la base du pénis et s'insèrent partie sur ces branches, partie sur l'enveloppe fibreuse du corps spongieux de la verge. A son origine, le muscle est en rapport en dehors avec le demi-membraneux; dans le reste de son étendue il n'est recouvert que par la peau ou par la graisse.

Ischio-uréthraux (fig. 130 *i*). Muscles pairs, assez faibles qui naissent sur l'ischion du côté oral par rapport au muscle précédent; ils se portent dans la direction ventrale et en dedans et s'attachent à la symphyse ischiatique sur un appareil fibreux qui est en connexion avec le pénis et qui entoure les veines dorsales de cet organe. Pendant la contraction des muscles, ces veines sont comprimées.

Bulbo-caverneux (fig. 130 *g*). Muscle relativement fort, formé

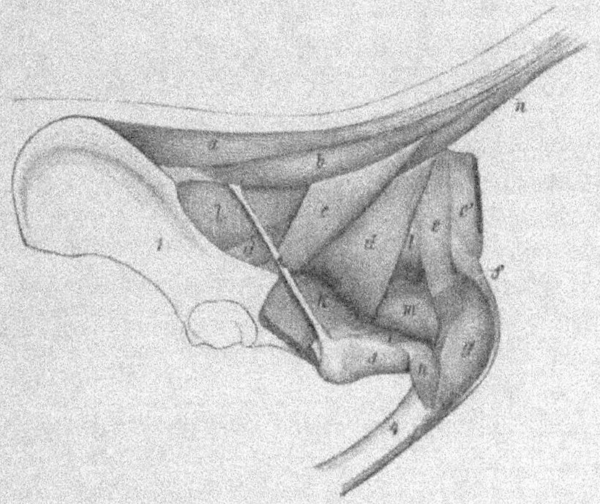

Fig. 130.

MUSCLES DE L'ANUS EN DES ORGANES GÉNITAUX MALES. — *a*, Extenseur latéral de la queue; *b*, abducteur externe de la queue; *c* coccygien; *d*, releveur de l'anus; *e*, portion moyenne et *e'*, portion caudale du sphincter externe de l'anus; *f*, muscle de l'anus et de la verge; *g*, bulbo-caverneux; *h*, ischio-caverneux; *i*, muscles ischio-uréthraux latéraux; *k*, obturateur interne; *l*, rectum; *m*, canal de l'urèthre et muscle constricteur transversal de l'urèthre; *n*, long fléchisseur de la queue; 1, bassin; 2, ligament sacro-sciatique et sacro-épineux; 3, ischion; 4, pénis.

en grande partie de fibres circulaires qui entourent le bulbe de l'urèthre. Il prend naissance latéralement et du côté ventral sur l'enveloppe fibreuse et élastique du renflement de l'urèthre, et se rencontre sur la ligne médiane dorsale avec son homonyme du côté opposé formant un raphé. De sa portion aborale se détachent de chaque côté deux faisceaux musculaires, qui se dirigent vers la queue et du côté ventral; ils entourent le muscle de l'anus et de la verge, tout en se soudant à ce dernier ou à la tunique albuginée du pénis. Le muscle n'est recouvert que par la peau.

Muscle de l'anus et de la verge (fig. 130 *f*). Il forme d'abord un muscle pair, très pâle, ressemblant aux muscles lisses, qui se détache de chaque côté du sph incter externe de l'anus (*e*, *e'*); il se dirige ensuite des deux côtés de l'anus tout en étant entouré par le sphincter et se réunit du côté ventral de l'anus au muscle correspondant du côté opposé. Ensuite les deux muscles, qui n'en forment alors qu'un seul au point qu'on ne peut les partager qu'avec le scalpel, se dirigent à travers le milieu de la surface du bulbo-caverneux (*g*), arrivent sur la ligne ventrale médiane de l'urèthre et se dirigent vers l'extrémité ou le gland du pénis. Après avoir dépassé le muscle bulbo-caverneux ils envoient plusieurs fibres vers ce dernier.

Dans sa partie proximale, le muscle est entouré par le sphincter externe de l'anus; dans sa partie distale il n'est recouvert que par la peau.

Constricteur transversal de l'urèthre, muscle de Wilson (fig. 130 *m*). Bien développé, ce muscle entoure comme un anneau la partie pelvienne de l'urèthre; il naît sur l'enveloppe fibreuse de ce dernier et s'irradie du côté caudal dans le bulbo-caverneux (*g*). Des faisceaux et des fibres musculaires longitudinales viennent s'ajouter très profondément, tout près de la paroi de l'urèthre à sa couche épaisse de fibres circulaires, Ces faisceaux forment une couche spéciale sur la face ventrale.

Crémaster (*externe*) (fig. 127 *ia*) C'est un muscle long et étroit. Il naît sur la face interne du petit oblique de l'abdomen ou oblique interne, puis passe à la face externe de la tunique vaginale commune, l'accompagne dans le scrotum, où il s'élargit et se place du côté caudal; il s'attache au scrotum et s'étend presque jusqu'au bord ventral du testicule.

B. Organes génitaux femelles.

a. OVAIRES

Les ovaires d'une chienne (fig. 131 *c*) sont des petits organes ovalaires, allongés, dont la surface est bosselée de proéminences formées par les follicules de Graaf; on ne peut guère y distinguer un hile.

Les ovaires sont situés (fig. 122 *g*) relativement très en avant dans la direction du thorax, entre la dernière côte et l'angle externe de l'ilion ou épine iliaque antérieure et supérieure, du côté ventral de la troisième et de la quatrième vertèbres lombaires. Ils reposent directement sur la paroi abdominale, dans l'endroit où se rencontrent la face latérale et la face dorsale de cette dernière, notamment entre l'extrémité pelvienne des reins et les extrémités des cornes de l'utérus tournées vers les trompes de Fallope. L'ovaire gauche est souvent situé plus en avant dans la direction orale que l'ovaire droit; son extrémité orale s'étend le plus souvent sur la face ventrale du rein gauche, tandis que l'ovaire droit se trouve exactement du côté aboral du rein droit. Les ovaires sont fixés aux organes que nous venons de nommer, ainsi qu'à la colonne vertébrale par les replis du péritoine (*mesovarium*). Le péritoine forme en outre, pour chaque ovaire, un sac, le *sac ovarien* ou *bourse de l'ovaire* (fig. 131 *a*, *b*), dans lequel les ovaires sont logés de façon à ce qu'on ne les aperçoit guère au dehors; il faut pour les voir les exprimer du sac. Chacun de ces sacs à parois remplies de graisse, est pourvu d'un étroit orifice en forme de fente, situé du côté ventral (et interne). Le sac est formé de deux forts replis péritonéaux qui prennent leur origine sur les reins ou au voisinage de ces derniers, sur la colonne vertébrale; ces replis sont pourvus de fibres musculaires et envoient vers l'utérus deux plis : le pli de la trompe de Fallope (frange ovarique, *fimbria ovarii*) et le *ligament* de l'*ovaire*. Ces deux plis principaux doivent représenter le *ligament ovario-rénal externe* et le *ligament ovario-rénal interne*. Le ligament externe se porte du bord externe de l'orifice du sac vers le bord convexe du rein et se prolonge presque jusqu'au voisinage de la dernière côte. On peut l'appeler aussi *ligament ovarien antérieur* ou *ligament suspenseur*. Le ligament interne se dirige vers le bord aboral du rein.

b. TROMPES DE FALLOPE

Les trompes sont courtes (7 à 8 centimètres) et peu ou point tordues; elles se dirigent d'abord en ligne courbe vers le thorax, puis vers le bassin et se trouvent prises dans un repli péritonéal (*pli de la trompe de Fallope*). Elles offrent un orifice étroit du côté de l'utérus et un large orifice plissé, en forme de trompe (pavillon de la trompe *morsus diaboli*, *fimbriæ*) du côté abdominal, dans le sac ovarien même. L'isthme et les renflements ou ondulations (*ampoules*) ne sont pas bien différenciés l'un de l'autre. On voit difficilement les trompes dans le sac, à cause de la grande quantité de graisse que renferme ce dernier. D'après Franck, l'isthme occuperait la moitié de la longueur de la trompe.

c. UTÉRUS (fig. 131)

Extérieurement l'utérus de la chienne apparaît comme un *utérus à deux cornes*; en effet on y voit un corps de l'utérus très court, duquel partent les cornes en un certain endroit qu'on pourrait appeler le *fond de l'utérus*. En réalité, c'est un *utérus double* (*uterus bipartitus*); au lieu d'un corps il présente une cloison médiane qui sépare les deux cornes et s'étend jusqu'à l'*orifice interne*, unique, commun aux deux cornes. De ce soi-disant corps de l'utérus (*e*) partent comme les branches d'un V les cornes (*d*) très longues; elles ne sont réunies que sur un court espace par un ligament qui passe au-dessus du sommet de la fente qui se trouve entre les deux cornes. Ce ligament n'est autre chose que la portion du péritoine passant d'une corne à l'autre. D'ailleurs l'espace entre les cornes est libre et ceux-ci ne sont fixés que latéralement.

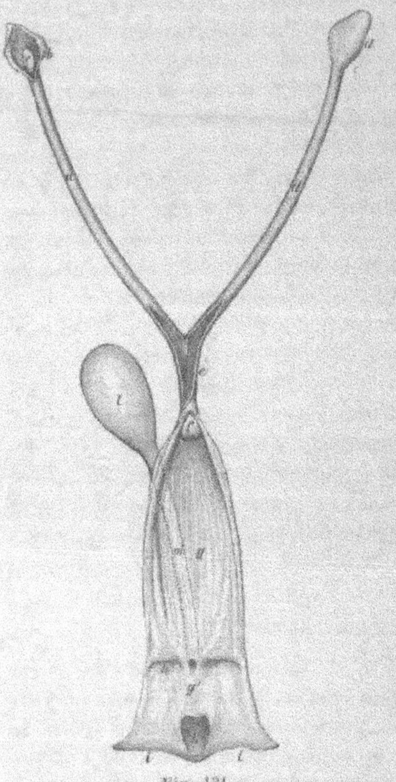

Le corps apparent de l'utérus se continue du côté aboral par une section plus étroite, qui représente, jusqu'à un certain point, la portion, très courte, qui réunit le vagin unique aux deux cornes, et qui est considérée comme faisant partie de l'utérus et appelée *col de l'utérus* (*cervix uteri*). C'est un organe presque cylindrique, rempli de fibres musculaires, pourvu d'un canal très étroit, le *canal cervical*, qui débouche d'une part dans l'utérus et d'autre part dans le vagin. L'orifice qui débouche dans le vagin porte le nom d'*orifice externe* (orifice vaginal) (*f*);

Fig. 134.

ORGANES GÉNITAUX FEMELLES (le vagin, la vulve et en partie l'utérus sont ouverts). — *a*, sac ovarien fermé; *b*, sac ovarien ouvert; *c*, ovaire; *d*, corne de l'utérus; *e*, utérus; *f*, orifice externe ou portion vaginale du col de l'utérus (museau de tanche); *g*, vagin; *g'*, vestibule du vagin; *h*, membrane hymen; *i*, lèvres; *k*, cul-de-sac ou fossette du clitoris; *l*, vessie; *m*, urèthre.

celui qui débouche dans l'utérus, s'appelle l'*orifice interne* (orifice utérin). Les deux sont très étroits; quant au col lui-même, il est moins large que les cornes. La muqueuse du *canal cervical* présente des plis longitudinaux (*plis palmés* ou *cryptes muqueux*). L'extré-

mité aborale du col proémine dans le vagin sous forme d'une papille
conique; c'est la *portion vaginale de l'utérus* ou *museau de tanche*
(fig. 131 *f*). Cette papille paraît être soudée à une des parois du vagin;
il s'en détache, en effet, dans la direction dorsale, un repli médian
qui se porte vers l'utérus et le vagin. Le museau de tanche est assez
gros chez les vieilles chiennes multipares.

Position. Le corps apparent de l'utérus, son col et l'origine des
cornes se trouvent du *côté dorsal de la vessie* (fig. 132 *d*), entre
celle-ci et le rectum (fig. 132 *a*); chez les chiennes multipares ces
parties arrivent parfois jusqu'au voisinage des reins. Les cornes se
détachent de l'utérus, au niveau de la sixième ou de la septième vertèbre lombaire, s'éloignent l'une de l'autre comme les branches d'une
fourche et cheminent de part et d'autre du rectum dans la direction
dorso-orale, c'est-à-dire vers les reins (voy. fig. 122 *h*). Elles sont en
rapport : en dedans, avec le rectum et le côlon descendant (fig. 122 *i*),
en dehors avec la paroi abdominale; leur extrémité se trouve du côté
dorsal par rapport à la dernière section de l'intestin. La corne droite
est un peu plus longue que la corne gauche. L'orifice externe se trouve
à quelques centimètres du pubis, du côté oral.

Pendant la grossesse l'utérus s'agrandit considérablement aux endroits où se trouvent les fœtus et forme à l'extérieur ce qu'on appelle
les *ampoules*. Celles-ci sont régulièrement espacées et les cornes
prennent alors l'aspect moniliforme (Franck). La muqueuse des ampoules, ces gîtes des fœtus, forme un épaississement en ceinture très
riche en vaisseaux sanguins (*placenta zonaire*). L'utérus plein est cou-
ché droit sur la paroi abdominale et finit par atteindre le foie, le
diaphragme et l'estomac. Quand les fœtus sont nombreux dans les
cornes, ces dernières deviennent si longues qu'elles sont obligées de
se replier et se placer transversalement. Dans ces cas tous les viscères
abdominaux sont comprimés et refoulés vers le thorax et latéralement.
Le diaphragme se trouve repoussé jusq'au cinquième et même jusqu'au quatrième espace intercostal. (Pour plus de détails, voy. les
planches des coupes horizontales de chiennes pleines, à la fin du
volume.)

Ligaments de l'utérus. Les cornes de l'utérus sont suspendues à l'aide de ligaments relativement courts, nommés *ligaments larges* (*mesometria*) étendus en
courbes douces. Près de la colonne vertébrale (environ entre la quatrième, parfois
la troisième, et la sixième vertèbres lombaires) on voit des deux côtés, un large
repli péritonéal s'attacher au bord externe des cornes, au soi-disant corps de l'utérus, à une partie du vagin, aux trompes de Fallope et à l'ovaire et envelopper
ces organes. Les ligaments des deux côtés opposés se confondent près du col en
passant par-dessus l'espace qui sépare les deux cornes. Ces replis péritonéaux (liga-

ments larges) se comportent enversles organes qu'ils entourent comme le mésentère se comporte envers l'intestin. Chacun de ces mésentère est formé de deux feuillets, un feuillet dorso-interne, et un autre ventro-externe ; ces feuillets arrivent latéralement vers le bord de l'organe et l'enveloppent en divergeant. Ce sont en somme les diverticules du péritoine dans lesquelles est placé l'utérus, et qui renferment beaucoup de tissus adipeux et des muscles lisses. En dehors, chacun des ligaments larges forme un repli, espèce de corde arrondie ou d'une plaque mince et basse ; c'est le *ligament rond*. Il se porte de l'extrémité de la corne de l'utérus vers le canal inguinal, par lequel il sort au dehors en s'amincissant graduellement ; on peut le poursuivre presque jusqu'au pubis, où il se perd dans l'épaisseur du derme. A l'endroit où le ligament sort du canal il s'y attache un muscle grêle insignifiant, qui vient des tendons des muscles abdominaux et accompagne le ligament, chez les chiennes de grande taille, sur une longueur de 4 à 5 centimètres (c'est l'homologue du *cremaster*).

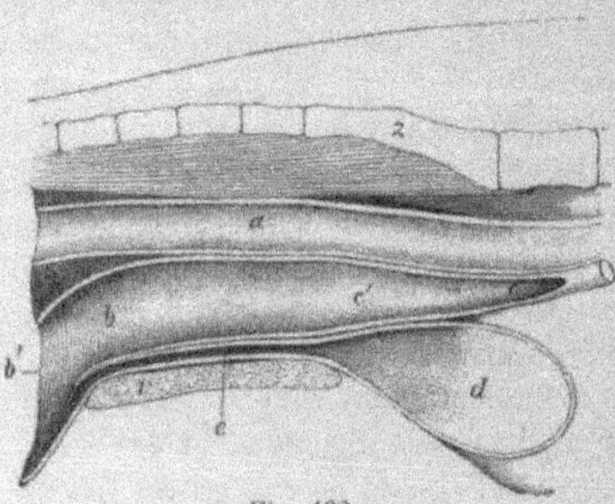

Les rapports, tels qu'ils ressortent de notre description, expliquent les cas des hernies inguinales contenant les cornes de l'utérus (parfois avec les fœtus).

Un court repli mésentérique se porte du bord latéral de l'utérus, ou du ligament large qui commence à cet endroit, ainsi que du vagin vers le rectum ; c'est le *pli de Douglas*. Il délimite latéralement le *cul-de-sac recto-utérin* ou *de Douglas*, formé par le repli du péritoine entre le rectum et le vagin.

Le *cul-de-sac vésico-utérin* est limité par les ligaments latéraux de la vessie ; il s'étend jusqu'au bord oral du pubis.

Fig. 132.

COUPE LONGITUDINALE DU RECTUM ET DES ORGANES GÉNITAUX FEMELLES. — *a*, Rectum ; *b*, vagin ; *b'*, vulve ; *c*, corne gauche de l'utérus ; *c'*, corps de l'utérus ; *d*, vessie ; *e*, urèthre ; 1, symphyse pubienne ; 2, sacrum.

On trouve beaucoup de muscles lisses dans les plis de Douglas, ainsi que dans les ligaments larges.

d. VAGIN ET VULVE

Le *vagin* (fig. 132 *b* et fig. 131 *g*) est relativement long ; sa muqueuse forme des plis longitudinaux crénelés transversalement. Il se rétrécit vers l'utérus, où il se termine, entourant le museau de tanche (fig. 131 *f*), qui fait saillie en forme de papille conique arrondie. La muqueuse vaginale est très épaissie en cet endroit. Le fond ou la voûte du vagin est faiblement indiqué. Le vagin se trouve dans la cavité pelvienne, entre le rectum du côté dorsal (fig. 132 *a*) et la vessie du côté ventral (fig. 132 *d*) ; il est uni à ces deux organes par des ligaments latéraux. C'est ainsi que se forme le cul-de-sac recto-utérin ou de Douglas.

L'extrémité orale du vagin dépasse le bord du pubis et se trouve dans la cavité abdominale, du côté dorsal de la vessie.

Le *vestibule du vagin* (canal uro-génital) (fig. 131 *g'*) est assez long; il est séparé du vagin par un bourrelet transverse ventral qui se continue latéralement par de petits replis muqueux représentant les rudiments d'un *hymen* ou *valvule vaginale* (fig. 131 *h*). La muqueuse du vestibule est lisse. Du côté caudal de la limite entre le vagin et le vestibule, par conséquent sur le bourrelet transversal que nous venons de décrire, on voit dans la direction ventrale un petit orifice par lequel l'urèthre, muni chez la chienne d'un corps caverneux (fig. 131 *m* et fig. 132 *e*), débouche dans le vagin.

Près de cet *orifice de l'urètre* se trouve de part et d'autre une fossette ou un cul-de-sac recouverte par l'hymen. C'est probablement là que devrait déboucher les canaux de Gärtner; mais nous n'avons pas constaté leur présence.

A la paroi ventrale et, en partie, à la paroi latérale du vestibule se trouve, des deux côtés, un corps érectile très volumineux qui grossit beaucoup la paroi vaginale. Les corps des deux côtés opposés se rencontrent sur la ligne médiane et se confondent avec le corps érectile du clitoris. Il existe aussi un pli spécial, très accusé entre l'orifice de l'urèthre et l'orifice externe.

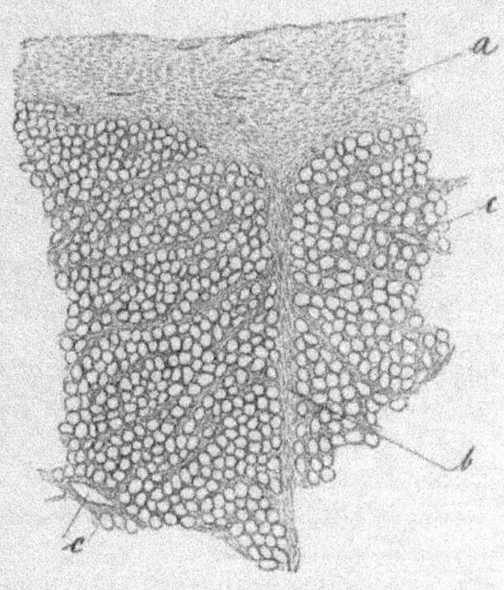

Fig. 133.

COUPE TRANSVERSALE DU CLITORIS D'UNE CHIENNE. — *a*, Tunique albuginée; *b*, cloison; *c, c*, vaisseaux (d'après EICHBAUM).

Nous n'avons pas trouvé des glandes de Bartholini. Le vestibule se trouve du côté ventral du rectum et du côté dorsal du plancher du bassin.

Vulve (fig. 132 *b'*). Elle forme, avec le vestibule, *l'entrée du vagin*. On y remarque une *commissure* dorsale, arrondie et une commissure ventrale pointue. La première correspond à la commissure inférieure, la seconde à la commissure supérieure de l'anatomie humaine. La commissure ventrale se prolonge en un appendice triangulaire, charnu, qui pend librement et dont la pointe se détache légèrement des parties environnantes. Les deux *grandes lèvres* (fig. 131 *i*) se présentent comme des bourrelets charnus et arrondis. Il n'y a pas de petites lèvres. Entre la vulve et l'anus se trouve le *périnée*, assez étendu.

Clitoris. Le clitoris se compose d'un coussinet graisseux assez volumineux, duquel se détachent les deux branches du clitoris qui s'insèrent à l'arcade pubienne. Sa longueur est de 3 à 4 centimètres chez les chiennes de taille moyenne. Un petit corps pointu, le *gland du clitoris*, fait saillie dans l'intérieur du vestibule, près de la commissure ventrale. Au-dessous de celui-ci se trouve le *cul-de-sac* ou la *fossette du gland du clitoris* (fig. 131 *k*), très large et très profond, limité par deux replis dont la muqueuse présente une multitude de petites fossettes séparées par des saillies ou replis (fossettes secondaires). Le tout a un aspect réticulé. Le cul-de-sac en question se dirige vers la commissure supérieure (ventrale) de la vulve.

e. MAMELLES

Les glandes mammaires forment ce qu'on peut appeler l'appareil mammaire. Il s'étend de la région pubienne jusqu'à la région sternale et se trouve sur la paroi ventrale, notamment, la partie aborale (pubienne) à la face ventrale du pubis et même de l'intestin, et la partie orale vers le cinquième et même le quatrième cartilage costal. L'appareil mammaire se compose de deux parties, dont chacune comprend cinq (rarement quatre) *mamelles* pourvues d'un court *mamelon* ou *tétine* conique et obtus. La division entre les deux rangées des mamelles est marquée par une gouttière médiane; dans l'intérieur du corps, cette division est indiquée par la présence d'une masse de tissu conjonctif, une sorte de ligament, appelé *ligament suspenseur des mamelles*. Des cloisons de tissu conjonctif semblable séparent les quatre ou cinq mamelles entre elles dans chaque rangée. Souvent, cependant, la division n'est pas complète, de sorte que les mamelles restent unies entre elles par le tissu glandulaire (ponts parenchymateux).

Les *mamelons*, *tétines* ou *papilles*, coniques et obtus sont distingués, d'après leur position, en tétines thoraciques (deux de chaque côté), abdominales (*id.*) et inguinales (une de chaque côté). A l'extrémité libre du mamelon se trouvent 5 à 8 orifices situés tout près l'un de l'autre et ayant de 0,2 à 0,6 de millimètre de diamètre. Chacun de ces orifices mène dans un petit canal (*canal galactophore*). Ces canaux se trouvent tout près les uns des autres; ils traversent les mamelons longitudinalement et se subdivisent à la base et encore dans l'intérieur du mamelon. On trouve toujours plus de canaux (souvent deux fois plus) à la base qu'à l'extrémité du mamelon.

Chez les chiennes qui nourissent leurs petits, chaque conduit s'enfle près de son embouchure en une ampoule (*tissu ou sac lacti-fère*). Chez les chiennes qui n'ont pas encore été fécondées, les tétines sont courtes, obtuses et tellement enfoncées dans la peau qu'il se forme autour d'elles une rainure circulaire. Au contraire, chez les chiennes qui ont déjà nourri, les tétines sont longues, étirées et l'on ne remarque plus d'enfoncement circulaire. La surface des mamelons est pigmentée et fortement ridée. Les mamelons s'élargissent vers la mamelle qu'on appelle aussi quelquefois tétine et se continuent avec celle-ci; on y remarque quelques poils isolés.

Les mâles possèdent des tétines rudimentaires.

Les glandes mammaires sont recouvertes de graisse et de masses de tissu conjonctif; il n'y a pas d'aponévrose mammaire.

Dans la région de la partie pubienne ou inguinale des mamelles se trouvent les *glandes inguinales*; elles sont recouvertes, chez les chiennes multipares, par le tissu des mammelles.

f. MUSCLES DES ORGANES GÉNITAUX FEMELLES

Vulvo-anal (fig. 134 *a*). Le sphincter de l'anus se décompose chez les femelles en deux portions. L'une d'elles passe en entier et l'autre en partie vers le vagin pour former le vulvo-anal, muscle relative-ment bien développé, large, plat, situé au voisinage du muscle du périnée, et qui se place du côté ventral et au-dessous du constricteur du vagin. On peut le poursuivre jusqu'au voisinage des lèvres, où il se perd insensiblement; il se confond dans une faible mesure avec les constricteurs du vestibule et de la vulve (*d, e*).

Constricteur du vagin. On lui reconnaît deux portions :

1. Une portion assez forte : le *constricteur du vestibule*.
2. Une portion plus grêle : le *constricteur de la vulve*.

Le *constricteur du vestibule* (fig. 134 *d*) entoure le vestibule en forme d'anneau; du côté dorsal il est en contact, sur la ligne médiane,

avec son homonyme du côté opposé; il se confond également de ce côté, partie avec les fibres du muscle du périnée (*e*), partie avec les fibres du vulvo-anal (*a*). Du côté ventral ses faisceaux s'engagent entre les corps spongieux du clitoris et du vestibule, où ils se perdent.

2. Le *constricteur de la vulve* (fig. 134 *e*) est faiblement développé;

il se trouve du côté caudal du précédent et n'atteint pas tout à fait le bord libre des lèvres. Du côté dorsal il se soude en grande partie au muscle du périnée (*c*); du côté ventral il s'irradie dans les branches du clitoris.

On ne peut pas dire que ce muscle forme le support ou la trame du vagin et des lèvres, il est trop grêle pour remplir cette fonction; d'ailleurs il n'atteint pas le bord libre des lèvres. Le support de ces dernières est formé plutôt en grande partie par une trame de tissu conjonctif solide et raide (derme).

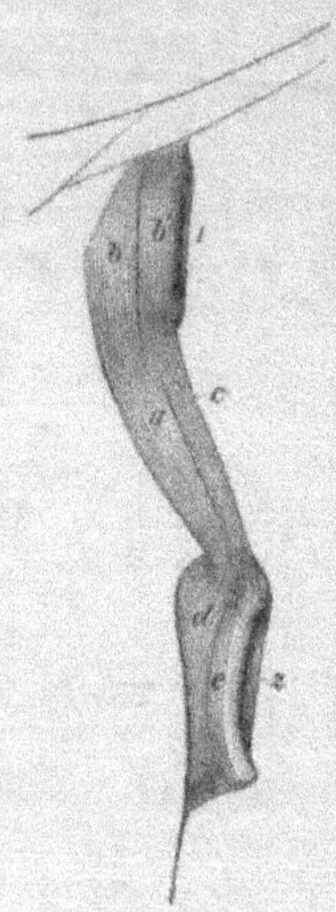

Fig. 134.

MUSCLES DES ORGANES GÉNITAUX FEMELLES. — *a*, Vulvo-anal; *b*, portion orale du sphincter externe de l'anus; *b'*, portion aborale du même muscle; *c*, muscle du périnée; *d*, constricteur du vestibule du vagin; *e*, constricteur de la vulve; 1, anus; 2, vulve.

Le **périnée** (fig. 134 *c*) est bien développé chez la chienne, de sorte que l'anus est très éloigné de la vulve. Le muscle du périnée est formé par les faisceaux qui viennent du sphincter externe de l'anus (*b*, *b'*) où qui s'irradient dans ce dernier; il se dirige ensuite à peu près jusqu'à l'angle dorsal du vagin, pour s'y confondre en grande partie avec le constricteur de la vulve; une partie des fibres se dirigent vers la peau, où elles se perdent (muscle radié).

Le muscle **uréthro-vaginal** enveloppe l'urèthre et le vagin, sur un certain espace (3 à 4 centimètres chez un gros chien) à partir de l'embouchure de l'urèthre dans le vagin, dans la direction de la vessie; il forme un anneau complètement fermé.

Action. — Il contribue a accélérer l'acte de miction.

On trouve en outre, du côté oral de ce muscle, encore quelques faisceaux charnus très grêles, à peine visibles, qui se dirigent le long de l'urèthre et s'engagent au-dessous de celui-ci avant de se perdre complètement.

Il n'y a pas d'*érecteur du clitoris*.

ANGÉIOLOGIE

Cœur et péricarde.

PÉRICARDE

Le péricarde est formé d'un feuillet séreux interne, et d'un feuillet fibreux externe; il a à peu près la forme d'un entonnoir dont la base est dirigée du côté oral et dorsal et dont le sommet est tourné du côté ventral et aboral. La pointe ne s'insère pas au sternum, mais, s'attache sur un espace de 1 à 3 centimètres, au diaphragme, près de l'insertion de ce dernier au sternum. Cependant le péricarde est en rapport avec le sternum par l'intermédiaire du médiastin (ou plèvre péricardique), qui l'enveloppe et qui s'attache au sternum sur la ligne médiane. On a même décrit cette partie du médiastin comme un ligament élastique spécial. Du côté ventral, le péricarde est séparé dans la section orale du sternum par une partie des poumons. On reconnaît au péricarde deux faces latérales couvertes de graisse et deux bords : le bord ventro-oral et le dorso-aboral. Les faces latérales touchent sur une assez grande étendue les parois du thorax (voy. la description du cœur). Du côté dorsal, le péricarde s'attache aux gros vaisseaux; son feuillet fibreux se confond alors avec les parois de ces vaisseaux. D'autre part, la plèvre péricardique (médiastin) se continue avec la plèvre pulmonaire, tandis que le feuillet séreux se rabat sur le cœur et l'enveloppe entièrement, formant l'épicarde. L'intérieur de cet épicarde est souvent rempli d'une grande quantité de graisse, surtout à l'origine de l'aorte et des artères pulmonaires. Le péricarde contient ordinairement une petite quantité (une cuillerée à café) d'un liquide séreux.

CŒUR (Fig. 135).

Le cœur du chien a la forme plus arrondie que le cœur des autres animaux; néanmoins on peut y distinguer deux faces latérales et deux bords. Aux deux faces on remarque les sillons bien connus (*sillons longitudinaux**) partant du sillon coronaire qui marque la limite entre les oreillettes et les ventricules. Dans ces sillons, qui indiquent ainsi au dehors la séparation des deux moitiés du cœur, on trouve des vaisseaux, une petite quantité de graisse et des ganglions lymphatiques visibles à l'œil nu. Le sillon gauche (*f*) est placé presque verticalement dans la direction dorso-ventrale; il est recouvert à son origine par l'auricule gauche. Le sillon droit se dirige obliquement du côté ventral et aboral, parallèlement au bord aboral du cœur. Aucun des deux sillons n'atteint cependant la pointe du cœur; tous les deux se rencontrent près de celui-ci, dans la direction orale, et se réunissent entre eux. De cette façon la pointe du cœur est formée exclusivement par le cœur gauche (*a*). Le *sillon coronaire* ou *auriculo-ventriculaire* (*g*) est très net; à gauche il est interrompu par l'aorte et l'artère pulmonaire; il est aussi recouvert par les auricules dans certains endroits et toujours rempli de tissu adipeux. Le bord ventro-oral du cœur est très fortement convexe; le bord dorso-caudal l'est moins; les deux sont aplatis et forment plutôt de petites surfaces.

Les *oreillettes* (*c* et *e*) sont placées obliquement et réunies avec les grands vaisseaux veineux. Chacune d'elles est munie d'une proéminence, l'*auricule* (*d*). Les deux auricules s'enroulent à gauche autour de l'aorte (*h*) et de l'artère pulmonaire (*k*), sans que leurs pointes arrivent cependant à se toucher. Les deux parties du cœur (*a* et *b*) sont séparées par la cloison du cœur et donnent origine aux gros vaisseaux artériels.

Position du cœur (fig. 135 *a*). Le cœur est dirigé très oblique-

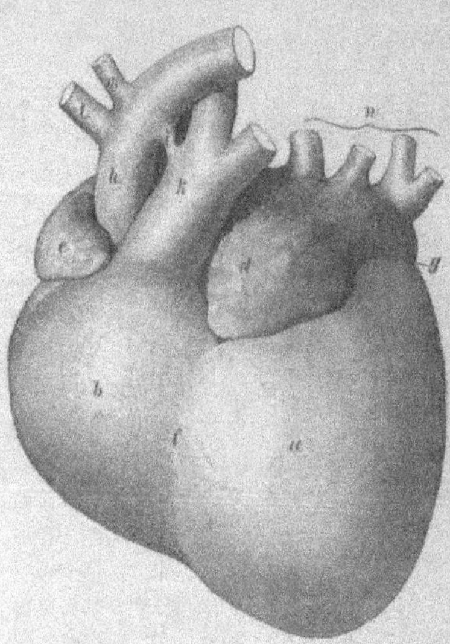

Fig. 135.

Cœur (vue de gauche). — *a*, Ventricule gauche; *b*, ventricule droit; *c*, oreillette gauche; *d*, son auricule; *e*, oreillette droite; *f*, sillon longitudinal (interventriculaire) gauche; *g*, sillon coronaire; *h*, aorte; *i*, ligament de Botal; *k*, artère pulmonaire; *l*, tronc innominé; *m*, artère sous-clavière gauche; *n*, veines pulmonaires.

---

* Ce sont les *sillons interventriculaires* de l'anatomie humaine.

(*Note du traducteur.*)

ment du côté ventral et caudal. La base est tournée du côté oral et dorsal, la pointe arrondie est dirigée du côté ventral et surtout du côté caudal. La base s'étend entre le troisième espace intercostal et la septième côte; la pointe se trouve au niveau de la septième ou de la huitième côte, suivant la position du diaphragme, déterminée par la respiration; elle se place à gauche de la ligne médiane et un peu en dehors du sternum. Du côté caudal elle touche le diaphragme. Dans l'expiration forcée, elle arrive jusqu'au sixième espace intercostal; dans l'inspiration ordinaire, jusqu'au septième cartilage costal, et dans l'inspiration forcée, jusqu'au huitième cartilage costal.

La position du cœur n'est point symétrique; l'organe est reporté

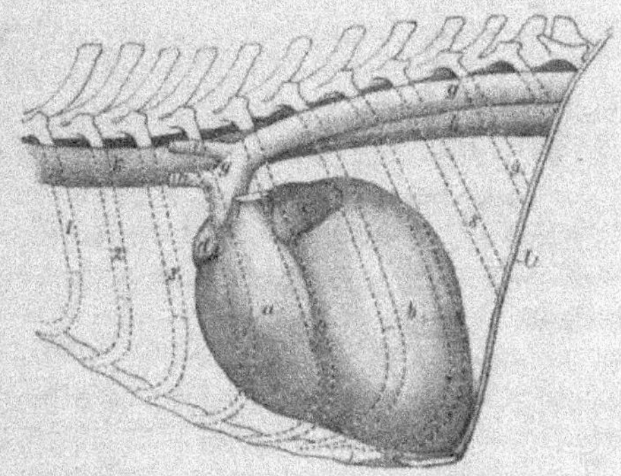

Fig. 135 a.

CŒUR DANS SA POSITION NATURELLE. — *a*, Ventricule gauche; *b*, ventricule droit; *c*, oreillette gauche; *d*, oreillette droite; *e*, sillon longitudinal (interventriculaire) gauche; *f*, artère pulmonaire; *g*, aorte; *h*, tronc artériel innominé; *i*, artère sous-clavière gauche; *k*, œsophage; *l*, diaphragme (coupé). — Les chiffres 1, 2, 3, 8 et 9 indiquent les côtes correspondantes, de la première à la neuvième.

un peu à gauche; ce déplacement est encore peu marqué à la hauteur du quatrième et du cinquième espaces intercostaux, mais il est assez considérable vers la pointe du cœur.

Les deux faces latérales du cœur sont en rapport par leur partie ventrale avec la paroi thoracique (voy. fig. 122 *b* et fig. 123 *b*). La face gauche touche cette paroi sur une plus grande étendue que la face droite. A gauche, le contact s'étend de la troisième ou quatrième côte jusqu'au sixième ou septième espace intercostal; à droite le contact se trouve limité aux environs de la cinquième côte.

Les deux sillons longitudinaux ne se trouvent pas au même niveau : celui de gauche (*e*) est à peu près à la hauteur de la cinquième côte, celui de droite à la hauteur de la sixième. La portion du cœur située du côté oral par rapport aux sillons est le cœur droit; celle qui se trouve du côté aboral est le cœur gauche. Le bord ventral et oral du cœur droit est d'abord tourné vers le sternum par sa partie aborale; il se porte ensuite obliquement du côté dorsal et oral et se termine près de l'auricule droit, au niveau de la troisième côte. Le bord dorsal et caudal du cœur gauche, se dirige obliquement du côté ventral et caudal; du côté dorsal il commence à peu près au niveau de la sixième côte et se termine du côté ventral au niveau de la septième ou de la huitième côte. Par conséquent, le ventricule gauche (*b*) se trouve à gauche et du côté aboral, tandis que le ventricule droit (*a*) se trouve à droite et du côté oral. Le ventricule droit entoure le ventricule gauche du côté oral et à droite (voy. les planches représentant les coupes horizontales et les coupes sur le cadavre d'une femelle pleine). Le ventricule droit atteint du côté oral, à gauche, la cinquième côte, à droite la sixième. Les oreillettes (*c* et *d*) se trouvent, comme les auricules, dont les pointes sont dirigées à gauche, du côté dorsal des deux ventricules. L'oreillette gauche est située du côté aboral et à gauche, l'oreillette droite du côté oral et à droite de l'aorte (*g*) et de l'artère pulmonaire (*f*). La cloison inter-auriculaire se trouve à droite de ces vaisseaux, tandis qu'à gauche les oreillettes et leurs auricules entourent presque complètement ces derniers. L'oreillette gauche s'étend de la cinquième côte (ou le quatrième espace intercostal), où se trouve la pointe de l'auricule, jusqu'à la sixième côte ou le sixième espace intercostal (et même parfois la septième côte). L'oreillette droite atteint avec son auricule le bord oral de la troisième côte, ou bien seulement le troisième espace intercostal; elle s'étend du côté aboral jusqu'au sixième espace intercostal*; tout près de son extrémité, au niveau de la sixième côte, se trouve l'orifice de la veine cave inférieure.

Une coupe transversale pratiquée au niveau de la quatrième côte n'entame que la cavité du cœur droit. Celle qu'on mènerait au niveau de la cinquième côte ouvrirait le cœur gauche au milieu et le cœur droit dans sa partie aborale; une coupe aborale menée plus loin n'ouvre que le cœur gauche dans sa partie ventrale.

Du côté dorsal le cœur est en rapport avec les vaisseaux artériels et veineux, avec la trachée (ou mieux avec sa bifurcation) et avec l'œsophage; latéralement il est en contact avec les poumons (du côté dorsal) et la paroi thoracique (du côté ventral), avec le nerf phrénique,

---

* Il y a ici contradiction entre le texte allemand et la figure 135; d'après cette dernière, l'oreillette gauche s'étendrait entre le bord *aboral* de la troisième côte (ou le troisième espace intercostal) et le quatrième (ou le cinquième) espace intercostal.

(Note du traducteur.)

les branches du pneumogastrique et parfois avec le thymus; du côté aboral il est limité par le lobe médiastinal du poumon et par le diaphragme; du côté oral, par les poumons et parfois par le thymus.

La cloison interventriculaire est dirigée obliquement du côté ventral et caudal; elle est en outre posée obliquement de droite à gauche et du côté oral vers le côté caudal.

Myocarde. Les fibres musculaires des oreillettes sont assez faibles; celles du ventricule droit sont relativement fortes, et celles du ventricule gauche encore plus fortes. Aux oreillettes, le myocarde s'épaissit un peu vers le sillon coronaire et se trouve renforcé par des anneaux musculaires à l'embouchure des gros vaisseaux. Le myocarde du cœur droit est quatre à cinq fois moins fort que celui du cœur gauche; mais il a à peu près une épaisseur égale partout, tandis que celui du cœur gauche s'amincit beaucoup vers la pointe.

Le *cartilage cardiaque* est peu développé ou manque complètement.

Cavités du cœur. *Oreillette droite*. Elle est très vaste, ovoïde et munie d'une grande expansion (ou diverticule) très nette formant la cavité de l'auricule. Près de celle-ci se trouvent en outre, sur le bord médio-aboral de l'oreillette, deux dépressions ayant la forme d'entonnoir qui mènent dans les deux veines caves. Celle qui se trouve le plus près de l'auricule aboutit à l'embouchure de la veine cave supérieure (*orifice de la veine cave supérieure, sac de Lower*); celle au contraire qui en est le plus éloignée mène vers la veine cave inférieure (*orifice de la veine cave inférieure*). Entre les deux embouchures se trouve une crête proéminente placée dans la direction dorso-ventrale, c'est le *tubercule de Lower*. Près de la paroi de ce renflement dirigée vers la veine cave inférieure se trouve la *fosse ovale*, peu accusée. On peut aussi à peine distinguer l'anneau de Vieussens. Un renflement analogue se trouve entre l'auricule et l'orifice de la veine cave supérieure, avec cette différence cependant qu'il n'est pas formé par un épaississement du myocarde, mais tout simplement produit par l'enfoncement de l'aorte dans la paroi du cœur. Sur la paroi de l'orifice de la veine cave tournée vers le sillon coronaire se trouve l'embouchure de la *grande veine coronaire du cœur*. La *valvule de Thébésius* est faiblement développée ou manque complètement.

A l'oreillette droite la paroi interne du myocarde présente de nombreux *muscles pectinés* ou sortes de proéminences cordiformes, réunies entre elles et formant un réseau. Ces muscles sont surtout développés dans l'auricule, moins dans l'oreillette même; ils manquent complètement aux orifices des veines caves et autour de l'anneau fibreux.

La paroi de l'oreillette droite tournée vers le ventricule est presque entièrement prise par l'orifice *auriculo-ventriculaire* ou *orifice veineux;* celui-ci est entouré d'un *anneau fibreux* très saillant.

Oreillette gauche. Les parois de cette oreillette sont un peu plus fortes que celles de l'oreillette droite; sa cavité est aussi moins vaste, après la mort, que celle de l'oreillette droite; elle offre également un diverticule représentant la cavité de l'auricule gauche. La surface interne est lisse jusqu'à l'auricule; on y rencontre les *muscles pectinés* ou *trabécules charnues.* C'est dans cette oreillette que débouchent les trois, quelquefois quatre ou cinq veines pulmonaires (fig. 135 *n*) dont deux se réunissent souvent d'abord en un tronc commun. — L'orifice auriculo-ventriculaire (*orifice artériel*) est moins grand que l'orifice correspondant du côté droit.

Ventricule droit. La cavité du ventricule droit est plus grande, sur le cadavre, que celle du cœur gauche; elle est plus large que haute. On y trouve des colonnes charnues aussi bien sur la cloison que sur la paroi latérale; cependant elles sont plus nombreuses sur la paroi latérale, où elles acquièrent leur complet développement vers la pointe du cœur. Elles disparaissent au voisinage de l'origine de l'artère pulmonaire.

Parmi les *trabécules* ou *colonnes transverses* il existe ordinairement une ou deux assez fortes colonnes, qui se dirigent de la base des muscles papillaires de la cloison vers la paroi latérale, et un grand nombre de plus faibles, comme des fils très ténus. Deux grands *muscles papillaires* naissent sur la cloison; l'un ou l'autre d'entre eux présentent une échancrure assez profonde, de façon à paraître double et même triple. Ils envoient des *cordages tendineux* vers la valvule auriculo-ventriculaire. En outre, un grand nombre de cordes partent des petites proéminences de la cloison.

L'orifice auriculo-ventriculaire est entouré d'un anneau fibreux saillant sur lequel s'insère la *valvule tricuspide.* A sa base, cette valvule est d'abord entière, mais elle se divise bientôt en trois valves qui sont d'ordinaire imparfaitement séparées entre elles. Une de ces valves, la plus nettement accusée, se trouve sur la cloison; ses cordes tendineuses naissent directement sur la cloison. Les deux autres se trouvent sur la paroi latérale; elles ne sont pas nettement séparées l'une de l'autre, souvent même soudées entre elles en une valve unique; les cordages tendineux de chacune d'elles prennent naissance sur les muscles papillaires. Le ventricule droit se rétrécit considérablement vers l'extrémité dorsale et à droite ; il se forme ainsi un *cône artériel* ou *infundibulum* très net, qui se termine par l'artère pulmonaire ; cette dernière est entourée par un anneau musculaire assez grêle auquel s'attachent les trois *valvules sigmoïdes* ; le bord libre de chacune de ces valvules présente au milieu un *nodule d'Arantius* nettement accusé. — La valvule auriculo-ventriculaire se trouve à droite et du côté oral, l'embouchure de l'artère pulmonaire à gauche et du côté aboral ; ces deux orifices sont séparés par un bourrelet musculaire.

Ventricule gauche. Ce ventricule comprend la pointe du cœur ; il est plus haut que large. Les colonnes charnues sont moins nombreuses que celles du ventricule droit, mais plus fortes ; elles se trouvent surtout vers la pointe du cœur. A la paroi latérale on voit deux muscles papillaires forts et saillants ; leur base est plus forte que celle de leurs homologues du ventricule droit, mais ils sont plus bas que ceux-là. Les trabécules transverses sont faiblement développées, leur nombre est variable.

Les *cordages tendineux* naissent partie sur les muscles (ce sont les plus forts), partie sur la paroi latérale (ce sont les plus faibles) ; aucun ne vient de la cloison. La valvule auriculo-ventriculaire est à deux valves (*valvule bicuspide*) ; l'une d'elles se trouve sur la cloison, l'autre, sur la paroi latérale. L'orifice artériel ou *orifice aortique*, est entouré d'un anneau fibreux très net, auquel s'insèrent trois valvules sigmoïdes dont le bord libre présente au milieu un nodule d'Arantius très bien marqué. L'orifice auriculo-ventriculaire et l'orifice aortique se trouvent l'un derrière l'autre. Le premier est du côté aboral, le second du côté oral.

ARTÈRES [*]

A. **Artère pulmonaire** (Fig. 135 *k*).

L'*artère pulmonaire* prend naissance dans l'infundibulum (cône artériel) du ventricule droit du cœur et recouvre partiellement, à son origine, l'aorte à gauche ; puis elle se dirige du côté dorsal et aboral

---

[*] Les rapports des artères avec les veines n'ont pas toujours fait l'objet d'une description spéciale, car il est facile de se les représenter par l'étude des figures et en suivant les règles générales de l'anatomie. Les anastomoses des diverses artères entre elles sont exposées dans un tableau du mémoire de M. Baum : *Die Arterienanastomosen des Hundes und ihre Bedeutung für den tierischen Organismus* (Les anastomoses artérielles du chien et leur signification pour l'organisme animal) publié dans la *Deutsche Ztschrift für Tiermed. und vergl. Pathol.*, t. XIV. p. 273. On trouvera également dans ce travail des détails sur la formation des anastomoses, etc.

en décrivant une courbe allongée, croise en partie l'aorte ascendante (*h*) et arrive au bord ventro-aboral de la crosse de l'aorte et à la face ventrale de la trachée. Elle se divise, au niveau du cinquième espace intercostal en deux branches qui pénètrent dans les poumons et donnent naissance à autant de rameaux principaux qu'il y a de lobes pulmonaires; ceux-ci à leur tour se subdivisent en suivant les ramifications des branches. Peu avant sa bifurcation, on trouve entre la face dorsale de l'aorte pulmonaire et l'aorte le *ligament de Botal* (*i*). Au moment de la naissance, ce ligament constitue le canal de Botal (canal artériel). Au neuvième jour après la naissance, nous y avons encore trouvé un pertuis très étroit; au vingtième jour, la lumière du canal avait complètement disparu.

B. Aorte.

L'*aorte* (fig. 136 *a*) prend naissance dans le ventricule gauche (entre la quatrième et la cinquième côte); elle se dirige d'abord un peu du côté oral (*aorte ascendante*), puis du côté dorsal vers la colonne vertébrale, se recourbe en formant la *crosse de l'aorte* du côté caudal, et prend le nom d'*aorte descendante*. Celle-ci est située à la face hémale de la colonne vertébrale, un peu à gauche; elle se dirige, sous le nom d'*aorte thoracique* (*a'*), vers l'orifice aortique du diaphragme, le traverse et devient l'*aorte abdominale*.

I. AORTE ASCENDANTE (Fig. 136 *a*).

Elle est située dans la cavité du péricarde, à gauche de l'auricule droite, et à droite de l'artère pulmonaire; elle commence par le *bulbe aortique* (*sinus de Valsalva*) qui est peu marqué. Elle donne naissance aux *artères coronaires* tout près de son origine.

a. **Artère coronaire droite.** Elle est notablement moins développée que la gauche; elle commence entre l'origine de l'artère pulmonaire et l'oreillette droite et est recouverte tout d'abord par l'auricule droite. Elle parcourt la moitié droite du cœur dans le sillon coronaire ou auriculo-ventriculaire, et s'anastomose avec la coronaire gauche. Puis elle suit le sillon longitudinal droit sous le nom de *rameau descendant*, et va jusque près de la pointe du cœur. Elle fournit des vaisseaux à la paroi du ventricule droit et à une partie de celle de l'oreillette droite.

b. **Artère coronaire gauche.** Elle est au moins deux fois aussi volumineuse que la précédente. Elle prend naissance entre l'artère pulmonaire et l'auricule gauche et se porte de suite à gauche dans le sillon coronaire. Elle se divise sous l'auricule en une *branche descendante* et une *branche circonflexe*. La *branche descendante* (fig. 136 *z*) parcourt le sillon longitudinal gauche, se distribue à la paroi du ventricule gauche (*), et donne au ventricule droit (*) des rameaux qui s'anastomosent avec ceux de l'artère coronaire droite. La *branche circonflexe* (fig. 136 *z'*) contourne le cœur gauche dans le sillon coronaire, et s'anastomose à son extrémité avec l'artère coronaire droite. Elle abandonne des branches à la paroi du ventricule gauche et de l'oreillette gauche.

Les deux artères coronaires ont parfois pour origine un tronc commun.

II. CROSSE DE L'AORTE (Fig. 136).

La crosse de l'aorte proprement dite (*a*) est d'abord située à côté et à gauche de l'œsophage (₁) et de la trachée (₂) ou de sa bifurcation, puis du côté dorsal de ces organes. Elle est en rapport avec les rameaux du nerf pneumogastrique, du sympathique et du phrénique. De plus, le nerf récurrent se réfléchit autour d'elle du côté gauche (voy. fig. 185 *f*). L'origine de l'arc (*aorte ascendante*) est recouverte par le péricarde; son diamètre varie de 1 à 3 centimètres suivant la taille du chien.

La convexité de la crosse donne naissance aux vaisseaux destinés à la tête et aux membres thoraciques : le *tronc innominé* ou *brachio-céphalique** (*b*) et l'artère *sous-clavière gauche* (*d*). Le premier constitue le tronc commun des deux artères carotides primitives et de la sous-clavière droite. Il fournit en outre souvent l'artère thyroïdienne inférieure. Après avoir donné naissance aux carotides primitives et à la thyroïdienne inférieure, il prend le nom d'*artère sous-clavière droite*. Les deux sous-clavières (ainsi que le tronc innominé) sont situées, depuis l'aorte jusqu'à la première côte, du côté (gauche ou droit) de l'œsophage (₁) et de la trachée (₂). Chacune des sous-clavières se réfléchit autour de la côte correspondante (à l'union de la côte et du

---

* Les auteurs allemands se servent du terme *arteria anonyma* pour désigner indifféremment soit le tronc commun de la carotide primitive et de la sous-clavière (comme c'est le cas chez l'homme), soit le tronc commun de ces deux artères, et de l'artère carotide primitive de l'autre côté (comme c'est le cas chez certains singes, chez le chien et quelquefois par anomalie chez l'homme). Nous préférons réserver le nom de *tronc brachio-céphalique* à la première de ces dispositions et celui de *tronc innominé* (la vraie arteria anonyma) à la seconde.　　　　　　　　　　(*Note du traducteur.*)

cartilage), arrive à la face interne de l'articulation scapulo-humérale,
et prend le nom d'*artère axillaire*.

Chacune des artères sous-clavières fournit les branches suivantes :

1. *Artère vertébrale* (e); 2. *artère* (ou *tronc*) *costo-cervicale* (f);
3. *artère mammaire interne* (t); 4. *artère* (ou *tronc*) *omo-cervicale* (k);

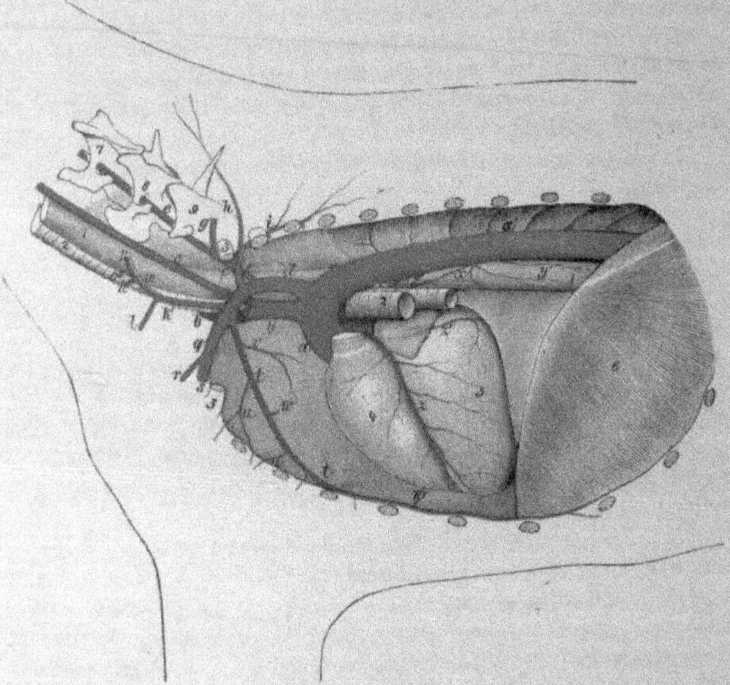

Fig. 136.

CAVITÉ THORACIQUE AVEC SES VAISSEAUX ARTÉRIELS (vue de gauche). — a, Aorte ascendante; a', aorte descendante; b, tronc innominé ou brachio-céphalique; c, carotide primitive gauche; d, sous-clavière gauche; e, vertébrale; f, tronc costo-cervical*; g, artère cervicale transverse; h, cervicale profonde; i, intercostale superficielle; k, tronc omo-cervical; l, artère cervicale ascendante; m, transverse de l'omoplate; n, scapulaire interne ou médiane; o, acromiale; p, cervicale superficielle; q, branche terminale de l'artère sous-clavière; r, artère mammaire externe; s, axillaire; t, mammaire interne; t', musculo-phrénique; t'', épigastrique supérieure; u, branches sternales de la mammaire interne; v, artère bronchiale antérieure; w, artères médiastinales antérieures; x, artères bronchiales postérieures; y, artères œsophagiennes; z, branche descendante et z', branche circonflexe de l'artère coronaire gauche. 1, Œsophage; 2, trachée; 3, première côte (sciée); 4, ventricule droit; 5, ventricule gauche; 6, diaphragme; 7, 8 et 9, trois dernières vertèbres cervicales.

* Il représente le tronc commun de l'artère cervicale profonde et de l'intercostale superficielle de l'anatomie humaine.   (*Note du traducteur.*)

5. *artère mammaire externe* (*r*); 6. *artère axillaire* (*s*). Du côté oral et dorsal se trouvent l'artère vertébrale, la costo-cervicale, et en partie l'artère omo-cervicale; en dehors : les artères omo-cervicale et mammaire externe; et du côté ventral, les artères axillaire et mammaire interne.

RAMIFICATIONS DE L'ARTÈRE CAROTIDE PRIMITIVE

L'*artère carotide primitive*, immédiatement après sa naissance, se place à gauche (fig. 136 *c*) à côté de l'œsophage, à droite (fig. 155 *i*) près de la trachée; de chaque côté elle se dirige d'abord obliquement vers le dos, puis droit vers la tête. La carotide droite longe le bord dorso-latéral de la trachée; la carotide gauche longe le bord de l'œsophage ou se place entre celui-ci et la trachée. Du côté de la colonne vertébrale, la carotide est en rapport avec le muscle grand droit antérieur de la tête. Les nerfs pneumogastrique et sympathique l'accompagnent, la veine jugulaire interne (fig. 137 *x*) suit une partie de son trajet. Elle donne d'ordinaire naissance, à son origine, à l'artère thyroïdienne inférieure. Au niveau du pharynx, dont elle occupe le bord dorso-externe, elle émet par sa face ventrale l'*artère thyroïdienne supérieure* (fig. 137 *b*), puis par sa paroi dorsale l'*artère carotide interne* (fig. 137 *g*) et l'*artère occipitale* (fig. 137 *h*). Elle donne naissance plus loin, du côté ventral, à l'*artère laryngée supérieure* (fig. 137 *f*) et prend dès lors le nom d'*artère carotide externe* (fig. 137 *i*).

La carotide est en rapport en dehors avec les branches ventrales des cinquième, sixième, septième et huitième nerfs cervicaux; elle est recouverte du côté thoracique par le sterno-thyroïdien et le sterno-mastoïdien, et du côté céphalique par la partie mastoïdienne et cervicale du sterno-cléido-mastoïdien. Ces muscles la séparent de la veine jugulaire externe (fig. 65 *s*), située plus superficiellement.

a. **Artère thyroïdienne inférieure** (fig. 137 *w*). C'est une artère peu volumineuse, qui naît soit de l'origine de la carotide, soit du tronc innominé et de l'artère sous-clavière gauche suivant les côtés. Elle se place de suite sur la paroi externe de la trachée où elle se divise. Sa petite branche se dirige du côté caudal et s'anastomose avec les artères œsophagiennes; tandis que la grande branche va vers la tête en suivant le bord de la trachée. Elle fournit sur tout son trajet des artérioles à la trachée, à l'œsophage, au pneumogastrique et au sympathique; ces artérioles s'anastomosent souvent avec celles de l'autre côté, elles vont jusqu'à la muqueuse de l'œsophage et de la trachée. Dans le voisinage de la glande thyroïde (*u*), le tronc principal s'anastomose avec la branche terminale, volumineuse, de l'artère thyroïdienne supérieure, qui sort de la glande.

b. **Artère thyroïdienne supérieure** (fig. 137 *b*). C'est un vaisseau assez volumineux, qui naît de la paroi ventrale de la carotide primitive (*a*). Elle suit la paroi externe du pharynx et se dirige vers l'extrémité céphalique de la glande thyroïde en décrivant un arc, plus rarement en ligne droite. Elle fournit, outre les petits rameaux thyroïdiens, les branches suivantes :

1. **Artère pharyngienne ascendante** (*c*). Peu volumineuse, elle prend naissance près de l'origine de la thyroïdienne supérieure et se divise sur la paroi externe du pharynx en plusieurs branches. Quelques-unes de ces branches se dirigent légèrement du côté ventral, passent entre les cartilages cricoïde et thyroïde et arrivent à la face interne de celui-ci. Elles s'y ramifient dans les muscles et la muqueuse du larynx, et s'anastomosent avec des branches terminales de l'artère laryngée supérieure et de l'artère crico-thyroïdienne. Les autres branches de la pharyngienne ascendante pénètrent dans les muscles du pharynx, et s'y anastomosent avec des rameaux de l'artère laryngée supérieure et avec le rameau cervical inférieur de l'artère occipitale.

2. **Artère crico-thyroïdienne** (*e*). Elle pénètre entre la trachée (*14*) et le sterno-thyroïdien (*6*), en abandonnant des rameaux à ce dernier, ainsi qu'au crico-thyroïdien, et au sterno-hyoïdien. Elle se porte ensuite vers le bord ventral du thyro-hyoïdien (*8*), suit ce muscle et la face externe du cartilage thyroïde, pour pénétrer enfin dans le sterno-hyoïdien. Elle s'y distribue et s'anastomose avec l'artère du côté opposé et avec des rameaux de la branche hyoïdienne de l'artère linguale.

A l'endroit où cette branche terminale de l'artère crico-thyroïdienne, qui semble correspondre à la *branche hyoïdienne* de l'anatomie humaine, passe sur le muscle crico-thyroïdien, elle fournit de petits rameaux qui s'insinuent entre les deux cartilages et pénètrent dans le larynx. Ils s'y distribuent dans la muqueuse et dans les muscles, et s'anastomosent avec des branches de l'artère pharyngienne ascendante et avec l'artère laryngée supérieure. Une autre branche pénètre dans le muscle thyro-hyoïdien et s'y anastomose avec des rameaux de l'artère laryngée supérieure (*f*).

3. Des **branches glandulaires** volumineuses forment la terminaison de l'artère thyroïdienne supérieure. Elles pénètrent dans la glande, s'y ramifient, et ressortent partiellement à son extrémité aborale. L'une d'elles, plus volumineuses que les autres, descend le long de la paroi latérale de la trachée, lui fournit des rameaux, ainsi qu'à l'œsophage, et s'anastomose avec l'artère thyroïdienne inférieure (*w*). Les autres branches terminales de la thyroïdienne supérieure se ramifient dans le sterno-hyoïdien et le sterno-thyroïdien, et s'anastomosent avec l'artère cervicale ascendante.

c. **Artère laryngée supérieure** (fig. 137 *f*). Elle est peu volumineuse et naît de la paroi ventrale de la carotide primitive (*a*), à l'endroit où celle-ci arrive à la face interne du muscle digastrique (₅). Elle se divise bientôt en deux branches dont l'une monte et l'autre descend dans la musculature du pharynx. La dernière (*rameau descendant ou ventral*) se porte vers l'articulation thyro-hyoïdienne en fournissant aux muscles constricteurs du pharynx (₆ et ₇) et au muscle

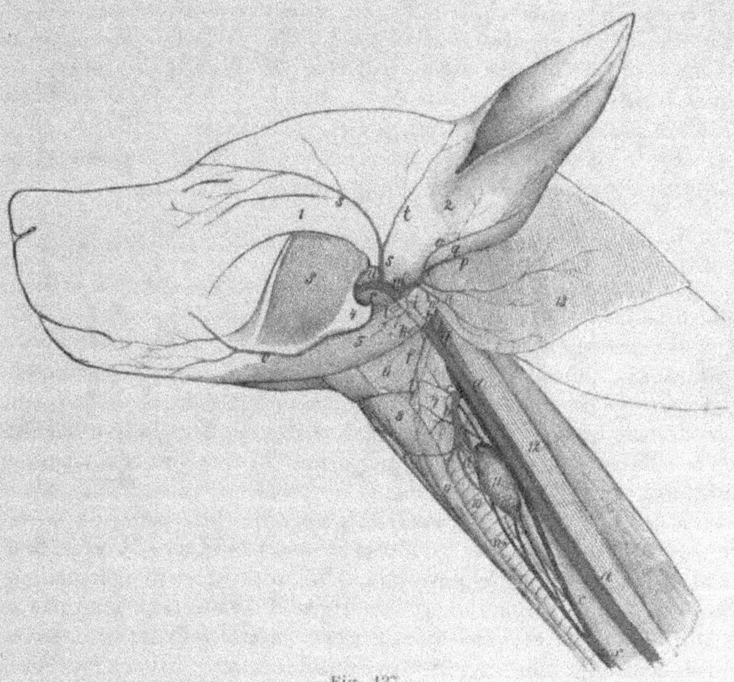

Fig. 137.

RAMIFICATIONS DE L'ARTÈRE CAROTIDE PRIMITIVE. — *a*, Artère carotide primitive; *b*, thyroïdienne supérieure; *c*, pharyngienne ascendante; *d*, branches glandulaires de l'artère thyroïdienne supérieure; *e*, artère crico-thyroïdienne; *f*, laryngée supérieure, *g*, carotide interne; *h*, occipitale; *i*, carotide externe; *k*, linguale; *l*, maxillaire externe; *m*, auriculaire postérieure; *n*, branches mastoïdiennes de cette dernière; *n'*, rameau pour la glande sous-maxillaire; *o*, rameau auriculaire postérieur; *p*, sa branche occipitale; *q*, rameau auriculaire antérieur de l'artère auriculaire postérieure; *r*, artère maxillaire interne; *s*, temporale superficielle; *t*, auriculaire antérieure; *u*, branche massétérique de la temporale superficielle; *v*, artère faciale; *w*, thyroïdienne inférieure; *x*, veine jugulaire interne et ses branches. 1, Arcade zygomatique; 2, pavillon de l'oreille; 3, muscle masséter (couche profonde); 4, apophyse angulaire de la mandibule; 5, muscle digastrique; 6, constricteur moyen du pharynx ou hyo-pharingien; 7, constricteur inférieur du pharynx; 8, thyro-hyoïdien; 9, sterno-thyroïdien; 10, trachée; 11, glande thyroïde; 12, grand droit antérieur de la tête; 13, sterno-cléido-mastoïdien.

thyro-hyoïdien (*s*) de petites branches qui s'anastomosent avec l'artère pharyngienne ascendante (*c*) et avec la crico-thyroïdienne (*e*). Le tronc principal passe sur l'articulation thyro-hyoïdienne, arrive à la face interne du cartilage thyroïde et se distribue aux muscles et à la muqueuse du larynx, au périchondre des divers cartilages, et surtout à la face laryngée de l'épiglotte. Il s'anastomose avec les artères crico-thyroïdienne et pharyngée ascendante. Un rameau se dirige en longeant la corne laryngienne vers le corps de l'os hyoïde, se distribue au muscle hyo-pharyngien et s'anastomose avec des rameaux de l'artère linguale et avec les branches terminales de l'artère crico-thyroïdienne sur le muscle sterno-hyoïdien. La *branche ascendante ou dorsale* naît parfois isolément de la carotide, s'anastomose avec des rameaux de la branche cervicale inférieure de l'artère occipitale, puis, du côté oral avec des rameaux musculaires de l'artère linguale, et se termine dans le muscle grand droit antérieur de la tête.

α. ARTÈRE CAROTIDE INTERNE (OU CÉRÉBRALE) (Fig. 137 *g*).

L'artère carotide interne n'a qu'un faible diamètre chez le chien : elle atteint tout au plus la grosseur de l'artère occipitale. Elle prend naissance un peu du côté aboral de celle-ci, forme une sorte de diverticule, croise la face interne de l'artère occipitale (*h*), parcourt la face externe des muscles droits antérieurs de la tête, en se dirigeant vers la partie basilaire de l'occipital, et pénètre dans le trou déchiré et le canal carotidien *. Elle va jusque près du trou carotidien, puis se réfléchit en dedans et pénètre dans la cavité cranienne. Elle s'y place dans le sillon carotidien et, avant de traverser la dure-mère, elle donne un à deux petits rameaux qui s'anastomosent dans la cavité cranienne avec l'artère méningée moyenne. L'un d'eux (artère ophtalmique interne d'après Bellarminow) abandonne la cavité cranienne par la fissure orbitaire et s'anastomose avec l'artère ophtalmique. Après avoir donné ces rameaux, l'artère carotide se divise en deux branches.

a. **Branche antérieure.** Elle décrit une courbe en se dirigeant obliquement du côté oral et interne et donne les branches suivantes :

1. **L'artère cérébrale moyenne** (*artère Sylvienne*). Elle parcourt la fosse de Sylvius le long du bord nasal de la circonvolution de l'hippocampe, jusqu'à la face externe de l'hémisphère cérébral et

---

* Il faut entendre par *canal carotidien* le conduit qui commence du côté oral par le trou carotidien et se dirige du côté caudal entre la portion basilaire de l'occipital et la bulle tympanique du temporal (à laquelle il semble pourtant appartenir). Il débouche au dehors ensemble avec le trou déchiré ; il communique en même temps avec la cavité cranienne par un orifice spécial.

pénètre en partie dans la scissure de Sylvius, en partie dans la scissure présylvienne. Elle abandonne à la face externe de l'hémisphère de nombreux rameaux dont quelques-uns montent jusqu'au bord interne de l'hémisphère. Les uns se ramifient à l'extérieur, d'autres pénètrent dans l'intérieur de l'hémisphère. Un rameau de l'*artère choroïdienne antérieure* va aux plexus choroïdes latéraux.

2. L'artère cérébrale antérieure. Elle se dirige en dedans et du côté nasal, croise le nerf optique, arrive à la partie orale du chiasma et s'unit par une branche transversale, *artère communicante antérieure*, à son homonyme du côté opposé. Elle envoie auparavant un petit rameau dans la faux du cerveau; c'est l'*artère méningée antérieure*. L'artère cérébrale antérieure se ramifie dans le corps calleux, le lobe olfactif et une partie des lobes frontaux. Sa branche principale vient se placer à la face interne de l'hémisphère, se dirige du côté dorsal, se réfléchit autour du genou du corps calleux, et accompagne cet organe (*artère du corps calleux*). Elle envoie en général une branche terminale vers la scissure en croix, et une autre à la scissure en anse. Ces deux branches arrivent à la face dorsale des hémisphères et s'y ramifient. — A son origine, l'artère du corps calleux donne naissance à l'*artère ethmoïdale antérieure* qui suit la bandelette et le bulbe olfactif dans la direction nasale, abandonne des rameaux à ces parties et pénètre dans la fosse nasale par la lame criblée. Elle s'y anastomose avec les artères ethmoïdale postérieure et sphéno-palatine.

b. **Branche postérieure.** Elle décrit une courbe du côté aboral, et, sous le nom d'*artère communicante postérieure*, elle s'unit avec la branche correspondante de l'artère occipitale (c'est-à-dire l'artère basilaire du cerveau). Comme d'autre part les artères anastomiques sont unies du côté oral, l'*hexagone de Willis* est complètement fermé. Il en part de petits filets qui s'anastomosent entre eux, mais sans former un réseau.

A l'endroit où l'occipitale s'unit à l'artère communicante postérieure, prend naissance l'**artère cérébrale postérieure.** Elle contourne la face externe des pédoncules cérébraux, suit le lobe temporal, et arrive aux tubercules quadrijumeaux et en partie aux couches optiques. — Une ou plusieurs branches (*artère choroïdienne postérieure*) vont aux plexus choroïdes. — Une branche plus volumineuse de l'artère cérébrale postérieure se dirige du côté aboral près des couches optiques, passe à la face interne de l'hémisphère au niveau du bourrelet du corps calleux, envoie un rameau dans le sillon du corps calleux, pénètre dans la scissure spléniale, et, par ses rameaux, dans la

scissure postspléniale, pour arriver enfin à la face dorsale de l'hémisphère.

β. ARTÈRE OCCIPITALE (Fig. 137 *h*).

L'*artère occipitale* est relativement petite ; elle est d'un volume presque égal à celui de l'artère carotide interne. Elle naît de l'artère
carotide primitive (*a*), un peu du côté aboral du muscle digastrique (*ᵢ*),
tout près de la carotide interne (*g*), mais du côté oral par rapport à
celle-ci. Elle croise la face interne de cette artère, et se place sur les
muscles droits antérieurs de la tête auprès de leur insertion en se
dirigeant obliquement vers l'occiput. Elle se réfléchit autour de l'apophyse styloïde de l'occipital, passe sur la face externe de l'occipital et
sous les muscles droits postérieurs de la tête, pour arriver à la face
externe de la portion mastoïdienne du temporal. Elle la parcourt dans
un sillon vasculaire spécial, arrive ensuite dans la gouttière qui sépare
les lignes courbes supérieure et inférieure de l'occipital et se ramifie
enfin dans les muscles droits postérieurs de la tête, dans les muscles
obliques de la tête, dans le muscle occipital et le muscle auriculaire
postérieur, en s'anastomosant avec l'artère auriculaire postérieure et
l'artère temporale superficielle. — Elle donne, dans son trajet, naissance aux branches suivantes :

a. De nombreux **rameaux musculaires** : pour le digastrique,
le stylo-hyoïdien (portion dorsale), les droits postérieurs et les obliques de la tête. Ces rameaux s'anastomosent avec les branches de
l'artère auriculaire postérieure et de la vertébrale.

b. Trois **branches cervicales**. La *branche cervicale inférieure*
naît de l'occipital près de son origine et est relativement volumineuse.
Elle suit le bord ventro-interne du muscle grand droit antérieur de la
tête et lui fournit des vaisseaux qui s'anastomosent avec la branche
cervicale moyenne. Un rameau pénètre dans les constricteurs du pharynx et s'anastomose avec l'artère laryngée supérieure et avec la
pharyngienne ascendante. Les rameaux terminaux de la branche cervicale inférieure se distribuent aux muscles droits de la tête et à la
partie terminale du long du cou, en s'anastomosant avec des branches
de la vertébrale. De petits rameaux se distribuent à la capsule de
l'articulation occipito-atloïdienne, à l'atlas et à l'axis. La *branche cervicale moyenne* naît peu avant le point où l'artère occipitale forme un
coude, contourne l'apophyse styloïde de l'occipital et suit presque la
même direction que la branche cervicale inférieure entre le muscle
petit droit antérieur de la tête et le droit de la tête ; elle fournit des
rameaux à ces muscles ainsi qu'au long de la tête, et s'anastomose

avec la branche cervicale inférieure et avec des rameaux de la vertébrale. De petits rameaux vont également à l'articulation occipito-atloïdienne. — La *branche cervicale supérieure* naît à côté de la précédente, se dirige du côté caudal et ventral, sur la face latérale de l'articulation occipito-atloïdienne, en donnant de petits rameaux aux fléchisseurs de la tête. Au niveau de l'échancrure semi-circulaire de l'aile de l'atlas, elle se divise en un rameau *ventral* et un rameau *dorsal*. Le *premier* fournit encore des vaisseaux aux muscles droits antérieurs de la tête et suit la face ventrale de l'apophyse transverse ou aile de l'atlas. Il s'anastomose avec la branche terminale de l'artère vertébrale et envoie, par le canal latéral de la fossette de l'apophyse transverse, un rameau qui s'unit à l'artère spinale antérieure (voy. aussi artère vertébrale). Le *rameau dorsal* se porte, par l'échancrure semi-lunaire de l'atlas, sur la face spinale de cet os, se ramifie dans les muscles qui y sont situés, et s'anastomose avec des branches de l'artère vertébrale. Une de ses branches (*artère cérébro-spinale*) passe par le trou oblique dans le canal vertébral, traverse la dure-mère, à laquelle elle fournit des vaisseaux et débouche dans un îlot vasculaire qui donne naissance par son angle aboral à l'artère spinale antérieure, et par son angle oral à l'artère basilaire du cerveau.

c. **Artère condylienne**. Elle prend naissance tout à côté de la branche cervicale supérieure, quelquefois par un tronc commun avec elle, puis se dirige directement vers le trou condylien antérieur. Elle se divise en plusieurs branches (d'ordinaire trois). L'une de ces branches se distribue aux fléchisseurs de la tête, l'autre pénètre directement dans la cavité cranienne par le trou déchiré, enfin la troisième accompagne le nerf hypoglosse dans le trou et le canal condyliens, pénètre dans la cavité cranienne et se distribue à la dure-mère.

d. **Artère méningée postérieure** (supérieure) se détache de l'artère occipitale à la limite de la portion mastoïdienne du temporal et de l'*occiput*, pénètre par l'orifice qui se trouve en ce point (fig. 22 ₁₁) dans la cavité cranienne et se distribue à la dure-mère et à la tente du cerveau.

e. **Artère** (ou **tronc**) **basilaire du cerveau**. Elle naît du côté oral de la réunion des artères cérébro-spinales des deux côtés, et du volumineux rameau spinal cervical provenant de la vertébrale, qui pénètre entre la deuxième et la troisième vertèbres cervicales. La réunion de ces vaisseaux a d'ordinaire la forme d'un anneau; de son angle aboral part l'artère spinale antérieure (voir plus bas). Le tronc basilaire suit la face basilaire de la moelle allongée ou bulbe rachidien et du pont de Varole et se place dans le sillon médian de cette face. Puis il se divise en une branche droite et une branche gauche; chacune de ces divisions s'unit au rameau postérieur de la carotide interne du même côté. Elles portent le nom d'artères communicantes postérieures et ferment l'hexagone artériel de Willis en arrière. L'artère basilaire fournit :

1. Des **rameaux pour la moelle allongée**. Ils se portent en dehors et se distribuent à la moelle allongée.

2. **Artère cérébelleuse inférieure et postérieure**. Elle va à peu près jusqu'à la moitié aborale du cervelet; dans la plupart des cas elle est double.

3. **Artère cérébelleuse antérieure, inférieure et supérieure**. Ce sont d'ordinaire deux rameaux, destinés à la partie du cervelet qui est recouverte par le cervean. Ils naissent du côté oral et au niveau de la protubérance annulaire, contournent les pédoncules cérébraux, puis se portent du côté caudal vers le cervelet.

4. **Artère auditive interne**. Elle suit le trajet du nerf auditif et naît parfois de l'artère cérébelleuse postérieure.

5. **Artère méningée supérieure ou postérieure**. Elle provient en règle générale directement de l'occipitale (voy. plus haut).

6. **Artère spinale antérieure**. Elle parcourt du côté caudal le sillon longitudinal antérieur jusqu'à l'extrémité de la moelle en fournissant constamment des ramuscules à celle-ci. Sur son trajet elle reçoit dans l'intervalle des vertèbres des rameaux des artères vertébrales, intercostales, lombaires et sacrées qui viennent la renforcer.

γ. ARTÈRE CAROTIDE EXTERNE

L'*artère carotide externe* (fig. 137 *i*) ou branche terminale de la carotide primitive (*a*) passe entre le muscle digastrique (*s*) et l'hyopharyngien ou constricteur moyen du pharynx (*o*), et donne naissance à l'*artère linguale* (*k* et fig. 139 *d*) entre la corne laryngienne et la corne moyenne de l'hyoïde. Après avoir émis l'*artère maxillaire externe* (*l* et fig. 139 *e*) au niveau du bord dorso-externe de la branche dorsale de l'hyoïde, elle prend le nom d'*artère maxillaire interne* (*r* et fig. 139 *h*).

a. **Artère linguale** (fig. 139 *d*). Elle naît de la carotide externe (*a*); accompagnée par les nerfs grand hypoglosse et glosso-pharyngien, elle suit le bord ventro-interne du digastrique et le bord ventral du styloglosse, se place sur l'hyo-pharyngien (*o*) et se dirige du côté oral en longeant la face externe et le bord externe de la corne moyenne de l'hyoïde. Elle dépasse la face interne du muscle hyo-glosse (₆), se porte ensuite entre ce muscle et le génio-glosse et s'avance jusqu'à la pointe de la langue en suivant la face externe du génio-glosse. C'est cette dernière partie de l'artère qui porte, chez l'homme, le nom d'*artère ranine ou profonde de la langue*.

Elle fournit :

1. Des **rameaux musculaires** pour les muscles de la langue et des artérioles pour la muqueuse de cet organe. Il faut noter parmi eux : α. Un rameau qui va au muscle digastrique et qui s'anastomose avec un rameau de la carotide externe et avec un autre de la maxillaire externe, qui pénètrent tous deux dans le muscle ; β. Deux rameaux que l'on peut désigner sous le nom d'*artères palatines ascendantes*. Elles vont à la base de la langue, aux muscles et à la muqueuse du voile du palais et du pharynx, à l'organe de Meyer et aux piliers du voile du palais. Elles s'anastomosent avec l'artère du voile du palais et la temporale profonde.

2. Le **rameau hyoïdien**. Il prend naissance à l'endroit où l'artère linguale passe sur la face externe de la corne moyenne de l'hyoïde. Il contourne cette corne, se porte sur la face interne du muscle hyo-glosse et se dirige vers la pointe de la langue. Ce rameau fournit aux muscles hyo-glosse, mylo-glosse, stylo-glosse, cérato-hyoïdien et sterno-hyoïdien des artères, dont certaines s'anastomosent avec les artères crico-thyroïdienne et laryngée supérieure. Il se ramifie ensuite dans les muscles génio-glosse et génio-hyoïdien et dans le lingual ; ses branches s'anastomosent avec des branches semblables de l'autre côté. Un rameau particulièrement volumineux constitue l'*artère médiane de la langue*. Elle naît du rameau hyoïdien et se dirige vers la pointe entre les deux génio-hyoïdiens. Elle se distribue à ces muscles, ainsi qu'au génio-glosse et au mylo-hyoïdien, et s'anastomose avec l'artère maxillaire externe.

3. Des **rameaux** qui vont au muscle lingual, à la muqueuse de la langue, à la lyte, etc., ainsi que des branches anastomotiques pour l'artère homonyme de l'autre côté.

b. **Artère maxillaire externe** (fig. 139 *e*). Au niveau du bord dorso-externe de la corne supérieure de l'os hyoïde, la carotide externe (*a*) donne naissance à l'artère maxillaire externe et prend elle-même le nom d'artère maxillaire interne. La *maxillaire externe*, sensiblement moins volumineuse que l'artère linguale, passe au bord dorso-interne du digastrique (fig. 137 ,) et sur la face interne du muscle ptérygoïdien (,) à son union avec le masséter, puis elle se dirige vers le bord oral de celui-ci. Avant de l'atteindre, elle se divise en *artères sublinguale* (*g*) et *artère faciale* (*f*). Elle fournit :

1. Une **branche glandulaire** volumineuse pour les glandes sublinguale et sous-maxillaire.

2. Des **branches musculaires** pour le stylo-glosse, le digastrique, et le ptérygoïdien, ainsi que des rameaux pour la muqueuse de la langue et des filets anastomotiques pour l'artère linguale.

3. L'**artère sublinguale** (*g*). Elle suit le bord dorsal du digas-

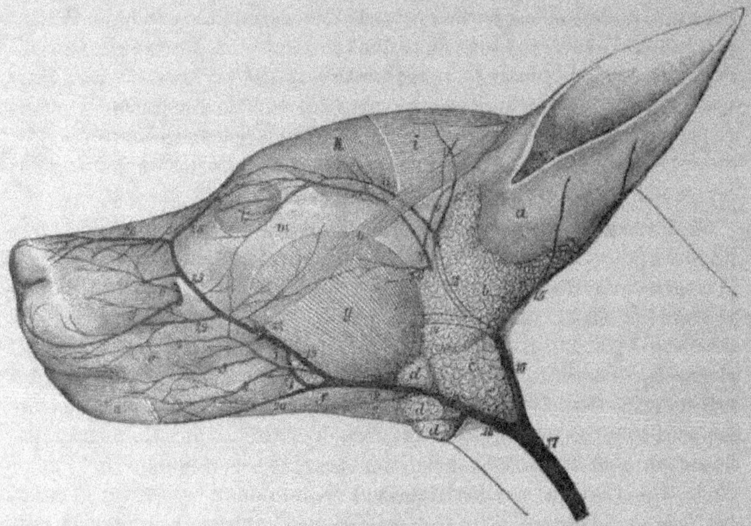

Fig. 138.

Artères et veines superficielles de la tête. — 1, Artère faciale; 2, artère coronaire labiale inférieure; 3, artère de la commissure des lèvres; 4, artère coronaire labiale supérieure; 5, artère sous-orbitaire (lateralis nasi); 6, artère du dos du nez (dorsalis nasi); 7, artère temporale superficielle; 8, son rameau massétérin; 9, artère auriculaire antérieure; 10, artère zygomatico-orbitaire; 11, veine zygomatico-orbitaire; 12, veine auriculaire antérieure; 13, veine temporale superficielle; 14 et 16, veines maxillaires internes; 15, grande veine auriculaire; 17, veine jugulaire externe; 18, veine maxillaire externe; 19, veine faciale; 20, veine labiale inférieure; 21, veine du buccinateur; 22, rameau veineux anastomotique; 23, origine de la veine faciale; 24, veine labiale supérieure; 25, veine de l'angle interne de l'œil; 26, veine du dos du nez (dorsalis nasi). *a*, Pavillon de l'oreille; *b*, glande parotide; *c*, glande sous-maxillaire; *d*, ganglions lymphatiques superficiels du conduit laryngien; *e*, muscle mylo-hyoïdien; *f*, digastrique; *g*, masséter; *h*, grand zygomatique; *i*, scutellaire; *k*, temporal; *l*, orbiculaire des paupières; *m*, arcade zygomatique; *n*, risorius de Santorini; *o*, buccinateur.

trique, se place ensuite entre le mylo-hyoïdien (*g*) et la mandibule jusqu'à l'angle du menton. Elle y prend le nom d'*artère sous-mentale*, donne des rameaux au périoste, à la muqueuse de la région, à la peau du menton, et s'anastomose avec l'artère alvéolaire inférieure et avec la labiale inférieure. Elle abandonne auparavant aux muscles digastrique, mylo-hyoïdien et génio-hyoïdien, des rameaux qui s'anastomosent entre eux et avec des rameaux de la linguale.

4. **Artère faciale** (fig. 138 ₁). Elle passe entre l'angle de la mâchoire et le digastrique (*f*), puis entre celui-ci et le masséter (*g*) et quitte la région du cou, où elle abandonne des rameaux aux ganglions lymphatiques, pour passer à la face. Elle monte ensuite le long du bord oral ou sur la face externe du masséter vers le dos du nez et se termine sous le nom d'artère coronaire labiale supérieure (₁). Elle est recouverte, ainsi que ses branches, par les muscles peauciers de la face et repose sur les muscles de la joue (*o*). Elle fournit :

α. *L'artère labiale inférieure ou coronaire labiale inférieure* (₂). Située sur les glandes et les muscles de la joue (*o*), sous le muscle risorius de Santorini, cette artère se dirige vers la lèvre inférieure. Elle se distribue dans les muscles et les organes que nous venons de mentionner, à la peau, au périoste et s'anastomose avec l'artère de la commissure des lèvres, la labiale supérieure, l'alvéolaire inférieure et la sous-mentale.

β. *L'artère de la commissure des lèvres* (₃). Elle est parallèle à la précédente, va à la commissure des lèvres et se distribue aux muscles de la joue, à la muqueuse, à la commissure et à la lèvre supérieure. Elle s'anastomose avec les labiales supérieure et inférieure, et avec la sous-orbitaire.

γ. *L'artère labiale supérieure ou coronaire labiale supérieure* (₄). Elle constitue le prolongement de l'artère faciale, après l'abandon par celle-ci de petits rameaux au masséter et à la paupière inférieure. Elle s'infléchit du côté oral, sur l'apophyse alvéolaire du maxillaire supérieur, étant recouverte partiellement en ce point par le muscle grand zygomatique (*h*). Elle se dirige parallèlement à la précédente vers la lèvre supérieure et le nez et se distribue au zygomatique, aux muscles de la joue, à la peau, à la muqueuse de la joue et à la lèvre supérieure. Ses rameaux s'anastomosent avec l'artère de la commissure des lèvres et la sous-orbitaire. Les rameaux massétérins, de même que ceux de la paupière inférieure, s'anastomosent avec l'artère transverse de la face.

c. **Artère maxillaire interne** (fig. 139 *h*). Après avoir donné naissance à l'artère maxillaire externe, la carotide externe prend le nom d'*artère maxillaire interne*. Elle monte entre la face interne du muscle digastrique et la face externe de la corne supérieure de l'hyoïde et du muscle stylo-glosse, parfois aussi de la bulle tympanique, en se dirigeant du côté dorso-oral. Elle se recourbe ensuite par-dessus la bulle tympanique presque à angle droit vers l'articulation temporo-maxillaire, passe sur la face ventrale de l'apophyse postglénoïde du temporal et sur l'apophyse articulaire ou condylienne de la mandibule. Elle remonte ensuite vers le bord oral de l'apophyse articulaire en se dirigeant du côté dorso-interne et pénètre dans le canal ptérygoïdien. Elle le traverse à côté du rameau maxillaire supérieur du trijumeau, arrive à la face externe du ptérygoïdien (7), près de son insertion, et passe sur cette face externe en se dirigeant vers l'orifice du canal sous-orbitaire. Elle se divise en ce point en artère sous-orbitaire (*u*) et en tronc sphénopalato-nasal (*v*).

Elle abandonne, avant d'arriver au trou ptérygoïdien, les branches suivantes : 1. *l'artère auriculaire postérieure* (*i* et fig. 137 *m*) ; 2. *l'artère*

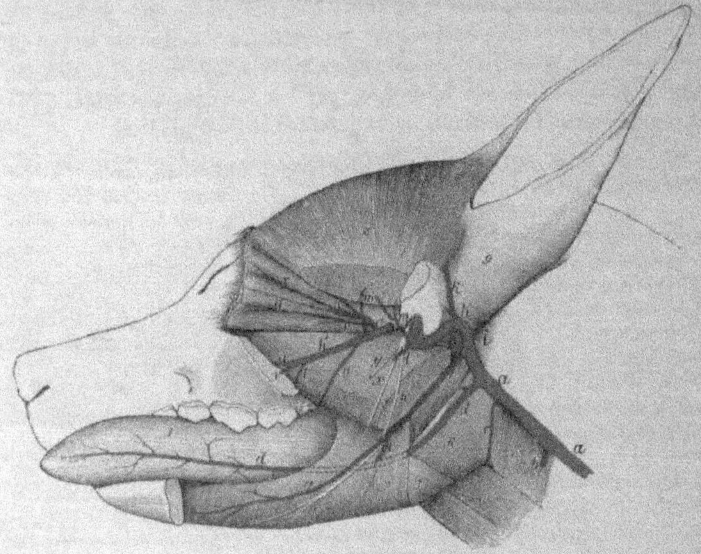

Fig. 139.

RAMIFICATIONS DE L'ARTÈRE MAXILLAIRE INTERNE. — *a*, Artère carotide primitive (et externe); *b*, artère thyroïdienne supérieure; *c*, laryngée supérieure; *d*, linguale; *e*, maxillaire externe; *f*, faciale; *g*, sub-linguale; *h*, maxillaire interne; *h'*, sa branche terminale; *i*, auriculaire postérieure; *k*, temporale superficielle; *l*, alvéolaire inférieure; *m*, temporale profonde postérieure; *m'*, temporale profonde antérieure; *n*, artère du buccinateur; *o*, ophthalmique; *p*, sa branche musculaire; *q*, artère lacrymale; *r*, frontale; *s*, ethmoïdale (postérieure); *t*, artère du voile du palais; *u*, sous-orbitaire; *v*, tronc commun de l'artère sphéno-palatine et de la palatine descendante; *w*, nerf mylo-hyoïdien; *x*, nerf lingual; *y*, nerf alvéolaire inférieur. 1, Langue; 2, muscle mylo-hyoïdien; 3, hyoglosse; 4, thyro-hyoïdien; 5, constricteur inférieur du pharynx; 6, constricteur moyen du pharynx ou hyo-pharyngien; 7, ptérygoïdien; 8, temporale; 9, base du papillon de l'oreille. — L'arcade zygomatique et la glande orbitaire sont enlevées.

temporale superficielle (*k* et fig. 137 *s*) ; 3. *l'artère alvéolaire inférieure* (*l*) ; 4. *l'artère temporale profonde postérieure* (*m*) ; 5. des *rameaux ptérygoïdiens* (*rameaux musculaires* pour le ptérygoïdien) ; 6. *l'artère méningée moyenne* ; 7. un *rameau* peu volumineux qui accompagne la corde du tympan.

Du trou ptérygoïdien jusqu'au canal sous-orbitaire, la maxillaire interne fournit : 1. des *rameaux musculaires* pour le temporal et le ptérygoïdien ; 2. l'*artère ophthalmique* (o) ; 3. l'*artère temporale profonde moyenne et antérieure* (m') ; 4. l'*artère du buccinateur* (n) ; 5. l'*artère du voile du palais* (t).

1. Artère grande auriculaire ou auriculaire postérieure (fig. 137 m). Elle prend naissance au niveau du bord dorsal de la corne supérieure de l'hyoïde et à la hauteur du bord dorso-interne du digastrique (₂), avant l'origine de la temporale superficielle (s). Elle monte le long du digastrique, vers l'oreille (₄), recouverte par la parotide. Elle fournit, près du tendon du sterno-mastoïdien, une ou deux *branches mastoïdiennes* (n) et se dirige du côté dorsal, en suivant la face aborale de la base du pavillon. Elle passe ensuite sur la partie aborale du muscle temporal, parcourt ce muscle en se dirigeant en dedans, et s'y termine en s'anastomosant avec l'artère temporale profonde. Elle est accompagnée, ainsi que ses divisions principales, par le nerf auriculaire postérieur et ses ramifications.

Elle fournit :

α. Une *branche mastoïdienne* (parfois double). Celle-ci se dirige du côté thoracique sur le sterno-cléido-mastoïdien (₁₃), auquel elle se distribue, et envoie un rameau (n') à la glande sous-maxillaire (*artère supérieure de la glande sous-maxillaire*). Elle en fournit aux extenseurs de la tête un autre, qui s'anastomose avec les artères vertébrale et occipitale. Enfin des artérioles vont à la partie supérieure du trapèze, à l'angulaire de l'omoplate, à la peau, et s'anastomosent avec l'artère cervicale profonde.

β. *Artère stylo-mastoïdienne*. C'est un rameau peu important qui se distribue au muscle stylo-hyoïdien (portion dorsale), et qui pénètre ensuite dans le trou stylo-mastoïdien en accompagnant le nerf facial.

γ. Un ou plusieurs *rameaux auriculaires postérieurs* (o) qui se ramifient dans la face postérieure du pavillon, le muscle auriculaire postérieur, la parotide, la peau du pavillon et d'une partie du cou, les muscles scutullaire et transverse de l'oreille. Quelques-unes de ses divisions (rameaux perforants) se portent à la face interne du pavillon. Les rameaux s'anastomosent entre eux et avec les artères auriculaire antérieure, cervicale profonde et temporale superficielle.

δ. *Branche temporale antérieure ou occipitale* (p). Elle suit le bord aboral du temporal en se dirigeant vers la ligne médiane et se termine dans ce muscle.

ε. *Branche auriculaire antérieure* (q). Elle est placée entre le pavillon et le muscle temporal et va au muscle auriculaire antérieur, au rotateur de l'oreille et au cartilage du pavillon en se dirigeant en dedans. Elle se ramifie dans ces parties, dans le muscle auriculaire postérieur, le scutullaire, l'occipital, le transverse de l'oreille et dans le pavillon. Elle s'anastomose avec les artères auriculaire antérieure, temporale superficielle, et avec la branche auriculaire postérieure.

ζ. Des *rameaux pour le périoste et la peau*.

2. **Artère temporale superficielle** (fig. 138 *i*). Elle naît de la convexité de l'arc formé par l'artère maxillaire interne (fig. 137 *r*). Recouverte tout d'abord par la parotide (*b*), elle passe sur la face externe de l'arcade zygomatique en se dirigeant vers le vertex. Arrivée au côté dorsal de cette arcade, elle s'infléchit vers l'œil et prend le nom d'**artère zygomatico-orbitaire** (*io*). Recouverte par la forte aponévrose du muscle temporal, elle chemine avec la veine correspondante parallèlement à l'arcade zygomatique. Dans le voisinage du ligament orbitaire, l'artère se divise en deux branches, l'une dorso-interne, l'autre ventro-externe. La première va à la paupière inférieure et à ses muscles, au scutullaire et, sous le nom de *rameau frontal*, à la peau et aux muscles du front (en s'anastomosant avec les artères externe et dorsale du nez et la labiale supérieure). La branche ventrale se perd dans la paupière inférieure. L'artère temporale superficielle fournit :

α. Des *rameaux massétérins* pour le masséter et la peau. Ils s'anastomosent entre eux et avec les artères maxillaire externe et faciale.

β. *Artère transverse de la face*. C'est d'ordinaire un fin rameau d'une branche massétérine, qui longe le muscle zygomatique et s'anastomose avec l'artère faciale. Elle se distribue au muscle zygomatique et à la peau.

γ. Des *rameaux glandulaires et musculaires* pour la parotide, les ganglions lymphatiques (ganglion auriculaire), le muscle scutullaire, les muscles de la base de l'oreille et l'auriculaire antérieur. Il y a en outre des rameaux pour le périoste.

δ. *Artère auriculaire antérieure* (*5*). Elle prend naissance au bord ventral de l'arcade zygomatique et se distribue à la partie orale et interne du pavillon, ainsi qu'aux muscles qui y sont situés. Elle s'anastomose avec l'artère auriculaire postérieure.

ε. Des *rameaux temporaux* (tenant lieu d'une *artère temporale moyenne* distincte), pour le muscle temporal. Ils s'anastomosent avec l'artère occipitale. Il y a en outre des rameaux pour le pavillon, qui s'unissent à l'artère auriculaire postérieure.

3. **Artère alvéolaire inférieure** (fig. 139 *l*). Elle se détache de l'artère maxillaire interne au point précis où celle-ci se porte du côté dorsal, à la face orale de la partie interne de l'apophyse articulaire ou condylienne de la mandibule. Située entre le muscle ptérygoïdien interne (*g*) et la mandibule, elle pénètre avec le nerf alvéolaire inférieur (*y*) par le trou mandibulaire postérieur dans le canal alvéolaire et le parcourt en se dirigeant vers son orifice antérieur. Elle donne sur tout son trajet de petits rameaux qui pénètrent dans l'os et qu'on peut suivre jusqu'aux alvéoles. Ces *rameaux dentaires* se distribuent aux alvéoles et aux dents. Au niveau de la troisième ou quatrième molaire, l'artère fournit en outre une branche plus volumineuse que les autres, qui traverse le trou mentonnier avec le tronc principal.

Ces deux vaisseaux arrivés à l'extérieur, correspondent à l'*artère men-tonnière* de l'anatomie humaine. Ils se distribuent à la lèvre inférieure, à ses muscles, à la muqueuse et aux gencives et s'anastomosent avec les artères labiale inférieure et sous-mentale. Le tronc principal s'avance jusqu'au milieu de la lèvre inférieure où il s'anastomose avec l'alvéolaire inférieure du côté opposé.

4. **Artères temporales profondes** (fig. 139 *m* et *m'*). L'*artère temporale profonde postérieure* (*m*) est la plus volumineuse des trois artères qui portent ce nom. Elle naît de la maxillaire interne après l'alvéolaire inférieure (*l*) et se dirige du côté dorsal, à la face interne de l'apophyse coronoïde du maxillaire inférieur. Située dans l'épaisseur du muscle temporal, elle se distribue à ce muscle jusqu'à la région irriguée par l'artère auriculaire postérieure. Elle fournit : un rameau qui longe le muscle ptérygoïdien (*¡*), et va aux piliers antérieurs du voile du palais, en s'anastomosant avec l'artère palatine ascendante et des rameaux de l'artère maxillaire interne; un *rameau massétérin* qui se réfléchit autour de la mandibule au niveau de l'échancrure semi-lunaire et se ramifie profondément dans le masséter, le périoste et une partie du muscle temporal. L'artère temporale profonde postérieure envoie également des rameaux au périoste des pariétaux et de l'arcade zygomatique. Les *artères temporales profondes moyenne et antérieure* (*m'*) prennent naissance à côté de l'artère ophthalmique (*o*), et se dirigent du côté dorsal, c'est-à-dire vers le front. Elles sont d'abord superficielles et s'enfoncent ensuite dans le muscle temporal, auquel elles se distribuent. Elles envoient en outre des rameaux au tissu adipeux de l'orbite, à l'arcade zygomatique, à la glande orbitaire et au périoste de la calotte cranienne. Elles s'anastomosent entre elles et avec la temporale superficielle. L'une des deux artères manque souvent. L'artère temporale profonde antérieure naît fréquemment de la buccinatrice ou artère du buccinateur (*n*).

5. **Artère méningée moyenne**. C'est une artère volumineuse qui naît immédiatement avant l'entrée de l'artère maxillaire interne dans le canal ptérygoïdien et pénètre, à côté du rameau maxillaire inférieur du trijumeau, dans le trou ovale ou dans un orifice spécial séparé de celui-ci, le trou épineux, et de là dans la cavité cranienne, où elle se distribue à la dure mère. Elle donne une branche qui ressort par la scissure orbitaire et s'anastomose avec l'artère ophthalmique. D'autres rameaux de la méningée moyenne s'anastomosent en outre avec la carotide interne. Ses ramifications, antérieures, postérieures, etc., creusent des sillons très apparents dans la calotte cranienne.

6. Artère ophthalmique (fig. 139 *o*) *. Elle naît de l'artère maxillaire interne (*h*) (chez l'homme, de la carotide interne), après sa sortie du canal ptérygoïdien. Elle est située d'abord entre l'aponévrose périorbitaire et le muscle temporal, puis à la partie orbitaire du frontal en dehors de l'aponévrose périorbitaire, jusqu'au trou ethmoïdal; elle pénètre par cet orifice dans la cavité cranienne sous le nom d'*artère ethmoïdale* (*s*). Peu après son origine elle donne (souvent par l'intermédiaire d'un de ses rameaux musculaires) une *branche anastomotique* qui va à la carotide interne par la fente orbitaire. D'après Bellarminow, qui la désigne sous le nom d'artère ophthalmique interne, c'est elle qui fournirait l'artère *centrale de la rétine*. L'artère ophthalmique donne les branches suivantes :

α. Deux *rameaux musculaires* pour les muscles de l'œil. L'un d'eux se distribue surtout aux droits externe et supérieur, à l'aponévrose périorbitaire, au tissu adipeux de l'orbite, au muscle rétracteur de l'œil et à la glande lacrymale. L'autre fournit des branches aux droits interne et inférieur, au rétracteur et à l'oblique externe. Ces deux rameaux sont souvent unis à leur origine. Ils s'anastomosent avec l'artère frontale et le rameau malaire. Au voisinage du globe, ils envoient à cet organe de petites artères qui pénètrent dans la sclérotique (*artères ciliaires antérieures*).

β. *Artère lacrymale* (*q*). C'est un vaisseau peu volumineux, qui accompagne le nerf du même nom en longeant le muscle droit externe; il se ramifie dans la glande lacrymale et la paupière supérieure.

γ. *Artère frontale* (*r*). Située en dehors du droit supérieur, en dedans de l'aponévrose périorbitaire, elle se distribue à ce muscle ainsi qu'au droit interne, à l'oblique externe, au tissu adipeux orbitaire et à l'aponévrose périorbitaire. Elle va jusqu'à la paupière supérieure et à l'angle externe des paupières, où elle s'anastomose avec la temporale superficielle.

δ. *Artères ciliaires postérieures*. Elles sont au nombre de deux, accompagnent le nerf optique et par des rameaux anastomotiques constituent autour de celui-ci une sorte de réseau. A l'endroit où le nerf pénètre dans le globe, ces deux artères forment un anneau à la sclérotique. Il en part de chaque côté une *artère ciliaire longue postérieure* et de nombreuses *artères ciliaires courtes postérieures*.

ε. *Artère ethmoïdale (postérieure)* (*s*). Elle pénètre par le trou ethmoïdal dans la cavité cranienne, et se divise en deux branches qui donnent des rameaux à la dure-mère (*artères méningées antérieures*), qui s'anastomosent avec l'artère du corps calleux. Ses autres branches abandonnent la cavité cranienne par les trous ethmoïdaux, s'épanouissent dans les cellules ethmoïdales, la muqueuse qui recouvre l'ethmoïde, et la cloison des fosses nasales (*artère nasale antérieure*), où elles forment un réseau qui présente des anastomoses nombreuses avec celui de l'artère palatine descendante et avec l'artère de la sous-cloison du nez (branche de la sous-orbitaire). D'autres rameaux se portent à la muqueuse de la partie dorsale des fosses nasales, où ils s'anastomosent avec l'artère sphéno-palatine.

---

* Pour les détails de l'Angéiologie de l'œil, l'artère centrale de la rétine, les artères ciliaires, voir le chapitre consacré à l'organe de la vision.

7. Artère buccinatrice ou **artère du buccinateur** (fig. 139 *n*). Elle prend naissance à côté des artères temporales profondes moyenne et antérieure. Elle se porte en dehors accompagne le nerf buccinateur le long du muscle ptérygoïdien (*j*), dans la direction des molaires, et se distribue aux muscles, aux glandes et à la muqueuse de la joue, en s'anastomosant avec les divers rameaux de l'artère faciale.

8. Artère palatine ou du voile du palais (fig. 139 *t*). Elle prend naissance peu avant la division de l'artère maxillaire interne, parcourt la face externe de la portion orale du muscle ptérygoïdien (*j*) en se dirigeant vers le voile du palais et envoie à ce muscle un *rameau ptérygoïdien*. Elle arrive au muscle du voile du palais en suivant la face interne de l'apophyse ptérygoïde du maxillaire supérieur. On peut la suivre jusqu'au bord libre du voile dans l'épaisseur de ce muscle, auquel elle se distribue, ainsi qu'aux glandes et à la muqueuse, par des rameaux nombreux. Elle s'anastomose avec les artères palatines ascendante et descendante et envoie également de petits rameaux au palais osseux.

9. Artère sous-orbitaire (*artère alvéolaire supérieure*) (fig. 139 *u*). C'est le prolongement de l'artère maxillaire interne, dont elle suit la direction primitive. Elle donne immédiatement après son origine, l'*artère orbitaire*. Elle naît parfois de la maxillaire interne avant la division de celle-ci, ou même de l'artère du voile du palais. Elle pénètre aussitôt, accompagnée du nerf sous-orbitaire, dans le canal de ce nom, où elle fournit bientôt l'*artère palpébrale inférieure* et, durant tout son trajet, de petits rameaux au maxillaire et aux molaires (*rameaux dentaires*). Peu avant l'extrémité du canal, elle se divise en plusieurs branches qui émergent par le trou sous-orbitaire (fig. 138). Celle de ces branches qui est située plus en avant dans la direction ventrale s'anastomose avec l'artère labiale supérieure (*j*) et l'artère de la commissure des lèvres (*j*). La branche moyenne, plus volumineuse que les autres, est l'**artère nasale externe** (lateralis nasi) (*j*). (Franck lui donne le nom d'artère coronaire supérieure des lèvres. Recouverte par les muscles de la joue, elle parcourt la face externe du maxillaire supérieur en se dirigeant vers le nez et se distribue aux muscles des joues et du nez, ainsi qu'à la peau de cette région. Elle se divise près de la lèvre supérieure en plusieurs rameaux qui se distribuent aux muscles de la lèvre supérieure. Le plus volumineux de ces rameaux parcourt l'épaisseur de la lèvre près de son bord libre, en se dirigeant vers la ligne médiane. Il se distribue à la muqueuse de cette partie de la lèvre et s'anastomose avec un rameau semblable venu de l'autre côté ; arrivé près de la ligne médiane, il s'élève vers l'orifice antérieur du nez, donne des artères au museau et à la peau des narines, à la sous-cloison du nez (**artère de la partie mobile de la sous-cloison**) qui s'anastomosent avec l'artère ethmoïdale ; enfin d'autres rameaux aux cartilages du nez, qui ont des anastomoses nombreuses avec l'artère sphéno-palatine et la palatine descendante. — Le rameau terminal quitte le bout du museau pour se porter sur le dos du nez du côté aboral et s'anastomose avec les rameaux dorsaux de l'artère sous-orbitaire (*artère du dos du nez*) (β). Ceux-ci, aussitôt sortis du trou sous-orbitaire, se dirigent du côté dorsal, c'est-à-dire vers le dos du nez. — Les branches terminales s'anastomosent en outre avec l'artère temporale superficielle.

α. L'*artère orbitaire* se distribue principalement à la glande orbitaire ; ses rameaux les plus fins pénètrent dans les petits orifices situés à la hauteur des dernières molaires.

β. Le *rameau malaire* (*artère palpébrale inférieure*) est un vaisseau assez volumineux, qui naît de la sous-orbitaire après son entrée dans le canal de ce nom. Il se dirige du côté aboral jusque dans l'orbite, fournit des artères au muscle petit oblique et à l'aponévrose orbitaire. Puis il se réfléchit sur le rebord orbitaire de l'os malaire et se divise en plusieurs rameaux qui se distribuent à la paupière inférieure, et dont quelques-unes se dirigent du côté oral dans les muscles situés dans cette région, en s'anastomosant avec des branches de la sous-orbitaire.

10. Artère grande palatine ou palatine descendante. Elle naît d'ordinaire d'un tronc très court qui lui est commun avec la sphéno-palatine (fig. 139 *v*) et qui est situé à la face externe du muscle ptérygoïdien (β). Elle parcourt le canal et le sillon palatins avec le nerf grand palatin en se dirigeant vers les lèvres. Du côté aboral des incisives, elle se recourbe en dedans vers celle de l'autre côté et s'abouche avec elle. De cet arc artériel partent des rameaux pour la muqueuse, les dents, le périoste, etc. L'artère palatine fournit des rameaux nombreux au palais et à son plafond osseux. Ceux qui naissent immédiatement après la sortie de l'artère du trou palatin interne s'anastomosent avec l'artère petite palatine. Ceux que l'artère émet dans le reste de son trajet s'anastomosent avec des rameaux correspondants venus de l'autre côté. L'un d'eux, plus volumineux que les autres, va à l'alvéole de la canine. Le plus considérable de tous traverse la fente palatine et pénètre dans les fosses nasales (*rameau palato-nasal*). Il y donne des branches qui s'épanouissent dans la muqueuse de la sous-cloison (artère antérieure de la cloison) et y forment un réseau qui communique avec un réseau semblable constitué par l'artère ethmoïdale. Du côté aboral on trouve en outre des anastomoses avec une branche de l'artère sphéno-palatine, et du côté oral avec le rameau de la sous-cloison provenant de l'artère sous-orbitaire.

11. Artère sphéno-palatine (*artère nasale postérieure*). Elle naît d'ordinaire d'un tronc commun avec l'artère palatine descendante (fig. 139 *v*). Elle pénètre dans les fosses nasales par le trou sphéno-palatin, parcourt la face interne du maxillaire supérieur en se dirigeant du côté oral et donne quelques rameaux aux cellules de l'ethmoïde, à la cloison des fosses nasales (*artère postérieure de la sous-cloison*), à la muqueuse des fosses nasales et au vomer. Puis elle se divise en quatre ou cinq branches (*artères postéro-externes des fosses nasales*) de volume à peu près égal, qui se portent du côté oral en suivant, dans l'épaisseur de la muqueuse de la paroi externe des fosses nasales (la plus considérable est située sur la crête de la face interne du maxillaire supérieur), une direction à peu près parallèle. Elles abandonnent sur tout leur trajet des rameaux aux cornets et aux cartilages du nez. — Les branches de cette artère s'anastomosent avec l'artère ethmoïdale, le rameau palato-nasal et la branche de la sous-cloison venue de la sous-orbitaire.

RAMIFICATIONS DE L'ARTÈRE SOUS-CLAVIÈRE [*]

a. **Artère vertébrale** (fig. 140 *e*). Elle prend naissance un peu du côté aboral de la première côte et tout près du tronc costo-cervical; à droite elle naît le plus souvent de ce tronc même. Elle se dirige du côté du cou, en dépassant la face interne du tronc costo-cervical (*f*) et quitte la cavité thoracique en longeant le muscle long du cou. Elle arrive ensuite, recouverte par le scalène, à la face ventrale de l'apophyse transverse de la septième vertèbre cervicale et pénètre dans le canal des apophyses transverses par le trou transversaire de la sixième vertèbre cervicale. Elle suit ce canal jusqu'à l'axis, le quitte par le trou transversaire de cette vertèbre, passe sur l'articulation des apophyses obliques de l'axis et de l'atlas, arrive dans la fossette de l'aile de l'atlas par le trou transversaire de cette vertèbre et s'y anastomose avec le rameau cervical supérieur de l'artère occipitale. Elle envoie en outre une branche anastomotique à l'artère basilaire et à l'artère spinale antérieure. Elle fournit :

1. Des **branches spinales cervicales**. Chaque orifice inter-vertébral donne passage à une de ces branches, qui pénètre dans le canal

[*] Pour les rapports de ces ramifications avec les veines correspondantes voy. fig. 154 et 155.

vertébral et s'anastomose avec l'artère spinale antérieure. — Celle qui pénètre entre la deuxième et la troisième cervicales est particulièrement volumineuse et forme d'ordinaire, avec sa symétrique de l'autre côté, une couronne artérielle qui donne naissance par son angle aboral à l'artère spinale antérieure, et par son angle oral à l'artère basilaire du cerveau.

2. **Rameaux musculaires**. Ils sont destinés à tous les muscles situés sur les côtés du cou. Ils s'anastomosent entre eux et avec des branches des artères occipitale, cervicale profonde et ascendante.

3. **Rameaux articulaires** pour les articulations intervertébrales.

4. **Branche cervicale supérieure**. Elle prend naissance dans le canal transversaire de la troisième cervicale, en sort entre cette vertèbre et l'axis, et possède un calibre supérieur à celui de la vertébrale à partir de ce point. Elle se divise en trois branches dirigées l'une du côté ventral, l'autre du côté dorsal et la troisième du côté céphalique (oral). Elles se distribuent aux muscles situés autour des deux premières vertèbres cervicales, c'est-à-dire aux muscles de la tête et du cou, et à la racine des masses musculaires des membres. Elles envoient en outre des rameaux aux articulations atloïdo-axoïdienne et occipito-atloïdienne. Elles s'anastomosent avec l'artère occipitale et les artères auriculaires.

b. **Tronc costo-cervical** ou **tronc commun de la cervicale profonde et de l'intercostale superficielle** (fig. 140 *f*). Il fournit l'artère intercostale superficielle (*i*) l'artère cervicale transverse (*g*) et l'artère cervicale profonde (*h*). Du côté droit, c'est d'ordinaire lui qui donne naissance à l'artère vertébrale. Il naît de la sous-clavière à la hauteur de la première côte (le premier nerf dorsal croise sa face externe en ce point), puis il passe du côté interne de la première côte (*k*) à la paroi latérale de la trachée et de l'œsophage, en se dirigeant du côté dorsal et en croisant l'artère vertébrale (*e*). Il fournit d'abord un rameau au muscle grand dentelé et au long du cou, puis *l'artère cervicale transverse* (*g*). Il poursuit sa route du côté dorsal et vers la queue, arrive entre la première et la deuxième côte, fournit d'ordinaire la première artère intercostale et se divise enfin, près des corps des vertèbres, en *artère cervicale profonde* (*h*) et *artère intercostale superficielle* (*i*).

1. **Artère cervicale transverse** (*transverse du cou*) (*g*). Elle se réfléchit autour du bord cervical de la première côte, passe à la face inférieure du muscle grand dentelé, auquel elle fournit de nombreux

rameaux, et se dirige vers le ligament de la nuque ; ses branches terminales se ramifient dans le rhomboïde. Certaines de ses divisions se portent vers l'épaule, pénètrent dans le muscle sous-scapulaire et sus-épineux, s'anastomosent avec l'artère scapulaire interne, l'artère circonflexe de l'omoplate et l'artère acromiale. D'autres se dirigent vers le cou et s'y ramifient en s'anastomosant avec l'artère vertébrale.

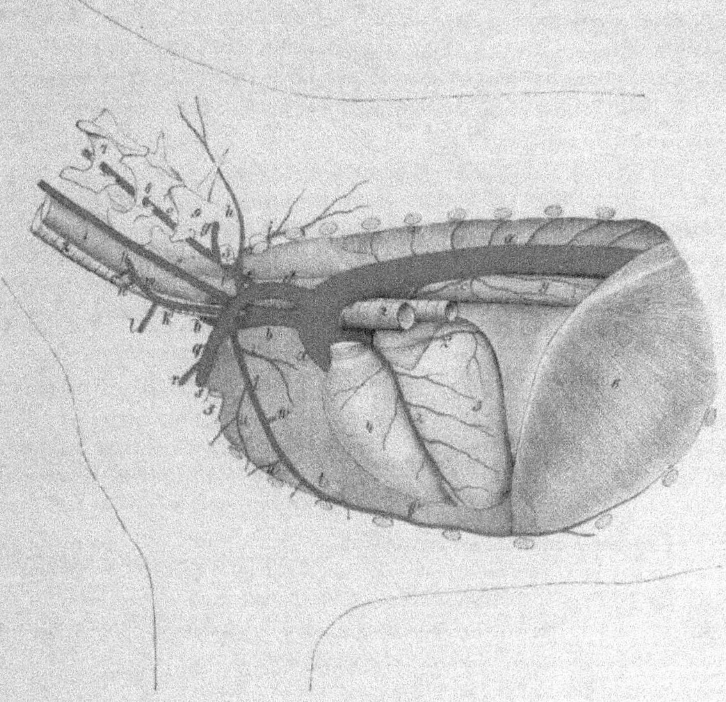

Fig. 140.

Cavité thoracique avec ses vaisseaux artériels (vue de gauche). — *a*, Aorte ascendante ; *a'*, aorte descendante ; *b*, tronc innominé ou brachio-céphalique ; *c*, artère carotide primitive gauche ; *d*, sous-clavière gauche ; *e*, vertébrale ; *f*, tronc costo-cervical ou tronc commun de l'artère cervicale profonde et de l'intercostale superficielle ; *g*, artère cervicale transverse ; *h*, cervicale profonde ; *i*, intercostale superficielle ; *k*, tronc omo-cervical ; *l*, artère cervicale ascendante ; *m*, transverse de l'omoplate ; *n*, scapulaire interne ; *o*, acromiale ; *p*, cervicale superficielle ; *q*, branche terminale de l'artère sous-clavière ; *r*, artère mammaire externe ; *s*, axillaire ; *t*, mammaire interne ; *t'*, musculo-phrénique ; *t''*, épigastrique supérieure ; *u*, branches sternales ; *v*, artère bronchiale antérieure ; *w*, artères médiastinales antérieures ; *x*, artères bronchiales postérieures ; *y*, artères œsophagiennes ; *z*, branche descendante et *z'*, branche circonflexe de l'artère coronaire gauche. 1, Œsophage ; 2, trachée ; 3, première côte (sciée) ; 4, ventricule droit ; 5, ventricule gauche ; 6, diaphragme ; 7, 8 et 9, trois dernières vertèbres cervicales.

2. Artère intercostale superficielle (*i*). Elle passe sur la face externe du col de la deuxième et de la troisième côte, en se dirigeant du côté caudal jusque près de la quatrième côte et se termine dans le muscle dentelé postérieur et la région avoisinante. Elle fournit, dans les espaces intercostaux correspondants, la deuxième et la troisième, parfois aussi la quatrième artère intercostale et une ou plusieurs *branches dorsales* pour les muscles longs du cou, petit complexus, splénius, complexus, sacro-lombaire, long dorsal et spinal, ainsi que pour la peau. — D'après Franck, cette artère serait souvent constituée par une branche récurrente de la cinquième artère intercostale.

3. Artère cervicale profonde (*h*). Elle sort du premier espace intercostal et se dirige vers l'occipital; elle est située d'abord entre le long du cou et le petit complexus, puis dans l'épaisseur du complexus; on peut la poursuivre dans ce muscle jusqu'à l'atlas. Elle fournit des rameaux à ces muscles ainsi qu'au splénius et présente des anastomoses nombreuses avec son homonyme de l'autre côté. Dans la région de l'axis, elle envoie à la partie supérieure du trapèze des rameaux dorsaux, qui s'anastomosent avec l'artère auriculaire postérieure.

c. **Tronc omo-cervical** (fig. 140 *k*). Le *tronc omo-cervical* prend naissance un peu en avant du point où l'artère sous-clavière se réfléchit sur la première côte; il est situé en dedans du plexus brachial. Il se dirige vers le manubrium du sternum en parcourant la face interne du muscle sus-épineux. Il se divise bientôt en deux branches :

1. Artère cervicale ascendante (*l*). Elle se dirige vers la tête en suivant le côté ventral et ventro-externe du cou. Située d'abord à la face interne du sterno-mastoïdien, puis dans l'épaisseur de ce muscle, elle lui fournit des rameaux, ainsi qu'au sterno-hyoïdien, au sterno-thyroïdien, à la partie mastoïdienne du sterno-cléido-mastoïdien et à la peau. Elle s'anastomose avec la mammaire externe et la grande auriculaire. En outre une *branche descendante* naît soit de la cervicale ascendante, soit du tronc omo-cervical et se porte à la partie claviculaire du sterno-cléido-mastoïdien; elle donne un rameau situé entre ce muscle et le grand pectoral, et un autre qui se porte à la partie externe de l'épaule et au bras. Cette branche descendante se distribue aux muscles que nous venons de nommer, ainsi qu'au brachial interne et au deltoïde dans sa partie acromiale. Elle s'anastomose avec la circonflexe postérieure de l'humérus.

2. Artère transverse de l'omoplate (*m*). Elle est notablement plus volumineuse que la précédente. Au niveau du bord cervical du muscle sus-épineux, elle se tourne du côté dorsal et se divise en trois branches :

α. *Artère scapulaire interne* (n'). Elle passe à la face interne du muscle sus-épineux, du côté oral de l'omoplate, en se dirigeant du côté ventral. A la hauteur de l'échancrure de l'omoplate elle pénètre entre ce muscle et le sous-scapulaire et se divise en plusieurs rameaux qui suivent des directions variées (quelques-uns sont ascendants) en se ramifiant dans ces muscles et en s'anastomosant avec les artères acromiale, sous-scapulaire, transverse du cou et circonflexe de l'omoplate.

β. *Artère acromiale* (o'). Elle se réfléchit, à la limite du tiers ventral et du tiers moyen de l'omoplate, autour du bord cervical du sus-épineux et se porte en dehors. Elle se distribue à ce muscle en s'anastomosant avec les artères sous-scapulaire et circonflexe de l'omoplate. Elle envoie d'ordinaire, entre le tendon du sous-épineux et le petit rond, sur la face libre de l'humérus un rameau anastomotique à l'artère circonflexe de l'humérus et à la branche descendante de l'artère cervicale ascendante ; elle abandonne en outre un rameau pour le muscle angulaire ventral de l'omoplate.

γ. *Artère cervicale superficielle* (p). Elle est située entre l'angulaire ventral de l'omoplate d'une part, le long du cou et le grand dentelé d'autre part, du côté oral du sus-épineux ; elle se dirige vers le ligament de la nuque et se divise en deux branches. La *branche dorsale* va du côté dorsal en longeant le sus-épineux et se distribue à la partie supérieure du trapèze, à l'angulaire dorsal de l'omoplate, au peaucier du cou, aux ganglions lymphatiques cervicaux et à la peau. Elle s'anastomose avec les artères cervicale profonde et thoracico-dorsale. La *branche ventrale* se ramifie dans l'angulaire ventral de l'omoplate, le sterno-cléido-mastoïdien, les ganglions lymphatiques cervicaux et dans la peau.

d. **Artère mammaire externe** (fig. 140 *r*). Elle prend naissance à l'endroit où la sous-clavière arrive au côté externe de la première côte, passe entre la première côte et les muscles sterno-hyoïdien et sterno-thyroïdien d'une part, et l'articulation de l'épaule d'autre part, en se dirigeant du côté ventral vers les muscles du thorax. Elle se divise généralement en un *rameau superficiel* pour le grand pectoral, et un *rameau profond* pour le petit pectoral. Le dernier s'anastomose avec les rameaux sternaux de la mammaire interne. Au commencement de son trajet, la mammaire externe envoie aux muscles sterno-hyoïdien et sterno-thyroïdien des rameaux qui s'anastomosent avec la cervicale ascendante. Chez la femelle, cette artère fournit également de petites branches à la mamelle.

e. **Artère mammaire interne** (fig. 140 *t*). Elle prend naissance à côté du tronc omo-cervical et se dirige vers l'abdomen avec la veine mammaire interne, à la face interne du lobe supérieur du poumon droit. A peu près à la hauteur de la troisième côte, elle se place au côté du sternum et longe cet os jusque près du diaphragme, où elle se divise en artères musculo-phrénique et épigastrique supérieure.

Elle fournit : 1° Les **artères intercostales antérieures** : il y en a en moyenne une dans chaque espace intercostal ; chacune de ces artères donne des rameaux aux muscles intercostaux, se dirige du côté dorsal et va s'anastomoser avec l'artère intercostale postérieure correspondante.

2° Des **rameaux pour le thymus**, qui n'existent que chez les individus jeunes.

3° **Artères bronchiales antérieures** (*v*) pour le lobe pointu (sommet) du poumon.

4° **Branches sternales** (*u*) ; elles se distribuent en partie au muscle triangulaire du sternum et envoient à l'extérieur, par les espaces intercostaux, des *rameaux perforants* qui se ramifient dans les muscles du thorax et s'anastomosent avec la mammaire externe ; chez les femelles ils se distribuent en outre à la mamelle.

5° **Artères médiastinales antérieures** (*w*). L'une d'elles naît à la hauteur du deuxième espace intercostal, l'autre ordinairement au niveau du cinquième. Elles se distribuent au médiastin et au péricarde.

6° **Artère péricardo-phrénique**. Elle naît généralement de la deuxième artère médiastinale et accompagne le nerf phrénique en longeant le péricarde (auquel elle abandonne des rameaux) jusqu'au diaphragme, où elle se ramifie en s'anastomosant avec l'artère phrénique.

7° **Artère musculo-phrénique** (*t*). Elle se dirige un peu du côté dorsal, au niveau de l'insertion du diaphragme, s'anastomose avec les dernières artères intercostales postérieures, et se ramifie ensuite dans le diaphragme en s'anastomosant avec l'artère phrénique. Elle fournit également des petits rameaux aux muscles intercostaux des dernières côtes.

8° **Artère épigastrique supérieure** (*t'*). Elle traverse d'ordinaire le diaphragme au niveau du septième ou du huitième espace intercostal, se dirige du côté du bassin dans l'épaisseur des muscles abdominaux et se ramifie dans l'oblique interne, le transverse et le droit de l'abdomen en s'anastomosant avec l'épigastrique inférieure. — Chez la femelle, cette artère est volumineuse et se distribue surtout à la moitié proximale des mamelles par des rameaux nombreux, en s'anastomosant du côté distal avec l'artère honteuse externe.

RAMIFICATIONS DE L'ARTÈRE AXILLAIRE

L'**artère axillaire** (fig. 141 *a*) décrit sur la face interne de l'articulation de l'épaule une courbe peu marquée, convexe du côté du cou, et arrive jusqu'au bras. Du côté de la flexion de l'articulation, dans le triangle compris entre le bord du grand rond (₂) qui regarde l'épaule, le coraco-brachial et le sous-scapulaire (₁), elle donne naissance à l'*artère sous-scapulaire* (*b*) et prend elle-même le nom d'*artère humérale* (*h*). Cette artère descend en suivant la face interne du bras. A partir de l'articulation du coude elle prend le nom d'*artère antibrachiale* ou *de l'avant-bras;* celle-ci se divise bientôt en *artères cubitale* et *radiale.*

a. **Artère sous-scapulaire** (*b*). Située entre le grand rond (₂) et le sous-scapulaire (₁), en dedans de la longue portion du triceps (long anconé), elle se dirige vers la base de l'omoplate. Elle atteint le bord costal de l'omoplate auprès de l'angle dorsal de ce dernier. Au niveau de la limite dorsale de la longue portion du triceps, elle passe entre le grand rond et le sous-épineux et arrive à la face externe de l'omoplate. Elle parcourt le sous-épineux jusqu'à l'épine de l'omoplate, et se divise en plusieurs branches terminales qui se ramifient dans le deltoïde, le trapèze supérieur et inférieur, le sus-épineux, les ganglions lymphatiques et le sterno-cléido-mastoïdien, en s'anastomosant avec les artères scapulaire interne, acromiale, humérale profonde et circonflexe postérieure de l'humérus. Elle fournit :

1° L'**artère thoracico-dorsale** (*d*). Celle-ci prend naissance peu après l'origine de la sous-scapulaire et, accompagnée du nerf pectoral postéro-supérieur (thoracico-dorsal) (*e*), elle passe sur la face interne du grand rond (₂) et arrive à la face interne du grand dorsal (₃). Elle s'y divise en deux branches, dont l'une passe à la face externe de ce muscle, tandis que l'autre reste à sa face interne. Toutes deux suivent la direction des fibres musculaires et s'y ramifient. Cette artère envoie également au grand rond, aux muscles peauciers de l'abdomen et à la peau, des rameaux qui s'anastomosent avec l'artère cervicale superficielle et les artères intercostales.

2. **Artères circonflexes de l'humérus** ou **du bras**. Elles naissent en face de la précédente, de la paroi externe de la sousscapulaire, d'ordinaire séparément, plus rarement par un tronc commun. Souvent (8 fois sur 17 cas) on voit une circonflexe humérale antérieure (*f*) naître de l'artère brachiale.

a. Artère circonflexe humérale antérieure (f). Elle parcourt la face interne du grand rond jusqu'à son insertion. Elle se divise en ce point en deux branches, dont l'une pénètre dans le biceps (₄) et s'y ramifie, tandis que l'autre passe sur la face interne du coraco-brachial en se dirigeant vers l'articulation de l'épaule et donne des rameaux au coraco-brachial, à l'articulation, au biceps, ainsi que de petites artères nourricières à l'humérus. Cette artère s'anastomose avec la circonflexe humérale postérieure, et avec les artères qui envoient des rameaux au biceps.

β. *Artère circonflexe humérale postérieure* (*c*). Accompagnée de la veine de même nom et du nerf axillaire, elle pénètre entre la longue portion du biceps et le grand rond d'une part, l'anconé postérieur et l'articulation de l'épaule d'autre part, et arrive à la face externe, c'est-à-dire au deltoïde. Dans ce trajet elle se divise en deux branches, dont l'une suit une direction générale dorsale vers la base de l'omoplate, tandis que l'autre se dirige vers l'extrémité distale du membre thoracique. Elle fournit auparavant un *rameau articulaire* pour l'articulation de l'épaule, le coraco-brachial, et le trou nourricier situé du côté proximal de la surface articulaire; un long *rameau musculaire* que l'on peut suivre jusqu'au coude entre les anconés interne et postérieur et le brachial interne. Ce dernier se distribue aux muscles anconés, brachial interne et coraco-brachial, envoie une artère nourricière volumineuse à l'humérus et une artériole qui accompagne le nerf radial. Les *deux branches terminales* se résolvent bientôt en rameaux plus petits qui se distribuent au long anconé, à l'anconé externe, au petit rond, au sous-épineux, et surtout au deltoïde. La circonflexe postérieure s'anastomose avec l'humérale profonde, la collatérale cubitale supérieure, la sous-scapulaire, la circonflexe humérale antérieure, l'acromiale et la cervicale ascendante. — Le rameau musculaire naît souvent de la sous-scapulaire.

3. Artère circonflexe de l'omoplate. Son origine se trouve entre le tiers dorsal et le tiers moyen de l'omoplate. C'est un vaisseau peu volumineux, qui perfore le tendon du long anconé, auquel il fournit des rameaux, puis se ramifie dans le sous-épineux, en fournissant une artère nourricière à l'omoplate. Elle envoie en outre, à son origine, des rameaux au sous-scapulaire. Elle s'anastomose avec la cervicale transverse, la scapulaire interne et l'acromiale.

4. Des rameaux musculaires nombreux et souvent longs et volumineux. Ils se distribuent à tous les muscles de l'épaule et à quelques-uns du bras (anconés). Ils suivent des trajets fort variés; l'un d'eux descend d'ordinaire le long de l'humérus, dans l'épaisseur du vaste externe, etc. — Nous avons vu que la sous-scapulaire s'anastomose d'une part avec le tronc carotidien, d'autre part avec la sous-clavière (artère acromiale).

b. **Artère humérale** ou **brachiale** (fig. 141 *h*)*. Accompagnée des nerfs médian (*q*) et musculo-cutané (*o*) et de la veine humérale, elle longe la face interne du vaste interne (*i*) et le bord interne du biceps (*e*) jusqu'au coude; elle est recouverte dans ce trajet par l'aponévrose sous-scapulaire. A son côté interne se trouvent les muscles thoraciques. Au coude, elle se place entre le rond pronateur (*u*) et le biceps (*e*) et passe sur l'articulation au niveau de l'insertion

---

* Pour les rapports de l'artère humérale et de ses branches avec les veines correspondantes, voy. fig. 157.

du premier de ces muscles, pour arriver enfin à l'avant-bras. Elle prend dès lors le nom d'**artère anti-brachiale ou de l'avant-bras** (fig. 143 *a'*), se place entre le fléchisseur radial du carpe (fig. 143,) et le faisceau radial du fléchisseur profond des doigts (fig. 143,). Elle est accompagnée par le nerf médian jusqu'à l'articulation du carpe, et, après avoir donné naissance à peu près au milieu de l'avant-bras, à l'**artère radiale** (fig. 143 *e*), elle prend le nom d'**artère cubitale** (fig. 143 *g*). Celle-ci est recouverte par le tendon du fléchisseur radial du carpe et située sur la face interne du fléchisseur profond des doigts jusqu'à l'articulation du carpe. Elle croise, dans ce trajet, le tendon du fléchisseur radial du carpe, passe avec le nerf médian entre

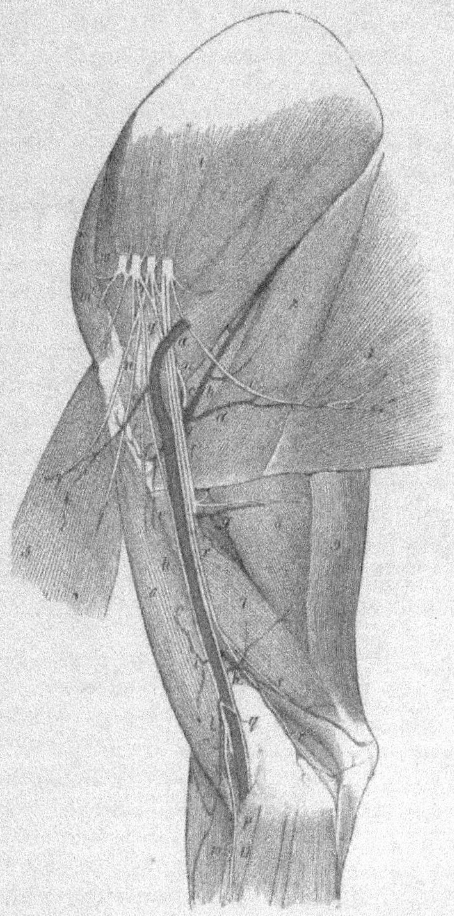

Fig. 144.

Épaule et bras avec leurs artères et leurs nerfs (vus du côté interne). — *a*, Artère axillaire; *b*, sous-scapulaire; *c*, circonflexe humérale postérieure; *d*, thoracico-dorsale; *e*, mammaire externe; *f*, circonflexe humérale antérieure; *g*, humérale profonde; *h*, humérale; *i*, brachiale antérieure; *k*, collatérale cubitale supérieure ; *l*, collatérale radiale supérieure; *m*, nerf sus-scapulaire; *m'*, son rameau allant vers le sterno-cléido-mastoïdien; *n*, nerfs thoraciques antérieurs; *o*, nerf musculo-cutané; *p*, nerf brachial cutané externe; *q*, nerf médian; *r*, nerf cubital; *s*, nerf brachial cutané interne; *t*, nerf radial; *u*, nerf axillaire; *v*, nerf thoracico-dorsal. 1. Muscle sous-scapulaire; 2, grand rond ; 3, grand dorsal; 4, sus-épineux; 5, petit pectoral; 6, biceps brachial; 7, vaste interne; 8, long anconé; 9, long extenseur de l'avant-bras; 10, extenseur radial du carpe*; 11, rond pronateur.

* Correspondant en partie au premier radial externe.   (*Note du traducteur.*)

les tendons du fléchisseur profond et du fléchisseur superficiel des doigts et arrive (toujours accompagnée du nerf médian) au milieu d'eux, sur la face de flexion du carpe et du métacarpe, où elle se divise pour fournir les artères de la main (voy. plus loin).

Dans la région du bras, l'*artère humérale* (fig. 141) fournit : 1, L'artère humérale profonde (*g*) ; 2, l'artère brachiale antérieure (*i*) ; 3, l'artère collatérale cubitale supérieure (*k*) ; 4, l'artère collatérale radiale supérieure (*l*) ; 5, l'artère collatérale radiale inférieure ; et enfin 6, des rameaux musculaires.

1. **Artère humérale profonde** (*g*). Elle est située entre le tiers dorsal et le tiers moyen du bras et se distribue aux muscles placés du côté aboral. Elle naît de la paroi aborale de l'artère humérale contiguë au nerf radial (*t*), se dirige avec la veine correspondante du côté du bassin dans les muscles anconés et s'anastomose avec la circonflexe humérale postérieure, la sous-scapulaire et la collatérale cubitale.

2. **Artère brachiale antérieure** ou **interne** (*i*). Elle se détache sur la limite du tiers moyen et du tiers distal du bras, de la paroi orale de l'humérale et se ramifie dans le biceps, en s'anastomosant avec la circonflexe humérale antérieure. Elle naît très souvent de la collatérale radiale supérieure (*l*) et a du reste une origine très variable.

3. **Artère collatérale cubitale supérieure** (*k*). Elle commence d'ordinaire un peu du côté distal de la précédente, plus rarement à son côté proximal. Elle passe entre le nerf médian (*q*) (avec la veine humérale) et le nerf cubital (*r*), en se dirigeant vers l'olécrane, envoie un rameau au muscle vaste interne (.), au long anconé (.) et au long extenseur de l'avant-bras (.) (*artère collatérale cubitale moyenne*), puis un autre qui accompagne le nerf grand brachial cutané interne (*s*) ; arrivée à l'olécrane, elle perfore l'aponévrose, et aboutit à la peau de la face interne et palmaire de la moitié proximale de l'avant-bras. Une troisième branche enfin suit le nerf cubital et fournit des rameaux à l'aponévrose de l'avant-bras, au petit anconé et à l'articulation du coude. Souvent aussi la collatérale radiale supérieure naît de cette artère. — On constate des anastomoses avec la circonflexe humérale postérieure, l'humérale profonde, la collatérale radiale supérieure et l'interosseuse commune.

4. **Artère collatérale radiale supérieure** (fig. 141 *l*). Elle prend d'ordinaire naissance au tiers distal du bras, rarement plus près de l'extrémité proximale, tout près ou un peu du côté distal de la collatérale cubitale, parfois par un tronc commun avec celle-ci. A

son origine, elle est croisée par un filet anastomotique qui va du nerf musculo-cutané (*o*) au nerf médian (*q*). Elle suit d'abord le côté interne du biceps (*6*) ; à l'extrémité distale de ce muscle, elle arrive sur la face de flexion du coude. Elle se porte ensuite sur l'extenseur radial du carpe et se divise en deux branches : la branche *interne* descend à côté de la veine céphalique de l'avant-bras jusqu'à l'articulation du carpe ; elle se distribue à la peau et envoie des rameaux au réseau dorsal du carpe. La branche *externe* va un peu du côté dorsal le long du biceps ; elle donne une *branche cutanée* volumineuse pour la face externe du quart proximal de l'avant-bras. Puis elle se réfléchit vers la patte et suit le côté externe de la veine céphalique de l'avant-bras et le côté interne du rameau cubital du nerf radial superficiel, jusqu'à l'articulation du carpe (fig. 142 *a*). Dans ce trajet, elle donne des rameaux à la peau et des anastomoses à la collatérale cubitale, à la collatérale radiale inférieure, à la radiale (fig. 142 *e*) et à la première artère digitale commune palmaire (fig. 142 *d*), qui provient de la cubitale. Un peu du côté distal du carpe la branche externe se divise en trois artères digitales communes dorsales (fig. 142 *b*, *b'*, *b''*).

De l'artère collatérale radiale supérieure naissent, avant sa division, des rameaux pour le biceps et pour la peau de la région interne et dorsale de l'avant-bras. La branche externe fournit, au niveau du carpe, des rameaux volumineux pour la peau et l'articulation du poignet. C'est elle qui donne en partie les

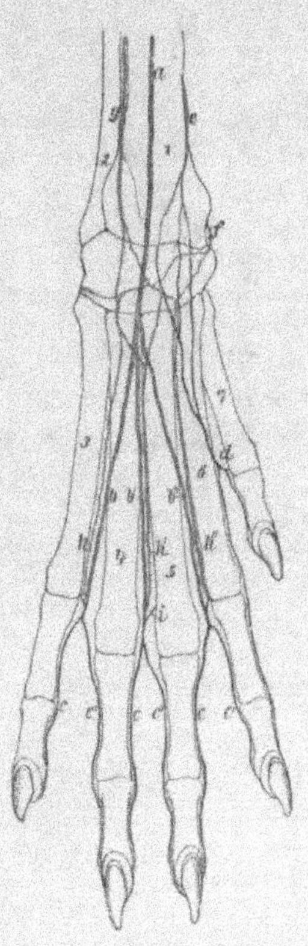

Fig. 142.

Artères dorsales du métacarpe et des doigts du membre thoracique. — *a*, Artère collatérale radiale supérieure (rameau externe) ; *b*, *b'*, *b''*, artères communes dorsales des 2e, 3e et 4e doigts ; *c*, artère digitale (ou collatérale) dorsale cubitale ; *c'*, artère digitale (ou collatérale) dorsale radiale ; *d*, première artère digitale commune palmaire (venant de l'artère cubitale) ; *e*, artère radiale ; *f*, sa branche dorsale ; *g*, branche du rameau interosseux de l'artère interosseuse commune destinée au réseau dorsal du carpe ; elle forme, avec la branche *f*, le réseau dorsal du carpe duquel viennent les artères intermétacarpiennes ou interosseuses dorsales (*h*, *h'* et *h''*) ; *i*, branche anastomotique profonde entre les artères digitales communes palmaires et les dorsales. 1, Radius ; 2, cubitus ; 3, cinquième métacarpien ; 4, quatrième métacarpien ; 5, troisième métacarpien ; 6, deuxième métacarpien ; 7, premier métacarpien.

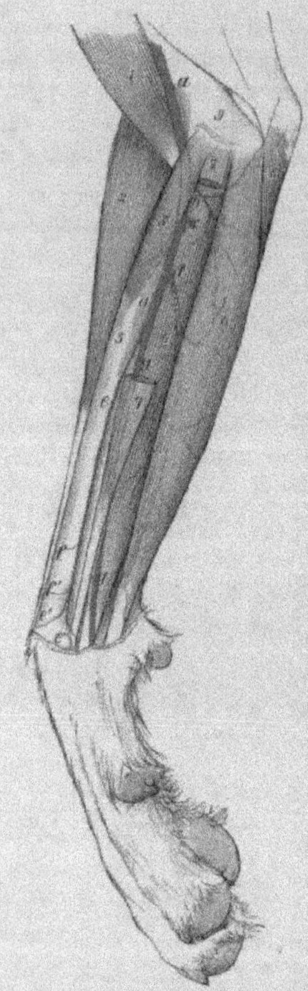

Fig. 143.

Artères de l'avant-bras. — *a*, Artère humérale; *a'*, artère de l'avant-bras; *b*, collatérale cubitale inférieure; *c*, interosseuse commune; *d*, palmaire de l'avant-bras; *e*, radiale; *e'*, sa branche dorsale; *e''*, sa branche palmaire; *f* et *f'*, branches cutanées de la radiale; *g*, artère cubitale. 1, Muscle biceps; 2, extenseur radial du carpe; 3, rond pronateur; 4, fléchisseur profond des doigts; 5, radius; 6, fléchisseur superficiel des doigts; 7, fléchisseur radial du carpe; 8, fléchisseur cubital externe du carpe; 9, humérus.

anastomoses avec la radiale, la première digitale commune palmaire de la cubitale, et l'interosseuse commune; elle envoie également des rameaux au réseau dorsal du carpe. Mais ceux-ci naissent souvent isolément de la branche externe.

La deuxième, la troisième et la quatrième artères digitales dorsales communes (fig. 142 *b, b', b''*) sont situées respectivement entre le deuxième et le troisième, le troisième et le quatrième, le quatrième et le cinquième métacarpien. Elles se dirigent vers les doigts en s'anastomosant avec les artères intermétacarpiennes ou interosseuses dorsales (fig. 142 *h, h', h''*) correspondantes, et avec les artères digitales communes palmaires (par des rameaux perforants) (fig. 142 *i*). Elles fournissent ensuite les artères collatérales dorsales des doigts (fig. 142 *c, c'*). Elles donnent naissance auparavant à de petits rameaux cutanés.

5. **Artère collatérale radiale inférieure.** Elle prend naissance directement du côté proximal du coude, se porte au côté externe en passant entre l'humérus et les fléchisseurs de l'avant-bras et pénètre dans le muscle extenseur radial du carpe; on peut l'y suivre presque jusqu'au carpe. Elle fournit des rameaux au brachial interne, à l'articulation du coude, au long et au court supinateurs, à l'extenseur radial du carpe; parfois à l'extenseur commun des doigts et au sterno-cléido-mastoïdien. Elle s'anastomose avec la circonflexe humérale postérieure, avec le tronc commun des interosseuses et la collatérale radiale supérieure.

Au niveau du coude, l'artère brachiale fournit :

6. Des **rameaux musculaires** et **articulaires** pour le rond pronateur, le biceps et l'articulation du coude.

7. L'**Artère collatérale cubitale inférieure** (fig. 143 *b*). Celle-ci passe entre le fléchisseur profond des doigts (₁) et le fléchisseur radial du carpe (₂) en fournissant des rameaux à ces muscles ainsi qu'au rond pronateur (₃) et arrive au bord interne du faisceau profond du fléchisseur cubital du carpe, où elle se divise en deux branches. L'une de ces branches se dirige vers le carpe, se ramifie dans le fléchisseur superficiel des doigts (₄) et le fléchisseur cubital du carpe et forme une arcade anastomotique avec l'artère palmaire de l'avant-bras (*d*). L'autre branche va vers le coude et l'épicondyle interne de l'humérus (épitrochlée), donne des rameaux au fléchisseur cubital du carpe, au fléchisseur superficiel des doigts, à la capsule articulaire, aux ligaments et au périoste, et s'anastomose avec la collatérale cubitale supérieure. Parfois ces deux branches naissent séparément de l'humérale.

A l'avant-bras, l'**artère antibrachiale** ou **de l'avant-bras** fournit les branches suivantes : 1. *Artère interosseuse commune* (fig. 143 *c*), 2. *artère palmaire de l'avant-bras* (fig. 143 *d*), 3. *artère radiale* (fig. 143 *e*), 4. *première artère digitale commune palmaire*.

8. **Artère interosseuse commune** (fig. 143 *c*). Elle naît du côté distal du coude, tout près de la collatérale cubitale inférieure (*b*), se dirige vers l'espace interosseux de l'avant-bras et fournit la *branche palmaire*. Arrivée dans l'espace interosseux, elle envoie du côté du carpe la branche interosseuse interne ; puis elle sort de l'espace interosseux sous le nom de *branche dorsale* de l'avant-bras et se distribue aux extenseurs.

α. *Branche palmaire de l'artère interosseuse* (ou *artère antibrachiale superficielle*). Elle se dirige du côté palmaire entre la face interne du cubitus et les fléchisseurs et se divise en deux branches. La *branche ascendante palmaire* se distribue au fléchisseur profond des doigts et au fléchisseur cubital du carpe ; elle s'anastomose avec la collatérale cubitale supérieure par un rameau qui suit le trajet du nerf cubital. La *branche descendante* se dirige vers le carpe avec le nerf cubital, en suivant le faisceau radial du fléchisseur profond ou perforant des doigts. Elle fournit à ce muscle, ainsi qu'aux autres fléchisseurs, des rameaux, dont certains s'anastomosent avec des rameaux venus de la palmaire de l'avant-bras et de la branche interosseuse de l'interosseuse commune. Elle donne naissance également à une branche (parfois double) qui suit le fléchisseur cubital du carpe en se dirigeant vers la patte, se ramifie dans la peau, et s'anastomose avec l'artère collatérale cubitale supérieure, la radiale et la palmaire de l'avant-bras.

β. *Branche interosseuse ou interne*. Elle suit l'espace interosseux jusqu'au carpe, étant recouverte par le carré pronateur, auquel elle fournit des rameaux. Elle en envoie d'autres au périoste et au trou nourricier du radius ; d'autres enfin traversent l'espace interosseux et se portent aux extenseurs situés à la face externe de l'avant-bras. A peu près au milieu ou au tiers distal de l'avant-bras, elle donne naissance à la *branche du réseau dorsal du carpe*, puis elle arrive au carpe, passe au côté interne du pisiforme, où elle fournit un *rameau récurrent*, et arrive au bord externe du tendon du fléchisseur profond des doigts. Elle le longe en se dirigeant vers les doigts et en passant sur la face de flexion du carpe (fig. 144 *h*), où elle fournit le *rameau superficiel* (fig. 144 *i*). Du côté distal du carpe, elle se dirige un peu en dedans pour former avec sa branche terminale (fig. 144 *h'*) l'*arcade palmaire profonde*, d'où naissent les deuxième, troisième et quatrième artères *intermétacarpiennes* ou *interosseuses palmaires* (fig. 144 *l, l', l''*). — αα. *Branche pour le réseau dorsal du carpe* (fig. 142 *g*). Elle suit le côté dorsal de l'avant-bras et est recouverte en grande partie par le long abducteur du pouce et le court extenseur du pouce; elle donne un rameau anastomotique à la collatérale radiale supérieure et contribue à former le *réseau dorsal du carpe*, qui reçoit en outre des branches de la collatérale radiale supérieure et de la radiale (fig. 142 *e*). C'est de ce réseau que naissent les deuxième, troisième et quatrième intermétacarpiennes ou interosseuses dorsales (fig. 142 *h, h' h''*). Ces artères suivent la face dorsale du métacarpe; elles sont recouvertes par les tendons du fléchisseur profond des doigts et se placent entre le deuxième et le troisième, le troisième et le quatrième, le quatrième et le cinquième métacarpiens. A l'extrémité distale du métacarpe, elles communiquent par des rameaux perforants (fig. 142 *i*) avec les artères digitales communes palmaires et dorsales correspondantes. — ββ. La *branche récurrente*. Elle se dirige du côté proximal à partir du métacarpe, et s'anastomose avec le rameau palmaire de l'artère interosseuse et avec l'artère palmaire de l'avant-bras. — γγ. Le *rameau superficiel* (fig. 144 *i*). Il se dirige vers le métacarpe, étant situé plus superficiellement que le tronc principal; il se porte ensuite au côté cubital du cinquième métacarpien et va vers les doigts. Ce rameau envoie une branche anastomotique (fig. 144 *k*) à la quatrième artère digitale commune palmaire, branche de la cubitale (fig. 144 *e''*) et contribue ainsi à former l'*arcade palmaire superficielle*. Il envoie souvent une branche à l'arcade palmaire profonde. — δδ. L'*artère palmaire profonde* est située à la face osseuse du tendon du fléchisseur profond des doigts. Elle a pour origine le rameau terminal de la branche interosseuse de l'artère interosseuse (fig. 144 *h'*), qui se divise d'abord, mais dont les rameaux s'unissent de nouveau entre eux et avec la branche palmaire de l'artère radiale (fig. 144 *m'*). C'est de cette arcade vasculaire que naissent les deuxième, troisième et quatrième *artères intermétacarpiennes* ou *interosseuses palmaires* (fig. 144 *l, l' et l''*). Elles suivent la face palmaire du métacarpe, entre le deuxième et le troisième, le troisième et le quatrième, le quatrième et le cinquième métacarpiens et se dirigent vers les doigts. A l'extrémité distale du métacarpe, elles s'unissent avec les artères digitales communes palmaires correspondantes (fig. 144 *e, e', e''*) et, par des branches perforantes (fig. 144 *f*), avec les artères intermétacarpiennes et digitales communes dorsales. — L'*arcade palmaire profonde* donne en outre naissance à des rameaux musculaires et à des branches cutanées. Il va sans dire que les divisions de cette arcade s'anastomosent entre elles.

γ. *Branche dorsale de l'avant-bras*. Elle va aux extenseurs de la main. Ses ramifications descendent en partie jusqu'au carpe. Elle s'anastomose avec la collatérale radiale inférieure, et fournit en outre un *rameau récurrent* qui se porte dans les anconés et donne des artères à l'articulation de l'avant-bras.

9. Artère palmaire de l'avant-bras (fig. 143 *d*). Elle prend naissance du côté distal de l'interosseuse commune; recouverte d'abord par le fléchisseur radial du carpe (*γ*), située ensuite entre les faisceaux du fléchisseur profond des doigts (*λ*), elle se dirige vers le carpe et du côté palmaire. Au milieu de l'avant-bras, près du fléchisseur cubital du carpe, elle se divise d'ordinaire en deux branches. La branche *ascendante* suit, en se dirigeant du côté palmaire et proximal, le fléchisseur superficiel des doigts (*κ*) et le fléchisseur cubital interne du carpe, en fournissant des artères à ces deux muscles ainsi qu'au fléchisseur profond des doigts; elle s'anastomose avec la collatérale cubitale inférieure. — La branche *ascendante* se subdivise parfois à son tour en deux branches, qui se dirigent vers le carpe, l'une en suivant le bord interne (oral) du fléchisseur superficiel des doigts (*κ*), l'autre le fléchisseur cubital interne du carpe, en abandonnant des branches à ses muscles ainsi qu'au fléchisseur profond des doigts. Elles fournissent des rameaux cutanés qui s'anastomosent entre eux et avec d'autres rameaux venus de la radiale et de la branche palmaire de l'interosseuse. Dans le voisinage de l'articulation, elles s'unissent soit isolément soit ensemble à la branche interosseuse de l'artère interosseuse commune et envoient un rameau récurrent à la branche dorsale de l'artère interosseuse commune.

10. Artère radiale (fig. 143 *e*). Elle naît de l'artère de l'avant-bras (*a'*) au voisinage du milieu du radius; elle descend le long du bord interne de cet os jusqu'au carpe et se divise à ce niveau en deux branches. Il faut la considérer comme l'homologue de l'artère radiale de l'anatomie humaine, bien que ce soit surtout une *artère cutanée*. Elle donne de petits rameaux au fléchisseur profond des doigts (*λ*) et au périoste, une *branche anastomotique* pour la cubitale (fig. 144 *b*), et, près du tiers distal de l'avant-bras, deux branches cutanées volumineuses (*f, f'*) pour le côté interne et dorsal de l'avant-bras. Elles s'unissent entre elles et avec d'autres rameaux cutanés venus de la première artère digitale commune palmaire, de la palmaire de l'avant-bras, de l'interosseuse et de la collatérale radiale supérieure par des anastomoses nombreuses.

Au milieu de l'extrémité proximale du carpe, l'artère radiale se divise en deux branches : *α* la *branche dorsale* (*e'*) passe à la face dorsale du carpe (fig. 142 *f*), s'y ramifie en s'anastomosant avec des rameaux venus de la *branche interosseuse* de l'artère interosseuse (fig. 142 *g*) et forme avec elle le *réseau dorsal* du carpe, d'où naissent les deuxième, troisième et quatrième intermétacarpiennes ou interosseuses dorsales (fig. 142 *h, h', h'*) (voy. artère interosseuse, branche interne); β, la *branche palmaire* (fig. 144 *m'*) descend à la face latérale du carpe et envoie un rameau à l'arcade palmaire profonde (voy. plus haut).

11. Première artère digitale commune palmaire (fig. 144 *c*). Elle naît de la cubitale (*a*) non loin du bord distal du carpe. Après

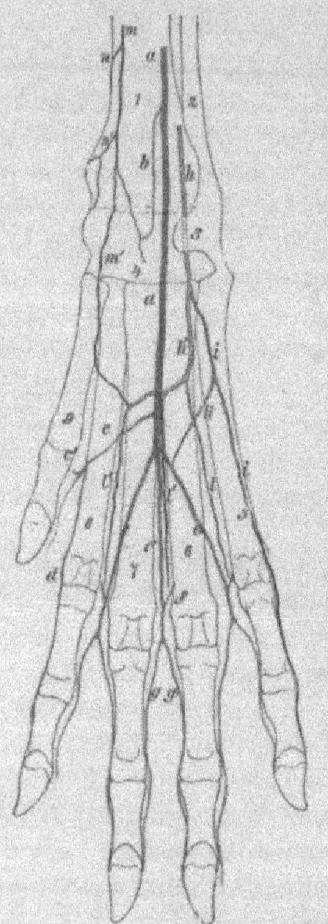

avoir fourni l'artère digitale radiale du deuxième doigt (*d*) et la cubitale du premier doigt, elle passe entre le premier doigt (*₉*) et le deuxième métacarpien (*₈*) et arrive à la face dorsale du métacarpe et du carpe (fig. 142 *d*), où elle se distribue à la peau. Elle s'anastomose avec la collatérale radiale supérieure (fig. 142 *a*) et la radiale (fig. 142 *e*, *f*) et se distribue à la peau du côté interne et dorsal du carpe et du métacarpe.

12. Deuxième, troisième et quatrième artères digitales communes palmaires (fig. 144 *e*, *e' e''*). Ce sont les branches terminales de la cubitale (*a*), que celle-ci fournit à peu près au milieu du métacarpe. Recouvertes par les tendons du fléchisseur superficiel des doigts, elles se dirigent vers les doigts. Chacune d'elles est située entre deux métacarpiens et donne un rameau à la plante de la patte. Elles s'unissent avec les artères intermétacarpiennes ou interosseuses palmaires (*l*, *l'*, *l''*), qui viennent de l'arcade palmaire profonde, et, par des branches perforantes (*f*), avec les artères intermétacarpiennes

Fig. 144.

Artères de la face palmaire de la patte antérieure. — *a*, Artère cubitale; *b*, sa branche anastomotique avec l'artère radiale; *c*, première artère digitale commune palmaire; *c'*, son rameau qui se recourbe sur la face dorsale du métacarpe; *d*, artère digitale palmaire radiale du 2ᵉ doigt; *e*, *e'* et *e''*, 2ᵉ, 3ᵉ et 4ᵉ artères digitales communes palmaires; *f*, branche perforante allant à l'artère commune digitale dorsale; *g* et *g'*, artères collatérales (ou palmaires des doigts) radiales et cubitales; *h*, branche interosseuse de l'artère interosseuse commune; *h'*, rameau terminal de cette dernière formant l'arcade palmaire profonde; *i*, rameau superficiel de la branche interosseuse; *k*, branche anastomotique qui s'en détache et va vers l'arcade superficielle palmaire; *l*, *l'* et *l''*, 4ᵉ, 3ᵉ et 2ᵉ artères intermétacarpiennes ou interosseuses palmaires; *m*, artère radiale; *m'*, sa branche palmaire; *n*, sa branche cutanée; *n'*, branche dorsale de l'artère radiale. 1, Radius; 2, cubitus; 3, os accessoire (pisiforme); 4, carpe; 5, cinquième métacarpien; 6, quatrième métacarpien; 7, troisième métacarpien; 8, deuxième métacarpien; 9, premier métacarpien.

dorsales et les artères digitales communes dorsales. Chacune de ces
artères digitales arrive à l'intervalle des deux doigts, et se divise, à
l'extrémité distale de la première phalange, en deux branches formant
les *artères collatérales palmaires des doigts* (*g*, *g'*), qui vont jusqu'à
l'extrémité des doigts. Chaque artère digitale commune fournit des
branches aux faces opposées (radiale et cubitale) de deux doigts. La
deuxième artère digitale commune palmaire donne par exemple la
collatérale cubitale (externe) du deuxième doigt et la collatérale radiale
(interne) du troisième doigt, etc. Les collatérales s'anastomosent entre
elles et se distribuent à la peau, à la pelote ou tubercule plantaire, à
la matrice de l'ongle de chaque doigt, etc.

La quatrième artère digitale commune palmaire (*e''*) s'unit avec
le rameau superficiel de la branche interosseuse de l'artère interosseuse (*i*), qui lui envoie une branche anastomotique (*k*) et constitue
ainsi l'*arcade palmaire superficielle*. Le rameau superficiel de l'interosseuse et la quatrième digitale commune palmaire donnent chacun
naissance à une branche cutanée. Celles-ci s'anastomosent avec la
collatérale radiale supérieure et se distribuent à la peau du côté externe,
dorsal et en partie palmaire, du métacarpe. — Parfois le rameau
superficiel débouche directement dans la cubitale ; dans ce cas, ces
deux vaisseaux constituent l'arcade palmaire superficielle, de laquelle
naissent alors les artères digitales.

Remarque. Pour la distribution des artères de la main et du pied, voir aussi :
Sussdorf, Die Verteilung der Arterien und Nerven an Hand und Fuss der Haussäugetiere [*La distribution des artères et des nerfs de la main et du pied chez les
animaux domestiques*] ; Festschrift zum Regierungsjubiläum des Königs von Würt-
temberg, Stuttgart. — *Ellenberger*, Die Arterien-Anastomosen zwischen der A.
radialis und ulnaris beim Hunde (*Les anastomoses entre les artères radiale et
cubitale chez le chien*) ; Deutsche Zeitschrift für Tiermed. und vergl. Path., t. XVI,
p. 273.

Aorte descendante.

α. AORTE THORACIQUE (Fig. 145 *a'*)

Située entre la crosse de l'aorte et l'orifice aortique du diaphragme,
elle se trouve dans la portion postcardiaque du médiastin, d'abord à
gauche, puis du côté dorsal de l'œsophage (,) ; à son origine elle est
placée du côté dorsal du péricarde. Le canal thoracique se trouve du
côté dorsal ou à droite de cette aorte. Sa paroi dorsale donne naissance
aux artères bronchiales et œsophagiennes.

a. **Artères intercostales postérieures** ou *dorsales* (voy.

fig. 145). Les artères intercostales des quatre premiers espaces intercostaux naissent de l'artère intercostale superficielle (fig. 145 i). L'artère thoracique ne donne origine qu'aux neuf ou dix dernières artères intercostales. Ces dernières cheminent d'abord en dehors

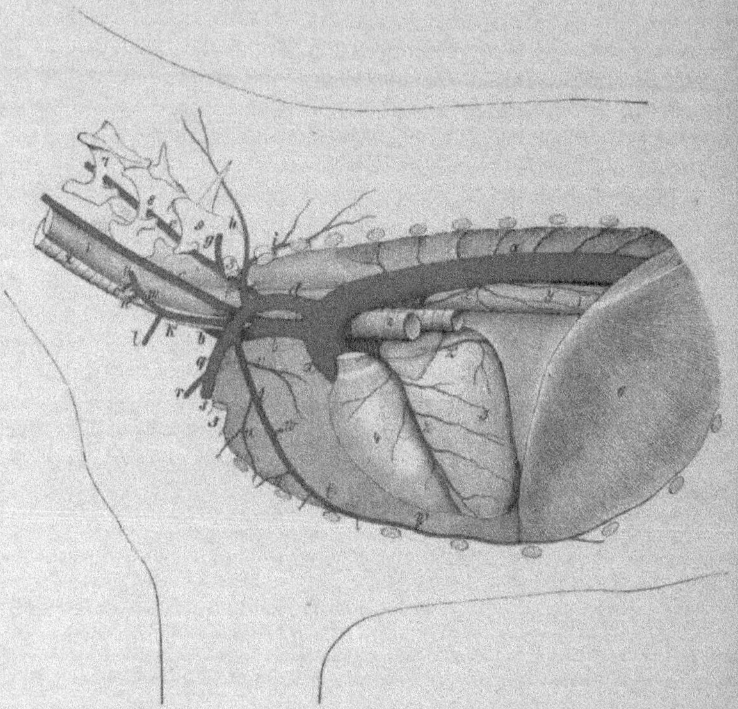

Fig. 145.

Cavité thoracique avec ses vaisseaux artériels (vue de gauche). — a, Aorte ascendante; a', aorte descendante; b, tronc innominé ou brachio-céphalique; c, carotide primitive gauche; d, sous-clavière gauche; e, vertébrale; f, tronc costo-cervical*; g, artère cervicale transverse; h, cervicale profonde; i, intercostale superficielle; k, tronc omocervical; l, artère cervicale ascendante; m, transverse de l'omoplate; n, scapulaire interne ou médiane; o, acromiale; p, cervicale superficielle; q, branche terminale de l'artère sous-clavière; r, artère mammaire externe; s, axillaire; t, mammaire interne; t', musculo-phrénique; t'', épigastrique supérieure; u, branches sternales de la mammaire interne; v, artère bronchiale antérieure; w, artères médiastinales antérieures; x, artères bronchiales postérieures; y, artères œsophagiennes; z, branche descendante et z', branche circonflexe de l'artère coronaire gauche. 1, Œsophage; 2, trachée; 3, première côte (sciée); 4, ventricule droit; 5, ventricule gauche; 6, diaphragme; 7, 8 et 9, trois dernières vertèbres cervicales.

* Il représente le tronc commun de l'artère cervicale profonde et de l'intercostale superficielle de l'anatomie humaine. *(Note du traducteur.)*

dans l'espace intercostal, puis se bifurquent en un *rameau dorsal* et en un *rameau ventral*.

1. Le *rameau dorsal* envoie une branche spinale vers l'artère spinale antérieure, et passe à travers les cols des côtes pour se distribuer aux muscles dorsaux et à la peau.

2. Le *rameau ventral* longe la face interne du bord aboral de la côte correspondante, dans la gouttière costale, entre la veine (qui se trouve du côté orale) et le nerf (qui se trouve du côté aboral). Ce rameau s'anastomose du côté ventral avec les branches intercostales de l'artère mammaire interne (artères intercostales antérieures ou ventrales), et se distribue aux tissus des espaces intercostaux, à la peau, ainsi qu'aux muscles qui forment la paroi latérale de la cavité thoracique (grand dorsal, scalène, grand oblique, grand dentelé et petit dentelé postérieur et supérieur). Chez les femelles, les ramifications de ces branches pénètrent aussi dans les mamelles. Le rameau ventral abandonne sur tout son parcours des branches qui se placent sur la face interne de la côte correspondante, dans la direction orale, ainsi que sur le bord oral de cette côte, sans jamais former cependant un réseau continu. La deuxième artère intercostale se ramifie presque exclusivement dans les muscles de l'abdomen, tandis que la précédente n'y envoie que quelques branches; les deux s'anastomosent avec les artères épigastriques supérieure et inférieure, avec l'artère lombo-abdominale et les premières artères lombaires.

b. **Artères bronchiales postérieures** (fig. 145 *x*). Ce sont deux ou trois petites artères qui envoient des branches aux ganglions lymphatiques bronchiaux et à l'œsophage, où elles s'anastomosent avec les artères œsophagiennes; elles accompagnent les bronches avec lesquelles elles pénètrent dans les poumons.

c. **Artères œsophagiennes** (fig. 145 *y*). Ce sont ordinairement deux petits vaisseaux qui naissent l'un derrière l'autre (le premier au niveau de la 5e ou de la 6e côte, le second au niveau de la 8e ou de la 9e côte) du côté aboral des artères bronchiales; ils arrivent près de l'œsophage, qu'ils accompagnent en lui abandonnant tout le long de leur parcours des branches et s'anastomosent définitivement avec la branche œsophagienne de l'artère coronaire stomachique gauche et avec les artères bronchiales.

5. AORTE ABDOMINALE

Elle est située du côté hémal de la colonne vertébrale, depuis la fente aortique du diaphragme jusqu'au sacrum. A sa droite se trouve la veine cave inférieure. Au niveau de la 6e ou de la 7e vertèbre lombaire il s'en détache deux fortes branches, les *artères fémorales* ou *iliaques externes*; le reste du tronc se continue encore dans sa direction primitive sur un espace de 1 à 3 centimètres, et envoie, sous un angle aigu deux *artères hypogastriques* ou *iliaques internes* pour achever son trajet sous le nom d'artère sacrée moyenne ou médiane.

Dans son trajet, l'aorte abdominale donne les branches suivantes : 1° entre les piliers du diaphragme l'*artère* ou *tronc cœliaque*, longue de un centimètre à un centimètre et demi; 2° tout près et du côté caudal par rapport à la précédente, l'*artère mésentérique supérieure*; 3° les *artères phréniques*; 4° les *artères lombaires*; 5° les *artères rénales*; 6° les *artère sus-rénales* et *sous-rénales*; 7° les *artères spermatiques internes*; 8° l'*artère mésentérique inférieure*; 9° les *artères abdominales*. Au niveau de l'angle externe de l'ilion (ou l'épine iliaque antérieure et supérieure) cette aorte se divise en branches terminales suivantes : 1° *artères fémorales* ou *iliaques externes*; 2° *artères hypogastriques* ou *iliaques internes*; 3° *artères sacrées médianes*.

a. **Artère** ou **tronc cœliaque** (fig. 146 *c*). Elle se détache de la paroi ventrale de l'aorte, entre les piliers du diaphragme. Le tronc, très court, dirigé du côté ventral se divise bientôt en une artère coronaire stomachique gauche (*e*), en artère hépatique (*d*) et en artère splénique (*trépied de Haller*); ordinairement l'artère hépatique se détache en premier lieu; vient après le tronc gastro-splénique qui se bifurque formant une artère stomachique et en une artère splénique.

1° **Artère hépatique** (*d*). Elle tourne d'abord à droite, arrive à la face viscérale du foie et se dirige en courbe vers la face pancréatique du duodénum. La face convexe de la courbe envoie trois à cinq branches au foie; ainsi l'on y trouve, par exemple, une branche gauche (*h*), une moyenne (*i*) et une branche droite (*g*); la branche moyenne se divise à son tour en trois ou plusieurs branches secondaires et se distribue également à la vésicule biliaire; souvent on trouve une branche droite, une gauche et trois branches moyennes, etc. L'ensemble de toutes ces branches représente la branche hépatique de l'anatomie humaine, qui donne les branches vasculaires, lobulaires et capsulaires. Plus loin, le tronc de l'artère hépatique donne naissance aux artères suivantes :

α. *Artère coronaire stomachique droite* ou *artère pylorique* (*k*). Elle se dirige vers l'estomac, le long du pylore, et arrive sur la petite courbure, où elle s'anastomose avec la branche pylorique de l'artère coronaire stomachique gauche. La suite du tronc de l'artère hépatique prend alors le nom d'artère gastro-duodénale :

β. *Artère gastro-duodénale* (*l*). Celle-ci entre dans le pancréas (*s*), auquel elle abandonne quelques branches, puis se dirige vers le pylore, où elle se divise en deux branches : l'*artère pancréatico-duodénale* (supérieure) (*n*) et l'artère *gastro-épiploïque droite* (*m*). La première se dirige vers l'intestin le long du lobe droit du pancréas, se distribue dans cet organe et s'anastomose avec une branche de la première artère de l'intestin grêle, branche appelée aussi artère pancréatico-duodénale inférieure. — L'*artère gastro-épiploïque droite* (*m*) plongée dans l'épaisseur du pancréas, se dirige vers la grande courbure de l'estomac, près de laquelle elle se dirige à gauche le long de l'origine du grand épiploon et s'anastomose avec l'artère gastro-épiploïque gauche (*l*). Elle envoie des branches épiploïques vers l'épiploon et des branches gastriques vers l'estomac ; ces deux branches s'anastomosent avec les artères coronaires.

2° Artère coronaire stomachique gauche (*e*). Notablement

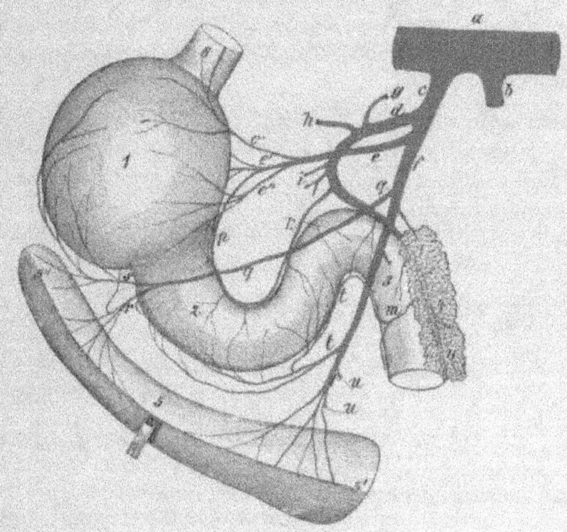

Fig. 146.

Ramifications de l'artère ou tronc cœliaque. — *a*, Aorte abdominale ; *b*, mésentérique supérieure ; *c*, tronc cœliaque ; *d*, artère hépatique ; *e*, coronaire stomachique gauche ; *e'*, sa branche qui se distribue à la face diaphragmatique de l'estomac ; *e''*, sa branche qui se distribue à la face viscérale du même organe ; *f*, artère splénique ; *g*, branche hépatique droite ; *h*, branche hépatique gauche ; *i*, branches hépatiques moyennes ; *k*, artère coronaire stomachique droite ou pylorique ; *l*, gastro-duodénale ; *m*, gastro-épiploïque droite ; *n*, pancréatico-duodénale ; *o*, branche œsophagienne et *p*, branche pylorique de l'artère stomachique gauche ; *q*, artère gastro-splénique ; *r*, son rameau splénique et *s*, son rameau gastrique ; *t*, artère gastro-épiploïque gauche. 1, Estomac (portion cardiaque) ; 2, estomac (portion pylorique) ; 3, duodénum ; 4, pancréas ; 5, rate ; 5', son extrémité ventrale ; 5'', son extrémité dorsale ; 6, œsophage.

plus fort que l'artère coronaire droite (*k*) qui vient de l'artère hépatique, ce vaisseau est cependant plus grêle que l'artère splénique et que l'artère hépatique elle-même. Il se dirige à gauche, vers le cardia, et donne, outre les petites *branches cardiaques* allant au cardia et les *branches anastomotiques* communiquant avec les branches de l'artère phrénique, encore une *branche œsophagienne* (*o*). Cette dernière (parfois double) longe l'œsophage (*ₒ*) et s'anastomose avec l'artère œsophagienne. L'artère coronaire se divise ensuite en deux branches (*e'* et *e"*) qui se ramifient sur les deux faces de l'estomac de telle façon que leurs branches, situées entre la séreuse et la couche musculaire, se dirigent en rayonnant de la petite courbure vers la grande, tout en donnant des branches dans tous les sens; ses ramifications s'anastomosent définitivement avec les courts vaisseaux venant de l'artère splénique. La branche qui se trouve à la face diaphragmatique de l'estomac donne une forte ramification (*branche pylorique*) (*p*) qui longe la petite courbure pour s'anastomoser avec l'artère coronaire stomachique droite (*k*).

3° **Artère splénique** (*f*). Elle se dirige à droite, au devant du pancréas, et arrive du côté dorsal de l'estomac dans le mésentère gastro-splénique (grand épiploon). Une fois engagée dans celui-ci elle va du côté ventral et vers la rate (*ₛ*); arrivée près de l'extrémité ventrale de cet organe, elle y plonge par ses branches terminales (*ₛ'*). Toutes les branches de l'artère splénique qui vont vers la rate aboutissent au hile de cet organe. L'artère splénique donne les branches suivantes :

α. *Branches pancréatiques* et parmi celles-là souvent un rameau qui est presque aussi gros que l'artère splénique elle-même et qui vient parfois du tronc gastro-splénique.

β. *Artère gastro-splénique* (*q*), qui se dirige du côté dorsal et se divise en un *rameau gastrique* (*s*) et un *rameau splénique* (*r*). Le premier arrive à la surface viscérale de l'estomac, après avoir abandonné à la partie dorsale de la rate plusieurs petites branches; il chemine près de la grande courbure jusqu'à l'extrémité gauche de l'estomac; il se distribue à la paroi de l'estomac et s'anastomose avec les autres artères gastriques. Le rameau splénique (*r*) se dirige du côté dorsal vers le tiers dorsal de la rate (*ₛ*) et se divise en plusieurs branches; les branches les plus faibles vont à la face viscérale de l'estomac, puis se portent, en contournant la grande courbure, vers la face diaphragmatique de cet organe et se distribuent, avec les branches du rameau gastrique, au côté gauche de la grande courbure. Les branches plus fortes pénètrent dans le tiers dorsal de la rate.

γ. *Artère gastro-épiploïque gauche* (*t*). Elle naît entre le tiers moyen et le tiers ventral de la rate, abandonne plusieurs branches à cet organe et se dirige vers la grosse courbure de l'estomac; elle envoie un grand nombre de branches, souvent très fortes, à l'estomac, puis se porte le long de la grande courbure vers le pylore pour s'anastomoser avec l'artère gastro-épiploïque droite. Sur tout son trajet elle abandonne à l'estomac des branches appelées *vaisseaux courts*.

b. **Artère mésentérique supérieure** (fig. 146 *b* et fig. 147 *c*).

Cette branche viscérale de l'aorte se détache de la paroi ventrale de l'aorte (fig. 147 *a*), à la distance variant d'un demi-centimètre à 3 centimètres (suivant la taille du chien) de l'artère cœliaque (fig. 147 *b*), entre les piliers du diaphragme. Elle porte le sang par ses nombreuses branches au jéjunum, à l'iléon et à la plus grande partie du gros intestin. Elle entre ainsi dans la racine de l'épiploon entre le pancréas et le duodénum et se divise en artère iléo-cœco-côlique et en artère du jéjunum.

1° L'artère *iléo-cœco-côlique* donne successivement les branches suivantes :

α. *Artère côlique médiane* ou *interne*, qui accompagnée de sa veine dans le mésocôlon, après avoir contracté l'union par une branche ascendante avec l'artère côlique droite; elle passe près du côlon descendant, se dirige vers le rectum et s'anastomose avec l'artère cœliaque gauche. Elle donne des branches au côlon à des intervalles assez courts.

β. L'*artère côlique droite*, qui va à droite, vers le côlon ascendant et le côlon transverse et se divise en deux branches : l'une de ces branches va à gauche et s'anastomose avec l'artère côlique médiane, tandis que l'autre va se réunir à l'artère iléo-cœcale.

γ. L'*artère iléo-côlique*. C'est un vaisseau volumineux destiné à l'iléon, au cœcum et à une partie du côlon. Elle se divise, à l'endroit où l'iléon débouche dans le cœcum, en deux branches qui s'anastomosent avec l'artère côlique droite; une de ces branches se ramifie dans le cœcum, tandis que l'autre passe dans le méso-cœcum, abandonne des branches au cœcum et à l'iléon et s'anastomose avec la dernière artère de l'intestin grêle.

Parfois les deux dernières artères que nous venons de nommer naissent par un tronc commun. Dans ce cas les branches terminales de ce tronc se comportent à peu près comme celles des artères de l'intestin grêle.

2° L'*artère du jéjunum* n'est que le prolongement de l'artère mésentérique supérieure. Elle se divise en quatorze ou quinze artères allant à l'intestin grêle, dont la première est réunie à l'artère pancréatico-duodénale, la dernière à l'artère iléo-côlique, tandis que les intermédiaires sont réunies entre elles, formant des arcades. D'après Mall, les artères de l'intestin grêle se comportent ainsi qu'il suit :

Une fois engagée entre les feuillets du mésentère, l'artère mésentérique antérieure décrit tout d'abord un arc assez prononcé. De la concavité de cet arc se détache une branche pour le duodénum, tandis que sa convexité donne naissance à une série de branches pour le jéjunum et l'iléon; en tout il y a dix à vingt branches qui se subdivisent quelquefois à leur tour, donnant ainsi jusqu'à cinquante arcs. De chacun des arcs se détachent alors des artères plus longues, qui entourent par paires la portion de l'intestin et sont réunies entre elles par des branches transversales; ce sont elles qui donnent les différentes artères pour chacune des couches de la paroi intestinale (voy. les traités d'histologie).

c. **Artères phréniques** (postérieures) (fig. 147 *d*). Ce sont des branches collatérales ou pariétales de l'aorte. Elles naissent de ce vaisseau, entre l'artère mésentérique supérieure (*c*) et les artères rénales (*e*). L'artère phrénique droite vient parfois de l'artère cœliaque. Ordinairement les artères du diaphragme sont réunies à une artère qui se ramifie surtout dans les muscles de l'abdomen (*artère abdominale* ou *artère lombaire superficielle* de Franck). Il y a dans ce cas un tronc commun qui se bifurque en deux branches. Parfois l'artère phrénico-abdominale naît séparément de l'aorte, du côté caudal, près des artères phréniques; parfois aussi elle se détache de l'artère rénale.

1. Chacune des *artères phréniques* pénètre dans le pilier du diaphragme de son côté et chemine tout près de l'orifice œsophagien et du trou carré dans la portion lombaire du diaphragme, du côté ventral, vers le centre phrénique, longe son bord externe tout en étant englobée dans la portion musculaire du diaphragme jusqu'à la portion sternale. Ses branches s'anastomosent en arc avec les branches de l'artère homologue de l'autre côté. Elles fournissent au diaphragme des rameaux qui se dirigent radialement et qui s'anastomosent avec les artères intercostales, les premières artères lombaires et les artères épigastriques supérieure et inférieure. Quelques branches vont aussi à la capsule rénale et aux ligaments rénaux; d'autres enfin à l'œsophage et à l'estomac. Ainsi se forment les anastomoses avec l'artère coronaire stomachique gauche et avec l'artère hépatique.

2. Chacune des artères *phrénico* ou *lombo-abdominales* se porte dans la direction caudo-ventrale, envoie une branche dorsale qui va au muscle long dorsal et perfore ensuite, comme branche ventrale, le transverse de l'abdomen, tout en donnant de nombreuses branches à l'oblique interne et en s'anastomosant avec l'artère abdominale; elle pénètre dans le muscle oblique externe et se ramifie dans presque toute son étendue. Cette branche s'anastomose avec les dernières artères intercostales, avec les artères épigastriques, avec l'artère iléo-lombaire et l'artère rénale. Avant de pénétrer dans l'épaisseur des muscles abdominaux, l'artère abandonne des branches à la capsule rénale, aux masses adipeuses qui l'enveloppent, ainsi qu'aux muscles lombaires, où ces branches s'anastomosent entre elles.

d. **Artères rénales** (fig. 147 *e*). A la hauteur de la première vertèbre lombaire il se détache de l'aorte, de chaque côté, sous un angle droit une très forte artère qui va le long de la face ventrale des muscles lombaires et des piliers du diaphragme, en dehors ou dans la direction caudo-latérale, vers le hile du rein correspondant. Ces vaisseaux se divisent tous dans le hile, tantôt même avant, tout près de leur origine, en deux à cinq branches qui entrent ensuite dans le rein. Souvent l'origine de chaque artère ne se trouve pas au même niveau des deux côtés.

Les artères rénales s'anastomosent dans les reins ou dans leurs capsules ou même en dehors des reins, avec les artères phréniques, avec les dernières intercostales et les premières lombaires; enfin avec l'artère vésicale supérieure, l'artère spermatique, l'artère abdominale et les artères sus-rénales et sous-rénales. Elles envoyent souvent des branches aux capsules surrénales (artères surrénales inférieures) à la graisse qui entoure les reins, aux ganglions lymphatiques et à l'uretère.

e. **Artères sus-rénales** et **sous-rénales**. Du côté oral et aboral par rapport aux artères rénales, il se détache de l'aorte des petits vaisseaux qui se distribuent aux ganglions lymphatiques avoisinants et aux capsules surrénales; elles pénètrent aussi dans le tissu adipeux et la capsule fibreuse des reins et s'anastomosent avec l'artère phrénique et les artères rénale et abdominale; une partie de ces artères vient aussi de l'artère rénale.

f. **Artères spermatiques internes** (fig. 147 *f*). L'artère spermatique interne naît de chaque côté

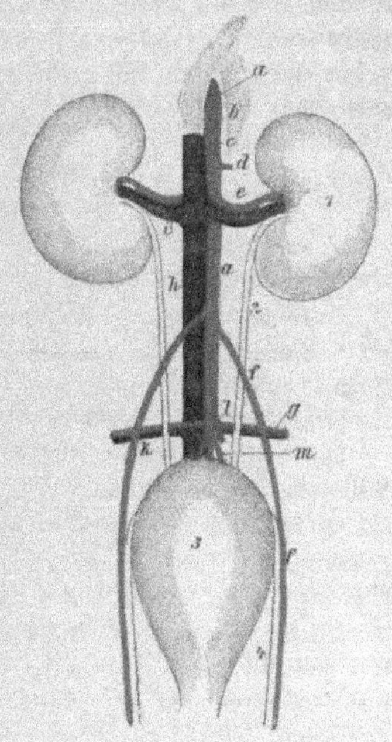

Fig. 147.

VAISSEAUX DE LA CAVITÉ ABDOMINALE. — *a,* Aorte abdominale; *b,* artère cœliaque; *c,* mésentérique supérieure; *d,* phrénique gauche; *e,* rénale; *f,* spermatique interne; *g,* abdominale; *h,* veine cave inférieure; *i,* veine rénale; *k,* veine abdominale; *l,* artère mésentérique inférieure; *m,* artère fémorale ou crurale 1, Rein; 2, uretère; 3, vessie; 4, conduits déférents.

à peu près à égale distance entre les artères rénales (*e*) et la mésentérique inférieure (*l*). Elle se dirige en dehors et du côté caudal, au bord externe des muscles lombaires, atteint le côté interne de la veine spermatique interne et, poursuivant avec elle sa direction caudo-externe, croise l'uretère (,). Chez le *mâle*, ces vaisseaux sont enveloppés dans un large repli péritonéal que l'on peut suivre jusqu'au testicule, et qui s'unit au repli de Douglas, au niveau de l'anneau inguinal (voy. p. 348). Les artères spermatiques internes du mâle se dirigent vers l'anneau inguinal interne, en suivant le canal déférent, traversent le canal inguinal et vont au testicule; dans ce trajet, qui constitue le cordon, la veine est en dehors, l'artère en dedans, et le canal déférent entre ces deux vaisseaux. Dans le cordon, l'artère décrit autour de la veine des tours de spire d'abord lâches, puis plus étroites, et enfin, peu avant de pénétrer dans le testicule, elle se contourne en peloton très serré. Elle pénètre du côté externe, entre le testicule et l'épididyme, et arrive à l'extrémité caudale, toujours entre ces deux organes. Elle s'y recourbe sur le bord ventral, qu'elle suit jusqu'à l'extrémité orale, en fournissant des rameaux qui remontent dans le testicule et s'y distribuent.

Cette artère donne également des branches à l'épididyme. Il y en a d'ordinaire une externe et une interne; la branche externe prend souvent naissance près de l'origine de l'artère spermatique et on peut alors suivre isolément son trajet dans le cordon.

Le cordon reçoit des vaisseaux nourriciers de l'artère déférentielle (branche de l'ombilicale : voy. la description de celle-ci); elle longe le bord externe du canal déférent et se divise en 5 ou 7 rameaux qui vont au canal déférent et à la queue de l'épididyme, en s'anastomosant avec l'artère spermatique interne.

L'artère spermatique interne fournit dans l'abdomen des rameaux qui vont au tissu adipeux périnéphrétique et à la capsule du rein et qui s'anastomosent avec l'artère rénale et les rameaux capsulaires de l'artère abdominale.

Chez la *femelle*, l'artère spermatique constitue un vaisseau relativement volumineux qui serpente à côté de la veine spermatique interne et se dirige en dehors vers l'ovaire. Peu avant d'y arriver, elle se divise en trois ou quatre branches, qui vont, en se contournant, les uns (*rameaux ovariens*) à l'ovaire, les (autres *rameaux utérins*) à l'utérus et s'anastomosent avec l'artère utérine.

g. **Artère mésentérique inférieure** (fig. 147, *l*, et fig. 148, *b*). Son calibre est petit, mais elle est assez longue et naît de la paroi ventrale de l'aorte, à peu près à la hauteur de la cinquième et de la sixième vertèbres lombaires et environ à 1 ou 2 centimètres du côté thoracique de l'origine de la fémorale. Elle se dirige vers le bassin, du côté ventral et un peu à gauche, et se divise en deux branches.

1° **Artère côlique gauche**. Accompagnée de la veine située à son côté ventral, elle se dirige un peu à gauche et vers le mésocôlon, à une distance de 2 à 3 centimètres de la paroi dorsale ou mésentérique du côlon descendant, et va vers le diaphragme en s'anastomosant avec l'artère côlique interne. Elle correspond à la branche ascendante de l'artère côlique gauche de l'anatomie humaine; la branche descendante fait défaut. Dans son trajet elle donne, à des intervalles presque égaux, des rameaux au gros intestin, qui se comportent de la même façon que les rameaux artériels de l'intestin grêle;

2° L'**Artère hémorrhoïdale inférieure** parcourt le mésorectum en se dirigeant vers l'anus; elle s'anastomose avec les artères hémorrhoïdale interne et vesicale inférieure. Son mode de ramification est le même que celui de l'artère côlique gauche.

h. **Artères abdominales** (fig. 148 *d*). Elles naissent en général (25 fois sur 27 chiens examinés) de l'aorte, rarement de l'origine de la fémorale. Dans le premier cas, leur origine est située entre celle de l'artère mésentérique inférieure (*b*) et celle de la fémorale (*e*), plus rapprochée soit de l'une soit de l'autre de ces artères. Accompagnée de la veine, cette artère est placée entre les muscles lombaires du côté dorsal (, et ,) et les ganglions lymphatiques du côté ventral (à droite elle passe sur la veine cave); elle se dirige du côté ventro-externe et abandonne des rameaux au muscle petit psoas (,), au psoas-iliaque (,), au carré des lombes et aux ganglions lymphatiques. Elle envoie en outre au tissu adipeux qui entoure le rein, et à la capsule rénale, des branches qui s'anastomosent avec des rameaux des artères spermatique interne, rénale et phrénique. L'artère abdominale perfore ensuite, avec le nerf cutané fémoral externe, les muscles abdominaux, en leur fournissant un *rameau musculaire*, qui se place entre le transverse et l'oblique interne et se dirige du côté ventral. Il se distribue ensuite à ces muscles et s'anastomose avec les artères spermatique externe, lombo-abdominale, épigastrique supérieure et plusieurs artères intercostales. L'artère abdominale arrive ensuite près de l'angle externe de l'os iliaque (épine iliaque antero-postérieure) et devient sous-cutanée. Elle se divise en deux ou trois branches, qui se distribuent principalement à la peau, et aussi aux aponévroses et à quelques muscles. Ces trois branches n'ont pas de trajet constant; elles se distribuent à la peau de l'abdomen, du dos, du bassin et du fémur (c'est-à-dire du côté dorsal, ventral, sternal et vers la cuisse), en envoyant des rameaux à l'oblique externe de l'abdomen et au long dorsal. Elles s'anastomosent avec les rameaux cutanés des artères intercostales et lombaires, des artères honteuse externe et saphène et avec des branches de l'artère ischiatique qui arrivent à la peau en perforant le biceps crural. — Il est à noter surtout que les rameaux de l'artère abdominale ne se dirigent pas seulement du côté de l'abdomen, mais aussi du côté dorsal, et s'anastomosent sur la ligne médiane de l'abdomen et du dos avec celles de l'autre côté.

Chez la *femelle*, on peut suivre quelques rameaux jusqu'à la glande mammaire; ils présentent des anastomoses nombreuses surtout avec l'artère honteuse externe.

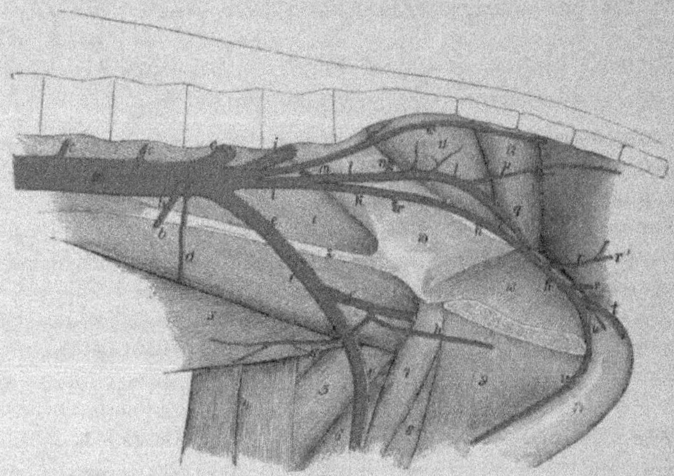

Fig. 148.

Artères de la cavité pelvienne. — *a*, Aorte abdominale; *b*, artère mésentérique inférieure; *c*, artères lombaires; *d*, artère abdominale; *e*, fémorale ou crurale; *f*, fémorale profonde; *g*, épigastrique inférieure; *h*, honteuse externe; *i*, artères hypogastriques; *k*, branche viscérale et *l*, branche pariétale de l'artère hypogastrique; *m*, artère ilio-lombaire; *n*, fessière supérieure; *o*, ombilicale; *p*, caudale latérale superficielle; *q*, ischiatique ou fessière inférieure; *r*, hémorrhoïdale moyenne; *r'*, hémorrhoïdale inférieure; *s*, artère du périnée; *t*, artère profonde du pénis; *u*, artère du bulbe; *v*, dorsale du pénis; *w*, sacrée moyenne; 1, muscle psoas-iliaque; 2, tendon du petit psoas; 3, muscles de l'abdomen; 4, couturier; 5, droit antérieur ou droit fémoral; 6, vaste interne; 7, long adducteur; 8, grand et petit adducteurs réunis; 9, droit interne; 10, face interne de l'os iliaque; 11, muscle pyramidal; 12, grand fessier; 13, obturateur interne; 14, pénis.

i. **Artères lombaires** (fig. 148 *c*). Elles se comportent comme les artères intercostales et forment sept paires, dont les six premières naissent de l'aorte avant l'origine de la fémorale et la septième après cette artère, souvent de l'artère sacrée moyenne. Elles cheminent entre les corps vertébraux d'une part et les piliers (portion lombaire) du diaphragme ou les muscles lombaires; elles sont donc recouvertes par ceux-ci. Elles se dirigent du côté dorsal et abandonnent à ces muscles de petits rameaux, dont on peut suivre quelques-uns jusque dans les muscles abdominaux; ils s'y anastomosent avec d'autres artères (intercostales, épigastriques et lombo-abdominales). Le tronc principal de chaque artère lombaire passe ensuite, sous le nom de *rameau dorsal*, entre les apophyses transverses des vertèbres lombaires, donne un *rameau spinal* à l'artère spinale antérieure et se ramifie dans les muscles du dos. Dans le voisinage du bassin ces rameaux deviennent de plus en plus grêles.

TRAJET ET RAMIFICATIONS DE L'ARTÈRE FÉMORALE *

L'artère fémorale ou **crurale** (fig. 149 *b*) suit le côté interne du tendon du petit psoas (fig. 148₂) et la face interne du psoas iliaque (₁), à côté de la veine fémorale, jusqu'au tendon des muscles abdominaux. Elle passe dans une fente située entre ce tendon et le muscle psoas-iliaque, près du bord supérieur du pubis, et sort du bassin pour arriver à la cuisse. Dans cette première partie de son trajet, l'artère donne des branches aux grands ganglions lymphatiques situés près de son origine, et au tissu adipeux avoisinant. Elle donne naissance ensuite en règle générale à l'*artère fémorale profonde* (fig. 149 *c* et 148 *f*), tandis que l'artère abdominale (fig. 148 *d*) ne naît que très rarement de la fémorale; ordinairement elle se détache droit de l'aorte.

L'artère fémorale (fig. 149) arrive ainsi à la face interne du muscle droit fémoral ou droit antérieur, près de l'origine de celui-ci, et donne aussitôt, soit isolément, soit par l'intermédiaire d'un tronc commun très court, l'artère circonflexe fémorale externe (*h*) et l'artère fémorale antérieure (*g*). La fémorale se place ensuite dans la fosse iléopectinée, c'est-à-dire entre les muscles couturier (₄) et long ou premier adducteur (₆) et arrive à la face interne du vaste interne; à ce moment, la veine fémorale longe son bord caudal et le nerf saphène, son bord oral (voy. fig. 160). L'artère fémorale se dirige vers le genou, arrive au tendon terminal du muscle long adducteur, puis, au niveau du tiers distal du fémur, au côté caudal du muscle vaste interne et au bord caudal du couturier (₅) ou même sous ce muscle. Elle arrive ensuite entre le demi-membraneux (₄) et le vaste interne, descend, passe à la face caudale du fémur entre le demi-membraneux et le biceps crural, puis entre les condyles du fémur dans le pli du jarret, où elle prend

---

* Pour les rapports de l'artère fémorale et de ses branches avec les veines correspondantes, voy. fig. 160.

le nom d'*artère poplitée*. Dans ce trajet, l'artère fémorale croise à angle aigu le fémur et fournit les branches suivantes : 1° par sa paroi orale, trois (ou plus) *rameaux musculaires* volumineux qui se distribuent au vaste interne et au couturier; 2° l'*artère fémorale postérieure supérieure* (*i*), par sa paroi caudale; 3° l'*artère saphène* (*m*), par sa paroi interne; 4° l'*artère articulaire superficielle du genou* (*l*), par sa paroi orale; 5° l'*artère fémorale postérieure moyenne* (*k*), par sa paroi caudale.

BRANCHES DE L'ARTÈRE FÉMORALE

a. **Artère fémorale profonde** (fig. 149 *c*). C'est la seule artère un peu considérable qui naisse chez le chien de la fémorale dans la cavité du bassin. Elle sort de la paroi interne ou caudale, se dirige sur le muscle psoas-iliaque (*l*) du côté caudo-ventral et fournit bientôt l'*artère spermatique externe* (*e'*) et un tronc très court qui se subdivise aussitôt en *artère épigastrique inférieure* (*d*) et *artère honteuse externe* (*e*). L'artère fémorale profonde s'anastomose avec l'aorte ainsi qu'avec l'artère hypogastrique. Elle sort de la cavité abdominale, accompagnée de sa veine, en traversant le tendon des muscles abdominaux et se place, du côté ventral de la branche horizontale du pubis, entre le muscle psoas-iliaque (*l*) et le long adducteur (*s*), fournit des rameaux à ces muscles ainsi qu'au vaste interne, s'anastomose avec la fémorale postérieure supérieure et se bifurque ensuite en *artère circonflexe fémorale interne* (*f*) (située du côté interne et qui se dirige vers la patte), et en artère fémorale profonde proprement dite (*c*). Cette branche terminale, qui suit la direction du tronc primitif, se porte du côté caudal. Elle se divise en deux ou plusieurs rameaux qui se distribuent aux muscles long ou premier adducteur (*s*), grand adducteur (*s*), obturateurs externe et interne, capsulaire, et à la capsule de l'articulation coxo-fémorale d'une part, et d'autre part au grand adducteur et au demi-membraneux, en s'anastomosant avec l'artère fémorale postérieure supérieure. Les rameaux qui se portent, à travers le trou obturateur, au muscle obturateur interne s'anastomosent avec les rameaux obturateurs de l'artère hypogastrique.

1. **Artère spermatique externe** (fig. 149 *e'*). Sur douze chiens mâles, chez lesquels nous avons recherché l'origine de l'artère spermatique externe, elle naissait non de l'aorte, mais de l'artère fémorale profonde, soit indépendamment à côté des artères épigastrique inférieure et honteuse externe, soit par un tronc commun avec ces artères. Elle est plus petite chez le *mâle* que chez la femelle. Elle se divise chez celui-là, peu après son origine, en deux branches. La

plus petite de ces branches accompagne le muscle cremaster
et se distribue à la tunique vaginale ; la branche plus volumineuse s'insinue entre les
muscles transverse et oblique
interne de l'abdomen et se distribue à ces muscles, surtout au
dernier. L'artère s'anastomose
avec les artères abdominale et
spermatique interne. Chez la
femelle elle porte le nom d'**artère utérine** (fig. 150 *f*) et est
plus volumineuse ; elle naît de
l'ombilicale (fig. 150 *e*) et accompagne dans le ligament
large la corne utérine de son
côté (fig. 150 *g*) ; étant placée dans
le voisinage du bord externe de
cette corne, elle lui abandonne
un grand nombre de rameaux.
Vers l'extrémité de la corne, elle
arrive au corps de l'utérus lui-
même et s'anastomose avec la
spermatique interne.

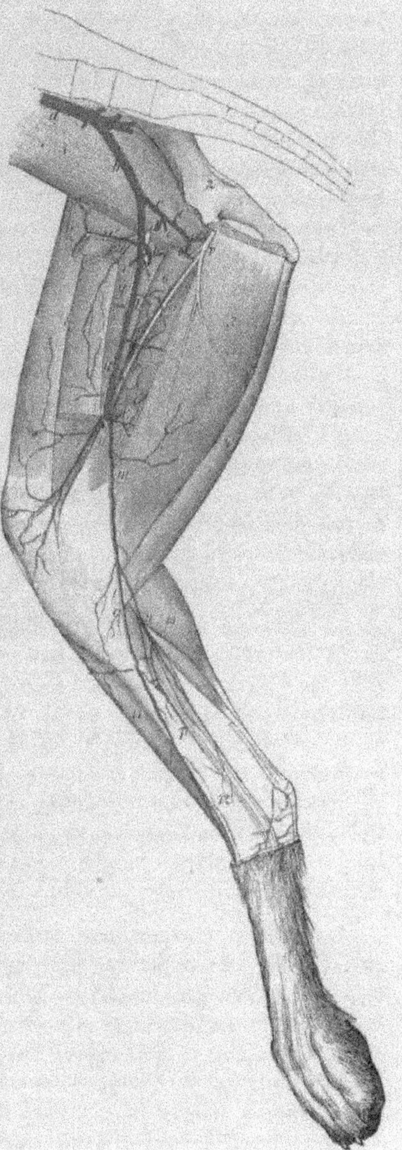

Fig. 149.

RAMIFICATIONS DE L'ARTÈRE FÉMORALE ;
NERF SAPHÈNE. — *a*, Aorte abdominale ;
b, fémorale ; *c*, fémorale profonde ; *c'*, sa
branche terminale ; *d*, épigastrique inférieure ; *e*, honteuse externe ; *e'*, spermatique externe ; *f*, circonflexe fémorale
interne ; *g*, fémorale antérieure avec la
branche antérieure du nerf crural ;
h, circonflexe fémorale externe ; *i*, fémorale postérieure supérieure ; *k*, fémorale postérieure moyenne ; *l*, articulaire
superficielle du genou ; *m*, saphène ;
n, sa branche plantaire ; *o*, sa branche
dorsale ; *p*, artère externe du tarse ;
q, nerf saphène ; *r*, nerf obturateur.
1, Muscle psoas-iliaque ; 2, ilion ; 3, muscle droit interne ; 4, demi-tendineux ;
5, grand adducteur ; 6, long ou premier
adducteur ; 7, quadriceps crural ; 8, couturier ; 9, demi-membraneux ; 10, jumeaux ; 11, jambier antérieur ; 12, tibia.

Fig. 149.

2. **Artère honteuse externe** (fig. 148 *h*). Elle se détache isolément de la fémorale profonde (*f*), ou bien forme avec l'épigastrique inférieure (*g*) un tronc commun assez court. Sa direction est d'abord caudo-ventrale; elle traverse, près du bord du pubis, le tendon des muscles abdominaux et émerge de la cavité abdominale. Elle se réfléchit du côté caudal en croisant le cordon spermatique et se place à côté de la veine et du nerf spermatiques externes. Elle arrive ainsi au pénis, suit son bord dans le tissu adipeux et se ramifie dans le prépuce, les ganglions inguinaux, la graisse, le muscle préputial et les parties voisines de la peau. Ses rameaux cutanés s'anastomosent avec les artères abdominales, honteuse interne et fémorale postérieure inférieure. Chez la *femelle*, cette artère est plus volumineuse que chez le mâle. Après avoir traversé le tendon des muscles abdominaux, elle se divise en une branche qui se dirige vers le sternum et une autre qui va du côté caudal. Celle-ci se distribue aux ganglions inguinaux, à la partie de la glande mammaire située dans la région inguinale, à la peau et à la vulve, puis s'anastomose avec l'artère honteuse interne. La branche qui se dirige du côté du sternum se ramifie dans la mamelle et la peau et s'anastomose avec l'artère abdominale ainsi qu'avec des rameaux de l'artère épigastrique supérieure qui pénètrent dans la mamelle.

3. **L'artère épigastrique inférieure** (fig. 148 *g*) se détache de la fémorale profonde (*f*) isolément dans environ la moitié des cas; dans l'autre moitié, elle naît d'un tronc commun avec l'artère honteuse externe (*h*). Elle arrive au grand droit de l'abdomen et suit sa face abdominale (dorsale) en se dirigeant vers le sternum et en restant recouverte par le tendon du transverse de l'abdomen. Elle se distribue à ces deux muscles et envoie en outre des rameaux à l'oblique interne. Elle s'anastomose avec l'épigastrique supérieure, les dernières artères intercostales et l'artère phrénique. Chez un chien, nous avons vu ce vaisseau naître directement de la fémorale (*e*).

4. **Artère circonflexe fémorale interne** (ou *postérieure*) (fig. 149 *f*). Elle se dirige vers le pied, entre le grand adducteur (*₃*), le long ou premier adducteur (*₄*), et le vaste interne; elle arrive à la face caudale du fémur au niveau du jarret, près de l'insertion du grand adducteur, et continue sa route vers le pied. Elle fournit des branches surtout aux adducteurs du fémur, mais en donne aussi au vaste interne et même quelques-unes au vaste externe. Ces dernières perforent le tendon d'origine du vaste externe et s'anastomosent avec la circonflexe fémorale externe et la fémorale postérieure infé-

rieure. Elle donne en outre une artère nourricière volumineuse pour
le fémur.

b. **Artère circonflexe fémorale externe** (ou *antérieure*)
(fig. 149 *h*). Elle naît de la fémorale (*b*) soit séparément, soit par un
court tronc commun avec la fémorale antérieure (*g*), après le passage
de la fémorale à travers les muscles abdominaux. Son tronc principal
est court; il abandonne des rameaux au grand droit de l'abdomen et
se divise ensuite d'ordinaire, mais non dans tous les cas, en une
branche ascendante et une branche descendante. Le tronc, aussi bien
que les branches sont accompagnés par des branches du nerf crural.
La *branche descendante* envoie des rameaux dans les muscles vaste

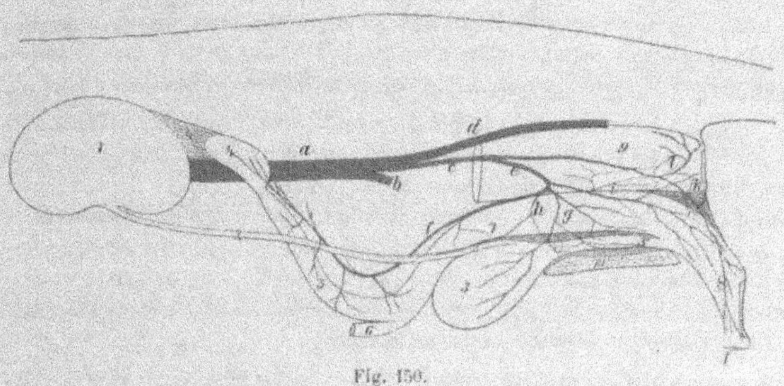

Fig. 150.

VAISSEAUX DES ORGANES GÉNITAUX FEMELLES (vus du côté gauche). — *a*, Aorte; *b*, artère
fémorale (gauche); *c*, branche viscérale de l'artère hypogastrique gauche; *d*, branche
pariétale de l'artère hypogastrique gauche; *e*, artère ombilicale; *f*, artère utérine; *g*, artère vésicale supérieure; *h*, branche qui accompagne l'uretère; *i*, artère vésicale inférieure; *k*, honteuse interne; *l*, hémorrhoïdale moyenne. 1, Rein gauche; 2, uretère;
3, vessie; 3', urèthre; 4, ovaire; 4', ligament ovario-rénal; 5, corne gauche de l'utérus;
6, corne droite de l'utérus; 7, utérus; 8, vagin; 9, rectum; 10, symphyse du bassin.

interne et droit (antérieur) de la cuisse (,) et s'y distribue. On peut la
suivre dans le droit de la cuisse jusqu'à la rotule. La *branche ascendante* pénètre dans la profondeur, entre les muscles droit de la cuisse
et vaste interne et se divise en plusieurs (généralement trois) rameaux.
L'un d'eux remonte vers le bassin et se distribue au droit de la cuisse,
au vaste interne et à l'articulation, tandis que les autres se dirigent
vers le genou et abandonnent au droit de la cuisse et au vaste externe
des artères qui s'anastomosent aussi avec la circonflexe fémorale
interne; l'un de ces rameaux arrive à la face rotulienne du fémur (au
tiers proximal) et à l'articulation du genou en se distribuant au quadriceps et en s'anastomosant avec l'artère poplitée et la fémorale

postérieure inférieure. Avant sa division, la branche ascendante donne au psoas iliaque (₁) des rameaux inconstants qui s'anastomosent avec l'artère iléo-lombaire ; elle abandonne aussi des branches au long adducteur, au quadriceps, à la capsule articulaire et même au muscle moyen fessier et à l'os.

c. **Artère fémorale antérieure** (fig. 149 *g*). Elle naît soit d'un tronc commun avec la circonflexe fémorale externe (*h*), soit isolément de la fémorale (*b*) après sa sortie de l'abdomen. Accompagnée par le rameau antérieur du nerf crural et par la veine, elle se porte vers le thorax en longeant le bord ventral du psoas-iliaque (₁), entre le droit antérieur de la cuisse (₇), le tenseur du fascia lata du côté externe et le couturier (₆) du côté interne. Elle se divise en deux branches, l'une superficielle, l'autre profonde. Mais auparavant elle abandonne au couturier un rameau qui s'anastomose avec l'artère saphène, et un ou plusieurs rameaux aux muscles lombaires.

1. La **branche superficielle** court vers le thorax en donnant des artères au droit de la cuisse, au niveau de la gaine aponévrotique qui sépare le couturier du tenseur du fascia lata ; elle se divise en un rameau ascendant et un rameau descendant, qui se distribuent tous deux dans le couturier, le tenseur du fascia lata, et le tissu adipeux. Ils s'anastomosent du côté dorsal avec des rameaux de l'artère abdominale et avec la branche profonde, du côté ventral avec des rameaux musculaires du tronc de l'artère fémorale.

2. La **branche profonde** est située au-dessous de la précédente. Elle s'insinue entre le droit de la cuisse et le tenseur du fascia lata pour arriver sous le ventre oral de ce dernier muscle. Elle donne des rameaux au tenseur et au couturier, puis se divise (entre le tenseur et le droit antérieur) en plusieurs, parfois seulement en deux rameaux, qui se distribuent au couturier, au tenseur du fascia et aux fessiers (où ils s'anastomosent avec l'artère fessière supérieure), et à la peau en s'unissant à l'artère abdominale et à l'artère sacrée externe.

d. **Artère fémorale postérieure supérieure** (*branche musculaire supérieure*) (fig. 149 *i*). Elle naît de la fémorale, un peu au-dessus (vers le bassin) du milieu du fémur. Elle se dirige du côté caudal et légèrement distal et passe avec la veine correspondante sur la face interne de l'extrémité distale du long adducteur (₉) (auquel elle donne un rameau qui s'anastomose avec l'artère fémorale profonde), et sur la face interne du grand adducteur (₉). Dans ce trajet elle fournit des rameaux volumineux au grand adducteur. Elle passe ensuite entre le muscle adducteur (₆) et le droit interne (₃), puis entre celui-ci et le demi-membraneux et se distribue au droit interne dans toute son étendue. Elle donne également des rameaux à la peau et s'anastomose avec les artères saphène et ischiatique.

e. **Artère articulaire superficielle du genou** (fig. 149 *l*). Elle prend naissance du côté distal du milieu du fémur, sur la paroi orale de la fémorale, à peu près au même niveau que la saphène (*m*). Accompagnée de la veine de même nom et d'un rameau du nerf saphène, elle suit la face interne du vaste interne, puis, recouverte par le couturier (*j*), auquel elle donne des rameaux, elle se dirige vers la rotule et se distribue aux ligaments de la rotule, à l'articulation du genou, aux aponévroses de cette région et à la peau (*artères articulaires du genou antérieures et internes*). Elle s'anastomose au genou avec les artères articulaires externes et postérieures.

f. **Artère fémorale postérieure moyenne** (*branche musculaire inférieure*) (fig. 149 *k*). Elle prend naissance un peu du côté distal par rapport à l'artère saphène (*m*), se dirige avec la veine correspondante du côté caudal en suivant la face interne de la partie distale du grand adducteur (*z*), puis du demi-membraneux (*u*). Elle croise à son origine l'artère et la veine saphènes externes. Elle donne des rameaux au grand adducteur et se distribue au demi-membraneux et au droit interne. Elle s'anastomose avec l'artère fémorale postérieure supérieure et avec d'autres rameaux musculaires.

g. **Artère saphène** (fig. 149 *m*). Elle se détache de la paroi interne de l'artère crurale ou fémorale (*b*), du côté distal du milieu du fémur, et, accompagnée par le nerf saphène du côté oral et de la veine saphène du côté caudal, elle se dirige vers le pied jusqu'à l'extrémité proximale du tibia, ou elle se bifurque et donne une *branche dorsale* (*o*) et une *branche plantaire* (*n*). Dans ce trajet, elle fournit plusieurs (d'ordinaire 5 à 6) rameaux, qui se dirigent vers l'abdomen ou du côté aboral, et se distribuent au couturier (*j*), au droit interne (*i*), à l'articulation du genou et à la peau, en s'anastomosant entre eux et avec d'autres artères (*artères fémorale antérieure, fémorales postérieure, supérieure et inférieure*).

1. La **branche dorsale** (*o*) est souvent d'un calibre beaucoup plus faible que la branche plantaire. Accompagnée du nerf saphène et de la grande veine saphène, elle se dirige obliquement vers le pied, sur la face interne du tibia, arrive au bord interne du tendon du jambier antérieur (*u*), puis à la face de flexion du tarse, s'anastomose par un ou deux *rameaux anastomotiques* avec la branche superficielle de l'artère tibiale antérieure et se divise ensuite (fig. 151 *a*) d'ordi-

naire en deux rameaux : la deuxième artère digitale commune dorsale (fig. 151 *b*) (*rameau interne*) et le *rameau externe* (fig. 151 *c*) qui suit la direction du tronc principal. Dans ce trajet elle donne constamment naissance à des rameaux cutanés. La deuxième artère digitale commune dorsale se dirige vers les orteils entre le deuxième et le troisième métatarsiens en fournissant l'artère dorsale tibiale du 2ᵉ orteil (fig. 151 *d*), qui naît parfois cependant de la branche dorsale elle-même. Le *rameau externe* (fig. 151 *c*) se divise et donne naissance à la troisième et à la quatrième des artères digitales communes dorsales (fig. 151 *c'* et *c''*). Elles se dirigent toutes deux vers les orteils, la troisième entre le troisième et le quatrième métatarsiens, la quatrième entre le quatrième et le cinquième. Elles s'anastomosent par des rameaux perforants avec les artères digitales communes plantaires et se divisent, de même que la troisième artère digitale commune dorsale, au niveau de l'extrémité distale des métatarsiens, en deux branches qui suivent les orteils jusqu'à l'ongle. Ces artères portent le nom d'*artères dorsales péronières et tibiales des deuxième, troisième, quatrième et cinquième orteils* (fig. 151 *m, m'*). L'artère péronière du cinquième orteil vient de l'artère tibiale antérieure.

2. La **branche plantaire** (fig. 149 *n*) est plus volumineuse que la précédente. Elle suit la face interne du jumeau interne en se dirigeant vers le pied, se place, avec le nerf tibial, à la face interne du fléchisseur profond des orteils, puis entre le tendon d'Achille et le tendon des fléchisseurs. Elle arrive à la face d'extension du tarse et s'anastomose avec l'artère tibiale postérieure. Outre des rameaux cutanés, la branche plantaire fournit une artère (artère tarsienne externe) qui suit l'extrémité plantaire du tibia, et se dirige obliquement en dehors et vers le pied entre le tibia, les tendons des fléchisseurs et à la face plantaire du tibia, pour se ramifier ensuite, du côté externe du tarse, dans les ligaments, etc., de l'articulation du tarse, en s'anastomosant avec l'artère métatarsienne. Elle donne également des rameaux à la malléole (*artère malléolaire externe*).

La *branche plantaire* (désignée sous le nom d'*artère tarsienne interne*) donne, outre des rameaux à la malléole interne (*rameaux malléolaires internes*), au niveau de la face d'extension du tarse (fig. 152 *a*), une branche externe et une branche interne (*artère plantaire interne et externe*) (fig. 152 *b* et *c*). Elles suivent l'une le bord interne, l'autre le bord externe du tendon du long fléchisseur des doigts en se dirigeant vers le pied, passent sous le tendon, et forment avec l'artère plantaire profonde (fig. 152 *f*) l'arcade plantaire. L'artère plantaire interne s'anastomose avec l'artère tarsienne interne, et l'externe avec l'artère métatarsienne. La branche plantaire

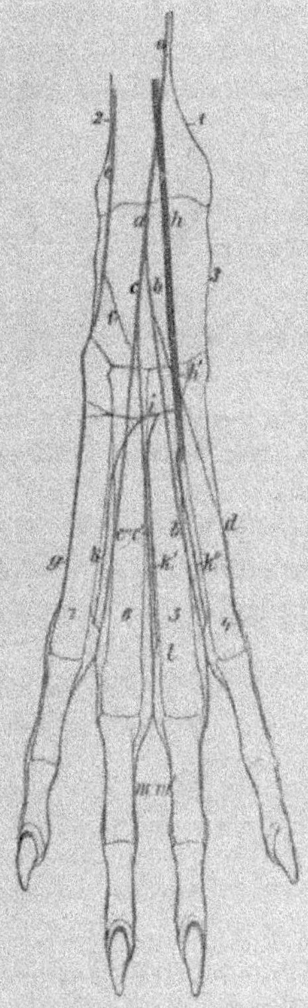

Fig. 151.

ARTÈRES DE LA FACE DORSALE DU PIED DROIT. — *a*, Branche dorsale de l'artère saphène; *b*, son rameau interne représentant la deuxième artère digitale commune dorsale; *c*, son rameau externe qui se divise en *c'* et *c''*, 3ᵉ et 4ᵉ artères digitales communes dorsales; *d*, artère dorsale tibiale du 2ᵉ orteil; *e*, branche superficielle de l'artère tibiale antérieure; *f*, branche anastomotique de cette dernière, allant vers la branche dorsale de l'artère saphène; *g*, artère péronière du 5ᵉ orteil; *h*, artère tibiale antérieure; *h'*, sa branche terminale représentant l'artère dorsale du pied; *i*, artère métatarsienne; *k*, *k'* et *k''*, artères intermétatarsiennes dorsales (4ᵉ, 3ᵉ et 2ᵉ); *l*, branche perforante de l'artère digitale commune plantaire *m* et des artères dorsales propres des orteils (péronienne et tibiale). 1, Tibia; 2, péroné; 3, tarse; 4, deuxième métatarsien; 5, troisième métatarsien; 6, quatrième métatarsien; 7, cinquième métatarsien.

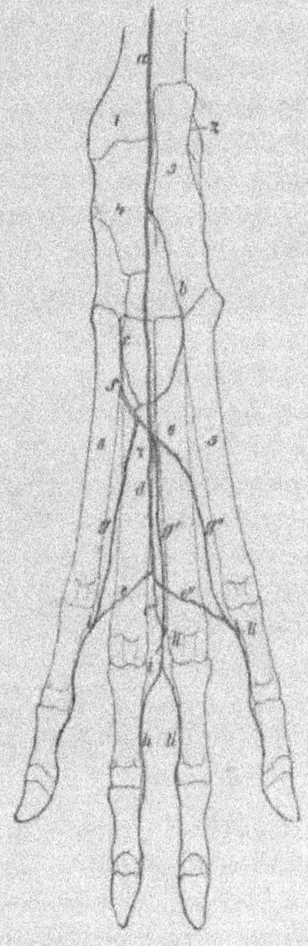

Fig. 152.

ARTÈRES DE LA FACE PLANTAIRE DU PIED. — *a*, Branche plantaire de l'artère saphène; *b*, artère plantaire externe; *c*, plantaire interne; *d*, plantaire médiane ou moyenne; *e*, *e'* et *e''*, artères intermétatarsiennes plantaires; *f*, artère plantaire profonde; *g*, *g'* et *g''*, artères digitales communes plantaires; *h* et *h'*, artères plantaires propres des orteils, tibiale et péronière; *i*, branche pour les tubercules plantaires; *k*, branche perforante de l'artère digitale commune dorsale. 1, Tibia; 2, péroné; 3, calcanéum; 4, astragale; 5, cinquième métatarsien; 6, quatrième métatarsien; 7, troisième métatarsien; 8, deuxième métatarsien.

(fig. 152 *a*) passe entre les deux artères en fournissant un *rameau anastomotique* à la première artère intermétatarsienne, traverse le milieu du métatarse (*artère plantaire moyenne*) et se divise, au voisinage de l'extrémité distale du métatarse, pour donner les *artères intermétatarsiennes plantaires*, notamment la deuxième, la troisième et la quatrième (fig. 152 *e, é e''*). Celles-ci se jettent dans les artères digitales communes plantaires (fig. 152 *g, g', g''*) correspondantes; elles suivent le trajet des rameaux intermétatarsiens plantaires du nerf plantaire interne.

h. **Artère poplitée**. Le tronc de l'artère fémorale, situé entre les muscles vaste interne et demi-membraneux, arrive dans le pli du jarret et prend le nom d'artère poplitée. Elle est en rapport avec le biceps du côté externe, le demi-membraneux du côté interne. Dans le pli du jarret, l'artère poplitée donne naissance : 1° à *l'artère fémorale postérieure inférieure*; 2° aux *artères articulaires du genou*; 3° aux *rameaux musculaires*. Puis l'artère, recouverte du muscle poplité, passe entre les deux condyles du fémur, se dirige en dehors jusqu'à l'extrémité proximale du péroné et donne 4° *l'artère tibiale postérieure*. Le tronc poplité passe ensuite entre le tibia et le péroné à travers l'espace interosseux, arrive à la face externe et dorsale de la jambe et prend le nom d'**artère tibiale antérieure**. C'est la principale artère de la jambe et du pied; elle a pour branches terminales les *artères des orteils*.

1. **Artère fémorale postérieure inférieure**. Elle naît de la poplitée à l'extrémité distale du fémur et se dirige du côté aboral, comme les fémorales postérieures moyenne et supérieure. Elle se divise en deux ou trois branches, dont l'une se dirige plutôt du côté dorsal, l'autre droit vers la queue et dans la profondeur, et la troisième vers le pied sur le bord aboral des muscles jumeaux. Ces directions ne sont pourtant pas constantes; parfois une branche naît directement de la poplitée. Ces branches se ramifient dans l'extrémité distale du biceps et du demi-tendineux, dans les ganglions du jarret, les jumeaux, les fléchisseurs des orteils, et envoient de petits rameaux jusqu'au quadriceps. Elle s'anastomosent avec les artères ischiatique, tibiale postérieure, circonflexes externe et interne, honteuse externe et saphène.

2. **Artères articulaires postérieures du genou**. Elles se distribuent à la capsule et au muscle poplité et s'anastomosent avec les artères articulaires externes (venues de la récurrente tibiale) et avec les artères articulaires internes (branches terminales de l'artère

articulaire supérieure du genou), constituant ainsi une sorte de *réseau* ou *cercle artériel du genou*.

3. Branche musculaire. Elle est volumineuse et prend d'ordinaire naissance au voisinage du bord dorsal du muscle poplité. Elle passe entre le jumeau externe et le fléchisseur perforé des orteils d'une part et le condyle externe d'autre part; elle longe ensuite le jumeau externe en se dirigeant vers la jambe, jusqu'au tendon d'Achille, en se distribuant à ce muscle, ainsi qu'au fléchisseur perforé.

4. Artère tibiale postérieure (plantaire). Elle est rudimentaire chez le chien; c'est l'artère saphène qui la remplace. Après avoir fourni des rameaux au muscle jambier postérieur et aux fléchisseurs externes des orteils, elle pénètre dans le long fléchisseur des orteils et se distribue dans la partie charnue et dans le tendon de ce muscle. Elle s'anastomose avec la saphène et avec la fémorale postérieure inférieure.

i. **Artère tibiale antérieure (dorsale).** Elle passe entre le péroné et le tibia en traversant l'espace interosseux, fournit un rameau au poplité et arrive à la face dorsale de la jambe. Il est facile de l'y découvrir en pénétrant entre le long péronier et le troisième péronier (péronier antérieur). Elle est placée d'abord sur le bord du péroné et se porte progressivement sur le milieu de la face dorsale du tibia. Elle est recouverte d'abord par le long péronier, puis par le long extenseur commun des orteils (au tiers distal du tibia), plus loin par le tendon de ce muscle et par celui du jambier antérieur. Elle arrive à la face de flexion du tarse (où elle représente l'*artère dorsale du pied*) (fig. 151 *h*), se porte sur le métatarse, fournit la première artère digitale commune dorsale et la deuxième artère intermétatarsienne, passe entre le deuxième métatarsien, pour se porter sur le côté plantaire du métatarse, et correspond alors à l'*artère plantaire profonde* de l'anatomie humaine (fig. 152 *f*). Celle-ci s'anastomose avec les artères plantaires externe et interne, branches de la saphène (fig. 152 *b, e*) et forme avec elles l'*arcade plantaire*, d'où naissent les trois *artères digitales communes plantaires* (fig. 152 *g, g' g"*). Celles-ci fournissent à leur tour les artères propres ou collatérales des orteils (fig. 152 *h, h'*). L'artère tibiale antérieure donne les branches suivantes :

1° **Artère tibiale récurrente.** Elle prend naissance peu après le passage du tronc artériel à travers l'espace interosseux et se dirige vers le genou, après avoir donné des rameaux au long péronier et au long extenseur des doigts. Elle se divise en plusieurs branches qui, sous le nom d'*artères articulaires externes*, se distribuent à la capsule du genou et aux parties environnantes, en s'anastomosant avec les artères articulaires postérieures et internes.

2° **Branches musculaires**. Elles prennent naissance à diverses hauteurs et se portent au long péronier, au troisième péronier, au jambier antérieur, au long extenseur des doigts et au long fléchisseur des doigts. L'une de ces branches, qui descend vers le pied, le long du péroné, peut être désignée sous le nom d'artère péronière.

3° **Branche superficielle** (fig. 151 *e*). Elle accompagne le nerf péronier superficiel (voy. la description de ce dernier) et se dirige vers les orteils, en donnant une ou deux branches anastomotiques (fig. 151 *f*) pour la branche dorsale de l'artère saphène, ainsi que des branches cutanées. Sa branche terminale constitue l'artère collatérale péronière du cinquième orteil (fig. 151 *g*).

4° **Artère tarsienne (molléolaire) interne**. Elle prend naissance à la limite proximale du tarse, de la paroi interne de la tibiale antérieure, passe sur la face interne de l'astragale, donne de petits rameaux aux ligaments, et s'anastomose avec la saphène. Elle est recouverte par les ligaments.

5. **Artère métatarsienne** (fig. 151 *i*). Elle naît de la paroi interne de la tibiale antérieure, à l'extrémité distale du tarse, passe à la face de flexion, entre les ligaments et les os, en se dirigeant en dehors, et se distribue aux ligaments et à la peau du côté externe. Elle s'anastomose avec l'artère saphène et principalement avec la molléolaire externe. Elle donne naissance aux troisième et quatrième *artères intermétatarsiennes dorsales* (interosseuses) (fig. 151 *k, k'*), qui sont situées dans l'intervalle entre le troisième et le quatrième, entre le quatrième et le cinquième métatarsiens. Le réseau est complété par une branche de la tibiale antérieure qui naît immédiatement avant le passage de celle-ci dans le deuxième espace intermétatarsien et qui, sous le nom de deuxième artère intermétatarsienne dorsale (fig. 151 *k''*), descend entre le deuxième et le troisième métatarsiens. À l'extrémité distale du métatarse, les trois artères intermétatarsiennes s'anastomosent avec des rameaux venus des artères intermétatarsiennes plantaires (*branches perforantes*) (fig. 151 *l*).

6. **Artères digitales communes plantaires** (fig. 152 *g, g', g''*). Elles naissent, au nombre de trois, de l'*arcade plantaire*, donnent des rameaux aux muscles plantaires et à la peau. Elles accompagnent les nerfs digitaux communs plantaires entre le deuxième et le troisième, le troisième et le quatrième, le quatrième et le cinquième métatarsiens

(voy. fig. 152) et sont recouvertes par les muscles plantaires; elles fournissent des rameaux à la plante du pied. A l'extrémité distale du métatarse, elles s'anastomosent par des branches perforantes (*k*) avec les artères intermétatarsiennes dorsales et avec les artères digitales communes dorsales. Elles reçoivent les artères intermétatarsiennes plantaires correspondantes (*e*, *e'*, *e''*) et suivent les orteils jusqu'à leur extrémité, pour s'y ramifier dans la matrice de l'ongle, la peau des orteils, etc. L'artère médiane, située entre le troisième et le quatrième métatarsiens (*g'*), se divise en une branche tibiale (*h*) qui suit le troisième métatarsien, et une branche péronière (*h'*) qui longe le quatrième métatarsien.

RAMIFICATIONS DE L'ARTÈRE ILIAQUE INTERNE OU HYPOGASTRIQUE

Après avoir détaché les deux artères iliaques externes (fig. 153 *e*), l'aorte (fig. 153 *a*) se continue sur un espace de 1 à 3 centimètres sans se ramifier; puis elle envoie sous un angle aigu, les deux artères iliaques internes ou hypogastriques (fig. 153 *i*), et son tronc principal prend le nom d'artère sacrée moyenne (fig. 153 *w*).

Artère hypogastrique (fig. 153 *i*). Elle se porte dans la direction caudale, au devant de la face ventrale et de la face externe de la veine iliaque, d'abord vers la face ventrale du sacrum, en dedans du psoas-iliaque (*i*), puis au devant de l'articulation sacrée dans la cavité du bassin. Comme le vaisseau se dirige un peu en dehors, il arrive à la face interne de la tige ou de la colonne de l'os iliaque (*10*) et se divise près de son bord oral en une branche *pariétale* (*l*) et en une branche *viscérale* (*k*); entre les deux se trouve la veine iliaque interne.

a. La branche pariétale (*l*) est située plus loin dans la direction dorsale que la branche viscérale; elle se porte d'abord sur la face interne de l'ilion (*10*), puis sur la face interne du muscle pyramidal des fesses (*11*) et en partie à la face interne du grand fessier (*12*) et sur le ligament sacro-sciatique et sacro-épineux, jusqu'à la petite échancrure sciatique. Elle passe ensuite sous le bord ventral de ce ligament, dans l'échancrure que nous venons de nommer, et se rabat en dehors. Elle prend alors le nom d'artère *ischiatique* ou *fessière inférieure*. Mais auparavant elle donne les branches suivantes :

1° *Artère ilio-lombaire* (fig. 153 *m*). Elle naît du bord externe de la branche pariétale (tout près de son origine) ou du tronc de l'artère hypogastrique et se dirige vers l'épine iliaque antérieure et supérieure, contourne cette dernière du côté dorsal, perfore le tendon du muscle tendeur du fascia lata et se porte en dedans, entre ce muscle et le fessier moyen, dans lequel elle se ramifie (*branche fessière*). Elle abandonne des branches (branches lombaires et iliaques) : au petit psoas, au psoas iliaque, au tenseur du fascia lata et aux os; elle s'anastomose avec l'artère fessière supérieure, avec l'artère abdominale et avec la circonflexe fémorale externe.

2° *Artère fessière supérieure* (fig. 153 *n*). Elle se détache près du bord oral du pyramidal ($_{11}$) de la branche pariétale et se porte, accompagnée de veines et de nerfs, vers l'épine iliaque postérieure et inférieure, contourne cette dernière, passe à la face externe de l'ilion et se divise en deux branches qui vont vers les muscles fessiers et vers les os pour s'anastomoser avec l'artère ilio-lombaire, la fémorale antérieure et l'ischiatique. Dans le bassin, elle abandonne encore des branches au muscle pyramidal.

3° *Branches musculaires*. Elles se ramifient dans l'obturateur interne (*branches de l'obturateur*), dans le releveur de l'anus, le coccygien et le pyramidal.

4° *Artère caudale externe* (ou *latérale*) *superficielle* (fig. 153 *p*). Elle naît à la face interne du pyramidal ($_{11}$), longe la face correspondante de la queue directement sous la peau pour se porter vers l'extrémité de cet organe, entre le long abaisseur et le long releveur de la queue, en dehors du coccygien; elle est accompagnée de veines et de nerfs dans ce trajet. Elle abandonne des branches à tous les muscles que nous venons de nommer, ainsi qu'à la peau; ces branches s'anastomosent avec l'artère sacrée moyenne et les branches de l'obturateur.

5° *Artère ischiatique* ou *fessière inférieure* (fig. 153 *q*). C'est la continuation du tronc de la branche pariétale qui prend ce nom après avoir détaché l'artère précédente (4°). Elle sort du bassin par la petite échancrure sciatique, accompagnée du nerf sciatique, et longe le petit fessier, le tendon de l'obturateur interne des jumeaux et le bord caudal des trois muscles fessiers (moyen, grand et petit). Recouverte par le biceps crural, elle se dirige, à la face interne de celui-ci, vers le genou et se divise bientôt en plusieurs (le plus souvent en trois) branches, presque d'égale grandeur, qui se ramifient dans ce muscle et s'anastomosent avec les artères crurales postérieures. Une de ces branches va dans la direction caudale entre le grand adducteur et le biceps et abandonne des branches à l'adducteur de la cuisse, au demi-membraneux, au demi-tendineux et s'anastomose naturellement aussi avec les artères fémorales postérieures. Elle abandonne également de petites branches au nerf sciatique.

L'artère ischiatique donne les branches suivantes :

α. *Dans le bassin* : des *branches cutanées*, qui s'unissent à l'artère abdominale et à la fessière supérieure et abandonnent des rameaux musculaires aux fessiers, qui à leur tour s'anastomosent avec l'artère fessière supérieure.

β. *A la sortie du bassin* : avant d'arriver à la face interne du biceps, l'artère ischiatique donne une forte branche qui envoie des ramifications au grand fessier et à la peau de la région ischiatique ; puis elle se place à la face externe du biceps, se divise aussitôt (près de l'ischion) et se ramifie dans le biceps, le demi-membraneux, le demi-tendineux et la peau pour s'anastomoser avec l'artère fémorale postérieure.

γ. *En dehors du bassin : branches musculaires* aux muscles environnants : jumeaux, obturateur interne et quadriceps crural.

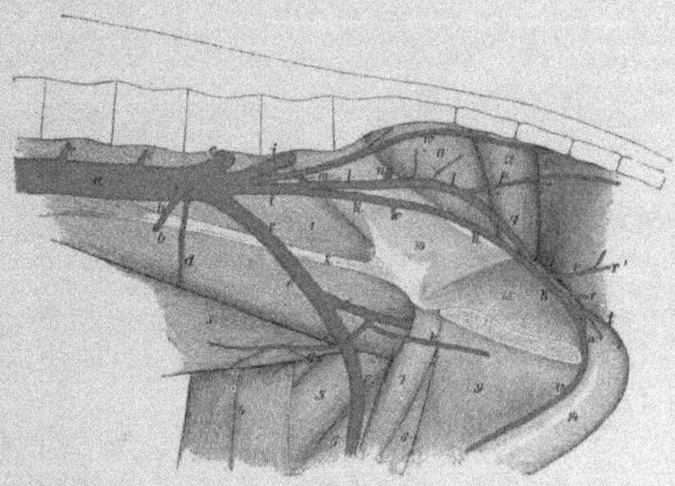

Fig. 153.

ARTÈRES DE LA CAVITÉ PELVIENNE. — *a*, Aorte abdominale; *b*, artère mésentérique inférieure; *c*, artères lombaires; *d*, artère abdominale; *e*, fémorale; *f*, fémorale profonde *g*, épigastrique inférieure; *h*, honteuse externe; *i*, artères hypogastriques; *k*, branche viscérale et *l*, branche pariétale de l'artère hypogastrique; *m*, artère ilio-lombaire; *n*, fessière supérieure; *o*, ombilicale; *p*, caudale latérale superficielle; *q*, ischiatique; *q'*, fessière inférieure; *r*, hémorrhoïdale moyenne; *r'*, hémorrhoïdale inférieure; *s*, artère du périnée; *t*, artère profonde du pénis; *u*, artère du bulbe; *v*, dorsale du pénis; *w*, sacrée moyenne. 1, Muscle psoas iliaque; 2, tendon du petit psoas; 3, muscles de l'abdomen; 4, couturier; 5, droit antérieur; 6, vaste interne; 7, long adducteur; 8, grand et petit adducteurs réunis; 9, droit interne; 10, face interne de l'os iliaque; 11, muscle pyramidal; 12, grand fessier; 13, obturateur interne; 14, pénis.

b. Branche viscérale (fig. 153 *k*). Elle passe du côté ventral de la branche pariétale auprès de la face ventrale du rectum et se trouve à la face externe du releveur de l'anus et du coccygien (et par conséquent du diaphragme pelvien); elle se dirige ensuite le long du bord ventral de la veine hypogastrique (voy. fig. 159), entre le rectum et l'urèthre, jusqu'au voisinage de l'arcade pubienne; après avoir détaché l'artère hémorrhoïdale moyenne elle prend le nom d'artère *honteuse interne*.

La branche viscérale donne les ramifications suivantes :

1° *Artère ombilicale* (fig. 153 o) *. Elle naît, aussitôt après la bifurcation de l'artère hypogastrique, de la branche viscérale (*k*) et se dirige en dedans vers la vessie. Elle se bifurque en deux branches.

α. La branche proximale ou *artère vésicale supérieure* chemine sur la paroi latérale de la vessie vers le sommet de cet organe et abandonne à cette paroi de nombreuses branches très tortueuses qui s'anastomosent avec leurs homologues du côté opposé, et se ramifient aussi dans la graisse qui entoure la vessie. Chez les femelles, elle donne une forte *artère utérine* qui tient la place de l'artère spermatique externe des mâles (voy. à propos de celle-là le paragraphe : artère spermatique externe). L'artère vésicale supérieure donne en outre : une *branche spermatique* ou *déférentielle* qui accompagne les vaisseaux déférents et qui s'anastomose avec l'artère spermatique externe, ainsi qu'une branche qui accompagne l'artère rénale.

β. La branche distale, ou *artère vésicale inférieure* se dirige vers l'urèthre; ses ramifications terminales accompagnent l'urèthre; elle s'anastomose avec l'artère honteuse interne. Elle abandonne aussi des branches au col de la vessie, à la prostate, au rectum, et s'anastomose avec son homologue du côté opposé, ainsi qu'avec les artères hémorrhoïdales interne et supérieure. Chez les *femelles*, ces anastomoses sont particulièrement nombreuses et fortes (voy. fig. 150 i). Chez elles les artères vésicales se ramifient surtout dans le corps et le col de l'utérus, ainsi que dans le vagin.

2° *Artère hémorrhoïdale moyenne* (fig. 153 r). Née de la branche viscérale, près de l'arcade pubienne, cette artère longe la paroi latérale du rectum dans la direction dorsale tout près de l'anus, arrive à la paroi dorsale du rectum, se dirige vers le côlon et s'anastomose avec l'artère hémorrhoïdale supérieure et l'artère vésicale inférieure. Chez les femelles ces anastomoses sont plus nombreuses et plus fortes; elles correspondent à l'artère utérine postérieure du cheval. L'artère hémorrhoïdale moyenne donne (à la paroi latérale du rectum) des *branches glandulaires* qui se ramifient dans les glandes anales et des *branches viscérales* destinées au rectum, puis encore l'artère *hémorrhoïdale inférieure* (*r'*), qui se distribue dans l'extrémité du rectum, dans l'anus et dans les muscles de ces organes.

3° *Artère honteuse interne* (fig. 153). Chez les mâles elle se pré-

* Le tronc de cette dernière, qui a un rôle fonctionnel chez le fœtus, s'oblitère après la naissance et constitue le ligament rond, difficile à trouver, enfoui dans le ligament externe de la vessie (voy. p. 345). La description que nous donnons ne se rapporte qu'à l'animal adulte.

sente au voisinage de l'arcade pubienne, après avoir abandonné *l'artère du périnée* (s) au périnée, sous le nom *d'artère du pénis*; elle longe latéralement cet organe et se divise en *artère dorsale* et en *artère profonde du pénis*. Cette dernière (t) pénètre dans le corps caverneux, se divise en plusieurs faisceaux et envoie une branche, l'artère du bulbe (u) au corps caverneux de l'urèthre et de petites branches aux muscles bulbo-caverneux et ischio-caverneux. Les *artères dorsales du pénis* (v), accompagnées de leurs veines, cheminent le long des deux bords de la face dorsale du pénis vers le gland. Elles donnent des branches au corps caverneux, à la tunique albuginée, au gland, au prépuce et s'anostomosent avec l'artère profonde du pénis et l'artère honteuse externe. — Chez les femelles, l'artère du périnée se ramifie aussi dans les grandes lèvres; la branche terminale de l'artère honteuse interne se porte vers l'extrémité du vagin, où elle envoie de nombreuses anastomoses dans la direction nasale aux branches de l'artère ombilicale; elle se ramifie ensuite dans le clitoris et dans les lèvres ou dans les corps caverneux du pubis (voy. fig. 150).

Artère sacrée moyenne (fig. 153 *w*). Après avoir fourni les artères fémorales et hypogastriques, l'aorte se réduit à un petit vaisseau qui se dirige vers la queue au milieu de la face hémale du sacrum et se prolonge à la face hémale de la queue, se dirigeant vers son extrémité, où il vient se loger entre les longs abaisseurs de la queue. Ce vaisseau abandonne des branches latérales à chacune des vertèbres qu'il rencontre; on peut comparer ces branches aux artères intercostales et lombaires, c'est-à-dire aux branches métamériques ou pariétales de l'aorte.

1° La *première artère sacrée* est ordinairement décrite à part sous le nom *d'artère sacrée latérale*. Après avoir abandonné des branches au sacrum et à l'abaisseur de la queue, fourni des anastomoses aux artères lombaires et à la sacrée moyenne, elle pénètre dans le trou sacré antérieur et se divise en une *branche épineuse* ou *spinale* et une *branche dorsale*. Cette dernière branche sort par le premier trou sacré postérieur, se ramifie dans les muscles adjacents (releveurs de la queue, etc) et dans la peau pour s'anastomoser ensuite avec l'artère abdominale et la fémorale antérieure. La *deuxième artère sacrée*, plus grêle, entre dans le second trou sacré et se comporte comme la précédente.

2° *Artères caudales*. Elles naissent entre les vertèbres caudales, abandonnent des branches aux muscles situés à la partie hémale des vertèbres et à la peau, passent au voisinage des quatre ou cinq premières vertèbres caudales, entre chaque deux vertèbres successives, comme branches dorsales, abandonnent d'abord la branche vertébrale (branche épineuse) et se ramifient dans les releveurs de la queue et dans la peau. Elles s'anastomosent avec l'artère caudale latérale superficielle et avec la dernière artère lombaire.

Chacune de ces artères s'anastomose du côté dorsal ou spinal, comme du côté ventral, avec l'artère qui la précède et qui la suit. Il en résulte à droite et à gauche, à la face spinale (ou dorsale) et hémale (ou ventrale) de la queue, un tronc longitudinal, une artère latérale profonde supérieure de la queue et une autre inférieure. La quatrième ou la cinquième branche dorsale donne une branche secondaire relativement forte qui se dirige vers l'extrémité de la queue sous le nom d'artère caudale latérale profonde supérieure, à la face spinale (de l'apophyse transverse); elle est recouverte par le releveur de la queue. — Vers l'extrémité de la queue toutes ces dispositions deviennent très confuses.

VEINES

A. Veines pulmonaires.

Les veines pulmonaires (fig. 135 n) accompagnent les bronches dans l'intérieur des poumons et se réunissent vers l'endroit où commence la bifurcation des bronches en trois, quatre ou cinq grands troncs qui se dirigent vers l'oreillette gauche et y débouchent; parfois tout près de cette embouchure deux d'entre elles se réunissent en un seul tronc.

B. Veines du corps.

Les veines du corps peuvent être groupés sous quatre chefs : 1, les veines cardiaques ou coronaires; 2, la veine cave supérieure; 3, la veine cave inférieure, et 4, la veine porte.

I. Veines cardiaques.

Grande veine coronaire. Formée dans le sillon longitudinal (interventriculaire) gauche par la réunion de deux petites veines venant de chacun des ventricules, elle monte jusqu'au sillon coronaire; ici elle contourne le cœur gauche entre le ventricule et l'oreillette, et débouche, près de la paroi ventrale du sinus veineux de la veine cave inférieure, dans l'oreillette droite. Près de son embouchure elle reçoit encore une ou deux veines (*veines moyennes* du cœur) qui viennent du sillon longitudinal droit et prennent leur origine dans la paroi droite du ventricule.

La **petite veine coronaire** est représentée par une multitude de veinules qui vont de la paroi du ventricule droit vers le sillon coronaire droit et débouchent dans l'oreillette, soit séparément, soit en se réunissant préalablement en un petit tronc commun.

II. Veine cave supérieure ou descendante.

La *veine cave supérieure* (fig. 155 *b*) se forme de la façon suivante : les veines jugulaires et la veine axillaire se réunissent à la hauteur de la première côte en une *veine sous-clavière* *. Les deux veines sous-clavières de chaque côté longent ensuite le bord ventral et latéral ou externe de la crosse de l'aorte pour former la *veine cave supérieure*; celle-ci chemine encore quelque temps sur la face ventrale de la trachée et (à droite) près de la crosse de l'aorte, dans la direction de la queue pour s'ouvrir dans l'oreillette droite. Un peu avant elle reçoit la *veine azygos* (fig. 155 *c*). Dans chacune des sous-clavières débouchent le tronc commun de la *veine vertébrale* et de la *veine costo-cervicale*, ainsi que la *veine mammaire interne*. Pour ce qui concerne la situation des veines sous-clavières par rapport aux artères correspondantes, voy. fig. 154 et 155.

a. **Veine azygos** (fig. 155 *c*). La veine azygos commence dans la cavité abdominale par deux petits troncs veineux (un à droite et un à gauche), dont le gauche correspond à la *veine hémiazygos*. Ces troncs recueillent en partie le sang des muscles lombaires et abdominaux, passent à la face ventrale des muscles lombaires entre les piliers du diaphragme, dans la direction orale, et reçoivent, chacun de son côté, les trois dernières veines intercostales. En outre, les deux troncs sont en communication avec le sinus de la colonne vertébrale par les veines lombaires et se réunissent ensuite, à la hauteur de la neuvième ou de la dixième vertèbre dorsale en un seul tronc, la *veine azygos*, (ou *cardinale droite*), située du côté gauche de la face hémale des corps des vertèbres dorsales ou sur le muscle long du cou; cette veine longe le bord dorsal droit de l'œsophage (₂) jusqu'à la cinquième ou la

---

* On appelle aussi quelquefois ce tronc veine innominée, en désignant alors le vaisseau que nous appelons veine axillaire sous le nom de veine sous-clavière, et la branche terminale de la veine brachiale, avant sa réunion avec la sous-scapulaire, sous le nom de veine axillaire.

sixième vertèbre dorsale et se dirige ensuite du côté ventral; elle traverse alors la face gauche de l'œsophage et de la trachée (*i*) et se jette dans la veine cave supérieure (*b*) au niveau de la quatrième côte. Cette veine reçoit les veines intercostales (de la neuvième à la quatrième) des deux côtés qui accompagnent les artères de même nom et

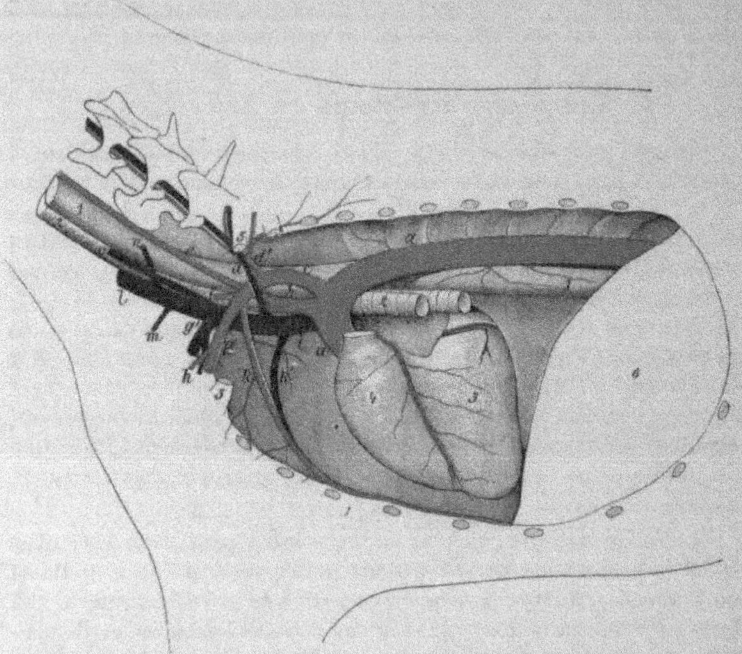

Fig. 154.

ARTÈRES ET VEINES DE LA CAVITÉ THORACIQUE (vues de gauche). — *a*, Aorte; *b*, tronc innominé; *c*, artère sous-clavière gauche; *d*, veine costo-cervicale; *d'*, tronc costo-cervical; *e*, artère carotide primitive gauche; *f*, tronc veineux omo-cervical; *g*, artère axillaire; *g'*, veine axillaire; *h*, artère et veine mammaires externes; *i*, veine sous-clavière gauche; *k*, artère mammaire interne; *k'*, veine mammaire interne; *l*, veine jugulaire externe; *m*, veine cervicale descendante; *n*, veine transverse de l'omoplate; *o*, veine jugulaire interne. 1, Œsophage; 2, trachée; 3, ventricule gauche; 4, ventricule droit; 5, première côte; 6, diaphragme.

qui souvent, près de leur embouchure, se réunissent deux par deux pour former un canal commun; puis les *veines bronchiales postérieures* et les *veines œsophagiennes;* ces dernières accompagnent les artères bronchiales postérieures et les artères œsophagiennes et amènent le sang des organes dans lesquels se distribuent ces artères.

b. **Tronc commun de la veine vertébrale et de la veine costo-cervicale** (fig. 154 *d* et fig. 155 *e*). La *veine vertébrale* naît par un tronc venant de la base du crâne et se dirige du côté aboral, cheminant sur le muscle long de la tête ; ce tronc s'anastomose avec la veine occipitale et la jugulaire interne, se porte dans la direction abo-

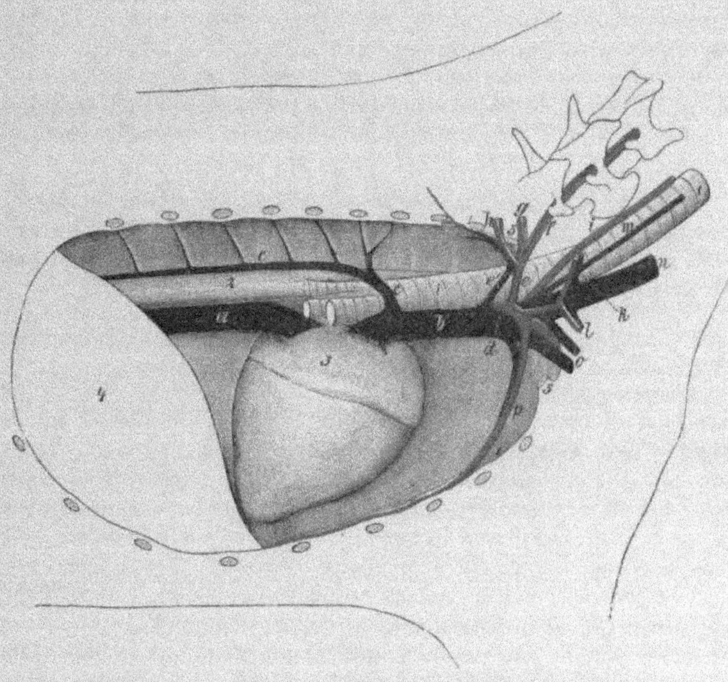

Fig. 155.

Artères et veines de la cavité thoracique (vues de droite). — *a*, Veine cave inférieure ; *b*, veine cave supérieure ; *c*, veine azygos ; *d*, artère sous-clavière droite ; *e*, tronc costo-cervical veineux droit ; *e'*, veine costo-cervicale droite ; *f*, artère et veine vertébrales ; *g*, artère et veine cervicales transverses ; *h*, artère et veine cervicales profondes ou intercostales superficielles ; *i*, artère carotide primitive droite ; *k*, artère et veine transverses de l'omoplate ; *l*, artère cervicale ascendante accompagnée de la veine cervicale descendante ; *m*, veine jugulaire interne ; *n*, veine jugulaire externe ; *o*, artère et veine axillaires ; *p*, artère et veine mammaires internes. 1, Trachée ; 2, œsophage ; 3, ventricule droit ; 4, diaphragme ; 5, première côte.

rale, se tenant au côté de l'atlas, et entre dans le canal des apophyses transverses. Une fois dans ce canal la veine vertébrale s'y dirige du côté du thorax, le long du bord dorsal de l'artère correspondante, tout en recevant de nombreuses branches venues des muscles du cou et des anastomoses avec la veine de la colonne vertébrale qui passent par les trous intervertébraux. Après avoir abandonné le canal des vertèbres cervicales, la veine vertébrale reçoit près de la face externe de la première côte la veine *costo-cervicale* qui accompagne l'artère du même nom et se distribue à la même région que celle-ci. — Le tronc commun des deux veines se porte ensuite à gauche dans la direction ventrale par-dessus la face externe du tronc costo-cervical et l'artère vertébrale, ainsi que par-dessus la face externe de l'artère sous-clavière gauche et le tronc innominé, et débouche dans la veine sous-clavière, un peu en avant (dans la direction orale) de la veine mammaire interne. A droite il parvient à peine à croiser l'artère sous-clavière droite et la veine correspondante (voy. fig. 155).

c. **Veine mammaire interne** (fig. 154 *k*). Située du côté aboral, rarement du côté oral, par rapport à l'artère mammaire interne, cette veine provient de la région dans laquelle se distribue l'artère en question.

RÉGION DE LA VEINE JUGULAIRE EXTERNE

La *veine jugulaire externe* (fig. 65 $_6$ et fig. 156 $_{16}$) prend son origine sur le bord aboral de la glande sous-maxillaire (fig. 156 c) par la réunion des deux *veines maxillaires externe* (fig. 156 $_{18}$) et *interne* (fig. 156 $_{16}$). Peu après cette réunion, les veines jugulaires externes des deux côtés communiquent entre elles par une branche transverse située du côté ventral près du cartilage cricoïde. Au cou, la veine jugulaire externe (voy. fig. 65 $_6$) se trouve recouverte par la peau et le muscle peaucier; elle repose sur la partie sternale du sterno-cléido-mastoïdien (fig. 65 e), dans une espèce de gouttière (gouttière jugulaire) et arrive près de l'entrée du thorax. Vers le bord oral de la portion cervicale du sterno-cléido-mastoïdien (fig. 65 f), elle s'engage entre celle-ci et la portion sternale du même muscle et arrive près de la première paire de côtes, sur le bord ventral et externe de la trachée (fig. 154 *l*). Elle se réunit ici à la *veine jugulaire interne* (fig. 154 *o*), se porte encore sur un court espace dans la direction orale et fusionne sur le bord oral de la première côte avec la veine axillaire (fig. 154 *g'*) formant la *veine sous-clavière*. Cette dernière reçoit :

a. Les *petites veines cutanées* (*veinules sous-cutanées du cou*) et des *veines musculaires* provenant des muscles superficiels situés aux côtés du cou.

b. Deux branches anastomotiques provenant de la veine céphalique du bras (voy. la description de cette dernière p. 452).

c. La *veine cervicale descendante* (fig. 154 *m*), qui suit le trajet de l'artère cervicale ascendante et débouche du côté dorsale de la veine jugulaire externe, peu avant la réunion de cette dernière avec la veine jugulaire interne.

d. La *veine transverse de l'omoplate* (fig. 154 *n*), qui naît de la région dans laquelle se distribue l'artère du même nom, accompagne cette dernière et débouche, tout près de la veine cervicale descendante, dans la paroi ventrale de la veine jugulaire externe.

VEINE MAXILLAIRE EXTERNE (Fig. 156 ₁₉)*.

Cette veine reçoit le sang venant de la face, de la langue et des régions adjacentes. Dans la partie de son trajet située sur la face elle porte le nom de *veine faciale* (₁₉). Son tronc est formé par la réunion de la veine faciale *superficielle* (₂₁) et de la veine faciale *profonde* (₂₂).

a. Veine faciale superficielle (veine faciale proprement dite) (₂₁). Elle naît sur la paroi latérale du nez ou de la face, par la réunion de la *veine dorsale du nez (dorsalis nasi)* (₂₆) et de l'*angulaire de l'œil* (₂₅) ; elle se porte ensuite vers l'os maxillaire, du côté aboral du trou sous-orbitaire, puis vers le bord oral du masséter (*g*) pour se réunir ici, à peu près sur le bord oral et ventral du muscle zygomatique, avec la veine profonde de la face et former la veine faciale commune. Dans son trajet elle reçoit, tout près du trou sous-orbitaire, la *veine latérale* ou *externe du nez* et la *veine labiale supérieure* (₂₄).

aa. Veine dorsale du nez (₂₆). Elle recueille le sang du dos du nez et du museau cartilagineux et se dirige du côté dorsal, accompagnée de l'artère correspondante. Elle s'anastomose avec le réseau veineux de la cavité nasale.

bb. Veine angulaire de l'œil (₂₅). Elle se dirige vers le bout du nez et un peu du côté ventral et ne reçoit aucune branche ni des paupières ni de la portion cutanée voisine. Elle est formée par la réunion des branches suivantes : veine frontale, veines palpébrales supérieures, *veine cérébro-faciale* ou ophthalmique médiane ou supérieure. Cette dernière, très forte, naît du sinus caverneux, émerge de la cavité cranienne par la fente orbitaire supérieure et longe la paroi interne de l'orbite (près du muscle droit supérieur de l'œil) ; elle se porte vers l'apophyse zygomatique du frontal, où elle devient superficielle et où elle s'unit à la *veine frontale*, qui s'anastomose à son tour avec la veine temporale superficielle venant du front. Dans son trajet, la veine cérébro-faciale reçoit des branches de communication venant des régions où naît la veine maxillaire interne ; puis elle s'unit aux veines des muscles de l'œil et du globe oculaire. Elle envoie une forte branche anastomotique vers la veine ophthalmo-cérébrale, ou ophthalmique inférieure, qui longe la face orale et interne du globe oculaire et reçoit des petites veines venant du globe oculaire et des muscles de l'œil.

---

* On appelle aussi ce vaisseau *veine faciale antérieure.*

cc. Veine externe ou latérale du nez ou *nasale inférieure.* Elle reçoit le sang des veinules de la lèvre supérieure et de ses muscles et débouche, tout près du trou sous-orbitaire, dans la veine faciale superficielle. Elle peut manquer, mais rarement.

dd. Veine labiale supérieure [24]. Elle se trouve du côté dorsal de l'artère de même nom.

b. **Veine faciale profonde** (*branche anastomotique supérieure*)

(fig. 156 [22]). Elle prend son origine dans la fosse sphéno-palatine par la réunion de deux gros troncs. L'un de ces troncs vient de la fosse

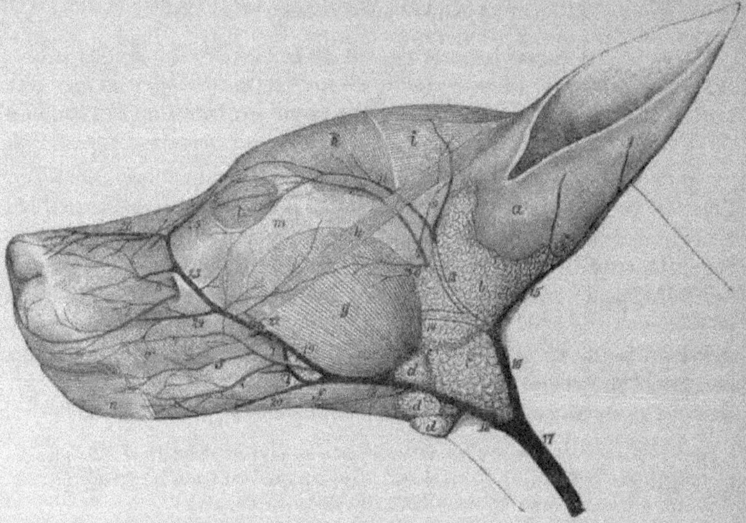

Fig. 156.

ARTÈRES ET VEINES SUPERFICIELLES DE LA TÊTE. — 1, Artère faciale ; 2, artère coronaire labiale inférieure ; 3, artère de la commissure des lèvres ; 4, artère coronaire labiale supérieure ; 5, artère sous-orbitaire (lateralis nasi) ; 6, artère du dos du nez (dorsalis nasi) ; 7, artère temporale superficielle ; 8, son rameau massétérin ; 9, artère auriculaire antérieure ; 10, artère zygomatico-orbitaire ; 11, veine zygomatico-orbitaire ; 12, veine auriculaire antérieure ; 13, veine temporale superficielle ; 14 et 16, veines maxillaires internes ; 15, grande veine auriculaire ; 17, veine jugulaire externe ; 18, veine maxillaire externe ; 19, veine faciale ; 20, veine labiale inférieure ; 21, veine du buccinateur ; 22, veine faciale profonde ; 23, veine faciale superficielle ; 24, veine labiale supérieure ; 25, veine angulaire de l'œil ; 26, veine dorsale du nez (dorsalis nasi). *a*, Pavillon de l'oreille ; *b*, glande parotide ; *c*, glande sous-maxillaire ; *d*, ganglions lymphatiques superficiels du conduit laryngien ; *e*, muscle mylo-hyoïdien ; *f*, digastrique ; *g*, masséter ; *h*, grand zygomatique ; *i*, scutellaire ; *k*, temporal ; *l*, orbiculaire des paupières ; *m*, arcade zygomatique ; *n*, risorius de Santorini ; *o*, buccinateur.

sphéno-maxillaire et chemine entre la péri-orbite et la glande orbitaire ; il se forme de la veine sous-orbitaire et du tronc commun des veines grande palatine et sphéno-palatine, qui accompagnent les artères correspondantes. Le second tronc (*veine ophthalmo-cérébrale* ou *ophthalmique inférieure*) vient du sinus caverneux (voy. p. 449) et sort du crâne par la fissure orbitaire supérieure; il envoie une forte anastomose à la veine cérébro-faciale (voy. p. 443), suit le muscle droit inférieur en recevant de petites veines du globe oculaire et des muscles de l'œil.

Le tronc de la veine faciale profonde longe d'abord le bord oral de la glande orbitaire et descend sur l'apophyse zygomatique du maxillaire et la tubérosité maxillaire; il repose ici sur la face interne du masséter (*g*) et plus loin, en dehors, sur le buccinateur, et se réunit vers le bord oral du masséter à la veine faciale superficielle pour former la veine faciale. Mais auparavant il reçoit les affluents suivants :

aa. La *veine malaire*, qui débouche assez souvent dans le tronc des veines sous-orbitaires, dans la grande palatine ou dans la sphéno-palatine.

bb. La *veine temporale superficielle orale*. Elle commence dans le muscle temporal, arrive près de l'angle externe de l'œil, du côté oral du muscle temporal, se dirige ensuite du côté ventral en dehors, puis en dedans de la portion orbitaire de l'arcade zygomatique et débouche, près du bord ventral de cette dernière, dans la veine faciale profonde. Cette veine est d'ordinaire directement réunie à la veine temporale superficielle aborale. Les deux forment une grande arcade à peu près parallèle à l'arcade zygomatique, qui s'ouvre du côté oral dans la veine maxillaire externe et du côté aboral dans la veine maxillaire interne. Cette arcade détache souvent une branche vers la veine angulaire de l'œil.

cc. Les petites branches venant de l'os.

dd. Les branches venant de la glande oculaire.

ee. Une ou deux petites veines provenant des muscles des joues, qui longent le bord alvéolaire, se dirigeant du côté aboral, et se jettent dans le tronc principal (*veines du buccinateur*).

c. Le tronc de la **veine faciale (commune)** (fig. 156₁₁) se trouve près du bord aboral de l'artère faciale (₁); il longe le bord oral du masséter (*g*) et croise d'abord le canal de Stenon (en dedans) et le nerf buccal supérieur (en dehors), puis l'artère faciale (₁). Il se porte ensuite vers le cou, le long du bord ventral du masséter, se place sur le digastrique (*f*) et arrive, passant entre les ganglions superficiels du conduit laryngien (*d*), vers le bord ventral de la glande sous-maxillaire (*c*). Ici la veine faciale reçoit le tronc de la veine linguale et de la sous-linguale et prend le nom de veine maxillaire externe (₁₄), pour se réunir bientôt avec la veine maxillaire interne (₁₅) et former la veine jugulaire externe (₁₇). La veine faciale reçoit les affluents suivants :

aa. Une forte *branche anastomotique* (souvent subdivisée) provenant de la veine temporale superficielle aborale. Celle-ci se trouve sur la face externe du masséter et reçoit de fortes branches veineuses cutanées.

bb. La *veine labiale inférieure* ou *coronaire de la lèvre inférieure* (₂₀). Souvent double, elle recueille le sang de la région arrosée par l'artère de même nom, et se porte du côté ventral par rapport à celle-ci, près de l'insertion du digastrique (*f*), vers la veine faciale. Elle reçoit ordinairement une *veine sous-mentonnière* ou *sous-mentale* qui vient du menton et une *veine du buccinateur* (₂₁) venant des muscles des joues, de la face et du masséter et se jette souvent droit dans la veine faciale. La veine labiale inférieure s'anastomose avec la veine alvéolaire inférieure.

cc. Des *branches musculaires* venant du digastrique, du ptérygoïdien, du masséter et du temporal.

dd. Des branches glandulaires venant de la glande sous-maxillaire et des ganglions lymphatiques.

ee. Des veinules arrivant des parties latérales du voile du palais et parfois du palais osseux. Celles-ci se dirigent en dedans de la mâchoire et en dehors du muscle ptérygoïdien, du côté ventral; leur embouchure a lieu près du bord ventral du masséter.

ff. Le tronc commun de la veine sous-linguale et de la sous-mentale ou sous-mentonnière; la première de ces veines se trouve en dedans, la seconde en dehors de la sangle formée par les muscles mylo-hyoïdiens des deux côtés; le tronc commun se réunit souvent à celui du côté opposé pour former un tronc unique médian qui ne se bifurque que tout près de l'hyoïde. Il arrive aussi parfois que la veine sous-linguale débouche directement dans la veine faciale. — Le tronc commun des deux veines se réunit avec la veine linguale.

gg. La *veine linguale*. Le tronc commun de ce vaisseau communique avec celui du côté opposé par une anastomose souvent double qui longe le bord aboral du mylo-hyoïdien, et forme la veine maxillaire externe. Souvent quatre ou cinq veines se rencontrent à cet endroit : la veine de la glande sous-maxillaire, une ou deux veines sous-linguales, et une branche anastomotique qui réunit la veine sous-linguale à la linguale. Le tronc de la veine sous-linguale s'anastomose en outre avec celui du côté opposé par une veine située profondément et qui passe d'un côté à l'autre de la base de la langue, du côté dorsal du corps de l'hyoïde, sur la face ventrale du larynx. La veine linguale se trouve entre les deux muscles génio-glosses depuis la pointe de la langue jusqu'à la base de cet organe; elle reçoit une ou plusieurs veines du dos de la langue. La veine linguale et la sous-linguale reçoivent aussi des veinules du larynx, des glandes salivaires et des ganglions lymphatiques.

VEINE MAXILLAIRE INTERNE (Fig. 156₁₄).

Cette veine se forme du côté aboral de l'apophyse post-glénoïde, du côté ventral ou externe de la bulle tympanique, par la réunion de plusieurs veines, que l'on peut grouper sous deux chefs d'après leur origine : le groupe *ventral* et le groupe *dorsal*. La réunion se fait d'une façon variable suivant les individus; mais dans tous les cas le tronc commun une fois formé se dirige du côté ventral et un peu en dehors, reçoit la *veine cérébrale supérieure* et la *temporale superficielle aborale*, puis, tout en cheminant dans la direction ventrale et externe, et recouvert par la glande parotide, il arrive vers le bord aboral de cette dernière et de la glande sous-maxillaire. C'est ici qu'il reçoit la *veine massétérique*, les *veinules parotides* et la *grande veine auriculaire* (₁₃). Après avoir reçu cette dernière, la veine maxillaire interne longe encore sur une petite étendue le bord dorso-caudal de la glande sous-maxillaire (*e*) jusqu'à son extrémité aborale et se réunit ici avec la veine maxillaire externe (₁₄) pour former la veine jugulaire externe (₁₂).

Branches de la veine maxillaire interne.

aa. Branches originaires ventrales. Elles sont formées surtout par les veines de la langue provenant du dos et de la base de cet organe, des parois de la glotte, de l'arcade palato-glosse (piliers antérieurs), de la cavité pharyngienne et des muscles de la base de la langue.

bb. Branches originaires dorsales. Elles tirent leur origine des *branches anastomotiques* qui viennent de la veine ophthalmo-cérébrale et de la cérébro-faciale; la plupart de celles-ci passent par le canal ptérygoïdien et se réunissent à leur sortie de l'orifice aboral de ce canal avec d'autres branches anastomotiques de la veine faciale profonde et avec les branches qui viennent de la cavité cranienne. Dans cette cavité même elles se trouvent en communication avec les sinus veineux qui aboutissent aux trous situés à cet endroit. La plus forte parmi les branches se détache du sinus caverneux après l'entrée de celui-ci dans le canal carotidien, chemine à l'intérieur de ce canal dans la direction orale, pénètre par l'orifice oral du canal dans la fosse sous-temporale et débouche dans la branche anastomique citée plus haut. En dehors de ces branches anastomiques, la région dorsale, d'où la veine maxillaire interne tire son origine, se compose des *veines temporales profondes* qui reçoivent la plupart les veinules du muscle temporal et de la veine *alvéolaire inférieure* qui accompagne l'artère de même nom; on peut considérer cette veine avec ses affluents comme un système autonome *externe*. Les veines temporales profondes se réunissent pour la plupart avec la veine alvéolaire inférieure de façon à former un tronc commun.

cc. Veine cérébrale supérieure. Elle naît du sinus transverse ou de la région veineuse dorsale du cerveau (voy. veines de l'encéphale) et s'engage dans le trou temporal; elle quitte ce dernier à la face aborale de l'apophyse post-glénoïde et s'ouvre aussitôt dans la veine maxillaire interne. Parfois elle s'unit à la veine temporale superficielle.

dd. Veine temporale superficielle (fig. 156 ₁₄). Située près de l'artère de même nom, elle est recouverte en partie par la glande parotide (*b*); elle reçoit les affluents suivants : α une petite *veine transverse de la face*, parfois double; β une *veine zygomatico-orbitaire* (₁₁); γ une *veine auriculaire* (₁₂) qui recueille le sang de la région desservie par l'artère auriculaire antérieure; δ de petites *branches parotidiennes*.

ee. Veine massétérine. Elle recueille surtout le sang des parties profondes du masséter et accompagne l'artère de même nom.

ff. Veine auriculaire postérieure ou *grande veine auriculaire* (₁₃). Elle accompagne l'artère, tout en étant située plus superficiellement. Son tronc principal repose sur le bord cervical de la parotide (*b*). Parfois elle est double. Un de ces deux troncs correspond alors toujours à la région dans laquelle se distribue la branche mastoïdienne de la grande artère auriculaire.

Veines de l'encéphale.

Les veines de l'encéphale se réunissent principalement en deux troncs : la veine cérébrale supérieure et la veine cérébrale inférieure (ou antérieure). Elle sont unies aux veines de la moelle épinière et du nez, à la veine vertébrale, aux veines maxillaires externe et interne et à la veine jugulaire interne. Mais la plus grande partie du sang veineux s'écoule cependant par les sinus de la colonne vertébrale (voy. p. 450). Les veines qui se trouvent dans les dédoublements de la dure-mère sont appelées sinus veineux. Ces derniers reçoivent, outre les veines du cerveau (veines cérébrales), encore les veines de la pie-mère, de la dure-mère, des os (veines diploïques) et de l'œil (veines ophthalmiques).

a. RÉGION VEINEUSE DORSALE

1. *Sinus longitudinal* ou *sagittal supérieur*. Il se trouve dans l'apophyse falciforme, sur le bord recourbé de ce dernier, c'est-à-dire à la suture sagittale, et reçoit les veines de la face dorsale et en partie de la face interne du cerveau (vers les lobes occipitaux) ; il se divise en deux branches, droite et gauche, qui portent le nom de :

2. *Sinus transverses* ou *latéraux*. Ceux-ci suivent dans la tente du cervelet la gouttière et le canal transverses, et se portent en dehors et du côté ventral, passent par le trou temporal et arrivent du côté aboral de l'apophyse post-glénoïde, sous le nom de *veine cérébrale supérieure*. Chacun des sinus latéraux reçoit en outre les veines du cervelet, de la voûte cranienne et de la dure-mère ; les *sinus pétreux supérieurs* et les *sinus occipitaux supérieurs* s'y jettent également. Les premiers se trouvent près de la crête du rocher et communiquent du côté ventral avec le sinus coronaire. Le *sinus occipital supérieur* part de chaque côté du sinus transverse, immédiatement derrière le rocher, dans la direction dorsale ; il se porte du côté aboral et ventral à la face latérale de l'occiput et s'engage dans un canal osseux situé du côté interne du condyle occipital. Après avoir traversé ce canal, il se jette dans le sinus occipital inférieur. En outre il détache quelques branches anastomotiques qui sortent au dehors par de petits orifices de la surface nucale (veines émissaires). — Le sinus longitudinal supérieur reçoit en outre :

3. *la grande veine de Galien*, qui naît du plexus choroïde et d'autres veines situées plus profondément. Elle contourne le bourrelet du corps calleux, se loge entre les deux hémisphères, monte du côté dorsal (*sinus droit*) et s'ouvre dans le sinus longitudinal supérieur à l'endroit où naît le sinus latéral (confluent des sinus). Elle reçoit :

4. *la veine du corps calleux* ou *sinus longitudinal (sagittal) inférieur*. Celle-ci se trouve sur le corps calleux, sur le bord libre de l'apophyse falciforme et reçoit les veines des deux faces internes du cerveau, ainsi que celles du corps calleux, du genou du corps calleux, etc. Elle débouche à l'extrémité aborale du corps calleux dans le sinus droit.

b. RÉGION VEINEUSE VENTRALE (OU BASILAIRE)

1. *Sinus caverneux*. Ils se trouvent aux côtés de l'hypophyse sur le corps du sphénoïde et reçoivent les veines de la face ventrale du cerveau, la veine de la fosse de Sylvius, etc.

2. *Sinus coronaires ou intercaverneux (antérieur et postérieur)*. Ils se trouvent tout près de l'os du côté oral et aboral de l'hypophyse et communiquent avec les deux sinus caverneux; il s'ensuit la formation de ce qu'on appelle le *cercle veineux* de Ridley. Ces sinus reçoivent les veines de l'hypophyse et les veines cérébrales. — La portion orale de ce sinus en cercle envoie des veines qui émergent au dehors par la fente orbitaire supérieure et forment l'origine de la veine cérébro-faciale et de l'ophthalmo-cérébrale (voy. p. 443 et 445). De petites branches veineuses accompagnent en outre le nerf optique et le nerf olfactif. Du côté aboral, le sinus caverneux pénètre dans le canal carotidien après avoir émis une forte branche qui s'engage dans la fosse sous-temporale par l'ouverture orale du canal carotidien et communique avec les veinules qui donnent origine à la veine maxillaire interne; plus loin il donne le sinus pétreux inférieur (voy. la description de celui-ci pour plus de détails) et prend le nom de veine cérébrale inférieure. Celle-ci émerge au dehors par le trou déchiré et constitue le commencement de la veine jugulaire interne.

Plusieurs veinules situées dans les petites ailes se jettent encore dans le sinus caverneux; elles correspondent au sinus de la petite aile du sphénoïde.

3. *Sinus occipital inférieur*. Ce sinus se trouve à la face interne du condyle de l'occipital, et communique avec celui du côté opposé par une forte anastomose transversale. Il résulte de la réunion des veines suivantes :

1° *Sinus pétreux supérieur*. Il naît du sinus caverneux (voy. plus haut) et chemine d'abord sur un court espace dans le canal carotidien, puis dans un canal spécial entre le rocher et la partie basilaire de l'occiput, se dirige du côté aboral et aboutit au 2° *sinus occipital supérieur* ou *antérieur*. Celui-ci naît du sinus transverse et se loge dans un canal osseux à la face interne du condyle occipital. Dans le canal il reçoit le sinus pétreux inférieur. — Parfois il existe encore à la face interne de l'occipital, du côté ventral, une deuxième anostomose veineuse entre le sinus transverse et l'occipital inférieur.

Dans la direction aborale, le sinus occipital inférieur donne de chaque côté un vaisseau très fort qui sort par le trou occipital et se continue par le sinus ou les veines de la colonne vertébrale (pour plus de détails, voy. la description de ces dernières).

Quand aux *émissaires* du sinus, il en a été question plus haut.

On divise les veines de l'encéphale de la manière suivante :

1. *Veines cérébrales supérieures*. Elles sont situées dans les scissures et forment les affluents du sinus sagittal supérieur.

2. *Veines cérébrales inférieures*. Elles se trouvent sur la face ventrale et débouchent dans le sinus ventral. La plus forte est la veine *moyenne du cerveau* (ou de la fosse sylvienne) qui aboutit au sinus caverneux.

3. *Veines cérébelleuses supérieures*. Elles débouchent dans le sinus droit et dans le transverse.

4. *Veines cérébelleuses inférieures*. Elles viennent du cervelet, de la moelle allongée ou bulbe rachidien, du pont de Varole ou protubérance annulaire et communiquent avec le sinus ventral.

5. *Veines cérébrales profondes*. Le plexus des ventricules latéraux donne naissance aux veines cérébrales internes, qui reçoivent la veine terminale située à la limite entre la couche optique et le corps strié, au-dessous des stries cornées. Elles se réunissent du côté ventral du bourrelet du corps calleux en un tronc volumineux, la *grande veine de Galien* (p. 449); celle-ci reçoit une veine basilaire qui vient de la base du cerveau et qui contourne le pédoncule cérébral.

Veines de la moelle épinière.

1. *Sinus ou veines de la colonne vertébrale*. Ce sont de fortes veines, d'abord élargies en forme de sinus, qui se trouvent en dehors de la dure-mère et en dedans du périoste et prennent leur origine dans le sinus occipital inférieur; elles parcourent tout le canal rachidien et reçoivent les veines de la moelle épinière, des vertèbres (veines basi-vertébrales) et du périoste. Elles se trouvent à droite et à gauche près du bord du ligament longitudinal postérieur, dans les échancrures des os, et sont réunies par des branches transversales presque à chaque vertèbre; parfois au-dessus de ces branches transversales passent des trabécules osseux. Les veines de la colonne vertébrale

envoient au dehors, à travers chaque espace intervertébral des branches, dans les veines vertébrale, intercostale, lombaire et sacrée. A leur origine, elles communiquent en outre avec la veine jugulaire interne par une forte branche de la veine occipitale qui passe par le trou oblique de l'atlas. (Pour plus de détails, voy. la veine jugulaire interne).

2. *Veine médiane ou longitudinale (intra-rachidienne) postérieure.*

3. *Veine médiane ou longitudinale (intra-rachidienne) antérieure.*

Ces deux veines se dirigent sur la ligne médiane au côté dorsal et au côté ventral de la moelle épinière; le vaisseau dorsal est plus fort que le ventral.

4. *Veines centrales.* Petites veines situées de chaque côté du canal rachidien.

5. *Veines latérales ou externes.* Elles se trouvent entre les racines dorsales et les racines ventrales des nerfs rachidiens; elles sont très petites et peuvent souvent manquer.

RÉGION DE LA VEINE JUGULAIRE INTERNE (Fig. 137 *x*).

La veine jugulaire interne prend son origine au voisinage du basi-occipital et de l'atlas par la réunion de la *veine cérébrale inférieure* et de plusieurs veinules. A l'entrée de l'œsophage elle se place près du bord ventral de l'artère carotide commune (fig. 137 *a*) et accompagne celle-ci jusqu'à peu près le milieu du cou. Ici elle s'écarte un peu de la carotide et chemine au côté de la trachée (fig. 137 *₁₉*) et à gauche, près de l'entrée du thorax, sur le bord ventral de l'œsophage, pour se réunir à la veine jugulaire externe (fig. 154 *l*) à peu près au niveau de la première paire de côtes.

La veine jugulaire interne reçoit les affluents suivants:

1° La *veine cérébrale inférieure.* Elle se détache du sinus caverneux (voy. p. 449), et passe, accompagnant l'artère carotide interne, dans le canal carotidien où elle reçoit des branches venant de l'oreille interne; elle sort par le trou déchiré au dehors et prend le nom de veine jugulaire interne (voy. p. 449). A sa sortie du trou déchiré elle reçoit la *veine occipitale.* Cette dernière se détache de la veine de la colonne vertébrale, sort au dehors par le trou oblique de l'atlas, passe par-dessus l'articulation atlo-occipitale et se jette dans la veine cérébrale inférieure. Elle communique par plusieurs branches avec la veine vertébrale et reçoit plusieurs veines musculaires des fléchisseurs et des extenseurs de la tête, ainsi qu'une veine qui vient du sinus transverse et qui sort de la cavité cranienne par le trou temporal ou trou déchiré postérieur près de la ligne occipito-mastoïdienne (voy. p. 59).

2° *Plusieurs petites veines* provenant de la base de la langue, de la base du crâne, du larynx (veine laryngée) et du pharynx (veine pharyngienne descendante).

3° *Veine thyroïdienne supérieure* (voy. fig. 137). Elle est formée de plusieurs fortes branches qui émergent aux deux extrémités de la glande.

4° *Veines trachéales* et *œsophagiennes.*

5° *Branches musculaires* au cou.

RÉGION DE LA VEINE AXILLAIRE

Cette région comprend deux systèmes de veines :

a. Les *veines superficielles ou sous-cutanées.*

b. Les *veines profondes.*

a. Les veines *superficielles* recueillent le sang des veines du métacarpe, des doigts* et de la plus grande partie de la peau de la patte ; elles communiquent par des *branches anastomotiques* assez fortes avec les veines profondes ainsi qu'avec la *veine jugulaire externe.* Mais le système des veines de la patte se continue non seulement avec le système superficiel, mais encore avec le système profond formant le tronc initial de la veine interosseuse et de la veine cubitale. Ainsi donc la patte antérieure a deux régions veineuses d'écoulement. Le système superficiel se forme ainsi qu'il suit :

Chacune des *veines collatérales dorsales* des doigts ou des *veines digitales, radiales et cubitales* des quatre derniers métacarpiens, ainsi que la veine collatérale cubitale du premier métacarpien se réunissent à l'extrémité du métacarpe en trois veines collatérales dorsales des doigts, et ces dernières forment près du carpe la *veine céphalique de l'avant-bras.* Celle-ci monte sur la face dorsale de l'avant-bras, reçoit à peu près au milieu de son trajet la veine salvatelle venant du côté interne et donne à la hauteur de l'articulation du coude la *veine cubitale interne* (fig. 157 *h'*), qui se dirige vers la veine brachiale. Elle continue ensuite à monter vers le tronc sous le nom de *veine céphalique du bras* (fig. 157 *h''* et fig. 65 ,), le long du bord externe de la portion claviculaire du sterno-cléido-mastoïdien ou sur le brachial interne (fig. 65 *p*). Vers le tiers proximal de l'humérus il s'en détache une première *branche communicante* vers la veine jugulaire externe ;

---

* Nous lisons dans l'original allemand « des orteils », ce qui est évidemment une faute d'impression.   (*Note du traducteur.*)

celle-ci se porte dans la direction dorso-nasale, vers la veine sus-nommée, en se plaçant sur la face externe de la portion acromiale du deltoïde (voy. fig. 65), de l'articulation de l'épaule et de la portion cervicale du sterno-cléido-mastoïdien. Le tronc principal de la veine céphalique du bras longe le bord libre (aboral) de la portion acromiale du deltoïde (fig. 65 *m'*), passant par-dessus l'anconé externe; il se dirige vers le dos, plonge ensuite entre le deltoïde, l'anconé (ou vaste) externe et le long anconé (ou longue portion du triceps) dans la profondeur du muscle, accompagne l'artère circonflexe postérieure de l'humérus et représente la veine satellite de celle-ci, pour se diriger enfin en dedans et se jeter dans la veine sous-scapulaire.

A la face palmaire de la patte les veines collatérales palmaires des doigts, radiales et cubitales se réunissent de la même façon que les précédentes en trois veines digitales communes palmaires, qui à leur tour

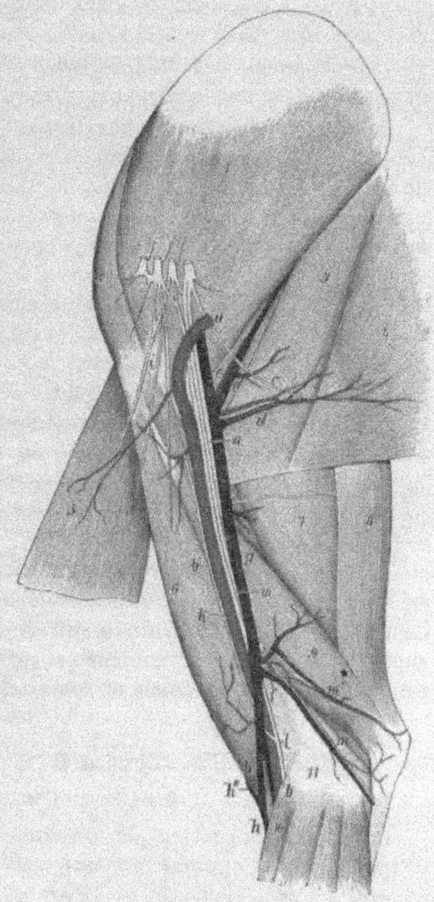

Fig. 157.

ARTÈRES, VEINES ET NERFS DE L'ÉPAULE ET DU BRAS (vus du côté interne). — *a*, Artère axillaire; *b*, humérale; *c*, artère et veine sous-scapulaires; *d*, artères et veines thoracico-dorsales; *e*, artère et veine humérales profondes; *f*, artère et veine collatérales cubitales supérieures; *g*, veine humérale ou brachiale; *h*, céphalique de l'avant-bras; *h'*, cubitale interne; *h''*, céphalique du bras; *i*, nerfs thoraciques antérieurs; *k*, nerf musculo-cutané; *l*, nerf médian; *m*, nerf cubital et veine collatérale cubitale supérieure; *m'*, nerf brachial cutané interne et veine correspondante; *n*, nerf radial; *o*, nerf thoracico-dorsal. 1. Muscle sous-scapulaire; 2, sus-épineux; 3, grand rond; 4, grand dorsal; 5, petit pectoral; 6, biceps brachial; 7, long anconé (longue portion du triceps); 8, long extenseur de l'avant-bras; 9, anconé (ou vaste) interne; 10, rond pronateur.

constituent à la face palmaire du métacarpe l'*arcade palmaire veineuse*. Celle-ci donne naissance : 1° à la *veine interne* ou *salvatelle*, qui passe de la région du carpe vers la face dorsale de l'avant-bras et se jette, vers le milieu de l'avant-bras, dans la veine céphalique de l'avant-bras; il n'y a donc pas de veine basilique; 2° à une forte *branche communicante* allant vers la veine interosseuse (veine qui correspond plus spécialement à la branche interosseuse), qui envoye à son tour le plus souvent une anastomose vers la veine cubitale.

b. Les *veines profondes*. Elles recueillent le sang de la région dans laquelle se distribue l'*artère axillaire*; leur trajet est celui des artères de même nom qu'elles accompagnent, parfois en nombre double. La veine cubitale et l'interosseuse communiquent par des *branches communicantes* avec l'arcade palmaire veineuse ou bien proviennent directement de celle-ci. La *veine humérale* ou *brachiale* (fig. 157 *g*) reçoit dans l'articulation du coude la veine cubitale interne (fig. 157 *h'*), qui vient de la veine céphalique de l'avant-bras, et en plus, des petites veines cutanées de la portion interne de l'avant-bras. Elle croise près de l'articulation du coude la face interne de l'artère humérale et longe ensuite le bord aboral du nerf cubital et du radial (voy. fig. 157). La *veine axillaire*, (fig. 154 *g'*) simple ou double, se réunit à la veine jugulaire commune pour former la veine sous-clavière (fig. 154 *i*). Un peu avant, elle reçoit la *veine mammaire externe* (fig. 154 *h*), qui passe à côté de l'artère de même nom.

Les veines fournies par la région axillaire sont donc les suivantes : radiale, cubitale, palmaire de l'avant-bras, interosseuse, collatérale cubitale inférieure, collatérale radiale inférieure, collatérale radiale supérieure, collatérale cubitale supérieure, brachiale antérieure, profonde du bras, brachiale et sous-scapulaire.

Veine cave inférieure ou ascendante.

(Fig. 155 *a* et fig. 158 *h*.)

La veine cave provient de la réunion des deux veines iliaques, à la hauteur de la dernière vertèbre lombaire. Elle longe, à droite et du côté ventral, l'aorte et se dirige le long des muscles lombaires vers le thorax; auprès du foie, elle dévie un peu du côté ventral, par rapport à l'aorte, arrive vers le bord obtus, dorsal, du foie et contourne la face pariétale de cet organe en se plaçant à droite de l'œsophage, dans la fosse de la veine cave; puis elle reçoit les veines hépatiques et se dirige aussitôt, sans presque toucher la surface du foie, vers le trou de la veine cave dans le diaphragme (voy. p. 316).

Elle arrive ainsi dans la cavité thoracique et passe ici à mi-hauteur de la cage thoracique, dans le lobe médiastinal et le lobe droit du poumon; elle est enveloppée dans le feuillet de la veine cave, de la plèvre jusqu'à l'oreillette droite, où elle débouche. Elle reçoit les affluents suivants :

a. RACINES PARIÉTALES

aa. Veines lombaires. La veine cave inférieure reçoit de chaque côté 6 à 7 veines lombaires, qui se réunissent souvent par deux en un tronc commun. La dernière veine lombaire débouche dans la veine iliaque.

bb. Veine phrénique. Elle accompagne l'artère de même nom et reçoit souvent la veine lombo-abdominale. Dans quelques cas rares celle-ci se jette à part dans la veine cave.

b. RACINES VISCÉRALES

cc. Veine abdominale (fig. 158 *k*). Elle vient de la région dans laquelle se distribuent les artères correspondantes, qu'elle accompagne d'ailleurs.

dd. Veine spermatique interne. Chez les mâles elle commence par de petites veines provenant des testicules et de l'épididyme; celles-ci se réunissent pour former le *plexus pampiniforme*, qui englobe l'artère spermatique interne et arrive jusqu'au canal inguinal. Ce plexus donne une (rarement deux) veine spermatique interne qui accompagne l'artère de même nom et qui s'ouvre soit directement dans la veine cave, soit (ce qui est plus rare) dans la veine rénale. — Chez les *femelles*

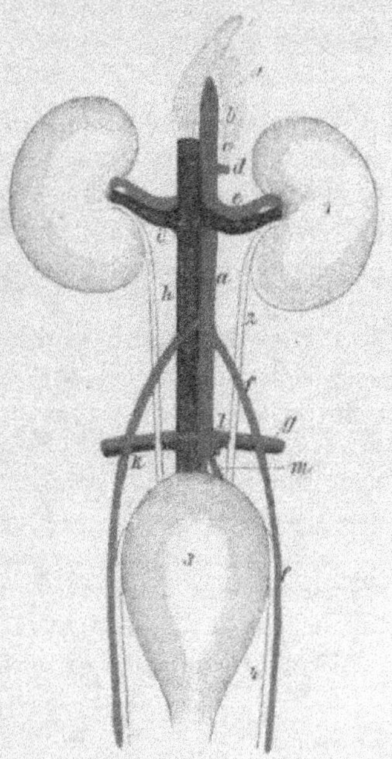

Fig. 158.

VAISSEAUX DE LA CAVITÉ ABDOMINALE. — *a*, Aorte abdominale; *b*, artère cœliaque; *c*, artère mésentérique supérieure; *d*, artère phrénique droite; *e*, artère rénale; *f*, artère spermatique interne; *g*, artère abdominale; *h*, veine cave inférieure; *i*, veine rénale; *k*, veine abdominale; *l*, artère mésentérique inférieure; *m*, artère fémorale. 1, Rein; 2, uretère; 3, vessie; 4, conduit déférent.

cette veine accompagne l'artère de même nom, mais se jette très souvent dans la veine rénale. Elle communique avec la veine utérine.

ee. Veines sous-rénales et sus-rénales. Elles accompagnent les artères de même nom.

ff. Veine rénale (fig. 158 *i*). Elle longe le bord aboral de l'artère de même nom. Celle de gauche passe par-dessus la face ventrale de l'aorte. Souvent la veine rénale (surtout chez les femelles) reçoit la veine spermatique interne.

gg. Veines hépatiques. Elles sortent du foie à sa face diaphragmatique en deux ou trois grandes et plusieurs petites veines et se jettent dans la veine cave près de l'endroit où cette dernière traverse le diaphragme.

VEINE PORTE

La veine porte est formée, du côté ventral de l'endroit où commence la division de l'artère cœliaque, par la réunion des veines de la rate, de la veine stomachique et des veines mésentériques (grande et petite). C'est près du point de leur réunion que l'artère stomachique gauche et l'artère splénique passent par-dessus la face gauche de la veine porte. Le tronc de la veine porte longe ensuite le bord ventral de l'artère hépatique, se dirige vers le thorax et un peu en dedans, vers la veine porte hépatique, où il entre dans le foie et se divise en trois ou cinq grandes branches qui correspondent aux lobes principaux de cet organe; ces branches se ramifient dans l'intérieur du foie. Avant de pénétrer dans le foie la veine porte reçoit plusieurs *veines pancréatiques.*

a. Tronc commun des veines stomachique et splénique (veine gastrosplénique). Les deux veines accompagnent les artères qui se distribuent dans la région dont elles drainent le sang.

Elles se réunissent en un tronc tout près de leur embouchure.

b. Tronc commun de la grande et de la petite veines mésentériques. La première de ces veines recueille le sang de la région où se distribue l'artère mésentérique supérieure; la seconde reçoit les veinules de la région dans laquelle se distribue l'artère mésentérique inférieure. Chacune de ces veines accompagne l'artère correspondante; souvent il y a deux veines pour une artère.

VEINES ILIAQUES COMMUNES

Les veines iliaques naissent de chaque côté à la face ventrale des muscles lombaires, près du bord oral du bassin: elles se forment par la réunion de la veine hypogastrique et de la fémorale. — Chacune des veines iliaques passe ensuite entre l'artère fémorale et l'hypogastrique et se dirige en dedans et vers le thorax, puis se réunit du côté ventral du point de la division de l'aorte (en artère fémorale et en artère hypogastrique) avec celle du côté opposé pour former la veine cave inférieure. C'est dans l'angle formé par cette réunion que débouche la veine sacrée moyenne.

a. Veine hypogastrique (iliaque interne) (fig. 159 *g'*). Elle recueille le sang de la région dans laquelle se distribue l'artère de même nom. Au lieu de se diviser en une branche pariétale et une branche viscérale, comme chez l'homme, elle ne présente qu'un tronc unique. Celui-ci commence par la *veine ischiatique* qui accompagne l'artère du même nom, pénètre dans la cavité du bassin par la petite échancrure sciatique et ramène le sang de la région fessière. Aussitôt entrée dans le bassin, la veine longe le muscle obturateur interne et reçoit la veine *dorsale du pénis (u)* et la *veine profonde du pénis (t)*, ainsi que la *veine du périnée (s)*; puis, tout de suite après, la *veine hémorrhoïdale moyenne* ou *interne (r)*. La veine hypogastrique chemine ensuite vers le thorax, entre la branche pariétale et la branche viscérale de l'artère hypogastrique, à la face interne du pyramidal (₍ₐ₎) et du bassin et reçoit la *veine caudale latérale superficielle (o)*, la *fessière supérieure (n)* et l'*ombilicale (m)*. Après avoir reçu ces deux derniers affluents, la veine hypogastrique croise la branche viscérale de l'artère hypogastrique (*t*) et arrive sur le bord ventral de cette artère; elle reçoit ici la *veine iliolombaire* et s'unit à la veine fémorale (*c'*) pour former la veine iliaque.

Branches de la veine hypogastrique

aa. Tronc commun des veines (dorsale et profonde) du pénis et de la veine du périnée. Le corps caverneux aboral du gland du pénis fournit deux fortes *veines dorsales du pénis (u)*, qui se dirigent vers la queue le long des artères de même nom. Elles se réunissent près de l'arcade pubienne, où elles reçoivent la veine profonde du pénis (*t*) qui recueille le sang du corps caverneux et en partie de l'urèthre, de la tunique albuginée, etc. Un peu plus loin, se trouve l'embouchure de la *veine du périnée (s)* qui vient de la région dans laquelle se distribue l'artère correspondante. Le tronc commun ainsi formé longe le bord externe de l'artère honteuse interne, passe par-dessus le pubis et se jette bientôt dans la veine ischiatique.

bb. Veine hémorrhoïdale moyenne ou interne (r). Elle accompagne l'artère de même nom.

cc. La *veine caudale latérale (ou externe) superficielle (o)* et

dd. la *veine fessière supérieure (n)* sont des satellites des artères de même nom.

ee. Veine ombilicale (m). Elle se comporte chez les mâles comme l'artère de même nom. Chez les femelles, la branche inférieure reçoit plusieurs fortes veines provenant des corps caverneux du vestibule du vagin ; pour le reste, la veine se comporte comme l'artère. La veine utérine s'anastomose par de fortes branches avec la veine spermatique interne.

ff. Veine ilio-lombaire. Elle accompagne l'artère de même nom.

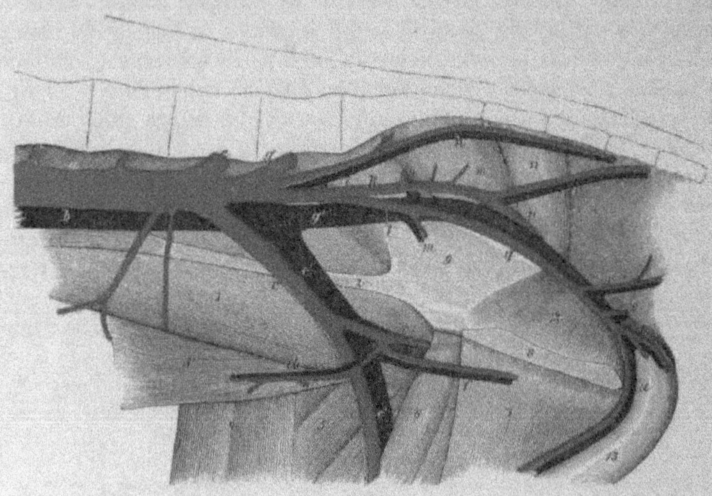

Fig. 159.

ARTÈRES ET VEINES DE LA CAVITÉ PELVIENNE. — *a*, Aorte ; *b*, veine cave inférieure ; *c*, artère fémorale ; *c'*, veine fémorale ou iliaque externe ; *d*, artère et veine épigastriques inférieures ; *e*, artère et veine fémorales profondes ; *f*, artère et veine honteuses externes ; *g*, artère hypogastrique ; *g'*, veine hypogastrique ; *h*, artère et veine sacrées moyennes ; *i*, artère et veine ilio-lombaires ; *k*, branche pariétale de l'artère hypogastrique ; *l*, branche viscérale de l'artère hypogastrique ; *m*, artère et veine ombilicales ; *n*, artère et veine fessières supérieures ; *o*, artère et veine caudales latérales superficielles ; *p*, artère fessière inférieure ; *q*, artère honteuse interne ; *r*, artère et veine hémorrhoïdales internes ; *s*, artère et veine du périnée ; *t*, artère et veine profondes du pénis ; *u*, artère et veine dorsales du pénis. 1, Muscle psoas-iliaque ; 2, tendon du petit psoas ; 3, muscle de l'abdomen ; 4, couturier ; 5, quadriceps ; 6, long adducteur ; 7, droit interne ; 8, symphyse du bassin ; 9, face interne de la tige ou colonne de l'ilion ; 10, pyramidal des fesses ; 11, grand fessier ; 12, obturateur interne ; 13, pénis.

Veines du membre abdominal.

Veine fémorale ou iliaque externe. Elle se forme par la réunion des veines superficielles et profondes.

Les *veines superficielles*, sous-cutanées, charrient le sang de la peau de la cuisse et des régions situées immédiatement au-dessous et se réunissent en deux troncs : la *grande veine saphène* et la *petite veine saphène* (fig. 161 *p.*) — Ces deux veines communiquent par de fortes branches anastomotiques avec l'arcade plantaire veineuse et prennent en partie leur origine dans les veines des orteils.

Les veines collatérales dorsales des orteils se réunissent vers l'extrémité distale du métacarpe en trois veines digitales communes dorsales, qui vont en convergeant vers le tarse et se réunissent en un tronc unique (fig. 161 *m*) au milieu de la face dorsale du métatarse. Ce tronc reçoit de petites veines latérales du 4e et du 5e métatarsiens, monte vers le tronc sur la face de flexion de l'articulation de la cheville, où il envoie une *branche anastomotique* (fig. 161 *o*) à la grande veine saphène (fig. 161 *n*) et tourne ensuite obliquement dans la direction caudo-dorsale, passant sur la face externe du tiers dorsal du tibia pour déboucher, près du milieu de cet os et vers son bord aboral, dans la petite veine saphène (fig. 161 *p*).

Les veines collatérales plantaires des orteils se réunissent, comme les dorsales, en trois veines digitales communes plantaires, qui sont situées directement sur l'os, à la face plantaire du métatarse ; elles sont recouvertes par les muscles interosseux, se dirigent vers le tarse et se réunissent en une *arcade plantaire veineuse*. C'est de cette dernière que se détache une branche anastomotique en dehors, vers la petite veine saphène et une autre en dedans, vers le tronc d'origine de la grande veine saphène ; cette dernière se recourbe en dedans du premier orteil (quand il en existe un), tandis que la première, recouverte encore par les muscles sus-nommés, se dirige en dehors et vers le tronc et reparaît du côté externe à la limite distale de l'articulation de la jambe avec le pied ; elle continue encore à cheminer vers le tronc le long de cette articulation et se jette dans la petite veine saphène (fig. 161 *p*). Cette dernière provient des veines cutanées de la face plantaire des orteils et du métatarse, ainsi que des tubercules plantaires ; elle monte en dehors, dans l'espace entre le tendon d'Achille et le tibia, reçoit près de l'articulation tibio-astragalienne la branche anastomotique de l'arcade plantaire, puis, vers le côté distal du milieu du tibia, le tronc commun des veines digitales communes dorsales (fig. 161 *m*) et encore plus loin, une branche venant de la face interne de l'articulation tibio-astragalienne, qui contourne en dehors le tendon d'Achille. Vers le milieu du tibia, la petite veine saphène se dirige en dehors sur la face externe du muscle jumeau externe (fig. 161 „) et longe ce dernier, tout près de la ligne médiane plantaire, vers le tronc, puis s'engage vers la limite distale du tiers proximal du tibia entre le biceps crural (en dehors) et le demi-tendineux (fig. 161 „) (en dedans), se tenant près du bord aboral des gastrocnémiens jusqu'auprès du fémur, pour se jeter enfin dans la veine poplitée ou fémorale. Mais auparavant elle reçoit encore des veinules provenant du biceps, du gastrocnémien, de la peau et des ganglions lymphatiques de l'articulation du genou, puis, tout près de son embouchure, encore des veines qui correspondent aux branches de l'artère fémorale postérieure et inférieure.

La *grande veine saphène* naît de l'arcade plantaire veineuse et

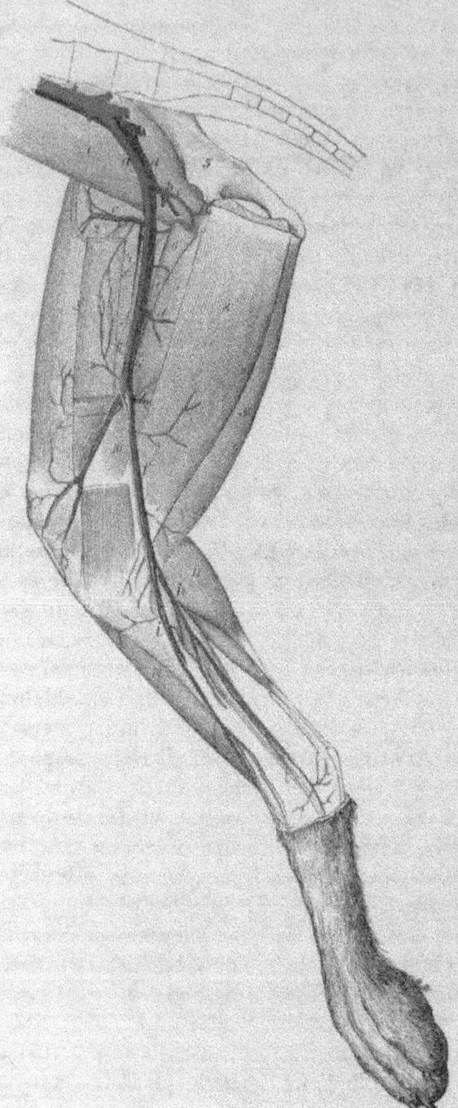

Fig. 160.

Ramifications de l'artère et de la veine fémorales. — *a*, Artère et veine fémorales; *b*, artère fémorale profonde avec ses branches et leurs veines satellites; *c*, artère et veine fémorales antérieures avec la branche antérieure du nerf crural; *d*, artère et veine fémorales postérieures supérieures; *e*, artère et veine fémorales postérieures moyennes; *f*, artère, veine et nerf saphènes; *g*, artère et veine superficielles articulaires du genou avec une branche du nerf saphène; *h*, branches plantaires, et *i*, branches dorsales de la veine et de l'artère saphènes; *k*, nerf saphène. 1, Muscle psoas iliaque; 2, tenseur du fascia lata; 3, couturier; 4, quadriceps; 5, os iliaque; 6, long (ou moyen) adducteur; 7, grand adducteur; 8, droit interne; 9, demi-tendineux; 10, demi-membraneux; 11, jumeaux; 12, jambier antérieur.

reçoit quelques petites veines cutanées de la face interne du métatarse et de la face interne de l'articulation tibio-astragalienne; elle communique avec le tronc commun des veines digitales communes dorsales et accompagne la branche plantaire de l'artère saphène; chemin faisant elle reçoit encore des veines satellites des branches artérielles correspondantes et se jette vers le tiers distal du fémur dans la veine crurale ou fémorale.

Les *veines profondes* recueillent le sang de la région desservie par l'artère fémorale. Les veines simples ou doubles accompagnent les artères de même nom et forment par leur ensemble la veine fémorale (fig. 160 *a*) qui se trouve sur le bord aboral de l'artère fémorale et pénètre auprès de cette

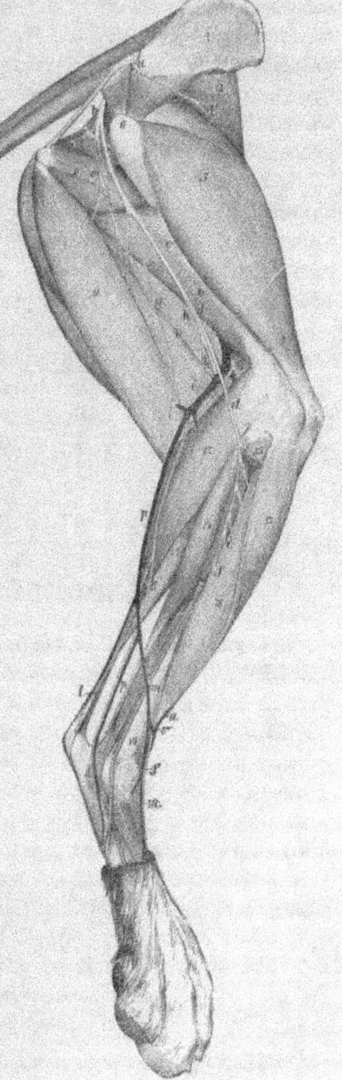

Fig. 161.

Région innervée par le nerf sciatique; veines saphènes. (Le muscle biceps crural est enlevé.) — *a*, Nerf fessier supérieur; *a'*, ses branches terminales pour le tenseur du fascia lata; *b*, nerf sciatique; *c*, ses branches musculaires (celles qui entrent dans le biceps ont été coupées); *d*, nerf péronier; *e*, sa branche profonde; *f*, sa branche superficielle; *g*, sa branche cutanée péronière; *h*, nerf tibial; *i*, nerf fémorocutané postérieur; *k*, sa branche orale; *l*, sa branche aborale; *m*, tronc commun des trois veines digitales communes dorsales; *n*, grande veine saphène; *o*, branche anastomotique entre *m* et *n*; *p*, petite veine saphène; *q*, artère poplitée; *r*, branche de l'artère fémorale postérieure inférieure. 1, Bassin; 2, muscle couturier; 3, grand fessier; 4, pyramidal; 5, vaste externe; 6, grand trochanter; 7, muscles jumeaux; 8, carré crural; 9, demi-tendineux; 10, grand adducteur; 11, demi-membraneux; 12, jumeau externe; 13, fléchisseur superficiel des doigts; 14, fléchisseur profond des doigts; 15, long péronier (coupé en partie); 16, long extenseur des orteils; 17, jambier antérieur; 18, extrémité distale du tibia.

dernière dans la cavité du bassin, où elle s'unit à la veine hypogastrique. La veine fémorale postérieure inférieure présente des dispositions très anormales ; ses branches débouchent le plus souvent séparément, en partie avec la petite veine saphène, dans la veine poplitée ou fémorale. La veine épigastrique inférieure s'unit parfois directement à la veine fémorale ; parfois elle forme un tronc commun avec la veine honteuse externe, qui se jette dans la veine fémorale profonde ou dans la veine fémorale.

Les veines qui composent la région de la veine fémorale sont les suivantes : tibiale, poplitée, veines de l'articulation du genou, veines saphènes, veines fémorales postérieures, veine fémorale antérieure, circonflexe fémorale externe, crurale profonde avec ses branches et veines musculaires.

Il ressort de la description que nous venons de donner que le sang des veines du pied suit deux courants, superficiel et profond ; il a donc à sa disposition deux régions d'écoulement. Cependant la plus grande masse de sang passe par le système sous-cutané (ou superficiel) vers les troncs veineux principaux.

GANGLIONS ET VAISSEAUX LYMPHATIQUES

I. Ganglions lymphatiques.

1. Ganglions de la tête. *a. Ganglion* ou *glande auriculaire* (ou *maxillaire postérieur*) (fig. 44₆). C'est un petit ganglion qui se trouve vers le bord aboral de l'arcade zygomatique (₆), entre le bord aboral du masséter (*i*) et la glande parotide (₂). *b. Ganglions superficiels du conduit laryngien (ganglions sous-maxillaires)* (fig. 44₄). Ce sont des groupes de trois ganglions situés de chaque côté ; ils ne sont recouverts que par la peau et le muscle peaucier et se trouvent entre le bord aboral du masséter (*i*) et la glande sous-maxillaire (₃). Par leur face inférieure ils touchent en partie le muscle digastrique (*r*), en partie le stylo-hyoïdien. *c. Ganglions profonds du conduit laryngien (ganglions rétropharyngiens)*. Un ou deux ganglions, situés près du bord aboral du digastrique, sur les constricteurs moyen et inférieur du pharynx ; ils sont recouverts en grande partie par la glande sous-maxillaire et sur une faible étendue par le sterno-cléido-mastoïdien.

2. Ganglions du cou. *Ganglions cervicaux* (fig. 162). Ils se trouvent sur le bord cervical du sus-épineux (₄), dans le triangle formé par le trapèze supérieur (₂), par l'angulaire ventral de l'omoplate (₅) et par le sterno-cléido-mastoïdien (₁). Ils reposent sur le grand dentelé (₅). Il y en a ordinairement trois : deux plus petits, dorsaux (*a*), et un plus volumineux, ventral (*b*). Les premiers sont recouverts sur une faible étendue par le sterno-cléido-mastoïdien et souvent encore par le trapèze supérieur, tandis que le ganglion ventral se trouve en grande partie à la face inférieure de l'angulaire ventral de l'omoplate. Tous ces ganglions sont toujours enfouis dans le tissu adipeux.

3. Ganglions du membre thoracique. *Ganglion axillaire*. Il se trouve enfoui dans un coussinet graisseux, à la face interne de l'extrémité distale du muscle grand rond, entre celui-ci et le petit pectoral. Parfois il y a encore un deuxième ganglion (*ganglion cubital*),

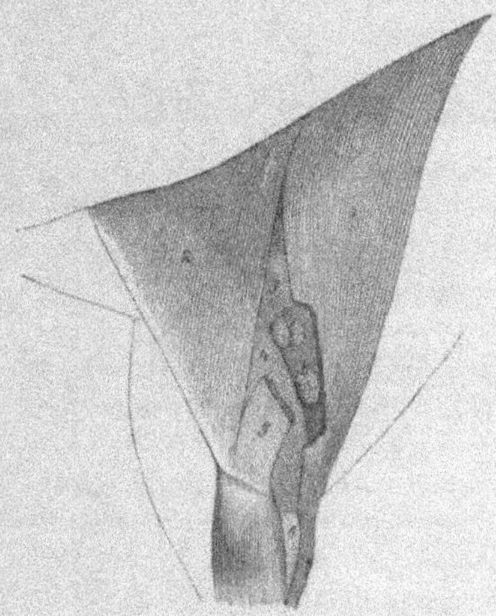

Fig. 162.

GANGLIONS LYMPHATIQUES DU COU. — 1, Portion cervicale du muscle sterno-cléido-mastoïdien; 2, trapèze supérieur; 3, grand dentelé; 4, susépineux; 5, angulaire ventral de l'omoplate; 6, articulation de l'épaule; *a*, ganglions lymphatiques cervicaux dorsaux; *b*, ganglion cervical ventral.

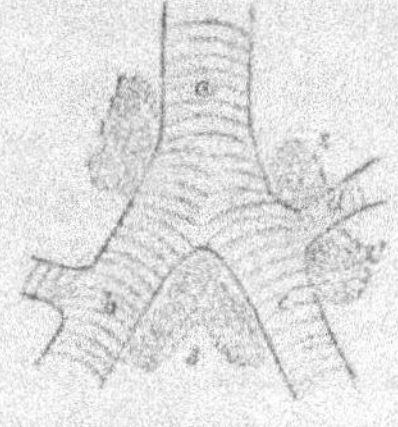

Fig. 163.

GANGLIONS LYMPHATIQUES BRONCHIQUES. — *a*, Trachée; *b*, bronche principale gauche; *c*, bronche principale droite; *d*, bronche épartérielle. 1, 2, 2' et 3, Ganglions lymphatiques bronchiques.

qui se trouve sur la face interne du long anconé (longue portion du triceps brachial) ou du grand dorsal.

4. Ganglions du membre abdominal. *a. Ganglion poplité*. Il se trouve dans un paquet de graisse à la face caudale des muscles gastrocnémiens, entre le biceps crural et le demi-tendineux. Parfois il descend un peu plus près de la queue et n'est alors recouvert que par la peau. Dans quelques cas rares il y a deux ganglions. *b. Ganglion pubio-inguinal.* C'est un grand ganglion (remplacé dans quelques cas rares par deux petits ganglions) situé sur le bord dorso-externe du pénis et sur le bord oral du cordon spermatique, à la face externe du droit interne, noyé dans un coussinet adipeux. Du côté dorsal il touche le droit de l'abdomen.

5. **Ganglions de la cavité thoracique**. *a. Ganglions bronchiques* (fig. 163). Plusieurs petits ganglions situés à la bifurcation de la trachée. L'un d'eux ($_1$) se trouve ordinairement à gauche de cette bifurcation, et les deux autres ($_2$ et $_3$) plus loin, à l'origine de la bronche éparterielle (*d*); le plus volumineux est celui ($_2$) qui est placé dans l'angle de la bifurcation; il offre deux lobes ou prolongements qui longent sur un court espace les bronches droite et principale gauche. *b. Ganglions médiastinaux.* Petits ganglions épars sans aucun ordre dans le médiastin et surtout à l'origine de l'aorte.

6. **Ganglions de la cavité abdominale et de la cavité pelvienne**. *a. Ganglions iliaques.* Plusieurs grands ganglions situés à l'origine de l'artère fémorale. Un d'eux se trouve ordinairement entre l'aorte et le bord oral de l'artère fémorale; un autre entre l'aorte, l'artère fémorale et l'hypogastrique; enfin un troisième, vers le bord oral de l'artère fémorale, tout près de son origine.

b. Ganglions lombaires. Petits ganglions encastrés dans le plexus aortique.

c. Ganglions mésentériques. Ils sont peu nombreux; le plus grand est situé ordinairement du côté ventral du *pancréas Aselli*; les petits, à peine visibles, se trouvent pour la plupart au voisinage du côlon.

d. Pancréas Aselli. On nomme ainsi le ganglion le plus volumineux du chien; il forme un organe allongé, aplati et commence au point de la réunion de la veine stomachique avec la veine splénique, se porte près du tronc des deux veines jusqu'à la veine porte, se dirige en courbe douce vers le thorax et se trouve accolé à la face gauche de la veine porte, sur l'espace de deux à trois centimètres chez les grands chiens. Parfois ils se prolonge encore un peu du côté aboral, le long de l'artère épiploïque et jusqu'à un certain point le long de la veine correspondante.

Le *pancréas Aselli* est formé évidemment par la fusion des ganglions de l'estomac, de la rate, du foie et de la plupart des ganglions de l'épiploon, qui sont séparés chez d'autres animaux. Vers le gros intestin on voit encore des ganglions isolés, très petits.

Dans l'énumération des ganglions que nous venons de faire, nous en avons omis un certain nombre, par exemple les ganglions thoraciques (intercostaux), ceux du bras et de la trachée qui sont très nettement différenciés chez d'autres animaux, par cette simple raison que nous ne les avons point trouvés. Si ces derniers existent réellement, ils doivent être tellement petits qu'ils auraient échappé à nos investigations. Nous nous sommes occupés à étudier plus en détail le système lymphatique du chien et nous publierons les résultats de nos recherches dans un mémoire spécial. Pour le moment il reste établi que le système lymphatique est beaucoup moins développé chez le chien que chez la plupart d'autres mammifères. Le cheval, le porc et même le bœuf ont un système lymphatique beaucoup plus riche en ganglions et en vaisseaux que le chien.

II. Vaisseaux lymphatiques.

A. Troncs principaux des vaisseaux lymphatiques.

Tous les vaisseaux lymphatiques du corps aboutissent en définitive en un *canal thoracique* et en deux *troncs trachéaux*.

a. Le **canal thoracique** amène la lymphe de la queue, des parois de la cavité abdominale et de la cavité pelvienne, du membre abdominal, des parois de la cage thoracique, ainsi que des viscères pelviens, abdominaux et thoraciques. Son trajet et ses rapports sont très variables. Il prend naissance par une dilatation située entre les piliers du diaphragme, la *citerne du chyle* *, et forme un canal, de la grosseur d'une plume d'oie chez les chiens de grande taille, situé du côté dorsal et à droite de l'aorte ; il se porte d'abord dans la direction orale, mais à la hauteur de la quatrième côte il se recourbe du côté ventral, croise les grandes artères de la cavité thoracique et se jette, à peu près au niveau du deuxième espace intercostal, dans la *veine sous-clavière gauche*. Près de son embouchure, il se réunit au *tronc lymphatique commun*. Tout le long de son trajet le canal thoracique abandonne de petites et de grandes branches, qui, après avoir sauté plusieurs vertèbres, se réunissent de nouveau en un tronc ; elles communiquent en outre souvent entre elles, de sorte que leur ensemble présente une sorte de réseau. Dans la cavité thoracique le canal thoracique reçoit de petits vaisseaux lymphatiques venant des piliers du diaphragme, les vaisseaux lymphatiques intercostaux venant des ganglions bronchiaux, et parfois quelques vaisseaux lymphatiques venant du ganglion axillaire.

* C'est le *réservoir de Pecquet* de l'anatomie humaine.   (*Note du traducteur.*)

b. **Troncs trachéaux**. Chacun des troncs trachéaux recueille la lymphe du côté correspondant de la tête, du cou, d'une partie de la paroi thoracique et du membre thoracique. Chaque tronc naît des vaisseaux lymphatiques qui viennent des ganglions du conduit laryngien et reçoit ensuite des branches assez fortes de la glande thyroïde et des branches plus faibles de la base de la langue et du larynx. Il se dirige ensuite, en accompagnant la veine jugulaire interne, vers le côté de la trachée, reçoit les vaisseaux venant des ganglions du cou et débouche dans la veine sous-clavière. Avant cette embouchure il se réunit aux vaisseaux lymphatiques venant du ganglion axillaire. Le tronc trachéal gauche se jette le plus souvent dans le canal thoracique, de façon à former un court *tronc lymphatique commun.*

B. Vaisseaux lymphatiques des différentes parties du corps.

a. **Vaisseaux lymphatiques de la tête**. Les *vaisseaux superficiels* se jettent pour la plupart dans les ganglions superficiels du conduit laryngien; une faible partie seulement débouche dans le ganglion auriculaire. Les premiers charrient la lymphe de la peau des joues et du conduit laryngien, des muscles des lèvres et des joues, ainsi que du mylo-hyoïdien et en partie du masséter. Ils forment un grand nombre de troncs fins communiquant souvent entre eux. Les vaisseaux lymphatiques qui se dirigent vers le ganglion auriculaire, recueillent la lymphe de la portion de la tête dans laquelle se distribue l'artère temporale superficielle, ainsi que de la peau de la région de l'œil, du vertex et de l'oreille, des muscles des yeux et de l'oreille, de l'arcade zygomatique et en partie du masséter et du temporal. Les ganglions superficiels du conduit laryngien, ainsi que le ganglion auriculaire sont réunis par plusieurs vaisseaux avec les ganglions profonds du conduit laryngien.

Les vaisseaux lymphatiques profonds proviennent de la langue, des muscles masticateurs et des muscles de l'œil, du cerveau, de l'œsophage, du larynx etc.; ils débouchent dans les ganglions lymphatiques du conduit laryngien.

b. **Vaisseaux lymphatiques du cou** (vaisseaux jugulaires et cervicaux). Ils accompagnent généralement les veines et débouchent dans les ganglions cervicaux. Ces derniers reçoivent en outre les vaisseaux lymphatiques de la peau, de l'occiput et d'une partie du vertex, des épaules et en partie de la région du dos, ainsi que les vaisseaux des muscles de l'épaule. Les ganglions isolés sont réunis entre eux et avec les ganglions superficiels du membre thoracique par des branches anastomotiques. Ils donnent plusieurs vaisseaux qui

seau qui longe le contour aboral de la cuisse et monte entre le demi-tendineux et le biceps crural pour se réunir, près de la petite échancrure sciatique, à d'autres lymphatiques qui accompagnent l'artère ischiatique et entrer avec eux dans le plexus hypogastrique.

Les lymphatiques profonds proviennent des muscles et des os de la jambe et de la plupart des muscles de la cuisse ; les petits vaisseaux accompagnent les artères correspondantes et se réunissent en deux ou trois troncs qui se dirigent vers le bassin, à côté de l'artère et de la veine crurales, et entrent dans la cavité pelvienne pour se jeter dans le ganglion iliaque. Près de l'origine de l'artère fémorale postérieure inférieure, les vaisseaux venant du ganglion poplité se déversent dans les lymphatiques principaux ; ces derniers, situés dans la cavité abdominale, reçoivent des vaisseaux arrivant du ganglion inguinal et quelques lymphatiques des testicules, ainsi que ceux qui accompagnent la veine et l'artère abdominales. Il se forme ainsi dans la cavité abdominale un *plexus fémoral* ou *crural* très net.

Les lymphatiques de la peau de la jambe, ainsi que ceux de la peau de la moitié distale et interne de la face externe de la cuisse, débouchent dans les ganglions inguinaux. Ceux-ci reçoivent en outre la lymphe du prépuce et d'une partie de l'abdomen et envoient leur lymphe, par plusieurs vaisseaux qui accompagnent la veine et l'artère honteuses, dans la cavité abdominale vers le plexus fémoral ou directement vers les ganglions iliaques.

Les lymphatiques venant de la peau qui recouvre la moitié proximale de la face externe de la cuisse et du bassin pénètrent avec l'artère et la veine abdominales dans la cavité abdominale et se jettent dans le plexus fémoral ou les ganglions iliaques.

e. **Vaisseaux lymphatiques de la paroi thoracique**. Ils se dirigent en partie du côté ventral et oral (suivant la direction des fibres du grand dorsal), en partie du côté oral, et se réunissent définitivement en un petit nombre de troncs, qui perforent le grand dorsal près de l'épaule et vont vers le ganglion axillaire. Dans les cas où il existe un ganglion cubital, ces vaisseaux le traversent tout d'abord. — Les lymphatiques provenant des tissus intercostaux débouchent pour la plupart dans un vaisseau qui vient du diaphragme et qui accompagne la veine et l'artère mammaires internes ; un certain nombre (les lymphatiques dorsaux) se jettent directement dans le canal thoracique.

Les *lymphatiques du diaphragme*, que l'on peut rendre évidents par l'injection, se divisent en deux groupes : l'un d'eux se jette directement dans le canal thoracique, tandis que l'autre se porte en éventail (en suivant la direction des fibres musculaires) pour se réunir, vers l'insertion costale du diaphragme, en un certain nombre de petits vaisseaux qui accompagnent la veine et l'artère mammaires internes et dans lesquels se jettent les lymphatiques venant du ganglion axillaire.

f. **Vaisseaux lymphatiques de la paroi abdominale**. Une partie de ces vaisseaux se jette dans le ganglion inguinal, tandis qu'une autre accompagne l'artère et la veine abdominales et se jette dans le plexus fémoral ou dans le ganglion iliaque.

g. **Les lymphatiques de la cavité pelvienne** recueillent la lymphe des régions dans lesquelles se distribue l'artère hypogastrique et forment le *plexus hypogastrique* qui entoure la veine hypogastrique et dont le contenu est déversé dans le ganglion iliaque. Les lymphatiques du pénis, qui sont particulièrement nombreux, accompagnent les veines dorsales; ils sont en communication (par les lymphatiques du prépuce) avec les ganglions inguinaux. Les lymphatiques de l'utérus qui se trouvent près de l'artère et de la veine utérines sont aussi très nombreux.

h. **Lymphatiques de la cavité abdominale**. Les lymphatiques des viscères abdominaux se réunissent en dernier lieu en un plexus très ramifié (*plexus aortique*) qui entoure la veine cave inférieure et l'aorte abdominale. Ce plexus reçoit, outre les lymphatiques des organes génitaux, ceux du ganglion iliaque, puis une partie des lymphatiques des testicules et quelques vaisseaux qui accompagnent la veine abdominale. Il s'étend depuis l'origine des artères fémorales jusqu'à l'espace situé entre les piliers du diaphragme, où ses vaisseaux aboutissent dans la *citerne du chyle*. Les ganglions lombaires sont englobés dans le plexus aortique.

α. *Lymphatiques des organes génitaux*. Les lymphatiques des testicules viennent des tissus de ces organes mêmes et accompagnent, en formant des plexus, l'artère spermatique interne. Ils se réunissent au voisinage du canal déférent en trois à cinq troncs qui traversent ce canal et débouchent partie dans le plexus crural, partie directement dans le ganglion iliaque, partie dans le plexus aortique. — Un des vaisseaux accompagne le canal déférent et va vers le plexus hypogastrique. Nous avons déjà décrit les lymphatiques de l'utérus et du pénis à propos des vaisseaux lymphatiques de la cavité pelvienne.

β. *Lymphatiques de l'estomac et de l'épiploon*. Ils se réunissent en plusieurs troncs aussi bien sur la grande que sur la petite courbure de l'estomac. Ceux de la grande courbure accompagnent la branche stomachique de l'artère splénique et communiquent en partie avec les lymphatiques de la rate pour se jeter, ensemble avec ceux-ci, dans un grand ganglion mésentérique ; certains d'entre eux aboutissent directement dans ce ganglion, qui se trouve du côté ventral du *pancréas Aselli* et anastomosé avec lui. Les lymphatiques qui naissent sur la petite courbure de l'estomac accompagnent la veine stomachique et se jettent en partie dans le ganglion mésentérique susnommé, en partie directement dans le pancréas Aselli.

γ. *Lymphatiques de l'intestin et du mésentère.* Les lymphatiques de l'intestin grêle, du cœcum et d'une partie du côlon accompagnent les veines de ces organes et entrent dans le pancréas Aselli. Le reste des lymphatiques du côlon se jette dans le plexus aortique. Les lymphatiques venant du pancréas Aselli vont vers le plexus aortique ou bien directement vers la citerne du chyle.

δ. *Lymphatiques du foie et de la vésicule biliaire.* Les lymphathiques du foie apparaissent près du hile du foie, accompagnent la veine porte, reçoivent les lymphatiques de la vésicule biliaire et se jettent dans le pancréas Aselli. Une partie des vaisseaux lymphatiques *superficiels* se jettent dans les lymphatiques. — Les lymphatiques de la vésicule biliaire s'anastomosent avec les lymphatiques du foie et surtout avec le pancréas Aselli.

ε. *Lymphatiques des organes urinaires.* Les lymphatiques des reins se jettent dans le plexus aortique ; ceux des autres parties des organes urinaires dans le plexus hypogastrique.

ζ. *Les lymphatiques de la rate* sortent par le hile de la rate et accompagnent les vaisseaux sanguins de cet organe ; ils se jettent, après avoir reçu une partie des lymphatiques venant de la grande courbure de l'estomac, dans le ganglion mésentérique dont il a été fait mention à propos des lymphatiques de l'estomac.

i. **Vaisseaux lymphatiques de la cavité thoracique.**

α. *Les lymphatiques des poumons,* que l'on injecte le mieux sur le cadavre en produisant la respiration artificielle, se jettent tous, les profonds, les superficiels et ceux de la moitié aborale de la trachée, dans le ganglion bronchial. Ce dernier renvoie la lymphe par plusieurs branches directement dans le canal thoracique.

β. *Les lymphatiques du cœur* se réunissent en plusieurs troncs assez forts, qui longent le sillon longitudinal ou interventriculaire, puis le sillon coronaire ou auriculo-ventriculaire, et aboutissent aux ganglions lymphatiques bronchiaux.

γ. *Les lymphatiques du médiastin* se jettent dans les petits ganglions du médiastin.

NÉVROLOGIE

A. Système nerveux central.

1. MOELLE ÉPINIÈRE

La moelle épinière a la forme cylindrique; elle s'aplatit sensiblement, devient plus mince et se termine en cône, dans la portion sacrée du canal rachidien sous forme de *filum terminale* (*cône terminal* ou *médullaire*). C'est autour de ce cône que se trouvent les nombreux filets nerveux qui y prennent leur origine et se portent vers les trous intervertébraux situés plus loin dans la direction caudale. L'ensemble de ce faisceau nerveux et de l'extrémité de la moelle représente ce qu'on appelle la « queue de cheval ».

Le *renflement lombaire*, ainsi que le *renflement cervical* sont nettement indiqués, de même que les *sillons longitudinaux* ou *médians* (*antérieur* et *postérieur*). Ces derniers marquent la séparation de la moelle en deux moitiés symétriques, réunies par une commissure grise, dorsale et une commissure blanche, ventrale. Les *sillons collatéraux* (*dorsaux et ventraux*) sont à peine marqués.

La *substance grise*, très réduite au milieu de la longueur de la moelle (région thoracique), est plus développée dans les régions lombaire et cervicale; elle forme, comme chez l'homme, des *cornes antérieures* (*ventrales*) et des *cornes postérieures* (*dorsales*), réunies du côté dorsal du canal de l'épendyme par la *commissure grise*.

La *substance blanche* se divise, comme on le sait, en *cordons dorsaux*, *ventraux* et *latéraux*. De chaque côté de la moelle on voit émerger les racines des nerfs rachidiens, les dorsales des cornes dorsales, les ventrales des cornes ventrales.

Le *canal central* ou *canal de l'épendyme* s'ouvre du côté oral dans le quatrième ventricule du cerveau, tandis que du côté caudal il se termine par le ventricule terminal.

En ce qui concerne la configuration intérieure de la moelle il faut remarquer ce qui suit.

Les *cordons dorsaux*, situés de chaque côté entre le sillon dorsal et les cornes dorsales, se composent de *faisceaux grêles* ou *faisceaux de Goll* (funiculi graciles) et de *faisceaux cunéiformes* ou *faisceaux de Burdach* (funiculi cuneati). Les premiers se trouvent près du sillon dorsal; ils commencent dans la portion lombaire de la moelle, deviennent assez forts vers la tête et se terminent dans la moelle allongée ou bulbe rachidien. Les seconds se trouvent en dehors des précédents, sont plus forts que ceux-ci et s'étendent depuis la portion lombaire de la moelle jusqu'au bulbe rachidien.

Les *cordons ventraux* se trouvent de chaque côté entre le sillon médian ventral et les cornes ventrales de la substance grise; ils sont formés de *faisceaux pyramidaux antérieurs (directs)*, qui se trouvent tout près du sillon ventral et des *faisceaux radiculaires antérieurs*, qui se trouvent en dehors de ceux-ci et que l'on peut suivre vers le cerveau jusqu'à la moelle allongée. Les premiers ne se différencient que dans la portion cervicale de la moelle; ils deviennent plus forts vers la tête et forment les pyramides du bulbe rachidien. La plupart d'entre eux tirent leur origine de l'entrecroisement successif des faisceaux pyramidaux latéraux; les faisceaux pyramidaux antérieurs non croisés sont assez faibles.

Les *cordons latéraux*, situés entre les racines dorsales et les racines ventrales des nerfs rachidiens, se composent des *faisceaux cérébelleux latéraux* et des *faisceaux pyramidaux latéraux* (ou *croisés*). Les premiers sont situés superficiellement et du côté dorsal; ils commencent dans la portion lombaire de la moelle et vont dans le cervelet à travers le bulbe rachidien, ensemble avec les corps restiformes. Les seconds, plus forts, commencent également dans la portion lombaire; situés en dedans des précédents, ils se terminent dans la couche corticale du cerveau. Les faisceaux pyramidaux latéraux se croisent près de la moelle allongée, et se continuent ici sous le nom de cordons antérieurs des pyramides avec les faisceaux antérieurs, tout en formant, en partie ou en totalité, les pyramides elles-mêmes. Les deux faisceaux deviennent de plus en plus forts vers la tête. Il est douteux qu'on puisse démontrer sur le chien l'existence de faisceaux latéraux mixtes.

Quant à la *substance grise*, on y distingue, outre la corne antérieure et la corne postérieure, encore ce qu'on appelle la *corne latérale* *, une branche qui se détache de la corne antérieure à la hauteur du canal central; elle est d'ailleurs peu accusée, ainsi que la *formation réticulaire* de Deiters (*processus reticularis*), trainée de substance grise qui se détache de la corne postérieure et se dispose en un réseau interceptant dans ses mailles les fibres des faisceaux pyramidaux.

Pour la structure et la texture des différentes parties de la substance nerveuse et du canal central, des commissures ventrale et dorsale, ainsi que des groupes des cellules ganglionnaires dans les cornes antérieures et latérales, des colonnes de Clarke dans les cornes postérieures, de même que sur le trajet des fibres nerveuses, voy. les traités d'histologie et de physiologie.

Artères. 1° *Artère spinale antérieure*, voy. p. 382; 2° *Artères spinales postérieures*. Celles-ci se trouvent sous les racines dorsales des nerfs rachidiens. Elles proviennent des branches de l'artère précédente, de l'artère vertébrale, de l'intercostale etc.

Pour ce qui concerne les **veines** de la moelle épinière, voy. p. 450.

---

* C'est le *tractus intermedio-lateralis* de Clarke. *(Note du traducteur.)*

2. ENCÉPHALE

Comme chez l'homme, on peut distinguer les trois parties suivantes dans l'encéphale du chien : le cerveau ou hémisphères, le cervelet et le sous-encéphale ou tronc du cerveau. Ce dernier comprend le *bulbe rachidien* ou *moelle allongée* et la *protubérance annulaire ou pont de Varole* (*cerveau postérieur*), les *tubercules quadrijumeaux* (*cerveau moyen* ou *mésencéphale*) et la *région des couches optiques* (*cerveau intermédiaire*)[*].

Les deux *hémisphères* du cerveau sont séparés jusqu'à un certain point par une scissure profonde (*scissure longitudinale* ou *interhémisphérique*) et ne recouvrent pas le cervelet aussi complètement que chez l'homme ; ils laissent à découvert au moins un tiers ou même la moitié de ce dernier. Le cerveau est séparé du cervelet par une profonde *scissure transversale* dans laquelle s'enfonce la tente du cervelet.

Le poids absolu de l'encéphale du chien varie de 54 à 125 grammes (Colin) et va même jusqu'à 180 grammes (Chauveau). Le rapport entre le poids de l'encéphale et celui du corps est de 1 : 37 à 358 (Colin), ou de 1 : 28 à 110 (Franck) ; notamment de 1 : 28 à 57 pour les petits chiens, de 1 : 100 à 110 et plus pour les gros chiens. Nous avons trouvé les rapports 1 : 40 à 60 chez les petits chiens et 1 : 100-111 chez les gros. Chez un des chiens que nous avons examinés le rapport du poids du cerveau à celui de la moelle épinière était de 6,5 : 1.

a. Cerveau postérieur et cerveau pénultième

BULBE RACHIDIEN ou MOELLE ALLONGÉE (Fig. 164).

C'est le prolongement de la moelle épinière, élargi en forme de cône dans la direction du nez. La moelle allongée touche par sa partie élargie le pont de Varole ou la protubérance annulaire (fig. 164 *a*), tandis que latéralement elle est en rapport avec le cervelet qui la recouvre également du côté dorsal. Vers la queue, elle se continue avec la moelle épinière sans ligne de séparation marquée. Cependant l'origine du premier nerf cervical peut être considérée comme indiquant cette ligne.

La face ventrale présente un *sillon longitudinal* (ou *médian*) *antérieur*, terminé du côté nasal par le *trou borgne antérieur* (fig. 164 *c*), et deux sillons latéraux peu accusés (*sillons collatéraux antérieurs*) qui sont caractérisés par l'émergence des racines du nerf hypoglosse

[*] Les hémisphères constituent le *cerveau antérieur* et le cervelet, le *cerveau pénultième* embryonnaires. *(Note du traducteur.)*

(fig, 164 XII) ou *lignes d'émergence de l'hypoglosse*. C'est entre le sillon médian et les sillons collatéraux que se trouvent les *pyramides* ou *cordons des pyramides* (fig. 164 *c*), deux cordons nerveux longitudinaux un peu élargis du côté nasal. En dehors des pyramides et séparé de celles-ci par les sillons collatéraux antérieurs on trouve de chaque côté, un autre cordon longitudinal ou antérieur plus mince (portion du cordon antérieur) (fig. 164 *f*) qui se perd insensiblement du côté nasal et dont le tiers caudal forme une proéminence bien circonscrite (olive latérale?)

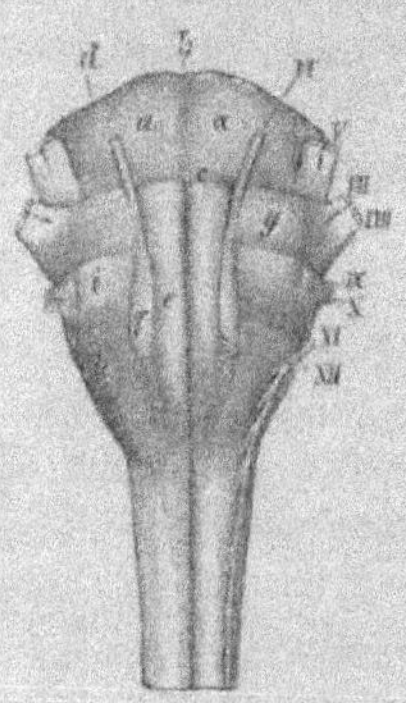

Fig. 164.

PROTUBÉRANCE ANNULAIRE ET BULBE RACHIDIEN (FACE VENTRALE). — *a*, Protubérance annulaire; *b*, sillon basilaire de la protubérance; *c*, trou borgne antérieur; *d*, bord nasal de la protubérance; *e*, pyramides; *f*, cordons longitudinaux aux côtés de ceux-ci (olives latérales?); *g*, corps trapézoïde; *h*, zonula Arnoldi (fibres arciformes); *i*, tubercule facial. Les origines des nerfs craniens, de la 5e à la 12e paire, sont indiqués par les chiffres correspondants (V-XII). (Le chiffre V indique seulement la racine sensitive du trijumeau; la racine motrice n'est pas visible, étant recouverte par la racine sensitive.)

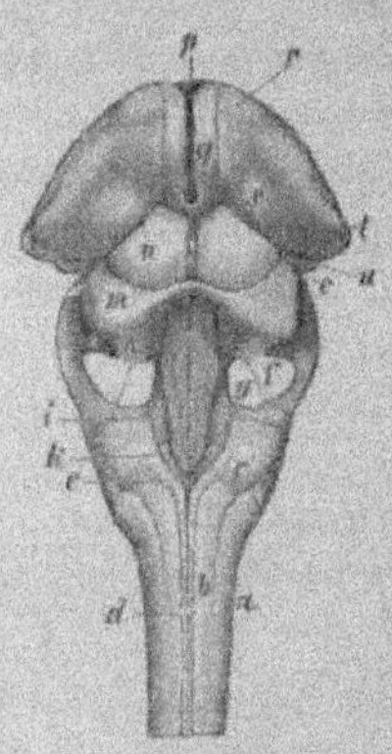

Fig. 165.

VUE DORSALE DES TUBERCULES QUADRIJUMEAUX, DES COUCHES OPTIQUES ET DU BULBE RACHIDIEN. — *a*, Faisceau latéral cunéiforme (cordon de Rolando); *b*, faisceau cunéiforme ou faisceau de Burdach; *c*, tubercule cunéiforme; *d*, faisceau grêle ou faisceau de Goll; *e*, clava; *f*, pédoncule cérébelleux moyen; *g*, pédoncule cérébelleux inférieur; *h*, pédoncule cérébelleux supérieur; *i*, eminentia teres; *k*, aile grise; *m*, tubercules quadrijumeaux postérieurs; *n*, id. antérieurs; *o*, pédoncule postéro-externe (brachium conjonctiv. post.); *p*, trou de Monro; *q*, tænia des couches optiques; *r*, tubercule antérieur; *s*, pulvinar; *t*, corps génouillé externe; *u*, id. interne.

La portion du bulbe rachidien qui avoisine la protubérance annulaire forme du côté ventral une saillie rubanée, le *corps trapézoïde* (*Ponticulus, Propons*) (fig. 164 *g*), qui s'étend depuis le bord externe des pyramides jusqu'au bord latéral du bulbe rachidien lui-même; il donne origine à la septième (fig. 164, VII) et à la huitième paires des nerfs craniens (fig. 164, VIII) et à une racine de la cinquième paire ou nerf trijumeau (fig. 164, V). Dans la moitié caudale du bulbe, on voit sortir des sillons collatéraux, en dehors des origines de l'hypoglosse, des faisceaux qui vont du côté nasal et en dehors (fig. 164 *h*) et entourent ainsi en grande partie les cordons antérieur et latéral, dans la région du bulbe rachidien; ces faisceaux se dirigent vers le cervelet (*fibres arciformes externes*, ou *fibres zonales, zonula Arnoldi*). Entre ces faisceaux et le corps trapézoïde, se trouve, en dehors des pyramides, une proéminence assez plate, le *tubercule facial* (appelé faussement *olive*) (fig. 164, *i*). Il est limité en dedans et en dehors par des cordons nerveux, en dedans par les cordons antérieurs, en dehors par une portion des cordons latéraux.

Les régions *latérales* du bulbe (*corps restiformes*) sont formés essentiellement des cordons postérieurs et seulement en partie des cordons latéraux de la moelle épinière; elles se divisent en plusieurs portions. Le bord latéral proprement dit est formé par le *faisceau cunéiforme latéral* (*cordon de Rolando* ou *d'Orlando*) (fig. 165 *a*). Ce dernier se prolonge sur la face ventrale et pour une faible partie sur la face dorsale du bulbe rachidien; il est entouré du côté ventral et latéralement par des fibres arciformes. Sa surface est parcourue par des sillons longitudinaux qui la divisent en plusieurs faisceaux. Plus en dedans et séparé de lui par le sillon externe ou latéral postérieur, se trouve, à la face dorsale, le *faisceau cunéiforme* (ou *faisceau de Burdach*) (fig. 165 *b*), qui offre, du côté nasal un petit renflement, le *tubercule cunéiforme* avec le noyau cunéiforme (fig. 165 *c*) et pénètre en s'inclinant un peu en dehors, dans le cervelet, ensemble avec le faisceau grêle. Plus en dedans encore, et séparé du tubercule par un sillon peu profond (*sillon dorsal intermédiaire*) se trouve le *faisceau grêle* ou *faisceau de Goll* (fig. 165 *d*), très fin, qui se gonfle du côté nasal et vers l'extrémité caudale du sinus rhomboïdal pour former la *clava*[*] (fig. 165 *e*), qui contient le noyau du cordon grêle; il est séparé de son homonyme du côté opposé par le *sillon longitudinal* ou *médian dorsal*.

Face dorsale. Par suite de l'écartement en dehors que subissent les cordons postérieurs et les cornes postérieures de la moelle épinière en entrant dans le bulbe rachidien, le canal central ou canal de l'ependyme se trouve à découvert et se transforme à cet endroit en une fosse ouverte, le *sinus rhomboïdal*. Ce sinus est fermé du côté dorsal

---

[*] Les anatomistes allemands appellent ainsi la *pyramide postérieure* des anatomistes français; par contre ils emploient le terme pyramide postérieure comme synonyme d'*eminentia teres* du quatrième ventriculaire comprenant dans cette formation l'*eminentia teres* et l'*aile blanche interne* des anatomistes français.   (*Note du traducteur.*)

et latéralement par le cervelet et les pyramides du bulbe ; il se forme ainsi le *quatrième ventricule* (voy. p. 478). Ce ventricule n'est donc en somme que le prolongement élargi et étalé du canal de l'épendyme.

A la face ventrale du bulbe rachidien on remarque l'émergence des huit paires de nerfs craniens comme le montre la fig. 164; les chiffres romains indiquent les nerfs craniens correspondants.

Configuration intérieure du bulbe rachidien et ses rapports avec la moelle épinière et le cerveau.

1. *Substance blanche.* A l'extrémité céphalique de la moelle épinière les faisceaux de la substance blanche changent plusieurs fois leur direction, la substance grise modifie sensiblement sa forme et il se constitue de nouveaux groupements de cellules ganglionnaires et de névroglies. Le canal de l'épendyme se transforme en sinus rhomboïdal et il apparaît, droit au-dessus de l'extrémité de la moelle épinière, à la place où devaient se trouver les cordons latéraux, de chaque côté, des feuillets de substance grise appelés *olives inférieures.* Des deux faisceaux pyramidaux de la moelle, seul celui du cordon antérieur ou ventral reste en place, celui du cordon latéral traverse la corne antérieure de son côté et s'engage dans le cordon antérieur du côté opposé et contribue avec celui-ci à la formation des *pyramides* du bulbe. Ainsi donc les *cordons latéraux* se croisent entre eux ; l'entrecroisement des faisceaux pyramidaux se trouve du côté ventral du bulbe. Les pyramides renferment ainsi les faisceaux des cordons latéraux et en partie les faisceaux des cordons antérieurs ou ventraux. Les pyramides se dirigent vers le cerveau, arrivent, du côté ventral, à la protubérance annulaire, dont les fibres les recouvrent et les dissocient; ils réapparaissent de nouveau à leur entrée dans les pédoncules cérébraux et plus loin dans la capsule interne. Une partie des faisceaux radiculaires antérieurs du cordon antérieur est refoulée dans la profondeur ; une autre partie se trouve près des pyramides.

Les *cordons postérieurs* ou *dorsaux* de la moelle épinière, se croisent comme les faisceaux pyramidaux des cordons latéraux. L'entrecroisement est produit par l'apparition, au niveau de l'entrecroisement des pyramides, dans les deux portions des cordons postérieurs, d'un noyau de substance grise (noyau du cordon cunéiforme et de la clava) duquel partent des faisceaux qui se croisent avec ceux du côté opposé (fibres arciformes internes). Cet entrecroisement situé du côté dorsal s'appelle l'entrecroisement rubané parce que ses fibres montent vers le ruban de Reil (*Lemniscus*) du cerveau moyen. La ligne médiane de l'entrecroisement représente le raphé. A l'origine de l'incurvation en dehors des cordons postérieurs, il reste encore entre eux un mince feuillet de la moelle épinière qui sert de couvercle au quatrième ventricule; c'est le voile médullaire postérieur (*velum medullare posterius*), qui se continue avec le cervelet.

Les *cordons latéraux* deviennent de moins en moins riches en faisceaux; ils aboutissent en partie sur le plancher du quatrième ventricule, en partie dans les noyaux de substance grise, etc.; les faisceaux latéraux mixtes disparaissent en apparence; à la place des cordons latéraux on voit les *olives inférieures.* Les faisceaux pyramidaux des cordons latéraux exécutent l'arrangement et l'entrecroisement déjà décrits. Les faisceaux cérébelleux latéraux constituent au voisinage du bulbe rachidien le tronc cérébelleux ou corps restiforme. Ce dernier reçoit en outre : des faisceaux non croisés des cordons postérieurs (fibres arciformes externes postérieures) (fig. 164 *h*); des faisceaux croisés qui se recourbent venant du côté ventral de ces mêmes cordons, c'est-à-dire de la couche du ruban de Reil (fibres arciformes externes antérieures), qui englobent un petit noyau arciforme; enfin des faisceaux cérébello-olivaires.

2. *Substance grise*. La substance grise est presque complètement à découvert, par suite de l'écartement latéral des cordons postérieurs ou dorsaux; les noyaux nerveux reposent ainsi droits sur le plancher du quatrième ventricule. Les cornes antérieures sont refoulées du côté dorsal (base des ailes blanches internes de l'*eminentia teres*); les cornes postérieures sont repoussées latéralement, on les aperçoit en partie entre le cordon latéral et le cordon cunéiforme (tubercule de Rolando). Les cornes se séparent de la masse principale ou du tronc de substance grise. La corne latérale se transforme en un tronc de substance grise, qui donne origine à de nombreuses fibres motrices (celles du nerf facial, du pneumogastrique, etc.). A la place de l'ancienne insertion des cornes postérieures apparaît le noyau de la partie sensitive du pneumogastrique. Les cornes postérieures séparent les noyaux du faisceau grêle ou de Goll de celui du faisceau cunéiforme.

On trouve dans le bulbe rachidien les noyaux des huit dernières paires de nerfs craniens et trois* formations spéciales de substance grise; ce sont les ainsi nommées *olives* ou *olives accessoires*.

1° *L'olive caudale* ou olive proprement dite se trouve du côté dorsal et un peu en dehors des pyramides; elle est en rapport en dehors avec les fibres de l'hypoglosse et atteint presque le raphé en dedans. Les deux olives sont réunies par des fibres entre elles ainsi qu'avec le cervelet et les autres parties. 2° *L'olive externe* se trouve en dehors de la ligne d'émergence de l'hypoglosse; 3° *L'olive interne* est située en dedans et du côté dorsal de l'olive proprement dite. 4° *L'olive nasale* est placée sur le bord aboral de la protubérance annulaire, à la hauteur du corps trapézoïde; chacune des olives nasales forme un noyau principal et deux noyaux latéraux. En dehors elle touche les faisceaux du nerf moteur oculaire externe.

La formation réticulée est très nette.

Les noyaux des nerfs craniens sont situés à peu près ainsi qu'il suit. Le trijumeau (5e paire) possède trois noyaux : un dans la corne postérieure de la moelle épinière et dans le cordon de Rolando, un autre en dehors de l'olive et un troisième du côté ventral des tubercules quadrijumeaux, du côté dorsal du faisceau longitudinal postérieur, en dehors de l'épendyme. Le noyau du nerf moteur oculaire externe (6e paire) se trouve du côté ventral du faisceau grêle près de la partie convexe du coude du nerf facial. Le noyau du facial même (7e paire) se trouve dans le tubercule facial (olive) et se termine vers le bord caudal de la protubérance annulaire; il atteint le maximum de son épaisseur sous le corps trapézoïde. Le noyau du nerf auditif (8e paire) n'est pas connu exactement; il devrait se trouver en partie dans le tubercule auditif, en partie du côté dorsal de la racine dorsale du nerf auditif. Le noyau du glosso-pharyngien (9e paire) constitue la portion orale du noyau du pneumogastrique. Ce dernier se trouve en dehors des ailes blanches internes, et du noyau de l'hypoglosse; il est assez long et commence tout près et du côté oral du *calamus scriptorius*. Près de lui, se trouve un noyau accessoire. En dedans du noyau du pneumogastrique se trouve celui de l'hypoglosse.

---

* D'après l'énumération qui suit, il aurait fallu dire plutôt « quatre ».

(Note du traducteur.)

QUATRIÈME VENTRICULE ou VENTRICULE BULBO-CÉRÉBELLEUX

La formation du quatrième ventricule a été décrite à la page 476. Son plancher est formé par le *sinus rhomboïdal*, c'est-à-dire par le bulbe rachidien et la protubérance annulaire. Le plafond ou le toit est constitué par le cervelet (plus spécialement par le *vermis*), et par les voiles velum médullaires antérieur et postérieur. Latéralement il est limité par les corps restiformes, par les parties latérales du velum et par les pédoncules cérébelleux, notamment par les pédoncules supérieurs (brachia conjunctoria) et, du côté aboral de ceux-ci, par les pédoncules cérébelleux moyens (crura cerebelli ad pontem) et inférieurs (cr. cerebel. ad medull. oblongat.)

Le quatrième ventricule est surelevé, à la manière d'une tente, au milieu de sa longueur et en même temps élargi latéralement à cet endroit. Il s'abaisse et devient plus étroit du côté caudal et du côté nasal, car ici le vermis du cervelet qui entoure sa base rétrécit l'espace, tandis qu'au milieu, entre les deux extrémités de la partie inférieure du vermis, on aperçoit une petite fente transversale qui s'étend jusqu'au noyau médullaire et représente la *tente*, le fronton (fastigium) du quatrième ventricule.

Le voile médullaire antérieur (ou *supérieur* ou *valvule cérébrale**) s'attache du côté nasal aux tubercules quadrijumeaux postérieurs, ainsi qu'aux extrémités du ruban de Reil; en dehors, il s'insère aux pédoncules cérébelleux supérieurs et du côté caudal à l' « arbre de vie » du vermis du cervelet.

Le bord nasal et la face dorsale sont recouverts au milieu par un *frein du voile* antérieur, très étroit, qui prend son origine dans la fente entre les deux tubercules quadrijumeaux. Au milieu du voile repose la lingula et une partie du lobe central du cervelet.

Le voile médullaire postérieur (*valvule de Tarin*) s'attache en dedans au nodule du cervelet, en dehors aux corps restiformes, au nerf auditif, au tubercule auditif et au lobule du pneumogastrique (*flocculus*). Il touche également le voile médullaire antérieur et la substance blanche du cervelet. Il pend en partie librement et se soude à la toile choroïdienne.

Les sinus latéraux du quatrième ventricule, provenant de l'adhérence du voile médullaire postérieur au nerf auditif qui se dirige en dehors, représentent les *recessus* ou *diverticules latéraux* du quatrième ventricule.

Le feuillet médullaire triangulaire, situé entre les clava (fig. 165 *e*), porte le nom de *verrou* (*obex*); les feuillets médullaires, situés au côté du tubercule auditif

---

* *Ce voile antérieur* correspond à la *lame de substance blanche de la valvule de Vieussens*, en notre langage anatomique.   (Note du traducteur).

(voy. plus bas) et qui s'attachent aux corps restiformes s'appellent *ligula* ou *tænia*. Les nids d'hirondelle, situés en dedans de la ligula sont à peine indiqués.

Le *plancher du quatrième ventricule* qu'on appelle aussi *sinus rhomboïdal*, est limité latéralement par les corps restiformes; il est pointu du côté oral et du côté aboral. Du côté oral il offre le *trou borgne postérieur* ou *supérieur* ou *dorsal*, et du côté aboral le *calamus scriptorius*. Le prolongement du canal de l'épendyme est formé à proprement parler par un sillon longitudinal médian (*sillon médian du sinus rhomboïdal*). Le plancher du quatrième ventricule est tapissé d'une substance grise, traversée par des lamelles blanches (*lames cendrées*), appartenant aux cornes postérieures de la moelle épinière.

Au milieu du sinus et du côté aboral on trouve des stries transversales blanches, peu accusées, les *stries acoustiques* ou *médullaires*; elles divisent le sinus en une portion orale et une portion aborale; c'est dans cette dernière que se trouvent, comme nous l'avons déjà dit, les noyaux du nerf pneumogastrique, de l'accessoire de Willis et de l'hypoglosse.

Des deux côtés du sillon médian, se trouvent deux cordons, élargis du côté nasal; ce sont les deux *eminentia teres* ou *pyramides postérieures*[*] avec les *eminentia fasciculi teretis*.

Les *ailes grises* (noyaux des nerfs pneumogastriques) (fig. 165, *k*) situées aux bords latéraux et vers la pointe du *calamus*, sont peu accusées; il en est de même des *fossettes postérieures* (*foveae posteriores*) qui se trouvent plus en dehors. Par contre, le *tubercule auditif* se dessine nettement comme un bourrelet longitudinal au côté des *eminentia teres*. Le nerf auditif qui prend son origine dans ce tubercule, contourne le corps restiforme, du côté aboral des pédoncules cérébelleux moyen et inférieur (fig. 165 *f* et *g*), et émerge à la partie externe du corps trapézoïde et au bord aboral du nerf facial (voy. fig. 164, VIII). Au côté et un peu dans la direction orale par rapport au tubercule auditif se trouve la *fossette antérieure* (*fovea anterior*), peu marquée, et plus loin encore dans la direction orale, le *locus cæruleus* entouré, comme toute la portion orale du sinus rhomboïdal, par une substance grise (*substantia ferruginea*).

Les *plexus choroïdes* du quatrième ventricule situés du côté ventral du cervelet se divisent en une section médiane transverse et en deux sections latérales.

Connections et limites. Du côté nasal le quatrième ventricule est limité par les tubercules quadrijumeaux; il se termine ici, en se rétrécissant et en formant *l'aqueduc de Sylvius* qui le met en communication avec le troisième ventricule et avec les ventricules latéraux.

[*] Voy. la *note du traducteur* à la page 475.

Entre le sinus rhomboïdal, le corps restiforme, et l'uvula ou luette du cervelet, du côté caudal se trouve une scissure (scissure transverse du cervelet) qui est recouverte par la ligula, l'arachnoïde et la pie-mère. Vers la pointe du *calamus scriptorius* le quatrième ventricule communique avec le canal de l'épendyme.

PROTUBÉRANCE ANNULAIRE ou PONT DE VAROLE (fig. 164 *a*).

La protubérance annulaire forme une proéminence aplatie, nettement circonscrite, située du côté ventral, entre le bulbe rachidien et les pédoncules cérébraux. Sur la ligne médiane ventrale on y trouve le sillon basilaire, très net, dans lequel est logée l'artère ou tronc basilaire et qui aboutit vers le bord caudal de la protubérance au trou borgne antérieur (fig. 164, *c*). Le bord nasal de la protubérance est arqué et fortement recourbé des deux côtés vers la queue. Les parties latérales, rétrécies, se portent, en forme d'apophyses très volumineuses vers le cervelet; ce sont les pédoncules cérébelleux moyens (crura cerebelli ad pontem ou *brachia pontis*). Là où ils émergent des parties latérales, on voit pointer une des racines du trijumeau (fig. 164, V) qui s'unit à une autre racine venant du corps trapézoïde. Du côté caudal du trijumeau se trouve la racine du nerf facial (fig. 164, VII) qui vient du corps trapézoïde.

Du côté dorsal, la protubérance annulaire forme une partie du plancher du quatrième ventricule et en partie la base des tubercules quadrijumeaux.

La protubérance est formée de fibres transversales, de fibres longitudinales et de substance grise. Celle-ci apparaît sous forme d'amas cellulaires et de lamelles placés entre la substance blanche et forme *les noyaux de la protubérance*. Parmi les fibres transversales on distingue les *fibres superficielles* et les *fibres profondes*. Les premières se trouvent superficiellement à la partie ventrale de la protubérance, et se continuent avec les pédoncules cérébelleux moyens. Les fibres profondes fractionnent les pyramides en faisceaux et interceptent les noyaux de la protubérance. Les fibres transversales se croisent dans le plan médian et forment une sorte de raphé (*septum pontis*). Les fibres longitudinales se trouvent entre les fibres transversales profondes et proviennent des noyaux de la protubérance. Elles se dirigent en partie dans le pédoncule vers l'écorce cérébrale, en partie vers le cervelet.

Du côté dorsal des noyaux de la protubérance on remarque une lamelle de fibres longitudinales du pédoncule cérébral, et plus loin, des prolongements du bulbe rachidien, l'eminentia teres et une partie du ruban de Reil (*Lemniscus*); ce dernier se dirige vers la paire aborale des tubercules quadrijumeaux.

CERVELET

Le cervelet est recouvert à sa face dorso-orale par le cerveau et à sa face dorso-aborale par l'os occipital. La face ventrale est tournée vers la protubérance annulaire et le bulbe rachidien (que le cervelet dépasse cependant latéralement). Les trois faces sont limitées par trois bords obtus, arrondis. A la face dorsale on aperçoit deux gouttières sagittales, qui divisent le cervelet en trois parties : le vermis et les deux hémisphères aliformes.

Le *vermis* est richement pourvu de scissures transversales très serrées, qui lui donnent l'apparence d'une série de feuillets d'un livre; il dépasse du côté dorsal les parties latérales du cervelet. Sa portion principale est unie latéralement aux hémisphères, tandis que ses extrémités sont libres. Celles-ci se recourbent l'une vers l'autre du côté ventral, l'extrémité nasale se tournant du côté aboral, l'extrémité caudale se dirigeant du côté oral. Comme elles ne parviennent pas à se toucher il reste entre elles une fente qui porte le nom de *tente* (voy. *quatrième ventricule*).

Les *hémisphères* descendent en pente sensible des deux côtés, tout en s'amincissant. A leur face ventrale on remarque une dépression médiane, longitudinale, la *scissure médiane du cervelet* (*Vallecula*), dans laquelle sont logées les extrémités repliées du vermis.

Il est difficile de distinguer dans le cervelet du chien un lobe postérieur et supérieur (recouvert par le cerveau), un lobe postérieur et inférieur et un lobe ventral (inférieur et antérieur); il n'est pas plus aisé de reconnaître au vermis une partie supérieure et une partie inférieure. Toutefois on peut distinguer dans le vermis, une partie nasale, une partie caudale et une partie ventrale. Les deux scissures aux bords des hémisphères (*scissure antérieure ou semi-lunaire et scissure postérieure ou marsupiale du cervelet*) sont peu accusées.

En dehors de nombreuses petites anfractuosités, on trouve à la surface du cervelet des scissures et de grosses circonvolutions. On distingue notamment les deux scissures limitant le vermis, un court sillon transversal et deux à trois scissures courbes sur les hémisphères situés autour de ce sillon. Il en résulte, à chaque hémisphère, quatre circonvolutions arquées et parfois, quand il existe encore une scissure sagittale près de la scissure médiane, une circonvolution sagittale.

On distingue dans le cervelet les parties suivantes :

a. Au *vermis* : L'extrémité nasale du vermis, recourbée dans la direction ventrale et caudale et qui se compose de trois à cinq lobes. Elle repose sur le *voile antérieur* ou *velum medullare anterius* et porte le nom de *lingula* (fig. 166 *a'*). Le *lobe central* (fig. 166 *a*), qui vient se joindre à la lingula, est dirigé du côté dorsal; recouvert par les tubercules quadrijumeaux, il touche le velum. Plus loin se trouve l'éminence du vermis supérieur (*monticulus*) (fig. 166 *b* et *c*; fig. 167 *b*, *c* et *d*). C'est la portion la plus large, en partie recouverte par le cerveau; elle monte d'abord, formant le *culmen* (fig. 167 *c*), puis descend, constituant le *déclive* (fig. 167 *d* et fig. 166 *c*). C'est à ce dernier qu'adhère le *bourgeon terminal* (*folium cacuminis*) couronné par une proéminence tournée latéralement, le *tubercule de la valvule* du vermis (fig. 167 *e*). Ce

tubercule se continue par un lobe qui tombe brusquement et se
recourbe bientôt du côté nasal; c'est la *pyramide du vermis* (fig. 167 *f*
et fig. 166 *d*). Ce lobe s'étend jusqu'à la pointe du calamus scriptorius
et se continue par l'*uvule* ou *luette* (fig. 166 *e*), située sur le bulbe
rachidien et terminée par une pointe obtuse, le *nodule* (fig. 166 *e'*) qui
est en connection avec le velum medullare posterius.

   b. Aux *hémisphères :* Il n'y a point d'*ailes*, ni de *frein de la lingula*; les ailes du lobe central sont peu nettes, à peine indiquées. Par
contre, un grand lobe triangulaire, dirigé en dehors, vient se super-
poser de chaque côté à l'éminence du vermis ou monticulus (y compris le déclive); c'est le *lobe quadrilatère*. Il est partagé par un sillon

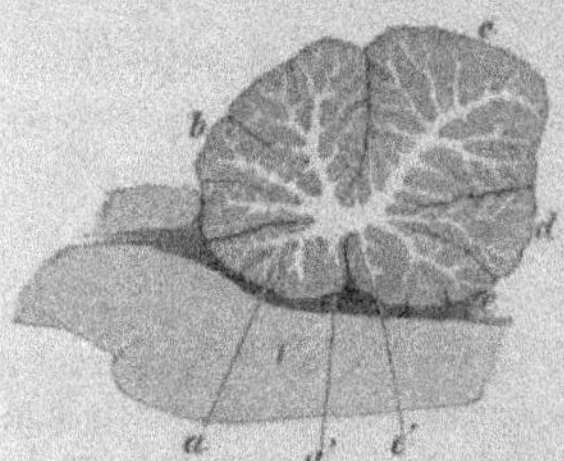

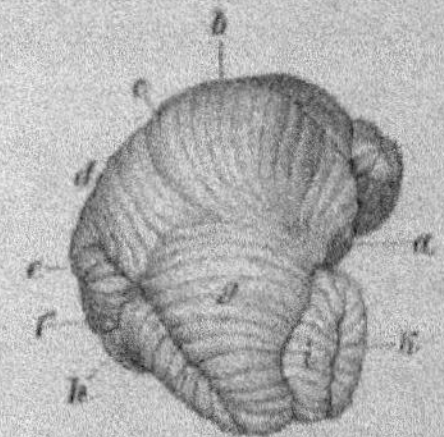

Fig. 166.

Coupe médiane a travers le
vermis du cervelet. — *a*, Lobe
central avec *a'*, lingula; *b*, lobe
du monticulus; *c*, déclive; *d*,
pyramide; *e*, luette avec le nodule (*e'*); t, bulbe rachidien.

Fig. 167.

Cervelet vu du côté dorsal et a droite. — *a*, Lobe
central; *b*, lobe du monticulus; *c*, culmen; *d*, déclive;
e, tubercule de la valvule; *f*, pyramide; *g* et *g'*, lobe
quadrilatère; *g*, lobe semi-lunaire antérieur; *g'*, lobe
semi-lunaire postérieur; *h*, lobe cunéiforme; *i*, lobe
semi-lunaire supérieur (portion nasale); *k*, lobe
semi-lunaire inférieur (portion nasale).

en une portion assez grosse, orale, adossée à la partie montante du
monticulus (*lobe semi-lunaire antérieur ou lobe supérieur et antérieur*)
(fig. 167 *g*) et en une portion plus petite, aborale, adossée au déclive
(*lobe semi-lunaire postérieur*) (fig. 167 *g'*). Le lobe postérieur et supérieur, uni au bourgeon terminal, ainsi que le lobe postérieur et inférieur soudé au tubercule de la valvule du vermis ne sont pas nettement différenciés. Par contre, un petit *lobe cunéiforme* (fig. 167 *h*) se
dessine nettement au côté de la pyramide (et de la luette). Il n'y a
pas d'amygdale; on trouve à sa place la portion terminale du lobe
cunéiforme.

   Le bord libre du lobe quadrilatère est entouré en demi-cercle et en
partie recouvert par deux circonvolutions grêles que l'on peut assimiler au lobe semi-lunaire supérieur et au lobe semi-lunaire inférieur
(fig. 167 *i* et *k*). Ils se fusionnent entre eux du côté naso-interne et

sont en rapport du côté caudal et en dedans avec le lobe cunéiforme.

Près du bord externe on trouve, entre le lobe semi-lunaire inférieur et le bulbe rachidien, quelques feuillets ou lamelles que l'on peut considérer comme le *lobule du pneumogastrique* (flocculus). Ce lobule touche le nodule que l'on doit considérer probablement comme son prolongement.

Structure du cervelet. La surface du cervelet est formée de substance grise qui entoure, à la manière d'un manteau, la substance blanche, située à l'intérieur. Cette dernière porte le nom de *corps* ou *centre médullaire* et renferme trois noyaux de substance grise réunis entre eux : le noyau du vermis et deux noyaux des hémisphères. Le noyau gris de chaque hémisphère (fig. 168 *a*, *a*) offre à peu près la même configuration que l'hémisphère lui-même et se soude en dedans avec le noyau du vermis, tandis que, dans la direction du nez, il se confond avec le pédoncule cérébelleux. De nombreuses traînées de substance grise partent de ce noyau dans tous les sens, en détachant les feuillets secondaires (lames médullaires). C'est dans l'intérieur du noyau que se trouve le *corps dentelé* (fig. 168 *b*).

Le centre médullaire du vermis ou *corps trapézoïde* (voy. fig. 166) est plus petit que les centres médullaires des hémisphères ; il contient un *noyau du toit* (*nucleus fastigii*) scindé en deux chez le chien. Il se détache du centre médullaire du vermis trois feuillets de substance blanche : 1° un pour le lobe du monticulus ; celui-ci, le plus fort de tous, se divise bientôt en plusieurs lobules et envoie une traînée latérale vers le lobe central ; 2° un feuillet pour le déclive ; et enfin, 3° un feuillet pour la pyramide et la luette ; celui-ci est le plus grêle. Comme ces feuillets portent des feuillets secondaires (lobules) et des feuillets accessoires tertiaires (circonvolutions) entourés également de substance grise, il en résulte une figure appelée *arbre de vie* du vermis et des hémisphères cérébelleux. — Les traînées fibreuses qui réunissent les feuillets de substance blanche à leur base, représentent les lames arquées.

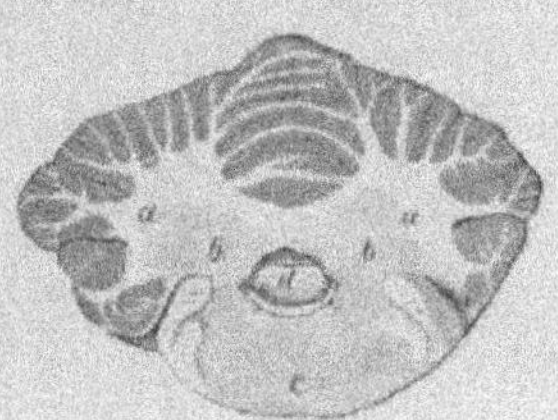

Fig. 168.

Coupe transversale du cervelet. — *a*, Noyaux médullaires des hémisphères ; *b*, corps dentelé ; *c*, bulbe rachidien ; *d*, extrémité nasale du vermis inférieur.

Connections du cervelet. Le cervelet est réuni, par le prolongement oral de ses centres hémisphériques ou *pédoncules médullaires*, avec la protubérance annulaire, le bulbe rachidien et le cerveau.

a. Pédoncules cérébelleux moyens (*Crura cerebelli ad pontem, Brachia pontis*) (fig. 165 *f*). Ils se trouvent ordinairement du côté externe et vont du centre médullaire des hémisphères cérébelleux vers le bord latéral de la protubérance annulaire, en se dirigeant du côté oral et en dedans. Ce sont les plus forts des pédoncules cérébelleux.

b. Pédoncules cérébelleux supérieurs (*Crura ad corpora quadrigemina, Brachia conjunctoria, Pedunculi ad cerebrum*) (fig. 165 *h*). Ces pédoncules sont situés en dedans des pédoncules moyens et le plus souvent du côté oral de ceux-ci. Ils proviennent du côté interne des centres médullaires, pénètrent dans la calotte du pédoncule et émergent de celle-ci en se dirigeant obliquement du côté dorsal et en convergeant un peu vers les tubercules quadrijumeaux (fig. 165 *m*).

c. Pédoncules cérébelleux inférieurs (Crura s. pedunculi cerebelli inferiores). En sortant des centres médullaires, ils se portent du côté aboral dans les corps restiformes et en partie dans le corps trapézoïde.

Les fibres du pédoncule nasal (ou supérieur) du cervelet, proviennent surtout du corps dentelé, ceux du moyen tirent leur origine des hémisphères, enfin les fibres du pédoncule caudal (ou inférieur) dérivent de la voûte du vermis et de la substance blanche qui se trouve autour du corps dentelé. Le trajet des fibres n'a pas encore été étudié.

Il y a aussi des fibres arciformes qui réunissent les différentes parties de l'écorce; puis des traînées dendriformes, des fibres commissurales qui se rendent d'un côté à l'autre du cervelet et forment des zones de croisement, etc.

b. CERVEAU MOYEN (MÉSENCÉPHALE)

1. Pédoncules cérébraux (fig. 169 *h*). Ce sont les prolongements du bulbe rachidien et de la protubérance annulaire. Ils se présentent sous la forme de deux cordons médullaires, striés longitudinalement, séparés par un sillon longitudinal (prolongement du sillon médian antérieur de la moelle épinière, du bulbe et de la protubérance), qui s'échappent du bord nasal de la protubérance et se portent du côté oral en divergeant un peu en dehors. Leur bord externe est séparé par un sillon longitudinal du corps genouillé interne (fig. 169 *f*) et des tubercules quadrijumeaux qui se trouvent plus loin dans la direction dorsale. Du côté oral

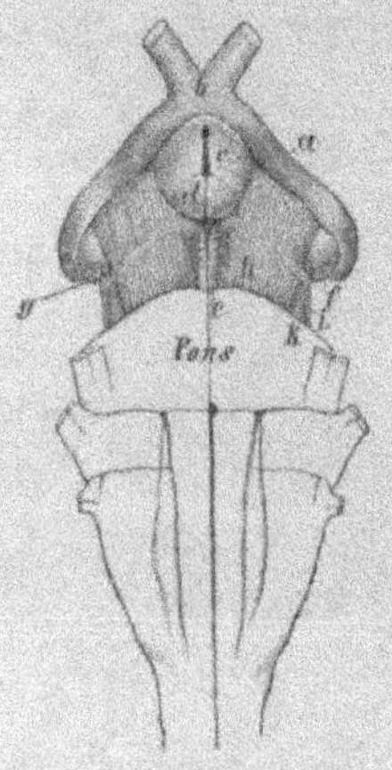

Fig. 169.

PÉDONCULES CÉRÉBRAUX (vus par leur face ventrale). — *a*, Bandelette optique; *b*, chiasma des nerfs optiques; *c*, tuber cinereum; *d*, tubercules mamillaires; *e*, espace perforé postérieur; *f*, corps genouillé interne; *g*, tractus pédonculaire transverse; *h*, pédoncules cérébraux; *i*, bras des tubercules quadrijumeaux postérieurs; *h*, calotte. — Le nerf moteur oculaire commun, ainsi que le trochléaire ou pathétique sont coupés pour rendre la figure plus claire (pour les voir, se reporter à la figure 170, représentant la base du cerveau). — *Remarque :* Le tractus transverse du pédoncule est dessiné exprès plus nettement qu'il ne se présente en réalité.

et en dehors, ils sont entourés par la bandelette optique (*a*) et se terminent dans les ganglions ou noyaux du cerveau, dans les couches optiques et dans le corps médullaire. En dehors, et en partie du côté ventral (vers l'extrémité nasale), ils sont recouverts par le lobe piriforme (fig. 170₇); du côté dorsal, ils se continuent avec les tubercules quadrijumeaux et les couches optiques; du côté ventral ils restent à découvert sur la plus grande partie de leur étendue (fig. 170₁₂).

Tout près de la protubérance, une mince bandelette passe transversalement pardessus le pédoncule; c'est le *taenia pontis*. Dans les gros cerveaux on remarque un ruban fasciculé (*Tractus pédonculaire transverse*) (fig. 169 *g*) qui naît dans les tubercules quadrijumeaux antérieurs et se dirige vers les tubercules mamillaires où il se réfléchit pour revenir de nouveau aux tubercules quadrijumeaux. Chez les petits chiens ce ruban est tellement mince qu'on peut à peine le découvrir. Au bord interne de chaque pédoncule on trouve un faisceau grêle et étroit qui se dirige vers les tubercules mamillaires; c'est le *pédoncule des tubercules mamillaires*.

Tout près de la protubérance doit se trouver, dans l'espace perforé postérieur, entre les pédoncules, le ganglion interpédonculaire.

L'espace compris entre les bords internes des pédoncules et limité du côté nasal par la bandelette optique, porte le nom de *triangle pédonculaire*. La section de ce trigone, située entre les tubercules mamillaires (fig. 169 *d*) et la protubérance, s'appelle l'*espace perforé postérieur* ou *interpédonculaire* (fig. 169 *e*); elle comprend aussi les pédoncules des tubercules mamillaires.

C'est dans les pédoncules que se trouve l'origine du nerf moteur oculaire commun (fig. 170 *c*).

Structure interne. Chacun des pédoncules est divisé à l'intérieur par une couche horizontale de substance grise, contenant des cellules ganglionnaires, en une partie ventrale, le *pied du pédoncule*, et en une partie dorsale, la *calotte* (*tegmentum caudicis*). Cette couche correspond au *locus niger* ou *substantia nigra* de l'homme, seulement elle n'est pas pigmentée chez le chien. Extérieurement cette division est marquée par un sillon longitudinal, le *sillon latéral du mésencéphale* ou de l'*isthme*. La calotte, qui contient une substance gris-rougeâtre et qui supporte le pédoncule cérébelleux supérieur unit le bulbe rachidien aux tubercules quadrijumeaux et aux couches optiques; tandis que le pied, formé de fibres blanches fait communiquer le cerveau avec la moelle épinière. La calotte se continue du côté nasal avec la région située au-dessous des couches optiques et du côté caudal avec la région réticulée du bulbe rachidien; le pied à son tour s'épanouit du côté caudal dans les faisceaux longitudinaux du bulbe et du côté nasal dans la substance blanche du cerveau. Les fibres s'épanouissent d'abord dans la capsule interne, puis dans la couronne rayonnante et passent de là vers la couche corticale du cerveau. Les fibres de la calotte proviennent du pédoncule cérébelleux supérieur, du cordon latéral du bulbe rachidien et en partie des cordons antérieurs (*eminentia teres*). Les fibres internes de la calotte se croisent formant un raphé (*Decussatio tegmentorum*). En plus, on trouve en dedans, l'épendyme de la cavité de l'aqueduc de Sylvius. Du côté ventral de ce dernier se place au milieu de la calotte le soi-disant *noyau rouge de Stilling* (un ganglion). Les faisceaux du ruban de Reil, du pédoncule cérébelleux supérieur, etc., entrent aussi dans la cons-

titution de la partie fasciculée de la calotte. Dans la région des tubercules mamillaires, on trouve sur le pied du pédoncule un noyau de substance grise, le
noyau pédonculaire. Les fibres du pied du pédoncule tirent leur origine en partie
des pyramides du bulbe rachidien et ne sont en somme que leurs prolongements
(notamment le prolongement de leurs faisceaux longitudinaux superficiels). A ces
faisceaux viennent se joindre d'autres, qui tirent leur origine probablement du
cervelet. — Nous renvoyons les lecteurs aux traités spéciaux pour tout ce qui
concerne la structure histologique des différentes parties du pied et de la calotte.

2. **Tubercules quadrijumeaux** (*Corpora quadrigemina*) (fig.
165 *m* et *n*). On comprend sous ce nom une proéminence hexagonale
arrondie, dont les dimensions absolues et relatives sont beaucoup plus
considérables que celles des tubercules quadrijumeaux de l'homme.
Deux sillons en croix divisent la surface de cette proéminence en
quatre tubercules. Les *tubercules oraux* ou *antérieurs* (*nates*) (fig. 165 *n*),
d'un gris pâle à l'intérieur, presque aussi gros que les aboraux, sont
accolés l'un à l'autre. Par contre, les *tubercules aboraux* ou *postérieurs*
(*testes*) (fig. 164 *m*) sont plutôt écartés l'un de l'autre et laissent
entre eux, du côté caudal, un espace semi-lunaire dans lequel vient se
loger la portion moyenne du lobe central du cervelet, de façon à ce que
ses sections latérales soient recouvertes par les tubercules postérieurs.
Une commissure blanche réunit les deux tubercules postérieurs ; dans
l'échancrure qu'ils délimitent, se trouve un feuillet blanchâtre, très
mince, le *frein du voile médullaire antérieur* (*frein de la valvule de
Vieussens*). C'est à ce frein, ainsi qu'à la face interne des tubercules
caudaux ou postérieurs, que s'attache le *voile médullaire supérieur*
(*valvule de Vieussens*) qui se porte, du côté aboral, vers les pédoncules cérébelleux. Les deux tubercules aboraux limitent donc l'extrémité orale de la fosse rhomboïde et plus spécialement le trou borgne
postérieur et supérieur. Du côté oral, il se détache de chacun des
tubercules aboraux un pédoncule, *bras du tubercule postérieur* (*brachium conjonctivum posterius*) ; il se porte en dehors et du côté ventral, le long des tubercules antérieurs, vers les couches optiques
et arrive sous le *corps genouillé interne*. Les *tubercules oraux* ou *antérieurs* sont unis entre eux du côté nasal et à la base par une étroite
commissure blanche (*commissure postérieure du cerveau*). La commissure postérieure se trouve à la base de la glande pinéale, accolée aux
tubercules quadrijumeaux et entre les couches optiques ; elle réunit
donc entre eux ces trois parties de l'encéphale. On y distingue une
portion, située entre les couches optiques, le *trigon supérieur* et une
autre, située entre la face basilaire des tubercules quadrijumeaux
antérieurs, le *trigon inférieur*. Les tubercules antérieurs envoient
également un pédoncule vers le cerveau intermédiaire (*bras du tuber-*

cule antérieur, brachium conjonctivum anterius); il représente (en se réunissant probablement avec le bras postérieur) l'origine de la bandelette optique qui passe par-dessus le corps genouillé externe.

Le ruban de Reil (Lemniscus s. laqueus) est un faisceau de fibres, situé au-dessus des pédoncules de la protubérance annulaire et qui se dirige obliquement par-dessus les pédoncules cérébelleux supérieurs vers les tubercules quadrijumeaux; arrivé au bord latéral du pédoncule cérébral, au-dessous de la paire aborale des tubercules quadrijumeaux, il se porte vers les couches optiques. Ordinairement il est très peu accusé chez le chien et entoure la calotte en partie en dehors, en partie du côté ventral.

Connections, position. La face ventrale, élargie, des tubercules quadrijumeaux est soudée à la protubérance annulaire, aux pédoncules cérébraux et aux *fasciculi teretes* du bulbe rachidien. Les faces latérales se confondent avec le ruban de Reil. Les tubercules oraux sont fusionnés du côté nasal avec la commissure postérieure et latéralement avec les couches optiques.

La face caudale des tubercules postérieurs s'unit aux pédoncules cérébelleux supérieurs (fig. 165 *h*) et au voile médullaire antérieur. Les tubercules quadrijumeaux réunissent intimement et plusieurs fois entre eux, la protubérance annulaire, le bulbe rachidien, le cerveau et le cervelet.

Structure. Les tubercules quadrijumeaux se composent de substance blanche et de substance grise (noyaux des tubercules quadrijumeaux). A la surface des tubercules antérieurs, qui renferment le noyau du nerf optique, se trouve une mince couche de fibres, puis une couche de substance grise (noyau du nerf optique), puis de nouveau une couche de fibres, au-dessous de laquelle on trouve successivement la substance grise moyenne, la couche de fibres, la substance grise profonde et enfin l'épendyme.

Les tubercules postérieurs sont formés par une couche blanche périphérique (*stratum zonale*) et par la substance grise centrale, réunie à l'épendyme.

Aqueduc de Sylvius. Du côté ventral des tubercules quadrijumeaux, et jusqu'à un certain point dans leur base, on trouve sur la ligne médiane un canal longitudinal, *l'aqueduc de Sylvius*. Il est donc recouvert par les tubercules quadrijumeaux, tandis que la calotte des pédoncules cérébraux forme son plancher. Il est situé du côté dorsal du troisième ventricule et s'étend depuis le trou borgne postérieur jusqu'au voile médullaire antérieur; il établit ainsi la communication entre le troisième ventricule et le quatrième. Ce canal est rétréci à ses extrémités; au milieu on doit y trouver une proéminence, la *carène de l'aqueduc (Tropis aquaeducti)*.

L'aqueduc est entouré de substance grise et renferme des noyaux des nerfs dans ses parois. Du côté ventral de la substance grise on remarque les fibres longitudinales (*fasciculi teretes pontis*) et en dehors de ceux-ci des faisceaux venant de la commissure postérieure et des couches optiques; plus loin se trouvent les noyaux et les fibres de la calotte. C'est dans le cerveau moyen que se trouve le noyau de la quatrième paire de nerfs craniens (nerf pathétique); ce noyau est situé à la face dorso-externe du faisceau longitudinal dorsal, du côté ventral de l'aqueduc de Sylvius, entre les deux tubercules quadrijumeaux. Le noyau de la troisième paire (nerf moteur oculaire commun) se trouve dans l'épendyme, perpendiculairement au-dessus de l'émergence du nerf, près du raphé qui réunit les couches optiques aux tubercules antérieurs, immédiatement du côté dorsal et en dedans du faisceau longitudinal postérieur. Les noyaux de la deuxième paire (nerf optique) se trouvent dans le corps genouillé externe et dans les tubercules quadrijumeaux antérieurs.

c. CERVEAU INTERMÉDIAIRE

1. **Couches optiques** (*Thalami optici*) (voy. fig. 165). Les couches optiques sont situées du côté oral des tubercules quadrijumeaux; elles sont fusionnées avec la calotte à leur base et se trouvent en rapport : du côté naso-externe avec le corps strié, notamment avec les lames demi-circulaires et les stries terminales; du côté naso-interne, avec les piliers du trigone et la commissure antérieure. Elles ont la forme triangulaire arrondie et sont séparée par une fente médiane, le *sillon* ou *trou de Monro* (fig. 165 *p*) qui est assez large et profond chez le chien; il est destiné à loger le plexus choroïde moyen. La face interne de chacune des couches tombe presque verticalement; elle forme en partie la paroi latérale externe du troisième ventricule, et se trouve d'autre part réunie à son homologue du côté opposé par la *commissure moyenne* ou *commissure molle*. Sur beaucoup de cerveaux cette commissure paraît manquer complètement, ou bien se présente sous la forme d'un feuillet très mince qui se déchire facilement. Du côté caudal, de même que du côté nasal, cette commissure manque en tout cas sur une certaine étendue; il résulte de cette disposition une fente (ou un canal) nasale et une fente caudale; celle-ci va dans la profondeur. La fente nasale représente l'*aditus ad infundibulum*, et la fente caudale l'*aditus ad aquaeductum Sylvii*. Vers le bord dorso-interne, tout près de la scissure médiane, se trouve, de chaque côté, une bandelette longitudinale, la *bandelette* ou *taenia des couches optiques* (*Taenia thalami optici, stria medullaris* *) (fig. 165 *q*), avec un noyau de substance grise à l'intérieur (noyau de la glande pinéale). Du côté nasal, la bandelette se recourbe vers la base du cerveau; tandis que du côté caudal, en arrière de l'*aditus ad aquaeductum*,

---

* Correspondant au pédoncule ou prolongement antérieur de la glande pinéale (*habena*) de l'anatomie humaine. (*Note du traducteur.*)

elle se soude, formant une arcade, à la bandelette du côté opposé. C'est de cette arcade que se détachent deux petits pédoncules allant à la glande pinéale et appelés *habenulae*. C'est ici également que se trouvent les *Taeniae recessus suprapinealis*; ces deux organes sont difficiles à démontrer sur une préparation.

Du côté ventral de la commissure moyenne, les bords internes des couches optiques des deux côtés ne se touchent plus et forment les parois latérales d'une fente, qui n'est autre chose que le *troisième ventricule* (voy. p. 490).

La *face dorsale* des couches optiques présente une voûte à coloration blanchâtre; située dans la section moyenne du ventricule latéral, elle concourt à former en partie le plancher de celui-ci. Le reste de cette face est en rapport avec la corne d'Ammon. A son angle nasal et externe se trouve une proéminence, le *tubercule antérieur* des couches optiques (fig. 165 *r*). La portion externe de la face dorsale est recouverte par la corne d'Ammon.

La *face caudale*, de couleur *blanche*, est soudée à la commissure postérieure et aux tubercules quadrijumeaux; en dehors elle se trouve au-dessous du bourrelet du corps calleux. — Entre la face caudale et la face dorsale, se dessine, du côté interne, une proéminence peu accusée, le *pulvinar* (fig. 165 *s*). En dehors et du côté caudal se trouve, au contraire, un bombement très saillant, le *corps genouillé externe* (fig. 165 *t*), dont la bandelette optique n'est que le prolongement. Du même côté caudal, mais en dedans, on rencontre une bosselure arrondie, le *corps genouillé interne* (fig. 165 *u*), qui se trouve ainsi tout près du bord externe des tubercules quadrijumeaux antérieurs, en dedans et du côté oral des pédoncules des tubercules quadrijumeaux postérieurs. On peut considérer cette bosselure comme faisant partie des tubercules quadrijumeaux, c'est-à-dire du cerveau moyen. Les deux corps genouillés sont unis aux tubercules quadrijumeaux par des faisceaux ou pédoncules arrondis, les *bras des tubercules* (*Brachia conjunctiva*). Le *bras antérieur* vient du tubercule antérieur et pénètre, au voisinage du corps genouillé interne, dans la couche optique. Le *bras postérieur* vient du tubercule postérieur et se dirige en dehors du tubercule antérieur vers le corps genouillé interne, c'est-à-dire vers le *bord aboral* de la couche optique. Le bras antérieur représente donc l'anastomose entre le tubercule antérieur et le corps genouillé externe, tandis que le bras postérieur sert de trait d'union entre le tubercule postérieur et le corps genouillé interne.

Sur le bord externe et en partie oral de la couche optique, on trouve une bandelette blanche, recouverte par un peu de substance grise, la bandelette *terminale* ou *cornée*, qui sépare *superficiellement* les couches optiques des corps striés ; la séparation dans la profondeur est assurée par la *lame demi-circulaire*. La veine terminale se place au-dessous de la bandelette cornée.

La couche optique, dans le sens strict du mot, abstraction faite de la région sous-thalamique, est enveloppée superficiellement d'un feuillet blanc ; mais elle est formée essentiellement de substance grise, traversée par des faisceaux de fibres cérébrales et communiquant avec l'épendyme du troisième ventricule. Il n'y a pas chez le chien de différenciation nette de cette substance en plusieurs noyaux. Cependant on peut y distinguer un noyau situé au voisinage du corps genouillé externe (*noyau postérieur*) et deux petits ganglions de l'habenula qui pénètrent aussi dans la glande pinéale. Le corps genouillé externe n'est lui-même qu'un ganglion à plusieurs couches alternantes de substance grise et de substance blanche ; il est revêtu par les faisceaux optiques qui y pénètrent même en partie.

La substance blanche comprend : 1° une couche zonale à la surface (*stratum zonale*) ; 2° des lames médullaires placées pour la plupart sagittalement et qui se croisent à la hauteur des tubercules quadrijumeaux ; 3° des fibres rayonnantes venant de la capsule interne. Il faut y ajouter les bandelettes médullaires, etc. Ainsi le corps genouillé interne est revêtu par les fibres optiques qui viennent du corps genouillé externe, pénètrent dans la couche optique, puis dans la commissure inférieure pour arriver dans le pédoncule cérébral et de là dans la couche corticale du cerveau.

A la face caudale de chacune des couches optiques on voit la bandelette optique (fig. 169 *a*), formée de deux cordons peu distincts ; elle se réfléchit vers la base du cerveau en décrivant une courbe à convexité externe, entoure l'extrémité orale des pédoncules cérébraux (fig. 169 *h*) et se porte, en dedans et du côté oral, entre le tuber cinereum et la lame perforée externe, vers le chiasma des nerfs optiques (fig. 169 *h*).

Le **troisième ventricule** se trouve entre les couches optiques proprement dites, vers la base du cerveau. C'est un canal très étroit, presque une fente, qui communique, sur la limite de couches optiques et de tubercules quadrijumeaux, avec l'aqueduc de Sylvius. C'est à l'embouchure de l'aqueduc que se trouve l'*aditus ad aquaeductum*. Du côté oral, le ventricule communique, par le trou de Monro ou l'infundibulum, avec les ventricules latéraux ; c'est ici que se trouve l'*aditus ad infundibulum* et la *commissure antérieure*. Le troisième ventricule communique aussi du côté dorsal par l'aditus ad infundibulum avec la dépression sagittale qui se trouve entre les couches optiques, du côté dorsal de la commissure moyenne (ou commissure grise). Cette dépression étant recouverte par la pie-mère, fait également partie du troisième ventricule (*étage supérieur du troisième ventricule*). Ainsi donc la commissure moyenne constitue la voûte du troisième ventricule proprement dit et le plancher de l'étage supérieur de ce ventricule. Si l'on considère l'étage supérieur comme partie intégrante du troisième ventricule, la commissure sera située dans ce dernier, transversalement entre les faces internes des deux couches optiques. Les rapports ne sont pas les mêmes ici que chez l'homme où la lyre ou psalterium forme la voûte du troisième ventricule, et la commissure se trouve au milieu de celui-ci.

L'*aditus ad infundibulum* mène dans l'infundibulum et le troisième ventricule; il est situé entre les piliers du trigone, la commissure antérieure et la commissure molle ou moyenne.

Du côté oral du passage vers l'infundibulum se trouve un petit sinus, le *recessus opticus*, clos du côté oral par la lame cendrée terminale qui s'étend de la commissure antérieure à la face dorsale du chiasma.

L'*aditus ad aquaeductum* (ouverture cérébrale postérieure) se trouve tout près de la face orale des tubercules quadrijumeaux et de la glande pinéale; il est ici en rapport avec la commissure postérieure. Il mène dans l'aqueduc et dans le troisième ventricule.

Limites du troisième ventricule. En dehors, le troisième ventricule est limité par les faces internes des couches optiques; du côté oral, par les piliers du trigone et la lame terminale; du côté aboral, par la commissure postérieure et les tubercules quadrijumeaux; enfin du côté ventral par l'espace perforé moyen, les tubercules mamillaires, le tuber cinereum et du côté dorsal par la commissure molle ou, dans son étage supérieur, par la toile choroïdienne. Quant au corps du trigone et au psalterium ou lyre, ils ne *recouvrent pas* le troisième ventricule.

Les parois du troisième ventricule, ainsi que celles de l'aqueduc de Sylvius sont tapissées par la substance grise (*l'épendyme*) qui se continue avec le tuber cinereum.

La lame qui sépare les pédoncules cérébraux et les couches optiques, c'est-à-dire le prolongement de la calotte de la protubérance annulaire, appelé la *région sous-thalamique* est peu distincte, de même que la *lame médullaire externe* et la *lame cendrée antérieure*. La région sous-thalamique est limitée en dedans par l'épendyme et en dehors par les couches optiques et la capsule interne.

La **glande pinéale** (*conarium*) est très petite, peu accusée et ne présente aucune trace de division en plusieurs lobes (Flesch).

Elle renferme un tout petit cul-de-sac pinéal (*recessus conarii*) communiquant avec le troisième ventricule. A sa face dorsale se trouve le cul-de-sac sus-pinéal, limité par le taeniae recessus suprapinealis.

Corps strié. Du côté oral et externe de la couche optique et de la corne d'Ammon, se trouve le *corps strié*, sorte de bourrelet piriforme, demi-ovale. Sa portion interne, située du côté oral des couches optiques, se nomme la *tête* du tubercule strié; sa portion caudale, située tout près et en dehors des couches optiques, s'appelle la *queue du tubercule strié*. Cette dernière se recourbe, près du bord aboral de la couche optique, du côté ventral et se continue sous la forme d'un mince cordon avec la voûte de la corne descendante du ventricule latéral. Du côté ventral, le corps strié s'unit au pédoncule cérébral; sa face dorsale proémine librement dans la cavité du ventricule latéral. Le corps strié est séparé des couches optiques par un cordon de substance grise recouvert par des *fimbria*; c'est la *bandelette terminale* ou *cornée* qui va du cinquième ventricule ou septum lucidum vers le noyau amygdalien.

Le corps strié est composé de substance grise et de substance blanche.

a. La *substance grise* s'amasse en deux noyaux principaux, le noyau interne ou caudé et le noyau externe ou lenticulaire; il faut leur joindre encore le noyau amygdalien. Le *noyau caudé* ou *intra-ventriculaire* (le noyau du corps strié proprement dit), communique avec l'épendyme des ventricules latéraux et avec la lame perforée antérieure; il est traversé par des lamelles de substance blanche qui viennent de la capsule interne. Il est uni au *noyau lenticulaire* ou *extra-ventriculaire*, qui se trouve plus en dehors et du côté caudal, entre la couche optique et l'insula ou le *claustrum*. Le noyau lenticulaire repose du côté basilaire sur le pédoncule cérébral, la commissure antérieure et l'espace perforé externe. Les faces latérales sont entourées par la capsule interne et la capsule externe et sont divisées, par des feuillets de substance blanche, en trois segments.

Dans la substance blanche de l'extrémité orale du lobe temporal, dans la voûte de l'extrémité de la corne descendante, se trouve le *noyau amygdalien*. Situé du côté dorsal des pédoncules, et du côté ventral de la substance grise des tubercules quadrijumeaux, il se trouve en même temps en dehors et du côté ventral de l'extrémité orale du noyau lenticulaire.

Les trois noyaux sont réunis entre eux par des portions de substance grise (pédoncules). Ils envoyent des fibres de projection vers les pédoncules cérébraux et des fibres d'association (cortico-ganglionnaires) vers la couche corticale du cerveau.

b. La *substance blanche* forme, en outre du stratum zonale qui recouvre la surface libre du corps strié, trois feuillets principaux : la lame demi-circulaire, la capsule interne et la capsule externe. Tous les trois montent du pédoncule cérébral et entourent la couche optique, le corps strié et le noyau lenticulaire. La *lame demi-circulaire*, qui est réunie à la capsule interne, sépare la couche optique du noyau caudé. On la voit sur le plancher du ventricule latéral sous la forme de bandelette cornée; elle y est recouverte par la substance grise. La lame demi-circulaire se réunit du côté oral avec les piliers du trigone, tandis que du côté aboral elle se continue avec la voûte de la corne descendante. Du côté oral du corps géniculé la substance blanche forme un cordon, le *taenia terminalis* (velum) qui est uni au fimbria et au plexus choroïde externe ou latéral.

La *capsule interne* se trouve entre le noyau caudé et le noyau lenticulaire, tandis que la *capsule externe* enveloppe la face externe du noyau lenticulaire. Les deux capsules se communiquent au voisinage du bord dorsal du noyau lenticulaire et se continuent avec la couronne rayonnante. En dehors de la capsule interne on trouve une couche de substance grise, l'*avant-mur (claustrum)* ; plus en dehors, on trouve de nouveau la substance blanche et enfin la circonvolution de l'insula.

Sur le bord oral de la *face basilaire du cerveau intermédiaire* se trouve la *bandelette optique* (fig. 169 *a*) et le *chiasma des nerfs optiques* ; ils constituent la limite de cette face du côté du cerveau antérieur. Le chiasma circonscrit un petit sinus (*recessus chiasmatis*).

La *bandelette optique* est un faisceau de fibres blanches qui provient du corps genouillé des couches optiques, entoure le pédoncule cérébral de son côté et se dirige ensuite en dedans, vers le chiasma. Les bandelettes des deux côtés limitent, ensemble avec les pédoncules cérébraux (fig. 169 *h*), le *triangle interpédonculaire* *. Du côté caudal, le cerveau moyen passe au cerveau intermédiaire sans aucune limite marquée.

D'après Gudden *il n'y a point d'entrecroisement complet* des nerfs optiques ; les fibres nerveuses qui se croisent seraient situées dans la moitié inférieure et celles qui ne se croisent pas, dans la moitié supérieure du chiasma. L'absence de la commissure antérieure a été sûrement démontrée chez le chien, tandis que la commissure postérieure est très évidente.

Du côté caudal du chiasma, on trouve dans le trigone des pédoncules cérébraux le *tuber cinereum* (fig. 169 *c*), un corps ovoïde, légèrement bombé. Au milieu de ce corps on aperçoit une fente, donnant accès dans un canal assez court qui s'élargit ensuite en une espèce d'entonnoir ; c'est le prolongement de l'*infundibulum* c'est-à-dire d'un diverticule du troisième ventricule transformé en canal qui va de l'orifice inférieur du cerveau à l'hypophyse ; c'est donc une dépendance du troisième ventricule.

La face nasale du tuber cinereum, qui s'étend verticalement de la commissure antérieure au chiasma et dans laquelle doit se trouver la commissure de Meynert porte le nom de *lame terminale*.

Du côté caudal du tuber cinereum et de l'infundibulum, c'est-à-dire dans le triangle interpédonculaire (ou intercrural) se trouvent les *tubercules mamillaires* (*corpora caudicantia s. Bulbi fornicis*) (fig. 169 *d*). Ils sont réunis par leurs faces internes, mais se présentent sous forme d'une proéminence à deux lobes à cause du sillon médian qui les sépare superficiellement.

Les piliers antérieurs du trigone traversent les tubercules mamillaires qui ne

---

* C'est le *losange opto-pédonculaire* de Testut.   (*Note du traducteur.*)

sont pour ainsi dire que des renflements ou des épaisissements de ces piliers. Chacun des tubercules envoie du côté caudal et externe un fin faisceau nerveux qui va vers le bord interne du pédoncule cérébral ; c'est le *pédoncule du tubercule mamillaire*, qui se soude à l'espace perforé moyen.

Les tubercules mamillaires renferment un noyau central et des noyaux latéraux de chaque côté. Le noyau central reçoit le pilier antérieur du trigone (gauche et droit) ainsi que le faisceau de la calotte ; les noyaux latéraux reçoivent les pédoncules des tubercules mamillaires traversés par les nerfs olfactifs.

Du côté aboral des tubercules mamillaires se trouve dans le triangle interpédonculaire (ou losange opto-pédonculaire), l'*espace perforé postérieur* (fig. 169 *e*). Il forme le plancher de la fosse qui se trouve entre les deux pédoncules cérébraux et sert ainsi de base commune à ces deux pédoncules. Du côté dorsal il constitue le plancher du troisième ventricule. Il est en connection : du côté oral, avec les tubercules mamillaires et le tuber cinereum ; du côté aboral, avec le bord de la protubérance annulaire. Entre son extrémité aborale et la protubérance se trouve le trou borgne antérieur. L'espace perforé est réellement perforé par de nombreux vaisseaux sanguins.

L'*hypophyse* ou *corps pituitaire* est un corps brun-rougeâtre, divisé en un lobe dorsal et en un lobe ventral ; le premier de ces lobes entoure le second du côté dorsal et latéralement. L'hypophyse est logé dans la fossette de la selle turcique, notamment du côté ventral et tout près du tuber cinereum. Sa face dorsale présente une dépression où vient se placer l'infundibulum.

d. Cerveau ou Hémisphères. [Cerveau antérieur.]

Les hémisphères recouvrent chez le chien le cerveau moyen, le cerveau intermédiaire et une notable partie du cerveau pénultième. La fente interhémisphérique qui les sépare ne présente rien de particulier. Chacun des hémisphères offre à l'étude trois faces : la face dorso-externe, la face interne et la face cérébelleuse (tournée vers le cervelet), couvertes toutes de nombreuses circonvolutions séparées par des anfractuosités.

La face ventrale offre des formations spéciales : la bandelette ou lobe olfactif (fig. 170 *a*, *a'*, *a''*), l'espace perforé antérieur (fig. 170 ,), le lobe piriforme (fig. 170 ,) et parfois l'insula. L'extrémité nasale de l'hémisphère est constituée par le bulbe olfactif (fig. 170 *a*).

A. **Scissures de la surface cérébrale** *. Elle sont très nettes,

* Pour plus de détails voy. Ellenberger, *Furchen und Windungen des Gehirnes beim Hunde* (Scissures et circonvolutions cérébrales du chien) ; *Archiv für wissenschaftliche und praktische Tierheilkunde*, t. XV, fasc. 3 et 4, 1889.

très simples et faciles à systématiser chez le chien. Il y a cependant des différences individuelles qui présentent même souvent des déviations notables du type schématique que nous allons décrire.

Dans l'exposition qui suit nous n'allons pas tenir compte de ces écarts individuels, de même que des anomalies et des petits sillons accessoires ; nous nous contenterons de donner le tableau des scissures principales, dans toute leur régularité.

1. Scissures-limites. *a. Scissure-limite du lobe olfactif, scissure rhinale* (fig. 171 et 174 *rh*). Cette scissure se trouve sur le bord externe du lobe olfactif (fig. 174 *tr.o.*) qu'elle sépare du reste de l'écorce cérébrale (notamment du lobe frontal et du lobe pariétal). Elle s'étend de la scissure de Sylvius (fig. 174 *s y*) jusqu'à la fente qui se trouve entre le bulbe olfactif et le lobe frontal, dans lequel elle se perd. Elle se porte à peu près horizontalement sur le côté externe de l'hémisphère et se recourbe un peu vers l'extrémité aborale. Elle communique avec quatre autres scissures : l'olfactive (fig. 174 *olf.*), la présylvienne (fig. 174 *pr.*), la scissure de Sylvius (fig. 174 *sy.*) et la scissure rhinale postérieure (fig. 174 *rh.p.*).

b. Scissure-limite du lobe piriforme ou *scissure rhinale postérieure* (fig. 171 et 174 *rh. p.*). C'est

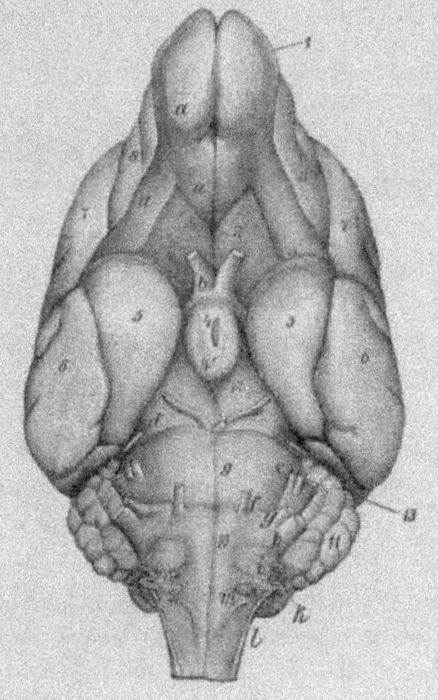

Fig. 170.

Base du cerveau. — *a*, Bulbe olfactif ; *a'*, branche externe et *a''*, branche interne de la bandelette olfactive ; *b*, nerf optique ; *c*, nerf moteur oculaire commun ; *d*, nerf pathétique ou trochléaire ; *e*, trijumeau ; *f*, moteur oculaire externe ; *g*, facial ; *h*, auditif ; *i*, glosso-pharyngien ; *k*, pneumogastrique ; *l*, spinal ou accessoire ; *m*, hypoglosse. 1. Lobe olfactif ; 2, espace perforé antérieur ; 3, tractus transverse à l'extrémité orale du lobe piriforme ; 4, infundibulum ; 4', tubercules quadrijumeaux ; 5, lobe piriforme ou mamillaire ; 6, lobe temporal ; 7, lobe pariétal ; 8, lobe frontal ; 9, protubérance annulaire ; 10, bulbe rachidien ; 11, cervelet ; 12, pédoncules cérébraux ; 13, lobe occipital.

un prolongement de la scissure rhinale (fig. 174 *rh.*) à partir du point où cette dernière détache la scissure de Sylvius (fig. 174 *sy.*). Elle décrit une courbe en se dirigeant d'abord en dedans puis vers la queue ; elle se trouve sur le bord externe et aboral du lobe piriforme.

qu'elle sépare du lobe temporal. Souvent elle se continue avec la scissure occipito-temporale (fig. 171 *o. t.*).

c. Scissure de l'hippocampe (ou *dentelée?*) (fig. 177 *h*). Elle sépare la corne d'Ammon du reste de la masse cérébrale.

d. Sillon du corps calleux. Ce n'est point à proprement parler une scissure, mais une dépression en forme de fente entre le corps calleux et la substance cérébrale qui le recouvre.

2. Scissures primaires et **scissures accessoires**. I. A la *face dorso-latérale*, la scissure cruciforme (fig. 174 *cr.*), la scissure présylvienne (fig. 174 *pr.*) et la scissure de Sylvius (fig. 174 *sy.*) sont les meilleurs points de repère pour la description.

1. La *scissure cruciforme* (fig. 174, 176 et 177 *cr.*). C'est une scissure transversale, courte mais très profonde, située sur la face dorsale de l'hémisphère, à la limite entre le tiers nasal et le tiers moyen du cerveau. On peut la considérer comme un prolongement de la scissure spléniale (fig. 177 *spl.*), qui entaille profondément le bord dorsal de l'hémisphère et se dirige en dehors à travers l'espace circonscrit par la courbure de la scissure coronaire; sa terminaison est tantôt simple, tantôt bifurquée.

2. La *scissure présylvienne* (scissure frontale primaire, scissure précentrale inférieure, sillon frontal inférieur de l'homme *, scissure primaire perpendiculaire antérieure de Pansch) (fig. 174 et 176 *pr.*). Elle décrit une courbe à convexité orale, située du côté oral des extrémités nasales des trois scissures arquées et de la scissure cruciforme. Elle se détache de la scissure rhinale (fig. 174 *rh.*) entre l'origine de la scissure de Sylvius (fig. 174 *sy.*) et celle de la scissure olfactive (fig. 174 *olf.*)

3. *Scissure de Sylvius* (fig. 171 et 174 *sy.*). Très courte, elle commence à l'endroit où la scissure rhinale (fig. 174 *rh.*) se prolonge comme scissure rhinale postérieure (fig. 174 *rh. p.*), c'est-à-dire en dehors de l'extrémité orale du lobe piriforme; elle se porte obliquement dans la direction dorso-caudale, sur la face externe du cerveau; elle est tantôt simple, tantôt bifurquée à son extrémité.

Si l'on écarte les bords de la scissure de Sylvius tout près de son origine, on aperçoit dans la profondeur une petite proéminence, large de 5 millimètres environ; c'est l'*insula* de Reil, limitée par un sillon nasal qui aboutit à la scissure rhinale et par un sillon caudal qui aboutit à la scissure rhinale postérieure. Ces deux sillons peu profonds forment un angle ouvert du côté ventral et dont le sommet donne origine à une petite apophyse (*Processus acuminis*). Dans trois

* Deuxième sillon frontal de Broca.   (*Note du traducteur.*)

cerveaux de carlins que nous avons examinés, l'insula était à nu et la scissure de Sylvius bifurquée.

A la base du cerveau, il se rattache à la scissure de Sylvius un sillon peu profond qui forme ainsi son prolongement en dedans: il limite le bord oral de l'*uncus* ou bec de l'hippocampe et s'étend jusqu'au nerf optique (fosse sylvienne) (fig. 171 *fo. sy.*).

4. *Scissures arquées (arcs pariéto-temporaux).* La scissure de Sylvius est entourée par trois scissures concentriques formant des arcs ouverts du côté ventral. On peut distinguer dans chacun de ces arcs : une branche pariétale, une branche temporale (ou occipitale) et une portion intermédiaire (portion moyenne, ou pariétale, ou branche

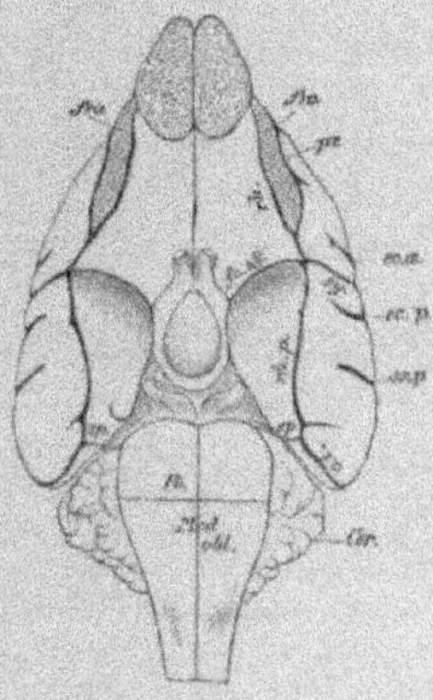

Fig. 171.

CONTOUR DE LA BASE DU CERVEAU MONTRANT LES SCISSURES. — *rh*, Scissure rhinale; *ec. a.*, scissure ectosylvienne antérieure; *ec. p.*, scissure ectosylvienne postérieure; *ss. p.*, scissure suprasylvienne postérieure; *sy.*, scissure de Sylvius; *rh. p.*, scissure rhinale postérieure; *sp.*, scissure spléniale; *o. t.*, scissure occipito-temporale; *fo. sy.*, fosse sylvienne; *pr.*, scissure présylvienne; *fro.*, lobe frontal; *Po.*, protubérance annulaire; *Med. obl.*, bulbe rachidien; *Cer.*, cervelet.

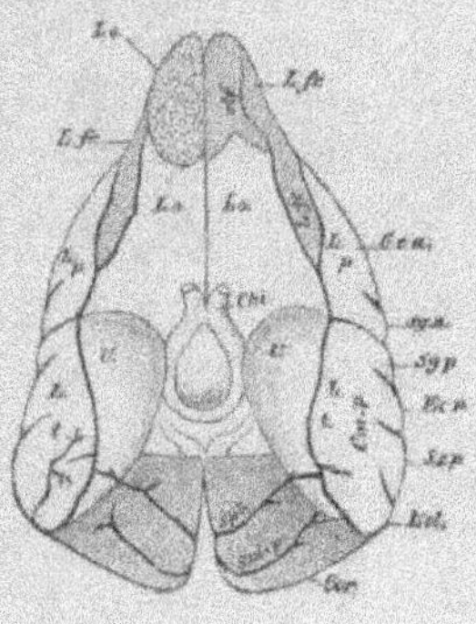

Fig. 172.

CONTOUR DE LA BASE DU CERVEAU MONTRANT LES CIRCONVOLUTIONS ET LES LOBES. (On a enlevé à droite le lobe olfactif pour faire voir la scissure olfactive (*olf.*); le cerveau postérieur et le cervelet sont également enlevés pour mettre à nu la face cérébelleuse des hémisphères). — *L. o.*, Lobe olfactif; *L. fr.*, lobe frontal; *L. p.*, lobe pariétal; *L. t.*, lobe temporal; *Cer*, face cérébelleuse du cerveau (marquée par les hachures sur le dessin); *G. c. a.*, sillon composé antérieur; *Sy. a.*, portion antérieure de la scissure de Sylvius; *Sy. p.*, portion postérieure de la scissure de Sylvius; *Ec. p.*, scissure ectosylvienne postérieure; *Ss. p.*, scissure suprasylvienne postérieure; *Ecl.*, scissure ectolatérale; *Cm. p.*, scissure composée postérieure; *Chi.*, chiasma des nerfs optiques; *U*, uncus ou bec de l'hippocampe; *olf.*, scissure olfactive; *Spl.*, scissure spléniale; *spl. p.*, scissure postspléniale.

horizontale). Cette dernière portion peut manquer quelquefois; souvent aussi elle est interrompue par le prolongement de la scissure de Sylvius. Quant aux deux branches elles suivent une direction à peu près parallèle à celle de la scissure de Sylvius, surtout les branches du deuxième arc et du troisième arc.

a. La *première scissure arquée*, appelée aussi *scissure ectosylvienne* (scissure arquée secondaire inférieure de Pansch), présente une portion moyenne ou intermédiaire très courte (fig. 174 *ec. m*). Une de ses deux branches (scissure ectosylvienne antérieure) (fig. 174 et 176 *ec. a*) appartient au lobe pariétal du cerveau (scissure pariétale inférieure de l'homme); tandis que l'autre (scissure ectosylvienne postérieure) (fig. 174 *ec. p.*) fait partie du lobe temporal (c'est la scissure temporale supérieure de l'anatomie humaine).

b. La *seconde scissure arquée* (*scissure moyenne* ou *suprasylvienne*). La portion intermédiaire de cette scissure se porte, en décrivant une courbe, obliquement dans la direction caudo-ventrale (*scissure suprasylvienne moyenne*) (fig. 174 et 176 *ss. m.*). Réunie à la branche temporale ou la *scissure suprasylvienne postérieure* (fig. 174 et 176 *ss. p.*) qui se dirige en ligne courbe du côté ventral et nasal, elle a la forme de la lettre C (scissure primaire arquée externe de Pansch).

La branche pariétale ou *scissure suprasylvienne antérieure* (fig. 174 et 176 *ss. a.*) se porte obliquement dans la direction ventro-nasale; son extrémité nasale a même une direction parallèle à la ligne sagittale.

A l'endroit où la branche pariétale se continue avec la portion intermédiaire, on remarque souvent encore une petite branche qui se dirige obliquement du côté oral et en dedans, vers le troisième arc; c'est le *petit sillon en anse* (fig. 174 *am.*).

c. *Troisième scissure arquée.* La portion intermédiaire de cette anfractuosité appellée *scissure latérale* (*pariétale* ou *interpariétale* de l'anatomie humaine) (fig. 174 et 176 *l.*), se présente comme une longue entaille parallèle à la scissure interhémisphérique. Quelquefois on voit se détacher de la section caudale de cette scissure latérale, un sillon qui se dirige en dedans (*scissure occipitale transverse*) et qui se trouve à peu près à la limite entre le lobe pariétal et le lobe occipital; mais il ne correspond point à la scissure occipito-temporale de l'homme. La branche pariétale de la troisième scissure arquée ou *scissure coronaire* (correspondant à la scissure de Rolando ou à la première scissure pariétale de l'homme?) (fig. 174 et 176 *co.*), est un prolongement de l'extrémité pariétale de la scissure latérale qui se dirige d'abord en dehors, presque parallèlement à la scissure cruciforme (fig. 174 et 176 *cr.*) pour contourner ensuite cette dernière. Son extrémité s'étend jusqu'au voisinage de la scissure présylvienne (fig. 174 *pr.*); parfois aussi elle se jette dans cette dernière ou bien dans la scissure cruciforme. La branche occipitale descendante, ou *scissure médio-latérale (postlatérale ou latérale postérieure)* (fig. 174 et 176 *m*) se trouve déjà dans le lobe occipital et se porte dans la direction caudo-ventrale parallèlement au bord interne de l'hémisphère et à la scissure suprasylvienne postérieure.

A l'endroit où la scissure latérale communique avec la coronaire on voit naître de la troisième scissure arquée le *sillon en anse* (fig. 174 et 176 *a*) dirigé en dedans et vers le nez.

Pansch donne le nom de scissure primaire longitudinale supérieure à l'ensemble formé par la scissure coronaire, la scissure latérale et le sillon en anse; d'après Meynert ces trois anfractuosités jointes à une partie de la scissure suprasylvienne correspondent à la scissure pariétale ou interpariétale de l'homme.

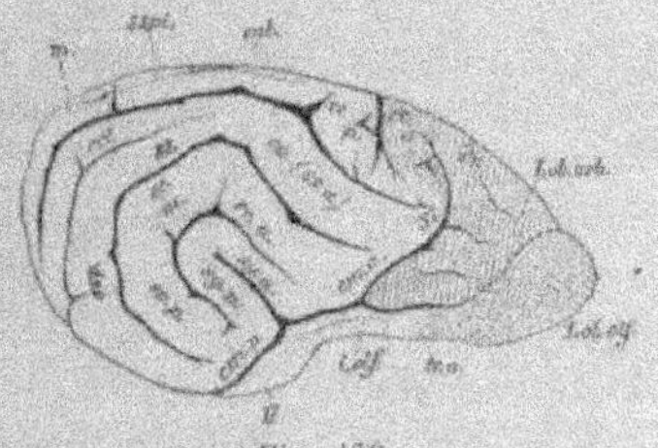

Fig. 173.

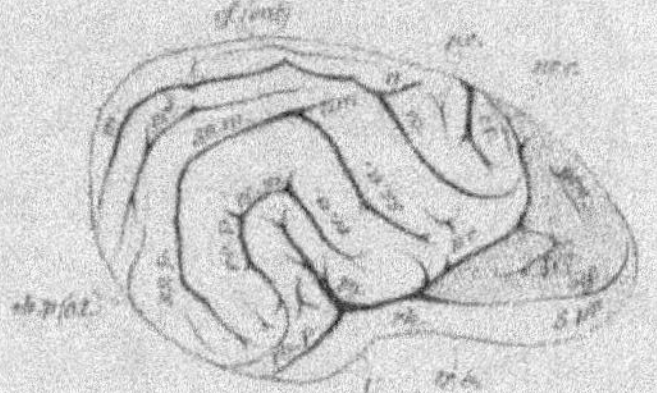

Fig. 174.

CONTOUR DE LA FACE EXTERNE DU CERVEAU AVEC L'INDICATION DES CIRCONVOLUTIONS. — *Lob. olf.*, Lobe olfactif; *Lob. orb.*, lobe orbitaire; *Pr.*, circonv. frontale sup.; *tr.o.*, bandelette olfactive; *U*, uncus (apophyse pyriforme); *ce.a.*, circonvolution centrale antérieure (prérolandique); *ce.p.*, circonvolution centrale postérieure (postrolandique); *co (ss.a.)*, circonvolution coronaire (suprasylvienne antérieure); *ec.a.*, circonvolution ectosylvienne antérieure; *sy.a.*, circonvolution sylvienne antérieure; *ec.m.*, circonvolution ectosylvienne moyenne; *ent.*, circonvolution entolatérale; *sspl.*, circonvolution suprapléniale; *m.*, circonvolution marginale; *ecl.*, circonvolution ectolatérale; *ssp.*, circonvolution suprasylvienne postérieure; *ss*, circonvolution suprasylvienne moyenne; *sy.p.*, circonvolution sylvienne postérieure; *i.olf.*, scissure interolfactive; *cm.p.*, circonvolution composée postérieure; *Si*, circonvolution zigmoïde; *cm.a.*, circonvolution composée antérieure; *ec.p.*, circonvolution ectosylvienne postérieure.

CONTOUR DE LA FACE EXTERNE DU CERVEAU AVEC L'INDICATION DES SCISSURES. — *pro.*, scissure frontale sup.; *Spr.*, circonvolution subrostrale; *fro.*, scissure frontale; *olf.*, scissure olfactive; *rh.*, scissure rhinale; *rh.p.*, scissure rhinale postérieure; *pr.*, scissure présylvienne; *pr.c.*, scissure précruciforme; *p.c.*, sillon postcruciforme; *cr.*, scissure cruciforme; *sy.*, scissure de Sylvius; *ss.m.*, scissure suprasylvienne moyenne; *ss.a.*, scissure suprasylvienne antérieure; *ss.p.*, scissure suprasylvienne postérieure; *ec.m.*, scissure ectosylvienne moyenne; *ec.a.*, scissure ectosylvienne antérieure; *ec.p.*, scissure ectosylvienne postérieure; *am.*, petit sillon en anse; *l*, scissure latérale; *a*, sillon en anse; *co.*, scissure coronaire; *ecl.*, scissure ectolatérale; *m*, scissure médio-latérale; *cf. (ent.)*, scissure entolatérale (fissura confinis); *rh.p. (o.t.)*, scissure rhinale postérieure et occipito-temporale; *U*, bec de l'hippocampe; *tr.o.*, lobe olfactif.

En outre des scissures que nous venons de décrire on trouve à la face dorso-externe du cerveau, encore les anfractuosités suivantes:

5. *Scissure ectolatérale* (scissure latérale postérieure de Pansch) (fig. 174 et

176 *ecl.*). Elle se trouve entre la scissure latérale et la médio-latérale d'une part, et la scissure suprasylvienne moyenne et la suprasylvienne postérieure d'autre part. Elle commence du côté aboral de la région où se trouvent le sillon en anse et le petit sillon en anse et se porte presque parallèlement à la scissure suprasylvienne moyenne et à la suprasylvienne postérieure dans la direction caudo-ventrale, en décrivant une courbe peu prononcée.

6. A la face dorsale de l'hémisphère on trouve souvent, en dedans de la scissure latérale, entre celle-ci et le bord dorsal de l'hémisphère un sillon peu profond, le *sillon entolatéral* (*fissura confinis*) (fig. 174 et 176 *cf.*).

7. Du côté nasal du sillon en anse, entre lui et la scissure cruciforme, on trouve souvent le sillon *post-cruciforme* (fig. 174 *pc.* et 176 *po. c.*) ou une simple dépression qui en tient place.

8. Du côté nasal de la scissure cruciforme il n'est pas rare aussi de rencontrer une scissure *précruciforme* (fig. 174 et 176 *pr. c.*) ou bien une dépression qui en tient place.

9. *Scissure olfactive* (fig. 172 et 174 *olf.*). Située dans un enfoncement de la face externe de l'extrémité orale du lobe frontal et recouverte par le bulbe olfactif, elle se dirige à peu près parallèlement à la moitié ventrale de la scissure présylvienne. Elle communique le plus souvent avec la scissure rhinale (fig. 174 *rh.*).

10. La région comprise entre la scissure cruciforme (fig. 174 *cr.*) et la présylvienne (fig. 174 *pr.*) d'une part, et la scissure olfactive (fig. 174 *olf.*) d'autre part, est couverte de nombreux sillons, dont la forme, la position et les dimensions varient suivant les individus. Une scissure qui descend parallèlement aux bord nasal et au bord interne de l'hémisphère, se dirigeant perpendiculairement à l'extrémité dorsale de la scissure présylvienne, porte le nom de scissure *sus-orbitaire* ou *frontale supérieure* (*fissura prorea*) (fig. 174 et 176 *pro.*). Pour plus de détails voy. « lobes cérébraux ».

II. *Face interne* (tournée vers la faux du cerveau) et *face cérébelleuse*.

1. *Scissure spléniale** (*sous-pariétale, scissure primaire interne* de Pansch) (fig. 172 et 177 *spl.*). Sa portion horizontale se trouve entre le bord dorsal de l'hémisphère et le corps calleux (fig. 177 *cc*). Elle contourne le bourrelet du corps calleux (fig. 177 *Sp.*) et s'étend à peu près jusqu'au tiers nasal du corps calleux, où elle se recourbe du côté dorso-oral et se continue avec la scissure cruciforme (fig. 177 *cr.*). La scissure spléniale (fig. 171 *sp.*) se détache ordinairement de la scissure rhinale postérieure (fig. 171 *rh. p.*) et monte à la face cérébelleuse obliquement en dedans et du côté dorso-caudal (fig. 172 *spl.*). Elle entaille profondément le bord de la face cérébelleuse, se recourbe ensuite presque sous un angle droit et arrive à la face interne de

---

* Elle correspond en partie à la scissure *calloso-marginale* de l'homme.

(Note du traducteur.)

l'hémisphère où elle se porte parallèlement au bord du corps calleux vers le nez. La section ascendante de la scissure spléniale doit correspondre en partie à la scissure occipito-temporale de l'anatomie humaine. La portion horizontale de la scissure spléniale, détache souvent, avant qu'elle ne fasse le coude pour se continuer comme scissure cruciforme, une branche qui monte vers l'origine de la scissure coronaire et arrive à la face dorsale; elle correspond au coude de la scissure calloso-marginale de l'homme et peut être considérée soit comme scissure occipitale soit comme l'origine de la scis-

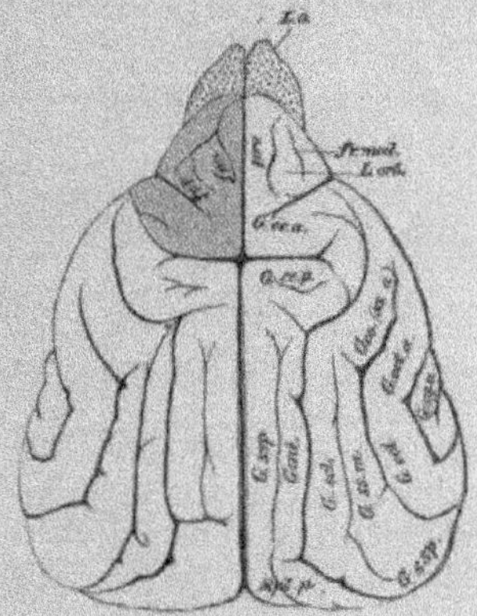

Fig. 175.

Contour de la face dorsale du cerveau avec l'indication des circonvolutions. — *S.sy.a.*, circonvolution sylvienne antérieure; *G. ect.*, circonvolution ectosylvienne; *G.ect.a.*, circonvolution ectosylvienne antérieure; *G.ss. m.*, circonvolution suprasylvienne moyenne; *G.co. (ss.a.)*, circonvolution coronaire ou suprasylvienne antérieure; *G.ecl.*, circonvolution ectolatérale; *G.enl.*, circonvolution entolatérale; *G.ssp.*, circonvolution suprspléniale; *Spl. p.*, circonvolution spléniale postérieure; *G.ce.p.*, circonvolution centrale postérieure (postrolandique); *g.cé.a.*, circonvolution centrale antérieure (prérolandique); *pro.*, scissure frontale sup.; *fr.med.*, scissure frontale moyenne; *L.orb.*, lobe orbitaire (ou frontal); *L.o.*, lobe olfactif; *fr.p.*, scissure frontale postérieure; *fr.a.*, scissure frontale antérieure.

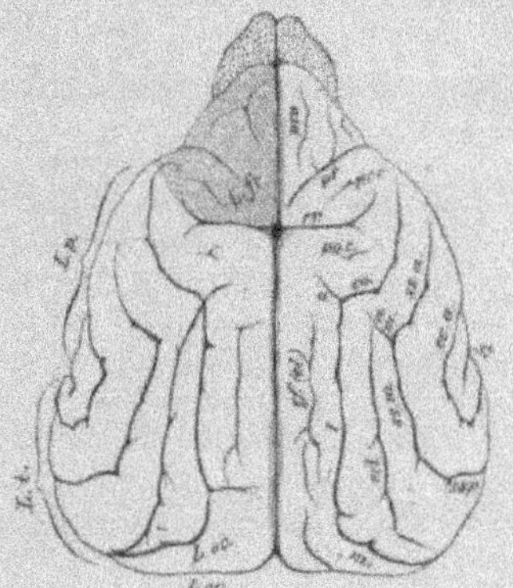

Fig. 176.

Contour de la face dorsale du cerveau avec l'indication des scissures. — *L. fr.*, Lobe frontal; *L.p.*, lobe pariétal; *L.t.*, lobe temporal; *L.oc.*, lobe occipital; *sy.*, scissure de Sylvius; *ec.a.*, scissure ectosylvienne antérieure; *ss. m.*, scissure suprasylvienne moyenne; *ss.a.*, scissure suprasylvienne antérieure; *ss.p.*, scissure suprasylvienne postérieure; *a.m.*, petit sillon en anse; *ecl.*, scissure ectolatérale; *a.*, sillon en anse; *co.*, scissure coronaire; *m.*, scissure médio-latérale; *cf. (el.)*, fissura confinis ou scissure entolatérale; *po.c.*, sillon post-cruciforme; *cr.*, scissure cruciforme; *pr.c.*, scissure précruciforme; *pr.*, scissure présylvienne; *pro.*, scissure frontale supérieure (fissura prorea).

sure de Rolando (ou de la scissure coronaire). Nous l'appellerons *petite scissure cruciforme* (fig. 177 crm.).

2. Du côté dorsal de la portion horizontale de la scissure spléniale

se trouve souvent une autre scissure, parallèle à celle-là ; c'est la *scissure sus-spléniale* qui commence parfois à la face dorsale*.

3. *Scissure postspléniale* (fig. 172 *spl. p.* et fig. 177 *sp. p.*). C'est le prolongement de la scissure précédente. Elle se trouve du côté caudal de la portion ascendante de la scissure spléniale et se porte dans la direction ventro-nasale en décrivant une courbe à convexité postérieure.

4. *La scissure du genou du corps calleux* ou *préspléniale* ou *subfrontale (fissura genualis)* (fig. 177 *gen.*) est inconstante. Elle se recourbe autour du genou du corps calleux (fig. 177 G) et correspond en partie à la scissure calloso-marginale de l'homme ; elle constitue la limite, du côté nasal, de la circonvolution du corps calleux.

5. *Scissure occipito-temporale*. Voy. fig. 171 et 177, *o. t.*

On peut donc distinguer, d'après ce qui vient d'être exposé, à la surface cérébelleuse du cerveau, les anfractuosités suivantes : 1, branche ascendante de la scissure spléniale (fig. 172 *spl.*) ; 2, scissure postspléniale (fig. 172 *spl. p.*) ; 3, scissure occipito-temporale (fig. 177 *o. t.*). En outre, on y rencontre des empreintes qui ne portent aucun nom, de courtes branches accessoires des scissures mentionnées plus haut et parfois des prolongements des autres scissures, par exemple de la scissure médio-latérale, de l'ectolatérale, etc. La *face interne* du cerveau est parcourue par les scissures suivantes : *a*, portion horizontale de la spléniale (fig. 177 *spl.*) ; *b*, portion ascendante de la cruciforme (fig. 177 *cr.*) ; *c*, la scissure du genou du corps calleux (fig. 177 *gen.*) et quelquefois la scissure rostrale (fig. 177 *r.*) ; *d*, scissure de l'hippocampe (?) (fig. 177 *h.*) ; *e*, scissure supraspléniale, et, parfois, scissure sous-spléniale, ainsi que des impressions qui ne portent aucun nom spécial.

B. **Circonvolutions** (Gyri). Les circonvolutions portent les noms des scissures qui les avoisinent. Autour de la scissure de Sylvius se trouvent quatre circonvolutions arquées (arcs) auxquelles on reconnaît, comme aux scissures qui les limitent, deux branches et une portion intermédiaire.

Le premier de ces arcs constitue la *circonvolution sylvienne antérieure* (fig. 173 *sy. a.*) et la *circonvolution sylvienne postérieure* (fig. 173 *sy. p.*). Le second se décompose en *circonvolutions ectosylviennes : antérieure* (fig. 173 *ec. a.*), *moyenne* (fig. 173 *ec. m.*) et *postérieure* (fig. 173 *ec. p.*). La portion nasale du troisième arc est la *circonvolution coronaire (supra-sylvienne antérieure)* (fig. 173 *co*) ; quant à sa portion moyenne et à sa portion caudale, elles sont divisées par la scissure ectolatérale en deux circonvolutions : celle qui est située en dehors de cette scissure s'appelle successivement *circonvolution suprasylvienne moyenne* (fig. 173 *ss.*) et *suprasylvienne postérieure*

---

* Voy. fig. 177, en bas du *G. sspl.* (Note du traducteur.)

(fig. 173 *ss. p.*), tandis que celle qui se trouve en dedans, porte le
nom de *circonvolution ectolatérale* (fig. 173 *ecl.*).

Le quatrième arc, la *circonvolution marginale* (fig. 173 *m*), passe
à la face interne où elle est limitée par la scissure spléniale. Souvent
cet arc est divisé en deux circonvolutions longitudinales par la scissure entolatérale et la médio-latérale. D'ailleurs, on y distingue les
sections suivantes : *a.* La *circonvolution centrale antérieure* (ou *prérolandique*) (fig. 173 *ce. a*) et la *circonvolution centrale postérieure* (ou
postrolandique) (fig. 173 *ce. p.*), situées du côté nasal et du côté
caudal de la scissure cruciforme et limitées par la scissure coronaire
et quelquefois par le sillon en anse; la circonvolution centrale
postérieure porte aussi le nom de *circonvolution postfrontale* ou *post-
cruciforme. b.* La *circonvolution entolatérale* (fig. 173 *ent.*), entre la
scissure latérale et la scissure entolatérale. *c.* La *circonvolution supraspléniale* (fig. 173 *sspl.*), située en dedans de la scissure entolatérale

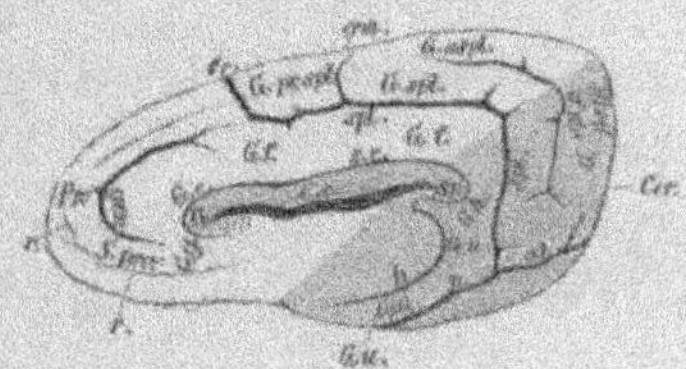

Fig. 177.

CONTOUR DE LA FACE INTERNE DU CERVEAU AVEC L'INDICATION DES CIRCONVOLUTIONS ET DES
SCISSURES. — *Cr.*, scissure cruciforme; *G.pr.spl.*, circonvolution préspléniale; *G.spl.*,
circonvolution spléniale; *G.sspl.*, circonvolution supraspléniale; *G.f.*, circonvolution du
corps calleux (gyrus fornicatus); *G.h.*, circonvolution de l'hippocampe; *G.g.*, circonvolution du genou du corps calleux; *G.p.spl.*, circonvolution postspléniale; *G.c.*, circonvolution du tractus externe ou du cingulum (circonvolution des tractus du corps calleux); *G.u.*, circonvolution du bec de l'hippocampe (gyrus uncinatus); *G.u.p.*, sa portion
postérieure; *Pro.*, circonvolution frontale supérieure; *S. pro.*, circonvolution sub-
rostrale; *gen.*, scissure du genou du corps calleux; *spl.*, scissure spléniale; *sp.p.*, scissure postspléniale; *h.*, scissure de l'hippocampe; *s.c.*, scissure supracalleuse; *r*, scissure
rostrale; *crm.*, petite scissure cruciforme; *G.*, genou du corps calleux; *Sp.*, bourrelet
du corps calleux; *cc.*, corps calleux; *Cer.*, face cérébelleuse du cerveau; *o.t.*, scissure
occipito-temporale.

et formant le bord de l'hémisphère. *d.* La *circonvolution postspléniale*
(fig. 177 *G. p. spl.*), située du côté aboral de la scissure médio-
latérale. *e.* La *circonvolution préspléniale* (fig. 177 *G. pr. spl.*), à la
face interne, entre la scissure cruciforme et la petite cruciforme. *f.* La
circonvolution spléniale (fig. 177 *G. spl.*), située à la face interne,
entre la scissure supraspléniale et la scissure spléniale, par conséquent du côté ventral de la circonvolution supraspléniale.

Quand la scissure supraspléniale fait défaut, les deux circonvolutions en question sont fusionnées. Si en plus la scissure entolatérale vient à manquer, ces deux circonvolutions se soudent à la circonvolution ectolatérale et forment la *circonvolution marginale* simple et unique.

Du côté nasal et ventral de l'extrémité pariétale, ainsi que du côté caudal et ventral de l'extrémité temporale des arcs, on trouve une circonvolution qui décrit obliquement une courbe à concavité ventrale et à laquelle aboutissent les quatre arcs; la portion pariétale de cette circonvolution porte le nom de *circonvolution composée antérieure* (fig. 173 *cm. a.*) et la portion temporale le nom de *circonvolution composée postérieure* (fig. 173 *cm. p.*).

La circonvolution composée antérieure, se continue du côté dorsal avec la *circonvolution centrale antérieure* ou *prérolandique,* qui se trouve du côté nasal de la scissure cruciforme.

Du côté nasal des arcs ou de la scissure cruciforme, on trouve en outre : *a,* la *circonvolution frontale supérieure* ou *Prorea* (fig. 173 *Pr.*),

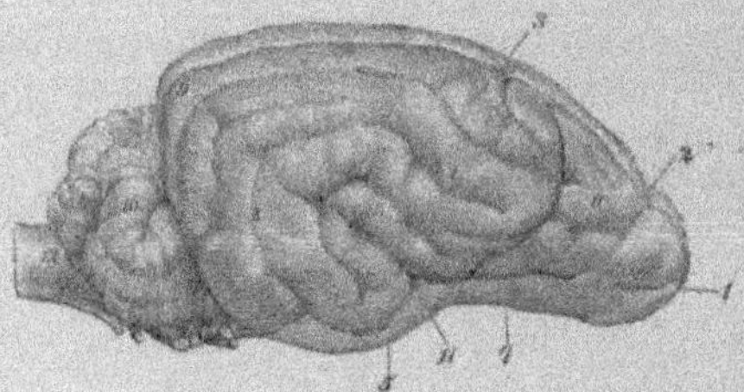

Fig. 173.

Face dorso-externe du cerveau avec l'indication des lobes. — 1, Bulbe olfactif; 2, limite entre le bulbe olfactif et le lobe frontal; 3, limite entre le lobe frontal et le lobe pariétal (scissure cruciforme); 4, bandelette olfactive; 5, lobe piriforme; 6, lobe frontal; 7, lobe pariétal; 8, lobe temporal; 9, lobe occipital; 10, cervelet; 11, limite entre le lobe pariétal et le lobe temporal (scissure de Sylvius); 15, bulbe rachidien.

qui n'est autre chose que le prolongement sagittal de la circonvolution prérolandique empiétant sur la face interne; *b,* la *circonvolution orbitaire,* qui se trouve en dehors et du côté caudo-ventral de la scissure frontale sup. (*fissura prorea*) et qui se divise quelquefois en plusieurs petits plis frontaux; *c,* la *circonvolution sub-rostrale* (*sub-prorea*) (fig. 174 *S. pr.*) qui se trouve du côté ventral de la scissure olfactive et empiète sur la face interne du cerveau.

Abstraction faite des portions internes de la circonvolution sus-orbitaire, supraspléniale, spléniale, postspléniale et sub-rostrale, la plus grande partie de la *face interne* de chaque hémisphère est occupée par la *circonvolution du corps calleux* (*Gyrus fornicatus*) (fig. 177 *G. f.*), limitée par la scissure spléniale et la scissure du genou du corps calleux. On distingue dans cette circonvolution : *a*, la *circonvolution du tractus externe* ou *du cingulum (Gyrus cinguli)* (fig. 177 *G. c.*), c'est-à-dire la portion orale et dorsale de la circonvolution du corps calleux ; *b*, la *circonvolution du genou du corps calleux* (fig. 177 *G.g.*), portion qui se recourbe dans la direction oroventrale ; *c*, la *circonvolution de l'hippocampe* (fig. 177 G. *h.*), portion qui contourne le corps calleux pour se placer du côté ventral de ce dernier ; *d*, la *circonvolution du bec de l'hippocampe (gyrus uncinatus)* (fig. 177 G. *u.*), c'est-à-dire la portion de la circonvolution de l'hippocampe qui se continue avec le lobe piriforme. A la base du corps calleux la circonvolution devient très mince et justifie pleinement son nom d'*isthme*.

C. **Lobes cérébraux.** On reconnaît aisément sur le cerveau d'un chien les mêmes lobes que ceux du cerveau de l'homme. Cependant ils ne répondent pas exactement aux os du crâne d'après lesquels ils sont nommés dans l'anatomie humaine.

1. Le *lobe frontal* (fig. 178 *a*). C'est la portion nasale, amincie des hémisphères ; elle est séparée : *a*, du lobe olfactif, en dehors par la scissure rhinale et en dedans par la scissure du genou du corps calleux (scissure sous-frontale ou calloso-marginale) ; *b*, du lobe pariétal, par la scissure présylvienne et par la scissure cruciforme (ou suivant les conceptions de certains auteurs par la scissure présylvienne, la scissure coronaire et le sillon en anse). Le lobe frontal est comprimé latéralement ; il présente à l'étude une face dorsale, très étroite, une face externe assez large, et une face interne assez mince. La face ventrale, ainsi que l'extrémité nasale sont recouvertes par le lobe olfactif.

Scissures. Les scissures principales du lobe frontal sont : la portion dorsale de la scissure présylvienne (*scissure frontale primaire*) et la scissure olfactive (*scissure frontale antérieure*). Elles séparent le cerveau en trois régions : la première de ces régions se trouve du côté nasal de la scissure olfactive, la seconde est située entre cette scissure et la scissure présylvienne et la troisième entre la présylvienne et la cruciforme.

Outre ces deux scissures principales, il y a aussi des sillons inconstants situés surtout dans la portion moyenne du lobe. Sur beaucoup de cerveaux on trouve deux à trois sillons sagittaux : scissure frontale supérieure (fissura prorea), et les scissures frontales moyenne et inférieure. Sur d'autres cerveaux on rencontre une scissure verticale (scissure frontale moyenne), qui envoie des prolongements horizontaux, très courts, dans la direction dorsale et dans la direction ventrale (scissures frontales supérieure et inférieure). Ces scissures frontales se trouvant toutes à la surface latérale du lobe frontal, on leur donne aussi le nom de *scissures orbitaires*.

Circonvolutions. 1. A la face dorsale du lobe frontal, du côté nasal de la scissure cruciforme, et du côté caudal de la portion dorsale de la scissure présylvienne (ou bien entre cette scissure et les scissures cruciforme et coronaire) on trouve la circonvolution centrale antérieure ou prérolandique qui proémine légèrement et se continue latéralement avec la circonvolution sigmoïde (composée antérieure) appartenant au lobe pariétal. La circonvolution centrale antérieure se continue, du côté nasal avec : 2, la circonvolution frontale supérieure (prorea) qui se porte dans la direction sagittale et empiète sur la face interne de l'hémisphère ; elle s'étend jusqu'à la scissure sous-frontale (ou du genou du corps calleux) qui la sépare de la circonvolution du corps calleux. 3. A la face latérale (ou orbitaire), les circonvolutions présentent des variations suivant les changements dans la formation des scissures. Sur beaucoup de cerveaux on trouve des circonvolutions sagittales, c'est-à-dire parallèles à la circonvolution frontale supérieure ; sur d'autres au contraire, ce sont des circonvolutions verticales (une antérieure, une moyenne et une postérieure), qui répondent à la circonvolution frontale supérieure du côté dorsal et à la circonvolution frontale inférieure du côté ventral. 4. Du côté nasal, par rapport à la scissure olfactive se trouve une circonvolution recouverte par le bulbe olfactif ; c'est la circonvolution sub-rostrale (subprorea), qui s'étend jusqu'à la scissure du genou du corps calleux, c'est-à-dire jusqu'à la face interne de l'hémisphère où elle porte quelquefois une scissure rostrale.

2. Le *lobe pariétal* (fig. 178₁) est le plus volumineux de tous. Il est limité : *a*, du côté du lobe frontal (fig. 178₄), par la scissure cruciforme et la moitié ventrale de la scissure présylvienne ; *b*, du côté du lobe temporal (fig. 178₃), par la scissure de Sylvius et par une ligne fictive qui la prolonge à travers le premier et le deuxième arcs, ainsi qu'à travers la section externe du troisième arc ; *c*, du côté du lobe olfactif, par la scissure spléniale (sous-pariétale) en dedans, et par la scissure rhinale en dehors. Du côté caudo-dorsal il se continue, sans limite précise, avec le lobe occipital (fig. 178₂). Il présente une face dorsale, une face externe et une face interne et englobe les branches pariétales et en partie les portions intermédiaires des quatre circonvolutions en arc.

Scissures. Il existe à la face dorso-externe du lobe pariétal trois anfractuosités qui forment les branches pariétales et en partie les portions intermédiaires des trois arcs et notamment : 1, première anfractuosité formée du sillon en anse, de la scissure coronaire et de la scissure latérale ; 2, deuxième ou moyenne anfractuosité formée des scissures suprasylviennes antérieure et moyenne ; 3, troisième anfractuosité formée par la scissure ectosylvienne antérieure. A ajouter, nombreux petits sillons inconstants (petit sillon en anse, scissure entolatérale, scissure suprasplémiale, etc.).

Circonvolutions. Le lobe pariétal présente les circonvolutions suivantes : 1. La circonvolution centrale postérieure (postrolandique, post-cruciforme, postfrontale), munie d'un sillon (sillon post-cruciforme) ou d'une empreinte. 2. La circonvolution composée antérieure (avec la sigmoïde). 3. La circonvolution pariétale supérieure ou première pariétale ou marginale. Elle s'étend à la face interne jusqu'à la scissure spléniale, se place en dedans de la scissure latérale et forme le bord dorsal du lobe pariétal. 4. La deuxième circonvolution pariétale ou coronaire ou suprasylvienne antérieure et moyenne ; elle se trouve du côté caudal et en dehors de la scissure coronaire, en dehors de la portion originaire de la scissure ectolatérale. 5. La troisième circonvolution pariétale ou ectosylvienne, entre la scissure ectosylvienne antérieure et les suprasylviennes antérieure et moyenne. 6. La quatrième circonvolution pariétale ou sylvienne, entre la scissure de Sylvius et la scissure ectolatérale antérieure. 7. La circonvolution ectolatérale qui n'appartient au lobe pariétal que par sa portion antérieure.

3. *Lobe temporal* (fig. 178₁). Il est séparé : *a*, du lobe du corps calleux en dehors, par la scissure rhinale postérieure ; *b*, du lobe pariétal (fig. 178₂), du côté dorsal et nasal, par la scissure de Sylvius et son prolongement fictif ; *c*, du lobe occipital (fig. 178₃), du côté dorso-caudal, par la portion recourbée, aborale de la scissure ectolatérale. A la face interne ou cérébelleuse il est limité par la scissure occipito-temporale et par la portion ascendante de la scissure spléniale (ou par la postspléniale ?).

Scissures. Du côté externe on trouve deux scissures recourbées en forme de C, constituant les branches temporales et en partie la portion intermédiaire des deux premières circonvolutions en arc (scissure ectosylvienne postérieure et scissure suprasylvienne postérieure).

Quant aux *circonvolutions*, elles sont au nombre de quatre : 1. La circonvolution temporale supérieure ou antérieure ou première temporale ou encore sylvienne postérieure ; elle se trouve entre la scissure de Sylvius et l'ectosylvienne postérieure. 2. La seconde circonvolution temporale ou ectosylvienne postérieure ; elle se trouve entre la scissure ectosylvienne et la suprasylvienne postérieure. 3. La troisième circonvolution temporale ou suprasylvienne postérieure, entre la scissure suprasylvienne postérieure et l'ectolatérale. 4. La circonvolution temporale, inférieure ou quatrième circonvolution ou composée postérieure. Placée aux extrémités ventrales des anfractuosités qui limitent les arcs, entre celles-ci et les scissures occipito-temporale et postrhinale, elle arrive ainsi à la face interno-cérébelleuse et forme le bord postérieur et inférieur du lobe temporal.

Il est douteux que d'autres portions de la face cérébelleuse appartiennent au lobe temporal.

4. Le lobe occipital (fig. 178₃), comprend les trois portions (dorsale, caudale et moyenne ou intermédiaire) du quatrième arc (circonvolution spléniale postérieure et portion caudale de la circonvolution marginale), ainsi que la portion caudale de la circonvolution ectolatérale. Du côté nasal il se continue insensiblement avec le lobe pariétal (fig. 178₂) ; il est limité latéralement par la scissure ectolatérale, du côté caudo-ventral par la scissure occipito-temporale, en dedans par la scissure spléniale (ou par la postspléniale ?). Il offre à l'étude une face dorsale, une face interne et une face cérébelleuse.

Scissures. Scissure médio-latérale, scissure latérale (extrémité aborale) et scissure postspléniale.

Circonvolutions. 1. Circonvolution occipitale supérieure ; elle marque la limite caudo-dorsale du cerveau et se trouve en partie du côté dorsal, partie du côté interne et en partie sur le cervelet, notamment du côté dorso-caudal et en dedans de la scissure médio-latérale et de l'extrémité caudale de la scissure latérale. Elle entoure principalement la circonvolution spléniale postérieure. 2. Circonvolution occipitale inférieure ou occipitale latérale. Elle représente la portion aborale de la circonvolution ectolatérale. 3. Quant à la portion caudale de la circonvolution spléniale, située entre la scissure spléniale et la postspléniale, il est douteux qu'on puisse la comprendre dans le lobe occipital.

5. *Lobe olfactif et lobe du corps calleux* ou *lobe falciforme*. Cette portion du cerveau, située du côté interne et vers la base du cerveau est séparée du lobe frontal par la scissure du genou du corps calleux; elle est séparée du lobe pariétal et du lobe occipital par les scissures spléniale et rhinale, et du lobe temporal par la scissure rhinale postérieure. La scissure de l'hippocampe la sépare de la corne d'Ammon et la scissure calleuse du corps calleux. La portion de ce lobe qui entoure l'apophyse piriforme et la bandelette optique porte le nom de *lobe olfactif*. Le reste représente la circonvolution du corps calleux avec ses subdivisions et ses annexes : la circonvolution du tractus externe ou du cingulum (*gyrus cinguli*), du genou et de l'hippocampe (voy. plus haut). La circonvolution denticulée est peu accusée. On compte aussi, comme faisant partie du lobe du corps calleux, les lames du septum lucidum et la voûte à trois piliers.

D. **Autres portions de la surface cérébrale** : 1. *Bulbe olfactif* (fig. 178, et 170 *a*). Ce lobe est relativement grand chez le chien et fortement comprimé des deux côtés; il recouvre la face nasale et externe de l'extrémité nasale du lobe frontal, qui est très étroit à cet endroit (fig. 178 *a*), et le dépasse même. Logé dans la fosse ethmoïdale, assez profonde, sur la lame criblée, il donne naissance aux nerfs olfactifs. Il est creux et renferme un *ventricule du bulbe*.

2. *Bandelette ou circonvolution olfactive* (fig. 178, et fig. 170 *a'*, *a''*). Également creuse, cette bandelette prolonge le bulbe olfactif dans la direction caudale et le réunit à la circonvolution du tractus externe (*gyrus cinguli*), à l'espace perforé antérieur (fig. 170 *a*) et au lobe piriforme (fig. 170 *a*). La cavité communique avec la corne antérieure des ventricules latéraux et avec le ventricule du bulbe. La bandelette se divise en deux branches qui divergent du côté caudal : la branche externe (fig. 170 *a'*), limitée par la scissure rhinale, se dirige vers l'angle externe du lobe mamillaire (fig. 170 *a*) et vers l'origine de la fosse de Sylvius. (Elle touche le lobe frontal, la circonvolution sylvienne et la circonvolution composée antérieure). La branche interne, plus courte (fig. 170 *a''*), se trouve près de la fente interhémisphérique; son prolongement, en dedans du genou du corps calleux forme la circonvolution du tractus externe (gyrus cinguli).

Les branches de la bandelette sont constituées par les fibres de la substance blanche et présentent par conséquent un aspect strié. Les *stries olfactives* qu'on y remarque, sont produites par les fibres d'association qui s'étendent entre le bulbe olfactif, le lobe piriforme, l'espace perforé antérieur et le premier arc. Les fibres du lobe frontal rayonnent également dans la bandelette. Les deux lobes sont réunis par des faisceaux de fibres à la commissure antérieure du cerveau (et par conséquent entre eux?); la commissure doit également envoyer des fibres à chacun des bulbes.

3. *Espace perforé antérieur ou externe* (triangle olfactif, champ olfactif) (fig. 170 $_2$). C'est une masse de substance grise, légèrement voûtée, triangulaire, située entre les branches ou racines divergeantes de la bandelette. Reposant sur le corps strié, l'espace perforé est limité par le nerf optique (fig. 170 b) en dedans et vers la queue, et par le lobe piriforme (fig. 170 $_3$) du côté caudal. Il est percé de nombreux trous par lesquels passent les vaisseaux. C'est sur la limite entre l'espace perforé et le lobe piriforme que se trouve une rigole peu profonde, la *fosse de Sylvius*. L'espace perforé antérieur reçoit les fibres de la circonvolution olfactive et du système de la couronne rayonnante.

4. Le *lobe piriforme* ou *mamillaire* (uncus, circonvolution ou lobe de l'hippocampe) (fig. 170 $_3$). C'est un bombement triangulaire, adossé à l'espace perforé du côté oral et externe et séparé, en dehors, par la scissure rhinale postérieure (voy. fig. 171) des lobes temporaux (fig. 170 $_6$); il se prolonge dans la direction dorso-caudale avec la circonvolution de l'hippocampe et recouvre latéralement en grande partie les pédoncules cérébraux. Sur le bord oral du lobe piriforme se trouve un tractus transverse des fibres qui est surtout bien net à la racine externe de la bandelette olfactive (fig. 170 $_3$).

E. **Parties internes et commissures du cerveau. Le corps calleux** (*Grande commissure cérébrale, Trabes cerebri*) (fig. 179 $_{12}$), se présente sous la forme d'une lame blanche, horizontale, rubanée, placée au fond de la scissure interhémisphérique. Formé d'un système de faisceaux transverses, il réunit les deux masses de substance blanche des hémisphères. On y distingue le *tronc* (fig. 179 $_{12}$), les *rayons*, le *genou* (fig. 179 $_{13}$) et le *bourrelet du corps calleux* (fig. 179 $_{16}$).

1. Le *tronc du corps calleux* n'est à découvert que sur la ligne médiane, dans la scissure interhémisphérique; à droite et à gauche il est recouvert par la circonvolution du corps calleux. La *scissure du corps calleux* (qui se continue du côté aboral avec la scissure de l'hippocampe) le sépare des hémisphères.

A sa portion libre, non recouverte par les hémisphères, on remarque deux *tractus internes* ou *stries longitudinales internes*, dont le prolongement forme les pédoncules du septum lucidum ou l'espace perforé antérieur. La portion recouverte par les hémisphères présente également deux scissures*, les *stries longitudinales externes* (*s. obtectae*); elles sont formées par la réunion des faisceaux les plus internes de la substance blanche de la circonvolution du tractus externe avec le corps calleux. Il existe également des *stries transversales* qui sont en partie aussi recouvertes par les hémisphères (*striae obtectae*). On peut à peine distinguer un raphé. La face ventrale du tronc du corps calleux est réunie au septum lucidum du côté nasal et au trigone du côté aboral; des deux côtés elle est libre et forme en partie la voûte des ventricules latéraux.

2. Les *rayons du corps calleux* proviennent des stries transversales du corps calleux qui se portent radialement vers les hémisphères. On distingue : *a*, les rayons moyens situés entre les lobes temporaux du cerveau et qui s'insinuent dans la voûte des ventricules latéraux; *b*, les rayons du bourrelet; et *c*, les rayons du genou du corps calleux.

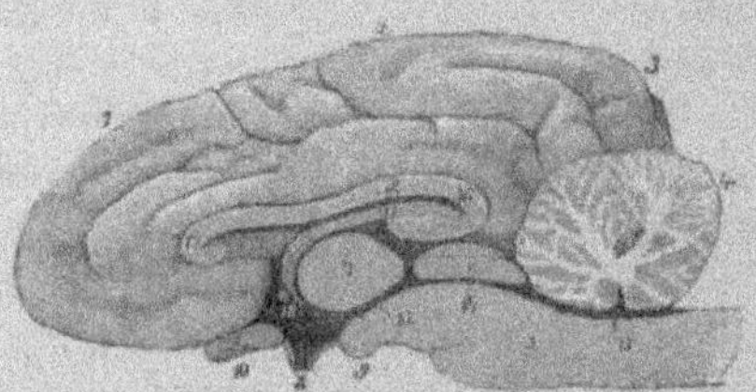

Fig. 179.

FACE INTERNE DU CERVEAU. — 1, Lobe frontal; 2, lobe pariétal; 3, lobe occipital; 4, cervelet; 5, protubérance annulaire; 6, tubercules quadrijumeaux; 7, couches optiques; 8, infundibulum; 9, tubercules mamillaires; 10, nerf optique (sectionné); 11, trigone ou voûte à trois piliers; 12, corps calleux; 13, quatrième ventricule; 14, aqueduc de Sylvius; 15, troisième ventricule; 16, bourrelet du corps calleux; 17, genou du corps calleux; 18, commissure antérieure.

3. *Genou du corps calleux* (fig. 179₁₇). A son extrémité nasale le corps calleux se recourbe en forme de genou et se prolonge sous le nom de *bec* ou *rostre*.

Le rostre est dirigé vers la commissure antérieure; il envoie par-dessus le chiasma une mince lamelle (lamina genu) vers la lame terminale et se continue latéralement avec la capsule externe. Le rostre forme le plancher du cinquième ventricule et se continue à la face ventrale avec l'espace perforé externe. — Le genou du corps calleux se prolonge en *rayons du genou* ou *cornes frontales* (*Forceps anterior s. minor*) qui réunissent les deux lobes frontaux.

4. *Bourrelet du corps calleux* (fig. 179₁₆). C'est l'extrémité caudale, épaissie et arrondie du corps calleux, un peu recourbée du côté ven-

* Il nous semble que le mot *tractus externe* serait mieux à cette place, le nom de *strie obtectae* étant appliqué aux stries transversales.

(Note du traducteur.)

tral. Le bourrelet repose sur les tubercules quadrijumeaux (fig. 179 $_6$) et sur le tubercule postérieur des couches optiques (fig. 179 $_7$); il est soudé à l'extrémité aborale du trigone. Du côté caudal il se trouve à découvert, en face du vermis du cervelet. Latéralement il envoie les *rayons du bourrelet* dans les lobes temporaux et occipitaux qu'il réunit entre eux d'ailleurs (*corne occipitale* ou *forceps posterior s. major*). En outre, le bourrelet donne naissance à la lyre et probablement à l'*alveus* de la corne d'Ammon.

Trigone ou voûte à trois piliers (*fornix*) (fig. 179 $_{11}$). Cette lame de substance blanche, formée de fibres longitudinales se compose d'un corps et de deux branches. Le *corps*, une lame triangulaire, répond par sa face dorsale au septum lucidum et au corps calleux, par sa face ventrale et latéralement aux couches optiques (fig. 179 $_7$) constituant en partie la voûte du troisième ventricule. Du côté caudal cette lame se prolonge en deux branches recourbées en dehors; ce sont les *piliers postérieurs* qui se continuent immédiatement avec le corps bordant et l'alveus de la corne d'Ammon. Entre les deux piliers se trouve une lame de substance blanche, la *lyre* ou *psalterium*, qui se soude au corps calleux et à son bourrelet et qui porte aussi le nom de *commissure de la corne d'Ammon*. La lyre est formée de fibres transverses et peut être considérée comme faisant partie du corps calleux (voy. plus haut). Les *piliers antérieurs* (*columnae fornicis*) se détachent du corps du côté oral et latéralement, se portent d'abord dans la direction orale; puis descendent les pentes des couches optiques vers le nez, formant entre eux et les couches une fente, le *trou de Monro*. Ils descendent jusqu'à la base du cerveau (*racines ascendantes du trigone*) où ils entrent dans les tubercules mamillaires; on peut même dire qu'ils forment ces derniers; en tout cas c'est à cause de leurs connections avec ces tubercules qu'ils portent aussi le nom de bulbes du trigone; on trouve ici un noyau gris (*nucleus bulbi fornicis*).

Les piliers antérieurs envoient : *a*, des faisceaux de fibres (racines descendantes du trigone), du côté dorsal, vers les tubercules antérieurs des couches optiques*; *b*, des faisceaux plus forts vers la calotte. En se réfléchissant du côté ventral, les piliers antérieurs se réunissent aux stries cornées et à la face interne des couches optiques.

Les faisceaux de la voûte proviennent presque tous de la corne d'Ammon; ils pénètrent dans le corps bordant, etc. On trouve dans la voûte : 1, des faisceaux qui réunissent les deux cornes d'Ammon entre elles (faisceaux commissuraux); 2, des faisceaux qui réunissent au septum la corne d'Ammon d'une part et la circon-

* Homologues des *faisceaux ascendants de Vicq-d'Azir* de l'Anatomie humaine?
(*Note du traducteur.*)

volution du corps calleux de l'autre (faisceaux d'association) ; 3, enfin des faisceaux qui unissent la corne d'Ammon à la couche optique et ceux qui la mettent en communication avec la calotte (faisceaux de projection).

Commissure antérieure (fig. 179 ₁₈). Elle unit les deux hémisphères du côté nasal du trou de Monro et se perd des deux côtés dans la substance blanche.

On prétend y distinguer deux sortes de cornes, les antérieures (portion olfactive) qui réunissent les bulbes olfactifs aux circonvolutions olfactives et les cornes postérieures qui réunissent les deux espaces perforés postérieurs ou champs olfactifs aux noyaux amygdaliens. Leur portion moyenne se trouve du côté oral du troisième ventricule ou des piliers antérieurs. En somme cette commissure se trouve du côté oral de la couche optique, du côté dorsal de l'espace perforé externe, du côté ventral et aboral du corps strié et du noyau lenticulaire ; latéralement elle est unie à l'insula et au lobe temporal.

Septum lucidum ou *cloison transparente*. Cette mince cloison formée de deux feuillets, sépare les deux ventricules latéraux ; elle est tendue verticalement dans le plan médian, entre les piliers antérieurs et une portion du corps du trigone d'une part, et la face ventrale du corps calleux et de son genou d'autre part. Son bord dorsal touche le corps calleux, son bord ventral est en rapport avec la face dorsale du trigone ; son angle caudal est formé par la réunion du corps calleux et de la voûte à trois piliers et son angle oral par la face caudale du genou du corps calleux ; la portion libre du bord dorsal représente le pédoncule du septum formé de deux feuillets.

Le *ventricule ou cavité du septum lucidum* est souvent très petit ou même complètement absent par suite de la soudure des deux feuillets du septum. Les feuillets sont formés par la substance grise et par des fibres ; ces dernières s'irradient dans le lobe frontal sous le nom de pédoncules du septum lucidum. Du côté oral on trouve à la face ventriculaire de la cloison un *noyau du septum lucidum* qui paraît être une portion détachée du corps strié.

Corne d'Ammon (*grand hippocampe*). C'est un bourrelet recourbé en forme de faucille, dont la concavité est tournée en dedans et qui est en rapport latéralement avec la couche optique. Il se recourbe du côté ventral accompagné de la corne descendante du ventricule latéral et arrive jusqu'à la pointe du lobe piriforme. Il naît à l'entrée de la corne descendante, près du bourrelet du corps calleux et s'étend jusqu'à peu près l'extrémité de la corne descendante. Son extrémité ventrale qui touche le lobe piriforme montre un épaississement (*griffe*) et est couverte d'entailles et de proéminences (*digitations de la corne d'Ammon*). La face dorsale, voûtée, de la corne d'Ammon est logée dans la corne descendante, tandis que la face ventrale repose sur les couches optiques. Du côté oral et interne, la corne d'Ammon est séparée des corps striés par une scissure spéciale et par une lame de substance blanche, le *corps bordant*, qui se continue avec le trigone.

La corne d'Ammon se compose de la *circonvolution de l'hippocampe* située superficiellement (et tournée vers les ventricules latéraux) et d'une bandelette dentelée de substance grise, située plus en dedans et recouverte par la circonvolution de l'hippocampe, le *corps godronné (Fascia dentata Tarini)*. Cette dernière se prolonge en arrière par l'*extrémité postérieur du corps godronné (Fasciola cinerea)* accolée au faisceau ventral (?) et interne du cingulum (tractus externe du corps calleux.)

La corne d'Ammon est recouverte d'une mince couche de substance blanche, l'*alveus* (bande blanche de la circonvolution de l'hippocampe). L'alveus se continue avec le corps bordant qui délimite en dedans et du côté oral le contour de la corne d'Ammon, ainsi qu'avec la lyre et le bourrelet du corps calleux. Dans son intérieur se trouve un noyau dorsal et un noyau ventral, réunis entre eux par un feuillet enroulé de substance blanche (lame contournée). Le noyau dorsal (couche dentelée supérieure) se continue avec le corps godronné, tandis que le noyau ventral, plus large (couche dentelée inférieure) représente la masse dorsale de la circonvolution de l'hippocampe. — En somme la griffe de la corne d'Ammon se compose intérieurement de six couches [*].

À l'entrée de la corne descendante on trouve encore souvent un petit bourrelet, l'*éminence collatérale*. Dans le corps bordant on constate des fibres commissurales allant à la corne du côté opposé, des fibres de projection qui se dirigent vers les piliers supérieurs du trigone et des fibres d'association qui s'étendent de la corne d'Ammon au septum lucidum. Entre le corps bordant et la couche optique se trouve une fente (scissure choroïdienne) par laquelle la pie-mère pénètre dans l'intérieur du cerveau.

Ventricules latéraux. À l'intérieur de chacun des hémisphères on trouve une cavité, le *ventricule latéral*, dans lequel on distingue une *portion moyenne* ou *latérale* située entre le corps calleux, les ganglions cérébraux et le centre ovale et deux prolongements en cul-de-sac ou *cornes*.

1. *Portion latérale* ou *moyenne*[**]. Sa paroi interne est constituée par le septum lucidum et le corps bordant, qui, tous deux, la séparent de la portion latérale du côté opposé; sa voûte est formée par le bord latéral du corps calleux, par les fibres radiées qui en partent et par le passage de ces dernières dans le centre ovale; la paroi externe n'est autre chose qu'une portion du centre ovale (notamment le passage de la substance blanche du corps strié dans la couronne rayonnante et les rayons du corps calleux); enfin son plancher est constitué par la portion moyenne du corps strié et les stries cornées, ainsi que par les

---

[*] Il s'agit évidemment des couches alternantes de substance grise et de substance blanche.　　　　　　　　　　　　　　　　　　(*Note du traducteur.*)

[**] Correspondant à la portion antérieure chez l'homme.　　(*Note du traducteur.*)

couches optiques et quelquefois par une portion de la corne d'Ammon et du corps bordant. Du côté caudal, la portion moyenne du ventricule est en partie fermée par le centre ovale; l'espace libre communique avec la scissure transverse et la corne descendante. Du côté oral, la portion moyenne se prolonge en formant la corne antérieure. En outre, du côté oral et ventral par rapport à la cloison, les deux ventricules latéraux communiquent entre eux, ainsi qu'avec le troisième ventricule par un canal, le *trou de Monro*, situé de leur côté interne. Du côté oral le ventricule latéral est limité par les piliers antérieurs qui partent de la base de l'hémisphère dans la direction dorso-caudale. Tout près du trou de Monro se trouve l'*infundibulum* (fig. 179₄), un diverticule tubulaire du troisième ventricule qui se dirige vers l'hypophyse, ou corps pituitaire.

2. *Corne antérieure*. Cette portion du ventricule latéral pénètre, après avoir contourné le corps strié (et surtout sa tête), dans le lobe frontal et se prolonge dans l'intérieur de la bandelette et même du bulbe olfactif. Sa voûte est formée par l'extrémité orale du corps calleux, sa paroi interne par le septum lucidum (en partie); sa paroi externe est constituée par le genou du corps calleux et par la tête du corps strié; enfin la queue du corps strié forme son plancher.

3. *Corne descendante ou inférieure**. L'extrémité aborale et externe de la portion moyenne du ventricule latéral se continue du côté ventral par la corne descendante qui décrit une courbe à convexité externe et présente un canal allongé; celui-ci pénètre dans le lobe temporal et le bec de la circonvolution de l'hippocampe (*uncus*). La corne descendante est limitée essentiellement par la substance blanche des hémisphères et par la corne d'Ammon.

Sa voûte est formée par les rayons du corps calleux, par l'extrémité du taenia semi-circularis, par la queue du corps strié et par le faisceau arqué; sa paroi externe est constituée par le faisceau arqué; son plancher par la circonvolution de l'hippocampe et le faisceau arqué; enfin sa paroi interne par la bandelette optique, le pédoncule cérébral et le bec de la circonvolution de l'hippocampe; son extrémité orale touche en partie le noyau amygdalien. La corne d'Ammon forme son plancher.

Il n'y a pas chez le chien de *corne postérieure* ou *occipitale*.

Les *hémisphères* sont constitués par la substance grise en dehors, par la substance blanche au dedans. Cette dernière forme une masse semi-ovale, *centre ovale* de Vieussens ou *corps médullaire*. Elle entoure les ganglions ou noyaux centraux du cerveau et l'extrémité nasale du pédoncule cérébral et se compose des fibres radiées venant de ce pédoncule et du corps calleux, ainsi que des faisceaux médullaires accessoires.

* Portion interne ou sphénoïdale du ventricule latéral en anatomie humaine.

(Note du traducteur.)

Les faisceaux qui proviennent du pédoncule cérébral, notamment du pied de celui-ci ou des faisceaux pyramidaux renforcés, forment les *rayons pédonculaires*; ils montent, partie à travers les ganglions du cerveau, partie entre ceux-ci (*capsule interne* et *capsule externe*), partie du côté aboral et en dehors des couches optiques pour se répandre ensuite, en éventail, de tous les côtés, dans la direction orale, ventrale, aborale et externe. L'origine de ce rayonnement forme une couronne. La limite dorso-latérale, du côté des noyaux ou ganglions cérébraux, porte le nom de *couronne rayonnante*; l'origine des rayons s'appelle le *pied* ou la *base de la couronne*. C'est ce qui constitue essentiellement l'intérieur du centre ovale.

Les *fibres rayonnantes des couches optiques*, partent des couches optiques et entrent dans le centre ovale.

Les *fibres rayonnantes du corps calleux* avec le forceps major et le forceps minor constituent un système commissural. Des fibres transverses s'insinuent entre les faisceaux et les lamelles de la couronne rayonnante.

Le *trigone*, formé de fibres longitudinales, se prolonge jusqu'au corps bordant. La *commissure* antérieure s'irradie jusqu'aux lobes temporaux d'une part et le lobe olfactif d'autre part.

Comme faisceaux accessoires il faut signaler : 1, le *cingulum* ou *tractus externe*, situé sur le bord externe du corps calleux en dedans du centre ovale; il commence du côté ventral par rapport au genou du corps calleux, passe dans la circonvolution du trigone vers la circonvolution de l'hippocampe (?) et se continue du côté oral avec le lobe frontal, du côté aboral avec les lobes occipital et temporal. Le faisceau ventral de ce système représente la strie ou tractus longitudinal externe du corps calleux; c'est à ce dernier qu'est accolée l'extrémité postérieure ou prolongement immédiat du corps godronné.

2. *Faisceau arqué*. Il se trouve du côté externe du centre ovale et se porte du lobe frontal au lobe occipital et de là en courbe douce vers le lobe temporal. Sa portion moyenne se trouve dans l'insula.

3. *Faisceau crochu*. Il se trouve en dehors et tout près de l'espace perforé externe, en partie dans l'insula. Fortement recourbé, il passe du côté oral par-dessus la fosse de Sylvius dans le lobe frontal; du côté aboral, il monte sous cette fosse dans les lobes temporaux.

4. *Faisceau longitudinal*. Il se trouve du côté ventral du faisceau arqué et des deux capsules (externe et interne), par conséquent du côté dorsal du faisceau crochu; il traverse les portions ventrales du lobe temporal, du lobe occipital (?) et du lobe frontal.

F. POSITION DU CERVEAU (Fig. 180).

Le cerveau est logé dans la cavité cranienne qui a été déjà décrite en détail p. 66-68 et exactement représentée sur les fig. 14 et 24. D'autre part la fig. 180 rend compte de la position des différents lobes cérébraux. Elle nous montre que le lobe frontal et le commencement du lobe pariétal répondent à l'os frontal (*c*); que le lobe pariétal touche l'os pariétal (*b*) et une petite portion du sphénoïde (*d*), etc. Le lobe temporal répond en partie à l'os pariétal, en partie au temporal et sur une faible étendue au sphénoïde. Le lobe occipital est en rapport, partie avec l'os occipital, partie avec le pariétal. Le cervelet est

caché dans la plupart des cas sous les hémisphères ; du côté aboral il
est recouvert par l'os occipital et latéralement par l'occipital et le
temporal. Le bulbe rachidien repose sur le basi-occipital.

G. ENVELOPPES, PLEXUS CHOROIDES, ET VAISSEAUX DE L'ENCÉPHALE

1. La **dure-mère** est une membrane très forte, rude et fibreuse,
qui joue à peu près le même rôle que le périoste ; elle adhère surtout
très intimement à la crête du rocher, à la tente osseuse du cervelet,
et aux aspérités de la base de la cavité cranienne.

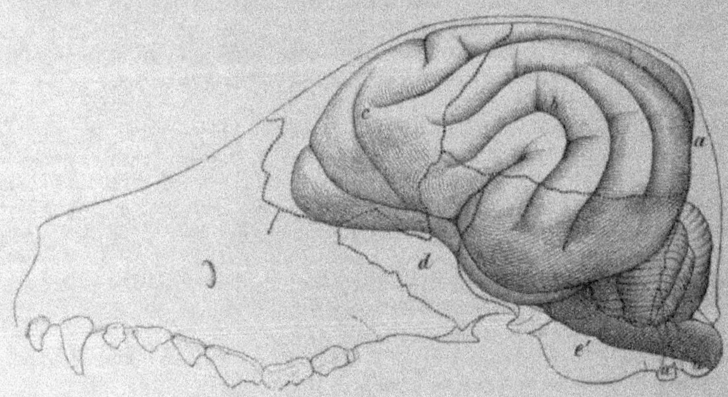

Fig. 180.

CERVEAU DANS SA POSITION NATURELLE. Les os de la boîte cranienne sont enlevés ; leurs
limites primitives sont indiquées par des lignes pointillées. Le dessin est fait d'après
une préparation de la tête congelée d'un chien âgé de trois mois. Cf. fig. 21 et 178. —
a, Occiput ; *a'*, condyle et *a''*, apophyse styloïde de l'occipital ; *b*, os pariétal ; *c*, frontal ;
d, sphénoïde ; *e*, temporal (portion écailleuse) ; *e'*, bulle tympanique du temporal.

a. La *faux du cerveau* est bien développée ; c'est un repli longitudinal de la dure-mère qui prend son origine à la crête pariétale
interne, ainsi que sur la crista galli et sur la crête sphénoïdale ; il sépare
les deux hémisphères. Sa portion orale forme une cloison parfaite dans
la fosse ou étage antérieur de la cavité cranienne, s'abaissant entre
les deux lobes olfactifs du cerveau et en partie entre les deux lobes
frontaux ; son bord libre est dirigé vers le genou du corps calleux. La
moitié aborale, la plus considérable de la faux, ne forme qu'une cloison
imparfaite dans la partie dorsale de la cavité cranienne ; son bord libre
ne va que jusqu'au corps calleux.

b. La *tente du cervelet* est un repli transversal, très net, de la dure-
mère qui s'avance entre le cerveau et le cervelet et qui s'attache à la

protubérance occipitale interne ou à la tente osseuse, ainsi qu'à la crête du rocher.

c. La *faux du cervelet* est très petite ; elle peut même manquer quelquefois et dans ce cas être remplacée par les crêtes occipitales internes. D'ailleurs si elle existe, elle s'attache à ces crêtes occipitales.

d. Pour ce qui concerne le *sinus de la dure-mère*, voy. p. 448.

2. La **pie-mère**, l'**arachnoïde** et les **plexus** ne présentent rien de particulier.

Pour les *artères*, les *veines* et les *vaisseaux lymphatiques* de l'encéphale, voy. pages 379, 381, 448 et 466.

B. Nerfs craniens.

I. *Première paire :* NERF OLFACTIF

Il n'existe pas chez le chien à proprement parler de nerf olfactif. Le bulbe olfactif envoie une série de filets nerveux (filets olfactifs) qui passent aussitôt à travers les trous de la lame criblée et, une fois arrivés dans la cavité nasale, sans se réunir en un nerf unique, se distribuent comme filets externes à la paroi latérale, et comme filets internes à la cloison du nez. Ils forment en s'anastomosant dans la profondeur de la muqueuse nasale un feutrage, duquel partent les faisceaux qui se distribuent et se terminent dans la région olfactive.

Pour les rapports de la bandelette et du bulbe olfactif ainsi que pour l'origine de la première paire de nerfs craniens voy. le chap. Cerveau.

II. *Deuxième paire :* NERF OPTIQUE

Nous renvoyons le lecteur à la description du cerveau, pour tout ce qui concerne les origines des fibres de ce nerf dans l'écorce cérébrale, leur trajet dans les tubercules quadrijumeaux et dans la couche optique, enfin aussi pour tout ce qui a rapport à leur sortie de ces régions, à leur trajet à la base du cerveau et à la formation du chiasma des nerfs optiques.

Le chiasma donne origine, de chaque côté, à un nerf, qui se porte dans la direction oro-externe, émerge de la cavité cranienne par le trou optique et arrive dans la cavité orbitaire. Ce nerf a la forme d'un cordon cylindrique ; il est entouré par les membranes qui dépendent de la pie-mère et de la dure-mère, ainsi que par la graisse et les muscles de l'œil. Il se dirige droit vers le globe oculaire, perfore la sclérotique à laquelle il abandonne son enveloppe de dure-mère, puis la choroïde sur laquelle s'étale sa gaîne formée par la pie-mère et

constitue enfin la rétine. La gaine du nerf optique est en connexion
avec la périorbite et les tendons d'origine des muscles de l'œil.

III. *Troisième paire :* NERF MOTEUR OCULAIRE COMMUN

Il émerge du cerveau près du bord oral de la protubérance annulaire, en dedans des pédoncules cérébraux (fig. 170 *c*), se porte dans
la direction orale, puis en dehors, perfore la dure-mère et se place
près du sinus caverneux ; il arrive à travers la scissure orbitaire

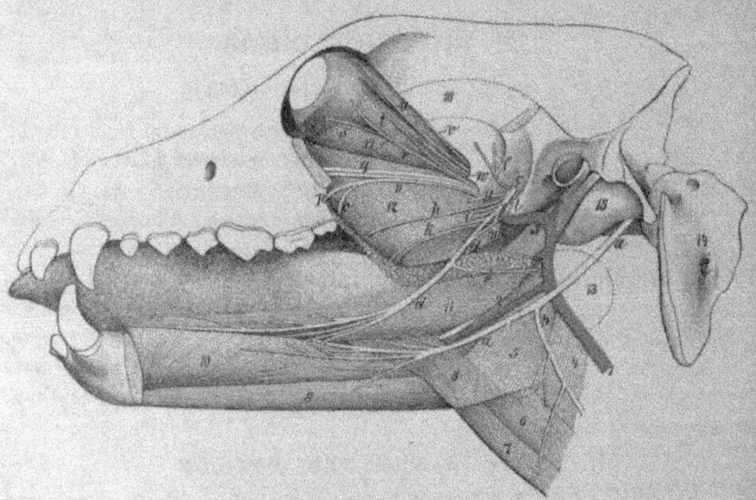

Fig. 181.

Nerf hypoglosse, nerf trijumeau et quelques autres nerfs craniens. — *a*, Nerf hypoglosse ; *b*, sa branche descendante ; *c*, branche maxillaire inférieure du nerf trijumeau ;
d, nerf lingual ; *e*, nerf sous-maxillaire (corde du tympan) ; *f*, nerf temporal profond ;
g, nerf ptérygoïdien ; *h*, nerf buccinateur ; *i*, nerf alvéolaire inférieur ; *k*, branche du nerf
lingual allant aux ganglions du voile du palais ; *l*, corde du tympan proprement dite ;
m, nerf mylo-hyoïdien ; *n*, nerf sphéno-palatin ; *o*, nerf petit palatin ; *p*, nerf grand palatin
et nerf nasal postérieur ; *q*, nerfs sous-orbitaires ; *r*, rameau orbitaire de la deuxième
branche du trijumeau ; *s*, nerf destiné au muscle petit oblique (branche inférieure du nerf
moteur oculaire commun) ; *t*, nerf lacrymal ; *u*, nerf frontal ; *v*, nerf pathétique ; *w*, nerf
moteur oculaire externe. 1, Artère carotide primitive ; 2, artère linguale ; 3, artère maxillaire interne ; 4, muscle pharyngien inférieur ; 5, pharyngien moyen ; 6, hyo-thyroïdien ;
7, sterno-hyoïdien ; 8, hyo-glosse ; 9, génio-hyoïdien ; 10, génio-glosse ; 11, stylo-glosse ;
12, ptérygoïdien interne ; 13, emplacement de la glande sous-maxillaire indiqué par le
pointillé ; 14, atlas ; 15, bulle tympanique ; 16, arcade zygomatique ; 17, muscle droit
inférieur de l'œil ; 18, petit oblique de l'œil.

supérieure dans la cavité orbitaire, entre le muscle droit supérieur et le droit externe de l'œil. A cet endroit il se partage en deux

branches : la *branche supérieure*, assez grêle, se distribue dans le droit supérieur après avoir abandonné des filets au rétracteur du globe oculaire et au releveur de la paupière ; la *branche inférieure* (fig. 181 *s*), plus forte, se dirige du côté ventro-oral, par-dessus la face externe du nerf optique, se porte ensuite du côté oral, entre le droit externe et le droit inférieur et pénètre dans le muscle petit oblique de l'œil (fig. 181 $_{ta}$). Cette seconde branche abandonne des filets au droit inférieur, au droit interne et au rétracteur du globe oculaire. Ainsi donc ce nerf se distribue à tous les muscles de l'œil, sauf le droit externe et le grand oblique ou oblique supérieur.

Tout près de l'endroit où la branche inférieure du nerf se détache du tronc commun du nerf moteur oculaire commun on trouve le *ganglion ophthalmique*. De forme ovale, ce ganglion est situé, d'après Schwalbe, dans l'angle formé par la branche du nerf qui va au muscle petit oblique et par la branche qui se distribue dans le droit inférieur ; le ganglion, accolé à cette dernière branche, envoie deux ou trois filets qui se subdivisent et accompagnent les nerfs optiques (*courts nerfs ciliaires*) ; ils se dirigent vers la sclérotique, perforent celle-ci au voisinage du nerf optique et pénètrent dans le globe oculaire.

IV. *Quatrième paire :* NERF PATHÉTIQUE OU TROCHLÉAIRE

Il émerge du cerveau au côté aboral des tubercules quadrijumeaux et au côté du voile médullaire antérieur. Il passe ensuite au côté externe des pédoncules cérébraux, arrive à la base du cerveau, en dehors et du côté aboral du nerf moteur oculaire commun, se porte dans la direction orale auprès du sinus caverneux et sort de la cavité cranienne par la fente orbitaire. Dans son trajet ultérieur il se dirige du côté dorso-oral, longeant le muscle grand oblique et lui abandonnant plusieurs filets, pour se perdre enfin dans la portion orale de ce muscle.

V. *Cinquième paire :* NERF TRIJUMEAU

Ce nerf sort du côté externe du cerveau (voy. fig. 164 *V*) près du bord oral du corps trapézoïde et les pédoncules de la protubérance annulaire, du côté oral du nerf facial (fig. 164 *VII*). On y remarque de suite deux racines : une sensitive très forte et une motrice très grêle. La première, la grande portion du nerf, se porte du côté oral et s'engage dans un canal spécial situé à la limite de la fosse cranienne postérieure et de la fosse moyenne ; elle se gonfle en formant un ganglion allongé (*ganglion de Gasser*) du bord oral duquel se détachent en divergeant des rameaux nerveux très fins (premier, deuxième et troisième). La racine motrice (petite portion) émerge du cerveau du côté dorsal et un peu du côté aboral de la racine sensitive, sous la forme de deux faisceaux qui s'unissent bientôt entre eux; elle répond donc à la racine sensitive du côté ventral. Elle contourne ensuite le bord interne du ganglion de Gasser, arrive à sa face ventrale et s'associe à la branche du maxillaire inférieur; elle est si intimement liée au ganglion qu'on ne peut guère l'enlever sans un certain effort. Le ganglion même est enveloppé par la dure-mère que chacune des branches est obligée de perforer pour sortir au dehors.

1. Première branche : Nerf ophthalmique.

Ce nerf se détache du bord oral du ganglion de Gasser, se dirige, dans sa gaîne formée par la dure-mère, le long du bord externe du sinus caverneux; puis, accolé sur un court espace à la deuxième branche, il s'engage dans la selle turcique du côté oral, pour la quitter presque aussitôt et sortir de la cavité cranienne en perforant la dure-mère, ensemble avec le nerf pathétique et le nerf moteur oculaire externe, par la fente orbitaire supérieure. Arrivé dans l'orbite, il prend le nom de *nerf nasal* ou *naso-ciliaire*, se place près du nerf moteur oculaire commun, entre les muscles droit supérieur et le droit externe, croise le nerf optique et se divise ensuite en *nerf ethmoïdal* et *nerf sous-trochléaire* ou *nasal externe*. Mais auparavant il s'en détache, encore dans la fente orbitaire, le *nerf frontal*, et dans l'orbite même, au croisement du nerf optique, le *long nerf ciliaire* et une *branche anastomotique* allant vers le ganglion ophthalmique.

1° Le **nerf frontal** (fig. 181 *u*) se trouve dans l'intérieur de la cavité orbitaire, près de la périorbite; il se porte dans la direction dorso-orale, le long et au-dessus du muscle droit supérieur (voy. fig. 183 *r*), près de l'attache du bord oral du ligament orbitaire et de l'apophyse orbitaire du frontal. Il se distribue dans la paupière supérieure et aux environs, du côté du nez, où il s'anastomose avec les branches du nerf zygomatique et du lacrymal. Il n'y a pas de division nette en nerf frontal interne et en nerf sus-orbitaire.

2° Le **nerf long ciliaire** se trouve tout d'abord près de la branche anastomotique qui va vers le ganglion ophthalmique; il accompagne le nerf optique et reçoit une branche du ganglion ophthalmique. Avant de s'engager dans la sclérotique il envoie trois branches ou davantage vers le globe oculaire.

3° Le **nerf ethmoïdal** passe sur la face interne du nerf optique, entre le muscle droit interne et le grand oblique, pour pénétrer dans la fosse cranienne antérieure par le trou ethmoïdal (ou dans le cas de l'existence de plusieurs trous ethmoïdaux, par celui de ces trous qui est situé du côté ventral ou ventro-oral). Une fois engagé dans ce pertuis, il se porte du côté dorsal, en dehors de la dure-mère près du bord aboral de la lame criblée, dans une gouttière spéciale et arrive au plancher du sinus frontal. Il se recourbe ensuite du côté oral, arrive, par la lame criblée, entre le cornet frontal et le cornet supérieur de l'ethmoïde et se porte du côté oral vers l'os nasal; arrivé à la face interne du nasal, il s'engage de nouveau dans une gouttière spéciale jusqu'à l'échancrure nasale; sa branche terminale (*nerf nasal externe*) se distribue dans les cartilages et la peau du museau. Dans la cavité nasale même, ce nerf donne des branches à la muqueuse de la paroi latérale et de la cloison du nez, au cornet supérieur et aux cornets ethmoïdaux (*nerfs nasaux internes*).

4° Le **nerf sous-trochléaire** ou *nasal externe* se porte du côté oral, entre le muscle droit interne et le grand oblique de l'œil, passe sous le cartilage de la trochlée et se dirige ensuite en dehors vers l'angle interne de l'œil; il se distribue à la peau qui avoisine cet angle où il s'anastomose avec les branches du nerf zygomatique (voy. fig. 183 *s*).

Pour le *nerf lacrymal*, voy. la deuxième branche.

b. Deuxième branche ou nerf maxillaire supérieur.

Cette branche est plus forte que la branche ophthalmique. Le nerf maxillaire supérieur naît en commun avec le nerf ophthalmique du bord oral du ganglion de Gasser et longe, sur un court espace, le bord externe du sinus caverneux, ensemble avec la première branche, qu'il quitte ensuite pour s'engager dans le trou rond, en perforant la dure-mère dans laquelle il a été enveloppé jusqu'à présent. Sorti de la cavité cranienne, il pénètre par le trou ptérygoïdien, ensemble avec l'artère maxillaire interne, dans le canal ptérygoïdien qu'il quitte bientôt pour se diriger ensuite, toujours accompagné de l'artère maxillaire interne (voy. la description de celle-ci), vers la fosse sphéno-palatine (voy. fig. 181) et se diviser en trois branches. Ces branches suivent d'abord une direction parallèle, mais arrivées près de la tubérosité du maxillaire elles divergent : deux d'entre elles, les *nerfs sous-orbitaires* (fig. 181 *q*) s'engagent dans le canal sous-orbitaire, tandis que la troisième, appelée *nerf sphéno-palatin* (fig. 181 *n*), contourne le bord oral du muscle ptérygoïdien, souvent après avoir abandonné préalablement quelques filets au voile du palais. Elle se termine par trois branches, le *nerf petit palatin* (fig. 181 *o*) qui va dans le voile du palais, le *nerf grand palatin* qui pénètre dans le canal palatin et le *nerf nasal postérieur* qui traverse le trou sphéno-palatin. En outre de ces trois branches principales, le nerf maxillaire supérieur fournit le *nerf lacrymal* (fig. 181 *t*) et le *rameau orbitaire* (nervus subcutaneus malae) (fig. 181 *r*).

1° **Nerf lacrymal** (fig. 181 *t*). Il quitte la cavité cranienne ensemble avec la première branche du trijumeau, mais s'en sépare déjà dans le canal ptérygoïdien. Arrivé dans l'orbite, il longe le muscle droit externe de l'œil, se dirige vers la glande lacrymale, à laquelle il abandonne quelques filets, et se porte ensuite le long de la face orbitaire du ligament orbitaire vers le front (fig. 183 *q*). Il se distribue, en se divisant souvent préalablement en deux branches, dans la peau et dans le tenseur du cartilage scutiforme. Il s'anastomose avec le nerf zygomatique et le frontal, de façon à former un réseau assez complexe (*plexus auriculaire antérieur*).

2° **Rameau orbitaire** (*nervus subcutaneus malae*) (fig. 181 *r*). Il prend son origine tout près du précédent et se porte, le long du bord externe du droit externe, vers un trou du ligament orbitaire (près de l'apophyse orbitaire du malaire) par lequel il sort au dehors. Ses branches terminales se distribuent dans la paupière inférieure et dans la peau de la région environnante (fig. 183 *p*). Il n'y a pas de division en deux branches comme c'est le cas chez l'homme. Ce rameau s'anastomose avec le nerf zygomatique.

3° **Nerfs sous-orbitaires** (fig. 181 *q*). Les deux nerfs sousorbitaires, presque d'égale grandeur, accompagnent l'artère sousorbitaire et pénètrent avec celle-ci dans le canal sous-orbitaire; ils se subdivisent ordinairement tout près de leur sortie, de sorte que l'on voit émerger du trou sous-orbitaire trois ou quatre fortes branches nerveuses qui enlacent l'artère sous-orbitaire. Ces branches se divisent souvent encore de façon à former sept à huit faisceaux de filets nerveux qui rayonnent vers la lèvre supérieure et le nez (fig. 183 *t*); ils sont recouverts par le releveur propre de la lèvre supérieure et fournissent de nombreuses anastomoses aux nerfs des joues. Les branches dorsales (*branches nasales externes*) se répandent dans la peau du nez, notamment vers le dos, les ailes et la pointe du nez. Nous n'avons pu trouver des branches palpébrales inférieures. Les *branches ventrales* (*branches labiales supérieures*) sont les plus fortes; elles se dirigent vers la lèvre supérieure dans laquelle elles se distribuent; des filets particulièrement forts vont aux poils tactiles.

Les nerfs sous-orbitaires donnent les branches suivantes dans le canal sousorbitaire.

1° A l'entrée du canal, ou même un peu avant : des branches assez fines qui s'engagent dans les petits orifices près du tubercule du maxillaire;

2° dans le canal même : de petites branches allant aux canines supérieures (*nerfs dentaires ou alvéolaires supérieurs, postérieurs et antérieurs*). En outre, il se détache du nerf principal, à la hauteur de la dent carnassière, une branche dentaire, particulièrement forte, qui s'engage dans un canal spécial du maxillaire supérieur, tout près du trou sous-orbitaire. Dans l'intérieur du canal, cette branche se porte d'abord dans la direction dorso-nasale, croise la face externe de la racine de la canine et tourne ensuite du côté ventro-oral, entre le maxillaire supérieur et l'apophyse frontale de l'intermaxillaire ; elle continue son trajet vers la ligne médiane dans le corps même de l'intermaxillaire, au voisinage de la face nasale. Elle donne encore quelques filets alvéolaires supérieurs et antérieurs aux prémolaires, des filets assez forts à la canine, et enfin des filets très grêles aux incisives de l'intermaxillaire.

4° **Nerf sphéno-palatin** (fig. 181 *n*). Dans son court trajet à travers la fosse palatine, ce nerf abandonne un filet au voile du palais; il se divise ensuite en trois branches. Tout près de lui dans la direction aborale se trouvent : le *ganglion sphéno-palatin* et son *plexus*, deux formations distinctes chez le chien, situées près de la deuxième branche du trijumeau et réunis au nerf sphéno-palatin par des filets très ténus. Le ganglion et le plexus sont logés dans la fosse ptérygoïdienne et la fosse sphéno-palatine, sur le muscle ptérygoïdien, entre la branche maxillaire supérieure du trijumeau et la périorbite; leur portion orale est en outre recouverte par la glande orbitaire. Le ganglion est allongé et aplati. Il est en connexion avec le *grand nerf pétreux superficiel* et le *nerf vidien*, qui prennent leur origine dans la partie aborale du ganglion, se dirigent du côté aboral par le canal vidien et s'engagent dans le canal carotidien. Le grand nerf pétreux superficiel s'unit au nerf facial, et le nerf vidien à la portion initiale du nerf sympathique.

α. *Nerf petit palatin* ou *palatin postérieur* (fig. 181 *o*). Passant entre le tubercule maxillaire et le ptérygoïdien interne il se dirige vers le voile du palais et s'y distribue. Le plus souvent il s'y anastomose avec un filet du nerf sphéno-palatin.

β. *Nerf grand palatin* ou *palatin antérieur* ou *ptérygo-palatin* (fig. 181 *p*). Arrivé dans le canal palatin par le trou palatin, il poursuit sa marche à travers le trou palatin moyen, abandonne des branches qui pénètrent dans le palais osseux par de tout petits orifices et s'engage ensuite dans la gouttière du palais. Là il se dirige, accompagné de l'artère palatine descendante, vers les incisives, tout en abandonnant au palais osseux des branches qui forment une sorte de plexus et d'autres branches qui vont aux molaires (rami dentales), à la canine, aux incisives et à la gencive.

γ. *Nerf nasal postérieur* (fig. 181 *p*). Ce nerf pénètre dans les fosses nasales par le trou sphéno-palatin et donne aussitôt plusieurs petites branches à la muqueuse du plancher des fosses nasales et à la cloison du nez. Le tronc principal longe la face ventrale du cornet inférieur et abandonne tout le long de son trajet de fins filets à la muqueuse de ce cornet ainsi qu'aux conduits nasaux, ventral et moyen. On peut diviser les branches de ce nerf en *nerfs nasaux postérieurs, supérieurs et inférieurs*, ou bien en branches externes et branches internes. Cette division découle de la distribution de ce nerf que nous venons d'esquisser.

c. Troisième branche du trijumeau ou nerf maxillaire inférieur (mandibulaire) (Fig. 181 c).

Ce nerf se détache du bord oro-externe du ganglion de Gasser et se dirige aussitôt en dehors, après avoir reçu la petite portion ou racine motrice du nerf trijumeau, vers le trou ovale, par lequel il sort du crâne. Il croise ensuite l'artère maxillaire interne, qu'il accompagne pendant quelque temps, et se divise bientôt, à la face externe du muscle ptérygoïdien interne, près de son insertion, en *nerf mandibulaire* et en *nerf lingual*; le premier de ces nerfs se subdivise bientôt à son tour en *nerf alvéolaire inférieur* et en *nerf mylohyoïdien*. A la face externe de la branche maxillaire inférieure, on trouve, tout près de l'endroit où elle a émergé du trou ovale (chez les grands chiens à 1/2 centimètre de cet endroit), le *ganglion otique*, légèrement allongé et qui atteint chez les grands chiens, les dimensions d'une tête d'épingle; chez les sujets gras il est entouré d'une couche de tissu adipeux. Ce ganglion est rattaché au nerf maxillaire inférieur par de petits filets et envoie des branches très ténues à travers la cavité du tympan vers le nerf tympanique (*petit nerf pétreux superficiel*).

Près de son orgine, le nerf maxillaire inférieur donne naissance au nerf *temporal profond* et aux *nerfs massétérin* et *buccinateur*, ainsi qu'aux *nerfs ptérygoïdiens*

A. Branches collatérales du nerf maxillaire inférieur.

1° Nerf temporal profond (fig. 181 *f*). Il se porte du côté dorsal et pénètre bientôt le muscle temporal, en se divisant parfois en deux branches. Il se distribue dans le muscle sus-nommé. Souvent il y a encore un deuxième nerf temporal qui provient du nerf buccinateur.

2° Nerf massétérin. Très grêle, ce nerf naît tout près du précédent et l'accompagne sur un faible parcours, en même temps que le nerf buccinateur; il passe ensuite à travers l'échancrure semi-lunaire de la mandibule et s'engage entre la portion moyenne et la portion profonde du masseter dans lequel il se termine par plusieurs rameaux.

3° **Nerf buccinateur** (fig. 181 *h*). Réuni d'abord aux deux nerfs précédents, il accompagne ensuite, en longeant la face externe du ptérygoïdien, l'artère du buccinateur; arrivé au bord oral du masséter, sur la joue (fig. 183 *n*), il donne plusieurs branches aux ganglions, à la peau et à la muqueuse de la joue ainsi qu'une anastomose au nerf facial. Mais auparavant il abandonne des branches à la glande orbitaire.

4° **Nerf auriculo-temporal** ou **temporal superficiel** (fig. 183 *l*). Il se porte, en dedans de l'articulation du maxillaire inférieur, vers la face externe de la racine de l'arcade zygomatique et s'y divise en une *branche auriculaire* et une *branche temporale*. La première se porte sur l'arcade zygomatique vers la base de l'oreille et se distribue dans la peau de l'oreille en s'anastomosant avec le nerf auriculaire antérieur. La deuxième passe par-dessus la face externe de l'arcade zygomatique et se termine dans la peau avoisinant l'arcade et le muscle temporal. Le nerf temporal superficiel donne les branches suivantes :

α. **Branche malaire** (fig. 183 *m*). Elle naît au niveau de l'articulation du maxillaire, se recourbe en dehors, dans l'échancrure entre les apophyses operculaire et articulaire de la mandibule et se place sous la glande ou ganglion auriculaire, pour se diriger ensuite vers la commissure des lèvres, en croisant les nerfs de la joue ou nerfs buccaux (*e* et *h*) et leur envoyant des anastomoses. Elle se distribue dans la peau de la face et dans le muscle peaucier.

β. **Nerfs parotidiens et nerfs du conduit auditif externe.** Ce sont les branches destinées à la parotide et à la peau du conduit auditif externe, ainsi qu'à la couche cutanée de la membrane du tympan.

5° **Nerf ptérygoïdien** (fig. 181 *g*). Tantôt simple, tantôt ramifié en plusieurs branches, ce nerf pénètre dans le muscle ptérygoïdien. Tout à fait à sa racine, il s'en détache une branche très grêle, le *nerf tenseur du tympan* qui entre, près de la trompe d'Eustache, dans la cavité du tympan et se termine dans le muscle tenseur du tympan.

B. **Branches terminales du nerf maxillaire inférieur.**

6° **Nerf lingual** (fig. 181 *d*). Ce nerf se porte du côté oro-ventral, d'abord sur la face externe du muscle ptérygoïdien interne (₁₂), puis sur la face externe de la glande sub-linguale; il croise le conduit de Wharton et arrive à la face interne du muscle mylo-hyoïdien. Là il chemine au voisinage de la muqueuse dans la direction ventro-orale, passe sur la face externe du stylo-glosse (₁₁), s'anastomose à l'aide de plusieurs filets avec l'hypoglosse (*a*), pénètre définitivement dans la langue et se termine par plusieurs branches dans la muqueuse de cet organe (*branches linguales*).

Dans ce trajet, il reçoit, tout près de son origine, la *corde du tympan* (fig. 181 *f*) qui émerge de la fente de Glaser et qui provient du nerf facial (pour plus de détails, voy. nerf facial). La corde se subdivise à son tour (fig. 181 *e*) près du bord ventral du muscle ptérygoïdien, après avoir reçu des filets du nerf facial (formant les nerfs *sous-maxillaire* et *sous-lingual* d'après Gegenbaur). Elle se porte du côté aboral, ordinairement le long du conduit de Wharton, après avoir formé, tout près de sa bifurcation, le *ganglion sous-maxillaire* (Voy. Cyon, *Methodik der Physiologischen Experimente*, 1876, p. 265 et pl. XV, fig. 1). Elle fournit plusieurs filets à la glande sublinguale et se distribue dans la glande sous-maxillaire à côté des branches terminales du nerf lingual. Un mince filet se détache de la corde du tympan, accompagne l'artère carotide et s'unit avec le ganglion cervical supérieur du sympathique (Cyon).

Le nerf lingual donne, outre les branches linguales, encore des *branches palatines* qui se distribuent dans les glandes du voile du palais, dans l'amygdale et dans la muqueuse environnante.

7° **Nerf mandibulaire.** Très court, il se divise bientôt en *nerf alvéolaire inférieur* et en *nerf mylo-hyoïdien*.

α. Le *nerf alvéolaire inférieur** (fig. 181 *i*) se porte d'abord, sur une courte étendue, dans la direction ventro-orale, en longeant la face externe du muscle ptérygoïdien interne (*ω*); il pénètre ensuite par le trou mandibulaire postérieur dans le canal alvéolaire (ou dentaire) du maxillaire inférieur et s'y divise en un faisceau de fibres terminales qui émerge par le trou mentonnier. Les fibres de ce faisceau portent le nom de *nerfs mentonniers* et se distribuent, accompagnant les ramifications de l'artère mentonnière, dans la peau du menton et de la lèvre inférieure (*nerfs labiaux inférieurs*).

Le nerf alvéolaire abandonne dans le canal alvéolaire les branches suivantes :

Branches dentaires. Elles vont aux molaires et aux prémolaires et se comportent de la même façon que les branches homonymes du nerf sous-orbitaire.

Deux branches incisives. Celles-ci fournissent des filets à la canine et aux incisives. Elles prennent leur origine au niveau de la deuxième prémolaire par un court tronc commun, qui se divise bientôt en une *branche incisive externe* assez forte et une *branche incisive interne*, plus grêle. *La branche incisive externe* chemine d'abord quelque temps à l'intérieur du canal alvéolaire dans la direction orale et s'engage ensuite aux environs du trou mentonnier dans un canal osseux spécial, où elle se place tout près de la face externe de la mandibule, à peu près à mi-hauteur entre celle-ci et les incisives. Elle croise dans ce trajet la face *externe* de la racine de la canine, puis elle abandonne le canal à la face labiale du corps

---

* Correspondant au *nerf dentaire inférieur* de l'anatomie humaine.

(Note du traducteur.)

de la mandibule en se divisant près de la ligne médiane en plusieurs filets terminaux, très grêles qui pénétrent dans la lèvre inférieure. Dans le canal osseux, cette branche abandonne des rameaux assez forts à la canine et des filets très grêles aux incisives. La *branche incisive interne* est très mince. Elle suit la même direction que la branche incisive externe*, se tenant tout près de la face interne de la mandibule, de sorte qu'elle croise la face *interne* de la racine de la canine. Elle donne également des branches à la canine et aux incisives.

5. *Nerf mylo-hyoïdien* (fig. 182 *w*). Il chemine à côté de l'artère sub-linguale, entre le muscle mylo-hyoïdien (₂) et le maxillaire

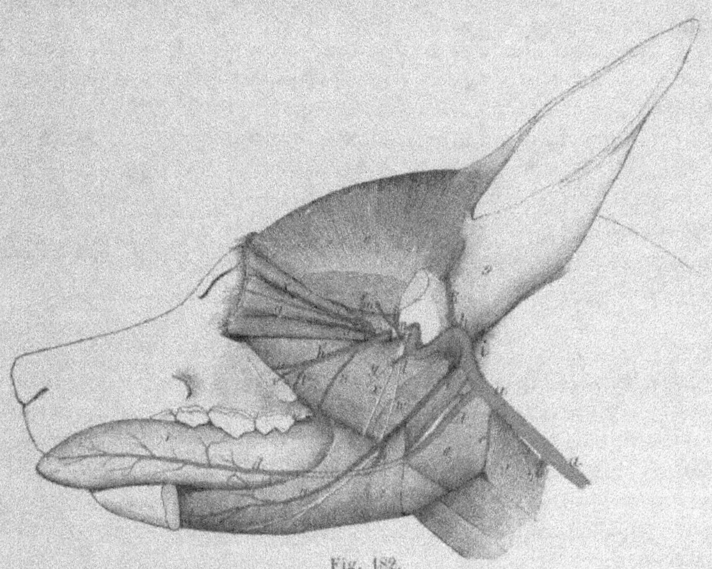

Fig. 182.

RAMIFICATIONS DE L'ARTÈRE MAXILLAIRE INTERNE. — *a*, Artère carotide primitive (et externe); *b*, artère thyroïdienne supérieure; *c*, laryngée supérieure; *d*, linguale; *e*, maxillaire externe; *f*, faciale; *g*, sub-linguale; *h*, maxillaire interne; *h'*, sa branche terminale; *i*, auriculaire postérieure; *k*, temporale superficielle; *l*, alvéolaire inférieure; *m*, temporale profonde postérieure; *m'*, temporale profonde antérieure; *n*, artère du buccinateur; *o*, ophthalmique; *p*, sa branche musculaire; *q*, artère lacrymale; *r*, frontale; *s*, ethmoïdale (postérieure); *t*, artère du voile du palais; *u*, sous-orbitaire; *v*, tronc commun de l'artère sphéno-palatine et de la palatine descendante; *w*, nerf mylo-hyoïdien; *x*, nerf lingual; *y*, nerf alvéolaire inférieur. 1, Langue; 2, muscle mylo-hyoïdien; 3, hyoglosse; 4, thyro-hyoïdien; 5, constricteur inférieur du pharynx; 6, constricteur moyen du pharynx ou hyo-pharyngien; 7, ptérygoïdien; 8, temporal; 9, base du pavillon de l'oreille. — L'arcade zygomatique et la glande orbitaire sont enlevées.

inférieur : arrivé au milieu de cet os il s'engage entre le peaucier et le mylo-hyoïdien et se distribue dans le conduit laryngien où il s'anas-

---

* Le texte allemand dit : « branche incisive interne » ce qui est évidemment une faute d'impression.   *(Note du traducteur.)*

tomose avec les branches du nerf buccal inférieur; il envoie aussi des filets dans la peau jusqu'aux environs de l'angle de la mâchoire.

Il donne les branches suivantes : 1° Une *branche massétérine inférieure*, qui passe entre le digastrique et l'apophyse operculaire de la mandibule, pour pénétrer le masséter par sa face externe; elle s'anastomose avec le nerf buccal inférieur, abandonne des filets au digastrique, au masséter, au peaucier, et se termine dans les ganglions lymphatiques sous-maxillaires, auxquels elle fournit aussi quelques filets. 2° Plusieurs *branches musculaires* au digastrique et au mylo-hyoïdien.

VI. NERF MOTEUR OCULAIRE EXTERNE (Fig. 181 *a*).

Il émerge du cerveau, à la hauteur du corps trapézoïde, près du bord externe des pyramides et suit d'abord sur un court trajet la direction oro-externe, pour arriver au bord externe du ganglion de Gasser auquel il adhère intimement. A l'extrémité orale du ganglion, il s'accole à la première branche du trijumeau, traverse avec elle la dure-mère et sort de la cavité cranienne par la fente orbitaire; il longe ensuite le muscle droit externe de l'œil dans la direction dorso-orale, à peu près jusqu'à son milieu et y pénètre enfin par ses deux ou trois branches terminales.

VII. NERF FACIAL (Fig. 183 *a*).

Ce nerf quitte la cavité cranienne vers le bord aboral de la protubérance annulaire, émergeant du côté ventral et externe du corps trapézoïde, tout près du nerf auditif du côté oral, et du nerf moteur oculaire externe en dehors. Il s'engage ensuite, avec le nerf auditif, dans le conduit auditif interne, traverse l'aqueduc de Fallope, où il forme le *ganglion géniculé* et sort enfin au dehors par le trou stylo-mastoïdien.

Dans l'aqueduc de Fallope ce nerf fournit :

a. Le *nerf grand pétreux superficiel*, qui part du ganglion géniculé. (Pour plus de détails, voy. p. 523) ;

b. Le *nerf du muscle de l'étrier*, très fin (Politzer) ;

c. La *corde du tympan*. Cette dernière se détache du nerf facial un peu avant la sortie de celui-ci du trou stylo-mastoïdien et s'engage dans un canal très étroit (canal de la corde), qui la conduit à la cavité du tympan où elle passe entre l'enclume et le manche du marteau. Après avoir sorti de la cavité du tympan, par le trou de Glaser, la corde de tympan s'accole au nerf lingual. (Pour les détails, voy. p. 525).

A sa sortie du trou stylo-mastoïdien, le nerf facial passe d'abord sous la portion dorsale du muscle stylo-hyoïdien et se dirige ensuite parallèlement au bord dorsal du digastrique (₁). Il est recouvert par la glande parotide, près de la bulle tympanique et les canaux du

limaçon, vers le bord du maxillaire inférieur; il fournit, dans ce
trajet, le *nerf auriculaire postérieur*, le *nerf auriculaire interne*, le
nerf digastrique et une branche destinée au muscle stylo-hyoïdien. Un
peu avant d'arriver au bord de la mandibule, le nerf facial se divise
en deux branches terminales : 1° La *branche dorsale* (*nerf zygomatico-temporal*) (*g*), qui se dirige du côté dorsal vers l'arcade zygomatique, est recouverte par la parotide; elle donne le *nerf buccal* (*bucco-
labial*) *supérieur* (*h*) au voisinage du bord mandibulaire de l'arcade
zygomatique et se termine par le *rameau temporal* (*i*) et le *rameau
zygomatique* (*k*). 2° La *branche ventrale* (*nerf buccal inférieur*) se

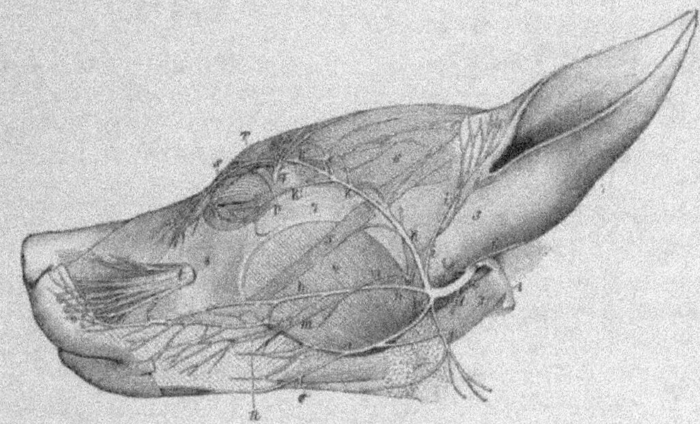

Fig. 183.

dirige, recouverte d'abord par la glande parotide, vers le bord ventral
du masséter (.) et longe ce bord, reposant sur la face externe du
muscle, en se portant vers les lèvres; après avoir détaché le *nerf cervical transverse* (ou *superficiel*) *supérieur* (*f*), elle prend le nom de
nerf buccal inférieur (*e*). Souvent aussi le nerf facial se divise en trois
branches terminales : nerf zygomatico-temporal, nerf buccal supérieur et nerf buccal inférieur.

d. Nerf auriculaire postérieur ou supérieur (*b*). Il monte vers l'oreille à la surface externe du tendon commun du trachélo-mastoïdien ou petit complexus et du splénius, recouvert par le sterno-cléido-mastoïdien, et se divise en plusieurs (le plus souvent en trois) branches qui suivent à peu près le trajet des branches de l'auriculaire interne et se distribuent dans les mêmes régions (*branches auriculaires*). Il s'anastomose avec le nerf cervical transverse moyen (*plexus parotidien*), puis avec le nerf occipital au moyen de la branche occipitale, qui envoie aussi des filets au muscle occipital.

e. Nerf auriculaire interne (*c*). Il naît, ensemble avec le précédent, dans le trou stylo-mastoïdien, traverse la glande parotide et se dirige vers un orifice du limaçon; il pénètre par celui-ci dans le pavillon de l'oreille dans lequel il se distribue.

f. Nerf digastrique (*d*). Recouvert par la glande parotide, il va au muscle digastrique.

Branches terminales. 1° *Nerf buccal* ou *bucco-labial supérieur* (*h*). Il se détache sous un angle droit du nerf zygomatico-temporal ou du facial, se porte à la face externe du masséter (*j*), presque parallèlement à l'arcade zygomatique et au canal de Stenon, dans la direction des lèvres, traverse la joue et arrive, passant dans la lèvre supérieure, jusqu'à la pointe du nez. Il donne, aussitôt après son origine, des branches à la glande maxillaire postérieure, au muscle grand zygomatique (*j*) et envoie des anastomoses au nerf buccal inférieur (*e*) et au temporal superficiel (*l*). En outre, à la joue, il s'unit au nerf buccinateur (*n*) et, par plusieurs branches, au nerf buccal inférieur; il résulte de cette réunion un réseau parfait duquel partent des filets pour la joue, les lèvres, le nez, ainsi que des branches anastomotiques pour le nerf sous-orbitaire (*t*). Les branches terminales se distribuent dans les muscles de la joue, des lèvres et du nez.

2° **Nerf zygomatico-temporal** (*g*). Il se divise, parfois après avoir détaché le nerf buccal supérieur, sur le bord ventral de l'arcade zygomatique, en un rameau zygomatique et en un rameau temporal.

a. Rameau temporal (*i*). Il continue le trajet primitif du nerf zygomatico-temporal dans la direction dorsale et se divise en cinq ou six branches secondaires qui s'épanouissent en éventail tout en étant réunies entre elles par plusieurs anastomoses. Les branches dirigées vers l'oreille, les *nerfs auriculaires antérieurs*, vont à la glande parotide, au muscle de l'antitragus, à l'auriculaire antérieur (attrahens) et au scutellaire; les branches dirigées vers l'œil, pénètrent les muscles qui avoisinent cet organe et plus spécialement le tenseur du scutellum; elles se réunissent avec la branche zygomatique, le nerf lacrymal, le nerf frontal et le nerf temporal superficiel; les branches qui montent entre les ramifications orales et aborales, vont au tenseur du scutellum (qu'elles recouvrent tout d'abord) et au muscle occipital.

b. Rameau zygomatique (*k*). Il passe sur la face externe de l'arcade zygomatique, vers l'angle externe de l'œil et se divise en deux ou plusieurs branches qui se distribuent dans la paupière supérieure (*k''*) et dans la paupière inférieure (*k'*); ces branches vont, en partie, vers la face latérale du nez pour s'anastomoser avec le nerf sous-orbitaire (*t*) et se terminer dans le releveur commun de la lèvre supérieure et de l'aile du nez, ainsi que dans le petit zygomatique. Le rameau zygomatique envoie des anastomoses au rameau temporal (*i*), au nerf lacrymal, au frontal et au sous-orbitaire, de façon à former un réseau aux environs de l'œil (*plexus auriculaire antérieur*) qui s'unit aussi au rameau orbitaire de la deuxième branche du trijumeau (*n. subcutaneus malae*). Le rameau zygomatique innerve le muscle zygomatique, le scutellaire, l'orbiculaire de l'œil et les sourciliers.

C'est du *rameau ventral* que se détache, tout près de son origine, le *nerf cervical transverse supérieur* (*f*). Il se dirige vers le cou à la face externe de la glande maxillaire et envoie des branches au nerf buccal inférieur (*e*) et au plexus cervical (surtout aux nerfs cervicaux transverses moyen et inférieur); il se distribue dans la peau du conduit laryngien, dans le peaucier et dans l'abaisseur de l'oreille (*m. detrahens auris*).

3° **Nerf buccal ou bucco-labial inférieur** (*e*). Il passe à la face externe du masséter (*s*), puis sur le bord ventral de la mandibule et de l'abaisseur de la lèvre inférieure et se dirige vers la lèvre inférieure. Bientôt il se divise en plusieurs branches qui forment un réseau avec le nerf buccal supérieur et se distribuent dans les muscles des joues et de la lèvre inférieure, à la commissure des lèvres et au muscle peaucier. Situées sous le peaucier, par conséquent sur les muscles des lèvres et de la joue, ces branches s'anastomosent avec le nerf buccinateur (*n*), la branche malaire du temporal superficiel (*m*) et, dans le conduit laryngien, avec le nerf mylo-hyoïdien (*o*).

VIII. *Huitième paire :* NERF AUDITIF

Le nerf auditif émerge du cerveau du côté aboral par rapport au nerf facial; il se porte vers le trou auditif interne, tout en englobant en partie le nerf facial et se divise bientôt en nerf vestibulaire et en nerf cochléaire. Ces deux nerfs entrent par le trou auditif interne dans le labyrinthe. Le nerf vestibulaire se distribue dans le vestibule et les canaux demi-circulaires, tandis que le nerf cochléaire se répand dans le limaçon. Pour plus de détails voy. les traités d'histologie des animaux domestiques.

IX. *Neuvième paire :* NERF GLOSSO-PHARYNGIEN (Fig. 184 *a*)

Il émerge du bulbe rachidien tout près et du côté nasal du pneumogastrique, du côté caudal par rapport à l'origine des nerfs de la 7° et de la 8° paires. Il forme deux faisceaux qui s'unissent bientôt et se portent vers le trou déchiré postérieur. Sorti par ce trou de la cavité cranienne, le nerf glosso-pharyngien se divise bientôt en une *branche linguale* et en une *branche pharyngienne*.

A sa sortie de la cavité cranienne, le nerf glosso-pharyngien forme le *ganglion pétreux*, qui est réuni par de fins filets au ganglion supérieur du nerf vague ou pneumogastrique. De ce même ganglion se détache le *nerf tympanique*, très grêle, qui, enseveli d'abord dans la gouttière tympanique du promontorium, se réfléchit ensuite autour du muscle du marteau et se dirige vers le ganglion otique sous le nom de nerf pétreux superficiel. En outre, le glosso-pharyngien donne, soit encore dans le trou déchiré, soit à sa sortie, de fines anastomoses au plexus carotidien, au ganglion cervical superficiel du nerf sympathique et au ganglion plexiforme (*plexus nodosus*) du nerf pneumogastrique.

La **branche linguale** (*c*) du glosso-pharyngien est assez forte; elle forme pour ainsi dire le prolongement du nerf lui-même; elle se porte d'abord vers le voile du palais, en accompagnant le bord oro-interne de l'artère linguale sur la face interne de l'hyoïde. A la face externe du stylo-pharyngien elle se dirige du côté ventral et arrive à la face extérieure de la cavité pharyngienne; dans ce trajet elle abandonne plusieurs fins filets qui se distribuent, en partie, dans la paroi de la cavité pharyngienne, dans la muqueuse de l'entrée de l'œsophage et dans le muscle céroto-glosse, tandis que la branche linguale elle-même se dirige du côté oral, à la face extérieure de la cavité pharyngienne, passant par la face interne de la corne moyenne de l'hyoïde; elle se distribue dans la muqueuse de la base de la langue, des piliers, du voile du palais, de la cavité pharyngienne (*branches pharyngiennes*), dans les papilles caliciformes et foliacées, ainsi que dans les amygdales (*Rami tonsillares*).

b. La **branche pharyngienne** (*b*) est plus grêle que la précédente. Elle s'unit, tout près de son origine, à un fort rameau de la *branche pharyngienne supérieure du nerf pneumogastrique*. Elle traverse la face interne de l'os hyoïde, se porte vers l'orifice de l'œsophage et donne des filets au plexus pharyngien; elle se termine par plusieurs filets dans le muscle stylo-pharyngien, dans le ptérygo-pharyngien, le pharyngo-staphylin et le palatin, ainsi que dans le péristaphylin interne et le péristaphylin externe.

X. *Dixième paire* : NERF PNEUMOGASTRIQUE OU VAGUE (Fig. 184).

Ce nerf émerge du côté aboral par rapport au glosso-pharyngien, naissant par plusieurs filets radiculaires du sillon collatéral du bulbe rachidien; il sort de la cavité cranienne avec le glosso-pharyngien (fig. 184 *a*) et le spinal (fig. 184 *o*) par le trou jugulaire et croise le nerf hypoglosse (fig. 184 *d*). Il se renfle dans son passage à travers le trou jugulaire en un *ganglion jugulaire* et un peu plus bas, en

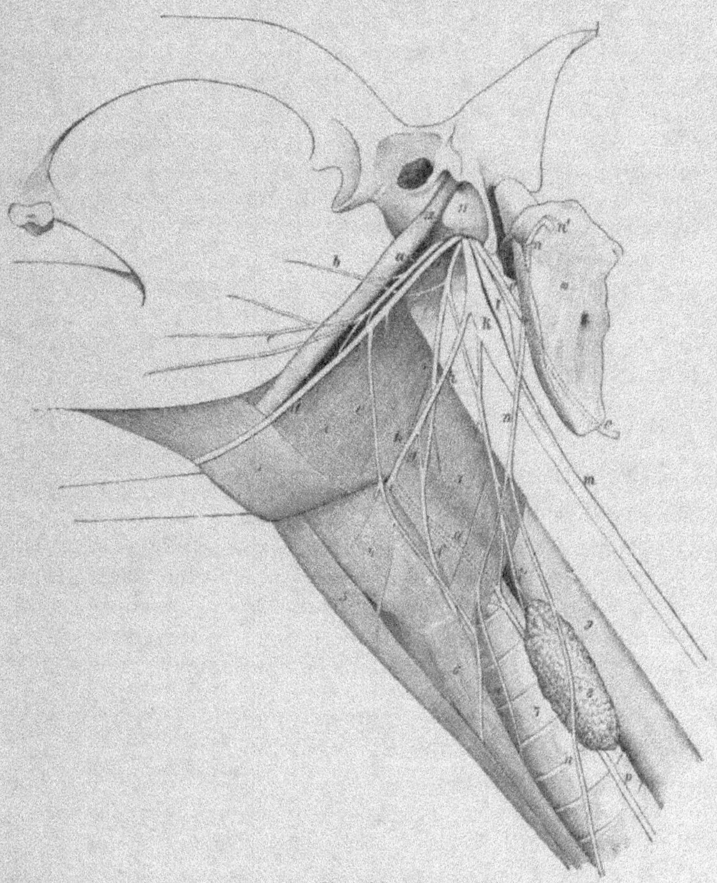

Fig. 184.

QUATRE DERNIÈRES PAIRES DE NERFS CRANIENS (9ᵉ à 12ᵉ); PORTION CERVICALE DU SYMPATHIQUE. — *a*, Nerf glosso-pharyngien; *b*, sa branche pharyngienne; *c*, sa branche linguale; *d*, hypoglosse; *e*, sa branche descendante; *f*, branche pharyngienne supérieure du pneumogastrique; *g*, sa branche anastomotique (nerf laryngé moyen) allant au nerf laryngé supérieur; *h*, nerf laryngé supérieur; *i*, branche pharyngienne inférieure du pneumogastrique; *i'*, ses branches pour le corps thyroïde; *k*, ganglion plexiforme (plexus nodosus) du pneumogastrique; *l*, ganglion cervical supérieur du sympathique; *m*, pneumogastrique et sympathique réunis; *n*, branche ventrale du premier nerf cervical; *n'*, sa branche dorsale; *o*, nerf spinal; *p*, nerf récurrent ou laryngé inférieur; *q*, branche anastomotique qu'il envoie au laryngé supérieur. 1, Muscle hyo-glosse; 2, constricteur moyen du pharynx (hyo-pharyngien); 3, constricteur inférieur du pharynx (thyro-pharyngien); 4, hyo-thyroïdien; 5, sterno-hyoïdien; 6, sterno-thyroïdien; 7, trachée; 8, corps thyroïde; 9, œsophage; 10, atlas; 11, bulle tympanique; 12, os hyoïde.

dehors du crâne, en un *ganglion plexiforme* (*plexus nodosus*) (fig. 184 *k*). Ce dernier est allongé, fusiforme (chez les gros chiens il est long de 1 centimètre à 1 centimètre et demi); il se place près du ganglion cervical supérieur du sympathique (fig. 184 *l*), sur le muscle long de la tête, le long du bord dorsal de l'artère carotide primitive, en dedans de l'origine de l'artère occipitale et de l'artère carotide interne. Le tronc du pneumogastrique qui sort du ganglion plexiforme, se porte, intimement lié et enveloppé dans une gaîne fibreuse commune avec le sympathique, le long de la paroi dorsale de l'artère carotide jusqu'à l'entrée du thorax (le pneumogastrique se trouve ici plutôt en dedans, le sympathique en dehors). Arrivé dans la cavité thoracique, le pneumogastrique la traverse en se dirigeant vers la queue, arrive à l'œsophage et passe avec celui-ci dans la cavité abdominale, où il se termine par plusieurs branches. On peut donc distinguer dans le pneumogastrique trois portions : cervicale (et céphalique), thoracique et abdominale.

a. Portion céphalique et cervicale.

Au cou, le pneumogastrique se trouve, vers le bord dorsal de l'artère carotide primitive, uni au sympathique (fig. 184 *m*). De sa partie initiale se détachent les *branches anastomotiques* pour les autres nerfs et des filets allant au larynx et à l'origine de l'œsophage; le reste de la portion cervicale du nerf ne donne point de ramifications. Les branches appartenant à la portion initiale proviennent surtout du ganglion plexiforme déjà nommé. Ce ganglion donne naissance : aux *branches anastomotiques* allant au ganglion cervical supérieur, à l'hypoglosse, au spinal et au glosso-pharyngien. Le ganglion jugulaire donne l'origine à la branche auriculaire, tandis que le ganglion plexiforme envoie le nerf laryngé supérieur (fig. 184 *h*) et la branche pharyngienne inférieure (fig. 184 *i*). Entre les deux ganglions se trouve l'origine de la branche pharyngienne supérieure (fig. 184 *f*).

1. **Branche auriculaire.** Né du ganglion jugulaire ou au voisinage, ce nerf, très grêle, s'engage dans l'aqueduc de Fallope, abandonne des filets assez fins au nerf facial et sort au dehors, ensemble avec ce dernier, par le trou stylo-mastoïdien. Il se porte ensuite dans la direction dorsale, tout près du conduit auditif externe et pénètre par un trou spécial dans le limaçon pour se terminer par plusieurs branches dans la peau à l'intérieur de l'oreille.

2. **Branche pharyngienne supérieure** (ou *antérieure*) (fig. 184 *f*). Elle naît en avant du ganglion plexiforme (dans la direction de la tête), se porte aussitôt sur la face interne de la carotide et sur la face

externe du muscle hyo-pharyngien ou constricteur moyen du pharynx (₂), auquel elle abandonne quelques filets. Elle croise ensuite le nerf laryngé supérieur (*h*), poursuit son trajet dans la direction ventro-caudale et arrive à la face externe du muscle thyro-pharyngien ou constricteur inférieur du pharynx (₄); ici elle donne une branche anastomotique au nerf *laryngé supérieur* ou *laryngé moyen* (*nervus Onodi*) (*g*). La branche terminale suit la direction primitive du nerf et se distribue dans le *muscle crico-thyroïdien*. Tout près de l'origine de la branche pharyngienne il se détache de son bord aboral une forte racine pour la branche pharyngienne inférieure (*i*); puis du bord oral, une forte anastomose pour la branche pharyngienne du glosso-pharyngien (*b*). Cette anastomose envoie en outre de petits filets aux constricteurs (supérieur et moyen) du larynx, à la muqueuse du commencement de l'œsophage et au plexus pharyngien. Il existe en outre une branche anastomotique allant à l'hypoglosse (*d*).

3. **Branche pharyngienne inférieure** (ou *postérieure*) (fig. 184 *i*). Cette branche se détache par une de ses racines, ensemble avec la branche pharyngienne supérieure, du pneumogastrique, et par une autre racine, du ganglion plexiforme (*k*); elle reçoit quelques fibres de renforcement du ganglion cervical supérieur du sympathique. La branche pharyngienne inférieure se porte ensuite presque parallè-lement à la branche pharyngienne supérieure (*f*), sur la face externe du constricteur inférieur du pharynx (₄) dans la direction caudo-ventrale et fournit des rameaux à ce muscle, à l'œsophage et au *plexus pharyngien*. Sa ramification terminale se réunit à une branche du laryngé inférieur (*p*). Il se détache de cette partie du nerf un grand nombre de filets très fins, qui pénètrent dans la glande thyroïde accom-pagnant les branches de l'artère thyroïdienne supérieure.

Nous comprenons sous le nom de *plexus pharyngien* la réunion d'un grand nombre de filets nerveux en un plexus, situé presque en totalité à la face externe du constricteur moyen et du constricteur inférieur du pharynx. Les filets nerveux principaux qui constituent ce plexus sont les *rameaux pharyngiens* du nerf glosso-pharyngien, de la branche pharyngienne supérieure du pneumogastrique, de la branche pharyngienne inférieure du pneumogastrique, du ganglion cervical supé-rieur du sympathique et du nerf de l'hypoglosse.

4. **Nerf laryngé supérieur** (fig. 184 *h*). Né du ganglion plexi-forme (*k*) ce nerf longe, après avoir fourni une racine au nerf dépresseur, la face interne de l'artère carotide et ensuite, accom-pagné de l'artère laryngée supérieure, la face externe du constric-teur inférieur du pharynx (₄), tout près de son bord oral. Arrivé à la réunion de la corne de l'hyoïde avec le cartilage thyroïde, il passe

à travers une fente qui se trouve au bord ventral de cette réunion, dans le larynx où il se divise en plusieurs branches terminales qui se répandent dans la muqueuse du larynx et aux deux faces de l'épiglotte. Le nerf laryngé supérieur fournit les branches suivantes :

α. A son origine, un filet anastomotique au ganglion cervical supérieur du sympathique.

β. Un peu avant (chez les gros chiens, à un centimètre et demi) de son entrée dans le larynx, une branche anastomotique, allant à la branche pharyngienne supérieure du pneumogastrique (*g*).

γ. Des branches, assez fines, au muscle hyo-pharyngien.

δ. Aussitôt après son entrée dans le larynx, une forte branche *anastomotique* au nerf laryngé inférieur (*q*) (voy. la description de celui-ci); cette branche se porte dans la direction caudale, tout près et parallèlement au bord dorsal du cartilage thyroïde.

5. **Nerf dépresseur.** Il naît par une forte racine du nerf laryngé supérieur et souvent encore par une autre racine, plus grêle, directement du pneumogastrique ; le nerf issu de ces deux racines s'accole aussitôt au pneumogastrique et au sympathique avec lesquels il est étroitement lié (même par ses éléments hystologiques d'après *Kreidmann*) et contenu dans une gaîne commune. A l'entrée du thorax, il se sépare du sympathique et pénètre dans la cavité thoracique, où il suit la carotide, au côté de la trachée et arrive jusqu'au cœur.

b. **Portion thoracique du pneumogastrique** (Fig. 185 *b*).

Comme nous avons déjà dit, le pneumogastrique et le sympathique (*a*) pénètrent dans la cavité thoracique, formant un cordon commun, près du bord dorsal de l'artère carotide primitive, entre la première paire de côtes. Dans le premier espace intercostal, quelquefois même un peu plus tôt, dans la direction orale, ce cordon se divise en deux portions. La portion *dorsale*, assez grêle, constitue le *nerf sympathique* qui se renfle aussitôt en ganglion cervical inférieur (*t*) (voy. pour plus de détails la description du nerf sympathique); la portion *ventrale*, plus forte, forme le *nerf pneumogastrique* (*b*). *A droite* ce dernier longe la veine cave supérieure et, du côté ventral, la trachée; *à gauche*, il suit la face externe de l'artère sous-clavière gauche (ₐ) ou bien se porte un peu du côté ventral par rapport à celle-ci. Il se dirige ensuite vers la queue, par-dessus la face externe de la crosse de l'aorte (ₐ) et la division de la trachée, passant également au-dessus de la bronche principale gauche et les branches de l'artère pulmonaire qui apparaissent près de la bifurcation de la trachée. A peu près au niveau de la 7ᵉ côte, il se divise en deux branches, *dorsale* (*b'*) et *ventrale* (*b''*), qui longent l'une la face dorsale, l'autre la face ventrale de l'œsophage, jusqu'à l'orifice œsophagien du diaphragme. Ici les branches d'un côté se réunissent à leurs homologues du côté

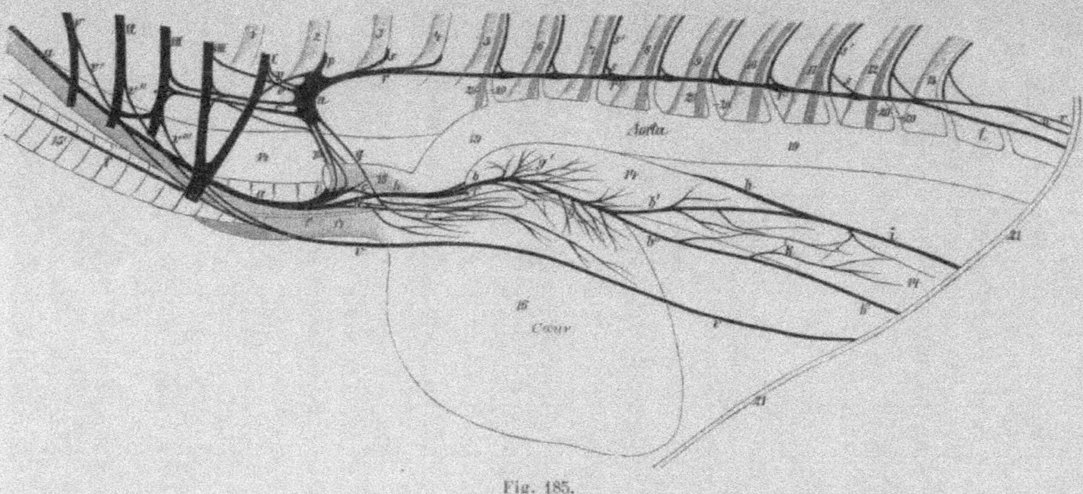

Fig. 185.

Portion thoracique du nerf pneumogastrique et du sympathique; nerf phrénique (figure demi-schématique). — *a*, Nerf pneumogastrique et nerf sympathique réunis; *b*, pneumogastrique; *b'*, sa branche dorsale qui se réunit à celle du côté opposé (*h*) pour former une branche dorsale commune (*i*); *b''*, branche ventrale du pneumogastrique; *c*, filets anastomotiques entre le pneumogastrique et le ganglion cervical inférieur du sympathique; *d*, branches cardiaques du pneumogastrique; *e*, plexus cardiaque; *f*, nerf récurrent; *g* et *g'*, plexus pulmonaire; *h*, branche dorsale du pneumogastrique droit; *i*, branche dorsale commune des deux pneumogastriques; *k*, plexus œsophagien; *l*, ganglion cervical inférieur; *m*, anse de Vieussens; *n*, premier ganglion thoracique du sympathique; *o*, ses branches anastomotiques allant aux derniers nerfs cervicaux; *p*, ses branches anastomotiques allant aux deux premiers nerfs dorsaux; *q*, branche cardiaque du premier ganglion thoracique; *r*, cordon de la portion thoracique du sympathique avec les ganglions *r'*, dans chaque espace intercostal; *s*, branches anastomotiques entre la portion thoracique du sympathique et les nerfs rachidiens; *s'*, nerfs intercostaux; *t*, grand nerf splanchnique et *u*, petit nerf splanchnique; *v* nerf phrénique avec ses trois racines *v'*, *v''* et *v'''*. Les chiffres V à VIII indiquent les nerf cervicaux du 5ᵉ au 8ᵉ (ou mieux leurs branches ventrales). 1, Premier nerf dorsal (branche ventrale); 1 à 13, première à treizième côtes; 14, œsophage; 15, trachée; 16, cœur; 17, artère innominée; 18, sous-clavière gauche; 19, aorte; 20, artères intercostales; 20', veines intercostales; 21, diaphragme.

opposé, de sorte qu'il ne pénètre dans la cavité abdominale que deux rameaux seulement du pneumogastrique au lieu de quatre. A l'œsophage les deux branches (dorsale et ventrale) se réunissent par plusieurs anastomoses formant le *plexus œsophagien*.

A l'origine de sa portion thoracique le pneumogastrique est uni au ganglion cervical inférieur par plusieurs filets anastomotiques. Cette portion thoracique donne origine aux branches cardiaques, au nerf récurrent ainsi qu'à plusieurs branches bronchiales.

6. Du côté aboral du ganglion cervical inférieur (*l*) on voit l'origine apparente de *deux* **branches cardiaques** (*d*) que l'on peut considérer comme *branches accélératrices du cœur* et qui sont formées de fibres sympathiques. Elles se dirigent presque parallèlement l'une à l'autre, du côté caudal, se divisent plusieurs fois et forment, avec les branches cardiaques venant du premier ganglion thoracique du sympathique, au côté de la crosse de l'aorte et même un peu du côté caudal par rapport à celle-ci, le *plexus cardiaque* (*e*), qui s'unit au *plexus pulmonaire* (*g*). Du plexus cardiaque se détachent les branches pour l'artère pulmonaire, pour le péricarde et pour le cœur (*ı₃*); ces dernières perforent le péricarde (à gauche, à l'endroit où il en sort l'artère pulmonaire), se portent parfois, en se bifurquant, du côté aboral et ventral, à la surface de l'oreillette et se terminent dans le cœur. Outre les branches accélératrices on voit entrer dans la constitution du plexus cardiaque plusieurs autres branches cardiaques du pneumogastrique, qui proviennent aussi bien du tronc de ce nerf même que du nerf récurrent. En somme les branches accélératrices ne proviennent du pneumogastrique qu'en apparence; en réalité ce sont des filets du sympathique.

7. **Nerf récurrent ou laryngé inférieur** (fig. 185 *f*). Il naît du tronc principal du pneumogastrique, du côté aboral par rapport au ganglion cervical inférieur, au côté oral de la crosse de l'aorte. Du côté droit le nerf se porte directement à droite de l'aorte, en longeant la trachée, tandis que du côté gauche il se dirige vers la queue à la face externe de la crosse de l'aorte; il contourne ensuite la paroi aborale de celle-ci dans la direction orale et arrive entre la crosse et la trachée; il se dirige alors vers la tête, accolé à la face externe de la trachée, puis, passant par la face ventrale de l'œsophage, sort de la cavité thoracique et monte à la face latérale de la trachée jusqu'au larynx.

Latéralement le nerf récurrent est recouvert à gauche par la crosse de l'aorte, l'artère innominée, l'artère sous-clavière et la carotide primitive gauche ; à droite par la veine cave supérieure ou bien la veine sous-clavière droite. Dans toute l'étendue du cou il est recouvert par le muscle sterno-cléido-mastoïdien et, à l'entrée du thorax, encore par le muscle scalène.

Dans la cavité thoracique, le nerf s'anastomose par plusieurs fins filets avec les plexus thoraciques et le plexus cardiaque, avec le nerf sympathique et surtout avec le ganglion cervical inférieur auquel il envoie deux branches assez fortes. Un ou deux filets le relient également au pneumogastrique.

Outre les *branches cardiaques* allant au cœur et les *branches thoraciques* ou *pulmonaires* allant aux poumons, le nerf récurrent fournit, dans la région cervicale, et même encore dans la cavité thoracique, de *petites branches trachéennes* et *œsophagiennes* qui vont à la trachée et à l'œsophage; ces branches sont surtout fortes à la partie orale du cou.

Le tronc principal du nerf récurrent se divise en outre, presque aussitôt après sa sortie de la cavité thoracique, en deux branches, sensiblement d'égale grandeur, qui se portent vers la tête et se réunissent de nouveau à l'extrémité aborale du corps thyroïde. Elles s'unissent par de fins filets entre elles, ainsi qu'avec les branches du côté opposé, qui passent entre la trachée et l'œsophage (*plexus trachéen*).

La branche terminale (fig. 184 *p*), recouverte par le corps thyroïde (.), se porte au côté de la trachée et arrive, entre le muscle crico-pharyngien et la trachée, tout près de la limite dorsale du muscle crico-thyroïdien; elle s'engage ensuite entre le cartilage cricoïde et le cartilage thyroïde. Mais auparavant elle abandonne un rameau qui se dirige à la face externe vers le bord aboral du muscle, et s'y réunit avec la branche pharyngienne inférieure du pneumogastrique (*i*) qui, comme nous l'avons déjà dit, donne des branches au muscle crico-thyroïdien. Ensuite le nerf récurrent se divise en deux branches, dorsale et ventrale qui communiquent entre elles par plusieurs filets anastomotiques. La *branche dorsale* (*q*) représente une *branche anastomotique* (ou *rameau communicant*) avec le nerf laryngé supérieur (*h*). Elle passe à la face interne du cartilage thyroïde, tout près de son bord dorsal et presque parallèlement à ce dernier; elle y abandonne des branches aux muscles crico-aryténoïdien postérieur et transverse aryténoïdien. La *branche ventrale* donne d'abord des filets assez forts au crico-aryténoïdien postérieur et se porte ensuite dans la direction orale et un peu ventrale, à la face interne du cartilage thyroïde, en donnant des branches au muscle crico-aryténoïdien externe et, à ce qu'il paraît, aussi aux thyro-aryténoïdiens inférieur et supérieur.

8. **Branches bronchiales.** Nombreuses branches qui naissent de la face dorsale et de la face ventrale du pneumogastrique, du côté aboral de la crosse de l'aorte. Les filets ventraux vont aux grands vaisseaux et accompagnent les bronches dans les poumons; les filets dorsaux se distribuent dans l'œsophage, la trachée et les ganglions lymphatiques situés à la base des poumons.

Les filets enchevêtrés forment à la racine des poumons un plexus très étendu, le *plexus thoracique* ou *pulmonaire* (*g*). La portion de celui-ci, située sur la bronche principale et plus à la partie ventrale de la trachée, ou même de la bronche, porte le nom de *plexus thoracique antérieur;* la portion située du côté aboral de la bronche principale s'appelle *plexus thoracique postérieur.* Les deux plexus sont fusionnés d'ailleurs complètement entre eux. Du côté oral le plexus thoracique est en connexion avec le plexus cardiaque.

c. Portion abdominale du pneumogastrique (fig. 186).

La **branche ventrale** (fig. 186 *a*), issue de la réunion des deux branches, forme, après son passage à travers l'orifice de l'œsophage, à la face ventrale de l'embouchure de l'œsophage dans l'estomac, le *plexus gastrique antérieur* (fig. 186 *b*), qui envoie plusieurs filets, dont le plus fort (fig. 186 *c*) longe la petite courbure jusqu'au pylore. Les autres filets provenant du plexus se répandent, formant un réseau plexiforme, à la face diaphragmatique et à la face dorsale de la portion gauche de l'estomac. En outre les filets principaux qui courent le long de la petite courbure donnent plusieurs petits filets aux mêmes parties de l'estomac et s'y anastomosent fréquemment formant un réseau assez complexe. Des filets extrêmement fins arrivent aussi, surtout près du pylore, à la face intestinale de la portion pylorique de l'estomac.

Le plexus gastrique antérieur donne encore des filets à l'œsophage et d'autres anastomoses (fig. 186 *d*), qui vont par-dessus l'œsophage vers le *plexus gastrique postérieur;* enfin il se détache directement du plexus antérieur, des filets qui s'engagent entre le lobe carré et le lobe gauche du foie et s'anastomosent avec le *plexus hépatique.*

La **branche dorsale**, formée par la réunion des deux branches du pneumogastrique (fig. 186 *f*), constitue un plexus analogue au précédent, situé à la face dorsale de l'implantation de l'œsophage (*plexus gastrique postérieur*) (fig. 186 *g*): les filets qui en partent se répandent surtout à la face intestinale du corps de l'estomac et en partie à la portion pylorique, mais on ne peut guère les poursuivre jusqu'au pylore. En outre, le plexus donne origine à de nombreux filets anastomotiques qui vont vers le plexus gastrique antérieur et le plexus solaire ou cœliaque (fig. 186 *h*). (Voy. la description de ce dernier).

XI. *Onzième paire:* NERF SPINAL OU ACCESSOIRE DE WILLIS
(Fig. 184 *o* et fig. 187 *a*.)

Ce nerf émerge par plusieurs racines de la portion cervicale de la moelle, entre les racines dorsales et les racines ventrales des nerfs cervicaux, jusqu'à la sixième ou la septième. Les racines situées du

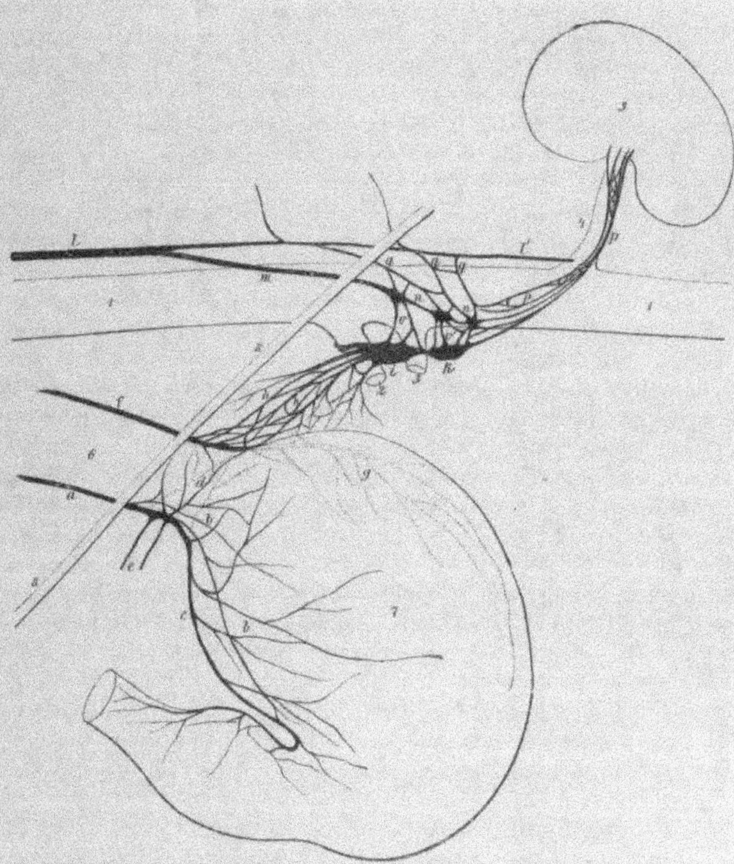

Fig. 186.

Plexus gastrique du pneumogastrique ; plexus solaire et rénal du sympathique (figure demi-schématique). — *a*, Branche ventrale du pneumogastrique ; *b*, plexus gastrique antérieur ; *c*, rameau principal de la branche ventrale du pneumogastrique qui se distribue à la petite courbure de l'estomac ; *d*, branches anastomotiques entre le plexus gastrique antérieur et le plexus gastrique postérieur ; *c*, branches du plexus gastrique antérieur allant au foie ; *f*, branche dorsale du pneumogastrique ; *g*, plexus gastrique postérieur ; *h*, branches anastomotiques entre le plexus gastrique postérieur et le plexus cœliaque ; *i*, ganglion ou plexus cœliaque ; *k*, ganglion ou plexus mésentérique supérieur ; *l*, cordon de la portion thoracique du sympathique ; *l'*, portion abdominale du sympathique ; *m*, grand nerf splanchnique ; *n*, plexus surrénal ; *o*, branche anostomotique allant de celui-ci au ganglion cœliaque, et *o'*, au ganglion mésentérique supérieur ; *p*, plexus rénal ; *q*, petits nerfs splanchniques. 1, Aorte ; 2, artère cœliaque ; 3, mésentérique supérieur ; 4, rénale ; 5, rein (rabattu en arrière) ; 6, œsophage ; 7, estomac (sa portion pylorique est dirigée vers le thorax) ; 8, diaphragme (coupé).

côté nasal proviennent du *bulbe rachidien*, un peu du côté aboral par rapport au pneumogastrique. Toutes ces racines se réunissent pour former un nerf assez fort qui monte en dehors et le long de la portion cervicale de la moelle épinière, se place près du bord aboral du pneumogastrique et sort enfin de la cavité cranienne par le trou déchiré postérieur. Le nerf spinal est accolé sur un court trajet au nerf hypoglosse (fig. 184 *d*) auquel il abandonne quelques filets; il envoie des branches anastomotiques au ganglion plexiforme du pneumogastrique (*branche antérieure* ou *interne*) ainsi qu'au ganglion cervical supérieur du sympathique.

Après avoir détaché cette branche, le nerf se porte dans la direction caudo-ventrale à la face ventrale du fléchisseur de la tête, passe près du bord aboral de l'aile de l'atlas, entre la portion sternale et la portion mastoïdienne du sterno-cléido-mastoïdien et arrive ainsi entre la portion cervicale de ce muscle, à laquelle il abandonne quelques branches assez fortes, et l'angulaire ventral de l'omoplate (fig. 187 *a*). Il s'unit à la branche ventrale du deuxième nerf cervical (fig. 187 *b*) et se dirige du côté de l'épaule, à la face externe du releveur de l'omoplate et plus loin, à la face externe du grand dentelé antérieur (portion cervicale); il glisse ensuite à la face externe du tiers dorsal du muscle sus-épineux et se termine par plusieurs branches dans le trapèze inférieur. Il se réunit de cette façon aux branches ventrales des 3e, 4e et 5e paires de nerfs cervicaux et abandonne des filets au releveur ou angulaire ventral de l'omoplate, au sterno-cléido-mastoïdien et au trapèze supérieur.

Nous n'avons pu constater chez le chien la bifurcation du spinal que l'on observe chez d'autres animaux.

XII. *Douzième paire :* NERF HYPOGLOSSE (Fig. 184 *d*).

Il naît par plusieurs racines au bord externe du tiers caudal des pyramides du bulbe rachidien, près du sillon collatéral antérieur (ligne de l'hypoglosse). Ces racines, au nombre de quatre ou cinq, traversent en convergeant la dure-mère et s'engagent dans le canal de l'hypoglosse où elles se réunissent et forment le nerf hypoglosse. Celui-ci émerge de la cavité cranienne par le trou condylien antérieur de l'occipital et se porte, ensemble avec le nerf spinal (*o*), entre ce dernier et le pneumogastrique, vers l'artère linguale; dans ce trajet il passe par-dessus la face externe de l'artère carotide externe et accompagne le bord oral de l'artère occipitale. Plus loin il suit l'artère linguale et arrive avec celle-ci à l'hyo-glosse (*i*), dont il longe la face externe, tandis que l'artère se place en dedans de ce muscle. A l'extrénité orale de l'hyo-glosse, le nerf se rapproche de nouveau de l'artère et chemine ensemble avec elle jusqu'au bout de la langue, où il se termine par de minces filets, après avoir abandonné plusieurs branches aux muscles de la langue. Ce nerf fournit les branches suivantes :

a. Aussitôt à sa sortie, de fins *filets anastomotiques* au plexus pharyngien, au ganglion cervical supérieur, au ganglion plexiforme et à la branche pharyngienne supérieure du pneumogastrique ;

b. Après avoir passé par-dessus l'artère carotide externe, une *branche descendante* (fig. 184 *e*). Celle-ci se porte obliquement vers le larynx et le pharynx, passant par-dessus la face externe de l'hyo-pharyngien (*₂*) ; elle se réunit à la branche ventrale du premier nerf cervical (*n*). L'union n'a pas lieu toujours au même endroit, mais tantôt du côté ventral, tantôt du côté dorsal du point que nous venons de signaler. La branche descendante fournit des filets au muscle hyo-thyroïdien (*₁*), au sterno-hyoïdien (*₅*) et au sterno-thyroïdien (*₆*). On peut suivre ses branches terminales en descendant, jusqu'au milieu du cou.

c. Branches musculaires (ou linguales). Ces branches vont à tous les muscles de la langue, mais surtout à l'hyo-glosse, au stylo-glosse, au mylo-glosse, au genio-glosse, au lingual et au cérato-hyoïdien. Dans les muscles, on peut suivre les filets isolés des nerfs jusqu'au voisinage du menton. Au bord oro-ventral de l'hyo-glosse ces branches s'unissent aux filets du nerf lingual.

C. Nerfs rachidiens ou spinaux.

Les nerfs rachidiens du chien offrent les mêmes dispositions générales, bien connues, que chez l'homme. Chacun d'eux émerge de la moelle épinière par des filets radiculaires qui s'unissent bientôt en deux racines, *dorsale* et *ventrale*. La racine dorsale se renfle en un *ganglion spinal* ou *intervertébral*, qui est logé dans le trou de conjugaison (ou trou intervertébral). Les deux racines convergent l'une vers l'autre et après leur réunion passent par le trou de conjugaison (ou par un autre orifice qui en tient lieu) ; le nerf rachidien qui émerge ainsi du trou se divise aussitôt en deux branches : une *branche dorsale* assez grêle et une *branche ventrale* très forte ; la première se dirige vers la partie dorsale, la seconde vers la partie ventrale du corps pour se distribuer dans les régions auxquelles elles sont destinées. Les *branches dorsales* pénètrent les muscles du dos et de la nuque, la peau de la région dorsale, etc., tandis que les *branches ventrales* se distribuent dans la paroi abdominale, dans les membres, etc. De chaque branche ventrale il se détache un petit *rameau viscéral* qui va au nerf sympathique. D'ailleurs, la branche ventrale se divise souvent de nouveau en deux branches secondaires, externe et interne. Les branches ventrales sont naturellement plus fortes que les dorsales ; souvent elles s'anastomosent entre elles formant des plexus.

On divise les nerfs rachidiens en nerfs cervicaux, dorsaux ou thoraciques, lombaires, sacrés et coccygiens ou caudaux. Elles sont en quelque sorte la démonstration vivante de la structure métamérique du corps des Vertébrés.

Comme la moelle épinière ne se prolonge pas dans toute l'étendue du canal rachidien, les nerfs rachidiens de l'extrémité aborale du corps ne peuvent passer que par les trous intervertébraux situés très loin, dans la direction caudale, de leur origine dans la moelle ; de là, l'allongement considérable et la direction parallèle de ces nerfs. C'est à l'ensemble de ces nerfs, formant dans la portion aborale du canal rachidien un paquet de cordons parallèles, que l'on donne le nom de *queue de cheval* (voy. p. 471).

I. NERFS CERVICAUX

Ces nerfs sont au nombre de huit paires ; la première paire passe par les trous obliques de l'atlas, la dernière par les trous intervertébraux situés entre la dernière vertèbre cervicale et la première dorsale. Leurs branches ventrales (et dans une moindre mesure, les branches dorsales), sont unies entre elles par des filets anastomotiques et forment un *plexus cervical*, très allongé.

a. Les **branches dorsales ou postérieures** ou *rameaux occipitaux* dont la première (*nerf sous-occipital*) et surtout la seconde (*grand nerf occipital*) (fig. 187 *i, i*) sont les plus fortes, se distribuent dans les muscles de la nuque (droits postérieurs de la tête, obliques de la tête, splénius, complexus, sterno-cléido-mastoïdien, muscles de l'oreille, muscle peaucier, etc.), ainsi que dans la peau. Les troncs principaux (sauf pour le premier et le deuxième nerfs) se trouvent entre le complexus et le long épineux. Les branches cutanées ou superficielles sont situées en partie en dedans, sous la peau, et s'anastomosent avec les branches du nerf auriculaire postérieur et du grand auriculaire.

b. **Branches ventrales ou antérieures.**

α. *La branche ventrale du premier nerf cervical* (fig. 184 *n*), s'engage en dehors du trou oblique, à travers une échancrure de l'atlas, dans la fossette de l'aile de l'atlas ; elle innerve les muscles situés du côté ventral (fléchisseurs de la tête et du cou) et se dirige du côté ventro-caudal, longeant en dehors le muscle grand droit antérieur de la tête et croisant le nerf spinal et l'hypoglosse, ainsi que le sympathique (fig. 184 *k*, *o*, *m*, *l*); elle arrive ainsi à la face externe de la glande thyroïde (fig. 184.) et s'unit au sympathique, au pneumogastrique et, par une anastomose spéciale, à la branche descendante de l'hypoglosse (fig. 184 *e*). Les branches terminales pénètrent les muscles sterno-hyoïdien et sterno-thyroïdien (fig. 184, et.).

β. *La branche ventrale du deuxième nerf cervical* (fig. 187 *b*) chemine

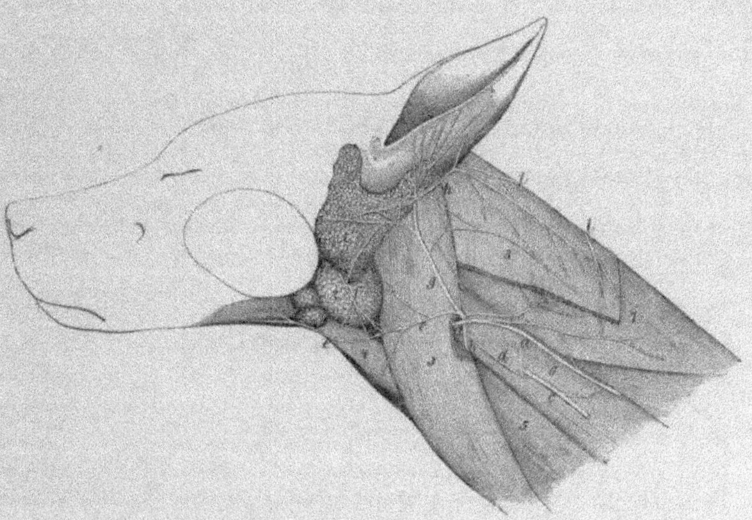

Fig. 187.

NERFS CERVICAUX SUPERFICIELS. — *a*, Nerf spinal; *b*, branche ventrale du deuxième nerf cervical; *c*, branche ventrale du troisième nerf cervical; *d*, anastomose entre ces deux branches; *e*, cervical transverse moyen (et inférieur); *f*, cervical transverse supérieur venant du nerf facial; *g*, grand auriculaire; *h*, branche terminale du nerf auriculaire postérieur; *i*, branches terminales des rameaux occipitaux des deux premiers nerfs cervicaux. 1, Glande parotide; 2, glande sous-maxillaire; 3, muscle sterno-mastoïdien; 4, sterno-hyoïdien; 5, portion mastoïdienne du sterno-cléido-mastoïdien; 6, angulaire ventral de l'omoplate; 7, splénius; 8, portion cervicale du sterno-cléido-mastoïdien.

mine d'abord entre le grand droit antérieur de la tête et le petit complexus, puis plus en dehors, sur l'angulaire ventral de l'omoplate (fig. 187.), où elle est recouverte par le sterno-cléido-mastoïdien; elle envoie une anastomose (fig. 187 *d*) au troisième nerf cervical (fig. 187 *c*), croise le nerf spinal (fig. 187 *a*), auquel elle abandonne quelques filets anastomotiques et se place entre le *nerf grand auriculaire* (fig. 187 *g*) et les *nerfs cervicaux transverses* (*moyen et inférieur*) qui souvent sont fusionnés en un tronc unique (fig. 187 *e*). Les terminaisons de cette branche vont au sterno-cléido-mastoïdien (fig. 187 *₃* et *₄*) et au splénius (fig. 187 *₇*).

Le *nerf grand auriculaire* (fig. 187 *g*) émerge entre le sterno-mastoïdien (*₃*) et la portion cervicale du sterno-cléido-mastoïdien; recouvert uniquement par le peaucier, il rampe sur le sterno-mastoïdien vers l'oreille et se distribue dans le peaucier et à la peau du pavillon de l'oreille, de la région parotidienne et du côté du cou, jusqu'à l'occiput. Il s'anastomose avec les terminaisons des branches occipitales de la première et de la deuxième paires cervicales, avec le nerf auriculaire postérieur et le nerf cervical transverse venant du facial, contribuant ainsi à former à la base du pavillon de l'oreille un *plexus parotidien* très net.

Les *nerfs cervicaux transverses* (*moyen* et *inférieur*) (fig. 187 *e*). Ces deux nerfs naissent d'une racine commune très courte, qui émerge entre le sterno-mastoïdien (*₃*) et la portion cervicale du sterno-cléido-mastoïdien pour se diviser aussitôt en deux branches principales. Le nerf *cervical transverse moyen* se dirige vers le conduit laryngien : on peut le suivre jusqu'à l'angle mentonnier; il se distribue au peaucier et à la peau des deux côtés du cou et du conduit laryngien et s'anastomose avec le nerf cervical transverse venant du facial (fig. 187 *f*). Le nerf *cervical transverse inférieur* se dirige vers le thorax et se distribue dans le peaucier et dans la peau de la région ventrale du cou ainsi qu'en partie à la face externe de la moitié du cou la plus rapprochée de la tête. Assez souvent il s'anastomose avec les branches ventrales des autres nerfs cervicaux.

γ. *La branche ventrale du troisième nerf cervical* (fig. 187 *c*) traverse le muscle angulaire ventral de l'omoplate (*₈*), reçoit des filets anastomotiques du deuxième nerf cervical (*b*) et du spinal (*a*). Elle se distribue dans le sterno-cléido-mastoïdien (*₅* et *₆*), dans la peau, à la partie latérale et ventrale du cou, dans les muscles droit antérieur de la tête et long du cou, ainsi que dans le long extenseur du cou.

δ. *La branche ventrale du quatrième nerf cervical* s'échappe au dehors entre les faisceaux du scalène et l'angulaire ventral de l'omoplate ; elle se comporte comme la branche précédente.

Les filets cutanés de ces deux nerfs correspondent aux nerfs sus-claviculaires de l'homme *.

ε. *La branche ventrale du cinquième nerf cervical* naît par plusieurs filets entre les faisceaux du scalène et glisse à la face interne de l'angulaire de l'omoplate, en lui abandonnant plusieurs filets; elle fournit des branches aux muscles inter-transversaires, au scalène, au long du cou, au grand droit de la tête, aux ganglions lymphatiques cervicaux situés du côté ventral. Il s'en détache également une

----

* C'est-à-dire aux branches sus-claviculaires du plexus cervical superficiel.

(Note du traducteur.)

racine pour le *nerf phrénique*. La branche ventrale du 5ᵉ nerf cervical se distribue dans la peau et dans les mêmes muscles que le nerf phrénique.

ζ. *Les branches ventrales des trois derniers nerfs cervicaux* émergent entre le long du cou et le scalène, donnent des branches à ces muscles et se réunissent en un plexus (*plexus axillaire*).

Le sixième et le septième nerfs cervicaux donnent encore chacun des racines au nerf phrénique.

Nous n'avons pu constater la présence ni du *nerf cervical descendant*, ni du *nerf petit occipital*.

Nerf phrénique (fig. 188 *g* et 185 *v*). De chaque côté, le nerf phrénique prend naissance par une racine venant des cinquième, sixième et septième nerfs cervicaux. Les branches d'origine se trouvent ordinairement au côté de l'artère carotide et en dedans des nerfs cervicaux (voy. fig. 188). Les racines venant du cinquième et du sixième nerfs cervicaux se réunissent au voisinage de la première côte en un tronc commun auquel vient se joindre ordinairement, à la face interne de la première côte, la racine venant du septième nerf cervical. Le nerf phrénique se dirige d'abord en dedans, puis (du moins à gauche), du côté ventral de l'artère sous-clavière, le long de la face externe de la veine sous-clavière et du péricarde (à peu près à la limite entre le ventricule et l'oreillette), puis il s'engage dans la cavité postcardiaque du médiastin et descend jusqu'au diaphragme, se divisant en plusieurs branches qui se répandent en rayonnant dans le diaphragme même. Dans son trajet, le nerf phrénique reçoit du côté oral du cœur des branches anastomotiques du ganglion cervical inférieur *.

II. NERFS DORSAUX ou THORACIQUES

Les nerfs dorsaux se distribuent dans les muscles du dos, des côtes, de l'abdomen, ainsi que dans la peau qui recouvre le thorax et l'abdomen. Il y a en tout treize paires de ces nerfs, dont chacune se divise en une branche ventrale et en une branche dorsale.

a. **Branches dorsales ou postérieures**. Elles cheminent entre les apophyses transverses vers la peau et sont destinées aux muscles du dos (à tous les extenseurs de la colonne vertébrale, aux

---

* Voy. pour les détails sur l'anatomie et sur la direction du nerf phrénique chez le chien, le travail récent de M. A. Hogge : *Variations respiratoires de la pression intra-abdominale*, Appendice. (Travaux du Laboratoire de L. Fredericq, Gand, t. IV, p. 128, 1891-92.) D'après ce travail les racines du phrénique partiraient des 4ᵉ, 5ᵉ et 6ᵉ nerfs cervicaux et il n'y aurait pas de racine venant du 7ᵉ cervical. (*Note du traducteur.*)

releveurs des côtes, au sacro-lombaire, au petit dentelé postérieur, au compliqué de l'épine). Le tronc principal de chacun de ces nerfs détache une branche latérale spéciale, qui émerge au bord externe du petit complexus et se distribue dans une partie des muscles sus-nommés, principalement dans le grand dorsal.

b. **Branches ventrales ou antérieures.** Les branches ventrales sont réunies par des anastomoses au nerf sympathique et représentent, dans leur trajet ultérieur, les *nerfs intercostaux*, situés du côté aboral de l'artère de même nom, en dedans du bord aboral de la côte correspondante. A peu près au milieu de leur trajet, elles donnent une branche latérale et des rameaux aux muscles intercostaux, puis se divisent encore pour pénétrer enfin comme *branches internes*, dans le triangulaire du sternum, dans les muscles abdominaux et, par des filets très minces qui émergent entre les cartilages costaux, dans les muscles thoraciques. Les cinq derniers nerfs intercostaux donnent en outre des branches au diaphragme. Les branches externes s'échappent au dehors auprès des digitations du grand dentelé et du grand oblique, (les trois ou quatre premières sont situées d'abord à la face interne du scalène); elles donnent des filets aux muscles intercostaux, au grand oblique de l'abdomen, au scalène et au peaucier de l'abdomen et se distribuent principalement dans la peau de la moitié ventrale du thorax. Les branches cutanées du côté oral portent le nom de *nerfs cutanés pectoraux externes;* les aborales s'appellent *nerfs cutanés abdominaux externes*. Les premiers vont aussi aux glandes mammaires et se réunissent aux nerfs thoraciques postérieurs.

Le *douzième nerf intercostal* longe ordinairement le bord oral de la treizième côte ou chemine au milieu du douzième espace intercostal; il traverse le diaphragme, le muscle transverse de l'abdomen et le petit oblique, pour se diviser ensuite en deux ou trois branches, qui se dirigent partie entre le petit et le grand oblique, partie entre le transverse de l'abdomen et le petit oblique et se perdent dans ces muscles ainsi que dans le peaucier et la peau qui les recouvrent. Les branches terminales pénètrent le grand droit de l'abdomen.

Le *treizième nerf intercostal* s'échappe au dehors entre le carré des lombes et le psoas iliaque, près du bord oral de l'artère phrénico-abdominale; il se dirige du côté caudal et ventral à travers le fascia transverse de l'abdomen et se divise en une branche externe et une branche interne. Cette dernière se ramifie et se perd dans le transverse de l'abdomen et le petit oblique, tandis que la branche externe se distribue dans le grand oblique, le droit de l'abdomen et envoie des filets cutanés jusqu'au pli du genou.

Les branches ventrales du *premier et du deuxième nerfs dorsaux* participent à la formation du plexus axillaire.

PLEXUS BRACHIAL (Fig. 188).

Le *plexus brachial* résulte de la réunion, à l'aide de forts cordons anastomotiques ou anses, des branches ventrales des quatre derniers nerfs cervicaux (V, VI, VII, VIII) et des deux premiers nerfs dorsaux (I).

Le cinquième nerf cervical (V) n'envoie au plexus qu'un mince filet qui forme la racine du nerf phrénique (*g*); le sixième (VI) forme essentiellement le nerf sus-scapulaire (*a*) et donne une racine au

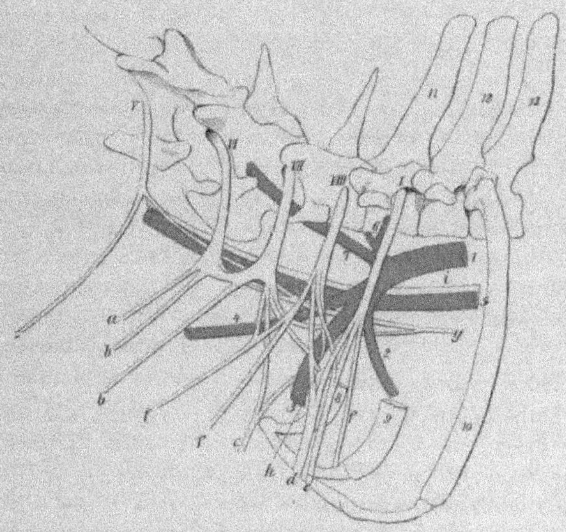

Fig. 188.

PLEXUS BRACHIAL (fig. schématique). — V à VIII, Branches ventrales des 5e, 6e, 7e et 8e nerfs cervicaux; I, branche ventrale du premier nerf dorsal; *a*, nerf sus-scapulaire; *b*, nerfs sous-scapulaires; *c*, nerf musculo-cutané; *d*, nerf médian réuni au cubital; *e*, nerf radial; *f*, nerfs thoraciques; *g*, nerf phrénique; *h*, nerf axillaire (ce dernier est représenté coupé tout près de son origine, car il plonge dans la profondeur); *i*, nerf pneumogastrique et nerf sympathique réunis. 1, Artère sous-clavière gauche; 2, mammaire interne; 3, axillaire; 4, tronc omo-cervical; 5, carotide primitive gauche; 6, tronc costo-cervical; 7, artère vertébrale; 8 à 10, trois premières côtes; 11 à 13, apophyses épineuses des trois premières vertèbres dorsales.

phrénique (*g*); le septième et le huitième nerfs cervicaux (VII, VIII) sont les plus fortes branches du plexus.

Le septième cervical fournit les racines au nerf musculo-cutané (*c*), au phrénique (*g*), au médian (*d*) et à l'axillaire (*h*), tout en formant un des nerfs sous-scapulaires (*b*) et un des nerfs thoraciques (l'antérieur) (*f*). Le huitième cervical forme aussi un nerf sous-scapulaire et un des nerfs thoraciques (le postérieur) (*f*) et fournit des racines au nerf musculo-cutané (*c*), au radial (*e*), à l'axillaire (*h*), et au cubital réuni au médian (*d*). Le premier nerf dorsal donne origine aux nerfs thoraciques postérieurs et envoie des racines au nerf cubital (*d*), au nerf médian (*d*) et au radial (*e*). Il est réuni par un mince filet au deuxième nerf dorsal qui participe ainsi, jusqu'à un certain point, à la formation du plexus.

Le plexus se trouve tout près et du côté oral de la première côte. Ses racines sont recouvertes latéralement par le muscle scalène, tandis que le plexus proprement dit, se trouve au-dessous du muscle sous-scapulaire, ou bien au-dessous de la portion du sus-épineux qui proémine au-dessus du bord cervical de l'omoplate. Il est en rapport en dedans avec l'artère sous-clavière (*i*), l'artère axillaire (*g*), la carotide (*s*), le tronc omo-cervical (*t*) et les veines correspondantes ; plus en dedans encore on rencontre, à droite, la trachée et à gauche la trachée et l'œsophage. Pour trouver le plexus on n'a qu'à porter l'incision près du bord ventral de la trachée et près du bord cervical du muscle sus-épineux.

Le plexus fournit : *a*, des nerfs destinés aux muscles situés autour de l'épaule c'est-à-dire aux muscles de la ceinture scapulaire (nerf sus-scapulaire, nerfs thoraciques et sous-scapulaires, nerf axillaire) ; et *b*, des nerfs destinés au membre thoracique.

a. Nerfs de la ceinture scapulaire.

1. **Nerf sus-scapulaire** (fig. 189 *m*). C'est un nerf de volume moyen ; il naît du sixième nerf cervical, se porte vers le bras, entre le muscle sous-scapulaire (*i*) et le sus-épineux (*j*), le long du bord cervical de l'omoplate et plonge, à la hauteur de l'échancrure de l'omoplate, accompagné de l'artère scapulaire interne, entre ces muscles ; il se rabat ensuite en dehors en contournant l'échancrure déjà nommée et arrive alors à la face externe de l'épaule. Il se distribue principalement dans le muscle sus-épineux ; mais il donne aussi des branches, qui cheminent dans l'échancrure du col de l'omoplate ainsi que des branches destinées au sous-épineux, au petit rond et au deltoïde.

Près du bord interne de l'épaule il se détache du sus-scapulaire un rameau (*m'*) qui se dirige vers le bras, en dedans du muscle sus-épineux et de l'articulation de l'épaule ; ce rameau est destiné au sterno-cléido-mastoïdien, ainsi qu'à la peau de la face interne et de la face de flexion de l'avant-bras.

2. **Nerfs thoraciques** ou **pectoraux**. *α*. *Nerfs thoraciques antérieurs* (fig. 189 *n* et fig. 190 *i*). Le *premier* des trois nerfs thoraciques naît, par une racine commune avec le nerf musculo-cutané, du septième

nerf cervical. Situé tout d'abord auprès de celui-ci, il s'en sépare bientôt; passe ensuite, accompagné de l'artère thoracique externe, entre les muscles grand pectoral et petit pectoral et se ramifie principalement dans le premier. Le *deuxième nerf thoracique* ou *branche moyenne*, le plus fort, provient du huitième nerf cervical et du premier dorsal, croise l'artère axillaire, accompagne en partie l'artère mammaire externe et se répand surtout dans le petit pectoral; souvent une de ses branches naît isolément de chaque côté, de sorte que l'on a ainsi en tout quatre nerfs thoraciques antérieurs. Le *troisième nerf thoracique* naît comme le précédent, mais du côté aboral de celui-ci; il se porte d'abord vers l'artère axillaire, se divise ensuite en plusieurs branches qui accompagnent souvent les branches de l'artère thoracique et se répandent dans le petit pectoral.

Nerf du grand dentelé ou *long thoracique* (*thoracique postérieur ou externe, ou respiratoire externe*). Il se détache du septième nerf cervical, tout près du trou de conjugaison, se porte à la face interne du scalène, un peu dans la direction dorsale et apparaît au dehors, près du bord dorsal du scalène postérieur, au bord oral de la première côte. Il donne une branche qui accompagne l'artère cervicale profonde et arrive à la face externe du grand dentelé, où il chemine dans la direction caudale, tout en abandonnant des branches aux digitations du dentelé.

β. *Nerfs thoraciques postérieurs* (fig. 189 *v*). La branche dorsale de ces nerfs (*nerf thoracico-dorsal*) (fig. 189 *v*) naît des branches anastomotiques situées entre le septième et le huitième nerfs cervicaux; elle accompagne l'artère et la veine thoracico-dorsales et se perd dans les muscles grand rond et grand dorsal. La *branche centrale* naît du côté aboral du dernier nerf thoracique antérieur; elle longe le bord externe du grand pectoral accompagnant l'artère mammaire externe, puis, se dirige vers l'abdomen et se distribue aux muscles que nous venons de nommer.

3. **Nerfs sous-scapulaires**. Ce sont trois ou quatre nerfs qui naissent de la portion moyenne du plexus (6e, 7e et 8e nerfs cervicaux) et se distribuent dans le muscle sous-scapulaire et (par leur branche aborale) dans le muscle grand rond.

Il n'y a pas de *nerf dorsal de l'omoplate* ou *nerf de l'angulaire*. Les régions auxquelles il est destiné chez l'homme, sont innervées par les branches dorsales des nerfs cervicaux.

4. **Nerf axillaire** (fig. 189 *u*). Il prend son origine dans la portion moyenne du plexus brachial par les racines venant du septième et

du huitième nerfs cervicaux, souvent aussi, par une racine très grêle, du sixième cervical et se porte, accompagné de l'artère et de la veine circonflexes postérieures du bras, vers la face externe de l'épaule, entre le long anconé, l'anconé postérieur et l'articulation de l'épaule ; il se distribue surtout dans le deltoïde, mais donne aussi des branches au grand rond, au petit rond, au sous-épineux et au ligament capsulaire. Une forte branche (*nerf brachial cutané postérieur*) s'en détache près du bord aboral du muscle deltoïde (portion acromiale) et se porte le long de ce dernier vers la patte, passant par l'anconé externe ; dans ce trajet, il abandonne des branches à la peau de la face externe du bras et au revêtement cutané des anconés ; sa branche terminale se réunit près de l'articulation de l'avant-bras avec la branche radiale du nerf radial superficiel.

b. Nerfs des membres proprement dits *.

Ces nerfs sont destinés au membre en sa totalité, sauf la ceinture scapulaire ; on peut les diviser en nerfs des extenseurs et nerfs des fléchisseurs. Le premier groupe est représenté par le nerf radial tout seul ; le second, par les autres nerfs.

1. **Nerf musculo-cutané** (fig. 189 *o*). Il prend naissance par deux racines venant des septième et huitième nerfs cervicaux, se porte vers le bras entre l'artère axillaire et le muscle coraco-brachial et accompagne, du côté oral, l'artère humérale (*h*). Sa branche terminale s'insinue entre le biceps brachial et le radius et se répand dans le muscle brachial interne. Il envoie au biceps une branche qui accompagne un rameau de l'artère circonflexe antérieure du bras ; puis il donne de petits filets au coraco-brachial et au brachial interne. Une branche anastomotique le réunit au nerf médian (à l'endroit où naît l'artère collatérale radiale), tandis qu'une autre branche, *nerf brachial cutané externe* (*p*), se distribue dans la peau de la partie interne, et dans une certaine limite dans la peau de la partie dorsale de l'avant-bras, jusqu'au carpe. Ce nerf se trouve en dehors des ligaments de l'avant-bras.

2. **Nerf médian** (fig. 189 *q*). Il prend son origine par des racines venant des septième et huitième nerfs cervicaux, ainsi que du nerf thoracique ; il est presque aussi gros que le nerf cubital. Réuni tout d'abord intimement aux nerf cubital (*r*) et au radial (*t*), il accompagne avec eux l'artère humérale ; à l'endroit où naît l'artère

---

* Voy. pour les rapports de ces nerfs avec les artères et les veines du bras, la fig. 190.

humérale profonde (*g*), le nerf cubital et le nerf médian se détachent du radial, puis, un peu plus loin dans la direction distale, le cubital et le médian se séparent à leur tour. Le nerf médian se porte du côté aboral de l'artère humérale (*h*), puis dans la direction de la patte, du côté aboral de l'artère de l'avant-bras et de la cubitale, en croisant tous les vaisseaux qui se dirigent du côté palmaire. Le nerf médian arrive ainsi au métacarpe, accompagné de l'artère cubitale, se place entre les tendons des fléchisseurs (profond et superficiel) et se divise en une branche cubitale et en une branche radiale; ces branches donnent à leur tour les trois *premiers nerfs intermétacarpiens palmaires*. Ces derniers accompagnent les artères de même nom et s'anasto-

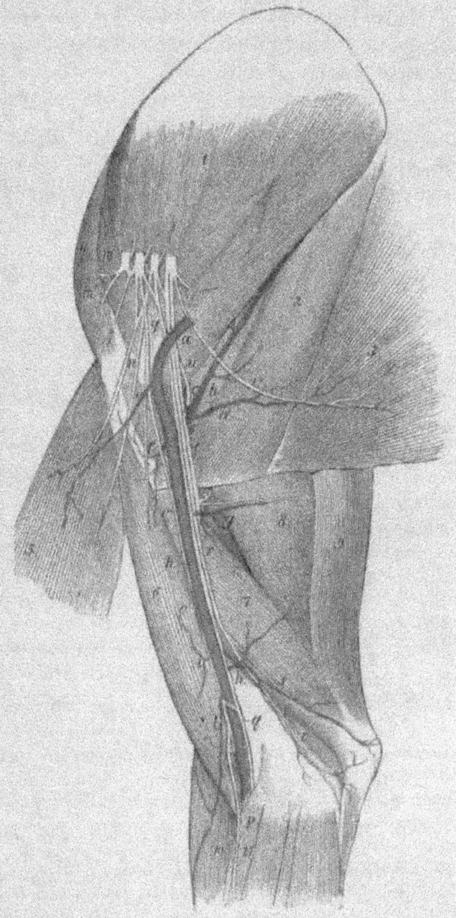

Fig. 189.

ARTÈRES ET NERFS DE L'ÉPAULE ET DU BRAS (VUS DU CÔTÉ interne). — *a*, Artère axillaire; *b*, sous-scapulaire; *c*, artère circonflexe humérale postérieure; *d*, thoracico-dorsale; *e*, mammaire externe; *f*, circonflexe humérale antérieure; *g*, humérale profonde; *h*, humérale; *i*, brachiale antérieure; *k*, collatérale cubitale supérieure ; *l*, collatérale radiale supérieure; *m*, nerf sus-scapulaire; *m'*, son rameau allant vers le sterno-cléido-mastoïdien; *n*, nerfs thoraciques antérieurs; *o*, nerf musculo-cutané; *p*, nerf brachial cutané externe *q*, nerf médian; *r*, nerf cubital; *s*, nerf brachial cutané interne; *t*, nerf radial; *u*, nerf axillaire; *v*, nerf thoracico-dorsal. 1, Muscle sous-scapulaire; 2, grand rond; 3, grand dorsal; 4, sus-épineux; 5, petit pectoral; 6, biceps brachial; 7, vaste interne; 8, long anconé; 9, long extenseur de l'avant-bras; 10, extenseur radial du carpe *; 11, rond pronateur.

* Correspondant en partie au premier radial externe.   (*Note du traducteur.*)

mosent avec les nerfs communs palmaires des doigts (nerfs digitaux communs palmaires) qui donnent les nerfs collatéraux palmaires des doigts.

Le nerf médian reçoit près de l'articulation du coude un filet anastomotique du nerf musculo-cutané (*o*) et détache dans son trajet les branches suivantes :

α. *Branches musculaires de l'avant-bras.* Elles naissent à l'endroit, situé du côté dorsal de l'articulation du coude, où le nerf et l'artère s'engagent entre le muscle rond pronateur et le radius. Chacune des branches accompagne les branches artérielles correspondantes et se perde dans les muscles rond pronateur, fléchisseur superficiel des doigts, fléchisseur profond des doigts, ainsi que dans les muscles palmaires et lombricaux.

β. *Nerf interosseux.* C'est une branche musculaire qui accompagne le rameau interosseux de l'artère interosseuse commune et qui se distribue au muscle pronateur carré et au radial palmaire.

γ. *Branche palmaire.* Un filet très fin, qui se détache un peu au delà de la moitié de l'avant-bras (dans la direction distale), accompagne sur un court espace le tendon du fléchisseur radial du carpe, puis perfore, près du carpe, le ligament de l'avant-bras et se distribue à la peau de la face interne et de la face de flexion du carpe.

δ. *Branche radiale ou profonde.* Elle accompagne l'artère cubitale et se divise ensuite en deux branches secondaires : la branche interne, formant à proprement parler le *premier nerf intermétacarpien palmaire*, destinée au pouce, se prolonge vers l'extrémité des doigts comme *nerf (collatéral) palmaire et radial du deuxième doigt*, le long de la face radiale du deuxième métacarpien ; la branche interne (*deuxième nerf intermétacarpien palmaire*), se porte vers les doigts, ensemble avec l'artère digitale commune palmaire du deuxième espace intermétacarpien, entre le deuxième et le troisième métacarpiens et s'anastomose, à l'extrémité distale du métacarpe, avec le nerf commun palmaire du deuxième doigt (venant du cubital).

ε. *Branche superficielle ou cubitale.* Elle se porte, comme *troisième nerf intermétacarpien palmaire*, entre les tendons des troisième et quatrième doigts, accompagnée de l'artère commune palmaire du troisième doigt, pénètre en partie dans les tubercules dermiques plantaires et s'anastomose avec le troisième nerf digital commun palmaire.

3. **Nerf radial** (fig. 189 *t*, fig. 190 *n*). Il naît du huitième nerf cervical et du premier nerf dorsal, ensemble avec le médian et le cubital. Il accompagne ces deux nerfs et l'artère humérale jusqu'à l'endroit où celle-ci donne l'artère humérale profonde (fig. 189 *g*) ou l'artère circonflexe antérieure du bras. Après avoir abandonné quelques fortes branches aux anconés, il plonge dans la profondeur entre le muscle anconé interne et l'anconé postérieur, et arrive, en fournissant encore quelques filets aux anconés, entre le brachial interne et l'anconé externe. C'est ici qu'il s'en détache le *nerf radial*

superficiel, tandis que la branche principale longe, sous le nom de *nerf radial profond*, le muscle brachial interne jusqu'au voisinage des muscles de l'avant-bras, se place entre ces derniers et l'extenseur radial du carpe, pour se diviser, après l'abandon d'un petit filet au long supinateur, en deux branches terminales. Une de ces branches, la plus grêle, s'insinue entre les chefs de l'extenseur radial du carpe et se perd dans ce muscle; la seconde branche, plus forte, donne des rameaux à tous les autres muscles extenseurs de la région et au court supinateur.

Le *nerf radial superficiel* émerge entre l'anconé externe et le brachial interne, à la face de flexion de l'articulation du coude et se divise en deux branches :

α. La *branche radiale* ou *interne* est la plus grêle; elle s'anastomose avec le nerf brachial cutané postérieur (rameau cutané de l'épaule du nerf axillaire) et se dirige vers le carpe, à la face dorso-interne du radius, accompagnant la veine céphalique de l'avant-bras; elle abandonne des filets à la peau de la face d'extension de l'avant-bras et donne, à la limite distale du carpe, le *nerf dorsal radial du deuxième doigt* et le *premier digital commun dorsal*, qui, à son tour, se subdivise en un *nerf dorsal radial du premier doigt* et en un *nerf dorsal cubital du premier doigt*.

β. La *branche cubitale* ou *externe* se dirige vers la patte, accompagnant l'artère collatérale radiale supérieure, au milieu de l'avant-bras, et se divise à l'extrémité distale du carpe en trois branches qui accompagnent, sous les noms des *deuxième, troisième et quatrième nerfs digitaux communs dorsaux*, les artères correspondantes et qui donnent, en outre, les *nerfs digitaux dorsaux propres* de chaque doigt ou *collatéraux dorsaux*. Le deuxième et le cinquième doigts reçoivent ainsi chacun une branche; tandis que le troisième et le quatrième en reçoivent deux. La branche cubitale du cinquième doigt provient du nerf cubital. A l'articulation du coude, ou un peu plus loin dans la direction distale, la branche cubitale donne une ou deux *branches cutanées* assez fortes, qui se distribuent en dehors de l'aponévrose de l'avant-bras à la face externe de l'avant-bras, jusqu'au carpe et surtout dans la moitié proximale de cette face; elles correspondent au *nerf brachial cutané postérieur et inférieur* de l'anatomie humaine.

Nerf cubital (fig. 189 *r*, fig. 190 *m*). Ce nerf, aussi fort ou même plus fort que le médian, naît du huitième nerf cervical et du premier dorsal, ensemble avec le médian ou entre celui-ci et le radial; il se porte dans la direction distale, accompagné tout d'abord des deux nerfs que nous venons de nommer, puis, à partir de l'endroit où commence l'artère circonflexe antérieure et l'artère humérale profonde (fig. 189 *g*), seulement par le nerf médian (fig. 189 *q*) et l'artère brachiale ou humérale (fig. 189 *h*). Arrivé au voisinage du tiers distal de l'humérus, le nerf cubital se sépare de ses satellites et se dirige vers le cubitus, recouvert par l'aponévrose de l'avant-bras, entre la face interne du muscle anconé interne et la face externe de la veine humérale; dans ce trajet il est accompagné d'une branche de l'artère collatérale cubitale supérieure (fig. 189 *k*). Il passe ensuite par-dessus l'épicondyle interne de l'humérus (où il est facile de le découvrir) et arrive entre les deux chefs du fléchisseur cubital du carpe. Recouvert par ce muscle, il se dirige vers le carpe à la face palmaire du fléchisseur profond des doigts, en accompagnant la branche descendante du rameau palmaire de l'artère interosseuse commune, détache, vers le tiers proximal de l'avant-bras, la *branche dorsale*, et obliquant en dedans, plonge au voisinage du carpe, sous le tendon du fléchisseur cubital du carpe. Il arrive ainsi à la face de flexion du carpe, et chemine vers les doigts, accolé à la face interne du pisiforme pour se diviser enfin donnant une *branche superficielle* et une *branche profonde*.

Le nerf cubital fournit les branches suivantes :

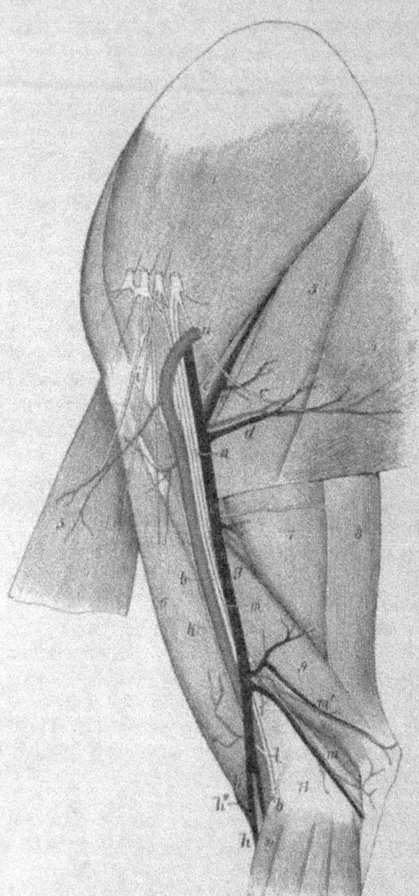

Fig. 190.

ARTÈRES, VEINES ET NERFS DE L'ÉPAULE ET DU BRAS (vus du côté interne). — *a*, Artère axillaire; *b*, humérale; *c*, artère et veine sous-scapulaires; *d*, artères et veines thoracico-dorsales; *e*, artère et veine humérales profondes; *f*, artère et veine collatérales cubitales supérieures; *g*, veine humérale ou brachiale; *h*, céphalique de l'avant-bras; *h'*, cubitale interne; *h''*, céphalique du bras; *i*, nerfs thoraciques antérieurs; *k*, nerf musculo-cutané; *l*, nerf médian; *m*, nerf cubital et veine collatérale cubitale supérieure; *m'*, nerf brachial cutané interne et veine correspondante; *n*, nerf radial; *o*, nerf thoracico-dorsal. 1. Muscle sous-scapulaire; 2, sus-épineux; 3, grand rond; 4, grand dorsal; 5, petit pectoral; 6, biceps brachial; 7, long anconé (longue portion du triceps); 8, long extenseur de l'avant-bras; 9, anconé (ou vaste) interne; 10, rond pronateur.

α. Au bras, le *grand nerf brachial cutané interne* (fig. 189 *s*). Celui-ci accompagne d'abord le cubital, puis l'abandonne vers le milieu de l'humérus et chemine entre l'anconé interne et le petit pectoral vers l'olécrane; il perfore l'aponévrose à la hauteur de l'articulation du coude, arrive à la face interne et palmaire du cubitus et se répand dans la peau de la face interne et palmaire de l'avant-bras.

β. À l'articulation du coude, une *branche musculaire* pour le fléchisseur cubital du carpe.

γ. À l'avant-bras, des *branches musculaires* pour les fléchisseurs.

δ. Une *branche dorsale*. Celle-ci naît vers le tiers proximal de l'avant-bras, se porte vers le carpe, à la face palmaire de l'avant-bras en se dirigeant vers la surface et arrive entre les deux feuillets de l'aponévrose de l'avant-bras; elle perfore près du carpe le feuillet externe de cette aponévrose et chemine à la face palmaire et externe du cubitus pour tourner brusquement tout près du carpe dans la direction dorso-externe et se placer partie directement sur le cubitus, partie sur le tendon de l'extenseur cubital du carpe où elle n'est recouverte que par la peau. Elle se dirige vers les doigts à la face externe du carpe et du métacarpe et se divise enfin en deux branches qui longent le cinquième doigt du côté radial et du côté cubital (nerfs dorsaux du cinquième doigt, cubital et radial). La branche dorsale donne en outre plusieurs branches cutanées à la peau de la face dorsale et de la face externe de la portion distale de l'avant-bras, à la peau du carpe et du métacarpe, ainsi qu'aux tubercules dermiques du carpe. La *branche palmaire* est représentée par un rameau de la branche dorsale.

ε. Une *branche superficielle*, qui se dirige vers les doigts, le long du bord externe des tendons des fléchisseurs et se divise, du côté distal du carpe, en deux branches secondaires. La branche externe forme le *nerf palmaire cubital du cinquième doigt* et se trouve au côté cubital du cinquième métacarpien et du cinquième doigt; la *branche interne*, constitue le *cinquième nerf intermétacarpien palmaire*, qui se place, avec l'artère correspondante (digitale commune du quatrième doigt) entre le cinquième et le quatrième métacarpiens et s'anastomose à l'extrémité distale du métacarpe, après avoir donné des branches aux tubercules dermiques, avec le quatrième nerf digital commun.

ζ. Une *branche profonde*, qui est beaucoup plus forte que la branche superficielle; il faut la considérer comme la branche terminale proprement dite du nerf cubital. À l'extrémité distale du carpe, elle passe sous le tendon du fléchisseur profond des doigts et se divise en trois branches secondaires, les *nerfs palmaires communs des deuxième, troisième et quatrième doigts*, qui passent entre le deuxième et le troisième métacarpiens, puis entre le troisième et le quatrième, enfin entre le quatrième et le cinquième métacarpiens. Ces nerfs se portent ensuite vers les doigts, en se plaçant sous les adducteurs et les abducteurs des doigts qui se trouvent à la face palmaire; dans ce trajet, ils sont accompagnés par les artères intermétacarpiennes et reçoivent, à l'extrémité distale du métacarpe, les nerfs intermétacarpiens palmaires correspondants. Ils se divisent enfin en nerfs collatéraux palmaires, radiaux et cubitaux pour innerver les doigts et abandonnent des filets à tous les muscles de la face palmaire du métacarpe.

Les savants diffèrent d'opinion, quant à l'innervation des doigts de la patte antérieure par le cubital et le radial. D'après Müller et Leisering, d'après Arloing et Tripier, le radial fournirait des branches à la face dorsale des quatre premiers doigts et à la face radiale du cinquième doigt, tandis que la face cubitale de celui-ci serait innervée par le cubital. Frank parle au contraire, d'un nerf collatéral antérieur et d'un nerf collatéral postérieur du cinquième doigt qui proviendraient tous les deux du cubital, tandis que le radial fournirait des branches à la face dorsale de tous les doigts.

Hedon avait constaté que le radial se distribuait aux trois premiers doigts et à la face externe du quatrième doigt, tandis que le cubital fournissait des branches à la face interne du quatrième doigt et au cinquième doigt. Zander constate la plupart du temps les dispositions décrites par Hedon, mais souvent aussi les dispositions énumérées par Leisering, Müller, etc.; parfois même il se trouvait en présence de telles anastomoses du cubital et du radial que le quatrième espace intermétacarpien était innervé par les deux nerfs à la fois. D'après Sussdorf, le radial se distribue à la face dorsale des quatre premiers doigts et le cubital dans le quatrième espace métacarpien et à la face cubitale du cinquième doigt.

III. NERFS LOMBAIRES

Il y a sept nerfs lombaires; les branches ventrales de ces nerfs deviennent de plus en plus volumineuses en allant dans la direction caudale, tandis que les branches dorsales, qui donnent des filets au long dorsal, au compliqué de l'épine et à la peau, deviennent de plus en plus grêles dans la même direction; les dernières parmi elles ne donnent plus de filets cutanés. Les branches dorsales proximales fournissent les *nerfs cutanés supérieurs des fesses*; les nerfs cutanés postérieurs des fesses [*] proviennent des nerfs sacrés.

Les *branches ventrales* sont réunies par des anastomoses avec les cordons du sympathique; elles forment le plexus lombaire et en partie aussi le plexus sacré. Les quatre premières branches ventrales (1re à la 4e) ne prennent part qu'à la constitution du plexus lombaire, tandis que les trois dernières (5e à la 7e) concourent à former les deux plexus à la fois.

Le plexus lombaire donne les nerfs aux muscles qui maintiennent les membres en place, à ceux qui les tirent en avant, ainsi qu'aux muscles qui contribuent à tenir le corps en équilibre (quadriceps, psoas iliaque, petit psoas, carré des lombes, tenseur du fascia lata, adducteurs, etc.). Le plexus sacré fournit les nerfs aux muscles qui poussent le corps par derrière (muscles fessiers et ischiatiques), ainsi que les muscles qui dirigent les membres pendant les mouvements (extenseurs et fléchisseurs de toutes les articulations des doigts et des orteils). En outre, les deux plexus innervent les parties du squelette et de la peau qui sont en rapport avec ces muscles. Le plexus lombaire envoie aussi des branches aux muscles abdominaux.

PLEXUS LOMBAIRE

Le plexus lombaire est formé par les anastomoses des branches ventrales des nerfs lombaires (du premier au sixième et parfois au

---

[*] Correspondant aux rameaux fessiers du fémoro-cutané postérieur de l'homme.
(Note du traducteur.)

septième). Outre les branches musculaires, on voit se détacher de ce plexus les nerfs suivants : ilio-hypogastrique, ilio-inguinal, spermatique externe, fémoro-cutané externe, crural et obturateur. Le nerf principal du plexus est le fémoral ou crural; on donne même le nom de plexus fémoral à l'endroit où se réunissent les racines de ce nerf (venant des 3ᵉ, 4ᵉ et 5ᵉ nerfs lombaires).

Le premier nerf lombaire forme essentiellement le nerf ilio-hypogastrique; mais il donne aussi une racine au nerf ilio-inguinal; ce dernier est formé par le deuxième nerf lombaire qui a préalablement détaché des racines au nerf sympathique externe et au fémorocutané externe. Le troisième nerf lombaire forme essentiellement le nerf fémoro-cutané externe et envoie des racines au spermatique et à l'obturateur. Le quatrième nerf lombaire concourt, avec une racine du troisième et une racine du cinquième, à la formation du nerf obturateur. Le cinquième nerf donne des racines au nerf crural, au septième nerf lombaire et à l'obturateur.

1. **Nerf ilio-hypogastrique**. C'est la branche ventrale du premier nerf lombaire. Il suit un trajet parallèle à celui des nerfs intercostaux, passe entre le muscle carré des lombes et le psoas iliaque et se divise en deux branches. *a*. La *branche externe* perfore le muscle transverse de l'abdomen, puis l'oblique interne et l'oblique externe de l'abdomen et leur abandonne des branches. Entre la dernière côte et l'épine iliaque antérieure et supérieure, à la face externe de l'oblique externe de l'abdomen, elle se porte vers la ligne blanche et en même temps un peu du côté caudal et se ramifie dans la peau de la partie latérale de l'abdomen (nerf fémoro-cutané antérieur). *b*. La *branche interne* passe entre le transverse de l'abdomen et l'oblique interne vers le droit de l'abdomen, dans lequel elle se perd.

2. **Nerf ilio-inguinal**. C'est la branche ventrale du deuxième nerf lombaire qui reçoit une anastomose du premier nerf lombaire. Ce nerf offre le même trajet et la même distribution que les nerfs intercostaux. Un peu avant sa réunion avec la branche anastomotique venant du premier nerf (ce qui a lieu souvent seulement près du bord externe des muscles lombaires), il donne une branche assez grêle qui se dirige vers la queue, soit en longeant le bord externe des muscles lombaires, soit en s'écartant un peu de ceux-ci; cette branche est toujours recouverte par le fascia transverse. Le nerf ilio-inguinal se termine dans le muscle transverse et le grand droit de l'abdomen (Gurlt, Franck, Leisering). Le tronc principal du nerf se comporte à peu près comme le nerf ilio-hypogastrique; seulement il se porte un peu

plus loin dans la direction caudale et se divise en plusieurs branches qui cheminent à la face externe de l'oblique externe, dans la direction caudale et ventrale et se distribuent dans la peau de la moitié caudale de l'abdomen, dans la région du pubis et dans le pli du genou. Nous n'avons pas trouvé de branche spéciale qui irait dans le canal inguinal.

3. **Nerf lombo-inguinal** (*spermatique externe**). Formé ordinairement par la réunion des racines venant des troisième et quatrième nerfs lombaires, il longe la face ventrale du petit psoas et du psoas iliaque et arrive, en abandonnant des branches aux ganglions iliaques, près de l'artère fémorale; il accompagne d'abord l'artère fémorale profonde, puis l'artère honteuse externe et la veine du même nom. Il croise, ensemble avec ces vaisseaux, le cordon spermatique, près de l'anneau inguinal externe et donne de très fins filets au muscle crémaster, ainsi qu'à la tunique vaginale commune. Après avoir détaché ces branches, le nerf se termine dans la peau, près du pénis, (par conséquent à la face interne de la cuisse), dans le prépuce, dans les glandes inguinales et, chez les femelles, dans les mamelles.

D'après son trajet, ce nerf correspond au lombo-inguinal. Cependant il représente par ses fins filets qui vont au crémaster et à la tunique vaginale commune, le nerf spermatique externe, qui manque chez le chien comme nerf autonome.

Les rapports du nerf lombo-inguinal, ainsi que ceux de l'ilio-inguinal sont inconstants. Parfois ses deux racines sont séparées et se distribuent chacune dans sa région. Parfois le nerf ilio-inguinal se réunit au spermatique externe et paraît manquer.

4. **Nerf fémoro-cutané externe**. Il se détache du quatrième nerf lombaire, mais reçoit aussi une racine du troisième nerf lombaire. Situé d'abord entre le petit psoas et le psoas iliaque, il se place ensuite du côté aboral de l'artère abdominale (du côté oral de laquelle se trouve la veine abdominale), perfore les muscles de l'abdomen et passe au devant de l'épine iliaque antérieure et supérieure pour se diviser enfin en plusieurs branches qui pénètrent dans la peau dans toutes les directions, et s'y distribuent en suivant le trajet des branches de l'artère abdominale; c'est ainsi, par exemple, qu'une des branches se porte dans la région des muscles fessiers, une autre vers l'articulation coxo-fémorale, une troisième vers le fémur, une quatrième vers le tenseur du fascia lata, dans la direction orale; cette dernière descend jusqu'à la rotule. D'ailleurs le trajet de ces branches varie assez sensiblement d'un sujet à l'autre.

* Rameau génital du nerf génito-crural de l'anatomie humaine.

(Note du traducteur.)

5. **Nerf crural** (fig. 191 *a*). Le nerf crural naît par une forte racine venant du quatrième nerf lombaire, et par des racines plus faibles qui se détachent du troisième, du cinquième, et rarement du sixième nerfs lombaires ; il perfore le muscle psoas iliaque (₁), auquel il abandonne des branches, traverse ensuite le tendon des muscles abdominaux, arrive tout près de l'origine du vaste interne du quadriceps (₄), ensemble avec l'artère circonflexe fémorale externe, et se

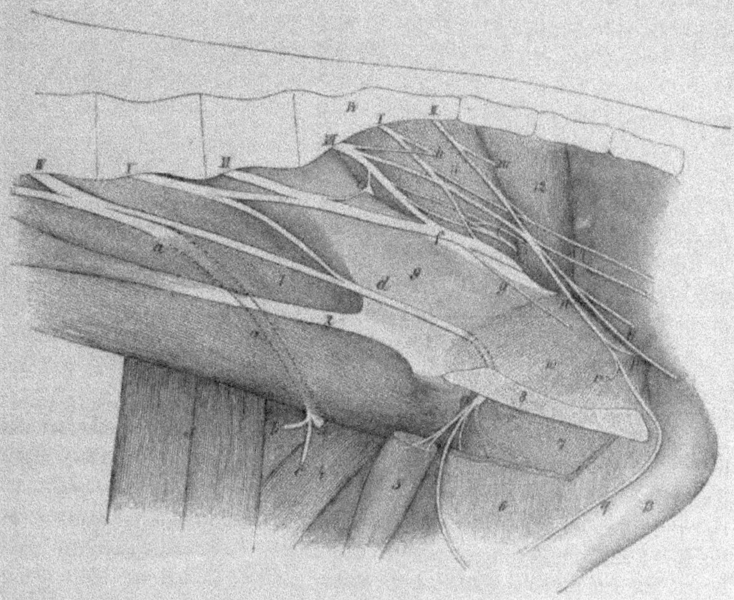

Fig. 191.

PLEXUS SACRÉ ET SES NERFS. — Les chiffres IV à VII indiquent les racines ventrales des nerfs lombaires, depuis la première jusqu'à la septième paire ; les chiffres I et II désignent le premier et le deuxième nerfs sacrés. *a*, Nerf crural (le pointillé indique son trajet dans le psoas-iliaque) ; *b*, son rameau antérieur ; *c*, nerf saphène ; *d*, obturateur ; *e*, fessier supérieur ; *f*, sciatique ; *g*, sa branche destinée au muscle obturateur interne ; *h*, hémorrhoïdal postérieur ; *i*, nerfs fessiers inférieurs ; *k*, fémoro-cutané postérieur ; *l*, nerfs cutanés inférieurs des fesses ; *m*, branche du deuxième nerf sacré allant au muscle releveur de l'anus et au coccygien ; *n*, nerf honteux interne ; *o*, sa branche qui accompagne l'urèthre ; *p*, nerf hémorrhoïdal moyen ; *q*, nerf dorsal du pénis. 1, Muscle psoas iliaque ; 2, tendon du petit psoas ; 3, muscle couturier ; 4, quadriceps crural ; 5, premier ou moyen adducteur ; 6, droit interne ; 7, grand adducteur ; 8, symphyse du bassin ; 9, face interne de la tige de l'ilion ; 10, muscle obturateur interne ; 11, pyramidal ; 12, grand fessier, 13, pénis ; 14, sacrum.

place entre celle-ci et le muscle droit antérieur de la cuisse. Là, il se divise aussitôt en plusieurs branches (4 à 6) destinées au quadriceps et au muscle capsulaire. Ordinairement, on peut poursuivre jusqu'au voisinage de la rotule une branche du crural du côté du muscle droit antérieur, c'est-à-dire entre celui-ci et le vaste interne et une autre branche dans l'épaisseur même du muscle.

A sa sortie du psoas-iliaque, le nerf crural fournit un *rameau antérieur* (b), et prend le nom de *rameau postérieur*. Le rameau antérieur se trouve tout près de l'artère fémorale ou crurale antérieure et se porte avec celle-ci vers le muscle couturier (aux deux ventres duquel il abandonne des branches) ainsi que vers le tenseur du fascia lata. Tout près de sa racine, il envoie au ventre oral du couturier une ou deux branches que l'on peut poursuivre jusqu'à l'articulation du genou. Peu après la séparation du rameau antérieur du tronc principal du crural, celui-ci détache le *nerf saphène* (c et fig. 192 *q*). Ce dernier se trouve du côté oral de l'artère fémorale (fig. 192 *b*), entre le long adducteur et le couturier (dans le canal crural ou canal de Hunter) ; il se sépare alors de l'artère fémorale et accompagne d'abord le tronc principal, puis la branche dorsale de l'artère saphène, donne des branches cutanées à la face interne de l'articulation du genou et descend jusqu'au milieu de la jambe. Il se distribue dans la peau de la face interne de la cuisse, jusqu'au dos du pied.

6. **Nerf obturateur** (fig. 191 *d*). Il prend son origine par les racines venant du quatrième, des cinquième et sixième nerfs lombaires et se porte en dehors des deux branches principales de l'artère hypogastrique et de la veine de même nom ; puis il se dirige en dedans de la tige de l'ilion, vers le trou obturateur et envoie une branche au releveur de l'anus. Il sort du bassin par l'échancrure obturatrice, où il est recouvert par le muscle obturateur interne, abandonne des branches au muscle obturateur externe et se place au côté de la branche obturatrice de l'artère fémorale profonde, de sorte qu'il se trouve enfoncé avec cette dernière dans la profondeur, entre le grand adducteur (₁) et le premier ou moyen adducteur (₂). Il se termine par trois ou quatre branches qui se ramifient dans les muscles que nous venons de nommer. Une de ces branches se porte dans la direction caudo-ventrale, à travers la face interne du grand adducteur et se ramifie surtout dans le droit interne (₄). Les derniers filets du nerf obturateur arrivent souvent jusqu'au milieu du tibia et paraissent donner de petites branches au couturier sur lequel ils glissent, ainsi qu'au fascia qui recouvre ce muscle.

On ne constate pas chez le chien le dédoublement du nerf obturateur d'une façon aussi nette que chez l'homme ou chez d'autres animaux.

IV. NERFS SACRÉS

Il y a trois paires de nerf sacrés chez le chien. Les *branches dorsales ou postérieures* de ces nerfs passent à travers les trous sacrés postérieurs et se réunissent entre elles; elles sont destinées au compliqué de l'épine, au releveur de la queue et envoient des rameaux au grand fessier et à la peau (*nerfs fémoro-cutanés postérieurs*).

Les *branches ventrales* ou antérieures passent à travers les trous sacrés antérieurs, sauf la dernière qui passe entre le sacrum et la première vertèbre coccygienne. Les deux premiers nerfs sacrés vont en convergeant et se réunissent avec les branches ventrales du cinquième, du sixième et du septième nerfs lombaires pour former le plexus sacré.

Le dernier nerf sacré se réunit aux nerfs coccygiens formant le *plexus coccygien*. Le deuxième nerf sacré envoie en outre une forte branche au releveur de l'anus et au muscle coccygien (fig. 191 *m*). Les branches qui se détachent du cinquième, du sixième et du septième nerfs lombaires et vont au plexus sacré représentent le *tronc lombo-sacré*.

PLEXUS SACRÉ

On a l'habitude de distinguer dans ce plexus deux sections : le plexus sciatique et le plexus pubio-coccygien. Le premier est formé par les trois nerfs lombaires déjà nommés et par le premier nerf sacré, tandis que le second comprend en outre le deuxième nerf sacré. Le plexus sciatique donne naissance : aux nerfs fessiers (supérieur et inférieur) et au nerf sciatique, tandis que du plexus pubio-coccygien se détachent le nerf fémoro-cutané postérieur, le nerf honteux interne et le nerf hémorrhoïdal postérieur. — La plus grande partie du premier de ces plexus se trouve du côté oral du muscle pyramidal, tandis que le second plexus est situé en dedans du premier.

Les nerfs du plexus sacré envoient des anastomoses au nerf sympathique.

1. Nerf honteux interne (fig. 191 *n*). Ce nerf naît par une racine du dernier nerf lombaire et par une autre racine des premier et deuxième nerfs sacrés. Les racines du dernier nerf lombaire et du premier nerf sacré se réunissent tout d'abord à la face interne de l'artère et de la veine hypogastriques; le tronc ainsi formé envoie une anastomose au nerf sciatique (*f*) et ce n'est qu'ensuite qu'il reçoit la racine venant du deuxième nerf sacré. Le nerf honteux interne accompagne tout d'abord la branche intestinale de l'artère hypogastrique, jusqu'à l'arcade pubienne, en passant avec cette artère au-dessus de la face externe du muscle coccygien; près de l'arcade pubienne il se divise en plusieurs branches :

a. La première de ces branches (*o*) se porte du côté oral, sur la face ventrale de l'urèthre ; elle donne des branches au muscle de Wilson et se termine dans la prostate.

b. La seconde branche (*nerf hémorrhoïdal moyen*) (*p*) se distribue dans les muscles de l'anus, dans le périné et dans le rectum.

c. La troisième branche (*nerf dorsal du pénis*) (*q*) est la plus forte ; elle contourne l'arcade pubienne et accompagne l'artère dorsale du pénis, auprès de son bord externe, tout en envoyant des branches aux différentes parties du pénis et à la peau ; elle se termine dans le gland et dans le prépuce.

d. Enfin la quatrième branche se ramifie dans les glandes anales et dans la peau de la région avoisinante.

2. **Nerf fessier supérieur** (fig. 191 *e*). Il naît par des racines venant des sixième et septième nerfs lombaires et quelquefois par une grêle racine venant du premier nerf sacré ; il plonge, en accompagnant l'artère fessière supérieure, entre la grande échancrure sciatique, près de l'épine iliaque postérieure et inférieure et le bord oral du muscle pyramidal et arrive ainsi entre les muscles moyen et petit fessiers ; après leur avoir abandonné quelques branches, le nerf se porte ensuite entre ces muscles dans la direction orale et un peu du côté ventral vers le tenseur du fascia lata pour se distribuer dans les deux chefs de ce dernier muscle (fig. 193 *a*).

3. **Nerf fessier inférieur** (fig. 191 *f*). Il tire son origine principalement du dernier nerf lombaire et du premier nerf sacré et se dirige vers la grande échancrure sciatique sur la face interne du pyramidal, près du bord dorsal du nerf sciatique, en se divisant bientôt en deux branches parallèles. Près de l'échancrure, ces deux branches contournent en dehors le bord aboral du muscle pyramidal et pénètrent l'une dans le muscle petit fessier, l'autre dans le grand fessier. Parfois les branches naissent isolément du plexus.

4. **Nerf fémoro-cutané postérieur** (fig. 191 *h*). C'est un cordon nerveux relativement fort, dont les racines sont fournies par les premier et deuxième nerfs sacrés ; réuni au nerf honteux interne, il se dirige vers l'arcade pubienne, oblique un peu en dehors, passe au-dessus de cette arcade et se perd dans la peau de la région située du côté ventral et latéral de l'orifice anal (*nerfs du périné*), ainsi que dans la peau de la face caudale et externe de la moitié proximale du fémur (*nerfs fémoro-cutanés*).

Un autre filet du fémoro-cutané postérieur, très grêle, chemine dans la même direction, mais un peu plus du côté dorsal ; ce filet provient du deuxième nerf sacré et se distribue dans la peau des ischions et aux côtés de la base de la queue (*nerfs cutanés inférieurs des fesses* ou *rameaux fessiers*). Souvent il y a deux filets, dont l'un naît du fémoro-cutané postérieur, tout près de son origine, et l'autre du deuxième nerf sacré.

5. Nerf sciatique (fig. 191 *f*). Quatre racines concourent à la formation de ce nerf; trois d'entre elles viennent des derniers nerfs lombaires et une seule du premier nerf sacré. Accompagné du nerf fessier inférieur (fig. 191 *i*), ce cordon nerveux chemine sur la face interne de la tige de l'ilion et du muscle pyramidal jusqu'à la petite échancrure sciatique où il arrive auprès des muscles jumeaux et se place au côté de l'artère ischiatique. Il est recouvert ici par le muscle grand fessier et le ligament sacro-sciatique et sacro-épineux. Émergeant du bassin par l'échancrure sciatique externe (fig. 193 *b*), le nerf se place sur les jumeaux (fig. 193 *i*), sur le tendon du muscle obturateur qui les supporte et sur le carré crural (fig. 193 *j*); il se

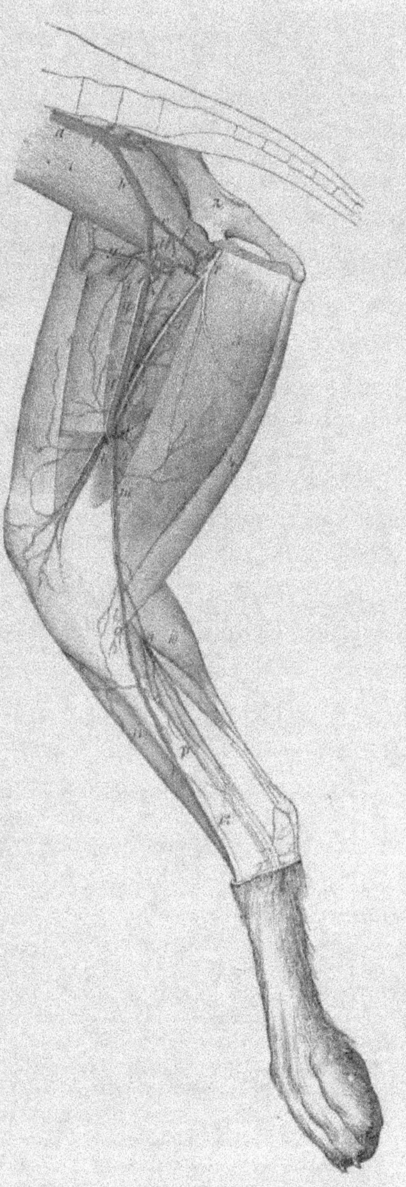

Fig. 192.

Fig. 192

RAMIFICATIONS DE L'ARTÈRE FÉMORALE; NERF SAPHÈNE. — *a*, Aorte abdominale; *b*, art. fémorale; *c*, fémorale profonde; *c'*, sa branche terminale; *d*, art. épigastrique inférieure; *e*, honteuse externe; *e'*, spermatique externe; *f*, circonflexe fémorale interne; *g*, fémorale antérieure avec la branche antérieure du nerf crural; *h*, circonflexe fémorale externe; *i*, fémorale postérieure supérieure; *k*, fémorale postérieure moyenne; *l*, articulaire superficielle du genou; *m*, saphène; *n*, sa branche plantaire; *o*, sa branche dorsale; *p*, artère externe du tarse; *q*, nerf saphène; *r*, nerf obturateur. 1, Muscle psoas-iliaque; 2, ilion; 3, muscle droit interne; 4, demi-tendineux; 5, grand adducteur; 6, long (ou premier) adducteur; 7, quadriceps crural; 8, couturier; 9, demi-membraneux; 10, jumeaux; 11, jambier antérieur; 12, tibia.

trouve ainsi du côté caudo-ventral par rapport à la fosse trochantérienne où le grand trochanter et en dehors de la tubérosité ischiatique. Plus loin, il glisse entre le grand adducteur (fig. 193 $_{10}$) et le demi-membraneux (fig. 193 $_{11}$) d'une part, le biceps crural d'autre part, se dirige vers le pied et se divise en nerf péronier (fig. 193 *d*) et en nerf tibial (fig. 193 *h*); ces deux nerfs cheminent parallèlement vers le jarret entre les deux muscles mentionnés plus haut, et se terminent vers l'extrémité distale du fémur.

Avant de quitter la cavité pelvienne le nerf sciatique donne des branches au muscle pyramidal, à l'obturateur interne (fig. 191 *g*) et aux jumeaux ; il fournit en plus une branche anastomotique au nerf honteux interne. A sa sortie du bassin, il envoie de fortes branches musculaires (fig. 193 *c*) qui se terminent dans les muscles biceps crural, demi-tendineux et demi-membraneux. Il existe aussi des branches destinées au carré crural.

α. **Nerf péronier** (fig. 193 *d*). Il se détache, au voisinage du jarret, du nerf tibial ou jambier (ou du tronc du nerf sciatique), se dirige en dehors et arrive à la face externe du gastrocnémien (ou jumeau) externe ($_{13}$), toujours recouvert par le biceps crural. Ici il se porte en dehors, à la face externe du fléchisseur profond ou perforant des orteils ($_{14}$) jusqu'à la tête du péroné et passe du côté distal de celle-ci; recouvert par la peau, l'aponévrose de la cuisse et le tendon du biceps, il se place entre le long péronier ($_{12}$) et le fléchisseur perforant des orteils ($_{14}$), pour s'engager ensuite dans la direction du pied entre le long péronier et le troisième péronier; à la moitié proximale du tibia il se termine par deux branches, *superficielle* (*f*) et *profonde* (*e*).

Avant sa bifurcation terminale, le nerf péronier fournit les branches suivantes : α. Une *branche cutanée péronière* (ou *nerf cutané crural postérieur*) assez grêle (fig. 193 *g*), à peu près vers le milieu du fémur. Cette branche se porte vers le pied, le long du muscle abducteur de la cuisse auquel elle abandonne quelques filets, perfore le biceps crural à la hauteur de la rotule et se distribue dans la peau qui recouvre la face externe et la face plantaire des muscles jumeaux. β. Des *branches musculaires* pour le biceps crural, le demi-membraneux ($_{11}$) le long péronier ($_{12}$), le troisième péronier, le long extenseur des orteils ($_{14}$) et enfin le jambier antérieur ($_{17}$).

a. *Nerf musculo-cutané ou branche péronière superficielle* (fig. 193 *f*). Il se porte en dedans vers le tarse, accompagné de l'artère tibiale antérieure, le long du troisième péronier ; puis il longe vers le tiers distal du tibia, le bord externe du tendon du long extenseur des orteils et arrive (après avoir détaché le *nerf collatéral dorsal interne du pied* qui va vers le premier orteil) à la face de flexion de l'articulation du jarret, où il correspond au *collatéral dorsal moyen du pied*, (chez l'homme, collatéral dorsal externe). A la limite proximale du métatarse il se divise en trois branches, les trois *nerfs collatéraux dorsaux des deuxième, troisième et quatrième orteils* qui accompagnent les artères collatérales (ou digitales) communes dorsales et s'anastomosent, à la limite distale du métatarse, avec les branches du péronier profond ou tibial antérieur. Ils se divisent comme leurs artères satellites en *nerfs collatéraux dorsaux péroniers et tibiaux des deuxième, troisième et quatrième orteils* et se distribuent aux orteils en question. Le nerf musculo-cutané donne des branches au troisième péronier et au court péronier.

Le nerf collatéral dorsal interne est destiné à la peau de la face interne du tarse (*nerf collatéral tibial du deuxième orteil*) et au premier orteil.

b. Nerf tibial antérieur ou branche péronière profonde (fig. 193 *e*). Ce nerf se dirige vers le tarse, en dehors de l'artère tibiale antérieure, entre le tibia, le jambier antérieur et le long extenseur du pied, abandonnant dans ce parcours des branches au long extenseur des orteils et au jambier antérieur. Il s'engage ensuite entre le tendon du long extenseur des orteils et l'os, arrive au tarse

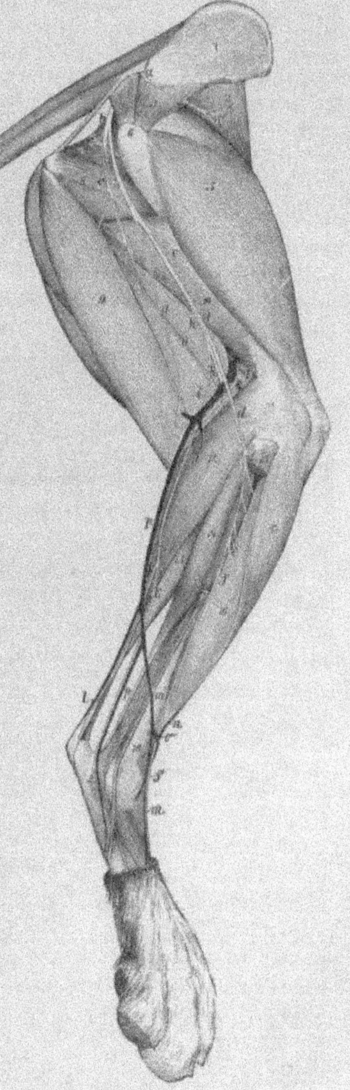

Fig. 193.

et s'y divise en deux rameaux : α. Le *rameau externe* se porte en dehors et vers les orteils, et, après avoir détaché quelques branches au court extenseur des orteils, donne les *troisième et quatrième nerfs intermétatarsiens* (ou nerfs du troisième et du quatrième espaces intermétatarsiens) qui accompagnent les artères correspondantes entre le cinquième et le quatrième, puis entre le troisième et le quatrième métatarsiens pour se réunir définitivement aux nerfs collatéraux dorsaux du pied. β. Le *rameau interne* accompagne l'artère en dedans et vers les orteils, donne des branches musculaires et se porte, sous le nom de *deuxième nerf intermétatarsien dorsal*, au voisinage de l'artère (entre le 2e et le 3e métatarsiens) vers la pointe du pied où il s'anastomose avec le nerf collatéral dorsal du deuxième orteil et se termine dans la peau.

β. **Nerf tibial** (fig. 193 *h*). Ce nerf chemine d'abord parallèlement au péronier (voy. plus haut) et détache, vers le tiers distal du fémur, le nerf saphène externe ou saphène tibial (*i*). Il se dirige ensuite un peu en dedans et vers la queue et arrive entre les deux muscles jumeaux. Il se porte vers le pied, d'abord entre les jumeaux, puis entre le jumeau interne et le fléchisseur superficiel des orteils en abandonnant des branches aux jumeaux, aux deux fléchisseurs (perforant et perforé) des doigts, au poplité et au tibial postérieur. Il arrive, à peu près vers le milieu du tibia, à la face interne, plantaire, (ou bien vers le bord) du fléchisseur perforant des orteils ; il suit cette face entre le tibia et le tendon d'Achille et va jusqu'au tarse, accompagnant la branche plantaire de l'artère saphène. Après avoir reçu des branches anastomotiques, venant du saphène externe, il arrive à l'articulation astragalo-calcanéenne et se divise en deux branches, appelées nerf plantaire interne et nerf plantaire externe.

a. Nerf saphène externe ou *saphène tibial* (*nervus suralis, s. communicans tibialis, s. nervus cutaneus fem. et tibiae post. longus*) (*i*). Il chemine à la face interne du biceps crural, puis à la face plantaire des jumeaux (*12*) en se dirigeant vers le tarse, et se divise en deux branches. La *branche plantaire* longe le bord plantaire ou externe du tendon d'Achille et se distribue dans la peau jusqu'au calcanéum. La *branche dorsale* se porte vers le tarse, entre le tendon d'Achille et le fléchisseur profond des orteils et donne des branches à la peau de la face externe de la jambe, du tarse et parfois encore du métatarse (nerf collatéral dorsal externe du pied de l'anatomie humaine ?) ; elle envoie également des anastomoses au nerf tibial.

b. Nerf plantaire interne (correspondant au nerf plantaire externe de l'homme ?). Il longe le bord interne du tendon du fléchisseur superficiel des orteils et se divise, vers le milieu du métatarse, en deux branches. La *branche tibiale* (*premier nerf collatéral plantaire du pied*) est destinée au premier métatarsien et à la face interne du deuxième métatarsien ; elle donne des filets à la peau jusqu'à l'orteil même. La *branche externe* ou *péronière* glisse, ensemble avec l'artère plantaire interne, à la face plantaire du tendon du fléchisseur superficiel et se divise, comme l'artère, en trois *nerfs intermétatarsiens plantaires* (2e, 3e et 4e), qui, après un court trajet, pénètrent dans les espaces intermétatarsiens et se réunissent avec les nerfs collatéraux plantaires des orteils. C'est de cette anastomose que partent des branches, assez fortes, vers les tubercules dermiques plantaires.

c. *Nerf plantaire externe* (correspondant au nerf plantaire interne de l'homme?). Il chemine vers les orteils à la face d'extension* du métatarse entre les tendons du fléchisseur profond et du fléchisseur superficiel des orteils; il se divise, vers le tiers proximal du métatarse, en plusieurs branches. Certaines des *branches profondes* vont aux muscles plantaires; d'autres accompagnent les artères sous le nom de *nerfs collatéraux plantaires des orteils* (du 2e au 4e) et se placent entre le deuxième et le troisième métatarsiens, entre le troisième et le quatrième et enfin entre le quatrième et le cinquième métatarsiens; ils reçoivent des anastomoses des nerfs intermétatarsiens plantaires et envoient des branches aux tubercules plantaires. Finalement chacun de ces nerfs se divise encore en deux nerfs collatéraux destinés aux côtés des orteils situés l'un en face de l'autre, c'est-à-dire ceux du deuxième et troisième, du troisième et quatrième, du quatrième et cinquième orteils. Le deuxième nerf collatéral se divise en une branche plantaire péronière du deuxième orteil, et une branche tibiale du troisième, etc. Ces branches se terminent dans la peau des orteils, dans la matrice de l'ongle, etc. Le deuxième et le troisième nerfs collatéraux reçoivent chacun une anastomose venant de la branche péronière du nerf plantaire interne.

6. **Nerf hémorrhoïdal postérieur** (fig. 191 *h*). Ce nerf prend naissance par deux racines venant des premier et deuxième nerfs sacrés ou du dernier nerf lombaire et du premier nerf sacré; il se place au côté de l'artère ombilicale pour se diviser ensuite, comme celle-ci, en deux branches. α. Le *nerf vésical* se dirige du côté oral jusqu'à la face dorsale et le sommet de la vessie; il se réunit ainsi avec d'autres filets venant du plexus pelvien du sympathique. En outre il s'en détache un rameau qui accompagne l'uretère dans la direction orale. β. Le *nerf hémorrhoïdal* se porte du côté de la queue, où il se divise plusieurs fois; ses branches se distribuent surtout dans le rectum.

V. NERFS COCCYGIENS

Les filets nerveux terminaux de la moelle épinière émergent au dehors sous forme de branches isolées, par les trous de conjugaison situés entre les premières cinq à sept vertèbres caudales; chacun d'eux se divise aussitôt en une *branche dorsale* et en une *branche ventrale*; cette dernière se place à la face hémale, entre les apophyses transverses de deux vertèbres successives. Chacune des branches se réunit ensuite avec celle qui la précède comme avec celle qui la suit (*Plexus coccygien*); il se forme ainsi, aussi bien du côté dorsal que du côté ventral, deux cordons nerveux continus (*nerfs coccygiens supérieur et inférieur*). Le premier de ces nerfs chemine à la face spinale, le second

* Il nous paraît que c'est une faute d'impression dans l'original allemand, au lieu de « face de flexion ».   (*Note du traducteur.*)

à la face hémale des apophyses transverses des vertèbres coccygiennes; tous les deux accompagnent les artères latérales correspondantes de la queue et donnent les branches au releveur, à l'abaisseur, à l'abducteur latéral de la queue, ainsi qu'à la peau.

Le premier nerf coccygien est uni au dernier nerf sacré par un filet anastomotique. Les branches ventrales des premiers nerfs coccygiens s'anastomosent en outre avec le nerf sympathique.

NERF SYMPATHIQUE

Le nerf sympathique se comporte chez le chien comme chez les autres animaux en général. Il est formé par le *cordon* qui va de la base du crâne jusqu'à l'origine de la queue, de gros *ganglions* et de nombreuses branches qui se réunissent en plusieurs plexus contenant des ganglions plus petits et qui se ramifient ensuite dans les viscères abdominaux et dans les parois des vaisseaux lymphatiques et sanguins.

Le cordon commence par un ganglion situé à la base du crâne, le *ganglion cervical supérieur*: il se place ensuite au côté du pneumogastrique et arrive, enveloppé avec celui-ci dans une gaine commune, dans la cavité thoracique. Là les deux nerfs se séparent. Le sympathique forme le *ganglion cervical inférieur* et se porte vers la face hémale de la colonne vertébrale qu'il longe dans la direction caudale; il traverse le diaphragme, arrive dans la cavité abdominale, se dirige vers la queue le long de la face hémale des vertèbres lombaires et sacrées et se perd dans les vertèbres coccygiennes. A partir de la première vertèbre dorsale, le cordon est interrompu par un ganglion, en face de chaque vertèbre; il reçoit de chaque nerf rachidien une *branche viscérale*.

On distingue dans le cordon du sympathique trois portions: cervicale, thoracique et abdominale.

a. **Portion cervicale**. Le commencement du cordon près de la tête est marqué par un ganglion allongé, le *ganglion cervical supérieur* (fig. 184 *l*), situé tout près du ganglion plexiforme du pneumogastrique (fig. 184 *k*), sur le grand droit antérieur de la tête, à la face dorsale de l'artère carotide et en dedans de l'origine de l'artère carotide interne et de l'occipitale.

Il envoie des filets qui accompagnent l'artère carotide interne et forment autour de celle-ci un *plexus carotidien*. En outre, on voit partir du ganglion cervical supérieur ou du plexus carotidien des anastomoses vers les huit derniers nerfs craniens (du 5e au 12e) et vers le premier nerf cervical; ces anastomoses se présentent ainsi qu'il suit:

α. L'anastomose avec les trois branches du trijumeau (5ᵉ nerf cranien) est assurée par les plus forts nerfs du plexus.

β. Trois autres filets rattachent le ganglion au nerf moteur oculaire externe.

γ. Le nerf facial et l'auditif (7ᵉ et 8ᵉ nerfs craniens) reçoivent du plexus un filet aussi fort que le filet superficiel du nerf vidien.

δ. Le tronc du glossopharyngien (9ᵉ nerf) reçoit un court filet de l'extrémité céphalique du ganglion, tandis que les nerfs de la cavité tympanique reçoivent deux filets qui se croisent et qui viennent de la portion moyenne du plexus carotidien.

ε. Le nerf pneumogastrique (10ᵉ nerf cranien) reçoit un filet venant de l'extrémité céphalique du ganglion, tandis que deux forts cordons nerveux vont de l'extrémité opposée de ce ganglion au plexus pharyngien.

ζ. Le nerf spinal (11ᵉ nerf cranien) n'a qu'une branche anastomotique très mince.

η. L'hypoglosse (12ᵉ nerf cranien) reçoit une branche du nerf qui sort de l'extrémité cranienne du ganglion et qui passe près du nerf pneumogastrique.

θ. Un filet très fin va aussi au premier nerf cervical.

Le cordon qui sort du ganglion supérieur se fusionne aussitôt avec le pneumogastrique et les deux nerfs se portent dans la cavité thoracique le long du bord dorsal de l'artère carotide. Au niveau du premier espace intercostal le sympathique se détache du pneumogastrique sous forme de tronc dorsal, assez grêle, qui se renfle en un *ganglion cervical inférieur* (fig. 194 *l*). Mais un peu auparavant il forme un *ganglion cervical moyen*, à peine perceptible (Leisering). Le ganglion cervical inférieur se trouve au niveau de la troisième côte, du côté ventral par rapport à l'artère sous-clavière. Il envoie des branches au pneumogastrique et au plexus cardiaque, puis des filets à l'artère sous-clavière, souvent enlaçant celle-ci par un véritable plexus; il donne aussi une ou deux branches anastomotiques qui se dirigent en dedans, par-dessus la face dorsale de l'artère sous-clavière gauche, vers le nerf laryngé inférieur. Enfin il détache aussi deux ou trois branches qui représentent le sympathique proprement dit, contournent l'artère sous-clavière formant l'anse de Vienssens (fig. 194 *m*) et vont du côté dorsal pour se jeter dans le premier ganglion dorsal (*ganglion thoracique, ganglion stellatum*) (fig. 194 *n*).

b. **Portion thoracique.** Déjà le ganglion cervical inférieur est situé en partie dans la cavité thoracique et envoie plusieurs nerfs aux viscères de cette cavité; mais c'est au premier ganglion thoracique que commence réellement la portion thoracique du cordon. Le *premier ganglion thoracique* * présente la forme d'un ovale allongé et

---

* Voici les variétés qu'il peut présenter : 1. Il peut être soudé au ganglion cervical inférieur, et dans ce cas l'anse de Vieussens fait défaut. 2. Les deux ganglions étant

aplati ; il est situé du côté externe du muscle long du cou, au niveau de la deuxième côte et s'étend même jusqu'au deuxième espace intercostal. Le bord dorso-oral de ce ganglion donne naissance à plusieurs filets nerveux : un de ces filets se porte vers le premier nerf dorsal, un autre vers le deuxième (fig. 194 *p*) ; un troisième vers le dernier nerf cervical ; celui-ci donne aussi des fibres au nerf thoracique (fig. 194 *o*). Un quatrième filet va au pénultième nerf cervical (fig. 194 *o*) et abandonne quelques fibres au dernier nerf cervical. Enfin le cinquième et dernier filet va aussi vers le pénultième nerf cervical, mais détache également quelques fibres au sixième nerf cervical. Toutes les branches anastomotiques se trouvent au côté du muscle long du cou et en partie au voisinage de l'artère vertébrale. En dehors des branches anastomotiques au dernier nerf cervical et au premier nerf dorsal, le premier ganglion thoracique donne naissance à une ou deux *branches cardiaques* (rameaux accélérateurs du cœur) (fig. 194 *q*), qui en croisant la face externe de l'artère sous-clavière prennent la direction caudo-ventrale, se subdivisent, puis se réunissent plusieurs fois, et prennent ainsi part à la formation d'un plexus cardiaque situé à la face externe de la crosse de l'aorte et à la base du cœur. On peut suivre leurs filets jusqu'à l'artère pulmonaire et le péricarde, même parfois jusqu'au cœur.

Du côté caudal, le premier ganglion thoracique s'effile en prolongement du cordon du sympathique. Celui-ci se porte dans la direction caudale un peu en dehors et du côté dorsal de l'aorte, le long de la face interne (qui regarde la cavité thoracique) des artères intercostales et arrive dans la cavité abdominale à travers les piliers du diaphragme. De cette façon il n'est recouvert que par la plèvre. Il fournit en face de chaque espace intercostal une branche anastomotique (fig. 194 *s*) aux nerfs rachidiens correspondants. En outre, dans chaque espace intercostal (à partir du 4e) on voit, même à l'œil nu, cette branche interrompue par un *ganglion*. Le ganglion du quatrième espace est souvent excessivement petit ; il paraît même manquer quelquefois. Parfois le nerf se divise en deux branches d'égal volume, qui cheminent pendant plusieurs centimètres presque parallèlement l'une à l'autre, puis se réunissent de nouveau entre elles. Les *branches*

isolés, ne sont réunis que par un seul cordon nerveux qui, habituellement, passe par-dessus la face externe de l'artère sous-clavière. 3. Le ganglion cervical inférieur semble faire partie du tronc commun du sympathique et du pneumo-gastrique ; mais, même dans ce cas, on remarque encore une ligne de séparation, le long de laquelle on peut dissocier les deux nerfs en coupant quelques fibres. Nous n'avons pu trouver ni de *plexus thyroïdiens* (*supérieur et inférieur*), ni de *plexus vertébral* ; mais nous avons remarqué que les branches du premier ganglion thoracique accompagnent l'artère vertébrale.

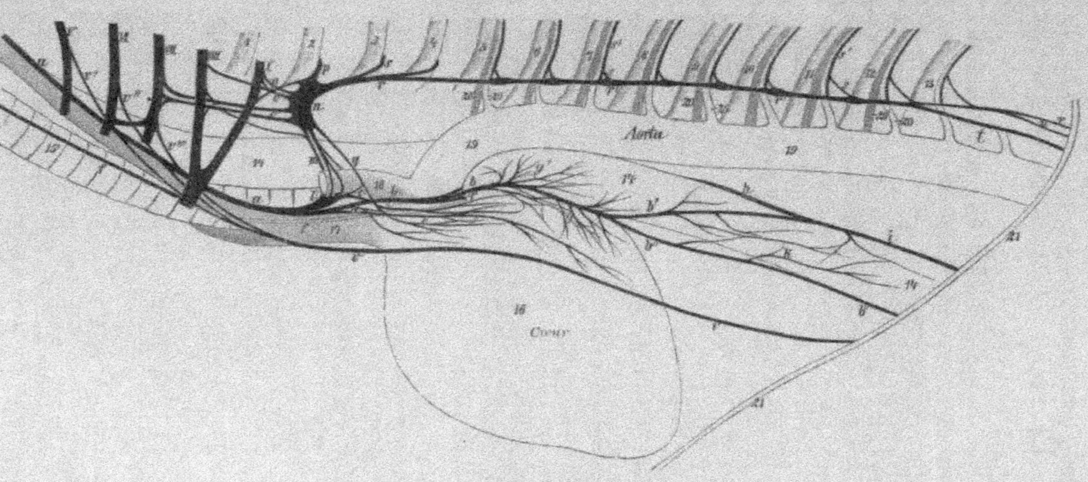

Fig. 194.

Portion thoracique du nerf pneumogastrique et du sympathique: nerf phrénique (figure demi-schématique). — *a*, Nerf pneumogastrique et nerf sympathique réunis; *b*, pneumogastrique; *b'*, sa branche dorsale qui se réunit à celle du côté opposé (*h*) pour former une branche dorsale commune (*i*); *b''*, branche ventrale du pneumogastrique; *c*, filets anastomotiques entre le pneumogastrique et le ganglion cervical inférieur du sympathique; *d*, branches cardiaques du pneumogastrique; *e*, plexus cardiaque; *f*, nerf récurrent; *g* et *g'*, plexus pulmonaire; *h*, branche dorsale du pneumogastrique droit; *i*, branche dorsale commune des deux pneumogastriques; *k*, plexus œsophagien; *l*, ganglion cervical inférieur; *m*, anse de Vieussens; *n*, premier ganglion thoracique du sympathique; *o*, ses branches anastomotiques allant aux derniers nerfs cervicaux; *p*, ses branches anastomotiques allant aux deux premiers nerfs dorsaux; *q*, branche cardiaque du premier ganglion thoracique; *r*, cordon de la portion thoracique du sympathique avec les ganglions *r'*, dans chaque espace intercostal; *s*, branches anastomotiques entre la portion thoracique du sympathique et les nerfs rachidiens; *s'*, nerfs intercostaux; *t*, grand nerf splanchnique et *u*, petit nerf splanchnique; *v*, nerf phrénique avec ses trois racines *v'*, *v''* et *v'''*. Les chiffres V à VIII indiquent les nerf cervicaux du 5ᵉ au 8ᵉ (ou mieux leurs branches ventrales). I, Premier nerf dorsal (branche ventrale); 1 à 13, première à treizième côtes; 14, œsophage; 15, trachée; 16, cœur; 17, artère innominée; 18, sous-clavière gauche; 19, aorte; 20, artères intercostales; 20', veines intercostales; 21, diaphragme.

anastomotiques pour le premier et le deuxième nerfs thoraciques se détachent directement du premier ganglion thoracique; celle qui est destinée au troisième nerf s'en détache aussi jusqu'à un certain point; cependant elle ne suit le cordon du sympathique que sur un court espace.

Les autres branches anastomotiques deviennent de plus en plus longues à mesure qu'elles se rapprochent de la queue; jusqu'à la dixième côte elles sont situées tout près du bord caudal de l'artère intercostale correspondante et, plongeant dans la profondeur, s'unissent aux nerfs intercostaux correspondants; mais les trois dernières branches (11ᵉ à 13ᵉ) naissent plus près du milieu de ces espaces, entre les deux artères intercostales et se portent de là en dehors, par-dessus la face des muscles lombaires tournée vers la cavité thoracique; près du bord externe de ceux-ci (ou après les avoir perforé) ces branches s'unissent aux nerfs rachidiens ou spinaux. La treizième (et parfois la 12ᵉ) branche anastomotique, naît du sympathique par plusieurs racines, unies entre elles et avec les nerfs rachidiens; parfois aussi chaque nerf s'unit à celui qui le précède et à celui qui le suit. L'origine des branches anastomotiques se trouve toujours à l'endroit où le cordon est interrompu par un ganglion.

En outre des branches anastomotiques, qui vont aux nerfs thoraciques, le sympathique donne, surtout dans la moitié diaphragmatique de la cavité thoracique, plusieurs filets très grêles qui s'unissent en un réseau très fin; ce réseau donne à son tour naissance aux filets très fins allant vers l'aorte. En outre ce vaisseau reçoit aussi d'autres filets qui viennent du sympathique directement, sans la formation préalable du réseau (*plexus aortique*).

Au niveau de la treizième côte, c'est-à-dire près du douzième ganglion, le cordon fournit le *grand nerf splanchnique* (fig. 194 *t*) et passe dans la cavité abdominale. Les *petits nerfs splanchniques* proviennent des trois premiers nerfs lombaires et vont au plexus de la capsule surrénale (voy. p. 576).

c. **Portion abdominale**. Après avoir détaché le grand nerf splanchnique, le cordon ne représente qu'un mince filet, qui, recouvert par les muscles lombaires, se porte vers la queue près des corps des vertèbres lombaires; il forme ainsi la portion lombaire du sympathique et est interrompu en face de chaque vertèbre lombaire par un *ganglion lombaire*. Les trois premiers de ces ganglions donnent naissance au petit nerf splanchnique, destiné au plexus de la capsule surrénale. En outre, tous les ganglions donnent une anastomose aux nerfs lombaires correspondants, des filets destinés aux artères et aux veines lombaires, ainsi que des filets très grêles qui vont à l'aorte et dont la réunion forme le *plexus aortique*. A la portion lombaire vient s'ajouter du côté caudal une *portion sacrée*

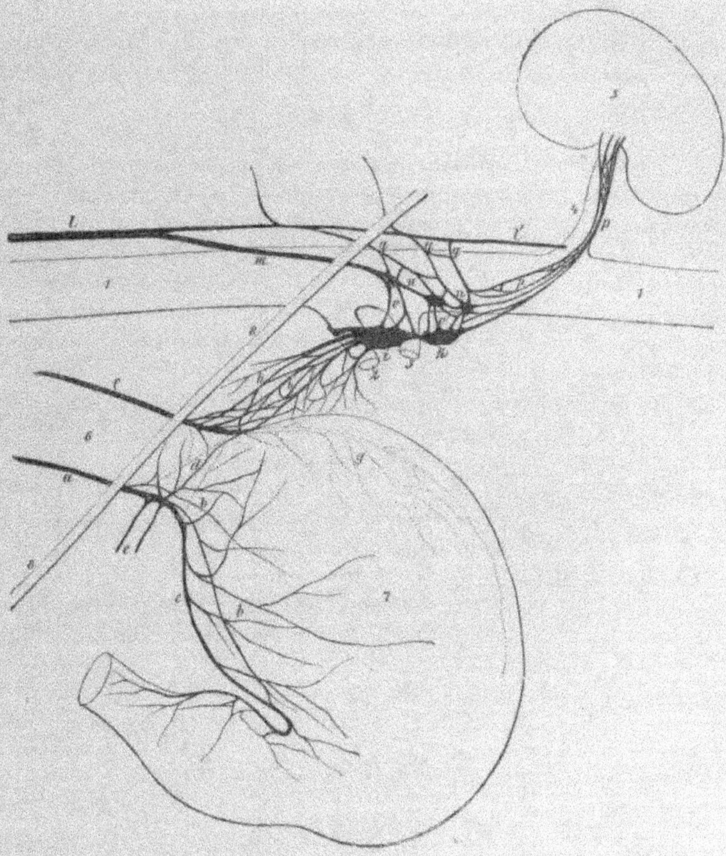

Fig. 195.

Plexus gastrique du pneumogastrique; plexus solaire et rénal du sympathique (figure demi-schématique). — *a*, Branche ventrale du pneumogastrique; *b*, plexus gastrique antérieur; *c*, rameau principal de la branche ventrale du pneumogastrique qui se distribue à la petite courbure de l'estomac; *d*, branches anastomotiques entre le plexus gastrique antérieur et le plexus gastrique postérieur; *e*, branches du plexus gastrique antérieur allant au foie; *f*, branche dorsale du pneumogastrique; *g*, plexus gastrique postérieur; *h*, branches anastomotiques entre le plexus gastrique postérieur et le plexus cœliaque; *i*, ganglion ou plexus cœliaque; *k*, ganglion ou plexus mésentérique supérieur; *l*, cordon de la portion thoracique du sympathique; *l'*, portion abdominale du sympathique; *m*, grand nerf splanchnique; *n*, plexus surrénal; *o*, branche anastomotique allant de celui-ci au ganglion cœliaque et *o'*, au ganglion mésentérique supérieur; *p*, plexus rénal; *q*, petits nerfs splanchniques. 1, Aorte; 2, artère cœliaque; 3, mésentérique supérieur; 4, rénale; 5, rein (rabattu en arrière); 6, œsophage; 7, estomac (sa portion pylorique est dirigée vers le thorax); 8, diaphragme (coupé).

qui devient de plus en plus mince; située à la face ventrale du sacrum, elle forme encore quelques petits *ganglions sacrés*, envoie des anastomoses aux nerfs sacrés et à son homonyme du côté opposé, puis se perd insensiblement.

Plexus de la cavité abdominale.

Le grand* nerf splanchnique (fig. 195 *m*) accompagne encore quelque temps, après son origine, le cordon du sympathique, pénètre entre les piliers dans la cavité abdominale, se dirige un peu du côté ventral et arrive ainsi à la capsule surrénale située latéralement et du côté aboral de l'origine de l'artère mésentérique. Près du bord dorsal de celle-ci, le nerf est interrompu par un ganglion qui donne naissance à deux nerfs ou à un nerf assez fort divisé parfois en deux branches plus faibles, qui va au ganglion cœliaque, situé au côté de l'artère cœliaque (voy. plus bas). Un autre nerf va dans la direction caudale et se renfle en un ou deux petits ganglions. Il se réunit alors aux trois *petits nerfs splanchniques* * et forme avec eux le **plexus surrénal** (fig. 195 *n*) situé à la face interne de la capsule surrénale. Outre les branches destinées aux capsules, ce plexus et surtout ses ganglions donnent des branches suivantes : 1° des *anastomoses* au ganglion (plexus) cœliaque et au ganglion mésentérique supérieur (fig. 195 *o* et *o'*); 2° des *branches rénales*. Ces derniers viennent du côté caudal du plexus et parfois directement des petits nerfs splanchniques; elles forment, ensemble avec les branches du ganglion mésentérique supérieur, le *plexus rénal* qui enveloppe l'artère rénale. Les filets de ce plexus enlacent les artères du rein et pénètrent dans le hile du rein (fig. 195 *p*).

Plexus cœliaque (fig. 195 *i*). Il est formé par les ganglions cœliaques situés aux côtés de l'artère cœliaque et par les branches des nerfs splanchniques qui y aboutissent. Les deux ganglions cœliaques, dont celui de droite est le plus fort, sont réunis entre eux, ainsi qu'aux ganglions mésentériques supérieurs par des filets courts mais forts; en outre, ils communiquent par plusieurs filets avec le plexus gastrique postérieur (fig. 195 *h*) et souvent aussi avec le plexus gastrique antérieur (fig. 195 *b*) du pneumogastrique.

Le plexus cœliaque donne naissance à d'autres filets nerveux, qui

---

* On n'appelle, strictement parlant, petit nerf splanchnique, que la branche qui se détache de la cavité thoracique; les autres branches ne sont considérées, dans ce cas, que comme des branches du sympathique. Mais comme les premiers nerfs splanchniques qui naissent dans la cavité thoracique peuvent souvent manquer, nous pouvons appliquer le nom de petits nerfs splanchniques aux nerfs sympathiques venant des trois premiers ganglions lombaires.

suivent la ramification de l'artère cœliaque et forment autour des vaisseaux, des réseaux assez serrés. Ces filets innervent les vaisseaux et se rendent avec ceux-ci dans les différents organes ; de cette façon il se forme plusieurs plexus représentant le *plexus solaire* unique de l'anatomie humaine, notamment : *a*, le *plexus gastrique* ; *b*, le *plexus hépatique* ; et *c*, le *plexus splénique*.

Plexus mésentérique supérieur (fig. 195 *k*). Situé tout près et du côté aboral du plexus cœliaque, il comprend un *ganglion mésentérique supérieur* qui se trouve tout près et un peu du côté caudal de l'origine de l'artère mésentérique supérieure ; il est réuni : aux nerfs splanchniques, au plexus cœliaque, au mésentérique inférieur et au plexus homonyme du côté opposé. Il détache de petits filets au plexus rénal et d'autres filets qui accompagnent l'artère mésentérique supérieure et ses ramifications sous forme de fins réseaux ; ces filets sont destinés aux artères et aux organes dans lesquels ils pénètrent.

Plexus surrénal et **plexus rénal**. Voy. plus haut.

Plexus mésentérique inférieur. Il est formé de filets venant du plexus mésentérique supérieur, du cordon de la portion abdominale du sympathique et du plexus aortique ; ces filets sont unis à un petit ganglion situé sur l'artère mésentérique inférieure. Ils donnent aussi naissance aux filets nerveux qui accompagnent les branches de l'artère mésentérique inférieure.

Plexus spermatique. Il est composé de filets qui accompagnent l'artère spermatique interne et qui proviennent principalement de la portion abdominale du sympathique.

Plexus hypogastrique. On peut considérer ce plexus, qui comprend les ganglions hypogastriques, comme le prolongement du plexus aortique, auquel viennent aboutir de nouveaux filets provenant du sympathique. Il donne des branches anastomotiques aux nerfs sacrés et se distribue, en suivant les ramifications de la branche viscérale de l'artère hypogastrique, dans les vaisseaux et dans les viscères du bassin. On peut ainsi distinguer des plexus particuliers à chaque organe (*plexus utérin, vaginal, hémorrhoïdal*, etc.).

ORGANES DES SENS ET TÉGUMENTS *

A. Organes de l'ouie.

1. OREILLE EXTERNE

Pavillon de l'oreille (fig. 196). Il faut y considérer la peau, le cartilage, les ligaments et les muscles. La *peau* se comporte comme le tégument en général; la seule particularité, c'est que les poils deviennent très rares à la face intérieure et disparaissent complètement vers la base du pavillon. A l'entrée qui mène du pavillon à la conque, c'est-à-dire au devant de la dépression la plus profonde du pavillon, la peau forme des plis couronnés de longs poils qui empêchent l'entrée de corps étrangers, poussière, insectes, etc., dans l'oreille.

Le **cartilage auriculaire** ou *cartilage du pavillon*, constitué essentiellement par le tissu cartilagineux élastique, est relativement mince; il forme, vers la pointe du pavillon, une lamelle *très mince;* parfois il y manque complètement, de sorte que la pointe de l'oreille n'est constituée que par la peau.

Chez la plupart des races canines, une bonne partie du pavillon retombe sur la fente ou orifice du pavillon; chez d'autres, (Lévriers, Chiens-Loups, Roquets) le pavillon est redressé.

On peut comparer le pavillon de l'oreille du chien à un cornet dont l'ouverture, très large, serait située dans un plan oblique et dont l'extrémité ou la base serait ouverte au lieu d'être fermée. Comme dans un cornet, l'ouverture basilaire se produit parce que l'un des bords du pavillon et les parties qui s'y rattachent recouvrent l'autre bord. On peut donc décrire dans le pavillon une face extérieure convexe et une face intérieure concave. Nous considérons comme l'état de repos

---

* Dans l'exposition qui suit, nous ne parlerons, en détail, que des parties qui présentent quelques particularités chez le chien. Tout ce qui, chez le chien, est constitué comme chez l'homme, ou chez les autres animaux domestiques, ne sera qu'indiqué brièvement.

de l'oreille la position du pavillon dans laquelle la face convexe est tournée vers le crâne et la face concave regarde en dehors, de sorte que l'un des bords du pavillon devient oral (*b*) et l'autre aboral (*b*).

Le pavillon est placé verticalement par rapport à la face pariétale de la tête. La plus grande partie du pavillon est libre; la partie basilaire seule, très réduite, est en connexion avec le crâne et les muscles qui le recouvrent. A l'endroit où le pavillon est appliqué contre le crâne et devient plus mince, la face *convexe* (le dos du cornet) se replie sous un angle presque droit en dehors, en décrivant une courbe, et arrive ici au maximum de son bombement. Cette partie est désignée sous le nom de *base* ou de *saillie de la conque* ou bien encore sous le nom de *fesses* du pavillon, d'après la ressemblance de ce bombement avec les fesses et le dos de l'homme. A l'intérieur, une fosse profonde, la *conque* (*fossa innominata* ou *cavité de la conque* proprement dite) répond à la base. La saillie de la conque ou la conque même est séparée du reste de la face intérieure du pavillon, c'est-à-dire de la *cavité du cornet* (*Cimba s. Scapha*) : au dehors, par un sillon transversal, *sillon transverse de l'oreille*; à l'intérieur par une saillie cutanée et une crête transversale cartilagineuse (*d*), qui correspond à l'*anthélix* et au-dessous de laquelle se trouve une deuxième crête analogue.

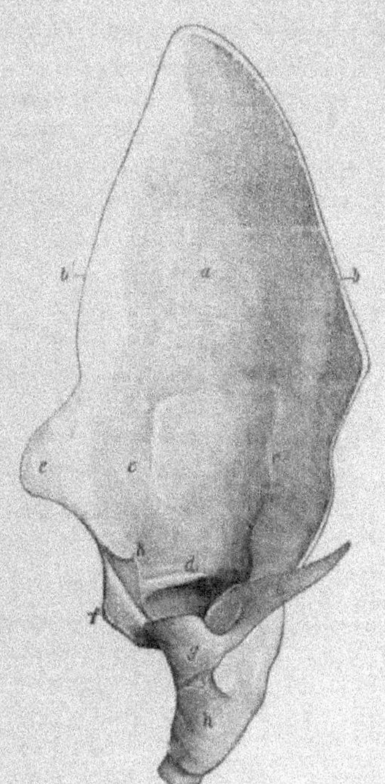

Fig. 196.

CARTILAGES DU PAVILLON DE L'OREILLE*. — *a*, Face intérieure du pavillon (correspondant à la cavité du cornet ou Cimba, ou Scapha); *b*, bord aboral et *b'*, bord oral du pavillon, correspondant les deux réunis à l'hélix; *c*, crêtes longitudinales dans l'intérieur du pavillon; *d*, anthélix; *e*, épine antérieure et supérieure de l'hélix; *f*, tragus; *g*, antitragus; *h*, tube de la conque (commencement du conduit auditif); *i*, corne postérieure de l'antitragus; *k*, crête de l'hélix.

Vers la base et en dehors, la conque se rétrécit et se termine par le *tube de la conque*. Ici l'extrémité basilaire (ou cranienne) du pavil-

---

* Le cartilage est placé ici de façon à se rapporter à l'oreille gauche.   (*Note du traducteur.*)

lon forme une circonvolution spiralée, le cartilage se contourne d'abord en dehors, puis du côté oral, puis enfin en dedans. La *saillie de la conque* repose sur un coussinet graisseux et sur le muscle temporal. La forme sphérique de sa courbure et l'enfoncement qui lui correspond donnent lieu ici à la constitution d'une articulation libre d'une arthrodie.

Le pavillon de l'oreille du chien diffère de celui de l'homme en ce que la gouttière de l'hélix et la partie supérieure du pavillon en général sont beaucoup plus étendues, surtout en longueur ; en outre, le bord oral du pavillon est rabattu vers la base de l'oreille sur le bord aboral, ce qui donne au cartilage l'aspect d'un cornet.

Chez l'homme, l'hélix est ourlé comme le bord d'un chapeau, tandis que chez le chien il est déroulé et redressé. La portion lisse du pavillon, indiquée par la lettre *a* sur la figure et située au-dessus des branches de l'anthélix (*c, c*) correspond à la partie ourlée de l'hélix de l'homme.

Le *bord du pavillon* (*b, b'*) peut être comparé à l'*hélix* de l'homme, mais ne représente pas complètement celui-ci. On peut considérer comme *anthélix* la crête transversale déjà nommée (*d'*, située à l'entrée de la conque. Cette crête envoie de chaque côté une crête longitudinale (*c, c*), sorte de prolongement de l'anthélix qui va dans la direction de la pointe de l'oreille. L'espace entre ces deux plis est connu sous le nom de *gouttière de l'hélix* ou *fossette scaphoïde de l'hélix* (*scapha*). Quant à la crête elle-même, qui représente l'anthélix, elle ne se bifurque pas en deux branches et ne forme pas par conséquent de *fossette scaphoïde de l'anthélix* (*fossa triangularis*), à moins qu'on ne veuille lui assimiler l'espace situé entre *c* et *c* sur notre figure.

On distingue dans l'hélix une *portion antérieure* et une *portion postérieure* ; elles sont enroulées ou recourbées l'une vers l'autre près de la conque, de façon à fermer complètement en dehors la fente ou l'orifice de l'oreille et concourent à la formation de l'entrée externe du pavillon, de la paroi externe de la conque et du tube de la conque. A la cavité du cornet les bords ne sont pas enroulés et forment en se rencontrant un angle aigu ou émoussé, la *pointe de l'oreille*.

Le *bord oral du cornet* (*portion antérieure de l'hélix*) (*b'*) forme non loin (dans la direction proximale) de son milieu une lamelle cartilagineuse proéminente ; c'est l'*épine antérieure et supérieure de l'hélix* (*e*), pour l'attache de l'adducteur supérieur de l'oreille.

Une large échancrure sépare cette lamelle d'un cartilage quadrangulaire, le *tragus* (*f*), qui naît du bord de la conque et se dirige du côté ventral et oral. Ses angles ne se terminent point par des *cornes* écartées l'une de l'autre. A la face interne de l'origine du tragus, par conséquent dans le prolongement de l'hélix, le cartilage proémine sous forme d'une crête, qui, à un certain endroit est surmontée d'une épine (*k*) (*crête de l'hélix* ou *apophyse pointue de l'hélix, spina helicis ant. media*). Du côté ventral le tragus est séparé par une profonde incision du tube de la conque, qui se forme ici par suite du recouvrement d'un bord par un autre.

Le bord dorsal du tragus contribue à délimiter latéralement l'entrée de la conque (ou bien de sa commissure).

A partir de l'incision ventrale mentionnée plus haut, le bord oral de l'hélix se continue en arc vers la base du pavillon, se gonfle ensuite en une petite proéminence aborale qui délimite jusqu'à un certain point l'incision, se porte le long de l'antitragus, en bas et en dedans (vers la tête) et forme une profonde échancrure. Cette échancrure a pour base une lamelle cartilagineuse qui se recourbe du côté aboral et en dedans (*épine antérieure et inférieure de l'hélix*) pour se placer au-dessus de la lamelle cartilagineuse correspondante du bord aboral du cornet (*épine postérieure et inférieure de l'hélix*).

Le *bord aboral du cornet* (*portion postérieure de l'hélix*) (b) est un peu plus convexe que le bord oral. Il forme, en face de l'épine antérieure et supérieure de l'hélix une échancrure peu profonde et, à la hauteur de l'entrée de la conque ou de la fossette transverse, une lamelle arrondie, proéminente, dirigée du côté oral vers le tragus, l'*épine postérieure et supérieure* de l'hélix. Celle-ci est séparée par une profonde échancrure d'une apophyse pointue dirigée du côté aboral (*corne postérieure de l'antitragus, apophyse crochue*) (i'). Dans l'échancrure située entre ces deux apophyses, le bord du pavillon est fortement recourbé en dedans et forme une crête longitudinale courte et proéminente qui correspond à la crête longitudinale située à la base du tragus (*épine postérieure et moyenne de l'hélix*). L'apophyse pointue que nous venons de nommer (i') se continue par une lamelle cartilagineuse demi-circulaire (g), qui représente la base de l'antitragus. L'*antitragus* est donc formé d'un cartilage demi-circulaire et d'une longue et grande apophyse qui se détache de sa portion interne et aborale et qui se dirige du côté aboral. Le corps de l'antitragus s'applique contre la face interne du tragus. Il n'y a pas apparemment de *languette caudale de l'hélix*.

L'entrée de la conque est fermée en dehors par l'apposition du tragus sur l'antitragus et par suite de l'empiètement d'un des bords du pavillon sur l'autre. L'*échancrure de la conque* (*incisura intertragica*, *incisura semilunaris*) est recouverte par l'apposition des deux apophyses (tragus et antitragus).

L'antitragus se termine en partie directement dans le *tube de la conque* (h); il en est séparé en partie par une fente en forme de rigole et n'y tient que par la peau.

Le bord aboral du pavillon descend d'abord dans la direction proximale par rapport à l'antitragus, dont le sépare une échancrure; il se recourbe ensuite dans la direction oro-interne et décrit un demi-cercle ou même une courbe de trois quarts de cercle, dont l'extrémité, l'*épine postérieure et inférieure de l'hélix* s'applique contre la face interne de l'épine antérieure et inférieure qui se recourbe aussi et vient à sa rencontre; c'est ainsi que se forme le commencement de l'entrée de la *partie cartilagineuse du conduit auditif* ou le *tube de la conque*. Au-dessus du demi-cercle on trouve, à la face aborale du tube une fossette assez profonde, par-dessus laquelle l'antitragus est jeté comme un pont.

Cartilage annulaire ou *cuirasse*. A l'extrémité basilaire du tube de la conque est placé le bout libre d'un deuxième cartilage, qui dépasse en bas le tube et dont le bord basilaire est planté sur le bord de la partie osseuse du conduit auditif externe. Ce conduit cartilagineux est formé par le cartilage annulaire. En somme la *partie cartila-*

gineuse du conduit auditif externe, très longue, est formée par le tube de la conque et par le cartilage annulaire. La *partie osseuse* du conduit est beaucoup plus courte et assez large; on peut voir à travers elle presque toute la cavité du tympan. Elle est dirigée en dedans et du côté oral.

Cartilage scutiforme (*Scutulum*) (fig. 197). Ce cartilage a la forme quadrangulaire. On y distingue un angle oral (*a*), un angle aboral (*c*), un angle externe (*b*) et un interne (*d*). Le bord oral-interne est droit, le bord oral-externe est fortement recourbé. L'angle aboral est largement ouvert.

Muscles intrinsèques du pavillon (pour les muscles extrinsèques, voy. p. 126).

Le *muscle transverse* est assez bien développé chez le chien; il se divise en deux portions. La *portion orale* est la plus importante; elle est située au milieu de la face convexe de la conque et passe comme un pont par-dessus la fossette qui correspond (de l'autre côté) à l'anthélix et qui sépare la fossette de l'hélix de la base ou saillie de la conque; elle est ainsi placée partiellement entre les branches du long releveur de la conque. La *portion aborale* est située plus près de la base et du bord aboral de la conque; c'est un mince et grêle faisceau musculaire, assez long cependant. Il est jeté comme un pont par-dessus la fossette répondant à un des plis longitudinaux de la face du pavillon qui regarde l'ouverture de l'oreille, notamment au pli qui monte près du bord aboral. La portion aborale est en partie recouverte par le long abducteur de l'oreille.

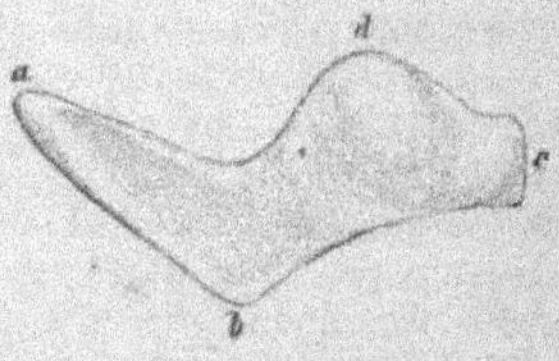

Fig. 197.

CARTILAGE SCUTIFORME GAUCHE d'un grand chien (grandeur nature). — *a*, angle oral; *b*, angle externe; *c*, angle aboral; *d*, angle interne.

Le muscle est appliqué immédiatement sur le cartilage et n'est recouvert que par la peau et les branches de l'artère auriculaire postérieure, ainsi que par les filets du nerf auriculaire postérieur.

On peut diviser ce muscle en un faisceau *oblique* et en un faisceau *transverse*; son action consiste à élargir l'entrée de la conque proprement dite.

Le *muscle de l'hélix* (fig. 44 *d*). Ce muscle naît à l'extrémité cranienne du bord oral du pavillon, là où ce bord se recourbe pour former le tragus, à la face interne de la crête de l'hélix; il descend à la face interne du tragus, entre le cartilage et la peau et se termine au bord ventral de la face interne du tragus. A sa face superficielle on voit cheminer les branches terminales du nerf temporal superficiel et le rameau temporal du nerf facial.

Le *muscle interne du tragus* ou *petit muscle du tragus*. Il prend son origine sur le bord libre, ventral, et à la face interne du tragus, près du muscle de l'antitragus; il descend le long de la face externe de l'antitragus et s'insère du côté oral, droit au-dessous de la base du pavillon, par conséquent au tube de la conque.

Le *muscle externe du tragus* ou *grand muscle du tragus*, long et mince, naît sur le bord ventral du tragus, à la face extérieure du tube de la conque, entre le cartilage annulaire et le muscle temporal; il descend vers la portion aborale de l'arcade zygomatique pour s'insérer par un tendon aplati sur le bord aboral de la mandibule, entre l'apophyse angulaire et l'apophyse articulaire.

Recouvert par l'adducteur inférieur de l'oreille, par la parotide et le tube de la conque, il repose sur une partie de l'arcade zygomatique et sur le muscle temporal.

À sa face superficielle cheminent l'artère et le nerf temporaux superficiels.

Muscle de l'antitragus (fig. 44 *e*). C'est un muscle très court, assez fort et large eu égard à sa longueur; il s'attache d'une part au bord libre et à la face interne du tragus et d'autre part à l'antitragus.

Il est recouvert par l'adducteur inférieur de l'oreille et par la peau; en dedans et du côté oral, à son origine, il est en rapport avec le muscle interne du tragus.

On voit cheminer à sa surface les branches terminales de l'artère et de la veine temporales superficielles, ainsi que quelques filets du nerf temporal superficiel.

On trouve aussi quelquefois un petit muscle qui va de l'os occipital au tube de la conque.

Ligaments de l'oreille externe.

On peut considérer comme ligaments spéciaux les masses de substance conjonctive qui réunissent entre elles les apophyses et les différentes parties du cartilage de l'oreille. Au tube ou conduit auditif on trouve des *ligaments annulaires* qui complètent la fermeture de ce canal. Le tragus et l'antitragus, l'épine postéro-inférieure et l'épine antéro-inférieure de l'hélix, ainsi que d'autres parties du cartilage de l'oreille sont réunis entre eux par des bandes fibreuses et des membranes du tissu conjonctif. Le cartilage annulaire est attaché par des ligaments spéciaux aux parties cartilagineuses avoisinantes. Il y a également des bandes ligamenteuses entre le cartilage scutiforme et la conque.

Coussinet graisseux de l'oreille externe. Au fond de la conque et autour du trou auditif externe sont disposées des masses graisseuses, que l'on rencontre même sur des sujets amaigris. Elles protègent le conduit auditif et facilitent les mouvements du pavillon.

2. OREILLE MOYENNE

La *caisse du tympan* ou *cavité tympanique* est relativement très spacieuse; elle n'est pas prolongée par des cavités ou cellules tympaniques (ou mastoïdiennes); ses parois sont lisses. En somme, la caisse est formée essentiellement par la bulle tympanique ou portion tympanique du temporal; la paroi interne seule est constituée par la portion pétreuse ou le rocher du temporal.

Cette paroi interne se soulève en une saillie mamelonnée, le *promontoire* entre la *fenêtre ovale* et la *fenêtre ronde*.

L'aqueduc de Fallope, le *sillon tympanique*, le *sillon pétreux antérieur* et les *conduits des muscles* des osselets de l'ouïe ne présentent rien de particulier chez le chien.

A la paroi *orale* de la caisse on trouve l'orifice (ou un court canal) qui aboutit à la trompe d'Eustache (*trou* ou *canal* ou *portion osseuse de la trompe d'Eustache*) ; à côté, se trouve l'orifice du canal carotidien et un méat excessivement petit auquel aboutit le sillon tympanique (corde du tympan).

La paroi *externe* de la caisse est fermée, par la *membrane du tympan*, qui s'insère sur l'*anneau tympanique*, relativement grand chez le chien. La membrane est ainsi tendue entre l'oreille moyenne et l'oreille externe. Elle est située dans un plan très incliné et présente des dimensions qui dépassent de beaucoup celles que l'on observe chez d'autres animaux.

Les muscles de l'oreille moyenne * ne présentent rien de particulier. Les osselets de l'ouïe, sont assez gros mais conformés presque exactement comme chez l'homme **.

La *trompe d'Eustache*. La portion cartilagineuse de la trompe se

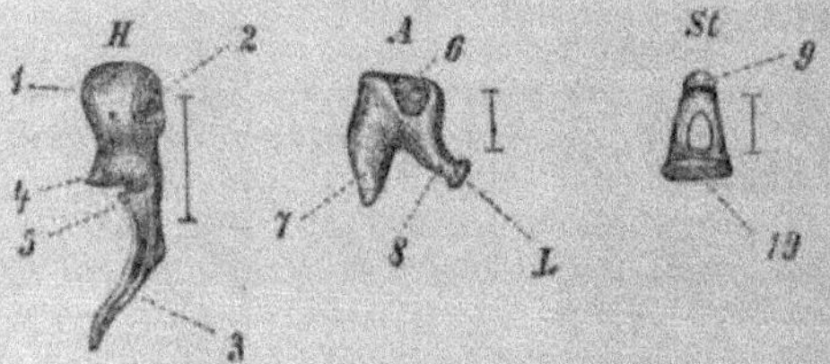

Fig. 198.

OSSELETS DE L'OUÏE (d'après l'ouvrage de Müller et Schwarznecker sur l'élevage des chevaux).— *H*, Marteau ; 1, sa tête ; 2, sa facette articulaire (destinée à l'enclume) ; 3, son manche ; 4, son apophyse longue ; 5, son apophyse courte ; *A*, enclume ; 6, sa fossette articulaire (pour le marteau) ; 7, son apophyse courte, et 8, son apophyse longue *** ; *L*, os lenticulaire ; *St*, étrier ; 9, sa tête ; 10, sa base.

trouve latéralement, tout près de la base du crâne. Elle est courte si on la compare à celle de l'homme ; sa paroi interne est en entier cartilagineuse, tandis que sa paroi externe est constituée par le tissu conjonctif. La paroi interne, une plaque cartilagineuse très courte et très forte, proémine dans la cavité naso-pharyngienne où elle est revêtue par un repli de la muqueuse. A son extrémité se trouve un orifice très étroit, presque une fente : c'est le méat par lequel la

---

* Il s'agit probablement ici des muscles du marteau et de l'étrier.

(*Note du traducteur.*)

** D'après la figure 198, l'*apophyse longue* du marteau nous paraît cependant être très réduite chez le chien.

(*Note du traducteur.*)

*** La première de ces apophyses correspond à la branche supérieure ou horizontale et la seconde à la branche inférieure ou verticale de l'enclume de l'homme.

(*Note du traducteur.*)

trompe débouche dans la cavité pharyngienne. Ce méat est difficile à découvrir; il se trouve en dedans d'un petit bourrelet longitudinal qui forme l'extrémité du cartilage, en dehors et du côté aboral du sillon guttural.

L'extrémité opposée de la portion cartilagineuse de la trompe s'attache au bord libre de la *partie osseuse* ou *canal de la trompe d'Eustache* (fig. 13 ₁₃) qui mène dans la caisse du tympan. C'est un canal creusé dans l'os, et pas un tube osseux proéminent.

A la face externe de la trompe se trouve le *muscle tenseur du voile du palais* ou *péristaphylin externe* (Dilatator tubae) (voy. p. 294).

OREILLE INTERNE

L'oreille interne, le *labyrinthe*, se compose, chez le chien comme chez les autres animaux : du *vestibule*; du *limaçon*, situé du côté oral

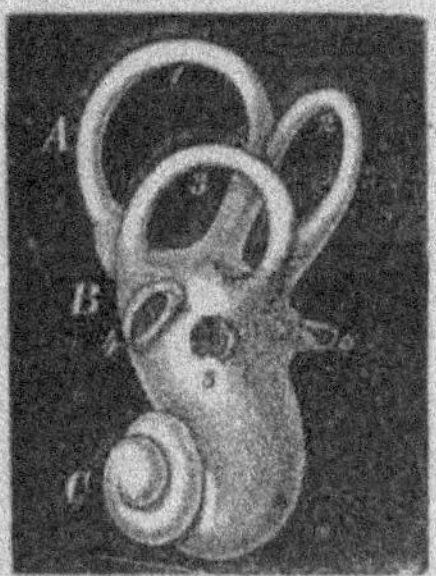

Fig. 199.

LABYRINTHE OSSEUX DE L'OREILLE GAUCHE (d'après l'ouvrage de Müller et Schwarznecker sur l'élevage des chevaux). — *A*, Canaux demi-circulaires : 1, inférieur, 2, supérieur; 3, externe; *B*, vestibule; 4, fenêtre ovale; *C*, limaçon; 5, fenêtre ronde; 6, un canal qui conduit dans le limaçon.

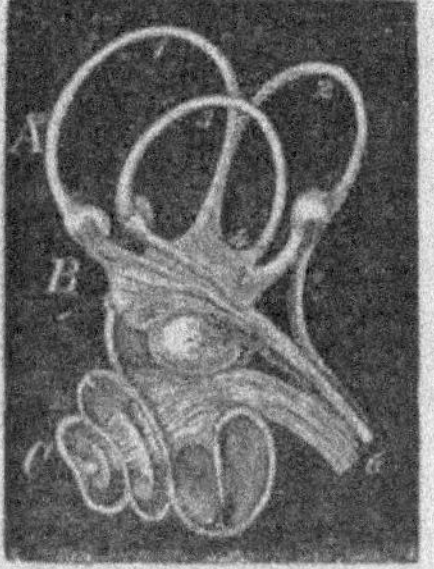

Fig. 200.

LABYRINTHE MEMBRANEUX DE L'OREILLE GAUCHE AVEC LA COUPE DU LIMAÇON (d'après Müller et Schwarznecker). — *A*, Canaux demi-circulaires; *B*, vestibule formé du saccule et de l'utricule; *C*, coupe du limaçon qui montre la lame spirale et les deux rampes; 6, nerf auditif et sa division en nerf vestibulaire et nerf du limaçon.

par rapport à celui-ci; et des canaux *demi-circulaires* qui se trouvent du côté aboral du limaçon.

Le *vestibule* est creusé dans le rocher, en dedans de la caisse du tympan avec laquelle il communique d'ailleurs par la *fenêtre ovale* ou *vestibulaire*, bouchée par l'étrier. Le vestibule est divisé par une crête en *fossette hémisphérique* et en *fossette semi-elliptique* (ou *semi-ovoïde*).

Les *canaux demi-circulaires* portent les noms de supérieur, de postérieur et d'externe. Nous ne pouvons rien dire de particulier sur ces organes chez le chien.

Le *limaçon* se trouve du côté oral du vestibule, et de la fenêtre ovale, en partie dans le promontoire. Il a deux tours de spire et demi et ne présente, pas plus que l'*aqueduc du limaçon* et l'*aqueduc du vestibule*, rien de particulier chez le chien.

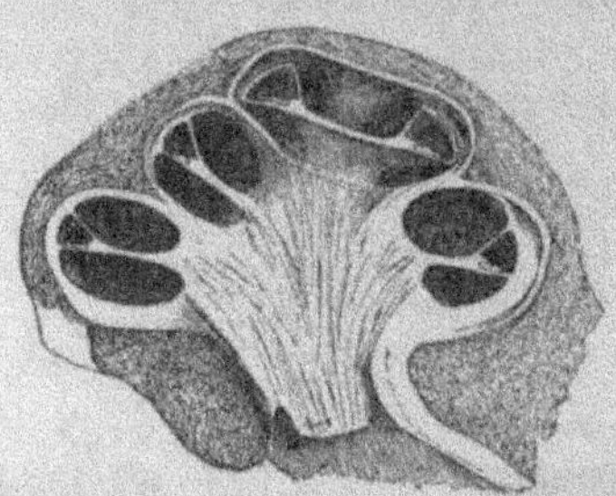

Fig. 201.

B. Organes de la vue.

1. ORBITE

Nous avons déjà parlé de la cavité orbitaire dans la partie de notre ouvrage consacrée à l'ostéologie (voy. p. 63). A part la paroi orale et la paroi interne, l'orbite n'a pas de pourtour osseux; tout au plus, trouve-t-on du côté externe encore une pointe osseuse, l'arc orbitaire. La fermeture d'un espace spécial pour l'œil, c'est-à-dire la formation de l'orbite proprement dite et sa séparation de la fosse temporale, de la fosse ptérygoïde, de la fosse palato-maxillaire, etc., a lieu en partie à l'aide du ligament orbitaire, mais surtout à l'aide de la *membrane orbitaire* appelée *périorbite*.

Le *ligament orbitaire* est une bande de tissu conjonctif, jetée à la manière d'un pont entre l'apophyse zygomatique du frontal (fig. 11 $_{12}$) et l'apophyse orbitaire de l'arcade zygomatique (fig. 11 $_{21}$); elle complète donc le cercle osseux qui entoure les paupières. Cette bande est longue de 24 millimètres chez les grands chiens, de 19 à 20 millimètres seulement chez les petits.

La *périorbite* forme un manteau de tissu conjonctif qui entoure

la plus grande partie du globe oculaire et de ses muscles. Elle délimite un espace pyramidal ou infundibuliforme, ouvert à sa base.
Cette base est tournée dans la direction oro-latérale, et c'est à son
milieu que se trouve le centre de la cornée. Le sommet de la pyramide se trouve du côté aboral et interne, notamment à l'endroit où
vient se placer le *trou orbitaire*. De cette façon l'axe visuel et l'axe de
l'œil forment un certain angle avec le plan médian de la tête, ainsi
qu'avec les axes correspondants de l'œil de l'autre côté. Les axes des
deux yeux ne sont donc point parallèles comme chez l'homme. On
distingue dans la pyramide de la périorbite, autrement dit dans la
cavité orbitaire, une face ventro-orale (inférieure), une face dorso-
aborale (supérieure), une face interne et une face externe.

Le point d'attache de la périorbite se trouve à son sommet, c'est-
à-dire au fond de la cavité orbitaire, aux environs du trou optique
et de la fente orbitaire supérieure, en face du cercle palpébral (c'est-
à-dire du ligament orbitaire et du bord orbitaire des os qui circon-
scrivent l'orbite). En outre, la périorbite s'attache à toutes les parties
du squelette osseux de l'orbite, surtout à la ligne orbito-temporale
et à la crête orbitaire postérieure. Elle n'adhère que d'une façon lâche
à la sclérotique et aux muscles.

La périorbite enveloppe le coussinet graisseux, les muscles du globe oculaire, le
releveur interne de la paupière supérieure et la glande lacrymale; au dehors,
notamment du côté aboral et dorsal, elle est en partie entourée de tissu adipeux.
En dehors et du côté aboral elle répond aux muscles ptérygoïdien et temporal,
ainsi qu'au ligament orbitaire. En dedans, elle est limitée par la paroi osseuse et
recouvre le nerf ethmoïdal et l'artère ethmoïdale; en dehors elle est en rapport
avec le muscle temporal, la glande orbitaire (voy. fig. 94) et avec les tissus adipeux de
l'œil. Son sommet, du côté ventral, touche le nerf maxillaire supérieur (nerfs
sous-orbitaire, sphéno-palatin et buccinateur), l'artère maxillaire interne et le
muscle ptérygoïdien. Plus loin, on voit cheminer dans la périorbite, le nerf frontal, le lacrymal, le pathétique, le nerf moteur oculaire commun et le rameau
orbitaire de la branche maxillaire supérieure du trijumeau (nervus subcutaneus
malae), ainsi que l'artère ophthalmique avec la plupart de ses branches.

On trouve encastré dans l'orbite un petit cartilage, la trochlée
(poulie). Situé directement du côté oral de l'apophyse zygomatique
du frontal, ce cartilage est attaché par la péri-orbite à la paroi interne
de l'orbite. Dans cette attache il reste un canal entre la trochée et l'os.
C'est là que se place le tendon du muscle oblique supérieur qui passe
ainsi dans la poulie.

La périorbite est revêtue d'une mince aponévrose, le *fascia superficiel* qui
recouvre toutes les parties de l'orbite, à l'exception de la glande lacrymale. Elle
commence au périoste qui entoure le trou optique et se termine dans les paupières.

Au-dessous de cette aponévrose se trouve une autre, située du côté dorsal et en dedans, près du globe oculaire, intimement liée au releveur supérieur des paupières. Enfin une troisième aponévrose est accolée directement au globe oculaire, c'est le *fascia profond*. Elle entoure la sclérotique depuis le bord de la cornée, puis s'épanouit sur les tendons des muscles et en partie sur les muscles et le cartilage de la membrane nictitante ou clignotante. Formée de deux feuillets, elle constitue la capsule du globe oculaire; le feuillet superficiel naît dans les paupières et va vers le périmysium des muscles droits de l'œil, entre lesquels il envoie quelques diverticules formant des cloisons. La périorbite envoie aussi des prolongements aux muscles obliques. Le feuillet profond naît sur le bord de la cornée, recouvre la sclérotique et les tendons terminaux des muscles; un feuillet secondaire (superficiel) va à la face extérieure, et un autre feuillet (profond) à la face des muscles droits tournée vers le globe oculaire. Le feuillet profond va ensuite au rétracteur de l'œil, entoure celui-ci, mais n'atteint pas le nerf optique. Les deux feuillets enveloppent aussi le tissu adipeux de l'œil et le cartilage de la membrane clignotante.

Le feuillet profond du fascia profond et surtout son feuillet secondaire profond, perforé par les muscles droits et obliques correspond à la *capsule de Tenon* de l'œil humain. Entre ce fascia et le globe oculaire se trouve l'*espace de Tenon*. Le fascia de Tenon recouvre la totalité du globe oculaire, depuis l'entrée du nerf optique jusqu'à l'endroit où se replie la conjonctive, à laquelle d'ailleurs il adhère. L'espace de Tenon se prolonge en une cavité qui entoure la gaine externe du nerf optique et qui est recouverte par le prolongement du fascia de Tenon.

L'axe de la cavité orbitaire forme un angle de 82° à 85° avec le plan du bord de l'orbite.

Les plans des deux orbites, situés obliquement des deux côtés (de la face) doivent se rencontrer sous un angle plus ou moins ouvert. Cet angle mesure chez le chien environ 84° à 90° (J. Müller). L'ouverture de l'angle formé par les deux plans passant au devant de l'orbite varie suivant les races. Chez le Caniche, cet angle de divergence présente le plus petit chiffre (84° à 95°); viennent ensuite: le Dogue, le Chien-Loup, le Terre-Neuve, avec les angles de 90° à 100°; puis le Carlin, le Griffon, le Chien de chasse et le Chien de basse-cour avec les angles de 100° à 110° (Preusse).

Les axes des deux yeux se rencontrent sous un angle de 92°,5°; les axes des deux cavités orbitaires sous l'angle de 79°; l'axe de l'œil forme avec l'axe de l'orbite un angle de 7° (Koschel).

2. PAUPIÈRES

Les deux paupières sont recouvertes de poils à leur face extérieure; leur bord libre est pigmenté et aux deux paupières il porte des *cils*. Le squelette des paupières, formé par les *tarses*, n'est point cartilagineux, mais rappelle par sa structure le tissu conjonctif. Les *glandes de Meibomius* existent. Les *glandes de Moll* sont disposées en deux ou trois rangées dans la paupière supérieure. L'angle interne de l'œil est relativement grand chez le chien. On y remarque la *troisième paupière* qui correspond au repli semi-lunaire de l'anatomie humaine; elle est soutenue par un cartilage spécial, le *cartilage nictitant* (fig. 202). Ce dernier, recouvert par la *membrane nictitante* ou *clignotante* se moule sur la courbure du globe oculaire; il est aplati et a la forme à peu près triangulaire. Son bord oral, droit, se rencontre avec ses bords latéraux, formant l'angle externe (*b*) et l'angle interne (*c*); il pénètre dans la membrane nictitante. L'angle aboral est complètement enveloppé par la *glande de Harder* qui chez le chien atteint un volume considérable et présente une coloration rougeâtre (*a*). Le long de son bord libre, la troisième paupière présente des deux côtés une bordure pigmentée large de quelques millimètres; on y trouve aussi quelques petites papilles. La *caroncule lacrymale*, située dans l'angle interne ou oral de l'œil est peu proéminente; elle est pigmentée dans la majorité des cas.

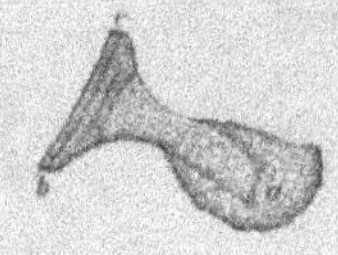

Fig. 202.

CARTILAGE NICTITANT ET GLANDE DE HARDER (vus du côté externe).—*a*, glande de Harder; *b*, angle externe et *c*, angle interne du cartilage.

La *peau* se réfléchit sur une largeur de 1 à 2 millimètres à la face interne des paupières et forme une raie noire sur leur bord intérieur.

La *conjonctive* est dépourvue de pigment, sauf aux endroits mentionnés plus haut; parfois cependant elle présente quelques taches ou traînées noirâtres. L'endroit le plus pigmenté est la *membrane nictitante* (ou troisième paupière). En dedans de la paupière supérieure, se trouve, sur la peau du front, un espace assez bien circonscrit, pourvu de poils plus longs que les régions environnantes. On peut comparer ces poils aux *sourcils* de l'homme.

3. ORGANES LACRYMAUX

La *glande lacrymale* (fig. 94 ₉) est une glande aplatie, d'un rose pâle, dont les lobes ne sont rattachés entre eux que d'une façon tout à fait lâche. Ordinairement elle est située sur le ligament orbitaire, près de la face dorsale et externe du globe oculaire, dans la périorbite. Pour la découvrir on n'a qu'à couper le ligament orbitaire sous lequel on la trouve immédiatement. Les conduits excréteurs ne sont pas visibles à l'œil nu. Leurs orifices se trouvent sur le bord de la paupière supérieure.

Le *lac lacrymal* est très petit. Les deux points lacrymaux, le plus souvent elliptiques de contour, sont très nets; ils se trouvent des deux côtés de la caroncule; on peut y introduire aisément une soie de sanglier.

Les *conduits lacrymaux* s'élargissent vers leur point de réunion. Le *sac lacrymal*, peu apparent, repose sur l'os lacrymal.

Le *canal lacrymal* (fig. 203 *a*) ou *conduit nasal* a ceci de particulier chez le chien, qu'il se présente sous deux aspects différents.

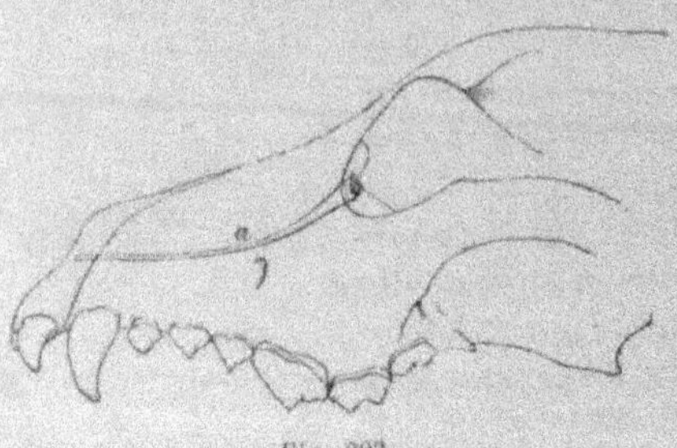

Tantôt il est long et s'ouvre dans la paroi externe de la narine (un peu du côté ventral du repli en S), déjà dans la portion pigmentée de la muqueuse. Tantôt, au contraire, il est court et débouche à la face externe du cornet inférieur dans le conduit nasal ventral ; dans ce dernier cas son orifice est situé à peu près à l'extrémité du canal lacrymal osseux.

Fig. 203.

CANAL LACRYMAL. — *a*, Canal lacrymal.

Voici le *trajet du canal lacrymal* : Il se porte en ligne courbe dont la convexité est dirigée du côté ventral, d'abord dans le canal lacrymal de l'os lacrymal (portion osseuse du canal), puis dans le sillon (ou demi-canal) lacrymal du maxillaire ; dans cette dernière partie de son parcours le canal est recouvert en dedans, à peu près jusqu'au trou sous-orbitaire par une très mince plaque osseuse ; plus avant dans la direction orale le canal devient libre et se place à la paroi interne du maxillaire, notamment du côté ventral d'une saillie osseuse, d'abord probablement dans la substance même du cornet inférieur, puis en dehors du cartilage latéral de la narine. La portion libre est parfois pourvue d'un ou de plusieurs méats qui interrompent ainsi la continuité du canal lacrymal.

Quelquefois sur le même animal le canal est très long d'un côté, tandis qu'il est court de l'autre.

4. GLOBE OCULAIRE

Au contraire de ce que l'on observe chez d'autres animaux domestiques, le globe oculaire du chien est presque parfaitement sphérique.

Le rapport de l'axe de l'œil à son diamètre vertical est de 1 à 0,9 ou 0,95 d'après Koschel. Chez les petits chiens les diamètres horizontal et vertical ainsi que l'axe de l'œil mesurent respectivement, 19,7, 18,7 et 20 millimètres ; chez les grands chiens les chiffres correspondants sont : 24, 23, 24,2.

Le diamètre longitudinal maximum atteint, d'après Emmert, 21-22 millimètres ; le transverse maximum 20-21 millimètres. En outre, le diamètre de profondeur doit être un peu plus long que celui de la hauteur ; la courbure du cristallin serait aussi un peu plus aplatie chez le chien que chez d'autres animaux domestiques.

Le globe oculaire est relativement plus gros chez les chiens (surtout chez les chiens de petite taille) que chez les ruminants, chez le porc, chez le cheval, etc.

Le *volume du globe oculaire* est de 5,1 centimètres cubes en moyenne; le poids du corps est au poids des deux globes comme 960,8 est à 1. Koschel a trouvé chez les gros chiens les rapports suivants du poids du corps aux deux globes : 2574 : 1 chez les chiens de grande taille; et 545 : 1 chez les chiens de petite taille. Le volume du globe est au volume du cristallin comme 10,2 est à 1. Les rapports du volume du globe à ceux des autres parties de l'œil sont les suivants : rapport du globe à la chambre antérieure 11,9 : 1; au corps vitré 1,6 : 1; aux tuniques enveloppantes 5,1 : 1. Le contenu du globe peut se partager ainsi qu'il suit : cristallin 0,5; chambre 0,4; corps vitré 3,2 (Emmert).

Malgré la forme sphérique presque parfaite du globe oculaire chez le chien, la cornée est toujours un peu plus bombée que la sclérotique.

D'après Koschel, chez les chiens de taille moyenne le rayon du méridien horizontal de la cornée mesure 9,3 de millimètre et celui du fond de l'œil 12,6 mm. La corde de l'arc formé par la cornée (par conséquent la largeur de celle-ci) atteint chez les chiens de taille moyenne 16,3 mm. En comparaison avec les autres animaux domestiques la cornée du chien a la plus forte courbure. La hauteur de la cornée est de 15,25 mm. chez les chiens de taille moyenne (rapport entre la hauteur et la largeur 1,0 : 1,07). Le rayon du méridien vertical de la cornée est de 9,0 mm.

Rapport entre la largeur de la cornée et le diamètre horizontal de l'œil 1 : 1,3.
— — hauteur — — vertical — 1 : 1,4.

La *structure générale* de l'œil est la même que chez l'homme ou les autres animaux, par conséquent nous n'allons pas y insister. Nous ne mentionnerons ici que ce qui est particulier et caractéristique pour le chien.

L'*entrée du nerf optique* se trouve un peu du côté ventral et latéralement, mais cependant encore plus près du centre de l'orbite que chez d'autres animaux domestiques.

Cette entrée est située chez les chiens de taille moyenne exactement dans le plan du diamètre vertical ou à 0,7 de millimètre en dehors de celui-ci, à 2 mm. au-dessous du méridien horizontal; chez les petits chiens les chiffres correspondants sont : 0,0-0,2 mm. et 1,5 mm. (Koschel). Le diamètre du nerf optique est de 1,8 à 2 mm. chez les chiens de grande taille; de 1 à 1,2 mm. chez les petits chiens.

La **sclérotique** est blanche partout; vers la paroi postérieure du globe oculaire, près de l'entrée du nerf optique elle est assez épaisse; partout ailleurs elle est plutôt mince, sauf vers le bord de la cornée où son épaisseur est cinq fois plus grande que sur le reste de la surface du globe oculaire. Ceci explique la couleur bleuâtre ou même noirâtre de la plupart des yeux de chiens, car la sclérotique n'est assez épaisse pour paraître blanche qu'au fond de l'œil et vers la cornée; partout ailleurs elle laisse passer par transparence la couleur noire de la choroïde. L'*ouverture cornéenne* ou *antérieure* de la sclérotique est ronde, circulaire. La sclérotique est recouverte en grande partie par les muscles de l'œil et en avant par les paupières. Quand les yeux sont au repos on ne voit pas la sclérotique; c'est à peine si l'on aperçoit aux deux angles (interne et externe) de l'œil une toute petite portion de cette membrane. Quand l'animal est agacé (et remue fortement les yeux) il fait voir plus ou moins le blanc de l'œil.

La **cornée** offre un bord cornéo-sclérotique presque circulaire; elle est enchâssée dans l'ouverture de la sclérotique comme un verre de montre. Fortement bombée (voy. p. 591) elle est plus épaisse au milieu que vers la périphérie, c'est-à-dire au voisinage de la sclérotique.

Son épaisseur est la suivante :

Chez les chiens de grande taille, au centre : 0,8-1,0, à la périphérie 0,5-0,6 mm.

   —   —   taille moyenne,   —   0,8-1,0,   —   0,5-0,7 —

   —   —   petite taille,   —   0,6-0,7,   —   0,5-0,6 —

Quant à l'*uvée*, il faut y noter les particularités qui suivent. La *choroïde* est fortement pigmentée et présente ce qu'on appelle un *tapis*, notamment un *tapis celluleux* formé de 5 à 6, par places même de 10 à 15 couches de cellules. Ce tapis a un reflet métallique, couleur jaune d'or, ou or verdâtre, passant au bleu clair ou couleur d'acier vers la périphérie. La partie la mieux visible, nettement circonscrite, se présente sous la forme d'un croissant. Le tapis commence immédiatement au-dessus ou en dedans de l'entrée du nerf optique, ou bien même sur celui-ci.

L'ensemble du tapis forme un triangle rectangle scalène à trois prolongements ou branches, dont l'hypoténuse passe par la papille optique. L'angle droit se trouve dans le carré dorso-externe de l'œil, verticalement au-dessus de l'entrée du nerf optique; la partie allongée étroite du triangle est placée en dedans, la partie plus large et plus courte en dehors. L'hypoténuse présente parfois une ligne courbe; la portion externe du triangle est en général plus claire que la portion interne; celle-ci est souvent peu distincte et peut même manquer dans quelques cas exceptionnels (Preusse). Il est inutile de donner les mesures du tapis car ses dimensions varient avec la taille du chien. On ne peut guère distinguer chez le chien un tapis pigmenté (*tapetum nigrum*) et un tapis lumineux (*tapetum lucidum*). Au voisinage de la papille on trouve des taches de pigment noir qui se rapprochent de plus en plus les unes des autres du côté ventral, jusqu'à ce qu'elles aient formé définitivement une surface noire ininterrompue.

Le tapis est situé entre la couche vasculaire et la membrane chorio-capillaire de la choroïde. Son épaisseur chez les grands chiens est de 0,1 de millimètre environ.

Muscle ciliaire ou *tenseur de la choroïde*. Ce muscle, très allongé, naît chez le chien de la choroïde par sa portion pointue; il est renforcé par des faisceaux venant de la tunique interne de l'œil. Ses fibres se dirigent dans le sens des méridies de l'œil et se jettent près du bord de la sclérotique sur un long et fort tendon qui entremêle ses fibres à celles de la sclérotique et enfin s'y attache très intimement. Le tendon passe comme un pont par-dessus le canal de Schlemm et se termine sur le ligament pectiné. Les fibres méridiennes sont renforcées par quelques rares fibres équatoriales, mais il n'y a pas de muscle circulaire ou annulaire à proprement parler.

Le *corps ou zone ciliaire* présente la structure bien connue. Koschel compte chez les gros chiens 70 à 80 et chez les petits chiens jusqu'à 83 *procès ciliaires*.

D'après H. Virchow on reconnaît dans le corps ciliaire (chez l'homme) encore une éminence annulaire, dirigée dans le sens de l'équateur, sur laquelle on peut distinguer, cas échéant, deux formations alternantes, les *procès ciliaires* et les *vallées ciliaires*. H. Virchow donne le nom de *moulure* ou *ourlet ciliaire* à cette zone équatoriale; au devant de cette zone se trouve, dans le sinus de la chambre postérieure entre les procès ciliaires, l'éventail ou bandelette de la chambre antérieure; en arrière on rencontre l'épanouissement du canal de Petit (bandelette de Petit). Chacun des procès ciliaires se divise en une portion située en avant et en une autre portion située en arrière de l'*ourlet ciliaire* (Septa cameralia, Plis de Petit). Le chien possède un ourlet analogue bien développé.

Le *ligament pectiné* est très net chez le chien.

L'*iris* est brunâtre, ou d'un jaune-brun et présente parfois une coloration différente aux deux yeux.

Le *sphincter de l'iris* offre de nombreux entrecroisements de fibres; quant au *dilatateur de l'iris* on ne peut guère démontrer son existence.

Pour ce qui concerne les prolongements de l'iris, l'anneau, etc., voy. les manuels d'histologie des animaux domestiques, ainsi que le travail de Schwalbe dans l'Archiv de Max Schultze de 1870, p. 251 et le Manuel d'Anatomie de Hoffmann et Schwalbe.

La **rétine** du chien présente les particularités suivantes. Le pourpre rétinien y est mieux visible que dans d'autres endroits; il forme une bande, la *crête* ou la *ceinture rétinienne* ou *optique*. La rétine est richement pourvue de vaisseaux sanguins. L'entrée du nerf optique se trouve à 3 ou 4 millimètres en dehors du méridien vertical de l'œil (Preusse).

La *papille optique* a le plus souvent la forme d'un triangle équilatéral à angles émoussés, dont la partie centrale est plate, arrondie, ou légèrement enfoncée. Parfois la papille est ronde ou ovale. Sa coloration est très variable : tantôt elle est d'un jaune pâle, tantôt blanche, ou bleuâtre ou bien complètement foncée. Du centre de la papille, parfois aussi de son bord, émergent trois ou quatre artères accompagnées de leurs veines et quelques petites branches artérielles et veineuses. Les veines forment souvent à la papille un anneau (ou un arc) ordinairement ouvert du côté ventro-oral, formé par l'anastomose de gros vaisseaux veineux à l'aide de petites veinules. La division en une couche superficielle contenant les capillaires artériels et en une couche profonde renfermant les veines est très nette. Les artères pénètrent dans le nerf optique à un ou deux millimètres de la sclérotique et se portent vers le centre du globe (ou vers son axe).

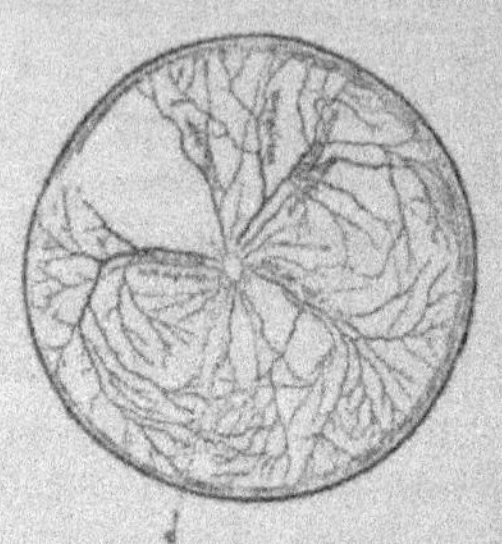

Fig. 204.

VAISSEAUX DE LA RÉTINE CHEZ LE CHIEN (d'après Eversbusch). — *a*, Arcades vasculaires très fines sur la papille.

Il faut remarquer à propos de la *vascularisation du nerf optique et de la rétine*, qu'il existe chez le chien, au lieu de deux ou trois *courtes artères ciliaires postérieures* seulement, comme cela se voit chez les ruminants, le porc, etc., un grand nombre de ces artères, qui avoisinent le nerf optique et y pénètrent au niveau de la choroïde ; chacune d'elles donne ordinairement une branche assez grêle, qui va droit à la papille et se recourbe brusquement, à peu près vers la périphérie de la rétine ; ce sont des vaisseaux marginaux cilio-rétiniens qui s'anastomosent avec les vaisseaux du centre de la rétine (Hoffmann).

Le cristallin est relativement peu bombé. Chez des chiens de taille moyenne, le rayon de sa courbure antérieure est de 6,2 mm. ; celui de sa courbure postérieure est de 5,5 mm. Le cristallin est donc plus fortement convexe en arrière qu'en avant ; c'est le contraire de ce que l'on observe chez le chat.

Le poids du cristallin chez les gros chiens est de 1,55 gr., chez les petits chiens, de 1,07 gr. Le rapport entre le poids du cristallin et celui de l'œil est chez les premiers de 1 : 9,3, chez les seconds de 1 : 8.

Le mode de *fixation du cristallin*, les *chambres de l'œil*, le *corps vitré*, etc., ne présentent rien de particulier chez le chien. Voy. d'ailleurs Ellenberger, *Handbuch der vergleichenden Histologie der Haussäugethiere* (traité d'histologie des animaux domestiques).

Vaisseaux du globe oculaire. Nous renvoyons le lecteur pour tout ce qui concerne les vaisseaux en dehors de ceux décrits dans l'angéiologie, au traité d'histologie déjà cité.

Bellarminow donne les détails suivants sur les artères et les veines du globe oculaire du chien. Il distingue une *artère ophthalmique externe* venant de la maxillaire interne et une *artère ophthalmique interne* venant de la carotide interne. Cette dernière (décrite par nous à la p. 378 comme branche anastomotique), assez grêle, donne l'artère centrale de la rétine; tandis que l'artère ophthalmique externe se porte vers le nez, se divise en artère interne de l'iris et en une branche qui, renforcée par une autre branche venant de l'ophthalmique interne, prend le nom de l'artère temporale de l'iris. Plus en avant, dans la choroïde, on trouve un anneau artériel formé directement par les deux artères de l'iris et indirectement par le grand cercle artériel de l'iris, ainsi que par l'artère choroïdienne. Cet anneau envoie des branches au corps ciliaire et à la choroïde. La portion artérielle de l'anneau de la sclérotique, située dans la zone moyenne du *plexus veineux* du bord de la sclérotique, reçoit des branches de chacune des artères de l'iris, ainsi qu'une branche ventrale et une branche dorsale venant des artères des muscles droit supérieur et droit inférieur; c'est de cet anneau que provient le riche plexus marginal. Au pourtour du bord ciliaire de la choroïde on trouve chez le chien 14 à 15 faisceaux de veines choroïdiennes qui rayonnent autour. Au voisinage du méridien horizontal apparaissent les « demi-tourbillons », de sorte qu'il n'y reste que 10 ou 11 des paquets ou faisceaux dont nous avons parlé. Du côté dorsal et du côté ventral se trouvent deux *veines vorticineuses* dont chacune prend son origine au point de convergence d'un demi-tourbillon. Chacune des veines vorticineuses reçoit, ordinairement, deux ou trois petites racines du plexus marginal de la sclérotique, de sorte que ces deux régions veineuses, séparées chez l'homme, présentent ici au contraire de nombreuses anastomoses. Le plexus veineux du bord de la sclérotique, ainsi que les veines du bord de la cornée présentent en outre dans leur ensemble une zone de petites veines marginales, celles du plexus et celles des points d'émergence. Les petites veines marginales se comportent comme les petites artères marginales, le plexus représente le plexus de l'homme, d'ailleurs moins compliqué et situé dans le canal de Schlemm. Les mailles de ce plexus sont étirées dans le sens parallèle au bord de la cornée; elles sont un peu arrondies en arrière. Les points d'émergence sont au nombre de deux : un du côté ventral, et un autre du côté dorsal; chacun d'eux présente trois veines efférentes. Il y a ainsi en tout six veines efférentes ; quatre de ces veines se jettent dans les veines vorticineuses, les deux autres restant dans le méridien vertical, c'est-à-dire du côté ventral et du côté dorsal; elles vont vers les veines de la cavité orbitaire accompagnant les artères de même nom qui vont à l'anneau orbitaire artériel. Le plexus veineux reçoit les courtes veines des paquets ou faisceaux (penicilli) et les veines du corps ciliaire. Le réseau vasculaire épiscléral communique largement avec les trois zones que nous venons de décrire.

MUSCLES DU GLOBE OCULAIRE * (Fig. 205).

a. **Muscles droits de l'œil**. Il y en a quatre (supérieur, inférieur, externe et interne), qui prennent tous leur origine autour du trou optique. Partant de là en divergeant, ils traversent la couche graisseuse et arrivent au globe oculaire auquel ils s'attachent. Ces muscles se présentent donc comme quatre faces d'une pyramide et entourent

* Les muscles de la paupière ont été décrits plus haut (p. 125).

le muscle rétracteur de l'œil; leurs portions charnues, aplaties, sont en rapport avec la périorbite, sauf pour le droit supérieur qui en est séparé par le releveur de la paupière supérieure. Chacun de ces muscles se termine par un tendon aplati qui s'insère sur la sclérotique à peu près au sommet de la courbure du globe. L'ensemble des insertions de tous les quatre muscles forme une ligne circulaire.

Le *droit supérieur* (*a*) est recouvert par le nerf frontal et, à son origine, par le nerf pathétique; il est en rapport avec le nerf nasal, le nerf moteur oculaire commun et l'artère ethmoïdale; il recouvre le nerf sous-trochléaire ou nasal externe. Sa partie charnue se trouve sous le releveur de la paupière supérieure et son tendon sous la glande lacrymale.

Le *droit externe* (*b*). Il est en rapport : en dehors avec le nerf lacrymal et le rameau orbitaire de la branche maxillaire supérieure du trijumeau, avec l'artère lacrymale et avec une partie de l'artère frontale. Au voisinage du muscle se trouvent le nerf moteur oculaire commun et le moteur oculaire externe qui lui envoie quelques branches.

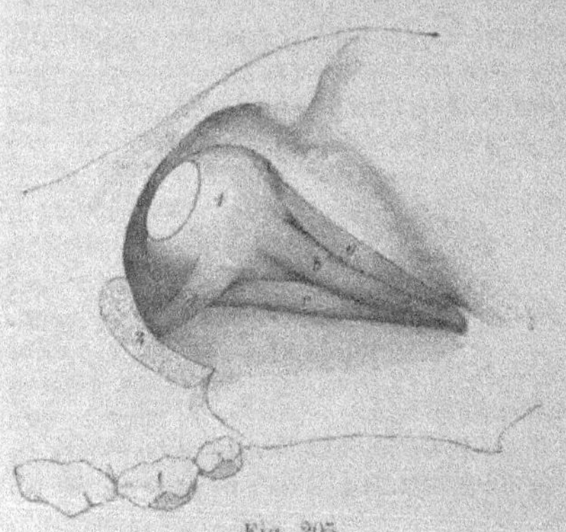

Fig. 205.

MUSCLES DE L'ŒIL GAUCHE (vue latérale). — *a*, Droit supérieur; *b*, droit externe; *c*, droit inférieur; *d*, oblique inférieur ou petit oblique; 1, globe oculaire; 2, arcade zygomatique (sciée).

Le *droit inférieur* (*c*) est en rapport en dehors, avec le rameau orbitaire de la branche maxillaire supérieure du trijumeau et avec les nerfs du petit oblique; il recouvre les branches du nerf oculo-moteur ou moteur oculaire commun et l'artère ophthalmique.

Le *droit interne* est en rapport, en dedans, avec le nerf nasal et l'artère ethmoïdale, ainsi qu'avec le muscle oblique supérieur; vers le front il touche le nerf sous-trochléen ou nasal externe. Il recouvre les branches du nerf moteur oculaire commun et les branches musculaires de l'artère ophthalmique.

Action. — Les muscles droits tirent le globe avec la pupille chacun de son côté. Agissant tous simultanément ils tirent le globe vers le fond de la cavité orbitaire. Comme le droit interne envoie aussi son tendon à la troisième paupière, il la tire également en arrière.

b. **Muscles obliques de l'œil**. Placés obliquement par rapport à l'axe longitudinal ou sagittal du globe ils accomplissent les mouvements de rotation des yeux.

α. *Muscle oblique supérieur* ou *grand oblique*. Il naît en dedans du trou optique, se porte, le long de la paroi interne de l'orbite, du côté dorsal et oral, en recouvrant le droit interne, et se termine par un tendon qui s'engage dans le canal creusé entre la trochlée et l'os, puis se tourne en dehors pour arriver sous le tendon du droit supérieur et s'attacher près de l'angle externe de l'œil sur la sclérotique.

Près du muscle on voit, en dehors, le nerf trochléaire ou pathétique, et du côté dorsal, le nerf frontal. L'oblique supérieur est aussi en rapport avec le nerf sous-trochléaire ou nasal externe, le nerf ethmoïdal et l'artère ethmoïdale.

Action. — Ce muscle tourne en haut le globe et la partie externe de la pupille; il fait baisser la partie interne de la pupille.

β. *Muscle oblique inférieur* ou *petit oblique* (fig. 205 *d*). il est situé dans la périorbite, du côté ventral et externe du globe. Il naît dans la fosse lacrymale, passe en partie sous le droit externe et s'attache à la sclérotique, du côté aboral par rapport à l'angle externe de l'œil.

Action. — Ce muscle fait tourner le globe oculaire avec la portion externe de la pupille en bas et relève la portion interne de la pupille. Si les deux obliques agissent à la fois, ils pressent le globe oculaire contre la paroi orbitaire interne, l'allongent et poussent la cornée en avant. Parfois ils tournent le globe avec la cornée, tout à fait en arrière de l'angle interne de l'œil; dans ce cas la troisième paupière se place au devant du globe oculaire.

c. **Muscle rétracteur de l'œil.** Situé à l'intérieur d'une espèce d'entonnoir formé par les muscles droits, le rétracteur est recouvert par ceux-ci et par la graisse qui entoure le globe. Il s'attache au pourtour du trou optique, *se partage en quatre portions* qui encadrent le nerf optique (*muscles droits internes* ou *petits droits de l'œil*) et se termine à la face aborale de la sclérotique en dedans des muscles droits.

Action. — C'est un muscle auxiliaire des muscles droits de l'œil. Parfois il tire le globe oculaire en arrière.

L'appareil musculaire de l'œil est entouré par la périorbite et forme avec celle-ci et le globe une pyramide dont la base est dirigée du côté oral, et le sommet, du côté aboral (voy. p. 586).

Pour les artères et les nerfs de l'intérieur de la périorbite, voy. la description de chacun des muscles de l'œil à part.

Il nous est impossible de donner ici les détails concernant les particularités de l'œil.

Nous renvoyons ceux qui s'y intéressent à la liste bibliographique qui suit et qui contient tous les travaux publiés, à notre connaissance, pendant ces dernières 25 années et dans lesquels il est question de l'œil du chien.

Retterer, Du Muscle ciliaire dans la série animale (communication à la Soc.
de biologie). Progrès méd., t. XVI, 2e série, t. VII, n° 13 *. — Singer et Münzer,
Beiträge zur Kenntniss der Sehnervenkreuzung. (Denkschr. K. Akad. d. Wissensch.
in Wien, 1888, n° 8.) — Flesch, Ueber die Deutung der Zirbel bei den Säugetieren. (Anatom. Anzeiger, 3e année [1888], n° 6.) — Schwalbe, Untersuchungen über die Lymphbahnen des Auges und ihre Begrenzungen. T. II. (Archiv
de Schultze, t. VI, p. 261-362). — Sattler, Ueber die Tapeta der Säugetieraugen
und analoge Bildungen in der Aderhaut des Menschen. (Wiener med. Jahrbücher,
1876, 4e fasc., p. 20.) — Hitzig, Untersuchungen über das Gehirn. (Arch. f.
Anat. und Physiol. Nouvelle série, t. IV. p. 692.) — Walsberg, Ueber den Bau der
Thränenwege der Haussäugetiere und des Menschen. Ouvrage couronné. (Rostock,
57 p.) — Emmert, Vergleichend-anatomische Untersuchungen über Grössen-
und Gewichtsverhältnisse des Augapfels unserer Haustiere und seiner Bestandteile.
(Zeitschr. f. vergl. Augenheilkunde, p. 40, 1886.) — Dogiel, Neue Untersuchungen
über den pupillenerweiternden Muskel der Säugetiere und Vögel. (Archiv f.
mikrosk. Anatomie, t. XXVII, p. 403.) — Lee, On the tapetum lucidum. (Lancet.
I, p. 203, 1886.) — Barret, The distribution of blood vessels in the retinae of
mammals. (Journ. of Physiol., t. VII, p. 230. 1886.) — Luciani et Seppilli, Die
Funktions-Lokalisation auf der Grosshirnrinde. Traduit en allemand par
M. O. Fränkel. (Leipzig, Denicke, in-8°. 1886.) — Michel, Ueber den Bau der
Chiasma nervorum opticorum. (Archiv f. Ophthalm. de Graefe, t. XIX, p. 59-86.)
— Gudden, Ueber die Kreuzung der Fasern im Chiasma nervor. opticor. (Archiv
f. Ophthalm., t. XX, fasc. 2, p. 249-268. 1874.) — Schultze, Ueber das Tapetum
in der Chorioidea des Auges der Raubtiere. (Sitzungsberichte der niederrheinischen
Gesellschaft f. Natur- und Heilkunde. 1871.) — Dogiel, Ueber den Musculus
dilatator pupillae bei Säugetieren, Menschen und Vögeln. (Archiv de Schultze,
t. VI, p. 89-99. 1870.) — Dobrowolsky, Zur Lehre über die Blutzirkulation im
Augenhintergrunde des Hundes und des Menschen. (Centralblatt f. d. med.
Wissenschaften, t. VIII, p. 305-308 et 321-325. 1870.) — Robin et Cadiat, Note sur
la structure du sac lacrymal et de ses conduits. (Journ. de l'anatomie et de la physiologie, n° 5, 1875.) — Reich, Le chiasma des nerfs optiques. (Journal de médecine militaire, 1875 [en russe].) — Morano, Embriogenesi ed anatomia comparata
de follicoli congiuntivali. (Archivio di Ottalm., 2e année, fasc. 3, p. 73-77.) —
Exner, Ueber neue Forschungsresultate, die Lokalisation der Gehirnrinde betr.
(Wiener med. Wochenschrift, n° 49, 50 et 51. 1886.) — Munk, Ueber die
centralen Organe für das Sehen und Hören bei den Wirbeltieren. (Sitzungsberichte d. k. preuss. Akademie der Wissensch., fasc. VII et VIII. 1886.) —
Michel, Zur Frage der Sehnervenkreuzung im Chiasma. (Archiv f. Ophth., t. XXIII,
fasc. 2, p. 227.) — Munk, Zur Physiologie der Grosshirnrinde. (Archiv f. Anatomie
u. Physiol. [Physiol. Abth.], fasc. V et VI **, p. 599.) — Goltz, Ueber die
Verrichtungen des Grosshirnes. (Archiv f. d. gesamte Physiologie, t. XII.
p. 101, et t. XXVI, p. 1.) — Heusen et Völkers, Ueber den Ursprung der Acco-
modationsnerven nebst Bemerkungen über die Funktion der Wurzeln des
N. oculo-motorius. (Archiv f. Ophth. de Graefe, t. XXIV, fasc. 1. p. 1.) — Schwalbe,
Ueber die morphologische Bedeutung des Ganglion ciliare. (Sitzungsberichte
der Jenaischen Gesellschaft f. Medizin u. Naturwissenschaft, 15 nov. 1878.) —

---

* Voy. aussi *Comptes rendus de la Société de Biologie*, série 9, t. V (1888), n° 13.

** Le texte allemand ne contient pas l'indication de la date du recueil; les travaux
de Munk ont paru dans la période de 1881 à 1886. (*Note du traducteur.*)

Laborde, Recherches expérimentales sur quelques points de la physiologie du bulbe rachidien. (Gaz. méd. de Paris, p. 29 et 32. 1878.) — Gudden, Ueber die Kreuzung der Nervenfasern im Chiasma nervorum opticorum. (Archiv f. Ophth. de Graefe, t. XXV, fasc. 3, p. 179.) — François-Franck, Note sur le défaut de subordination des mouvements de la pupille aux modifications vasculaires; sur la distinction des nerfs ciliaires en constricteurs et dilatateurs de l'iris et sur les rapidités différentes du resserrement et de la dilatation. (Gazette des hôpitaux, 1878, p. 748, et Gazette hebdom., 1878, p. 503.) — Tartuferi, Le glandule di Moll studiate nelle palpebre dell' uomo e degli altri mammiferi e comparate alle tubulari cutanee. (Arch. delle scienze med., t. IV, p. 31. 1879.) — Schwalbe, Das Ganglion oculo-motorii. Ein Beitrag zur vergleichenden Anatomie der Kopfnerven. (Jenaische Zeitschr f. Naturw., t. XIII (nouv. série t. VI), 1879.) — François-Franck, Trajet des fibres iridodilatatrices et vasomotrices carotidiennes au niveau de l'anneau de Vieussens. (Gazette méd. de Paris, 1879, p. 520.) — Adamück, Zur Frage über die Kreuzung der Nervenfasern im Chiasma nervorum opticorum. (Archiv f. Ophth. de Graefe, t. XXVI, fasc. 2, p. 1879.) — Preusse, Ueber das Tapetum der Haussäugetiere. (Archiv f. Tierheilkunde, t. VIII, p. 264.) — Bruns, Vergleichend-anatomische Studien über das Blutgefässsystem der Netzhaut. (Zeitschr. f. vergl. Augenheilkunde, 1882.) — Hofmann, Zur vergleichenden Anatomie der Lamina cribrosa nervi optici und einiger angrenzenden Verhältnisse. (Archiv f. Ophth. de Graefe, t. XXIX, fasc. 2, p. 45. 1883.) — Koschel, Ueber Form-, Lage- und Grössenverhältnisse des Bulbus und der Kristallinse unserer Haustiere. (Zeitschr. f. vergl. Augenheilkunde, 2e année, p. 64.) — Bechterew, Experimentaluntersuchung über die Kreuzung der Sehnervenfasern im Chiasma nervorum opticorum. (Neurologisches Centralblatt, 1883, p. 53.) — Bechterew, Die Funktion der Sehhügel (Thalami optici). Experimentelle Untersuchungen. (Neurologisches Centralblatt, 1883, et Centralblatt f. prakt. Augenheilkunde, n° d'avril 1883, p. 112. — Bechterew, Zur Physiologie des Körpergleichgewichtes, die Funktion der centralen, grauen Substanz des dritten Hirnventrikels. (Archiv f. die gesamte Physiologie, t. XXXI, p. 479.) — Luciani, On the sensoriel localisation in the cortex cerebri. (Brain, t. XXVI, p. 145.) — Goltz, Ueber die Verrichtungen des Grosshirnes. 5. Abhandlung. (Archiv f. die gesamte Physiologie de Pflüger, t. XXXIV, p. 450.) — Exner et Paneth, Ueber Sehstörungen nach Operationen im Bereich des Vorderhirnes. (Archiv f. die gesamte Physiologie de Pflüger, t. XL, p. 62.) — Grünhagen, Ueber die Muskulatur und die Bruch'sche Membran der Iris. (Anatom. Anzeiger, 3e année, n° 1.) — Loeb, Die Sehstörungen nach Verletzung der Grosshirnrinde. Nach Versuchen am Hunde. (Archiv f. die gesamte Physiologie de Pflüger, t. XXXIV, p. 67 et 115.) — Carrière, Die Sehorgane der Tiere, vergl. anatomisch dargestellt. (Munich, Oldenburg, 1884.) — Kokanei, Untersuchungen über den Bau der Iris des Menschen und der Wirbeltiere. (Archiv f. mikrosk. Anat., t. XXV, p. 1.) — Virchow, Ueber die Form der Falten des Corpus ciliare bei Säugetieren. (Morphol. Jahrb., t. XI, p. 437.) — Ehrbaum, Untersuchungen über die Aponeurosen des Bulbus und der Augenmuskeln bei den Haussäugetieren. (Zeitschr. f. vergl. Augenheilkunde, t. III, p. 1.) — Jegorow, O wpływie nerwow rzeskowych długych na rozszerzenie zrenicy (action des longs nerfs ciliaires sur l'élargissement de la pupille). (Gazeta lekarska, Warszawa, t. II (série 5), p. 409. 1885.) — Goltz, Ueber Verstümmelung des Gehirnes. (Tageblatt der 58. Vers. der Naturforscher und Aerzte in Strassburg, p. 414. 1885 *.)

---

* Nous avons cru utile d'ajouter à cette bibliographie la liste qui suit et qui contient

C. Organe de l'olfaction[*].

Le siège du sens de l'olfaction se trouve dans le fond de la cavité nasale. L'étendue de l'organe olfactif est considérable comme on peut le voir sur la figure 17 *e* et la figure 96 *e*, dans lesquelles une ligne pointillée désigne la limite entre la muqueuse nasale proprement dite et la région olfactive (voy. d'ailleurs la description de la cavité nasale). On trouvera dans le manuel d'histologie comparée des animaux domestiques déjà cité plusieurs fois, les détails sur la structure de la muqueuse olfactive et de tout l'organe en général. La muqueuse olfactive est plus épaisse que le reste de la muqueuse nasale et se distingue par une coloration jaunâtre, brunâtre et même parfois grise.

D. Organe du goût[**].

L'organe du goût a son siège dans la cavité buccale et plus spécialement dans la muqueuse du palais et de la langue (jusqu'à la pointe de l'épiglotte). Les sensations gustatives sont perçues surtout

un mémoire omis et un certain nombre d'ouvrages qui ont paru depuis 1888, date à laquelle s'arrête cette liste :

Tourneux, Contribution à l'étude du tapis chez les mammifères (Journal de l'Anatomie et de la Physiologie, Paris, 1878). — Jessop (W. H.), The interocular Muscles of Mammals and Birds. (Ophthalmic Review, t. VI, 1887, p. 125, 159 et 315.) — Rampoldi, Sulla fina anatomia della retina dei mammiferi; nota preventiva. (Annali di ottalmologia, t. XVII, Pavia 1888, fasc. 1 et 2.) — H. Virchow, Uebr Augengefässe der Carnivoren, nach Untersuchungen des Herrn Bellarminow (Verhandl. d. Physiol. Gesellsch. zu Berlin, année 1887-1888, n° 17.) — G. Behrends, Beiträge zur Kenntnis der Entwickelung des Nervus opticus und des Glaskörpers der Säugetiere. Thèse inaugurale. (Erlangen, 1888, in-8°.) — Bellarminow, Demonstration von Injektionsapparaten des Hunde- und Katzenauges. (Siebenter internat. Ophthalmologen-Congress. Heidelberg, 1888, p. 302.) — Bergerat, Demonstration eines Hundes mit Defekten der Iris. (Sitzungsberichte d. Gesellch. f. Morphol. in München, 1888, t. IV, p. 63.) — W. Nicati, Sur la disposition et le fonctionnement normal et pathologique d'un véritable appareil glandulaire dans l'œil des mammifères. (Comptes rendus de l'Acad. des sciences de Paris, 1889, tome CVIII, p. 865. — Voy. aussi Recueil d'ophthalmologie, 1889, p. 331.) — S. Ternatola, Contributo alla conoscenza della struttura del chiasma nei mammiferi superiori e nell' uomo. (Messina, 1889, in-8° avec 1 pl.) — Steinach, Untersuchungen zur vergleichenden Physiogie der Iris. (Archiv f. ges. Physiol. d. Menschen u. der Tiere, 1890, t. XLVII, p. 289-340.) — J. Bayer, Bildliche Darstellung des gesunden und kranken Auges unserer Haustiere. Ophthalmoskopische Bilder. (Wien, 1890, 13 feuilles de texte et 112 planches.) — Klobi, Zur vergleichenden Anatomie der Lidmuskulatur. (Archiv f. mikrosk. Anat. t. XLI, p. 1-18.) — G. Albini, Di alcune eminenze alla facia interna della retina del cane e del capretto. (Rendiconto dell' Accad. delle scienze fisiche ecc. Napoli 1892, 31° année, 2° série, t. VI, p. 132-134.) — O. Schultze, Zur Entwickelungsgeschichte von Kölliker. (Leipzig, 1892, in-4°).   (*Note du traducteur*).

[*] Voy. pour les fosses nasales et pour les muscles des narines, p. 65 et 321.
[**] Pour la cavité buccale, voy. p. 275.

par les *bourgeons gustatifs* ou *corpuscules du goût* qui sont groupés chez le chien sur les bourrelets circulaires et aux côtés des papilles caliciformes, aux environs des organes foliés et des papilles fongiformes, au palais (sur sa face orale, sur son bord libre, sur les piliers antérieurs) et enfin à l'épiglotte. Quant au reste de la muqueuse de la cavité buccale on ne sait encore pas jusqu'à quel point elle participe aux sensations du goût; on n'est pas sûr si réellement la muqueuse des joues et le palais osseux, ainsi que les bords des cordes vocales renferment des corpuscules du goût. Pour ce qui concerne les papilles gustatives, voy. p. 283. Quant aux détails histologiques on les trouvera dans le manuel déjà cité.

E. Téguments.

La *peau* du chien présente la structure bien connue des autres mammifères. Elle se compose du derme, de l'épiderme et du tissu cellulaire sous-cutané. C'est dans ce dernier que se trouvent les *muscles peauciers* et notamment le grand peaucier et le peaucier du cou et de la face (p. 605). Dans l'épaisseur du derme on trouve des glandes sébacées, des glandes sudoripares, ainsi que les racines des poils. L'épiderme fournit aussi certains organes, les griffes, etc.

Voici quelques particularités sur la peau du chien.

La peau est couverte de *poils*, surtout abondants sur le dos et en général sur les faces de tension du corps et des membres; on en trouve très peu aux faces de flexion et encore moins à la face interne du bras et de l'avant-bras. La structure des poils diffère suivant les races; tantôt ils sont longs, tantôt courts; doux et ondulés dans certaines races, roides dans d'autres, etc.

Les muscles *redresseurs des poils* sont surtout bien développés chez les Caniches. Les poils des lèvres sont en partie mis en mouvement par les muscles striés ou volontaires.

Les *poils tactiles* sont très longs et durs chez le chien; on les rencontre surtout aux lèvres; ils offrent également des différences notables suivant les races.

Les *poils de la queue* diffèrent surtout d'après la race. Les *cils* sont plus développés à la paupière supérieure qu'à la paupière inférieure. Pour les sourcils, voy. p. 589.

Les *glandes cutanées* n'offrent rien de particulier. La peau du chien est richement pourvue de glandes sudoripares pelotonnées; et cependant le chien ne sue jamais. Les glandes sudoripares sont surtout développées aux tubercules dermiques de la plante et des doigts de la patte ainsi qu'à la pointe du nez (p. 321). Leur conduit arrive à la surface après un trajet spiralé. Les glandes sébacées sont relativement volumineuses. Pour les glandes anales et la bourse anale, voy. p. 311.

Deux productions cutanées particulières au chien méritent d'être notées avec quelques détails : ce sont les *tubercules dermiques* des pattes et les *griffes*.

On donne le nom de *tubercules* ou *pelotes dermiques* aux coussinets formés par la peau dépourvue de poils que l'on trouve à la patte. On distingue les *tubercules plantaires*, les *tubercules des doigts* ou des *orteils* et les *tubercules du carpe* ou *carpales*. Les deux premiers jouent un rôle important dans la marche de l'animal, qui s'appuie sur ces coussinets élastiques.

Les tubercules sont formés essentiellement de tissu conjonctif, de tissu élastique et de graisse. L'ensemble du coussinet ainsi constitué est réuni à l'os par un cordon de tissu élastique et conjonctif; il est recouvert par le tégument qui est privé de poils à cet endroit, noir de couleur et offre des papilles très bien développées, ainsi qu'un épiderme corné très dur. Cet épiderme forme des feuillets et des villosités qui rendent la surface du tubercule rugueuse, coriace et fendillée. Dans les rugosités et les feuillets on trouve encore les prolongements des papilles et des fibres charnues. Il n'y a pas de glandes sébacées; par contre les glandes sudoripares sont très développées. On y trouve des terminaisons nerveuses (Corpuscules du tact).

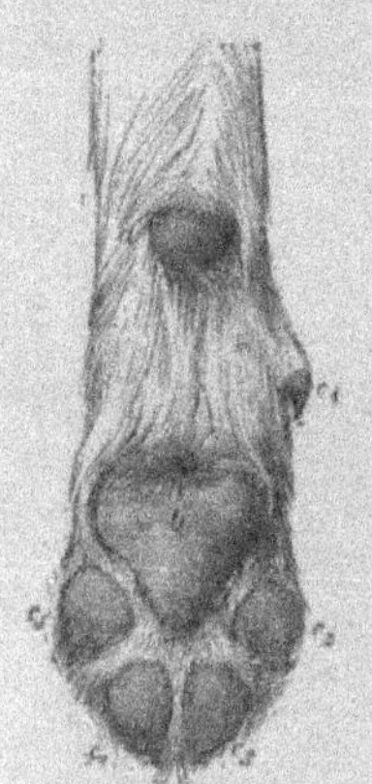

Fig. 206.

Tubercules ou pelotes dermiques de la patte postérieure du pied. — *a*, Tubercule du carpe; *b*, tubercule plantaire; *c¹* à *c⁵*, tubercules des orteils.

Tubercules plantaires (fig. 206 *b*). Il n'y a qu'un seul tubercule plantaire à chaque membre; il est beaucoup plus grand que les tubercules des doigts et protège contre les secousses l'articulation métatarso-phalangienne ou métacarpo-phalangienne. Ce tubercule est plus ou moins arrondi; souvent aussi il affecte la forme d'un cœur des cartes à jouer, dont la pointe est dirigée vers le bout de la patte. Il s'étend de l'extrémité distale du métacarpe ou du métatarse jusqu'au voisinage de l'extrémité distale de la première phalange.

Un *appareil* spécial de *suspension* et de *tension* est ajouté à chacun des tubercules; il se porte du tubercule plantaire vers les enveloppes des tendons fléchisseurs et s'étend entre les ligaments transverses des premières phalanges des quatre doigts et les os correspondants. Les ligaments transverses qui naissent aux extrémités proximales des premières phalanges sont réunis en partie entre eux, en partie avec les os voisins et empêchent la dislocation des os. Ils envoient des appareils de tension aux muscles et ces derniers détachent de semblables appareils vers les tubercules. L'appareil suspenseur proprement dit présente la constitution suivante. Il est formé de deux forts cordons élastiques et fibreux qui naissent dans l'intérieur du tubercule et se portent en rayonnant, latéralement et du côté proximal, pour se terminer à la face externe ou à la face interne de la première phalange du cinquième et du deuxième doigt. De cette façon ils donnent des faisceaux assez solides à la face externe de la première phalange du quatrième et à la face interne du troisième doigt, ainsi qu'aux ligaments annulaires des tendons, et surtout au muscle fléchisseur perforé des doigts.

D'après Brühl, on peut distinguer les appareils tenseurs suivants : 1° Un tenseur impair, latéral, très long, qui naît du fléchisseur perforant des doigts et se termine par deux branches dans le tubercule. On ne le rencontre qu'au membre abdominal. 2° Un tenseur pair, moyen latéral, situé plus profondément; il se divise en une branche interne et une branche externe et naît sur le fléchisseur perforé des doigts. Il reçoit des fibres de renforcement du côté distal des os sésamoïdes. 3° Un tenseur pair très court. Il naît au ligament transverse des os sésamoïdes et se trouve de chaque côté entre la paire précédente. 4° Le tenseur médian ou interne. Il naît du fléchisseur perforé et de la première phalange; il a la forme de la lettre V.

Tubercules des doigts ou *des orteils* (fig. 206, c_1, c_2, c_3, c_4, c_5). Plus petits que le tubercule plantaire, ils ont la forme arrondie et se trouvent à la face plantaire des deuxième et troisième phalanges du doigt. Quand le pied appuie sur le sol, l'articulation de ces deux phalanges repose sur le tubercule correspondant. Au premier doigt il n'y a qu'un tubercule rudimentaire (c_1).

Tubercule du carpe (fig, 206 *a*). A la face de flexion de l'articulation du carpe, du côté distal du pisiforme (par conséquent en dehors), se trouve encore une proéminence non couverte de poils, le tubercule du carpe (petit tubercule plantaire). Il n'est d'aucune utilité dans la marche car il n'atteint pas le sol. Il est formé à l'intérieur de graisse et des tissus conjonctif et musculaire.

Placé à la face plantaire du ligament de l'avant-bras, il lui est réuni par un cordon assez fort, fusionné à la branche tendineuse qui va de ce ligament vers le tendon du fléchisseur cubital-du carpe. Un deuxième cordon va transversalement par-dessus le tendon du fléchisseur perforé des doigts, près du tendon du long abducteur et du court extenseur du pouce. Un autre cordon, dirigé de la même façon, va à la cloison intertendineuse du fléchisseur perforé des doigts. Les deux derniers cordons sont munis d'un os sésamoïde commun. Ils sont plusieurs fois réunis au ligament transverse palmaire du carpe. Vers les doigts il s'en détache des masses fibreuses qui se perdent dans le tendon du fléchisseur superficiel des doigts.

Les *griffes*[*] sont des revêtements cornés des troisièmes phalanges

---

[*] Nous décrivons cet organe d'après le travail de M. Siedamgrotzky, que nous avons reconnu parfaitement exact, après l'avoir vérifié plusieurs fois. Ce travail porte le titre : Ueber die Struktur und das Wachstum der Krallen der Fleischfresser (*Structure et croissance des griffes chez les carnivores*); Bericht über das Veterinärwesen im Kgr. Sachsen; t. XV, p. 135.

(voy. p. 93); recouvrant le derme, elles représentent l'épiderme modifié.

La peau recouvre l'extrémité proximale de la première phalange et forme dans la région de la rainure unguéale, du côté dorsal et latéralement, un repli, sorte de prépuce. Tout près de la rainure de la phalange, ce prépuce passe sur l'ongle en perdant son revêtement épidermique ; de sorte qu'il n'est formé là que de la couche dermique ou chorion. Celui-ci adhère intimement au périoste, pénètre dans la rainure et recouvre à partir de cet endroit le corps de la phalange. On distingue au revêtement dermique de la phalange les parties suivantes.

1. *La matrice de la lamelle de la griffe* (fig. 207 *a*) ou *couronne de chair*. Elle commence au fond de la rainure osseuse de la troisième phalange, s'étend sur sa face dorsale en forme debec, vers le bout de la patte et présente ici une éminence arrondie et pointue, le *bourrelet dorsal*. La surface de la couronne de chair est garnie au fond de la rainure osseuse de quelques rangées de papilles, environ 150 ou 200, disposées en une zone circulaire ; dans le reste de son étendue elle est lisse.

2. Le *lit de la griffe* (*b*). Situé latéralement sur la phalange, il porte de petites crêtes ou feuillets recourbés. Il commence latéralement à la limite entre la matrice de la griffe et passe par-dessus la matrice plantaire.

3. *La pulpe des doigts*. Elle est située à la face palmaire de la phalange et présente de nombreuses petites papilles émoussées. Vers l'extrémité de la phalange le chorion forme de petits replis qui se terminent par des franges.

4. Une partie du derme qui part de la racine de la griffe et qui revêt sur un court espace la face externe de la lame de la griffe et se continue ensuite en épidermicule ou rainure ou prépuce. Cette portion est dépourvue de papilles et de feuillets.

La *griffe* proprement dite est comparable à l'ongle de l'homme. Elle en diffère cependant, en ce qu'elle est comprimée latéralement et présente dans sa partie dorsale un épaississement considérable ; en outre, elle se termine en pointe et ses deux bords sont réunis par une lamelle commissurale (ongle plantaire). De cette façon les griffes ont à peu près la forme de tubes creux, auxquels on peut reconnaître une face dorsale recourbée en bas des deux côtés et une face plantaire échancrée ou évidée ; la face dorsale surplombe la face plantaire. On distingue dans la griffe, la lame, la cornée du lit de la griffe et la cornée de l'ongle plantaire.

1. La *lame de la griffe* est une lame dure, comprimée latéralement et recourbée ; sa plus grande largeur se trouve à la rainure de la griffe ; elle diminue ensuite vers l'extrémité de la griffe qui est une pointe émoussée et recourbée. Sa base ou racine est enchâssée dans la rainure de la griffe ; ses bords plantaires convergent vers la pointe ; près du bord basilaire la lame est tout à fait mince ; elle s'épaissit ensuite considérablement surtout vers sa portion dorsale. Sa face

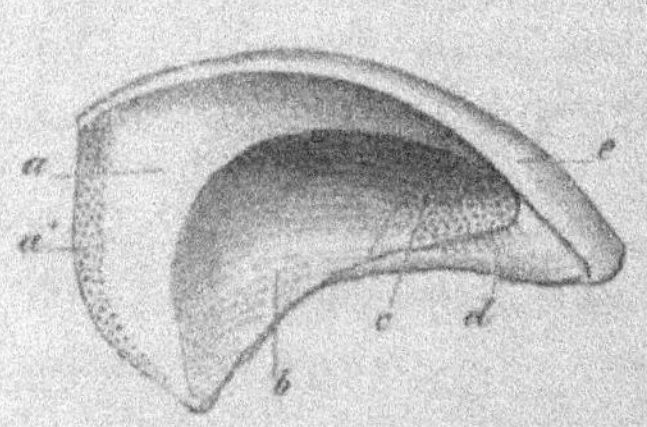

Fig. 207.

GRIFFE DU CHIEN DÉGAGÉE DE SA GAINE, coupée dans le plan médian et vue par son côté interne (d'après Siedamgrotzky). — *a*, Région de la matrice de la lamelle de la griffe ; *a'*, région de la zone papillifère de celle-ci ; *b*, région du lit de la griffe ; *c*, région de la matrice de la pulpe du doigt ; *d*, pulpe du doigt ; *e*, lamelle de la griffe.

superficielle est lisse, brillante, tandis que sa face profonde est parcourue par une série de crêtes et de sillons longitudinaux qui se moulent fidèlement sur les sillons et les crêtes du derme ou de la matrice sous-jacente.

2. La *cornée du lit de l'ongle* adhère au dehors à la lame de la griffe, en dedans au lit de l'ongle, vers les bords à la cornée ou ongle plantaire; cette plaque est mince; elle s'épaissit vers la pointe de la griffe; elle est formée de lamelles cornées lâchement unies entre elles.

3. L'*ongle plantaire* est une lame de substance cornée très friable placée entre les bords plantaires de la lame de la griffe.

Ligaments des griffes et des dernières phalanges. Il y a chez le chien deux ligaments élastiques de couleur jaunâtre destinés à protéger contre l'usure la pointe des griffes en recourbant la dernière phalange en arrière, vers l'avant-dernière phalange (voy. p. 97). Les tendons des fléchisseurs sont les antagonistes de ces ligaments.

Les deux bandes ligamenteuses (fig. 38 e) naissent sur les tubercules latéraux proximaux de la deuxième phalange, entourent les tendons des extenseurs et se terminent à la face externe du bourrelet ou repli osseux de la troisième phalange.

Par suite de la tension exercée par les phalanges, les chiens en posant les pattes sur le sol ne font jamais ressortir les griffes; dans les cas où ils veulent s'en servir ils mettent en mouvement les tendons des fléchisseurs.

Les *nerfs et les vaisseaux de la peau* ont été décrits dans la névrologie et l'angéiologie. En outre il en sera question dans le tableau qui termine cet ouvrage. Nous ne mentionnerons ici que quelques faits, tirés de l'ouvrage de M. Kulczycki relatifs aux *artères cutanées* du chien :

Les artères ne se distribuent point dans la peau d'une façon irrégulière : au contraire, certaines régions déterminées sont toujours irriguées par les mêmes artères.

Les artères cutanées des deux côtés du corps se comportent de la même façon; elles sont symétriques et à chacune des artères d'un côté correspond une autre absolument semblable du côté opposé.

M. Kulczycki divise les artères cutanées en trois groupes : 1° les artères des muscles peauciers; 2° les artères des tissus sous-cutanés et 3° les artères qui pénètrent dans le derme même.

La longueur des artères varie notablement; elles sont d'autant plus longues que la couche musculaire et sous-cutanée qu'elles traversent est plus épaisse.

Les artères cutanées sont reliées entre elles par de nombreuses et fortes anastomoses. De là l'existence du réseau artériel de la peau. Les anastomoses répandues sur toute la surface de la peau (réseau anastomotique) sont surtout très riches à la face dorsale du tronc et de la tête (front, vertex, occiput, nuque, dos) ainsi qu'à la face d'extension des articulations.

Le nombre et la distribution des artères cutanées du tronc correspond d'une façon générale à la structure métamérique du corps.

MUSCLES PEAUCIERS

Situés dans l'épaisseur du tissu sous-cutané, ces muscles forment un système qui enveloppe presque tout le corps. Il y a un grand muscle destiné à l'abdomen et au thorax et un autre pour le cou et la tête. Comme dépendances de ces deux grands muscles peauciers on peut citer les muscles suivants : préputial, orbiculaire de la bouche, risorius de Santorini et enfin les prolongements du grand peaucier qui se retrouvent à la queue. Tous ces petits muscles ont été déjà décrits ailleurs; il ne nous reste qu'à parler des deux grands muscles peauciers proprement dits.

Peaucier de la face et du cou (fig. 208 *b* et *b'*). Ce muscle se continue sans transition avec les muscles de la face. Dans ce muscle commun, pour ainsi dire, on peut distinguer plusieurs couches.

1° *La couche superficielle* (*b*) est accolée directement au derme et représente un muscle transverse qui va du manubrium du sternum jusqu'au conduit laryngien et qui entoure la face ventrale du cou à la manière d'une sangle. Ce muscle est constitué par des faisceaux isolés très minces et étroits qui vont du milieu d'une des faces latérales du cou vers le milieu de l'autre. Du côté du thorax le muscle naît dans le derme ou dans le tissu sous-cutané, tandis que du côté de la tête il prend son origine dans la couche profonde du muscle peaucier. Il atteint le maximum de son épaisseur et de sa différenciation vers le manubrium du sternum, mais il ne prend pas d'attache à cette pièce osseuse. Vers la tête il se termine par une aponévrose qui recouvre la couche moyenne dans le conduit laryngien. Le muscle lui-même recouvre une partie de la couche profonde du peaucier ainsi que le sterno-cléido-mastoïdien.

2° *Couche moyenne* (*portion nuchale, platysma myoïdes*). Cette portion du peaucier naît sur la ligne médiane dorsale du cou où elle se rencontre avec son homologue du côté opposé; elle s'insère en outre à l'aponévrose et à la peau. Les fibres charnues vont obliquement dans la direction ventro-orale et, recouvrant les faces latérales du cou, elles arrivent à la région parotidienne et se portent, à la base de l'oreille, en dehors et du côté ventral, au-devant de la parotide, de la glande sous-maxillaire, du maxillaire inférieur et d'une partie du maxillaire supérieur. Une portion de cette couche contourne le masséter et contracte des adhérences avec le muscle zygomatique (*1*) et le cartilage scutellaire. Une autre partie de ses fibres s'irradient sur les côtés des joues, et s'y perdent soit insensiblement soit en se mélangeant aux fibres du petit zygomatique (voy. la description de ce dernier) et allant jusqu'à la paupière supérieure. Le reste du muscle représente le *risorius de Santorini* et se prolonge jusqu'à la commissure des lèvres et se perd dans la lèvre inférieure. On peut indiquer la limite de cette couche du côté ventral par une ligne qui passe de l'angle nuchal de l'omoplate vers le bord ventral de la mandibule.

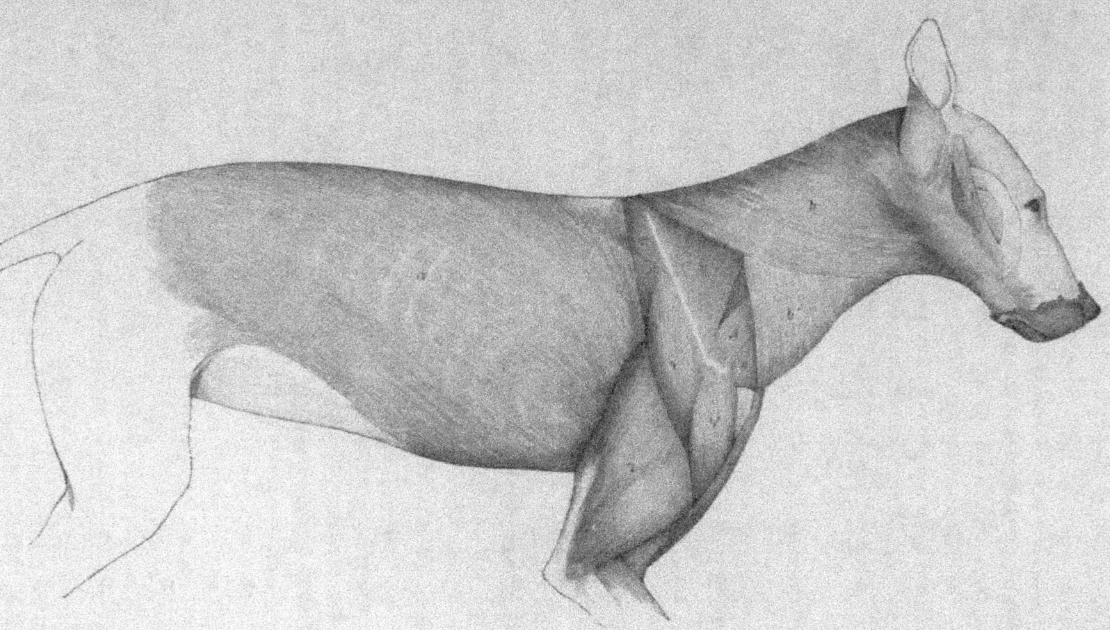

Fig. 208.

Muscles peauciers. — *a*, Grand peaucier; *b*, peaucier de la face et du cou (portion nuchale); *b'*, sa couche superficielle. 1, Zygomatique; 2, trapèze supérieur; 2', trapèze inférieur; 3, sous-épineux; 4, deltoïde (partie scapulaire); 4', deltoïde (partie acromiale); 5, angulaire ventral de l'omoplate; 6, sus-épineux; 7, muscles anconés; 8, sterno-cléido-mastoïdien (portion brachiale).

3° *Couche profonde (muscle sous-mentonnier)*. C'est un muscle dirigé transversalement du côté ventral qui se trouve dans la portion du cou située près de la tête et qui s'étend jusque dans le conduit laryngien. Les faisceaux s'irradient du milieu du conduit laryngien et du cou, des deux côtés, jusqu'à l'oreille et recouvrent le masséter et une partie de la parotide. La limite de cette couche du côté aboral est indiquée par le muscle abaisseur de l'oreille que l'on peut considérer comme un simple faisceau de cette couche.

Chez les chiens bien nourris on constate une épaisse couche de graisse qui s'étend sur la totalité du muscle peaucier du cou et de la tête.

Le peaucier de la face recouvre les muscles superficiels du cou (voy. fig. 65), l'abducteur du pavillon de l'oreille, le masséter, le digastrique, et enfin les muscles des joues et des lèvres.

La face profonde du muscle est en rapport : avec la veine jugulaire, avec l'origine de la veine maxillaire interne et de la maxillaire externe, avec la veine faciale et les branches de toutes ces veines ; puis avec la glande parotide et la sous-maxillaire, avec les ganglions lymphatiques du conduit laryngien, en partie avec les nerfs buccaux et le nerf mylo-hyoïdien, les terminaisons des nerfs cervicaux et les branches de l'artère et de la veine auriculaires postérieures, ainsi que avec le nerf grand auriculaire, les cervicaux transverses et une partie du canal de Sténon.

Muscle grand peaucier, ou *peaucier de l'abdomen et du thorax* (fig. 208 *a*). Il recouvre les flancs du thorax et de l'abdomen et s'étend depuis l'épaule et le bras jusqu'au bassin, parfois même jusqu'aux parois latérales de celui-ci, depuis le dos jusqu'à peu près le milieu du ventre. Au voisinage de la ligne blanche on remarque un espace libre, non recouvert par le peaucier ; c'est là que se trouve le muscle préputial. Les environs de l'ombilic ainsi que la région hypogastrique (pubis) ne sont pas recouverts par le muscle même, mais par son aponévrose. Vers la cuisse (du côté caudal), le muscle s'attache par sa partie dorsale à l'aponévrose des muscles fessiers ; du côté ventral il forme un pli en avant de la rotule (pli du genou) et s'irradie dans le fascia de la cuisse. Du côté dorsal, le muscle forme une aponévrose, qui s'unit à celle du côté opposé et à la peau, *sans s'attacher aux apophyses épineuses*. Très souvent les fibres musculaires vont jusqu'à la ligne médiane. Du côté de l'épaule, la portion dorsale du muscle se perd sur l'aponévrose du trapèze. Vers le bras, le muscle devient plus fort, s'unit au grand dorsal, passe sous les anconés (;) et fusionne avec l'aponévrose du grand dorsal et du grand rond ; il s'attache à l'humérus ensemble avec ce dernier. L'aponévrose se continue avec le fascia de l'avant-bras. Elle sert aussi de point d'attache au long extenseur de l'avant-bras. Du côté ventral, les fibres musculaires atteignent, près du cartilage de l'omoplate, les fibres du côté opposé; c'est d'ici que part une aponévrose vers le manubrium du sternum. A l'abdomen on trouve encore une aponévrose très étroite qui unit le peaucier de l'abdomen du côté droit à celui du côté gauche.

Le grand peaucier recouvre la couche adipeuse, les muscles superficiels de de l'abdomen, du dos et du thorax [voy. fig. 65], parfois aussi le tenseur du fascia lata. Il concourt à la formation de la tunique dartos du scrotum. Le *ligament suspenseur de la mamelle* et le *ligament suspenseur du pénis* sont formés cependant par le tissu conjonctif et non pas par le peaucier. Le muscle recouvre les branches terminales des artères, des veines et des nerfs intercostaux, l'artère lombo-dorsale, les artères et les nerfs lombaires, le nerf ilio-inguinal et le nerf ilio-hypogastrique, l'artère abdominale, la veine abdominale et enfin le nerf fémoro-cutané externe.

TABLEAUX

RÉSUMANT LA DISTRIBUTION DES ARTÈRES ET DES NERFS

DANS LES DIFFÉRENTES PARTIES DU CORPS DU CHIEN

Ces tableaux se rapportent à toutes les parties du corps, sauf les os. La distribution des vaisseaux dans ces derniers se comprend, pour ainsi dire, de soi-même, car chaque os reçoit, d'une des grandes artères qui l'avoisinent, une branche *périostique*. D'ailleurs nous n'avons trouvé de véritables vaisseaux nourriciers, entrant dans les trous nourriciers, que sur les grands os des membres et aux vertèbres. On constate aisément ces vaisseaux nourriciers auprès des artères correspondantes. — Quant aux nerfs, nous n'avons pas donné leur distribution dans les os, parce qu'il nous a été impossible de suivre, avec assurance, jusqu'à sa terminaison chacun des filets qui s'y rendaient.

Parmi les *artères* nous ne mentionnerons que les principales, celles qui sont destinées directement et spécialement à tel ou tel organe; il est évident, d'ailleurs, que chacun de ces organes reçoit en outre des branches des artères destinées aux organes voisins, comme cela ressort déjà du principe de l'anastomose.

Dans la colonne : « Distribution des nerfs dans les différents organes », nous ne mentionnerons que les nerfs préparés directement par nous; il peut donc se faire qu'il y ait par-ci par-là des lacunes dans cette colonne.

La distribution des artères et des nerfs dans la peau a été exposée, non pas sous forme de tableau, mais plus loin, dans le texte, pour des raisons faciles à comprendre.

Nous ne donnons pas de tableau des anastomoses artérielles entre les différents organes, car nous en avons déjà parlé précédemment, et en détail, dans un ouvrage spécial*.

* Voy. BAUM, Die Arterien-Anastomosen des Hundes und ihre Bedeutung für den tierischen Organismus (*Les anastomoses des artères chez le chien et leur signification dans l'organisme animal*). Deutsche Zeitschr. für Tiermedizin und vergl. Pathologie; t. XV, p. 273.

VISCÈRES

a. **Organes digestifs.**

ORGANES	ARTÈRES	NERFS
Lèvres.	Sublinguale. — Labiale sup. et lab. inf. — A. de la commissure des lèvres. — Alvéolaire inf. et sup.	Sous-orbitaire. — Facial. — Alvéolaire inférieur.
Joues et leurs glandes.	Labiale sup. et lab. inf. — A. de la commissure des lèvres. — A. du buccinateur.	Facial. — Buccinateur. — Nerfs sous-orbitaux.
Glande orbitaire.	Temporale prof. — Orbitaire.	Buccinateur. — Sympathique.
Palais osseux.	Grande et petite palatines.	Grand nerf palatin.
Dents et gencives.	Alvéolaire infér. et alvéol. sup. — Grande palatine.	Alvéolaire supér. et alvéol. infér. — Nerfs incisifs (alvéol. inf.). — Grand palatin. — Ganglion sphéno-palatin.
Langue. (Pour les muscles de la langue, voy. plus bas.)	Linguale. — Maxillaire externe (branches musculaires). — Carotide externe (branches linguales).	Lingual. — Glosso-pharyngien.
Palais cartilagineux. (Pour les muscles, voy. plus bas.)	Linguale. — Maxillaire externe. — Temporale profonde. — Petite palatine.	Branche maxill. supér. du trijumeau. — Sphéno-palatin. — Lingual. — Glosso-pharyngien. — Pneumogastrique.
Glande parotide.	Grande auriculaire. — Temporale superficielle.	Filets parotidiens du nerf auriculo-temporal. — Zygomatico-temporal.
Glande sous-maxillaire.	Branches glandulaires de la maxillaire externe. — Grande auriculaire.	Lingual (corde du tympan du nerf facial). — Sympathique.
Glande sub-linguale.	Branches glandulaires de la maxillaire externe.	Lingual (corde du tympan du nerf facial). — Sympathique.
Parois du pharynx ou de la glotte.	Artères temporales profondes.	Glosso-pharyngien. — Pneumogastrique.
Pharynx et œsophage.	Thyroïdienne infér. et thyr. supér. — Linguale. — Artères œsophagiennes. — Coronaire stomachique gauche.	Glosso-pharyngien. — Plexus gastrique du pneumogastrique. — Branches pharyng. sup. et inf. du pneumogastrique (branches œsophagiennes). — Laryng. inf. et sup. — Sympathique.

ORGANES	ARTÈRES	NERFS
Estomac.	Coronaires stomachiques dr. et gauche. — Gastro-épiploïques dr. et gauche. — Splénique. — Phrénique.	Plexus gastrique du pneumogastrique. — Plexus cœliaque du sympathique.
Intestin grêle.	Pancréatico-duodénale. — Iléo-cólique. — A. du jéjunum.	Plexus cœliaque ou mésentérique supér. du sympathique. — Pneumogastrique.
Gros intestin.	Cœliaques moyenne, dr. et gauche. — Iléo-cólique. — Hémorrhoïdale sup. — Vésicale inf. — Hémorrhoïdales moy. et inf.	Nerfs hémorrhoïdaux. — Plexus mésentériques sup. et inf. et plex. hypogastrique du sympathique.
Foie et vésicule biliaire.	Hépatique. — Phrénique.	Plexus gastrique du pneumogastrique. — Plexus hépatique du sympathique.
Rate.	Splénique. — Gastro-épiploïque droite.	Plexus splénique du sympathique.
Pancréas.	Hépatique. — Splénique.	Sympathique (Plexus solaire et plex. du mésentère supér.).

b. **Organes respiratoires.**

ORGANES	ARTÈRES	NERFS
Nez (museau).	Sous-orbitaire. — Labiale sup. — Sphéno-palatine.	Ethmoïdal. — Nerfs sous-orbitaires.
Fosses nasales.	Ethmoïdale antér. — Artère de la cloison mobile du nez. — Ethmoïdale postér. — Grande palatine. — Sphéno-palatine.	Ethmoïdal. — Nasal postérieur. — Olfactif.
Cornets.	Ethmoïdale antérieure. — Ethmoïdale postér. — Grande palatine. — Sphéno-palatine.	Ethmoïdal. — Nasal postérieur. — Olfactif.
Larynx.	Pharyngienne ascendante. — Crico-thyroïdienne. — Laryngée supér.	Laryngé supér. (muqueuse). — Laryngé infér. (muscles).
Trachée.	Thyroïdiennes, supér. et infér.	Pneumogastrique (branches trachéennes). — Laryngé infér. (branches trachéennes).
Poumons.	Bronchiales antérieures et postérieures.	Plexus pulmonaire.
Corps thyroïde.	Thyroïdiennes supér. et infér.	Branches pharyngienne infér. et laryngée supér. du pneumogastrique. — Sympathique.

c. Organes uro-génitaux.

ORGANES	ARTÈRES	NERFS
Reins et leur enveloppe adipeuse.	Rénale. — Phrénico-abdominale. — Artères sous-rénales et sus-rénales. Spermatique interne. — Abdominale.	Sympathique (plexus rénal).
Uretère.	Rénale. — Vésicale supérieure.	Hémorrhoïdal postér. — Sympathique.
Vessie.	Vésicale supér.	Hémorrhoïdal postér. — Plexus hypogastrique.
Capsule surrénale.	Artères sus-rénales.	Plexus sus-rénal. — Sympathique.
Testicules.	Spermatique interne. — A. du canal déférent.	Plexus spermatique du sympathique.
Tuniques testiculaires.	Spermatique externe.	Lombo-inguinal.
Épididyme.	Spermatique interne. — A. du canal déférent.	Plexus spermatique du sympathique.
Canaux déférents.	A. des canaux déférents.	Plexus spermatique du sympathique.
Urèthre.	Vésicale infér. — Bulbaire.	Honteux interne. — Hémorrhoïdal postér. — Plexus hypogastrique.
Prostate.	Vésicales infér. et supér.	Honteux interne. — Plexus hypogastrique.
Pénis.	Dorsale du pénis. — Profonde du pénis.	Honteux interne. — Plexus hypogastrique du sympathique. — Nerfs érecteurs.
Enveloppes du pénis.	Honteuse externe. — Dorsale du pénis.	Lombo-inguinal. — Honteux interne.
Ovaires.	Spermatique interne. — Utérine.	Plexus spermatique du sympathique.
Trompe de Fallope.	Spermatique interne. — Utérine.	Plexus spermatique du sympathique.
Utérus.	Spermatique interne. — Utérine. — Vésiculaire infér.	Plexus utérin et plexus spermatique du sympathique.
Vagin et vulve.	Vésicale infér. — A. du périnée.	Plexus hypogastrique du sympathique. — Honteux interne.
Mamelles.	Mammaires ext. et int. — Intercostales. — Abdominale. — Honteuse externe.	Nerfs de la cage thoracique. — Lombo-inguinal.

d. Organes de la circulation.

ORGANES	ARTÈRES	NERFS
Cœur et péricarde.	Coronaires. — Médiastinales antérieures. — Péricardo-phréniques.	Dépresseur (du pneumogastrique). — Branches cardiaques du sympathique. — Branches cardiaques du pneumogastrique.
Ganglions lymphatiques sous-maxillaires.	Sublinguale.	Mylo-hyoïdien.
Ganglions sous-maxillaires postérieurs.	Temporale superficielle.	Buccal supérieur.
Ganglions rétro-pharyngiens.	Laryngée super. — Thyroïdienne supér.	Plexus pharyngien.
Ganglions cervicaux.	Cervicale superficielle. — Sous-scapulaire.	Nerfs cervicaux (surtout la branche ventrale de la 5e paire).
Ganglions bronchiaux.	Bronchiales.	Branches bronchiales du pneumogastrique.
Ganglions iliaques.	Abdominale. — Branches ganglionnaires de la fémorale.	Lombo-inguinal.
Pancréas Aselli.	Phrénico-abdominale. — Sus-rénales.	Sympathique.
Ganglions inguinaux et pubiens.	Honteuse externe.	Lombo-inguinal.
Ganglion poplité.	Fémorale postérieure infér.	Saphène externe (ou tibial).
Ganglion axillaire.	Thoracico-dorsale.	

e. Organes des sens et système nerveux.

ORGANES	ARTÈRES	NERFS
Encéphale et ses enveloppes.	Carotide interne. — Occipitale. — Méningée moyenne. — Ethmoïdale.	Trijumeau.
Moelle épinière.	Occipitale. — Vertébrale.	
Œil et ses annexes. (Pour les muscles, voy. plus bas.)	Temporale superficielle. — Ophthalmique. — Carotide interne. — Malaire ou palpébrale inférieure.	Optique. — Moteur oculaire commun (courts nerfs ciliaires). — Frontal. — Longs nerfs ciliaires. — Lacrymal. — Rameau orbitaire de la 2e branche du trijumeau. — Zygomatico-temporal. — Sous-trochléaire.
Pavillon de l'oreille.	Grande auriculaire. — Auriculaire antérieure. — Vertébrale.	Auriculaires antér. et post. Auriculaire interne. — Branche auriculaire du pneumogastrique.

MUSCLES (RANGÉS DANS L'ORDRE ALPHABÉTIQUE)

MUSCLES	ARTÈRES	NERFS
Abaisseur de la commissure des lèvres. (Voy. carré du menton.)		
Abaisseur du pavillon de l'oreille.	Grande auriculaire. — Temporale superficielle.	Cervical transverse.
Abducteur de la jambe.	Ischiatique (branches musculaires).	Sciatique.
Abaisseurs de la queue.	Caudale externe superficielle. — Artères sacrées.	Coccygiens.
Abducteur du 5ᵉ doigt.	Intermétacarpiennes palmaires. — Digitales communes palmaires.	Médian ou cubital ?
Abducteurs de la queue	Caudale externe superficielle. — Hypogastrique (branches musculaires). — Artères caudales.	Coccygiens.
Abducteurs de l'oreille	Grande auriculaire. — Auriculaire antérieure. — Occipitale.	Auriculaire postérieur.
Adducteur du 5ᵉ doigt.	Intermétacarpiennes (ou intermétatarsiennes), palmaires (ou plantaires). — Digitales communes palm. ou plantaires.	Médian ou tibial.
Adducteur du 2ᵉ doigt.	Intermétacarpiennes (ou intermétatarsiennes), palm. (ou plant.). — Digitales communes palm. ou plant.	Médian ou tibial.
Adducteur du pouce.	Intermétacarpiennes palm. — Digitales communes palm.	Médian ou cubital ?
Adducteurs de l'oreille.	Auriculaire antérieure. — Temporale superficielle (branches temporales).	Auriculaires antérieurs (nerf facial).
Anconés.	Circonflexe humérale postér. — Circonflexe de l'omoplate. — Sous-scapulaire (branches muscul.). — Humérale profonde. — Collatérale cubitale sup. — Interosseuse commune.	Radial.
Antitragus (Muscle de l')	Temporale superficielle. — Auriculaire antér.	Zygomatico-temporal.
Aryténoïdien transverse.	Pharyngienne ascendante. — Laryngée supér.	Laryngé inför. (du pneumogastrique).

MUSCLES	ARTÈRES	NERFS
Auriculaire antérieur.	Auriculaire antérieure. — Temporale superficielle (branches temporales).	Zygomatico-temporal.
Auriculaire postérieur.	Occipitale. — Grande auriculaire.	Auriculaire postérieur.
Auriculaire supérieur.	Auriculaire postér. — Temporale superficielle.	Auriculaire postérieur.
Basio-glosse. (Voy. Hyo-glosse.)		
Biceps brachial.	Circonflexe humér. antér. — Brachiale antér. — Collatérale radiale supér. — Brachiale (branches musculaires).	Musculo-cutané.
Biceps crural.	Fémorale postérieure infér. — Ischiatique (branches musculaires).	Sciatique. — Péronier.
Brachial interne.	Cervicale ascendante. — Circonflexe humér. postér. — Collatérale radiale infér. et supér.	Musculo-cutané. — Radial (?).
Buccal. (Voy. Buccinateur.)		
Buccinateur.	Labiales infér. et supér. — A. de la commissure des lèvres. — Alvéolaire infér. — Buccinatrice.	Facial.
Bulbo-caverneux.	Artère du bulbe.	Honteux interne.
Canin.	Labiale supérieure. — A. de la commissure des lèvres — Sous-orbitaire.	Facial.
Capsulaire.	Fémorale profonde. — Circonflexe fémorale externe.	Crural.
Carré crural.	Ischiatique (branches musculaires).	Sciatique.
Carré des lombes.	Phrénico-abdominale. — Intercostales postérieures. — Abdominale. — Lombaires.	Plexus lombaire (branches musculaires).
Carré du menton.	Labiale inférieure. — A. de la commissure des lèvres. — Alvéolaire inférieure.	Facial.
Carré pronateur.	Interosseuse commune (branches musculaires).	Médian.

MUSCLES	ARTÈRES	NERFS
Cérato-hyoïdien.	Linguale (branches musculaires).	Glosso-pharyngien. — Hypoglosse.
Cérato-pharyngien. (Voy. Constricteurs du pharynx.)		
Cervical descendant.	Vertébrale. — Intercostales postér. — Cervicale profonde.	Cervicaux.
Coccygien.	Hypogastrique (branches musculaires). — Caudales. — Vertébrale.	2e nerf sacré.
Compliqué de l'épine et du cou.	Intercostales postér. — Lombaires. — Vertébrale.	Cervicaux et lombaires. — Thoraciques.
Constricteur transversal de l'urèthre.	Vésicales.	Honteux interne?
Constricteurs du pharynx.	Pharyngienne ascendante. — Laryngée supér. — Occipitale.	Branches pharyng. sup. et infér. du pneumogast. — Laryngés sup. et inf. du pneumogastrique. — Glosso-pharyngien.
Coraco-brachial.	Circonflexes humér. antér. et postér.	Musculo-cutané. — Médian.
Court abducteur du pouce.	Intermétacarpiennes palmaires. — Digitales communes palmaires.	
Court extenseur des doigts. (Voy. Extenseur externe des doigts.)		
Court fléchisseur des orteils. (Voy. Fléchisseur superficiel des orteils.)		Médian ou cubital?
Court fléchisseur du petit doigt.	Intermétacarpienne palmaire. — Digitales communes palmaires.	Médian.
Court fléchisseur du pouce.	Intermétacarpiennes palmaires. — Digitales communes palmaires.	
Court péronier.	Tibiale antérieure (branches musculaires).	Péronier.
Couturier.	Crurale antér. — Articulaire superficielle du genou. — Saphène.	Crural.
Crémaster.	Spermatique externe.	Lombo-inguinal.
Crico-aryténoïdien.	Pharyngienne ascendante. — Crico-thyroïdienne.	Laryngé infér. du pneumogastrique.

MUSCLES	ARTÈRES	NERFS
Crico-pharyngien. (Voy. Constricteurs du pharynx.)		
Crico-thyroïdien.	Pharyngienne ascendante. — Crico-thyroïdienne.	Branche pharyngienne sup. du pneumogastrique. — Laryngé sup. du pneumogastrique.
Cubital antérieur.	Collatérale cubit. infér. — Interosseuse commune. — Palmaire de l'avant-bras.	Cubital.
Cubital postérieur.	Interosseuse commune. — Branches musculaires de l'artère cubitale.	Radial.
Deltoïde.	Cervicale ascendante. — Sous-scapulaire. — Circonflexe post. du bras. — Acromiale.	Sus-scapulaire. — Axillaire.
Demi-membraneux.	Fémorale profonde. — Fémorale postér. moyenne. — Ischiatique.	Sciatique. — Péronier.
Demi-tendineux.	Fémorale postér. et infér. — Ischiatique.	Sciatique.
Diaphragme.	Intercostales. — Péricardo-phrénique. — Musculo-phrénique.	Phrénique. — Nerfs thoraciques.
Digastrique.	Occipitale. — Linguale. — Branches muscul. de la maxillaire externe. — Sub-linguale.	Mylo-hyoïdien. — Digastrique.
Digastrique du cou. (Voy. Transversaire épineux du cou et de la tête.)		
Droit antérieur de la cuisse. (Voy. Quadriceps crural.)		
Droit de l'abdomen.	Épigastriques supér. et infér. — Intercostales. — Circonflexe fémorale externe.	Dorsaux. — Ilio-hypogastriques. — Ilio-inguinaux.
Droit interne.	Fémorales postérieures et supér. moy. — Saphène.	Obturateur.
Droits de la tête. (Antérieurs, externe, interne, grand, petit et postérieurs.)	Laryngée supér. — Occipitale. — Vertébrale.	Cervicaux.
Droits de l'œil.	Carotide interne. — Ophthalmique.	Moteur oculaire commun. — Abducteurs (pour le droit externe).

MUSCLES	ARTÈRES	NERFS
Extenseur commun des doigts.	Collatérale radiale infér. — Interosseuse commune.	Radial.
Extenseur du petit doigt. (Voy. Extenseur externe des doigts.)		
Extenseur externe des doigts.	Interosseuse commune.	Radial.
Extenseur propre de l'index. (Voy. long extenseur du pouce.)		
Extenseurs de l'avant-bras. (Voy. Anconés.)		
Extenseurs de la queue. (Voy. Releveurs de la queue.)		
Fessiers.	Ilio-lombaire. — Fémorale antér. — Fessière antér. — Circonflexe fémorale externe. — Fessière inférieure.	Sacrés. — Fessiers supér. et infér.
Fléchisseur perforant des doigts.	Collatérale cubitale infér. — Interosseuse commune. — Palmaire de l'avant-bras.	Médian. — Cubital.
Fléchisseur perforé des doigts.	Collatérale cubitale infér. — Interosseuse commune. — Palmaire de l'avant-bras.	Médian. — Cubital.
Fléchisseur profond des orteils.	Poplitée (branches musculaires). — Tibiale postérieure.	Tibial.
Fléchisseur superficiel des orteils.	Fémorale postérieure infér. — Poplitée (br. musculaire). — Tibiale antér. (br. musculaire).	Tibial.
Fléchisseurs de la queue. (Voy. Abaisseurs de la queue.)		
Génio-glosse.	Linguale (branches musculaires). — Sublinguale.	Hypoglosse.
Génio-hyoïdien.	Linguale. — Sublinguale.	Hypoglosse.

MUSCLES	ARTÈRES	NERFS
Grand complexus. (Voy. Transversaire épineux du cou et de la tête.)		
Grand dentelé.	Vertébrale. — Costo-cervicale.— Cervicale transverse. — Intercostales postérieures.	Long thoracique.
Grand dorsal.	Thoracico-dorsale. — Intercostales postérieures.	Thoraciques. — Dorsaux.
Grand droit antérieur de la tête.	Occipitale. — Vertébrale.	Cervicaux.
Grand et petit adducteurs (de la cuisse) réunis.	Fémorale profonde. — Circonflexe fémorale interne. — Fémorales postér. sup. et moyenne.	Obturateur.
Grand oblique.	Intercostales. — Phrénicoabdominale. — Abdominale.	Dorsaux. — Ilio-hypogastrique. — Ilio-inguinal.
Grand palmaire. (Ou radial interne.)	Collatérale cubitale infér. — Antibrachiale (branches muscul.). — Palmaire de l'avant-bras.	Médian.
Grand rond.	Thoracico-dorsale.— Sous-scapulaire (branches musculaires). — Circonflexe humér. antér.	Thoraciques. — Sous-scapulaires. — Axillaire.
Hyo-épiglottique.	Linguale (branches musculaires).	Hypoglosse.
Hyo-glosse.	Linguale (branches musculaires).	Hypoglosse.
Hyo-pharyngien. (Voy. Constricteurs du pharynx.)		
Hyo-thyroïdien.	Laryngée supér. — Thyroïdienne supér.	Hypoglosse.
Ilio-costal. (Voy. Sacro-lombaire.)		
Incisifs.	Sublinguale. — Labiale inf. — Labiale supér. — Sous-orbitaire.	Facial.
Intercostaux.	Intercostales antér. et post. — Musculo-phrénique.	Dorsaux.
Interépineux du cou.	Vertébrale. — Occipitale.	Cervicaux.
Interépineux du dos et des lombes.	Intercostales postérieures. — Lombaires.	Dorsaux et lombaires.
Intertransversaires du cou.	Vertébrale.	Cervicaux.

MUSCLES	ARTÈRES	NERFS
Intertransversaires du dos et des lombes.	Intercostales postérieures. — Lombaires.	Dorsaux et lombaires.
Ischio-caverneux.	Artère du bulbe.	Dorsal du pénis.
Jambier antérieur.	Tibiale antérieure (branches musculaires).	Péronier.
Jambier postérieur.	Tibiale postérieure.	Tibial.
Jumeaux (de la cuisse).	Ischiatique (branches musculaires).	Sciatique.
Jumeaux. (ou Gastrocnémiens.)	Fémorale postérieure infér. — Poplitée (branches musculaires).	Tibial.
Laryngo-pharyngien. (Voy. Constricteurs du pharynx.)		
Lingual.	Linguale. — Carotide externe (branches musculaires).	Hypoglosse.
Lombricaux.	Digitales communes palmaires ou plantaires.	Médian ou tibial.
Long abducteur du pouce.	Interosseuse commune. — Collatérale radiale supér.	Radial.
Long de l'atlas.	Occipitale. — Vertébrale.	Cervicaux.
Long dorsal.	Intercostale superficielle. — Intercostales postérieures. — Phrénico-abdominale. — Abdominale. — Lombaires.	Dorsaux et lombaires.
Long dorsal de la tête. (Voy. Petit complexus.)		
Long du cou.	Occipitale. — Vertébrale. — Costo-cervicale.	Cervicaux.
Long épineux du dos, du cou et des lombes.	Vertébrale. — Intercostale superficielle. — Intercostales postérieures. — Lombaires.	Cervicaux. — Dorsaux et lombaires.
Long et court supinateurs réunis.	Collatérale radiale infér.	Radial.
Long extenseur de l'avant-bras, (Voy. Anconés.)		
Long extenseur des orteils.	Tibiale récurrente. — Tibiale antérieure (branches musculaires).	Péronier.
Long extenseur du gros orteil.	Tibiale antérieure (branches musculaires).	Péronier.
Long extenseur du pouce.	Interosseuse commune.	Radial.

MUSCLES	ARTÈRES	NERFS
Long péronier.	Tibiale récurrente. — Tibiale antérieure (branches musculaires).	Péronier.
Masséter.	Branches massétérines de la temporale superfic. — Temporale profonde.	Massétérin (du trijumeau).
Muscle de l'hélix.	Auriculaire antérieure.	Zygomatico-temporal.
Muscles du périnée.	Artère du périnée.	Hémorrhoïdal moyen.
Muscles du tragus.	Auriculaire antérieure.	Auriculaires antérieurs.
Mylo-hyoïdien.	Linguale. — Sublinguale.	Mylo-hyoïdien. — Hypoglosse.
Obliques de la tête.	Occipitale. — Vertébrale.	Branches dorsales des nerfs cervicaux.
Obliques de l'œil.	Ophthalmique. — Malaire.	Moteur oculaire commun (oblique infér.). — Pathétique (oblique supér.).
Obturateur externe.	Fémorale profonde. — Ischiatique.	Obturateur.
Obturateur interne.	Fémorale profonde. — Hypogastrique (branches musculaires). — Ischiatique (branch. muscul.).	Sciatique.
Occipital.	Occipitale. — Grande auriculaire.	Auriculaire postér. — Zygomatico-temporal.
Orbiculaire des lèvres.	Labiales infér. et supér. — Art. de la commissure des lèvres. — Alvéolaire inférieure.	Facial.
Orbiculaire des paupières.	Temporale superficielle. — Ophthalmique.	Zygomatico-temporal.
Palatin.	Petite palatine.	Glosso-pharyngien.
Palmaires.	Cubitale (branches musculaires).	Médian.
Peaucier de l'abdomen.	Vertébrale. — Grande auriculaire. — Occipitale. — Cervicale ascendante et cervic. superficielle. — Labiales inf. et sup. — Transverse de la face. — Art. de la commissure des lèvres. — Temporale superficielle.	Branche malaire du nerf auriculo-temporal. — Mylo-hyoïdien. — Cervical superficiel supérieur. — Branches dorsales des nerfs cervicaux.
Pectoraux.	Cervicale ascendante. — Mammaires externe et interne. — Intercostales.	Thoraciques. — Dorsaux.
Péristaphylin externe.		Glosso-pharyngien.
Péristaphylin interne.	Maxillaire interne.	Glosso-pharyngien.

MUSCLES	ARTÈRES	NERFS
Petit complexus.	Intercostale superficielle. — Cervicale profonde. Vertébrale.	Cervicaux.
Petit dentelé postérieur.	Intercostale superficielle. — Intercostales postérieures.	Dorsaux.
Petit oblique.	Épigastrique supér. et infér. — Abdominale. — Spermatique externe. — Intercostales. — Phrénico-abdominale.	Dorsaux. — Ilio-hypogastrique. — Ilio-inguinal.
Petit psoas.	Phrénico-abdominale. — Intercostales post. — Lombaires. — Abdominale. — Ilio-lombaire.	Plexus lombaire (branches musculaires).
Petit rond.	Circonflexe humér. postér. — Sous-scapulaire.	Sus-scapulaire. — Axillaire.
Pharyngo-staphylin.	Petite palatine.	Glosso-pharyngien.
Poplité.	Articulaires postér. du genou. — Poplitée (branches musculaires). — Tibiale antérieure.	Tibial.
Premier ou moyen adducteur (de la cuisse)	Fémorale profonde. — Circonflexe fémor. interne et externe. — Fémorale postér. et supér.	Obturateur.
Premier radial externe	Collatérale radiale inférieure. — Interosseuse commune.	Radial.
Préputial.	Honteuse externe.	Ilio-hypogastrique. — Ilio-inguinal. — Intercostaux.
Psoas.	Phrénico-abdominale. — Intercostales postérieures. — Lombaires.	Plexus lombaire (branches musculaires).
Psoas-iliaque.	Abdominale. — Fémorale profonde. — Circonflexe fémorale ext. — Intercostales postér. — Phrénico-abdomin. — Lombaires. — Ilio-lombaires.	Plexus lombaire (branches musculaires). — Crural.
Ptérygoïdien.	Maxillaire externe. — Petite palatine.	Ptérygoïdien (du nerf trijumeau).
Ptérygo-pharyngien.	Petite et grande palatines.	Glosso-pharyngien.
Pyramidal.	Fessière supér. — Hypogastrique (branches musculaires).	Sciatique.

MUSCLES	ARTÈRES	NERFS
Pyramidal.	Labiale supér. — A. de la commissure des lèvres. — Sous-orbitaire.	Facial.
Quadriceps crural.	Fémorale profonde. — Fémorale postér. infér. — Circonflexe fémorale interne. — Circonflexe fémorale externe. — Fémorale antérieure.	Crural.
Releveur commun de la lèvre supérieure et de l'aile du nez.	Labiale supér. et artère de la commissure des lèvres. — Sous-orbitaire.	Facial.
Releveur de l'anus.	Hypogastrique (branches musculaires).	Obturateur. — 2e nerf sacré.
Releveur de la paupière supérieure.	Ophthalmique.	Moteur oculaire commun.
Releveur propre de la lèvre supérieure.	Labiale supér. et artère de la commissure des lèvres. — Sous-orbitaire.	Facial.
Releveurs de la queue.	Caudale externe superficielle. — Sacrées.	Sacrés. — Coccygiens.
Releveurs de l'omoplate.	Occipitale. — Grande auriculaire. — Vertébrale. — Acromiale. — Cervicale superficielle.	Spinal. — Cervicaux.
Releveurs de l'oreille.	Auriculaire postér. — Temporale superficielle.	Auriculaire postérieure.
Releveurs des côtes.	Intercostales postérieures.	Dorsaux. — 8e cervical.
Rétracteur de l'oreille.	Ophthalmique.	Moteur oculaire commun.
Rhomboïde.	Vertébrale. — Cervicale transverse. — Intercostales postérieures.	Cervicaux. — Dorsaux.
Risorius de Santorini. (Voy. Peaucier de la face.)		
Rond pronateur.	Humérale (branches musculaires). — Collatérale cubitale inférieure.	Médian.
Retracteur de l'oreille.	Grande auriculaire. — Auriculaire antérieure.	Auriculaire postérieur.
Sacro-lombaire.	Intercostale superficielle. — Intercostales postérieures. — Lombaires.	Dorsaux et lombaires.
Scalène.	Vertébrale. — Cervicale transverse. — Intercostales postérieures.	Cervicaux. — Dorsaux.

MUSCLES	ARTÈRES	NERFS
Scutellaire.	Grande auriculaire. — Temporale superficielle. — Auriculaire antér.	Lacrymal. — Zygomatico-temporal.
Sourcilliers.	Temporale superficielle. — Sous-orbitaire.	Zygomatico-temporal.
Sous-épineux.	Circonflexe postér. du bras. — Circonflexe de l'omoplate. — Sous-scapulaire (branches musculaires). — Acromiale.	Sous-scapulaire. — Axillaire.
Sous-scapulaire.	Cervicale transverse. — Scapulaire interne. — Circonflexe de l'omoplate. — Sous-scapulaire (branches musculaires).	Sous-scapulaire.
Sphincter de la bouche.	Labiales sup. et infér. — Artère de la commissure des lèvres. — Alvéolaire inférieure.	Facial.
Sphincter de l'anus.	Hémorrhoïdale moyenne.	Hémorrhoïdal moyen.
Splénius.	Occipitale. — Vertébrale. — Intercostale superficielle. — Cervicale profonde.	Cervicaux.
Sternal. (V. Transverse des côtes.)		
Sterno-cléido-mastoïdien.	Occipitale. — Grande auriculaire. — Vertébrale. — Cervicale ascendante. — Sous-scapulaire. — Collatérale. — Radiale inférieure.	Spinal. — Cervicaux. — Sus-scapulaires.
Sterno-hyoïdien.	Crico-thyroïdienne. — Linguale. — Thyroïdienne supér. — Laryngée supér. — Cervicale ascendante. — Cervicale superficielle. — Mammaire externe.	Hypoglosse. — Premier cervical.
Sterno-thyroïdien.	Crico-thyroïdienne. — Mammaire externe. — Thyroïdienne supér. — Cervicale ascendante.	Hypoglosse. — Premier cervical.
Stylo-glosse.	Linguale. — Maxillaire externe.	Glosso-pharyngien. — Hypoglosse.
Stylo-hyoïdien.	Occipitale. — Linguale. — Grande auriculaire.	Facial.
Stylo-maxillaire. (Voy. Digastrique.)		
Stylo-pharyngien.		Glosso-pharyngien.

MUSCLES	ARTÈRES	NERFS
Sus-épineux.	Cervicale transverse. — Scapulaire interne. — Acromiale. — Sous-scapulaire.	Sus-scapulaire.
Temporal.	Grande auriculaire. — Temporales profondes.	Temporal profond.
Tenseur du fascia lata.	Fémorale antérieure. — Ilio-lombaire.	Fessier supérieur.
Thyro-aryténoïdien.	Pharyngée ascendante. — Crico-thyroïdienne. — Laryngée supérieure.	Laryngé inférieur du pneumogastrique.
Thyro-pharyngien. (Voy. Constricteurs du pharynx.)		
Transversaire de la tête. (Voy. Petit complexus.)		
Transversaire du cou.	Vertébrale. — Intercostales postér. — Cervicale profonde.	Cervicaux.
Transversaire épineux du cou et de la tête.	Occipitale. — Vertébrale. — Intercostale superficielle. — Cervicale profonde.	Cervicaux. — Dorsaux.
Transverse de l'abdomen.	Epigastrique supér. et épig. infér. — Spermatique ext. — Intercostales. — Phrénico-abdominale. — Abdominale.	Dorsaux. — Ilio-hypogastrique. — Ilio-inguinal.
Transverse de l'oreille.	Grande auriculaire. — Temporale superficielle.	Auriculaire postér.
Transverse des côtes.	Intercostales ant. et post.	Thoraciques.
Trapèze.	Grande auriculaire. — Sous-scapulaire. — Vertébrale. — Cervicale profonde et c. superficielle.	Spinal.
Triangulaire du sternum.	Mammaire interne.	Dorsaux.
Triceps sural. (Voy. Jumeaux ou gastrocnémiens.)		
Zygomatique.	Labiale infér. — Transverse de la face. — Auriculaire antér.	Buccal supérieur.

III. PEAU

a. Artères qui se distribuent dans la peau *.

1. La peau de la *tête* est irriguée : vers le nez, par l'artère temporale superficielle et par la sous-orbitaire ; aux joues, par l'artère labiale supérieure et par la labiale inférieure, par l'artère de la commissure des lèvres, par celle du buccinateur et par la sous-orbitaire ; au conduit laryngien, par l'artère sublinguale ; dans la région du masséter, par la transverse de la face ; dans la région parotidienne, par la temporale superficielle et la vertébrale ; dans la région pariétale et la région occipitale, par l'artère occipitale, par la grande auriculaire, par l'auriculaire antérieure, la temporale superficielle et la vertébrale ; au front, par la temporale superficielle ; enfin vers l'oreille, par la grande auriculaire et par l'auriculaire antérieure.

2. Artères de la peau *du cou* : l'artère vertébrale ; la grande auriculaire (à la première et à la deuxième vertèbres cervicales, jusqu'à l'occiput) ; la cervicale ascendante ; la thyroïdienne supérieure (région antérieure du cou) ; la cervicale profonde ; la cervicale superficielle (moitié scapulaire du cou).

3. Artères de la peau du *thorax* : l'artère intercostale ; l'intercostale superficielle (région scapulaire du dos) ; l'artère thoracico-dorsale (région du grand dorsal) et l'artère mammaire externe (région des muscles du thorax).

4. Artères de la peau de l'*abdomen* : les dernières artères intercostales et les artères lombaires ; puis, l'artère abdominale, la honteuse externe, la honteuse interne et les épigastriques (inférieure et supérieure).

5. Artères de la peau du *membre thoracique*. A la face externe et du côté de l'épaule : l'artère sous-scapulaire, l'artère thoracico-dorsale, l'intercostale superficielle et la cervicale superficielle ; à la face externe du bras : l'artère humérale profonde, la collatérale radiale supérieure, la circonflexe postérieure du bras et la cervicale ascendante ; à l'avant-bras et au carpe : l'artère collatérale radiale supérieure, la palmaire de l'avant-bras, la radiale, la première artère digitale commune palmaire, la collatérale cubitale supérieure, l'interosseuse commune (branche palmaire) ; au métacarpe et aux doigts : artères digitales communes dorsales et palmaires, artères intermétacarpiennes dorsales et palmaires ; première artère digitale commune palmaire.

6. Artères de la peau du *membre abdominal*. Au bassin : artère abdominale et artère ischiatique ; à la face externe de la cuisse : artère abdominale, artère ischiatique ; à la face orale de la cuisse : artère abdominale et artère fémorale antérieure ; à la face interne et caudale de la cuisse : artère honteuse externe, fémorale antérieure, fémorale postérieure supérieure, articulaire superficielle du genou et saphène ; à la jambe et au tarse : artère saphène et artère tibiale antérieure ; au métatarse et aux orteils : artères digitales communes dorsales et plantaires et artères intermétatarsiennes dorsales et plantaires.

7. La peau de la queue est parcourue par l'artère caudale externe superficielle, par les artères sacrées et par l'artère caudale externe profonde.

* Les indications de M. Kulczycki, sur les artères de la peau du chien (conférence faite à la section de la Médecine théorique, au V° congrès des naturalistes polonais à Lwow (Lemberg), le 20 juillet 1888), tout en étant moins détaillées que les nôtres, concordent néanmoins en général avec celles que nous donnons ici.

b. Nerfs qui se distribuent dans la peau.

1. Nerfs de la peau de la *tête* : Au nez et à la lèvre supérieure : nerf nasal externe, nerfs sous-orbitaires ; à la joue : nerfs sous-orbitaires, nerf buccinateur, nerf malaire ; aux environs des paupières et au front : nerfs sous-trochléaire, lacrymal, frontal, rameau orbitaire de la deuxième branche du trijumeau (subcutaneus malae), zygomatico-temporal ; dans la région pariétale : nerfs lacrymal et auriculo-temporal ; à l'oreille : auriculo-temporal, auriculaires postérieur et antérieur, ainsi que la branche auriculaire du pneumogastrique ; dans la région parotidienne : nerfs cervicaux transverses ; dans la région du masséter : nerf malaire ; dans le conduit laryngien, vers le menton et la lèvre inférieure : nerfs cervical transverse supérieur, mylo-hyoïdien, alvéolaire inférieur et parfois buccinateur.

2. La peau du *cou* est innervée par les nerfs cervicaux et par le grand auriculaire.

3. La peau du *dos* et du *thorax* est innervée par les nerfs dorsaux et, en outre, à la poitrine, par les nerfs thoraciques.

4. Dans l'*abdomen* se distribuent les filets du dernier nerf dorsal, le nerf ilio-hypogastrique (fémoro-cutané antérieur), le nerf ilio-inguinal, le lombo-inguinal et le fémoro-cutané antérieur externe. Les nerfs fessiers supérieurs se distribuent dans la région des lombes.

5. Nerfs de la peau du *membre thoracique* : A l'épaule : nerfs cervicaux et en partie dorsaux ; au bras : le nerf brachial cutané postérieur (nerf axillaire) et les filets cutanés du sus-scapulaire ; à l'avant-bras et au carpe : à la partie dorsale et externe : radial superficiel, cubital (branche dorsale), en partie aussi le brachial cutané externe (musculo-cutané), la branche palmaire du nerf médian et du grand brachial-cutané interne (nerf cubital) ; au métacarpe et aux doigts, à la face dorsale : nerf radial superficiel, nerfs dorsaux communs des doigts, nerfs collatéraux dorsaux, branche dorsale du nerf cubital ; à la face palmaire : nerfs intermétacarpiens palmaires, nerfs palmaires communs des doigts.

6. Nerfs de la peau du *membre abdominal* : au bassin : nerf fémoro-cutané antérieur, nerfs cutanés des fesses (postérieurs et inférieurs), nerfs hémorrhoïdaux, nerf fémoro-cutané postérieur ; à la cuisse, notamment à la face caudale et externe : nerf fémoro-cutané postérieur et en partie nerf fémoro-cutané antérieur externe, nerf lombo-inguinal, nerf saphène ; à la jambe et au tarse, notamment à la face : nerf saphène ; à la face externe et plantaire : branche cutanée péronière du nerf péronier (nerf sciatique), nerf saphène externe ou sural ; à la face dorsale : nerf péronier superficiel ; au métatarse et aux orteils, notamment à leur face dorsale : nerf saphène, nerfs intermétatarsiens dorsaux communs des orteils ; à la face plantaire : nerfs plantaires communs des orteils et nerfs intermétatarsiens plantaires.

7. La peau de la *queue* est innervée par les nerfs postérieurs des fesses (nerfs sacrés) et par les nerfs coccygiens ; elle reçoit en outre, à la base de la queue, les filets du nerf fémoro-cutané postérieur.

INDEX ALPHABÉTIQUE

D

Imprimerie PAUL SCHMIDT, 5, avenue Verdier, Grand-Montrouge (Seine).

PLANCHES

COUPES SUR LE CADAVRE CONGELÉ

On a pratiqué *des coupes* sur le tronc, sur les membres et sur la tête des cadavres congelés. Le tronc a été coupé transversalement, sagittalement et horizontalement. Quant aux membres, on n'en a fait que des coupes transversales. La tête a été coupée en tranches sagittales ou transversales. Afin de contrôler les résultats des coupes, chacune d'elles a été exécutée sur plusieurs chiens. Mêmes les coupes pratiquées sur une femelle pleine étaient contrôlées sur un autre sujet dans le même état, et les dessins qui suivent représentent les coupes faites sur chacune de ces chiennes.

Tous les dessins en général ont été exécutés à l'aide d'un appareil spécial et reproduisent exactement les rapports, tels qu'ils existaient sur le sujet. Les coupes de contrôle ont été également dessinées, mais nous n'avons pas crû devoir les reproduire, sauf deux qui offraient une disposition particulière.

Voici encore quelques explications relatives aux planches qui suivent. La *graisse* qui se trouve en assez grande quantité chez tous les chiens est représentée en *bleu* sur les planches; les *artères* en *rouge*, les *veines* en *noir* et les *muscles* en *blanc*, excepté les parties charnues du diaphragme et du cœur qui sont rayées de traits noirs. Les *os* sont indiqués par les surfaces pointillées; les *tendons* par les lignes interrompues.

Les *noms des muscles* ne sont indiqués que d'*un seul côté* et *uniquement sur les coupes transversales.*

Il eut été superflu de marquer les noms des muscles sur d'autres coupes. Les noms sont écrits en entier chaque fois que l'espace le permet; dans les cas contraires on trouve des lettres à leur place.

Le *muscle triangulaire du sternum* est indiqué par erreur comme *muscle sternal* (1).

Les coupes pratiquées sur la tête n'ont pas été dessinées, comme étant peu démonstratives au point de vue topographique. Les descriptions que nous avons données de ces régions sont suffisamment compréhensibles sans figures.

Tous les chiens utilisés pour les sections se trouvaient dans l'état *d'expiration*; l'injection des artères a eu lieu avant la congélation; pour le reste, on a procédé comme on procède d'ordinaire pour les coupes congelées.

Les dessins utilisés et reproduits ici sont au nombre :

de 23 pour les Coupes transversales du tronc ;

de 12 pour les Coupes transversales des membres ;

de 6 pour les Coupes horizontales du tronc ;

de 7 pour les Coupes horizontales d'une femelle pleine ;

de 5 pour les Coupes sagittales.

(1) Cette erreur a été corrigée sur les planches de l'édition française.

(Note du traducteur.)

Planche I.

Division du corps du Chien en régions *(vue latérale)*.

Le *dos* (*C*) (voy. p. 141), dont la limite latéro-ventrale est indiquée par la ligne *latérale du dos*, tirée de l'acromion à l'épine iliaque antéro-inférieure, se divise en quatre régions, à savoir : *a*, la région scapulaire ; *b*, la région thoracique moyenne ; *c*, la région lombaire ; *d*, la région sacrée et *e*, la région caudale.

Le *cou* (voy. p. 141) est divisé en deux parties par une ligne allant de l'apophyse mastoïde, le long des apophyses transverses des vertèbres cervicales, à l'épine de l'omoplate : une partie dorsale, région de la nuque (*l*), et une partie ventrale, région cervicale antérieure (*m*).

La *cage thoracique* (voy. « Splanchnologie ») se divise en cinq régions suivantes : la *région thoracique dorsale* (*a* et *b*) ; la *région des membres* (*f*) ; la *région thoracique moyenne* (*g*) ; la *région abdominale de la cage thoracique* (*h* et *h'*) ; enfin, la *région thoracique ventrale* ou *prothorax* (*g'*). La cavité thoracique n'a pas été divisée en régions ; on peut cependant y distinguer la région précardiaque, la région cardiaque et la région postcardiaque.

La *cavité abdominale* se divise en trois portions : épi, méso et hypogastre. L'*épigastre* (*h*, *h'* et *h"*) est limité du côté oral par le diaphragme et du côté aboral par un plan passant par le bord aboral des avant-dernières côtes ; le *mésogastre* (*i*, *i'* et *i"*) s'étend de ce plan jusqu'à un autre plan qui coupe l'angle externe de l'os iliaque ; l'*hypogastre* (*k*, *k'*) comprend l'espace entre ce dernier plan et le plan qui passe perpendiculairement en touchant le bord oral du pubis. Chacune de ces trois régions est subdivisée à son tour en une région moyenne et deux régions latérales par un plan incliné, déterminé par deux lignes coxo-xiphoïdiennes tirées, de chaque côté du corps, du cartilage xiphoïde à l'articulation coxo-fémorale. Les deux subdivisions latérales sont limitées du côté dorsal par les deux lignes dorsales latérales mentionnées plus haut. On distingue ainsi à l'*épigastre* : 1, une *région moyenne xiphoïdienne* ou *scrobicule du cœur* (*h*) et 2, deux régions latérales. Chacune de celles-ci se subdivise : 1, en une *région parachondriaque* (*h*) limitée par le diaphragme dans la direction orale et par les côtes dans la direction aborale, et se confondant à l'extérieur avec la région abdominale de la cage thoracique ; 2, et en ce que l'on appelle le *flanc du thorax* (*h'*), qui s'étend depuis les côtes jusqu'à la ligne coxo-xiphoïdienne et jusqu'au premier plan transversal déjà mentionné (passant par la douzième côte). Le *mésogastre* se subdivise : 1, en deux paires de *régions iliaques* (*i'* et *i"*) et 2, en une région médiane impaire, *région ombilicale* (*i*). La *région iliaque* peut être divisée par un plan horizontal en deux moitiés : une moitié dorsale, les *flancs* (*i'*), et une moitié ventrale, les *parois ventrales*. La partie tout à fait dorsale du mésogastre présente la *région lombaire de la cavité abdominale* et se confond extérieurement avec la région lombaire du dos.

Il est à remarquer que le nombril est situé dans la portion tout à fait orale de la région ombilicale ; tandis que la portion aborale de cette région est occupée par une partie du prépuce et du pénis.

L'*hypogastre* se subdivise en une *région pubienne* (*k*) et en deux *régions inguinales* (*k'*). Aboralement, par rapport à l'hypogastre, se trouve la cavité du bassin (*n*).

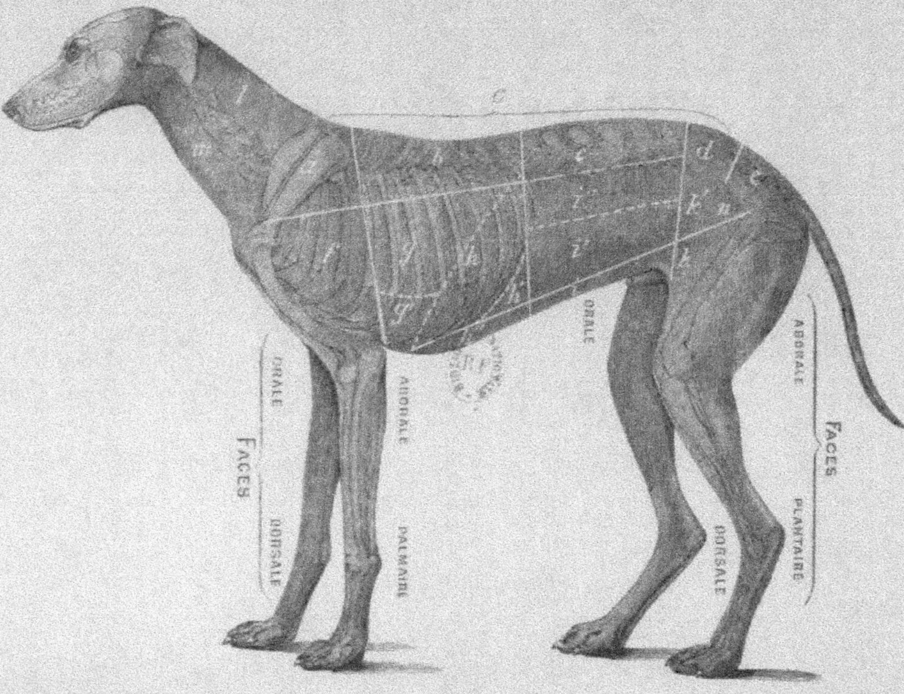

Librairie C. REINWALD et Cie, 15, rue des Saints-Pères, Paris.

A. COUPES TRANSVERSALES DU TRONC

Ces coupes ont été pratiquées *autant que possible perpendiculairement* à *l'axe longitudinal* du corps ou bien au plan médian du corps. Les *vertèbres* dans les coupes du cou et les *côtes* dans les coupes du thorax ont servi de points de repère, à cause de la facilité que l'on avait de déterminer leur position par le toucher à travers la masse musculaire, après avoir éloigné la peau. On a évité ainsi de prendre comme points de repère les vertèbres dorsales dont la reconnaissance offre une certaine difficulté. Nous tracions sur le cadavre des lignes dorso-ventrales qui touchaient le milieu des côtes aux points de leur plus grande courbure; ces lignes nous ont servi pour diriger nos sections. Les coupes ainsi obtenues ont été dessinées, après une préparation appropriée, du côté *caudal*. De *cette façon*, les *différents côtés ou faces de la coupe (droite, gauche, dorsale, ventrale) correspondent parfaitement aux mêmes côtés ou faces de l'animal vivant.* L'œsophage a été en partie rempli par les masses alimentaires.

1. Figure 1. Coupe transversale du cou *au niveau de l'axis*.

L'intérêt principal de cette coupe est dans les rapports qu'elle présente entre la fente vocale et le larynx, ainsi que dans les rapports des différentes parties de l'entrée du pharynx.

a, Moelle épinière; *b*, Muscle long de la tête, muscles intertransversaires, etc.; *c*, Constricteurs du pharynx; *d*, Cartilage thyroïde; *e*, Muscle thyro-hyoïdien; *f*, Cartilage aryténoïde; *g*, Muscles du larynx situés dans l'intérieur de l'organe; *h*, Fente vocale; *i*, Artère carotide externe; *k*, Veine maxillaire interne; *l*, Veine maxillaire externe; *m*, Glande thyroïde.

---

2. Figure 2. Coupe transversale du cou *au niveau de la 3ᵉ vertèbre cervicale*.

Cette coupe présente, outre les rapports des divers muscles entre eux, encore et surtout la position du pharynx et de la trachée, ainsi que les rapports de l'artère carotide externe avec le nerf vague ou pneumogastrique.

a, Ligament cervical; *b*, Moelle épinière; *c*, Artère et veine vertébrales; *d*, Artère carotide; *e*, Nerf vague ou pneumogastrique et nerf sympathique; *f*, Veine jugulaire externe.

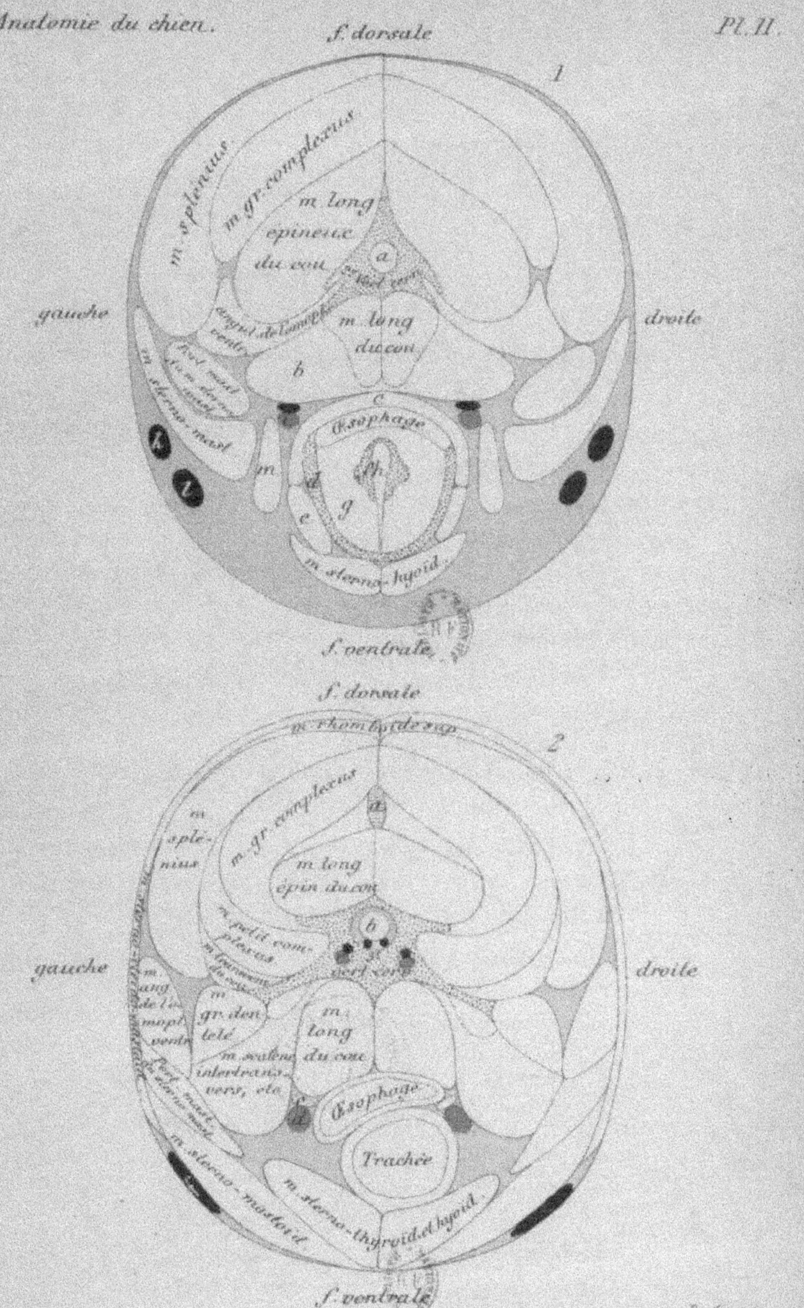
f. dorsale
1
m. splénius
m. gr. complexus
m. long
épineux
du cou
a
m. long
du cou
b
gauche
droite
c
œsophage
m
d
f
g
e
m. sterno-hyoïd.
f. ventrale
f. dorsale
m. rhomboïde cap.
2
m. gr. complexus
a
m.
splé-
nius
m. long
épin. du cou
b
m. petit com-
plexus
cerv. corr.
gauche
droite
m.
ang.
de l'é-
omopl.
vent.
m.
gr. den-
telé
m.
long
du cou
m. scalen.
intertrans.
vers, etc.
œsophage
Trachée
m. sterno-mastoïd.
m. sterno-thyroïd. et hyoïd.
f. ventrale

Planche III.

Coupe transversale du cou *au niveau de la 5ᵉ vertèbre cervicale.*

Cette coupe montre la position de l'œsophage, qui se trouve à gauche de la trachée, ainsi que les changements dans la position des nerfs pneumogastrique et sympathique qui en résultent.

a, Ligament cervical; *b*, Moelle épinière; *c*, Artère et veine vertébrales; *d*, Artère carotide; *e*, Nerfs vague et sympathique; *f*, Veine jugulaire externe.

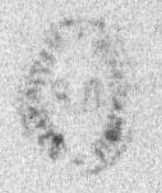

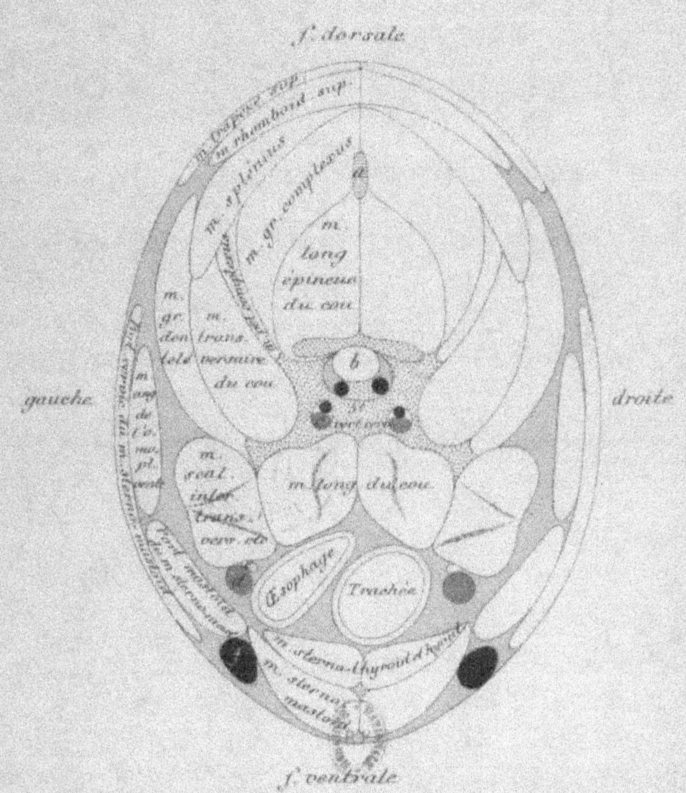
f. dorsale
m. trapèze sup.
m. rhomboïd. sup.
m. splénius
a
m. gr. complexus
m.
long
épineux
du cou
m.
gr.
den
telé
m.
trans
versaire
du cou
b
m.
cel. inter
transv.
cerv. et
m. tong. du cou.
m. scat. infér.
Œsophage
Trachée
gauche
droite
m. sterno-thyroïd. hyoïd.
m. sterno
mastoïd.
f. ventrale

Coupe transversale du cou *au niveau de la 6ᵉ vertèbre cervicale.*

Sur cette coupe, menée tout près de l'entrée de la cage thoracique, l'œsophage est encore situé, comme sur la coupe précédente, à gauche de la trachée. Par contre, les rapports des gros vaisseaux sont changés, notamment ceux de la veine jugulaire externe et de l'artère carotide commune, qui se trouvent tout près l'une de l'autre.

a, Moelle épinière; *b*, Artère et veine vertébrales; *c*, Muscles intertransversaires; *d*, Omoplate; *e*, Artère carotide commune accompagnée du nerf pneumogastrique ou vague et du sympathique; *f*, Muscle trachélo-mastoïdien ou petit complexus.

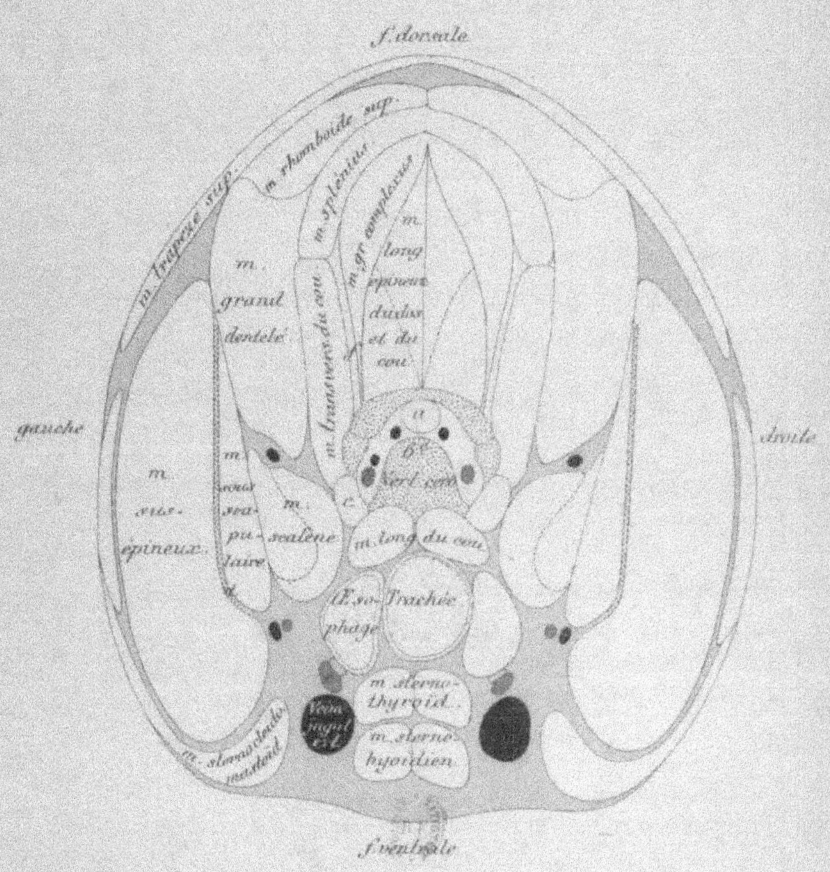

f. dorsale
m. trapèze sup.
m. rhomboïde sup.
m. splénius
m. gr. complexus
m. transvers. du cou
m.
grand
dentelé
m.
long
épineux
du dos
et du
cou
m.
sous-
trans-
pu-
laire
m. scalene
m. long du cou
m. long. épineux
a
b
nerf cerv.
c
Œso-Trachée-
phage
gauche
droite
m. sterno-
thyroïd.
Vein.
jugul.
ext.
m. sterno-
hyoïdien
m. sterno-cléïdo-
mastoïd
f. ventrale

Planche V.

Coupe transversale du corps du Chien *au niveau de la 1ʳᵉ côte.*

Cette coupe passe juste au niveau de l'entrée supérieure du thorax, de sorte que l'on voit très peu les organes thoraciques. Ce qui est démonstratif sur cette coupe, c'est la position réciproque de l'œsophage et de la trachée-artère qui, à ce niveau, sont encore l'un à côté de l'autre, le premier à gauche, la seconde à droite et tout les deux situés ventralement par rapport au muscle long du cou. La coupe montre en outre la position des grands vaisseaux à l'entrée du thorax et prouve que les sommets des poumons arrivent jusqu'à cette entrée, c'est-à-dire jusqu'à l'intervalle entre les premières côtes. On remarque, en effet, vers le bord de la cage thoracique, c'est-à-dire ventralement par rapport aux vaisseaux, à la trachée et à l'œsophage, des deux côtés, le sommet du poumon dans l'espace limité du côté ventral par la paroi thoracique, le sternum, les muscles intercostaux, les cartilages costaux et les côtes. Entre ces parties qui limitent du côté oral l'entrée de la cage thoracique, on trouve beaucoup de tissu adipeux. La coupe montre également qu'à l'entrée de la cage thoracique les grandes veines sont situées en dedans des artères.

Outre les parties mentionnées plus haut et dont les noms sont marqués sur la figure, on y trouve encore les indications suivantes :

> *a*, Moelle épinière ; *b*, Artère et *c*, Veine costo-cervicales ; *d*, Artère vertébrale ; *e*, Artère carotide ; *f*, Artère mammaire interne ; *g*, Artère axillaire ; *h*, Veine axillaire ; *i*, Plexus brachial.

Le muscle grand-dorsal est confondu à ce niveau avec le muscle grand-rond.

Les veines sous-clavières sont coupées tout près de leur réunion.

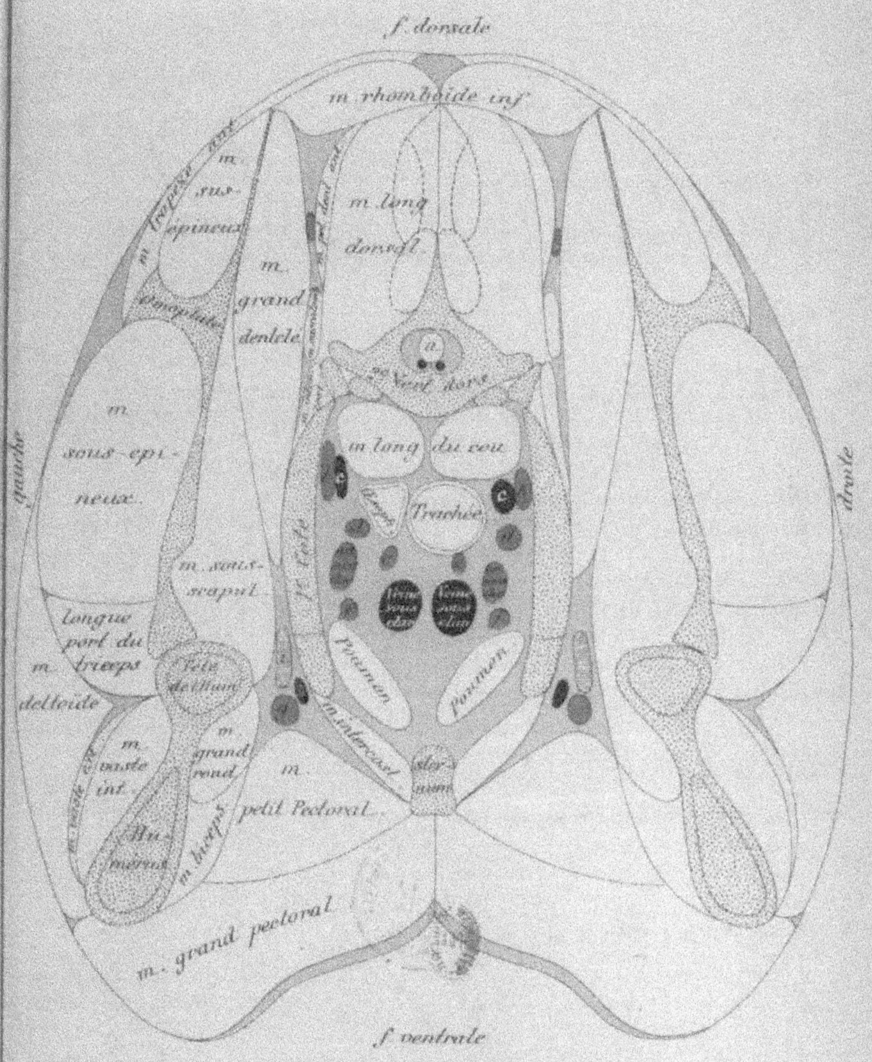

f. dorsale
m. rhomboïde inf.
m. trapèze rent.
m. sus-épineux
m. sus-scapulaire
m. long dorsal
m. grand dentelé
a
Vert. dors.
m.
sous-épi-neux.
m. long du cou
m. sous-scapul.
œsoph.
Trachée
longue port du m. triceps
le côte
deltoïde
Tête de l'hum.
Veine sous-clav.
Veine sous-clav.
Poumon
Poumon
gauche
droite
m. vaste int.
m. grand rond
m.
m. intercost.
ster-num
m. biceps
petit Pectoral.
Hu-mérus
m. grand pectoral.
f. ventrale

PLANCHE VI.

Coupe transversale du thorax *entre la 2ᵉ et la 3ᵉ côtes, au niveau de la 3ᵉ vertèbre dorsale.*

Cette coupe montre, qu'au niveau du deuxième espace intercostal, l'œsophage est situé plus près du côté dorsal qu'au niveau de l'entrée du thorax, mais que cependent il se trouve toujours à gauche de la trachée, ayant devant lui, du côté ventral, le tronc brachio-céphalique. La trachée, sur cette coupe, est accompagnée du côté ventral par la veine cave supérieure. Ces deux organes, ainsi que l'artère sous-clavière gauche, sont situés à la face ventrale du muscle long du cou. La coupe montre en outre la situation des artères et des veines mammaires internes par rapport au sternum et au muscle triangulaire du sternum, puis les rapports des gros vaisseaux et des nerfs qui se trouvent à la face interne du bras, ainsi que des ganglions lymphatiques de l'aisselle.

Un tiers environ de la graisse de l'intérieur de la cavité thoracique accolée au larynx, à l'œsophage et aux grands vaisseaux placés entre eux, a été enlevé. Le reste de la cavité est occupé par les poumons. Le lobe gauche du poumon s'étend du côté dorsal non seulement jusqu'au muscle long du cou, mais passe même un peu sur sa face externe. On voit en outre que le poumon droit dépasse du côté ventral le plan médian et qu'il est plus volumineux que le poumon gauche.

a, Moelle épinière; *b*, Artère sous-clavière gauche; *c*, Ganglion lymphatique de l'aisselle; *d*, Cartilage costal; *e*, Muscle intercostal interne; *f*, Artère mammaire interne; *g*, Veine mammaire interne; *h*, Veine humérale ou brachiale; *i*, Nerf cubital; *k*, Artère collatérale de la cubitale; *l*, Nerf médian; *m*, Artère humérale ou brachiale; *n*, Nerf musculocutané; *o*, Muscle sterno-cléido-mastoïdien.

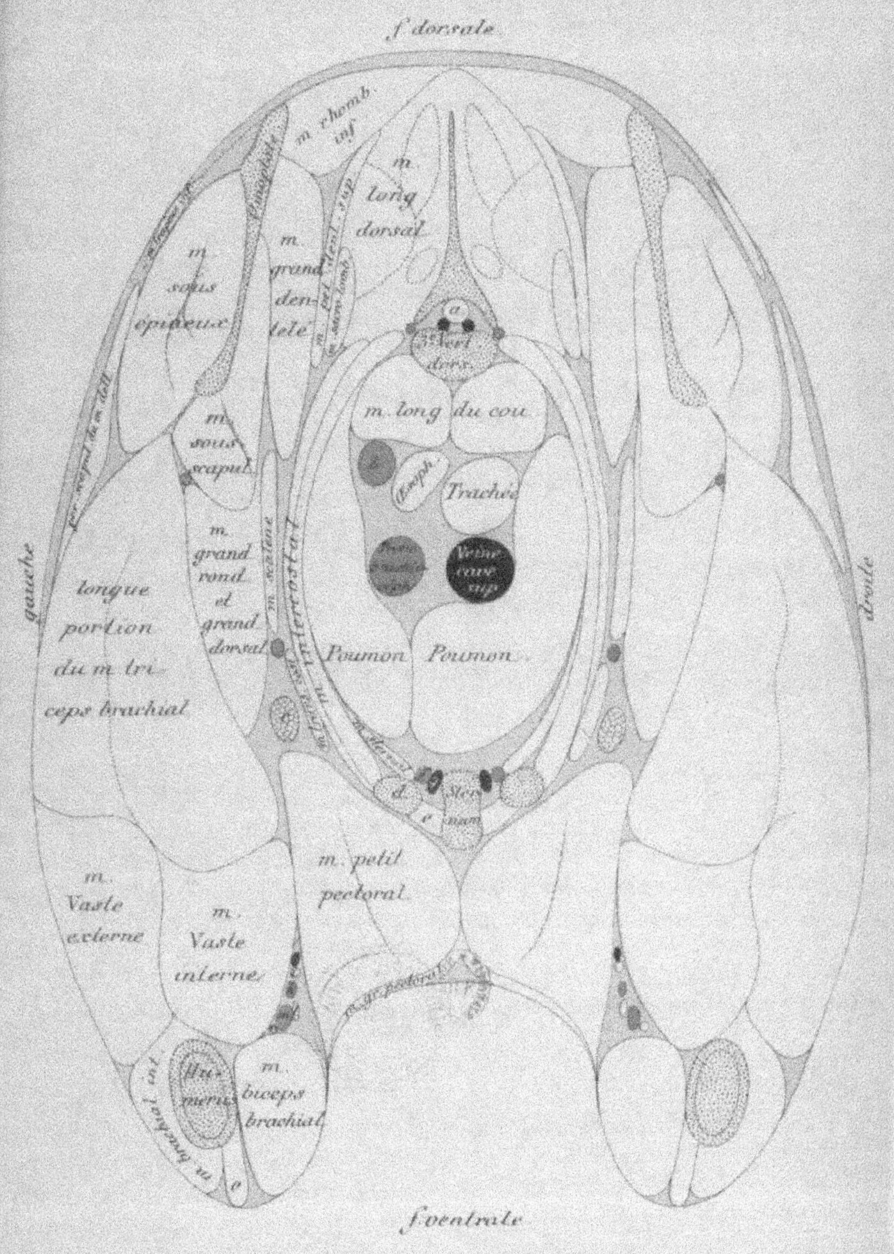
f. dorsale
m. chamb. inf.
m. long dorsal
m. sous épineux
m. grand dentelé
m. sous scapul.
m. grand rond et grand dorsal
m. vert. dors.
m. long du cou
œsoph.
Trachée
Veine cave sup.
Poumon
Poumon
gauche
droite
longue portion du m. triceps brachial
m. inter costal
m. scalène
m. petit pectoral
m. gr. pectoral
m. Vaste externe
m. Vaste interne
Humérus
m. biceps brachial
f. ventrale

Planche VII.

COUPE TRANSVERSALE DU THORAX

au niveau de la 4e côte.

Planche VII.

Coupe transversale du thorax *au niveau de la 4ᵉ côte et de la 5ᵉ vertèbre dorsale.*

Cette coupe est surtout démonstrative en ce qui concerne la position du cœur. Elle montre que dans cette région de la cavité thoracique, le cœur repose du côté ventral sur la paroi de la cage thoracique, sur le sternum et le muscle triangulaire du sternum, ainsi que sur les côtes; que du côté dorsal au contraire, il est très éloigné de la colonne vertébrale; qu'il reste enfin entre celle-ci et le cœur à peu près la moitié de la cavité thoracique remplie par d'autres organes. Latéralement, le cœur est en rapport avec les poumons entre lesquels il s'insinue pour ainsi dire, du côté dorsal; il est en rapport avec les gros vaisseaux, la trachée et l'œsophage. Notre coupe n'a intéressé que le cœur droit; on verra la coupe de la cavité du cœur gauche sur la planche suivante; il s'ensuit que le cœur droit est situé à droite et oralement par rapport au cœur gauche. La coupe révèle également la position des gros vaisseaux par rapport à la trachée et à l'œsophage, le trajet de l'artère pulmonaire et celui de l'aorte, qu'elle a intéressée deux fois transversalement. L'aorte se trouve coupée à son origne et à l'endroit où l'artère ascendante, en formant la crosse, devient l'artère descendante; la crosse, elle-même se trouve dans l'épaisseur de la tranche produite par la coupe, c'est-à-dire dans le troisième espace intercostal. L'artère pulmonaire est également sectionnée plusieurs fois, et son trajet est facile à rétablir d'après la coupe; la plus grande partie de cette artère se trouve dans le troisième espace intercostal.

En ce qui concerne le trajet de l'œsophage, la comparaison de cette coupe avec la précédente montre que cet organe se porte dans la direction dorsale à partir du premier espace intercostal, où il se trouve à gauche de la trachée. A la hauteur du quatrième espace intercostal l'œsophage est déjà situé dorsalement par rapport à la trachée, sur la face ventrale du muscle long du cou. L'origine de l'aorte descendante se trouve à gauche, près de l'œsophage, c'est-à-dire aussi dorsalement et à gauche par rapport à la trachée, près du poumon gauche.

La trachée apparaît sur cette coupe très aplatie, car elle est coupée tout près de sa bifurcation. On voit ainsi par la coupe que la bifurcation a lieu dans le quatrième espace intercostal.

a, Moelle épinière; *b*, Côte avec son cartilage; *c*, Ganglion lymphatique bronchial; *d*, Artère pulmonaire (elle n'est pas visible à la surface de la coupe, mais se trouve dans l'épaisseur de la tranche).

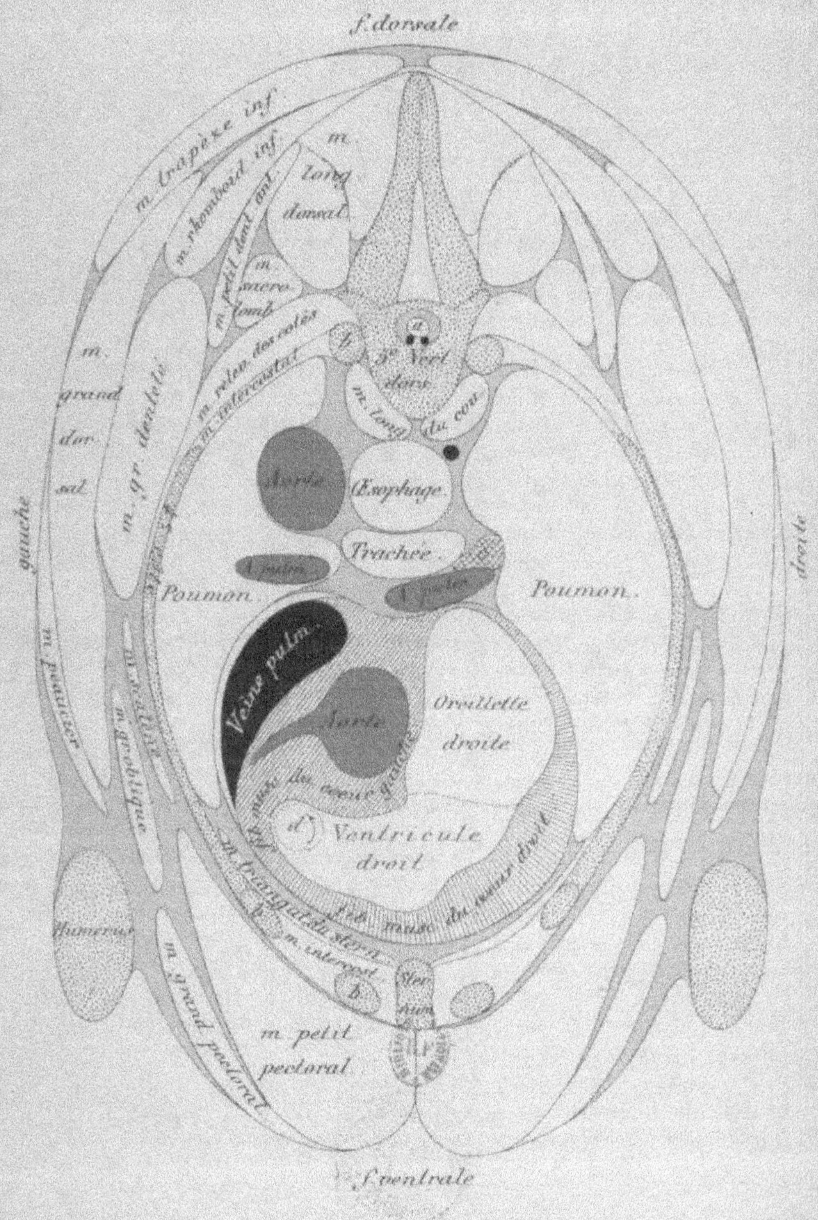
f. dorsale
m. trapèze inf.
m. rhomboïd inf.
m. petit dent. ant.
m. long. dorsal
m. sacro lomb.
m. relev. des côtes
m. gr. dentelé
m. intercostal
m. grand dorsal
gauche
3e Vert. dors.
m. long. du cou
Aorte
Œsophage
Trachée
Veines
Poumon
Poumon
droite
Veine pulm.
Aorte
Oreillette droite
m. muse du cœur gauche
d) Ventricule droit
m. triangul. du stern.
Des muse. du cœur droit
m. intercost.
b) Sternum
m. sous scalp.
m. grd oblique
m. oblique
Humérus
m. grand pectoral
m. petit pectoral
f. ventrale

Planche VIII.

Coupe transversale du thorax *au niveau de la 5e côte et de la 6e vertèbre dorsale.*

Cette coupe fait voir la position et la conformation du cœur, les rapports des poumons et la position de l'œsophage et de l'aorte. Elle démontre que le muscle long du cou et la trachée n'arrivent pas jusqu'à la sixième vertèbre dorsale; que la bifurcation de celle-ci à lieu oralement par rapport à la cinquième côte; que la base du poumon est située au niveau du quatrième espace intercostal. Le muscle long du cou et la trachée qui occupaient une si large place sur les autres coupes, ont disparu de celle-là.

L'œsophage se trouve dans le plan médian, entre les poumons, du côté ventral de la colonne vertébrale, dont il n'est séparé que par une couche de graisse. Il se trouve immédiatement sur la face dorsale de l'oreillette gauche. A gauche et dorsalement par rapport à lui, et par conséquent à gauche du plan médian, se trouve l'aorte, qui s'enfonce dans la masse du poumon ici comme au niveau de la quatrième côte (voy. la coupe précédente). Latéralement, et près de la partie ventrale de l'œsophage on remarque dans chaque poumon une bronche striée transversalement.

Le cœur occupe une grande partie de la cavité thoracique à ce niveau; les deux oreillettes et les deux ventricules sont ouverts. Cependant on ne voit que très peu la cavité du cœur droit, tandis que la coupe a intéressé en plein la cavité du cœur gauche: une nouvelle démonstration de ce que le cœur gauche est située plus près du côté caudal que le cœur droit. A gauche, on voit deux lobes du poumon, tandis qu'à droite on en constate trois.

a, Moelle épinière; *b*, Apophyse épineuse; *c*, Artère intercostale; *d*, Côtes et cartilages costaux; *e*, Muscle peaucier; *f*, Un faisceau charnu du petit pectoral; *g*, Artère mammaire interne et, à côté d'elle, la veine correspondante.

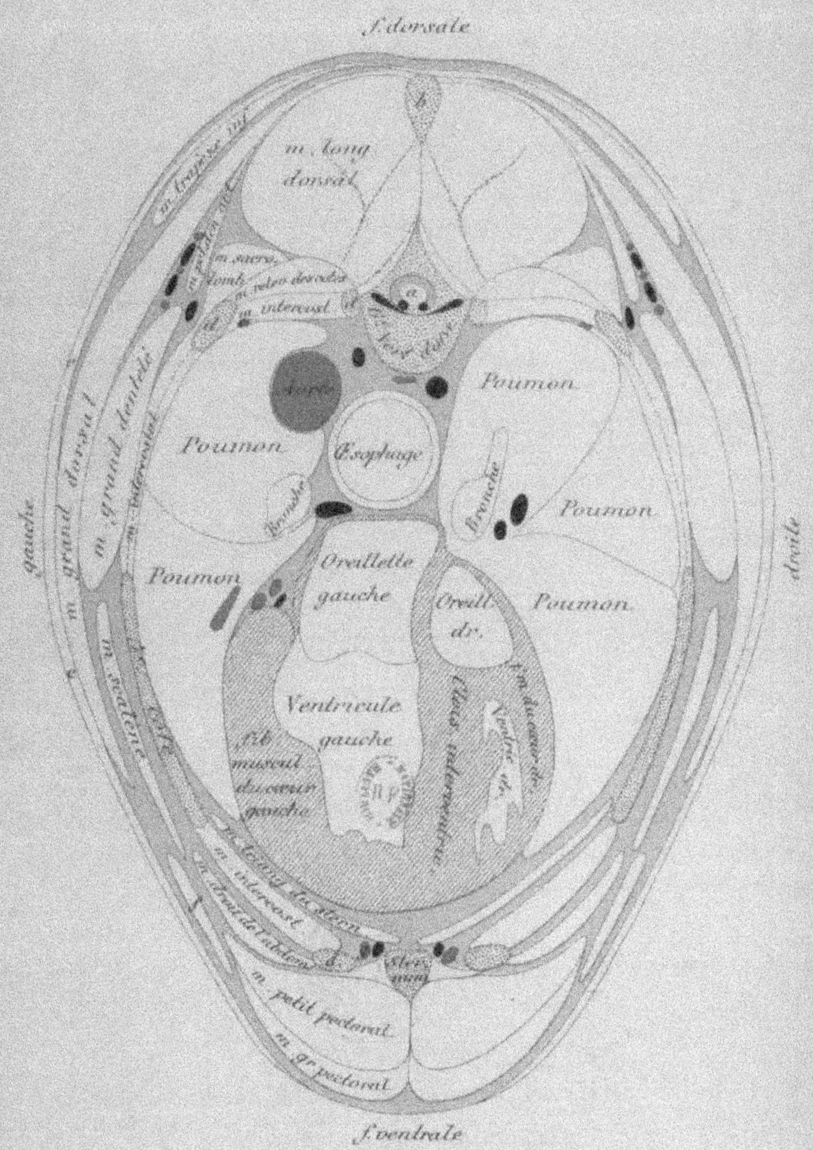
f. dorsale
m. long dorsal
m. trapèze ang.
m. spleic cap.
m. sacro lomb.
m. petit dentelé
m. intercost. ext
m. grand dorsal
m. grand dentelé
m. intercostal
Aorte
Poumon
Poumon
Œsophage
Bronche
Bronche
Poumon
Poumon
gauche
Oreillette
gauche
Poumon
Oreill.
dr.
Poumon
m. releveur
m. grand dentelé
m. reateur
Oreill.
cloeis intercostaire.
Ventricule de
Ventricule
gauche
lib.
muscul.
du cœur
gauche
m. relevsu du stern.
m. intercost.
m. droit de l'abdom.
Ster
num
droite
m. petit pectoral
m. gr. pectoral
f. ventrale

PLANCHE IX.

Coupe transversale du thorax *au niveau de la 6e côte et de la*
7° vertèbre dorsale.

Cette coupe n'a intéressé que la partie ventrale et aborale du myocarde.
Elle nous montre donc qu'à l'état d'expiration le cœur ne s'étend que jusqu'au
sixième espace intercostal, et que ses cavités se trouvent oralement par
rapport à la sixième côte, car on ne les voit plus sur la coupe. La partie du
cœur visible sur la coupe est située d'une façon asymétrique; elle est dirigée
notamment un peu à gauche; une faible partie dépasse seulement un peu à
droite le plan médian. Du côté ventral du cœur on ne trouve que du tissu
adipeux. Cet organe arrive ainsi jusqu'à la paroi thoracique (muscles sternaux et sternum). Des deux côtés du cœur, ainsi que du côté dorsal, se
trouvent les poumons, dont on voit cinq lobes : deux gauches, deux droits
et un lobe médiastin ou médiastinal dont la position est très bien indiquée
par la coupe. Il en est de même de la situation de l'aorte, de l'œsophage, de
la veine cave. Cette dernière est située à droite dans la cavité thoracique, à
peu près au milieu de sa hauteur, entre le lobe médiastinal et le lobe basilaire du poumon droit. L'œsophage se trouve dorsalement par rapport au
lobe médiastinal, entre les deux poumons; il est placé asymétriquement
(un peu à gauche) et sous la colonne vertébrale. L'aorte passe toujours à
gauche du plan médian et touche du côté ventral et à droite l'œsophage; à
gauche, elle se trouve dans une excavation du poumon.

a, Moelle épinière; *b*, Apophyse épineuse; *c*, Côtes et cartilages costaux; *d*, Veine azygos; *e*, Veine pulmonaire; *f*, Artère mammaire interne;
g, Veine mammaire interne; *h*, Muscle peaucier du cou et du thorax.

La face orale de cette coupe correspond exactement à la face caudale de
la précédente.

La largeur considérable de l'œsophage s'explique par ce fait qu'il a été
rempli d'aliments dans cet endroit.

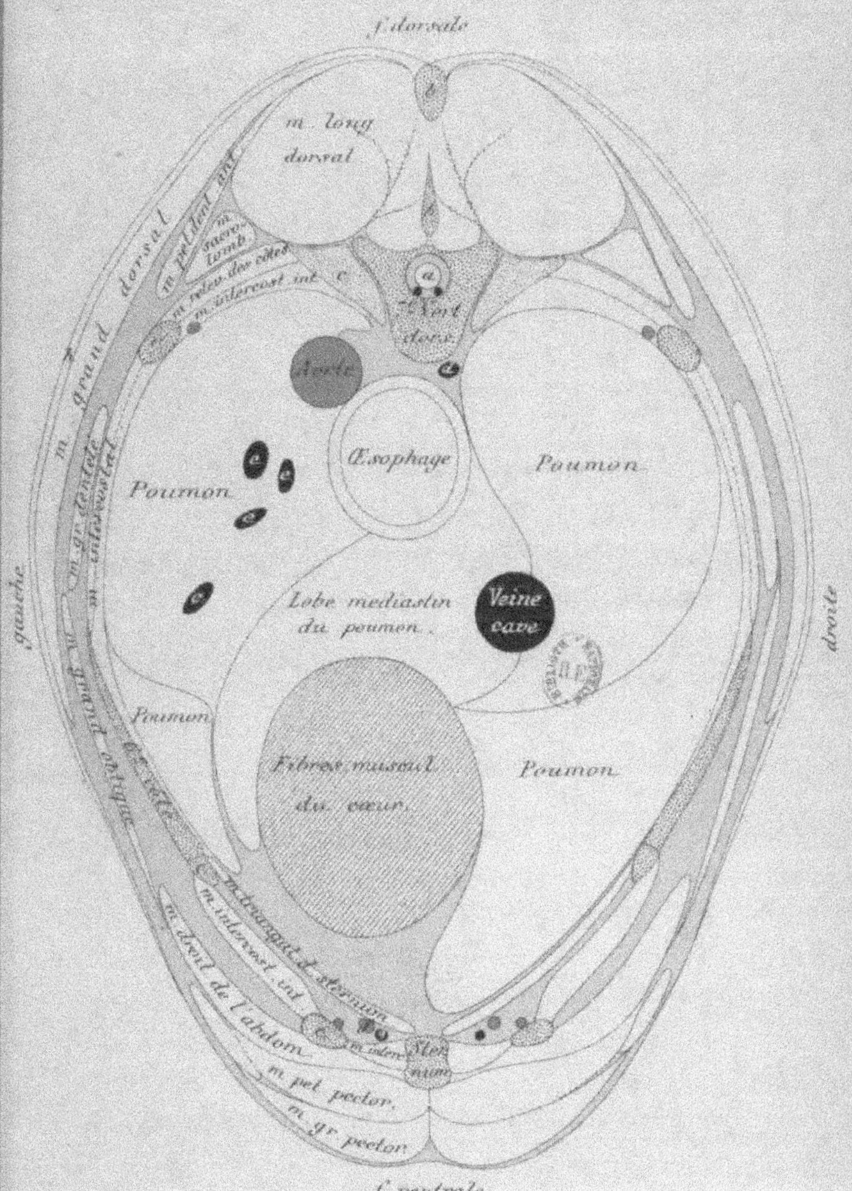
f. dorsale
m. long dorsal
m. grand dorsal
m. pellant ant.
m. sacro-lomb.
m. relev. des côtes
m. intercost. int.
m. petit dentelé
m. intercostal
Nerf dorsal
Aorte
Poumon
Œsophage
Poumon
Lobe médiastin du poumon
Veine cave
Poumon
Poumon
Fibres muscul. du cœur
Poumon
m. transvers. et sternum
m. intercost. int.
m. droit de l'abdom.
m. intercost. int.
Sternum
m. pet. pector.
m. gr. pector.
gauche
droite
f. ventrale

Planche X.

COUPE TRANSVERSALE DU THORAX

au niveau de la 7ᵉ côte.

Planche X.

Coupe transversale du thorax *au niveau de la 7ᵉ côte et de la*
8ᵉ vertèbre dorsale.

Cette coupe passe non seulement par la cavité thoracique, mais encore par la cavité abdominale, et par conséquent aussi par le diaphragme (g, g'). On y voit notamment la portion tendineuse (g') et la portion musculaire (g) de ce dernier. Du côté dorsal de la partie tendineuse se trouve la cavité thoracique, et du côté ventral la cavité abdominale. La portion musculaire entoure le foie; elle est limitée en dehors par les lobes des poumons. La coupe donne une bonne idée de la position du diaphragme, ainsi que des rapports du poumon et du foie entre eux et avec le diaphragme. Du poumon gauche, on ne voit qu'un seul lobe, le lobe basilaire. Il est en contact en dedans avec l'aorte, l'œsophage, le lobe médiastinal du poumon et le diaphragme. Le lobe médiastinal se trouve près du centre phrénique et est encore très petit à cet endroit; son bord droit présente une échancrure pour le passage de la veine cave; le lobe basilaire du poumon droit est encore assez vaste; il touche en dedans l'œsophage, le lobe médiastinal, la veine cave et le diaphragme. En dehors, il est en rapport avec la paroi thoracique et en partie avec le lobe cardiaque droit, qui est très mince, mais déjà relativement haut. On voit sur la coupe trois lobes du foie. Elle nous montre aussi l'œsophage déterminant une courbure du lobe médiastinal du poumon et situé plus à droite au niveau de la huitième vertèbre qu'au niveau de la septième, presque complètement dans le plan médian. L'aorte est également beaucoup plus rapprochée du plan médian que dans les coupes précédentes.

a, Moelle épinière; b, apophyse épineuse; c, muscle long épineux du dos; d, côte et cartilage costal; e, muscles intercostaux; f, veine azygos; g, portion musculaire, charnue, du diaphragme; g', portion tendineuse du diaphragme; h, muscle peaucier.

La face orale de cette coupe correspond exactement à la face aborale de la coupe précédente.

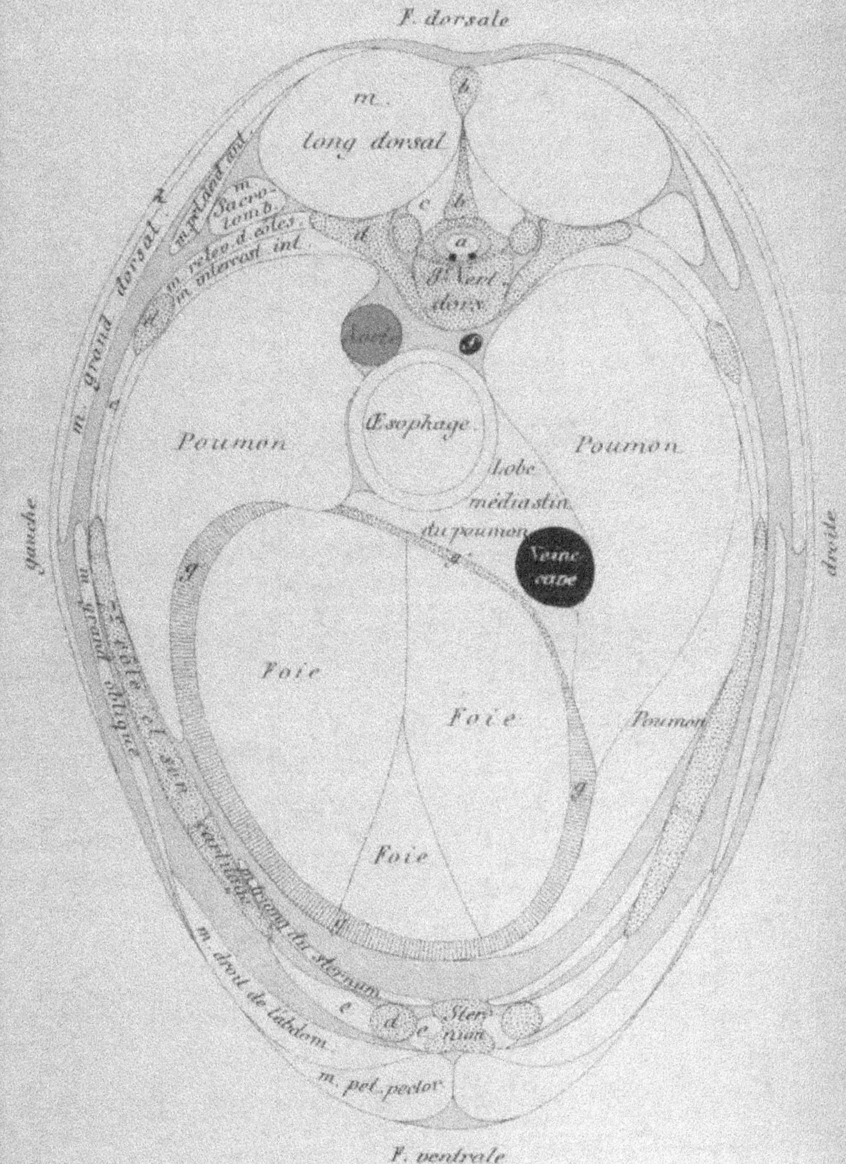

Librairie C. REINWALD et Cⁱᵉ. 15 rue des Saints Pères. Paris.

Planche XI.

COUPE TRANSVERSALE DU TRONC

au niveau de la 8ᵉ côte.

Coupe transversale du tronc du Chien *au niveau de la 8ᵉ côte.*

Comme la précédente, cette coupe a également intéressé les deux cavités, thoracique et abdominale. Le diaphragme, incliné à cet endroit, a été coupé transversalement. La coupe montre l'œsophage situé exactement dans le plan médian et l'aorte encore plus rapprochée de ce plan que dans la coupe précédente, de sorte qu'elle se trouve déjà en partie sous la vertèbre. Elle rend également évidente la prépondérance à ce niveau de la cavité abdominale, qui occupe la plus grande partie de la cavité générale du corps : la cavité thoracique n'en prend que le quart. Le poumon et le foie sont superposés : le poumon se trouve du côté dorsal, le foie du côté ventral. Le poumon droit (lobe basilaire) occupe toujours plus de place que le gauche. La section du diaphragme qui sépare la cavité thoracique, dorsale, de la cavité abdominale, ventrale, forme, comme sur la coupe précédente, une ligne inclinée à droite ; sur la coupe précédente cette ligne était droite, mais ici elle présente une courbure au milieu, produite par l'œsophage. A droite se trouve, du côté ventral par rapport à la section transversale du diaphragme, la veine cave descendante. La totalité de la cavité abdominale, très vaste, représentant les trois quarts de la cavité générale du corps et entourée par le diaphragme, est occupée par le foie. Celui-ci est adossé en grande partie directement aux côtes. Du côté dorsal, le poumon s'insinue entre le foie et le diaphragme d'une part et les côtes d'autre part. Le foie apparaît avec quatre lobes sur cette coupe ; on y voit aussi, de la façon la plus nette, la portion de la veine cave dans la fosse qui lui est destinée dans le foie, entre cet organe et le diaphragme. Une partie de la vésicule biliaire sectionnée est appendue au lobe droit moyen ; le reste de cet organe se trouve dans l'épaisseur du disque dont nous ne voyons que la face caudale ; son extrémité en cul-de-sac arrive juste jusqu'à la face orale de ce disque.

a, Moelle épinière ; b, côte et cartilage costal ; c, partie musculaire du diaphragme ; c' partie tendineuse du diaphragme ; d, veine azygos ; e, muscle petit dentelé postérieur et supérieur ; f, peaucier de l'abdomen et du thorax ; g, transverse de l'abdomen.

La face orale de cette coupe correspond à la face caudale de la coupe précédente, sauf que sur celle-là on voit l'extrémité en cul-de-sac de la vésicule biliaire.

F. dorsale
m. long dorsal
m. Sacro lomb. des côtes
m. releveur
m. intercost. int
b
a
9 Nerf dors.
Poumon
Aorte
d
c'
e
Œsophage
Poumon
c'
gauche
m. grand dorsal
m. intercostaux
Foie
Veine cave
V. hépatique
Veine hépatique
m. grand oblique
côté cartilage
Foie
Foie
droite
m. intercost.
Vésic. bili-aire
m. droit de l'abdomen.
Sternum
m. gr. pectoral
F. ventrale

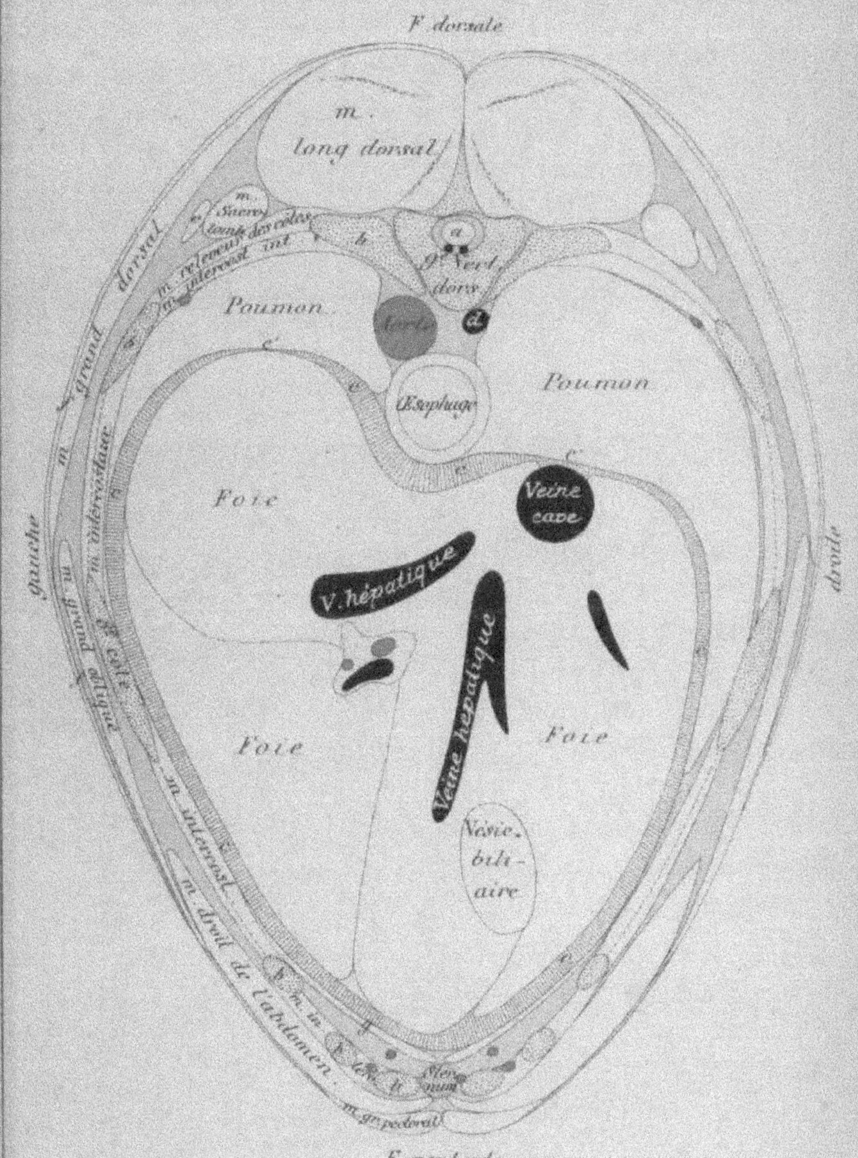

Dufour sc.

Planche XII.

COUPE TRANSVERSALE DU TRONC

au niveau de la 9ᵉ côte.

Coupe transversale du tronc *au niveau de la 9ᵉ côte et de la 10ᵉ vertèbre dorsale.*

Comme les deux coupes précédentes, celle-là a également intéressé les deux cavités du corps. La cavité thoracique n'est représentée que par une fente transversale relativement petite (plus étroite à gauche qu'à droite), dans laquelle se trouvent les extrémités des deux poumons adossées aux muscles lombaires; entre ces poumons on voit la veine azygos et l'aorte. Le poumon droit est ici encore beaucoup plus grand que le poumon gauche et se prolonge plus loin que ce dernier dans la direction caudale. L'aorte s'est portée encore plus près du plan médian; elle se trouve en grande partie sous le corps de la vertèbre et en partie sous les muscles lombaires. L'œsophage n'est plus à côté de l'aorte; il a déjà perforé le diaphragme et se trouve par conséquent du côté ventral de ce dernier, tandis que l'aorte est située du côté dorsal, sur le diaphragme même. On ne voyait point de muscles lombaires sur la coupe précédente, tandis qu'ici ils se montrent avec toute la netteté possible; il faut en conclure que leur origine se trouve entre la neuvième et la dixième vertèbres dorsales et, notamment, comme le démontre la coupe, en dehors, sur le corps de la vertèbre et sur la côte. La coupe montre, en outre, que la veine azygos (*g*), impaire, commence au niveau de la dixième vertèbre dorsale et se place du côté ventral et à droite du corps de la vertèbre. Dans son milieu, le diaphragme proémine fortement vers le ventre, tandis que vers la périphérie il est bombé dans la direction dorsale. En ce qui concerne les organes de la cavité abdominale, il faut remarquer surtout sur cette coupe la position des deux extrémités de l'estomac et les rapports entre celui-ci et le foie. On y voit en effet l'extrémité pylorique, ainsi que le cul-de-sac dorsal ou gauche de l'estomac avec l'embouchure de l'œsophage située obliquement, juste à la hauteur de la dixième vertèbre dorsale. La paroi dorsale du cul-de-sac gauche est située du côté ventral du diaphragme; à gauche, elle est en rapport avec le lobe gauche du foie; à droite, elle touche (ensemble avec l'extrémité de l'œsophage) les piliers du diaphragme et se trouve tournée vers le lobe de Spigel. Le pylore et le commencement du duodénum sont logés dans une fossette du foie remplie de graisse (hile du foie). Le foie présente sur la coupe six lobes et son hile avec la capsule de Glisson. Dans le hile, la coupe a intéressé juste la flexion du pylore, formant le duodénum. La musculature de ces deux parties est très forte. On voit d'après cette coupe, ainsi que d'après celles des planches XIII et XIV, que la portion gauche de l'estomac (le corps de l'estomac) est placée obliquement dans la direction dorso-ventrale et en même temps inclinée vers le bassin, tandis que le pylore est de nouveau orienté vers le thorax, de sorte que la portion thoracique du corps de l'estomac et le passage du pylore au duodénum se trouvent *dans le même plan* (voy. la présente coupe). Le reste de l'estomac ne sera entamé que par les coupes suivantes. Le foie occupe sur cette coupe, en largeur, toute la cavité abdominale et se trouve limité à droite et à gauche par le diaphragme, qui adhère aux parois latérales de l'abdomen et du thorax. La coupe nous montre enfin très nettement la position de la veine cave par rapport au lobe de Spigel, entre celui-ci et le lobe droit du foie.

a, Moelle épinière; *b*, côte et son cartilage; *c*, portion musculaire du diaphragme; *c'* portion tendineuse du diaphragme; *d*, muscle peaucier de l'abdomen et du thorax; *e*, cartilage xiphoïde; *f*, extrémité pylorique de l'estomac; *f'*, origine du duodénum; *g*, veine azygos.

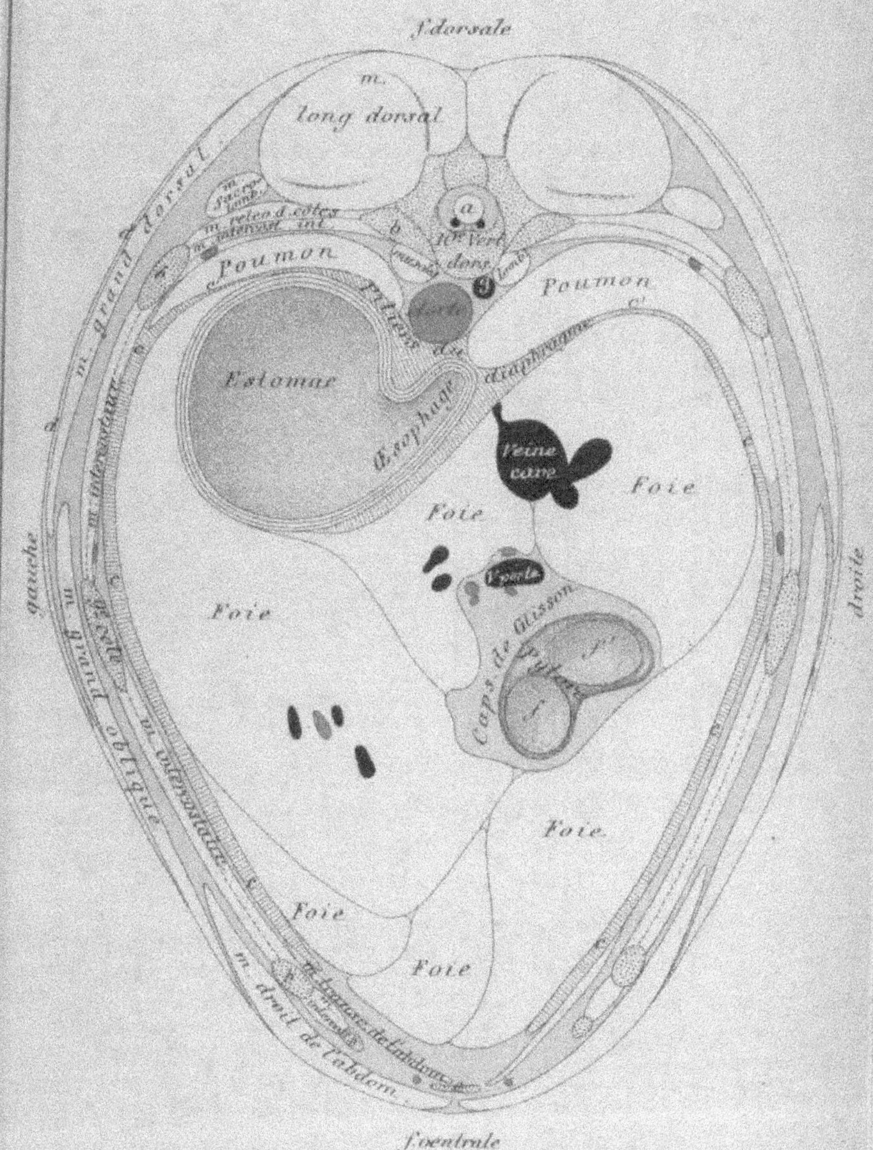
l. dorsale
m.
long dorsal
m. grand dorsal
m. sacro lomb.
m. relev. d. côtes
m. intercost. int.
a
b
10.e Vert. dors.
aorte
Poumon
Poumon
c'
plèvre dte.
Estomac
diaphragme
Oesophage
Veine cave
Foie
Foie
gauche
droite
m. intercost.
V. porte
Caps. de Glisson
Foie
m. grand oblique
m. transversaire
Foie
Foie
m. droit de l'abdom.
Foie
l. ventrale
Dufour sc.

Planche XIII.

COUPE TRANSVERSALE DU TRONC

au niveau de la 10ᵉ côte.

Coupe transversale du tronc *au niveau de la 10ᵉ côte et de la 11ᵉ vertèbre dorsale.*

Cette coupe n'a entamé que la cavité abdominale. Par conséquent, la terminaison de l'œsophage, ainsi que l'extrémité du poumon, se trouvent entre cette coupe et la précédente. Ce qui est le plus frappant ici, c'est les rapports des deux piliers du diaphragme. On voit le pilier droit descendre plus bas que le gauche; le premier touche le foie et le second l'estomac. Entre les deux, dans le plan médian et vers le dos, à la pointe extrême pour ainsi dire de la cavité thoracique, se trouve l'aorte (du côté ventral des muscles lombaires [c] et presque exactement dans le plan médian). A gauche, la moitié dorsale de la cavité abdominale (le quart de la cavité générale du corps) est occupée par l'estomac, dont la paroi a été coupée obliquement. La portion pylorique, beaucoup plus étroite, de l'estomac a été coupée à droite et plus loin dans la direction ventrale. Entre les deux portions de l'estomac se trouve le foie, ce qui prouve que l'estomac est recourbé en arc; la portion moyenne et la portion la plus ventrale de celui-ci ne sont pas comprises dans la coupe (voy. l'explication de la planche suivante). A droite et du côté dorsal par rapport à la portion pylorique, on voit la coupe transversale de l'origine du duodénum; la coupe montre ainsi que le duodénum se trouve d'abord tout près du lobe droit du foie. En outre, on voit du côté dorsal du pylore une portion du pancréas et des masses graisseuses avec les coupes de la veine porte et de l'artère hépatique. La plus grande partie de la cavité abdominale est occupée, au niveau de la dixième vertèbre dorsale, par le foie. On remarque à droite deux lobes contigus (lobe de Spigel et lobe droit), qui se trouvent du côté dorsal par rapport au duodénum, au pancréas et aux vaisseaux du foie. Au milieu de la coupe on remarque deux petits lobes du foie: le lobe carré et le lobe moyen, placés l'un sur l'autre. Du côté ventral et à gauche, le grand lobe gauche est coupé dans sa largeur, tandis qu'un autre lobe présente une coupe assez mince. Du côté ventral du lobe gauche il y a beaucoup de graisse. Près du lobe de Spigel on voit la veine cave.

a, Moelle épinière; *b*, côte; *c*, muscles lombaires; *d*, petit dentelé postérieur et inférieur; *e*, diaphragme.

La face orale de cette coupe correspond à la face caudale de la coupe précédente, avec cette différence cependant que le pylore et le duodénum se présentent sur cette coupe comme des canaux ouverts, tandis que sur la précédente ils formaient des culs-de-sac du côté oral. Le peaucier n'est pas indiqué, à cause de son extrême ténuité.

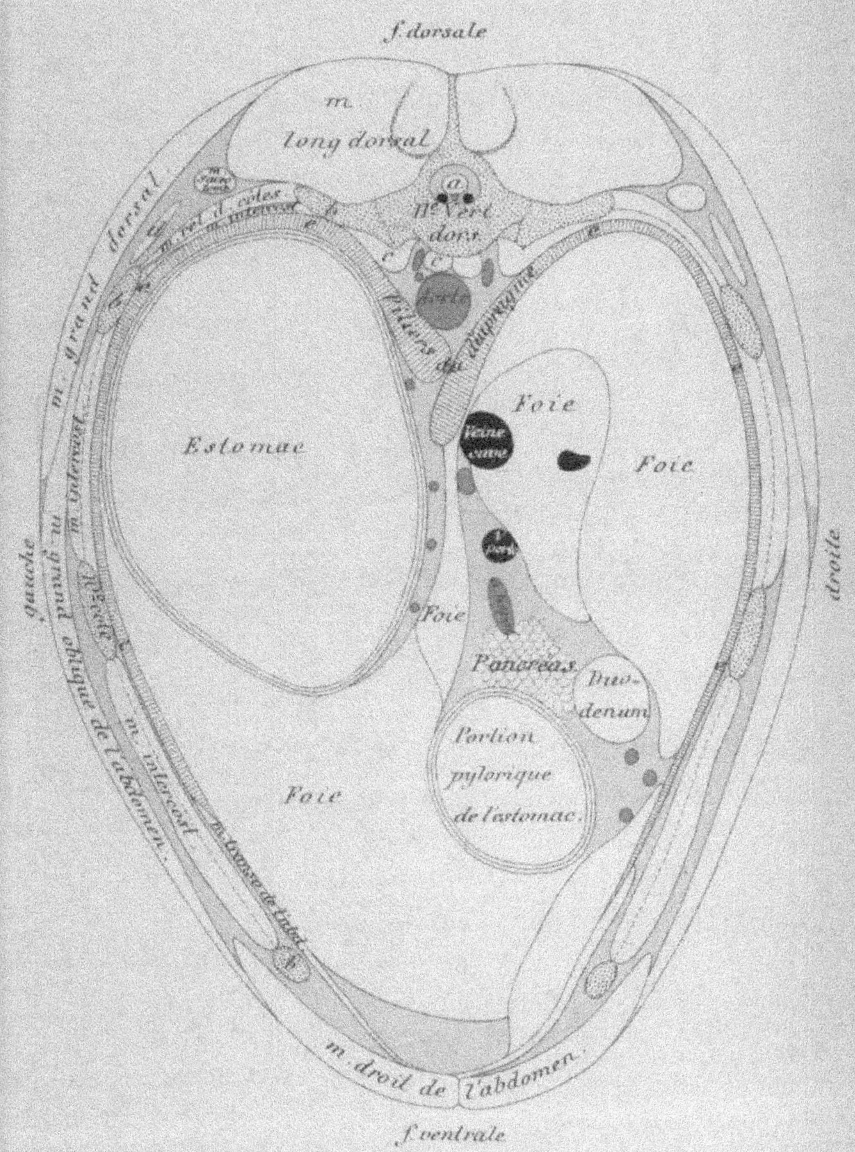
f. dorsale
m. long dorsal
a.
m. Vert. dors.
Foie
Piliers du diaphragme
m. grand dorsal
m. tr. d'côtes
m. intercost.
b
c
e
Foie
Veine cave
Foie
Foie
Foie
d. Dupl.
Estomac
Foie
Pancréas
Duo-denum
Portion pylorique de l'estomac.
m. petit oblique de l'abdomen.
m. intercost.
m. transvese de l'abdom.
b
m. intercost.
gauche
droite
m. droit de l'abdomen.
f. ventrale

PLANCHE XIV.

COUPE TRANSVERSALE DU TRONC

au niveau de la 11ᵉ côte.

PLANCHE XIV.

Coupe transversale du corps *au niveau de la 11ᵉ côte, et de la
12ᵉ vertèbre dorsale.*

Cette coupe est surtout démonstrative en ce qui concerne la position de
l'estomac; on l'y voit placé obliquement de gauche à droite et du côté dorsal vers le côté ventral. La portion de beaucoup la plus vaste (corps de l'estomac) se trouve à gauche, près du plan médian et touche du côté dorsal
et en dehors le diaphragme. En dedans, elle est entourée de graisse qui la
sépare du foie et du pancréas, situés à droite. La portion pylorique de l'estomac, en partie ouverte par la coupe, dépasse le plan médian et touche du
côté ventral la paroi abdominale droite, revêtue d'une couche de graisse. En
dedans, elle n'atteint pas la paroi abdominale ventrale ; elle en est séparée
par une portion du foie. On voit sur la coupe trois portions du foie, dont deux
sont situées du côté dorsal et à droite, et la troisième se trouve à gauche et
du côté ventral. La coupe nous montre ensuite les rapports des piliers et du
reste du diaphragme, ainsi que la position symétrique de l'aorte au niveau
de la douzième vertèbre dorsale, qui se trouve en partie du côté ventral, en
partie entre les muscles lombaires et du côté dorsal des piliers. La section
donne aussi une idée des rapports des reins, du pancréas et du commencement du duodénum. On ne voit pas encore le rein gauche, tandis que la
coupe a intéressé une petite portion du rein droit, qui se trouve dans l'épaisseur du disque, enfoncée dans la fossette rénale. Le rein droit s'avance donc
plus dans la direction orale que le rein gauche. Le duodénum se trouve plus
à droite, près du lobe droit et en partie près du lobe de Spigel, entre ceux-
ci et la portion pylorique de l'estomac. Le pancréas est situé à droite du plan
médian, entre l'estomac, le duodénum et le foie. La veine cave (*h*) n'est pas
rejetée sur cette coupe aussi loin à droite que sur les coupes précédentes. La
veine porte (*k*) est située à peu près dans le même plan, presque sagittal,
et du côté ventral par rapport à la veine cave. Entre les deux se trouvent
l'artère hépatique et l'artère gastrique, ainsi qu'un ganglion lymphatique.

a, Moelle épinière; *b*, côte; *c*, muscles intercostaux internes; *c'*, intercostaux externes; *c''* releveur des côtes; *d*, oblique de l'abdomen; *e*, diaphragme; *f*, petit dentelé postérieur et inférieur; *g*, ganglion lymphatique dans l'épiploon; *h*, veine cave ascendante; *i*, ganglion lymphatique dans l'épiploon; *k*, veine porte; *m*, artère hépatique; *l* et *n*, artères
gastriques.

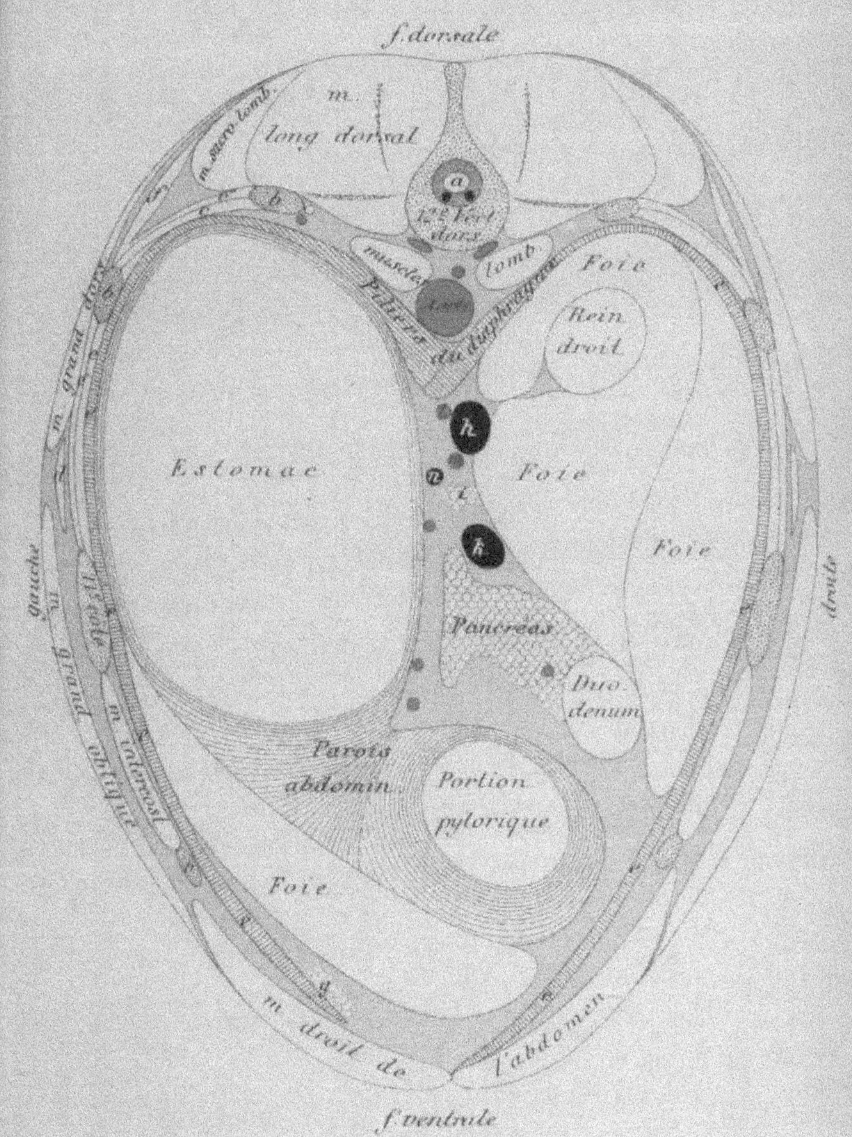
f. dorsale
m.
long dorsal
m. sacro lomb.
a
12.me Vert. dors.
muscles lomb.
Pilier du diaphragme
Foie
Rein droit
h
n
i
Foie
k
Estomac
Foie
Pancréas
Duo denum
Parois abdomin.
Portion pylorique
Foie
gauche
m grand dors.
droite
m grand oblique
droite
m droit de l'abdomen
f. ventrale

PLANCHE XV.

COUPE TRANSVERSALE DU TRONC

au niveau de la 12ᵉ côte.

Planche XV.

Coupe transversale du tronc *au niveau de la 12ᵉ côte.*

Cette coupe démontre surtout l'extension vers le côté caudal de la portion moyenne de l'estomac (conf. la légende de la coupe XIII); l'avant-dernière section (pl. XIII) n'avait pas intéressé du tout cette portion, et la dernière section (pl. XIV) n'a entamé que sa paroi, tandis que celle-là a ouvert la cavité. L'estomac se prolongera encore dans le disque suivant, sans atteindre cependant sa face postérieure (caudale); les extrémités ventrale et dorsale de l'estomac se trouvent en dehors de la coupe, plus en avant, du côté oral. On voit cependant sur cette coupe encore une portion considérable de l'estomac, qui se trouve principalement à gauche et incliné du côté ventral et à droite; elle nous apprend en outre que l'estomac ne touche point la paroi abdominale. Du côté dorsal et à gauche de l'extrémité dorsale, arrondie, de l'estomac, se trouve la coupe transversale de la rate. Elle présente un bord convexe, arqué, et un bord concave. Le premier se trouve près des muscles abdominaux et intercostaux, le second près de l'estomac. Du côté droit (interne) de l'estomac se trouvent des masses graisseuses, avec les vaisseaux sanguins (aorte, veine cave, etc.), les portions du pancréas et les anses intestinales; à gauche (en dehors et du côté ventral) on voit, près de l'estomac, ces anses se placer sur le muscle droit de l'abdomen et sur le transverse de l'abdomen. A droite et du côté dorsal, on remarque le rein droit; la coupe l'avait entamé en même temps que le hile et les artères rénales, ainsi que quelques branches artérielles situées dans l'épaisseur de la capsule graisseuse. Du côté ventral du rein se trouve le foie, qui se présente sur la coupe comme un triangle dont le sommet est dirigé en dedans et dont la base est tournée vers la paroi abdominale. La coupe nous montre que le foie s'étend beaucoup plus dans la direction caudale à droite qu'à gauche. Du côté ventral, une partie du pancréas, la graisse et le duodénum se trouvent près du foie. Le pancréas est coupé en deux endroits : à droite près du foie, et à gauche près de l'estomac. Quant au gros intestin, la coupe n'a intéressé que le côlon ascendant, qui se trouve ici entre les branches du pancréas, notamment à l'endroit où il est prolongé par le côlon transverse. Le duodénum est situé encore au voisinage du foie, mais déjà tout près de la paroi abdominale droite. L'aorte a été coupée juste à l'endroit où il s'en détache l'artère mésentérique; cette dernière est même coupée longitudinalement sur une partie de son parcours. L'aorte est située du côté ventral et entre les muscles psoas, mais plus près du psoas gauche que du psoas droit. La veine cave se trouve à droite de l'artère mésentérique supérieure, près du foie.

a, Moelle épinière; *b*, anses de l'intestin grêle.

f. dorsale
m. long dorsal et sacro-lombaire
a
13e Vert. dors.
muscles lombaires
m. intercost.
Rate
Aorte
Art. mesent. sup.
Veine cave
Rein droit
Foie
Pancréas
Colon ascendant
Pancréas
Duo denum
Estomac
b
b
b
b
b
b
b
b
b
b
b
b
b
b
gauche
droite
m. droit de l'abdomen
f. ventrale

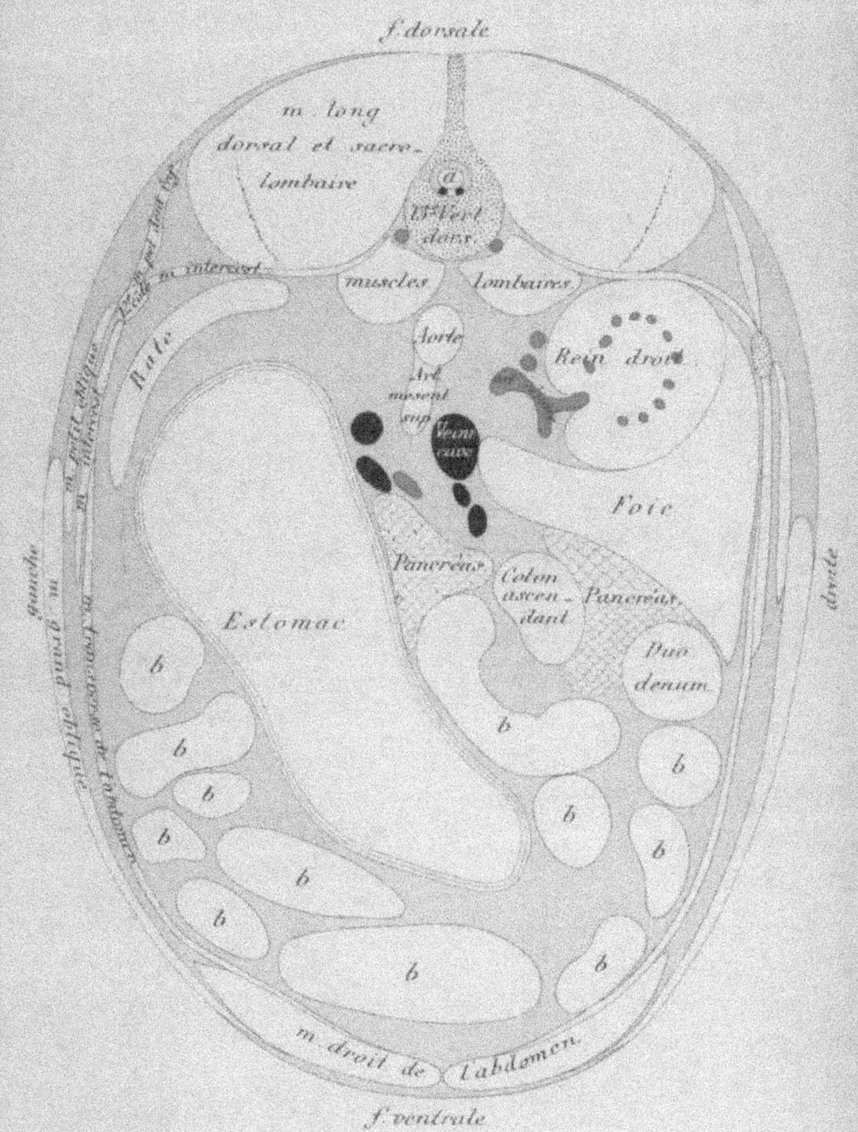

Dufour sc.

COUPE A TRAVERS LA CAVITÉ ABDOMINALE

au niveau de la 1re vertèbre lombaire.

Planche XVI.

Coupe à travers la cavité abdominale. *La coupe a été pratiquée du côté caudal de la 13ᵉ côte, au niveau de la 1ʳᵉ vertèbre lombaire.*

Cette coupe met en évidence la position de l'intestin et ses rapports avec les vaisseaux et le mésentère, qui contient beaucoup de graisse. Le mésentère occupe, avec ses vaisseaux et un ganglion lymphatique, à peu près le milieu de la figure, un peu plus cependant la partie droite et ventrale, et se trouve entouré par les anses intestinales (à droite, à gauche et du côté ventral), dont les coupes forment autour de lui une sorte de couronne. Du côté dorsal, il est limité par les muscles lombaires, les reins et le pancréas. La plupart des sections transversales de l'intestin se rapportent à l'intestin grêle. Du gros intestin on ne voit que le passage du côlon descendant au côlon transverse (du côté ventral et interne par rapport au rein gauche) et le côlon ascendant, adhérant à la paroi abdominale et situé en dehors du rein droit et du pancréas. On ne voit rien de l'estomac sur cette face du disque, mais à sa face orale il s'en trouve encore un dernier fragment; l'estomac se termine donc presque au niveau de la coupe. Les deux reins ont été intéressés par la coupe, le rein droit vers son extrémité dorso-caudale, le gauche presque au milieu; celui-ci est donc situé plus loin dans la direction du bassin; son bord ventral descend assez profondément. Le bord dorso-interne des deux reins est dirigé vers le bord ventral et externe des muscles lombaires. Du côté ventral du rein droit, tout près de cet organe, se trouve l'extrémité du pancréas (tête du pancréas), coupée transversalement. Entre le pancréas et le rein droit d'une part, et le rein gauche d'autre part, on voit la coupe de l'aorte et celle de la veine cave, située plus à droite et du côté ventral; puis, la graisse et plusieurs autres coupes transversales des vaisseaux. La veine cave est placée maintenant tout près de l'aorte, tandis que sur la coupe précédente elle se trouvait encore à une certaine distance et du côté ventral par rapport à celle-ci. Les muscles lombaires sont particulièrement épais sur cette coupe.

Du côté ventral du rein gauche se trouve une coupe triangulaire de la rate, adjacente à la paroi abdominale: du côté interne de celle-ci on aperçoit les coupes d'une veine et de deux artères, au milieu du tissu adipeux.

a, Moelle épinière; *b*, muscle transverse de l'abdomen; *c*, petit oblique de l'abdomen; *d*, ganglions lymphatiques du mésentère; *e*, anses de l'intestin grêle.

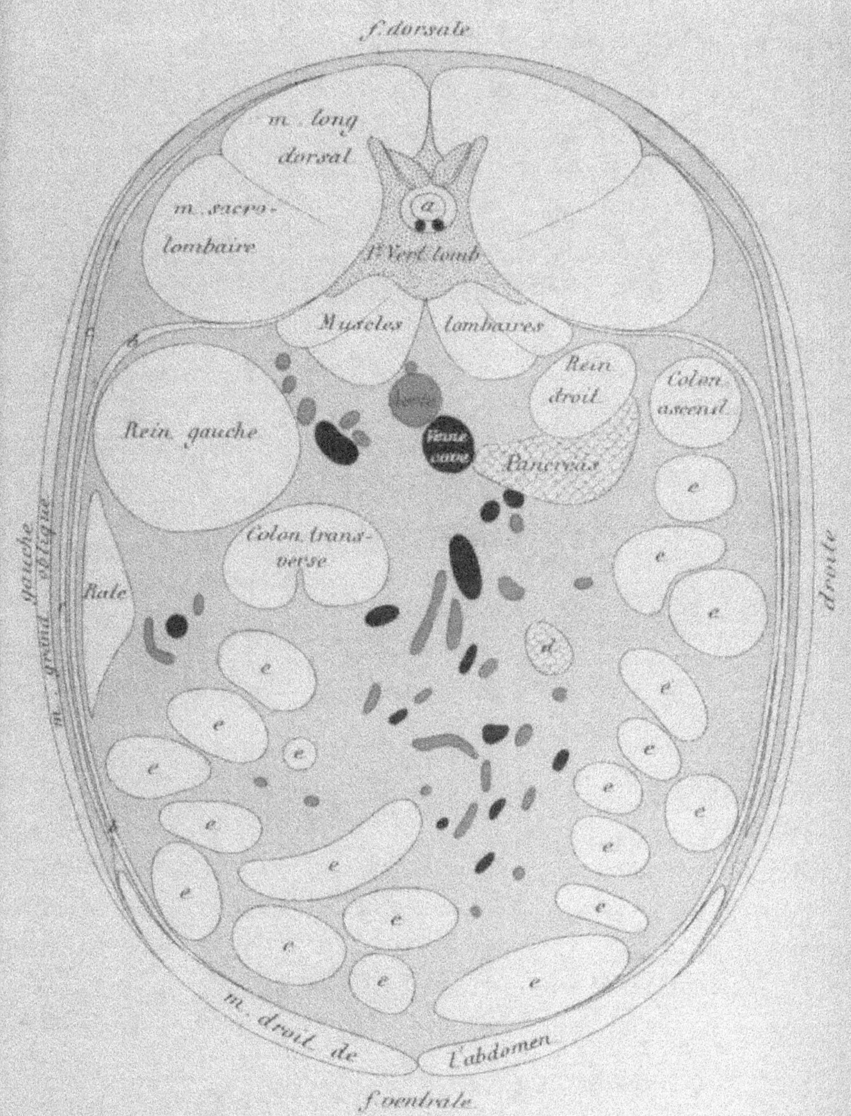
f. dorsale
m. long dorsal
m. sacro-lombaire
a.
1.º Vert. lomb.
Muscles lombaires
Rein droit
Colon ascend.
Rein gauche
Veine cave
Pancréas
Colon trans-verse
Rate
d.
m. grand oblique
gauche
droite
e
e
e
e
e
e
e
e
e
e
e
e
e
e
e
m. droit de l'abdomen
f. ventrale

Planche XVII.

COUPE A TRAVERS LA CAVITÉ ABDOMINALE

au niveau de la 2ᵉ vertèbre lombaire

Coupe à travers la cavité abdominale. *La coupe a été menée au niveau de la 2ᵉ vertèbre lombaire.*

Sur cette coupe on voit les rapports de l'intestin grêle avec la vessie et le gros intestin. On y voit également la position du rein gauche et de l'extrémité caudale de la rate, ainsi que les rapports entre l'aorte et la veine cave. On s'aperçoit qu'ici l'intestin grêle se trouve principalement à droite, le gros intestin et la rate à gauche et la vessie au milieu et du côté ventral. La vessie, remplie complètement d'urine, dépasse par sa paroi dorsale le milieu de la hauteur de la cavité abdominale (arrivant à ses deux tiers). Elle est située presque symétriquement dans le plan médian; à peine est-elle un peu repoussée à gauche dans sa partie dorsale. Elle est entourée d'anses intestinales et de graisse. A droite et du côté dorsal, on trouve plusieurs anses, tandis que du côté ventral il n'y en a qu'une, mais assez grosse. A gauche et du côté dorsal, se place, outre plusieurs autres anses, une coupe oblique du côlon descendant rempli d'excréments, dont une partie touche la paroi abdominale gauche. A peu près au milieu de la hauteur de la cavité abdominale, on remarque, du côté ventral et en dehors du côlon, tout près de la paroi abdominale, une coupe triangulaire de la rate. Du côté dorsal et interne du côlon, on voit le rein gauche. Le rein droit n'a plus été touché par cette coupe, une nouvelle preuve qu'il ne s'étend pas aussi loin, dans la direction caudale que le rein gauche. La veine cave et l'aorte sont situées du côté ventral de la colonne vertébrale, dans la graisse, tout près l'une de l'autre et entre les muscles psoas, qui sont aussi forts sur cette coupe que sur la précédente.

a, Moelle épinière; *b*, muscle transverse de l'abdomen; *c*, petit oblique de l'abdomen; *d*, anses de l'intestin grêle.

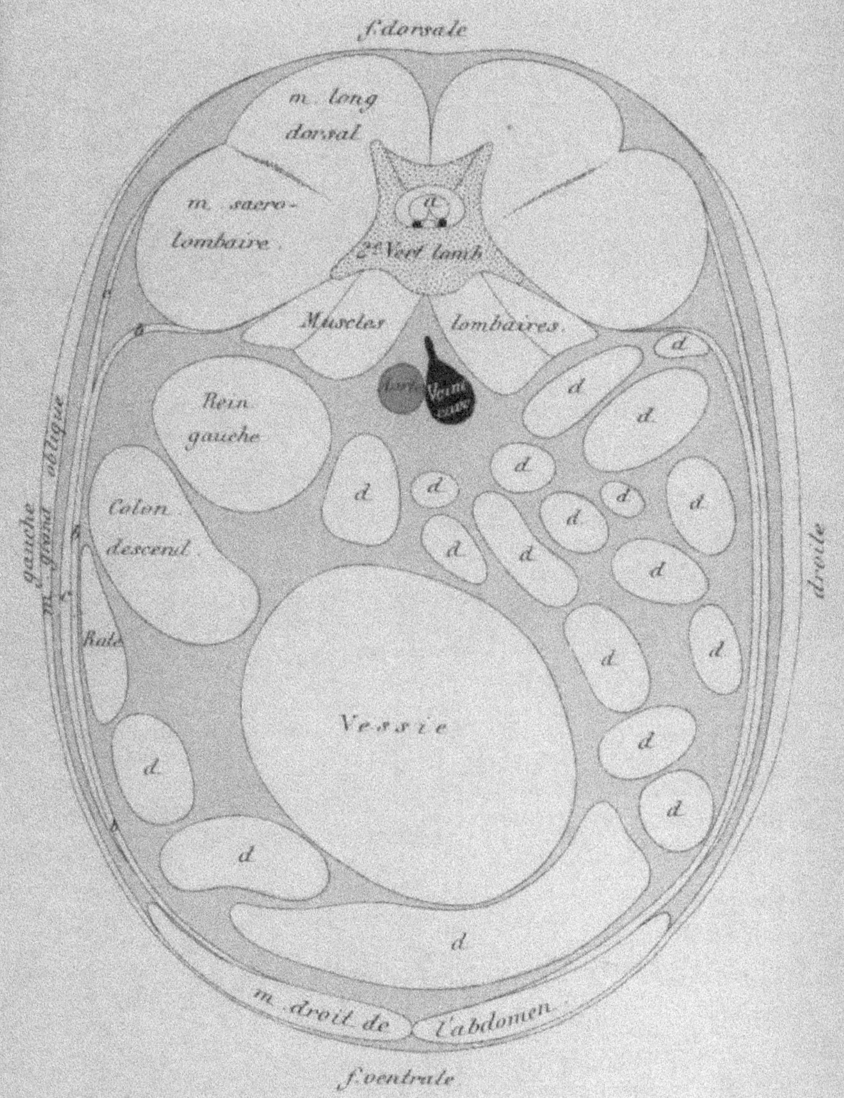
f. dorsale
m. long dorsal
m. sacro-lombaire.
2e Vert. lomb.
Muscles lombaires.
Rein gauche
Colon descend.
Rate
Vessie
d
m. grand oblique
gauche
droite
m. droit de l'abdomen.
f. ventrale

PLANCHE XVIII.

COUPE A TRAVERS LA CAVITÉ ABDOMINALE

au niveau de la 4e vertébre lombaire.

Planche XVIII.

Coupe à travers la cavité abdominale. *La coupe a été menée au niveau de la 4ᵉ vertèbre lombaire, à égale distance du bord aboral de la 12ᵉ côte et de l'épine iliaque antérieure et supérieure (angle externe de l'ilion).*

La vessie, très étendue par la grande quantité d'urine qu'elle renferme, occupe ici presque la totalité de la cavité abdominale. Sa face dorsale touche les diverses portions du canal intestinal, notamment : à gauche le côlon descendant; du côté interne et à droite, trois anses de l'intestin grêle; du côté ventral et en partie latéralement, la paroi abdominale. Cette coupe montre les rapports exacts des deux grands vaisseaux dorsaux (aorte et veine cave) entre eux et avec les parties adjacentes. La veine cave est située à droite de l'aorte et du plan médian. Les deux vaisseaux se trouvent entre les muscles lombaires et sont entourés de graisse.

a, Moelle épinière; *b*, apophyse transverse; *c*, muscle transverse de l'abdomen; *d*, anses de l'intestin grêle.

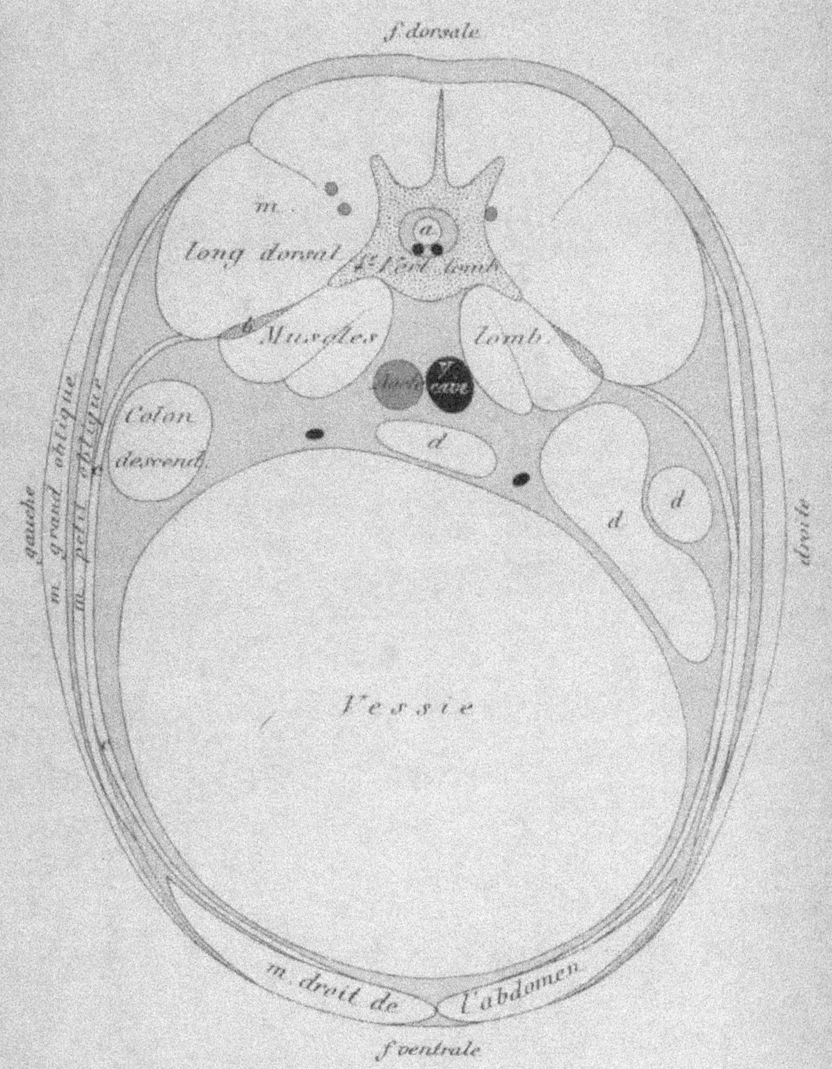

Librairie C. REINWALD et Cⁱᵉ, 15 rue des Saints Pères, Paris.

PLANCHE XIX.

COUPE A TRAVERS LA CAVITÉ ABDOMINALE

au niveau de la 7ᵉ vertèbre lombaire.

Coupe à travers la cavité abdominale. *La coupe a été menée au niveau de l'angle externe de l'ilion (épine iliaque antérieure et supérieure).*

Le côlon descendant (rectum) et la vessie sont les seuls viscères atteints par la coupe. Le côlon est situé à gauche de la vessie ; celle-ci est remplie d'urine et plus fortement distendue à droite qu'à gauche, où elle rencontre un obstacle précisément dans le côlon. Les deux viscères sont entourés d'une grande quantité de graisse du côté dorsal. Du côté ventral et latéralement, la vessie, bien pleine, touche les parois de l'abdomen sur une grande étendue. La position des vaisseaux et des ganglions lymphatiques est très démonstrative sur cette coupe. Ils se trouvent entre les muscles psoas, du côté ventral des vertèbres lombaires, du côté dorsal de la vessie.

a, Moelle épinière ; *b*, apophyse transverse ; *c*, artère sacrée moyenne ; *d*, veine hypogastrique (iliaque interne) ; *e*, artère crurale ; *f*, artère hypogastrique ; *g*, ganglions lymphatiques ; *h*, muscle transverse de l'abdomen.

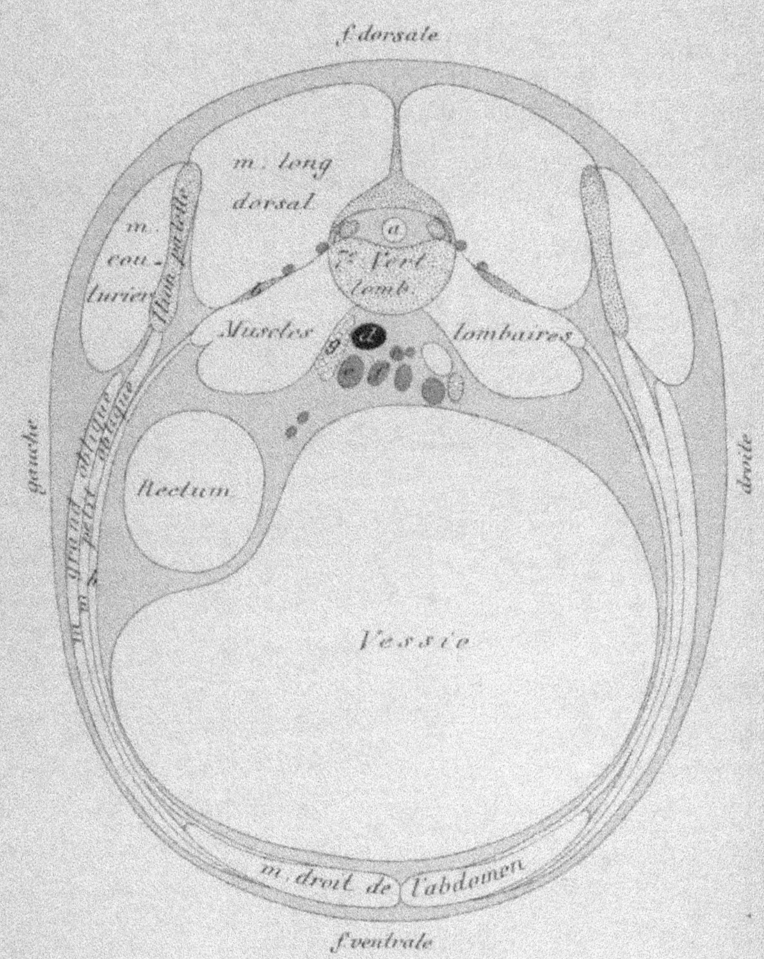

Dufour

Librairie C. REINWALD et C.º 15 rue des Saints Pères. Paris.

Coupe transversale de la région hypogastrique. *La coupe a été faite entre le sacrum et la dernière vertèbre lombaire.*

Le rectum ou côlon descendant et la vessie sont les seuls viscères atteints par la coupe, qui montre leurs rapports réciproques; la vessie a été touchée près de son col. Le côlon descendant (rectum) est encore situé asymétriquement à gauche. La coupe montre aussi nettement la position des vaisseaux du bassin, l'origine des muscles releveurs de la queue et l'amincissement de la moelle épinière vers l'extrémité de la portion lombaire de la colonne vertébrale.

a, Disque cartilagineux entre la dernière vertèbre lombaire et le sacrum; *b*, muscle abaisseur de la queue; *c*, artère sacrée moyenne; *d*, artère hypogastrique (iliaque interne); *e*, veine hypogastrique; *f*, artère crurale; *g*, moelle épinière.

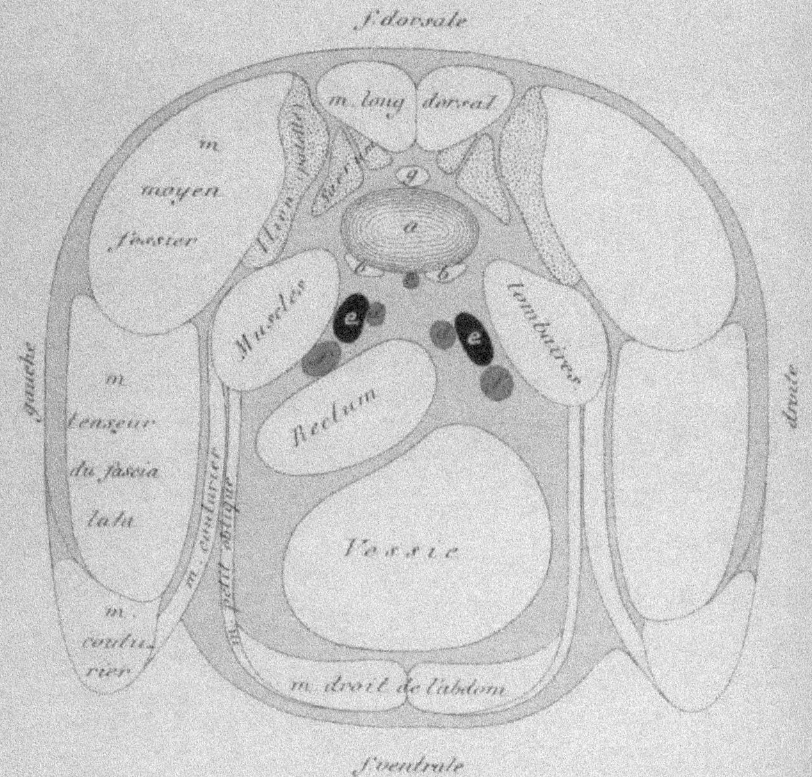
f. dorsale
m. long dorsal
m. moyen fessier
ilion partie
ilion partie
g
a
b b
Muscles
lombaires
gauche
droite
m. tenseur du fascia lata
Rectum
m. couturier
m. petit oblique
m. couturier
Vessie
m. droit de l'abdom
f. ventrale

Dufour sc.

PLANCHE XXI.

Coupe à travers la cavité du bassin *ou à travers la région hypogastrique de la cavité du bassin; la coupe a été pratiquée tout près du bord oral du pubis.*

La coupe a intéressé le faisceau oral du muscle tenseur du fascia lata et les deux faisceaux du couturier : le faisceau aboral, assez mince et le faisceau oral, plus épais.

Cette coupe montre les dimensions et les rapports de la prostate et du rectum. La prostate est contiguë du côté dorsal au rectum, et du côté ventral au muscle droit de l'abdomen; elle enveloppe de tous côtés l'urèthre. Le rectum se trouve dans le plan médian, du côté ventral de la colonne vertébrale et des muscles abaisseurs de la queue, tandis qu'il était situé encore à gauche dans la coupe précédente. La prostate, ainsi que le rectum, sont entourés d'une grande quantité de graisse. Outre la topographie des muscles, la coupe nous montre les rapports des différents vaisseaux. Elle a également touché les ganglions lymphatiques inguinaux et le pénis. Le muscle droit antérieur de la cuisse est coupé deux fois.

a, Moelle épinière; *b*, muscle long du dos et muscle long releveur de la queue; *c*, fléchisseurs de la queue; *d*, branche pariétale de l'artère hypogastrique ou iliaque interne; *f*, branche viscérale de la même artère; *e*, veine hypogastrique; *g*, tenseur du fascia lata; *h* artère fémorale profonde; *i*, urèthre; *k*, ganglions lymphatiques inguinaux; *l*, artère crurale accompagnée de la veine crurale; *m*, os pénial; *n*, nerf obturateur.

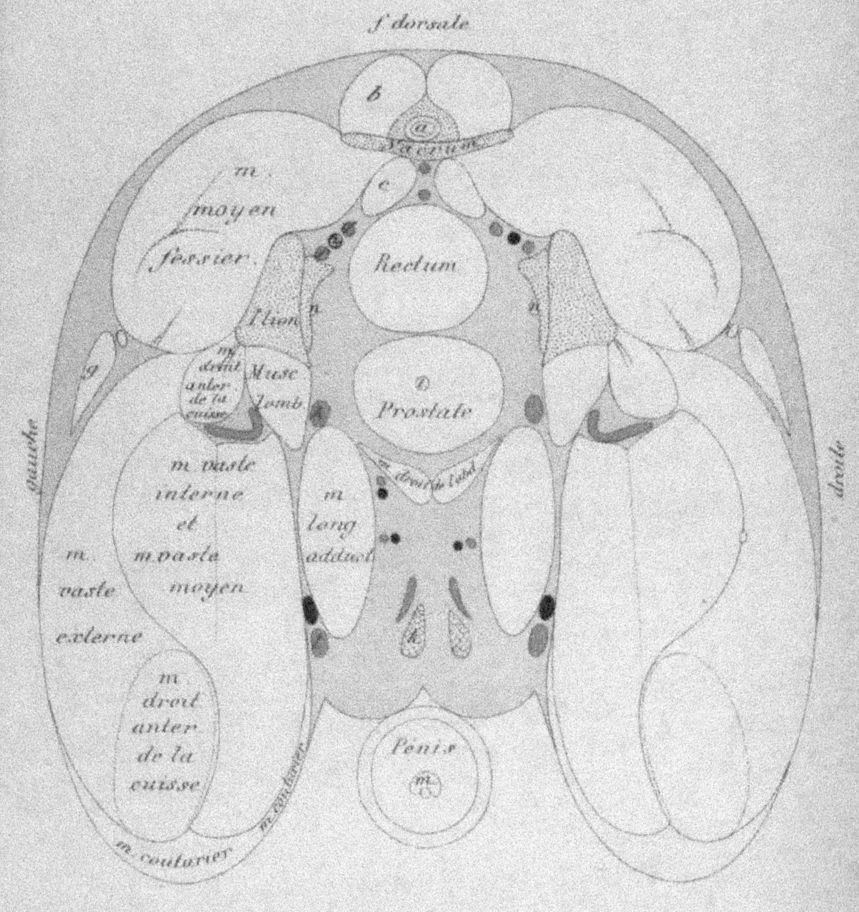
f. dorsale
b
a
Vaessen
c
m.
moyen
fessier
Ilion
n
Rectum
n
m.
droit
anter
de la
cuisse
Musc
lomb
e
Prostate
m. vaste
interne
et
m. vaste
moyen
m.
long
addust
m. droit de l'abd
m.
vaste
externe
m.
droit
anter
de la
cuisse
k
m. couturier
Pénis
m.
gauche
droite
f. ventrale

Planche XXII.

COUPE A TRAVERS LA CAVITÉ DU BASSIN

au niveau du trou obturateur.

Planche XXII.

Coupe à travers la cavité du bassin. *La coupe a été menée à la hauteur du trou obturateur.*

Cette coupe montre, outre les rapports des muscles avec les os et entre eux, encore les positions relatives du rectum et de la vessie, ainsi que les rapports du pénis et la disposition de ses vaisseaux. Le rectum se trouve du côté ventral des muscles de la queue et touche latéralement le releveur de l'anus et le coccygien. Du côté ventral par rapport au rectum, dans le plan médian, se trouve la vessie, entourée de graisse, qui la sépare du sacrum. Le pénis se trouve entre les cuisses, dans le plan médian. La coupe montre aussi jusqu'à un certain point les rapports des vaisseaux du bassin.

a, Sacrum; *b*, muscles releveurs de la queue; *c*, abducteurs de la queue; *d*, fléchisseurs de la queue; *e*, urèthre; *f*, ischion et pubis; *g*, releveur de l'anus et coccygien; *h*, ligament sacro-sciatique et sacro-épineux; *i*, artère hypogastrique ou iliaque interne (branche pariétale); *k*, pénis; *l*, urèthre; *m*, artère sacrée moyenne.

Le trou obturateur est situé entre l'obturateur externe et l'obturateur interne.

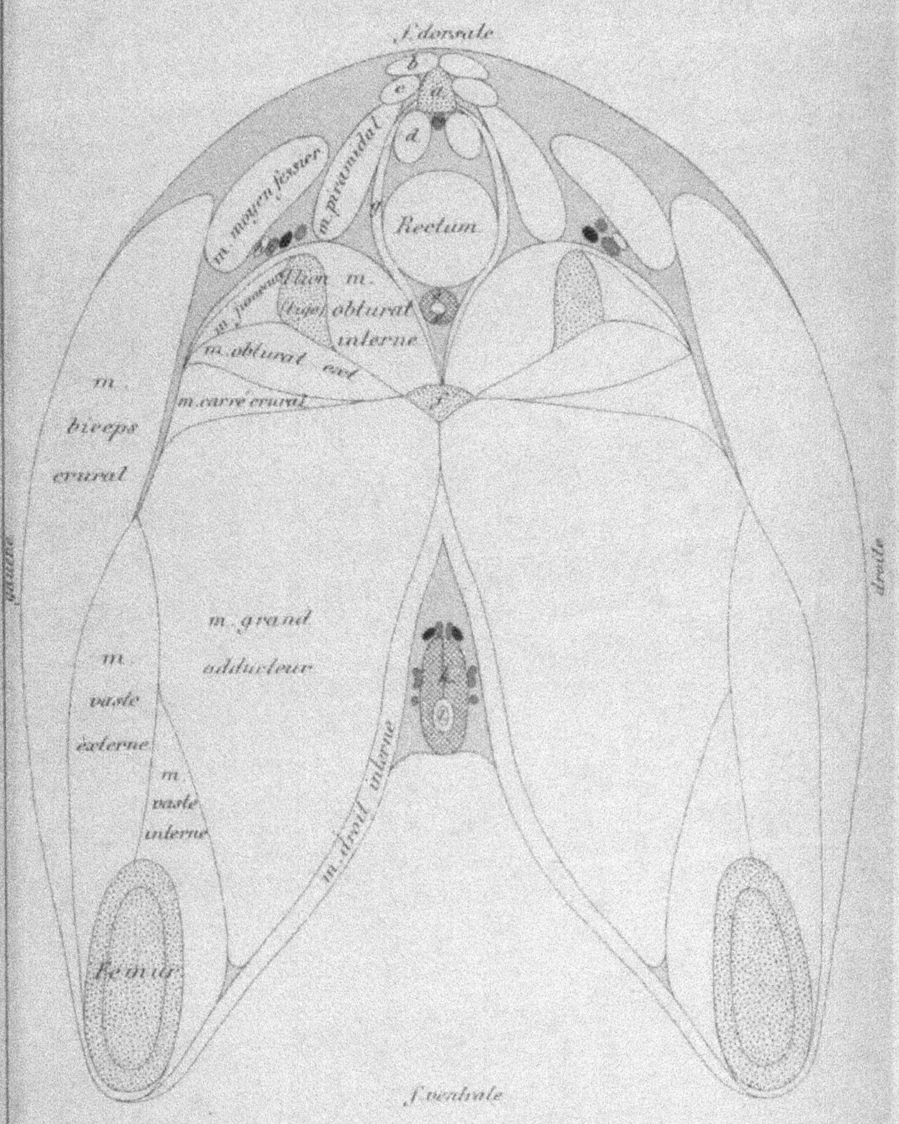
f. dorsale
b
e
a
d
m. moyen fessier
m. pyramidal
Rectum
m. ischion m.
obturat interne
m. obturat ext
m. carré crural
m. biceps crural
m. vaste externe
m. vaste interne
m. grand adducteur
m. droit interne
Femur
f. ventrale
droite
gauche

Planche XXIII.

COUPES HORIZONTALES A TRAVERS LE CORPS
DU CHIEN.

Planche XXIII.

Coupes horizontales à travers le tronc du chien.

Les coupes sont dirigées comme l'indique la figure schématique ci-contre (planche XXIII, fig. 1). Les chiffres indiquent les numéros des tranches ou disques provenant des coupes.

Pl. XXIII, fig. 2. La coupe a intéressé la neuvième, la dixième et la onzième vertèbres dorsales, ainsi qu'une partie de la section lombaire de la colonne vertébrale. Elle a en même temps ouvert la partie dorsale tout à fait supérieure de la cavité générale du corps. Les muscles et les os atteints par la coupe ne sont pas représentés sur la figure. Le regard plonge dans la cavité thoracique et dans la cavité abdominale, séparées par le diaphragme. Dans la cavité thoracique, on remarque à gauche et à droite les poumons qui sont intercalés, du côté dorsal, entre le diaphragme et la colonne vertébrale. Quant aux organes de la cavité abdominale, on n'en voit que la partie tout à fait dorsale de l'estomac (à gauche) et du foie (à droite), tous deux adossés au diaphragme. Les petits fragments du poumon, de l'estomac et du foie, dont on voit ici les coupes, sont restés dans la première tranche (n° 1). La coupe nous montre, que du côté dorsal, le diaphragme est plus bombé dans la direction orale à gauche qu'à droite, de sorte que le poumon droit s'étend plus loin (dans la direction caudale) à droite qu'à gauche. Elle montre aussi que l'estomac et le foie s'étendent du côté dorsal jusqu'à la colonne vertébrale et jusqu'aux muscles lombaires. Enfin on y voit, comme sur la coupe suivante, que la colonne vertébrale est fortement incurvée.

a, Diaphragme; *b*, muscles de l'abdomen.

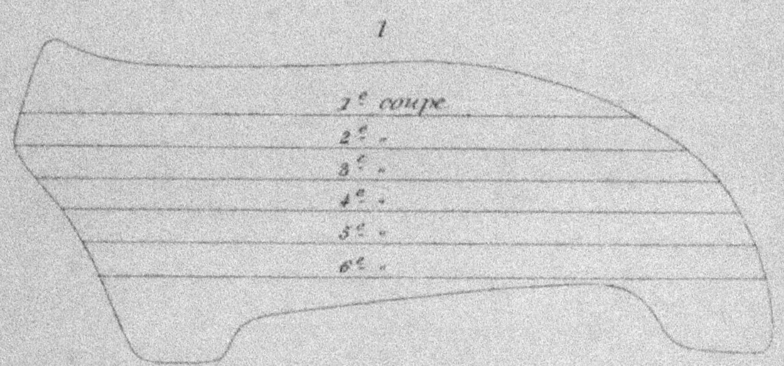
1
1.ᵉ coupe
2.ᵉ -
3.ᵉ -
4.ᵉ -
5.ᵉ -
6.ᵉ -

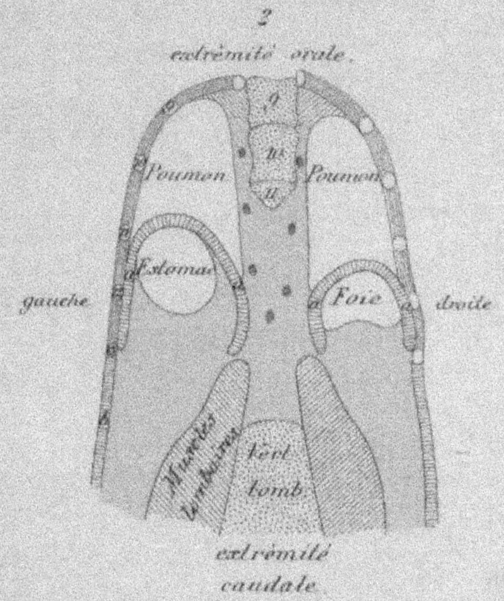
2
extrémité orale.
Poumon
Poumon
Estomac
Foie
gauche
droite
Muscles lombaires
Vert.
lomb.
extrémité
caudale

PLANCHE XXIV.

TRANCHE HORIZONTALE N° 3. FACE DORSALE
DE LA SECTION

TRANCHE HORIZONTALE N° 4. FACE DORSALE
DE LA SECTION

Fig. 1. Tranche n° 3. Face dorsale.

On aperçoit sur cette face une bonne partie des viscères thoraciques et abdominaux. On y voit, entre les deux poumons, l'œsophage, coupé longitudinalement. À ce niveau le poumon dr. est beaucoup plus gros que le gauche et le diaphragme s'étend beaucoup plus loin dans la direction orale à gauche qu'à droite. Les organes abdominaux atteints par la coupe sont : l'estomac, le foie, le pancréas, la rate et les reins. Ce qui est surtout démonstratif, c'est la position de l'œsophage entre les deux piliers du diaphragme, un peu à gauche du plan médian; puis l'embouchure de l'œsophage dans l'estomac. L'estomac est situé du côté oral et externe, près du diaphragme, dans la moitié gauche de la cavité abdominale; elle démontre aussi que la rate adhère à la paroi abdominale à la hauteur de la 13ᵉ côte. Le lobe gauche (la queue) du pancréas est situé à la face viscérale de l'estomac, entre ce dernier et le rein gauche. Le rein gauche ne s'étend pas aussi loin du côté du thorax que le rein droit; celui-ci se trouve dans la fosse rénale du foie; les deux reins sont séparés de la paroi abdom. par une couche plus ou moins épaisse de graisse. On voit sur cette coupe les rapports des gros vaisseaux abdominaux et l'on y constate la présence de couches graisseuses épaisses entre les musc. abdominaux. La scie a passé par les os suivants : 5 premières vertèb. dors., 13 côtes, 6ᵉ et 7ᵉ vert. lomb., sacrum, vert. coccygiennes, ilion, omoplate. On constate dans cette coupe, comme dans la précédente, la courbure fort prononcée de la colonne vertébrale. L'extrémité de la section cervicale, ainsi que toute la section dorsale et la plus grande partie de la section lombaire de la colonne vertébr. se trouvent encore du côté ventral par rapport à la face de la coupe; on n'y voit que le commencement et la terminaison de la colonne vertébrale.

a, Art. pulm.; *b*, diaphragme; *b'*, ses piliers; *c*, musc. de l'abdomen; *c*, transverse de l'abd.; *d*, art. cœliaque; *e*, art. mésentérique super.; *f*, art. coron. du ventric. gauche.

Fig. 2. Tranche n° 4. Face dorsale.

La coupe, entre les tranches nᵒˢ 3 et 4, n'a point atteint la colonne vertébrale, mais elle a touché l'ilion, l'omoplate et les côtes. La colonne vertébr., depuis la 6ᵉ vert. cervic. jusqu'à la 6ᵉ lomb., se trouve donc dans l'épaisseur de la tranche n° 3, sans qu'on puisse la voir sur aucune des faces de cette dernière. Le diaphragme forme sur cette coupe un arc plus aplati que sur la précédente; ses deux côtés ont la même courbure; le côté droit paraît cependant un peu plus bombé. La fente par laquelle passe la veine cave se trouve à la surface de la coupe. Dans la cavité thoracique, on remarque le cœur du côté oral, dans le plan médian; son oreillette gauche, située plus près du côté dorsal que l'oreillette dr., a été ouverte. On voit que le cœur occupe une toute petite portion médiane de la cavité thoracique et qu'il n'atteint pas le diaphragme du côté aboral. L'oreillette gauche est en contact, du côté oral et latéralement, avec la veine cave super. et avec les veines pulmon. entourées de graisse; elle se trouve tout près de la trachée et des gangl. bronchiaux. Du côté aboral, cette même oreillette est en rapport avec les lobes basilaires, droit et gauche, du poumon, ainsi qu'avec le lobe médiastinal et la veine cave infér.; latéralement elle se trouve près des autres parties du poumon. Cette coupe montre que le cœur gauche s'étend plus loin dans la direction dorsale que le cœur droit. Le foie, dont on ne voit que quatre lobes, est en rapport avec le diaphragme; du côté aboral du foie, l'estomac et le pancréas sont atteints par la coupe. La portion gauche de l'estomac seule est située du côté dorsal et s'engage dans une fossette du foie. Les rapports de la section dorsale et droite du pancréas avec le foie et le côlon transverse, ainsi que les rapports de ce dernier avec le côlon descendant sont très nets : le pancréas est intercalé entre le foie, le côlon transv., le côlon descend. et le duodénum. Le duodénum est situé du côté droit de la paroi abdom. et se porte, comme le côlon, dans la direction dorso-caudale. On ne voit plus de rein dr.; il se trouve dans l'épaisseur des tranches nᵒˢ 2 et 3; quand au rein gauche, on en aperçoit un fragment dans la tranche n° 4. Il s'ensuit que le rein gauche est plus avancé dans la direction ventrale que le rein dr. La rate se trouve à gauche, près de la paroi abdom. et en partie près du rein. La portion aborale du côlon descend. ainsi que le rectum sont coupés longitudinalement. Les anses intestinales sont massées surtout à droite dans cette région du corps.

a, Art. carotide commune; *b*, art. sous-clav. g. ou axillaire; *c*, art. sous-clav. dr.; *e*, aorte; *f*, veine pulmon.; *g*, gangl. bronchiaux; *h*, diaphragme; *i*, intestin grêle *k*, gangl. du mésentère; *l*, musc. abdom.; *l'*, gr. oblique de l'abd.

L. orale 1

L. orale 2

Muscles

Muscles

Trachée

Omoplate

Muscles

Poumon

Oreillette gauche

Musc. du cœur

V. cave sup.

V. cave inf.

Poumon

Poumon

Foie

Foie

Foie

Estomac

Estomac

Colon Transv.

Colon ascendant

Pancréas

Duodénum

Rein gauche

Rein droit

Rate

Rate

Œsophage

Long du cou

Pancréas

Rein gauche

V. cave

Muscles lombaires

Vertèbres lombaires

Sacrum

Iléon

Colon descendant et rectum

Muscles du bassin

Muscles du bassin

droite

gauche

L. caudale

L. caudale

PLANCHE XXV.

TRANCHE HORIZONTALE Nº 5. FACE DORSALE

TRANCHE HORIZONTALE Nº 6. FACE DORSALE

Fig. 1. Tranche n° 5. Face dorsale.

La coupe, entre la quatrième et la cinquième tranche, a atteint la vessie et la prostate du côté aboral, et les portions ventrales du poumon du côté oral; elle a ouvert aussi les quatre cavités contiguës du cœur. L'oreillette gauche (*a*) est à peine visible, tandis que la droite est largement ouverte; dans le ventricule gauche on voit les muscles papillaires. Le *cœur* occupe à cet endroit, pendant l'expiration, la plus grande partie (moyenne) de la cavité thoracique; du côté aboral, il touche le diaphragme, qui est fortement recourbé à droite et beaucoup moins à gauche; du côté oral, il s'enfonce dans la graisse et entre les lobes pointus des poumons. Le *foie* a été coupé obliquement et paraît à cause de cela très épais; il touche ici toute la fosse abdominale du diaphragme; à droite du plan médian, on voit dans le foie une coupe transversale de la vésicule biliaire (*d*). La portion pilorique de l'estomac et le duodénum reposent sur la face aborale du foie. La rate est accolée à la paroi abdominale. Le gros intestin ne figure pas sur la coupe; il est situé plus haut dans la direction dorsale. L'intestin grêle est coupé en plusieurs endroits. Les anses sont massées surtout à droite. La coupe a passé à travers l'omoplate, les côtes, le pubis, l'ischion et le fémur.

a, Oreillette gauche; *b*, auricule; *c*, diaphragme; *d*, vésicule biliaire; c'est ici que le canal cholédoque débouche dans l'intestin; *e*, intestin grêle; *f*, muscles de l'abdomen; *f'*, oblique externe ou grand oblique de l'abdomen.

Fig. 2. Tranche n° 6. Face dorsale.

La coupe passe tellement bas qu'elle atteint du côté oral le sternum et l'humérus, et du côté aboral la symphyse pelvienne. On ne voit pas le poumon dans la cavité thoracique, car cet organe se trouvait à l'état d'expiration. La couche de graisse qui tapisse le fond de la cavité thoracique est très mince. Les deux ventricules du cœur, surtout le ventricule droit, sont ouverts plus largement encore que sur la coupe précédente. Combinée avec la précédente, cette coupe démontre la position oblique du cœur; elle indique en outre que le cœur gauche est partout situé plus près du côté dorsal que le cœur droit. Il touche latéralement des deux côtés les parois thoraciques, tapissées de graisse, ainsi que le diaphragme. Dans la cavité abdominale, on ne voit pas l'estomac, qui n'était que faiblement rempli. Le foie et la vésicule biliaire ont été coupés tout à fait obliquement. On voit une partie de la section ventrale de la vessie. La coupe nous montre que le foie repose sur une grande partie de la paroi abdominale ventrale; il en est de même pour la vessie. Du côté oral, le foie est adossé au diaphragme, qui est ici bombé vers le thorax plus fortement à droite qu'à gauche. La coupe a intéressé plusieurs anses de l'intestin grêle. La douzième côte n'est plus atteinte par la coupe; elle ne va pas aussi loin dans la direction ventrale.

a, Sternum; *b*, muscles triangulaires du sternum; *c*, ventricule gauche; *d*, diaphragme; *e*, intestin grêle; *f*, muscles de l'abdomen.

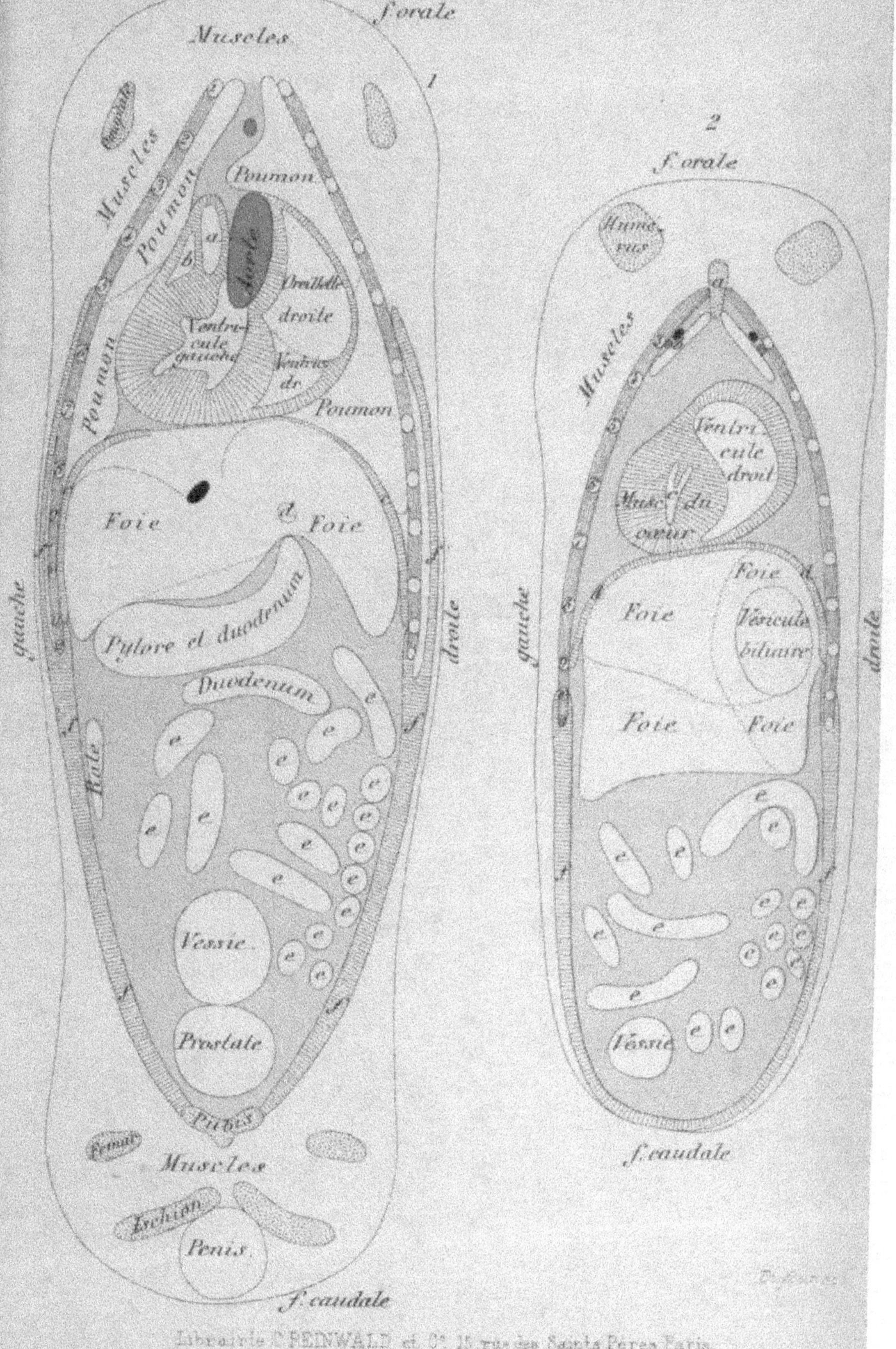
1
f. orale
Muscles
Muscles
Poumon
Poumon
Poumon
Poumon
Aorte
a
b
Oreillette droite
Ventricule gauche
Ventricule dr.
Foie
d
Foie
Pylore et duodenum
Duodenum
Rate
e
Vessie
Prostate
Pubis
Femur
Muscles
Ischion
Penis
f. caudale
gauche
droite
2
f. orale
Humerus
Muscles
a
Ventricule droit
Musc.e du cœur
Foie
d
Foie
Vésicule biliaire
Foie
Foie
e
Vessie
f. caudale
gauche
droite

Librairie C. REINWALD et Cie 15 rue des Saints Pères Paris.

Fɪɢ. 1. Vue latérale du cadavre congelé de la chienne qui a fourni les coupes horizontales (*dessin schématique*).

Les lignes horizontales indiquent la direction des coupes. Chacune des figures suivantes représente la face *dorsale* d'une coupe.

Coupe horizontale d'une chienne pleine.

Pour bien étudier la position des fœtus et montrer les changements dans les rapports des viscères on a pratiqué des coupes horizontales sur les cadavres de deux chiennes en état de grossesse avancée. Comme les deux sujets présentaient des dispositions absolument analogues, on n'en donne ici que les dessins d'un seul d'entre eux. La fig. 1 de la pl. XXVI indique les niveaux auxquels on a pratiqué les différentes coupes; les chiffres marquent les n°ˢ des coupes dont les dessins qui suivent représentent la face *dorsale*. Les mamelles sont naturellement représentées de côté et pas en coupe; on voit de cette façon leur grande extension à la poitrine et à l'abdomen. Les explications des planches sont abrégées car il suffit de comparer les figures précédentes, qui représentent des chiens mâles avec celles qui suivent pour saisir d'un coup d'œil les différences dans les rapports entre les organes produits par la présence des fœtus. La chienne dont on a dessiné les coupes avait dans les deux cornes de l'utérus sept fœtus; trois de ces fœtus étaient en rapport avec le dos, tandis que deux autres touchaient la face ventrale de l'abdomen, et les deux restant n'atteignaient pas ces endroits ni d'un côté ni de l'autre. L'utérus a pris en conséquence une position recourbée et forme deux coudes. Chacun des fœtus a une position différente; ils sont placés, partie sagittalement, partie obliquement dans la direction dorso-ventrale. La coupe n° 1 présente à sa face ventrale le même aspect que la coupe n° 2 à sa face dorsale.

Fɪɢ. 2. Face dorsale de la coupe n° 2.

La coupe a passé : du côté oral par la colonne vertébrale et les omoplates et du côté caudal par les os du bassin. Ceci indique déjà le niveau auquel la coupe a été pratiquée; il est en outre marqué par ce fait que la veine cave et le colon descendant sont ouverts longitudinalement par la coupe. A ce niveau on remarque la coupe transversale de trois fœtus, deux à droite et un à gauche. Le troisième fœtus est placé entre le rein droit et la paroi abdominale; ayant ainsi un peu repoussé et comprimé le rein droit, il atteint le foie et le diaphragme. Le rein gauche repose sur la paroi abdominale. La coupe montre très nettement la position de la portion dorsale de l'estomac, de la rate, du foie, du pancréas et des reins; elle démontre en même temps que la portion dorsale de la cavité thoracique est occupée uniquement par les poumons et que le cœur n'atteint pas la colonne vertébrale. On y voit enfin le pilier gauche s'étendre plus en avant dans la direction orale que le pilier droit et le pancréas atteindre la colonne vertébrale par son lobe droit.

a, Omoplate; *b*, 8ᵉ, et *c* 9ᵉ, vertèbres dorsales; *d*, anses de l'intestin; *e*, diaphragme; *f*, ganglions mésentériques; *g*, ganglions iliaques, *h*, muscles de l'abdomen.

Sur cette coupe le colon transverse se recourbe et forme le colon descendant; ce dernier longe le bord interne du rein gauche (recouvert à cet endroit par une très petite quantité de graisse) et se dirige vers le bassin; il devient visible près du bord aboral du rein gauche et se dirige ensuite, le long de la veine cave (fortement gonflée), vers la queue; il passe sous la veine fémorale et prend le nom de rectum. — Le *duodénum* passe sous le rein droit et se dirige le long de ce dernier vers le bassin. — Du côté ventral du rectum se trouve le vagin, très dilaté, et plus loin encore dans la direction ventrale, la vessie, très ratatinée et dont les parois accolées ne laissent presque plus voir la cavité; la portion ventrale de la vessie est encore visible sur la coupe n° 3.

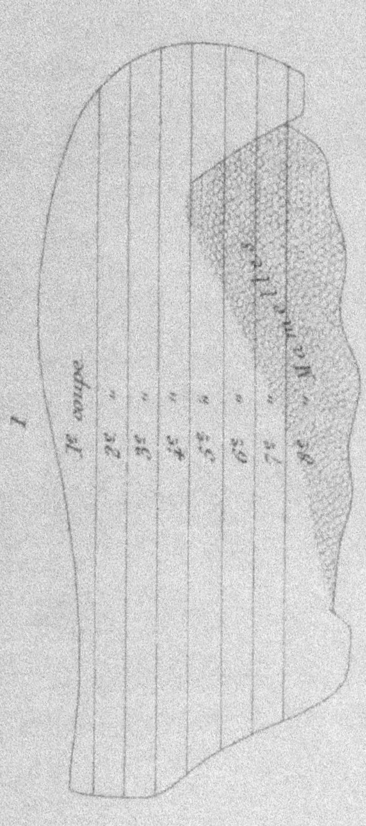

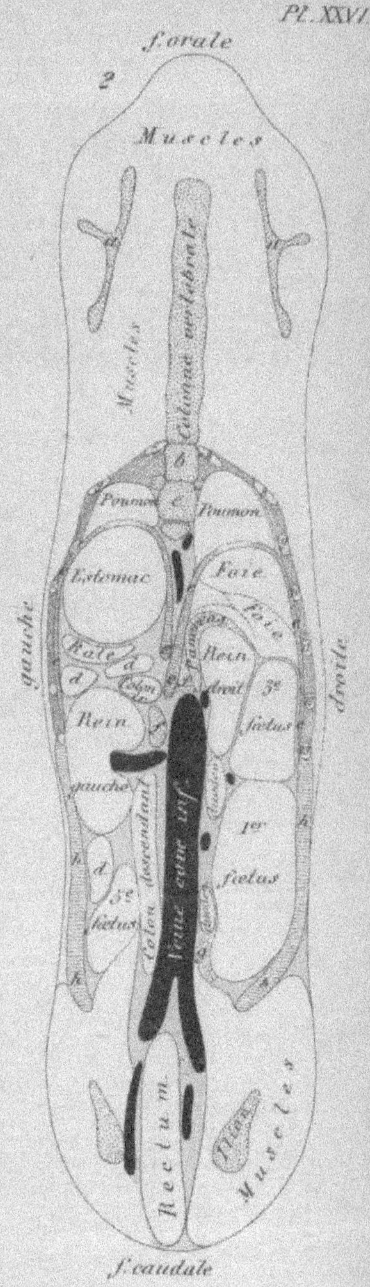

Anatomie du chien.

Dufourre

Librairie C. REINWALD et Cie 15 rue des Saints Pères Paris

Planche XXVII

FACE DORSALE DE LA COUPE HORIZONTALE N° 3
(Chienne pleine.)

—

FACE DORSALE DE LA COUPE HORIZONTALE N° 4
(Chienne pleine.)

Fig. 1. Face dorsale de la coupe n° 3.

La coupe a intéressé : du côté oral la colonne vertébrale et l'omoplate, du côté aboral le pubis, l'ischion et l'humérus. Presque toute la moitié droite de la coupe est prise par deux fœtus dont un a été coupé longitudinalement et un autre transversalement ; à gauche, la coupe a passé également par deux fœtus, mais ceux-ci occupent moins de place. L'intestin a été refoulé à gauche par l'utérus avec ses fœtus. La vessie est fortement comprimée et complètement vide. Elle se trouve dans l'épaisseur de la tranche, ainsi que la prostate ; le duodénum est complètement séparé de la paroi droite de l'abdomen par le fœtus n° 3 ; le rein gauche est de la même façon écarté de la paroi gauche par les anses intestinales. Le pilier gauche du diaphragme s'avance un peu plus que le pilier droit dans la direction orale ; la rate touche la paroi abdominale, tandis que dans la coupe précédente elle se trouvait à la face caudale du *saccus cœcus* (extrémité gauche) de l'estomac. L'estomac se trouve à gauche, le foie à droite du diaphragme. Un des fœtus atteint à droite le diaphragme et le foie.

a, Omoplate ; *b*, dernière vertèbre cervicale ; *c*, première vertèbre dorsale ; *d*, diaphragme ; *e*, point d'attache du grand épiploon (grande courbure) ; *f*, pancréas ; *g*, anses de l'intestin grêle ; *h*, ganglions lymphatiques du mésenter ; *i*, muscles de l'abdomen.

Remarque : L'œsophage est fortement comprimé des deux côtés ; la coupe l'a entamé obliquement, car il monte un peu du côté dorsal et vers le bassin. — La coupe n'a intéressé qu'une petite portion ventrale du *rein gauche*. — Le *cœcum* est excessivement dilaté.

Fig. 2. Vue dorsale de la coupe n° 4.

La trachée est ouverte longitudinalement dans cette coupe ; ce fait à lui seul indiquerait déjà le niveau de la coupe. Sur treize paires de côtes, douze seulement ont été atteintes par la coupe ; la treizième ne s'étend pas aussi loin dans la direction ventrale. C'est à ce niveau que les fœtus prennent la plus grande partie de la cavité de l'abdomen. Cinq fœtus, placés dans les deux cornes ont été coupés transversalement. Certaines portions isolées de l'intestin se trouvent presque au milieu de la coupe, entre les deux cornes ; d'autres sont rejetées tout à fait à gauche vers la paroi abdominale, au voisinage de la rate ; toutes sont fortement comprimées. L'utérus a repoussé l'intestin à gauche ; il touche à droite la paroi latérale de la cavité abdominale, le diaphragme, le duodénum, le foie, et le pancréas ; à gauche, il touche en partie la paroi abdominale, mais ne s'étend pas aussi loin dans la direction orale ; il n'arrive pas jusqu'à l'estomac.

a, Ganglions lymphatiques des bronches ; *b*, diaphragme ; *c*, muscles abdominaux ; *d*, anses de l'intestin grêle ; *e*, iléon (très comprimé ; il s'étend dans l'épaisseur de la coupe suivant la ligne ponctuée de la figure) ; *f*, portion du pancréas adjacente à l'estomac ; *g*, grande courbure de l'estomac ; *g'* petite courbure de l'estomac ; *h*, ganglions lymphatiques du mésenter.

La portion orale de l'iléon est coupée perpendiculairement, avant son embouchure dans le colon ; cette dernière se trouve dans la coupe n° 3 ; avec le cœcum, très élargi, dont l'extrémité en cul-de-sac dirigée du côté ventral a été atteinte par la coupe n° 4.

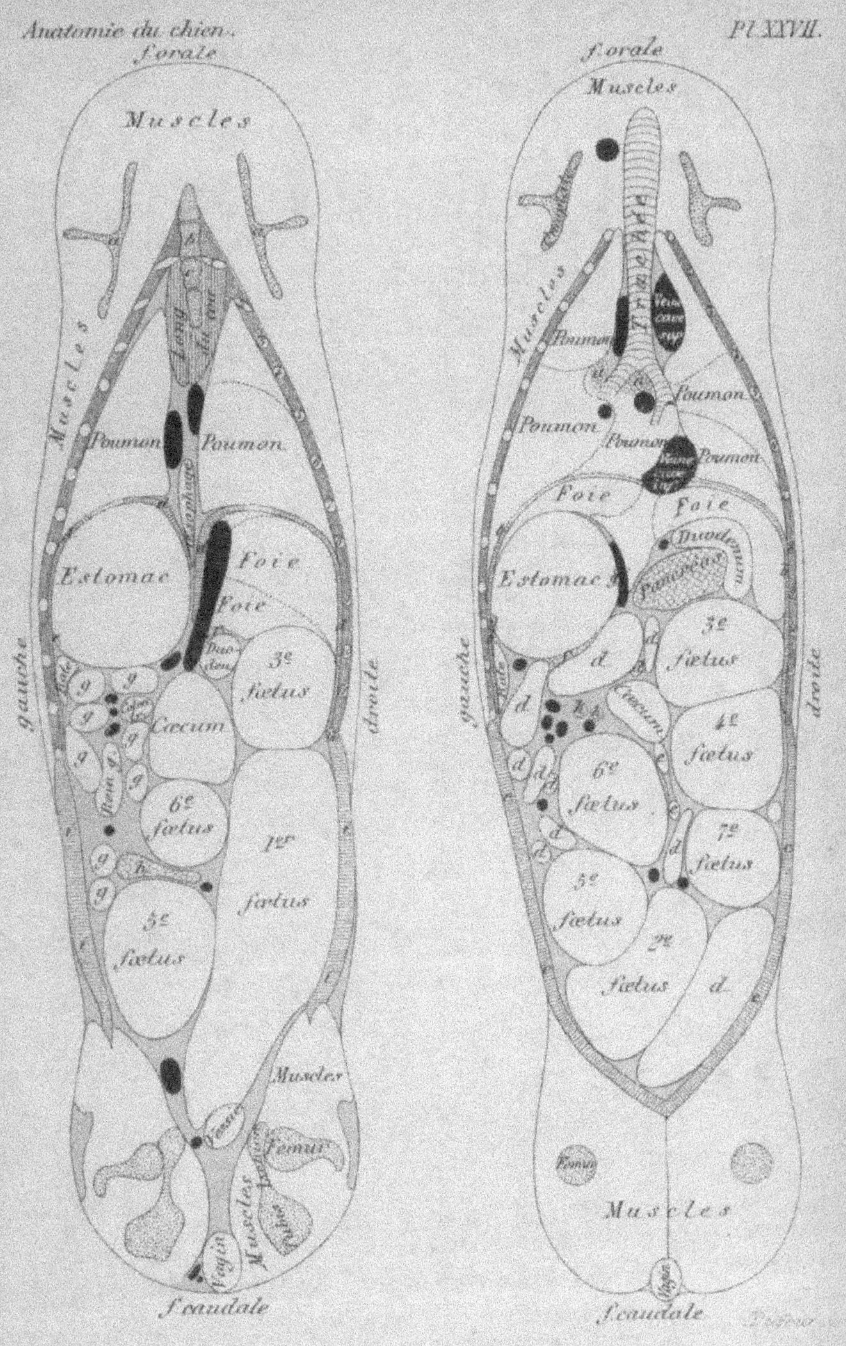

f. orale
Muscles
f. orale
Muscles
Muscles
Muscles
Poumon
Poumon
Poumon
Poumon
Poumon
Poumon
Poumon
Veine cave sup.
Trachée
Foie
Foie
Foie
Estomac
Estomac
Duodenum
Pancréas
Cæcum
Cæcum
Duodenum
Foie
Rate
Rate
gauche
droite
gauche
droite
3e
fœtus
3e
fœtus
4e
fœtus
6e
fœtus
6e
fœtus
7e
fœtus
1er
fœtus
5e
fœtus
5e
fœtus
2e
fœtus
Muscles
Muscles
Femur
Femur
Femur
Muscles
Vagin
Vagin
f. caudale
f. caudale

PLANCHE XXVIII.

Fig. 1. Vue dorsale de la coupe nº 5.

Cette coupe a ouvert les oreillettes du cœur et la veine cave descendante, tandis que les trois précédentes n'ont point touché le cœur; ce dernier n'arrive donc pas au tiers dorsal de la cavité thoracique qui est occupée par les poumons, les vaisseaux, l'œsophage, les bronches etc. — La coupe démontre très bien la position des oreillettes et du lobe médiastinal du poumon. On ne voit plus les fœtus nᵒˢ 1 et 2 qui étaient placés du côté dorsal et touchaient le dos de la mère, et que nous montraient les coupes précédentes. Ici l'on voit cinq fœtus, dont trois, les nᵒˢ 3, 5 et 6 ont été déjà entamés par la coupe nᵒ 3 et les deux autres (nᵒˢ 4 et 7) par la coupe nᵒ 4. La figure nous montre aussi, comme les précédentes, que la corne droite de l'utérus s'étend plus loin dans la direction orale que la corne gauche; elle touche du côté oral l'estomac, le foie et le diaphragme; dans le reste de son étendue elle est en rapport avec les parois de l'abdomen. L'extrémité orale du cœur gauche se trouve entre les anses de l'intestin grêle. Le diaphragme s'étend du côté oral presque jusqu'à la 6ᵉ côte. Tout l'intestin grêle est de nouveau refoulé complètement à gauche et fortement comprimé.

a, Diaphragme; b, insertion du grand épiploon (grande courbure); c, insertion du grand épiploon (petite courbure); d, anses de l'intestin; e, muscles de l'abdomen; f, muscles intercostaux; g, ganglions lymphatiques du mésenter.

Les côtes et leurs cartilages sont indiqués par les chiffres de 1 à 12. Le pylore se continue sur cette coupe avec le duodénum, en se recourbant du côté dorsal, puis vers le bassin et à droite pour se rapprocher ensuite davantage de la ligne médiane.

Fig. 2. Vue dorsale de la coupe nº 6.

La coupe a passé par l'humérus et ouvert les deux ventricules du cœur. On y voit les cinq fœtus de la coupe précédente, qui occupent la plus grande partie de la cavité abdominale. On voit à droite quelques anses intestinales, situées dans un repli de la corne de l'utérus; mais la plus grande partie de ces anses se trouve à gauche. La corne droite arrive ici également jusqu'à l'estomac, le foie et le diaphragme. Le centre phrénique de ce dernier est refoulé du côté oral jusqu'au niveau du cinquième espace intercostal. L'estomac est un peu comprimé. La coupe démontre très bien la position des ventricules.

a, Sternum; b, diaphragme; c, vésicule biliaire (dont la portion tout à fait dorsale seulement a été atteinte par la coupe, la plus grande partie de cet organe se trouvant dans l'épaisseur de la coupe, dans la direction orale et ventrale ou sternale; elle arrive jusqu'à la coupe nº 7); d, insertion du grand épiploon (grande courbure); d' insertion du grand épiploon (petite courbure); e, anses intestinales; f, muscles de l'abdomen; g, ganglions lymphatiques axillaires, h, humérus; i, muscles intercostaux.

Les membres abdominaux sont enlevés; les côtes et leurs cartilages sont indiqués par les chiffres correspondants, de 1 à 12.

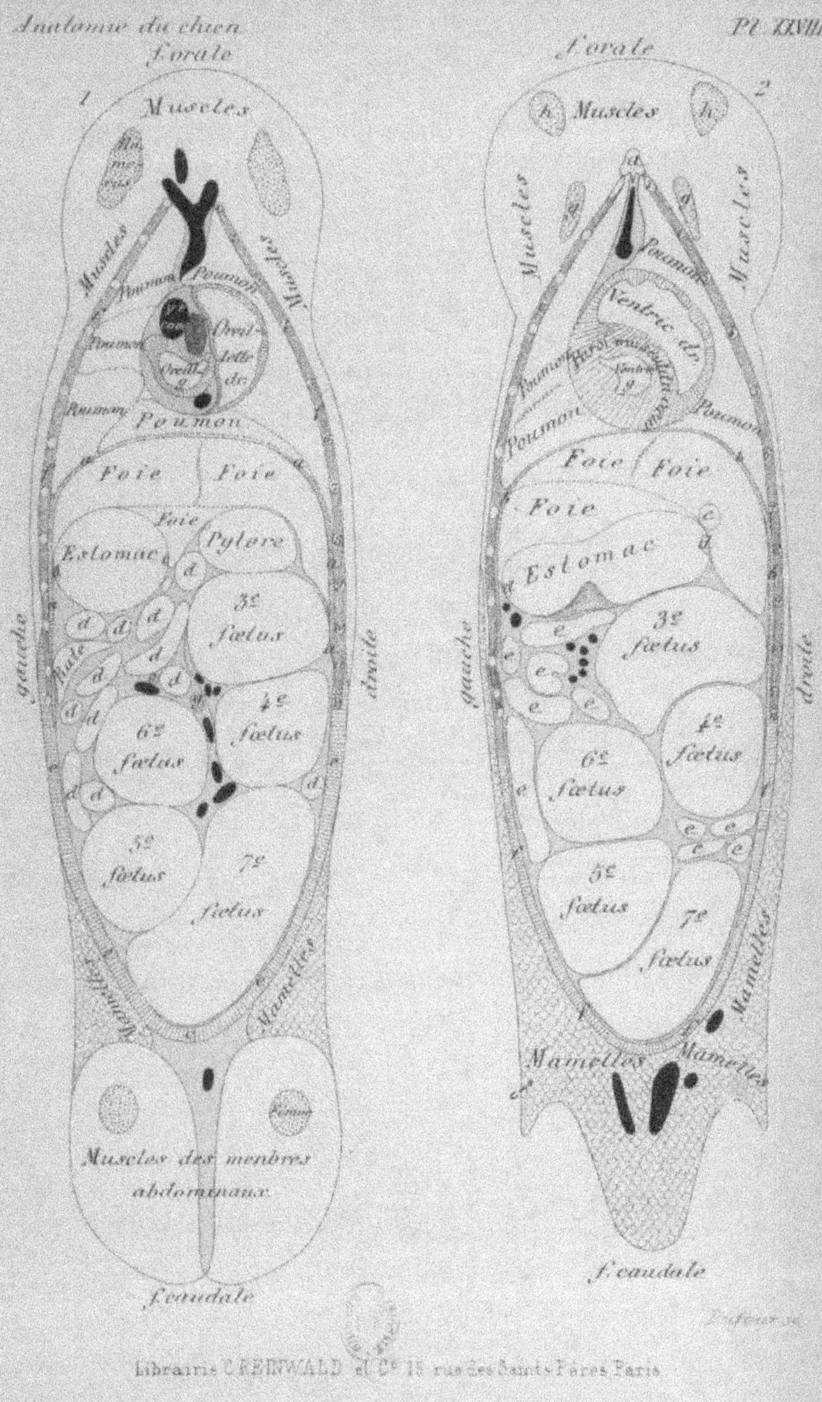
f. orale
1
Muscles
Muscles
Muscles
Poumon
Poumon
Oreill. dr.
Oreill. g.
Poumon
Poumon
Poumon
Poumon
Foie
Foie
Foie
Estomac
Pylore
3e fœtus
6e fœtus
4e fœtus
5e fœtus
7e fœtus
gauche
droite
Mamelles
Mamelles
Muscles des menbres abdominaux
f. caudale
f. orale
2
Muscles
Muscles
Muscles
Poumon
Ventre de
Poumon
Poumon
Poumon
Foie
Foie
Foie
Estomac
3e fœtus
4e fœtus
6e fœtus
5e fœtus
7e fœtus
gauche
droite
Mamelles
Mamelles
f. caudale

Planche XXIX.

VUE DORSALE DE LA COUPE HORIZONTALE Nº 7

(Chienne pleine.)

VUE DORSALE DE LA COUPE HORIZONTALE Nº 8

(Chienne pleine.)

Fig. 1. **Vue dorsale de la coupe n° 7.**

Cette coupe a été menée si bas qu'elle a atteint déjà du côté oral le sternum et n'a intéressé que 11 côtes sur 13. On ne voit que deux fœtus (n°ˢ 4 et 6), dont celui de droite se trouve auprès de l'estomac et du foie. On trouve à droite plusieurs anses intestinales. La partie centrale du diaphragme est repoussée du côté oral jusque vers le quatrième espace intercostal; la cavité thoracique est donc sensiblement réduite dans la direction sagittale. La coupe montre très nettement jusqu'à quel point le foie se trouve comprimé par les organes environnants. Les rapports des ventricules ressortent également très bien sur cette coupe.

a, Anses de l'intestin grêle; *b*, vésicule biliaire qui se termine du côté ventral par un cul-de-sac noyé dans l'épaisseur de la coupe; *c*, fond du ventricule gauche; *d*, insertion du grand épiploon (grande courbure), qui s'étend sur l'estomac (terminé en cul-de-sac), directement de gauche à droite; *e*, muscles de l'abdomen; *f*, diaphragme; *g*, muscle triangulaire du sternum; *h*, sternum; *i*, muscles intercostaux.

La coupe a passé par les côtes, depuis la 3ᵉ (atteinte deux fois) jusqu'à la 11ᵉ; les côtes et leurs cartilages sont indiqués par les chiffres correspondants de 3 à 11.

Fig. 2. **Vue dorsale de la coupe n° 8.**

La coupe qui sépare les tranches 7 et 8 se trouve déjà si bas qu'elle atteint le fond de la cavité thoracique; on y voit le sternum et une couche très mince de graisse qui le recouvre. L'estomac n'est plus visible dans la cavité abdominale; par contre, deux fœtus arrivent encore à toucher la paroi de l'abdomen du côté ventral; un de ces fœtus repose sur la face aborale du foie.

a, Sternum; *b*, muscle triangulaire du sternum; *c*, muscles intercostaux; *d*, diaphragme; *e*, anses de l'intestin grêle; *f*, muscles de l'abdomen.

Les côtes sont indiquées par les chiffres correspondants, de 5 à 11; les membres sont enlevés.

f. orale
Muscles
Muscles
1
Ven.
Cœur
Oric.
dr.
c
Poumon
Poumon
Foie
Foie
b
Estomac
Foie
a
a
a
a
a
4ᵉ
fœtus
6ᵉ
fœtus
a
a
a
a
a
Mamelles
Mamelles
f. caudale
2
f. orale
Muscles
a
e
d
Foie
Foie
4ᵉ
fœtus
e
c
e
c
6ᵉ
fœtus
gauche
droite
Mamelles
Mamelles
f. caudale
gauche
droite

COUPES SAGITTALES

Ces coupes ont été pratiquées sur un chien et sur une chienne. Toutes les tranches obtenues sur le premier sujet ont été figurées ; quant à celles de la chienne, nous n'en donnons que deux, pour montrer certains détails qui ne sont pas visibles sur les coupes précédentes. Les trois coupes ont été faites ainsi qu'il suit : d'abord une coupe médiane, puis deux coupes à droite et à gauche de la précédente, autant que possible au milieu de chaque moitié du corps. Les figures ne montrent que la face *gauche* de chacune des tranches. La comparaison des planches successives donne un tableau absolument clair de la position du diaphragme ; aussi ce détail ne sera-t-il pas mentionné à propos de chaque coupe en particulier.

PLANCHE XXX.

Face gauche de la tranche ou coupe n° 2.

Cette face correspond exactement à la face droite de la première tranche. La coupe a été pratiquée à égale distance du plan médian et du plan tangent à la surface gauche du corps ; elle a atteint l'omoplate et une partie de l'humérus du côté oral ; puis l'articulation coxo-fémorale, l'ischion et l'angle externe de l'ilion (épine iliaque antérieure et supérieure) du côté aboral. Par contre, elle n'arrive pas encore à la première côte et passe un peu en dehors, à travers la seconde côte. Cette coupe démontre très bien : la position du cœur du côté gauche et ventral ; la position orale du ventricule droit et la position aborale du ventricule gauche ; l'échancrure du poumon où vient se loger le cœur ; la position de l'estomac dans la direction dorso-ventrale et un peu à gauche ; les rapports du rein gauche avec le colon descendant et la rate ; enfin la position de la vessie, appliquée contre la paroi abdominale.

a, Ventricule gauche ; b, lobe médiastinal du poumon ; c, diaphragme ; d, muscle triangulaire du sternum ; e, anses intestinales ; f, muscles de l'abdomen ; g, omoplate ; h, humérus ; i, ganglions lymphatiques de l'aisselle ; k, épine iliaque antérieure et supérieure ; l, ilion ou os iliaque (sa tige) ; m, fémur ; n, ischion.

Pour ce qui concerne les rapports du colon, voy. la coupe n° 4, pl. XXXII.

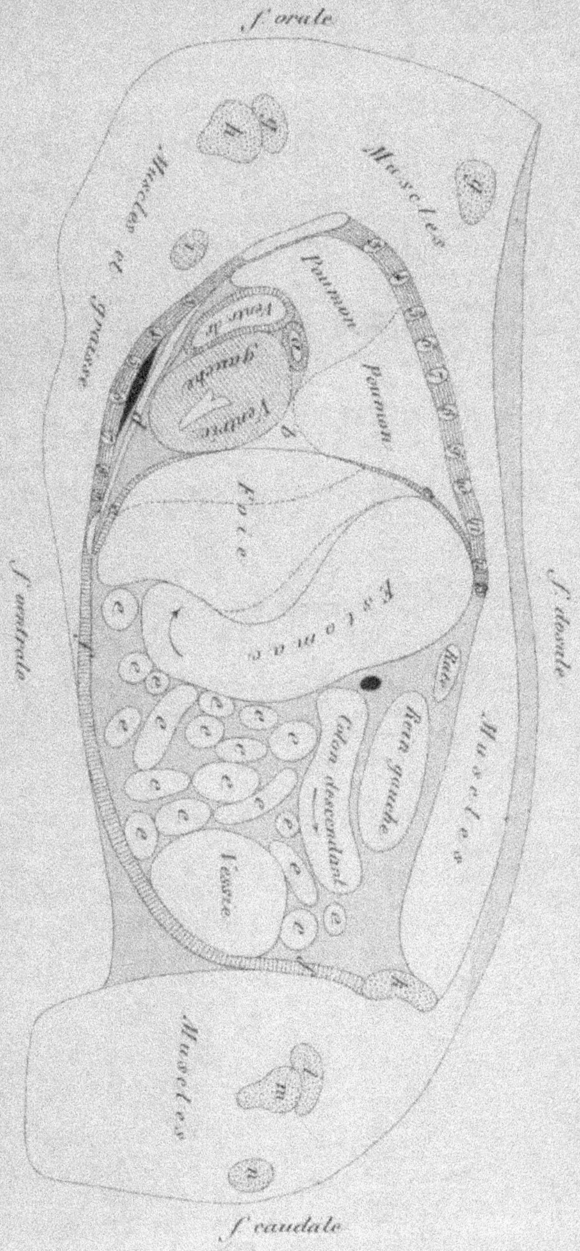
f. orale
Muscles et graisse
Muscles
Poumon
Vent. dt
Ventricule gauche
poumon
Foie
Estomac
Rate
Rein gauche
Colon descendant
Muscles
Vessie
f. ventrale
f. dorsale
Muscles
f. caudale

PLANCHE XXXI.

FACE GAUCHE DE LA COUPE SAGITTALE N° 3

Planche XXXI.

Face gauche de la tranche ou coupe sagittale n° 3.

Cette coupe mérite le nom de médiane. Du côté dorsal elle a intéressé les apophyses épineuses de toutes les vertèbres, tandis que du côté ventral le sternum a été coupé longitudinalement. La coupe a dévié légèrement à droite du plan médian ; elle a atteint et tranché dans le sens de leur longueur les organes suivants, situés dans le plan médian ou dans son voisinage immédiat : la veine cave ascendante ; la veine cave descendante (b) ; l'œsophage ; la trachée ; le rectum ; la vessie ; enfin le colon ascendant. Le cœur ayant une position asymétrique, la coupe a passé par le ventricule droit et n'a atteint que la paroi du ventricule gauche. La vésicule biliaire, qui, tout en étant placée à droite, atteint à gauche la ligne médiane, a été coupée dans la direction dorso-ventrale : il en est de même de la portion pylorique de l'estomac et du colon transverse. La coupe nous montre aussi la position de l'œsophage par rapport à la trachée dans la cavité thoracique ; puis les rapports entre l'artère innominée (tronc brachio-céphalique) et la veine cave descendante, entre le thymus et le poumon, entre le cœur et la veine cave. Elle nous enseigne aussi que le cœur a une position oblique et touche le diaphragme du côté ventral et du côté aboral. On peut y suivre également le trajet de la veine cave inférieure et du rectum, ainsi que les rapports de la vessie avec le rectum et la paroi abdominale. Les rapports entre la portion moyenne du pancréas et le colon transverse sont aussi très nets.

a, Artère innominée (tronc brachio-céphalique) ; *b*, veine cave ; *c*, oreillette gauche ; *d*, lobe médiastinal du poumon ; *e*, diaphragme ; *e'*, piliers du diaphragme ; *f*, portion transverse supérieure du duodénum ; *g*, portion ascendante du duodénum ; *h*, anses intestinales ; *i*, ganglions lymphatiques ; *k*, muscles de l'abdomen ; *l*, os pubis ; *l'*, ischion ; *m*, muscle long du cou ; *n*, triangulaire du sternum. — Les cartilages sternaux sont marqués par des hachures entrecroisées. Les vertèbres, et les cartilages costaux sont marqués par les chiffres correspondants.

Le trajet de la *veine cave* inférieure est indiqué par une ligne pointillée ; la veine recouvre le lobe médiastinal du poumon, après avoir passé en arrière du ventricule droit. La *portion pylorique de l'estomac* monte dans la direction dorsale comme le montre la flèche sur la figure ; elle se recourbe du côté ventral, en contournant la veine porte et se continue avec la portion supérieure du duodénum ; elle réapparaît à l'endroit marqué par la lettre *f* sur la figure, se porte dans la direction aborale le long de la paroi, droit du côté de l'abdomen, puis dans la direction dorsale (portion descendante du duodénum, voy. coupe n° 4). Près du bassin, elle se recourbe de nouveau à droite et du côté oral et se porte dans la direction orale dans l'épaisseur de la tranche n° 4 (*g*).

La *vésicule biliaire* débouche dans le duodénum dans l'épaisseur de la coupe.

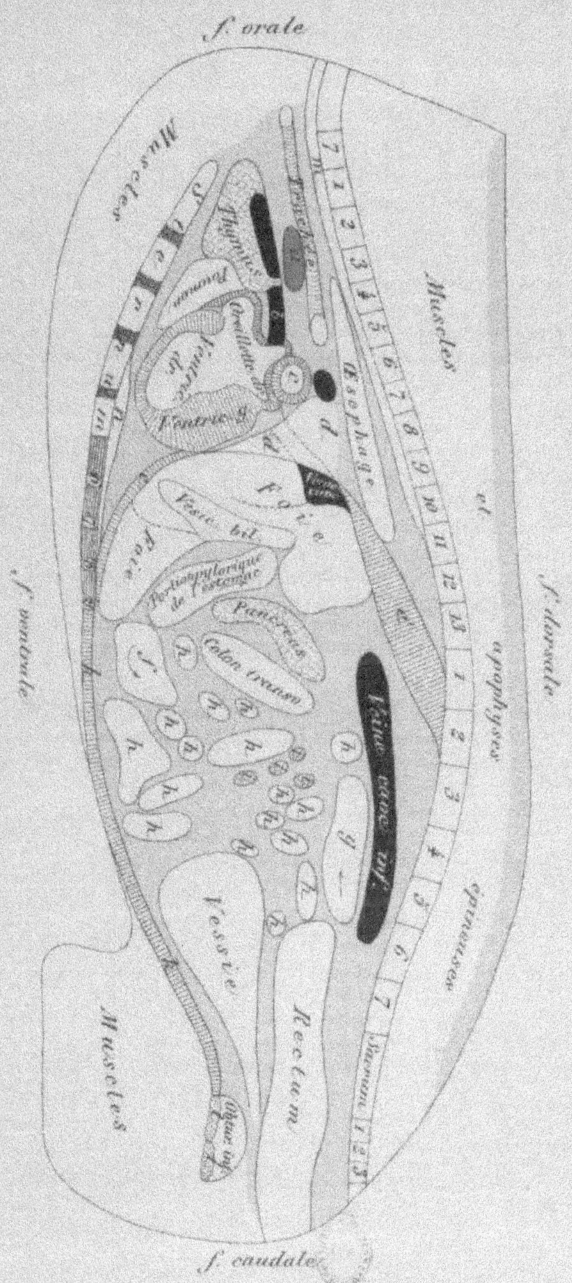

f. orale
Muscles
Thymus
Oreillette
Ventric.
Œsophage
Foie
Vésic. bil.
Portion pylorique de l'estomac
Pancréas
Colon transv.
Veine cave inf.
Vessie
Rectum
Muscles
f. caudale
f. ventrale
f. dorsale
apophyses épineuses
Sacrum
Muscles
Dufour sc.

Planche XXXII.

Face gauche de la tranche ou coupe n° 4.

La coupe a été pratiquée à droite du plan médian, à égale distance de celui-ci et du plan tangent à la surface droite du tronc. Elle a passé par l'humérus, par une partie de l'omoplate et par l'articulation du coude du côté oral; puis par l'ilion, l'ischion et le fémur du côté aboral. Si l'on compare cette tranche, située du côté droit, avec la tranche correspondante du côté gauche (pl. X), on constate que la partie ventrale du diaphragme est plus bombée dans la direction du thorax à droite qu'à gauche; par contre, dans la partie dorsale de cet organe, le pilier gauche est plus avancé dans la direction orale que le pilier droit. La coupe démontre clairement que le cœur n'atteint pas la paroi droite du thorax et que le rein droit est logé dans une fosse profonde (fosse rénale) du foie. Elle montre encore la position de la portion transverse du duodénum près de la face aborale du foie; le trajet du colon ascendant et de la portion descendante du duodénum, ainsi que leurs rapports réciproques. Elle prouve aussi que l'estomac n'atteint nulle part la paroi droite de l'abdomen car on ne le voit plus sur cette coupe.

a, Omoplate; *b*, ganglion lymphatique axillaire; *b'* ganglion lymphatique; *c*, muscle triangulaire du sternum; *d*, portion transverse supérieure du duodénum; *e*, cœcum; *f*, anses intestinales; *g*, muscles de l'abdomen; *h*, diaphragme. Les côtes et les cartilages costaux sont désignés par les chiffres correspondants. La portion de l'omoplate que l'on ne voit pas sur la figure n'est recouverte que par une couche musculaire tout à fait mince.

L'endroit où la portion transverse supérieure du duodénum se continue avec la portion descendante se trouve dans la tranche ou coupe n° 3 (voy. pl. XXXI); il est indiqué ici par le pointillé. Pour plus de détails sur le duodénum voy. l'explication de la coupe n° 3. Le colon ascendant se porte dans la direction ventrale et orale, forme le colon transverse (voy. la coupe n° 3) et se dirige ensuite vers le rectum, comme colon descendant, d'abord dans l'épaisseur de la coupe n° 4, puis, tout à fait à sa terminaison, de nouveau dans l'épaisseur de la coupe n° 3.

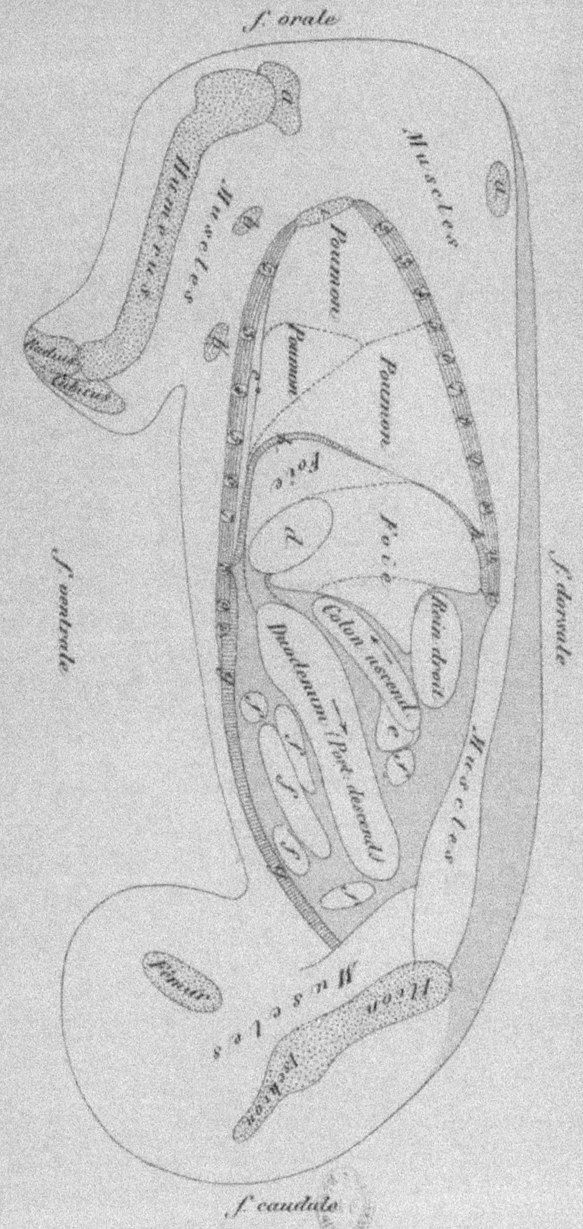
f. orale
Muscles
Muscles
Muscles
Radius
Cubitus
Poumon
Poumon
Poumon
Muscles
Poumon
Poumon
Foie
Foie
Rate droit
Colon ascend.t
Duodenum (Part devant.)
Rate droit
Muscles
f. ventrale
f. dorsale
Femur
Muscles
Muscles
Ileon
Ischion
f. caudale

PLANCHE XXXIII.

Planche XXXIII.

Fig. 1. Cette figure correspond à celle de la planche XXX; la coupe y est faite dans le même sens. Mais elle nous montre quelques détails nouveaux, notamment les rapports de la *rate* et de l'*utérus*. La rate est accolée à la paroi latérale gauche de la cavité abdominale et se moule sur la courbure de cette paroi; ceci explique pourquoi la coupe a passé à la fois par la portion dorsale et par la portion ventrale de cet organe, en ménageant la portion moyenne. La portion dorsale se place entre le rein gauche et le saccus coecus de l'estomac; la portion ventrale se trouve entre le foie, l'estomac, les anses intestinales et la paroi abdominale. L'estomac est à l'état de réplétion et occupe une partie notable de la cavité abdominale; la coupe montre que l'estomac est placé dans la direction ventro-caudale.

a, Diaphragme; a' sa portion tendineuse; b, b', insertions du grand épiploon; c, c', anses intestinales; c' est situé en dehors de la corne de l'utérus d, dont la position est indiquée par le contour pointillé; e, muscles de l'abdomen.

Fig. 2. Cette figure correspond à celle de la pl. XXXII; la coupe a été faite exactement dans la même direction. Mais elle montre en plus : les rapports de la portion pylorique de l'estomac avec la portion initiale du duodénum; la position de l'extrémité orale du pancréas; enfin la situation de la corne de l'utérus. On y voit en outre très bien comment le foie se moule fidèlement sur les parties des viscères qui l'entourent.

a; Diaphragme; a', centre phrénique; b, ganglions du mésentère; c, pancréas (sectionné deux fois); d, anses intestinales; e, portion transverse inférieure du duodénum; f, cœcum (très pelotonné et par suite de cela coupé plusieurs fois); g, corne de l'utérus coupée (la ligne pointillée indique la direction de la corne; on voit que celle-ci atteint le rein et se trouve adossée à la paroi abdominale; sa partie située près du rein et recouverte par le pancréas (c) n'est autre chose que l'ovaire; h, muscles abdominaux.

1
f. dorsale
Rein gauche
Rate
Estomac
Foie
Foie
Rate
f. orale
f. caudale
c
c
c
c
c
c
c
c
c
c
c
c
c
c
d
d
d
c
f. ventrale

2
f. dorsale
Rein droit
Foie
Foie
Poumon
Poumon
Poumon
Poumon
Foie
Pylore
Duodenum
Colon ascen.
Colon trans.
Cæcum
Rein
e
f
f
f
e
e
d
d
d
d
d
d
d
d
d
d
d
d
d
d
c
f. ventrale

Planche XXXIV.

**Fig. 1. Coupe transversale passant par le milieu de la moitié
proximale de l'humérus**

(La coupe a été pratiquée perpendiculairement à l'os.)

a, Peau; *b*, artère circonflexe humérale antérieure; *c*, nerf musculo-
cutané; *d*, artère humérale; *e*, nerf médian; *f*, nerf cubital; *g*, nerf
radial; *h*, veine humérale; *i*, branche de l'artère circonflexe humérale
postérieure; *k*, veine céphalique du bras.

———

Fig. 2. Coupe transversale passant par le milieu de l'humérus

(La coupe a été pratiquée perpendiculairement à l'os.)

a, Peau; *b*, nerf musculo-cutané; *c*, artère humérale; *d*, nerf médian;
e, nerf cubital; *f*, veine humérale; *g*, veine céphalique du bras; *h*, nerf
radial.

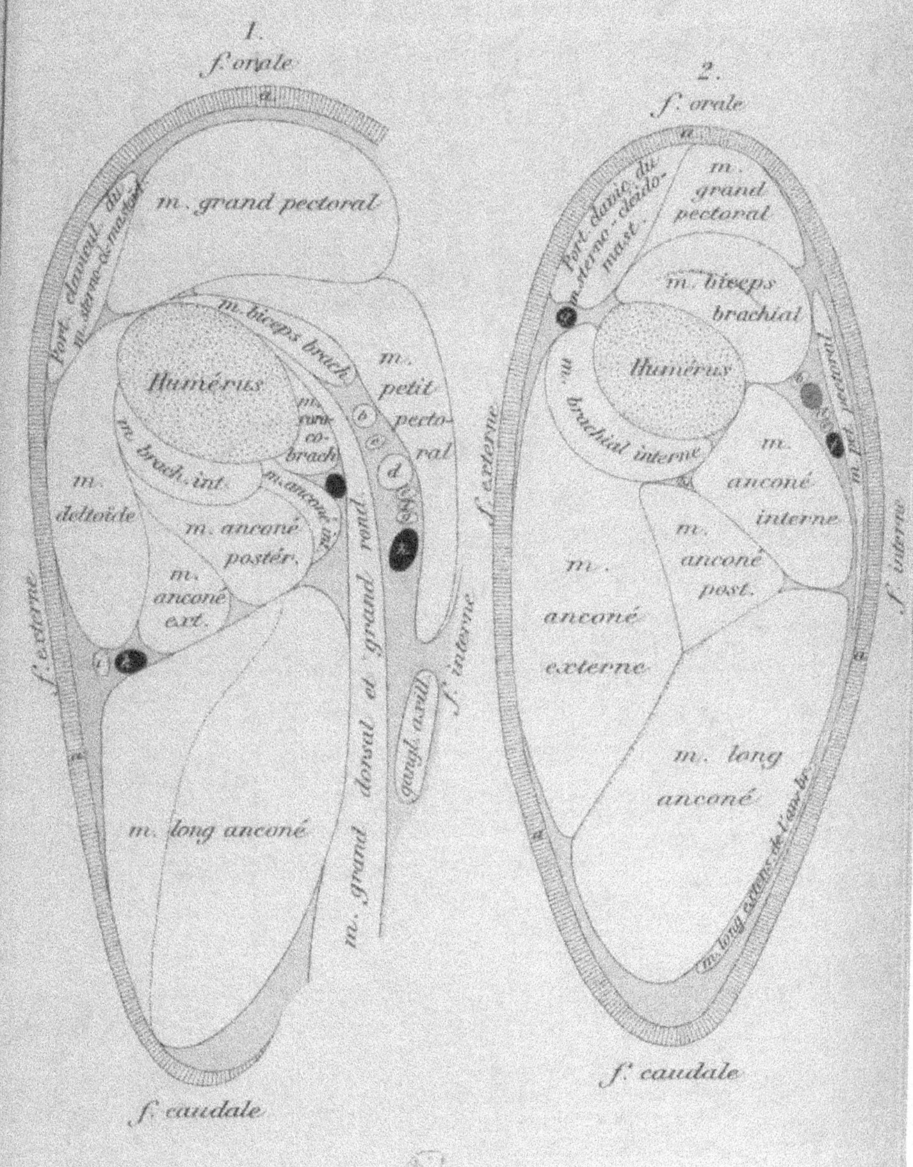
1.
f. orale
m. grand pectoral
Port. claviol. du m. sterno-ci-mast.
m. biceps brach.
Humérus
m. petit pecto-ral
m. court co-brach.
m. brach. int.
m. deltoïde
m. anconé int.
m. anconé postér.
m. anconé ext.
f. externe
m. grand dorsal et grand rond.
gangl. axill.
f. interne
m. long anconé
f. caudale
2.
f. orale
m. grand pectoral
Port. clavic. du m-sterno-cleido-mast.
m. biceps brachial
l'humérus
m. brachial interne
f. externe
m. anconé interne
m. anconé post.
m. anconé externe
m. long anconé
f. interne
m. long extens. de l'av. br.
f. caudale

Planche XXXV.

COUPE TRANSVERSALE PASSANT PAR LE MILIEU DE LA MOITIÉ DISTALE DE L'HUMÉRUS

COUPE TRANSVERSALE PASSANT PAR LE MILIEU DE L'AVANT-BRAS

COUPE TRANSVERSALE PASSANT PAR LE MILIEU DE L'AVANT-BRAS

COUPE TRANSVERSALE PASSANT PAR LE MILIEU DE LA MOITIÉ DISTALE DE L'AVANT-BRAS

<h1 style="text-align:center">Planche XXXV.</h1>

**Fig. 1. Coupe transversale passant par le milieu de la moitié distale
de l'humérus**

(La coupe a été pratiquée perpendiculairement à l'os.)

a, Veine humérale; *b*, artère humérale; *c*, nerf musculo-cutané; *d*,
nerf médian; *a*, artère collatérale cubitale; *f*, nerf cubital; *g*, veine
céphalique du bras; *h*, tendon du groupe des anconés; *i*, peau.

Fig. 2. Coupe transversale passant par le milieu de l'avant-bras

(La coupe a été pratiquée perpendiculairement à l'os.)

a, Muscle carré pronateur; *b*, fléchisseur cubital externe du carpe;
c, artère radiale; *d*, artère palmaire de l'avant-bras; *e*, une de ses
branches principales; *f*, artère cubitale; *g*, peau.

Fig. 3. Coupe transversale passant par le milieu de l'avant-bras (1)

(La coupe a été pratiquée perpendiculairement à l'os.)

a, Nerf cubital; *b*, artère radiale; *c*, artère cubitale et nerf médian
situé du côté dorsal ou oral de celle-ci; *d*, artère interosseuse; *e*, peau;
f, muscle fléchisseur radial du carpe; *g*, tendon du fléchisseur cubital
externe du carpe; *h*, chef radial et *i*, chef cubital du fléchisseur profond
des doigts.

**Fig. 4. Coupe transversale passant par le milieu de la moitié distale
de l'avant-bras**

(La coupe a été pratiquée perpendiculairement à l'os.)

a, Artère radiale; *b*, artère cubitale; *c*, nerf médian; *d*, nerf cubital;
e, tendon de l'extenseur radial du carpe; *f*, carré pronateur; *g*, long
abducteur et court extenseur du pouce; *h*, tendon de l'extenseur commun des doigts; *i*, tendon de l'extenseur externe ou court extenseur des
doigts; *k*, tendon de l'extenseur cubital du carpe; *l*, tendon du fléchisseur radial du carpe; *m*, peau.

(1) Un peu plus bas que la précédente.   (*Note du traducteur*).

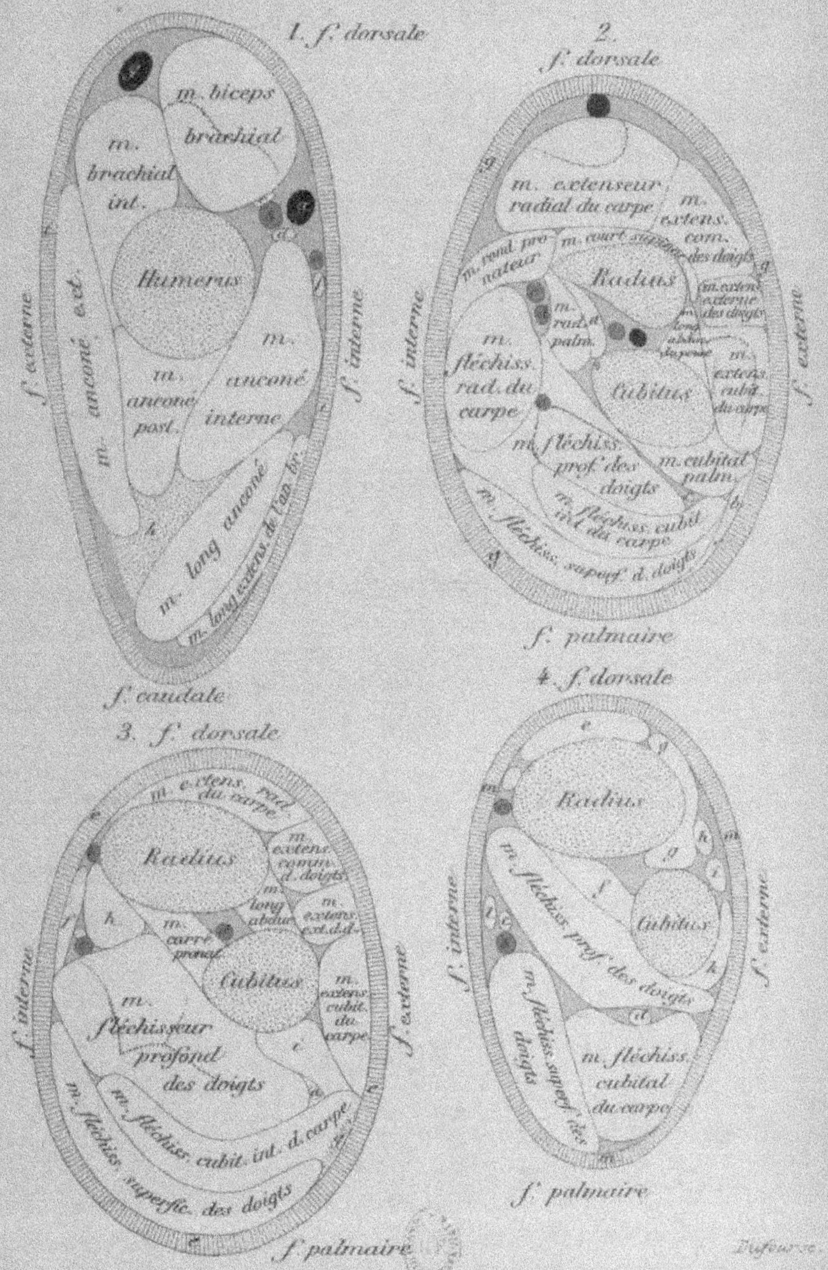

1. f. dorsale
m. biceps
brachial
m. brachial int.
Humerus
m. anconé ext.
f. externe
m. anconé post.
m. anconé interne
m.
f. interne
a
d
b
c
k
m. long anconé
m. long exten. de l'av. br.
f. caudale

2.
f. dorsale
m. extenseur radial du carpe
m. extens. com. des doigts
m. rond. pronateur
m. court supinateur
Radius
m. exten. externe des doigts
m. rad. palm.
long supinateur
m. fléchiss. rad. du carpe
Cubitus
m. extens. cubit. du carpe
f. interne
f. externe
m. fléchiss. prof. des doigts
m. cubital palm.
m. fléchiss. cubit. int. du carpe
m. fléchiss. superf. d. doigts
b
a
g
f. palmaire

3. f. dorsale
m. extens. rad. du carpe
Radius
m. extens. comm. d. doigts
m. long abduc.
m. extens. ext. d. d.
m. carré pronat.
Cubitus
m. extens. cubit. du carpe
f. interne
f. externe
m. fléchisseur profond des doigts
m. fléchiss. cubit. int. d. carpe
m. fléchiss. superfic. des doigts
h
l
i
c
d
f. palmaire

4. f. dorsale
Radius
e
m. fléchiss. prof. des doigts
Cubitus
m. fléchiss. superf. des doigts
f. interne
f. externe
m. fléchiss. cubital du carpe
a
b
c
d
g
k
l
h
m
f. palmaire

Planche XXXVI.

**Fig. 1. Coupe transversale passant par le milieu de la moitié
proximale du fémur**

(La coupe a été pratiquée perpendiculairement à l'os.)

a, Muscle demi-tendineux; *b*, demi-membraneux; *c*, peau; *d*, artère
fémorale; *e*, nerf saphène; *f*, veine fémorale.

Remarques : 1. Le muscle obturateur externe, ainsi que les jumeaux
présentent sur cette figure des dimensions considérables; ceci est dû à ce
que la coupe les a atteint dans leur portion inférieure qui est presque
horizontale. 2. Le pénis et les muscles de l'abdomen ne sont pas représentés
sur la figure; ceci explique pourquoi la couche cutanée n'est pas prolongée
du côté de la face interne.

Fig. 2. Coupe transversale passant par le milieu du fémur

(La coupe a été pratiquée perpendiculairement à l'os.)

a, Peau; *b*, nerf saphène; *c*, artère fémorale; *d*, veine fémorale.

**Fig. 3. Coupe transversale passant par le milieu de la moitié
distale du fémur**

(La coupe a été pratiquée perpendiculairement à l'os.)

a, Artère fémorale (coupée un peu au-dessus de l'endroit où il s'en
détache l'artère fémorale postérieure inférieure); *b* et *c*, veines qui
correspondent à l'artère fémorale; *d*, nerf péronier; *e*, nerf tibial;
f, tendon du quadriceps; *g*, peau.

PLANCHE XXXVI.

COUPE TRANSVERSALE PASSANT PAR LE MILIEU DE LA MOITIÉ
PROXIMALE DU FÉMUR

———

COUPE TRANSVERSALE PASSANT PAR LE MILIEU DU FÉMUR

———

COUPE TRANSVERSALE PASSANT PAR LE MILIEU DE LA MOITIÉ
DISTALE DU FÉMUR

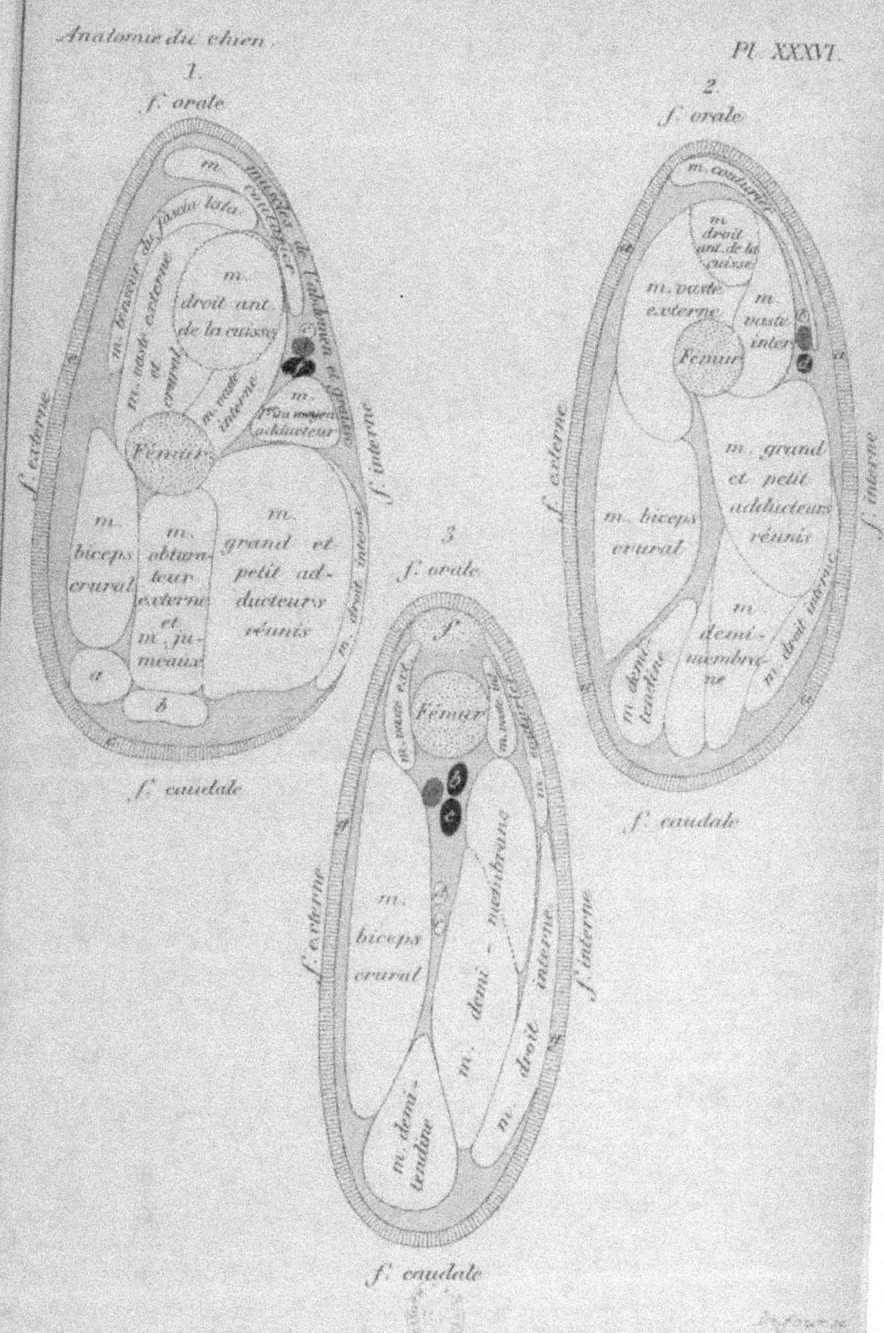

Librairie C. REINWALD et Cⁱᵉ 15 rue des Saints Pères Paris.

Planche XXXVII.

COUPE TRANSVERSALE PASSANT ENTRE LE 1er QUART (OU QUART
PROXIMAL) ET LE 2e QUART DE LA CUISSE

———

COUPE TRANSVERSALE PASSANT PAR LE MILIEU DU TIBIA

———

COUPE TRANSVERSALE PASSANT ENTRE LE 3e QUART
ET LE 4e QUART (OU QUART DISTAL) DE LA CUISSE

Fig. 1. Coupe transversale passant entre le 1ᵉʳ quart (ou quart proximal) et le 2ᵉ quart de la cuisse

(La coupe a été pratiquée perpendiculairement à l'os.)

a, Peau; *b*, veine petite saphène; *c*, artère tibiale antérieure et, auprès d'elle, la veine correspondante; *d*, artère tibiale postérieure.

Fig. 2. Coupe transversale passant par le milieu du tibia

(La coupe a été pratiquée perpendiculairement à l'os.)

a, Péroné; *b*, tendon du long extenseur des orteils; *c*, tendon du long péronier latéral; *d*, tendon du troisième péronier ou péronier antérieur; *e*, court péronier; *f*, tendon du fléchisseur profond des orteils (et plus particulièrement du long fléchisseur du gros orteil); *g*, tendon de renforcement venant du biceps et du demi-tendineux; *h*, tendon des muscles jumeaux; *i*, tendon du fléchisseur superficiel des orteils; *k*, tendon du long fléchisseur commun des orteils; *l*, tendon du jambier postérieur; *m*, artère tibiale antérieure; *n*, peau.

Fig. Coupe transversale passant entre le 3ᵉ quart et 4ᵉ quart (ou quart distal) de la cuisse

(La coupe est pratiquée perpendiculairement à l'os.)

a, Péroné; *b*, tendon du jambier antérieur; *c*, tendon du long péronier; *d*, tendon du péronier antérieur; *e*, tendon du court péronier; *f*, tendon du fléchisseur profond des orteils (long fléchisseur du gros orteil); *g*, tendon de renforcement venant du biceps et du demi-tendineux; *h*, tendon des jumeaux; *i*, tendon du fléchisseur superficiel des orteils; *k*, tendon du long fléchisseur commun des orteils; *l*, tendon du jambier postérieur; *m*, artère tibiale antérieure; *n*, long extenseur commun des orteils; *o*, peau.

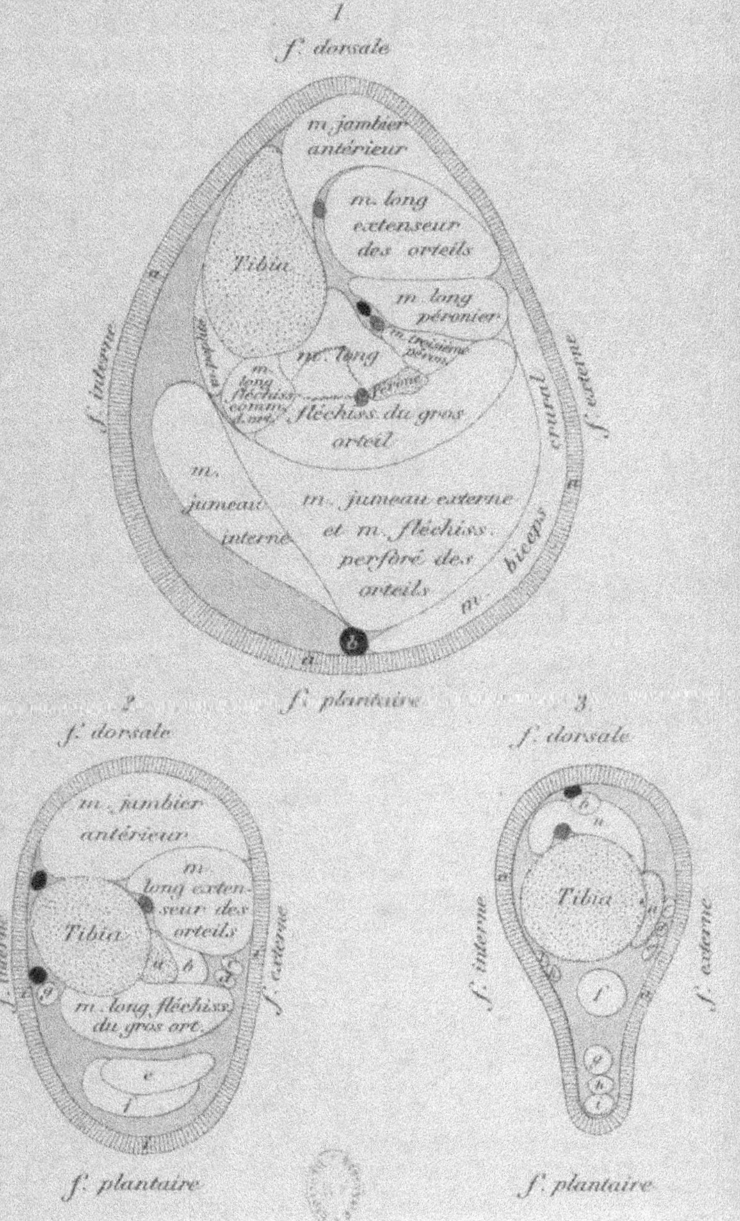
1
f. dorsale
m. jambier antérieur
m. long extenseur des orteils
Tibia
m. long péronier
m. troisième péron.
m. long
péroné
m. long fléchiss. comm. d. ort.
m. fléchiss. du gros orteil
f. interne
f. externe crural
m. jumeau interne
m. jumeau externe et m. fléchiss. perforé des orteils
m. biceps
f. plantaire

2
f. dorsale
m. jambier antérieur
m. long extenseur des orteils
Tibia
f. interne
f. externe
a b
m. long fléchiss. du gros ort.
e
f. plantaire

3
f. dorsale
b
a
Tibia
f. interne
f. externe
f. plantaire

Dufour sc.

ANATOMIE

DESCRIPTIVE ET TOPOGRAPHIQUE

DU

CHIEN

PAR LES DOCTEURS

W. ELLENBERGER et H. BAUM

PROFESSEUR — PROSECTEUR

A L'ÉCOLE VÉTÉRINAIRE SUPÉRIEURE DE DRESDE

Traduit de l'allemand

Par J. DENIKER

Docteur ès sciences naturelles, Sous-bibliothécaire du Muséum d'Histoire naturelle de Paris

*Ouvrage orné de 208 figures dans le texte et de 37 planches lithographiées
dont un grand nombre en couleurs.*

DEUXIÈME PARTIE

PARIS

C. REINWALD & CIE, LIBRAIRES-ÉDITEURS

15, RUE DES SAINTS-PÈRES, 15

1893

Tous droits réservés.

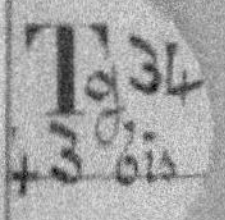

ANATOMIE

DESCRIPTIVE ET TOPOGRAPHIQUE

DU

CHIEN

PAR LES DOCTEURS

W. ELLENBERGER ET H. BAUM

PROFESSEUR   PROSECTEUR

A L'ÉCOLE VÉTÉRINAIRE SUPÉRIEURE DE DRESDE

Traduit de l'allemand

Par J. DENIKER

Docteur ès sciences naturelles, Bibliothécaire du Muséum d'Histoire naturelle de Paris

Ouvrage orné de 208 figures dans le texte et de 37 planches lithographiées dont un grand nombre en couleurs.

———

TROISIÈME PARTIE

———

PARIS

C. REINWALD & CIE, LIBRAIRES-ÉDITEURS

15, RUE DES SAINTS-PÈRES, 15

1893

Tous droits réservés.

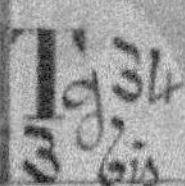

ANATOMIE

DESCRIPTIVE ET TOPOGRAPHIQUE

DU

CHIN

PAR LES DOCTEURS

W. ELLENBERGER ET H. BAUM

PROFESSEUR   PROSECTEUR

A L'ÉCOLE VÉTÉRINAIRE SUPÉRIEURE DE DRESDE

Traduit de l'allemand

Par J. DENIKER

Docteur ès sciences naturelles, Bibliothécaire du Muséum d'Histoire naturelle de Paris

Ouvrage orné de 208 figures dans le texte et de 37 planches lithographiées

dont un grand nombre en couleurs.

QUATRIÈME PARTIE

PARIS

C. REINWALD & Cⁱᵉ, LIBRAIRES-ÉDITEURS

15, RUE DES SAINTS-PÈRES, 15

1894

Tous droits réservés.

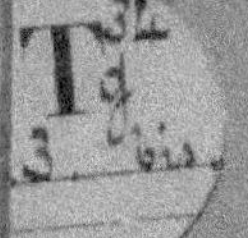

Catalogue Général

Illustré

C. Reinwald & Cie

LIBRAIRES-ÉDITEURS

15, Rue des Saints-Pères, 15

Paris

Décembre 1893

PUBLICATIONS PÉRIODIQUES

Archives des Sciences biologiques, publiées par l'Institut impérial de Médecine expérimentale à Saint-Pétersbourg (en langues russe et française).

Tome I, 5 livraisons in-4°. Prix. . . . . 30 fr.
Tome II, livraisons 1 et 2. Prix de l'abonnement au vol. compl. : France et Étranger.   30 fr.

Archives de Zoologie expérimentale et générale. — Histoire naturelle. — Morphologie. — Histologie. — Évolution des Animaux. — Publiées sous la direction de H. DE LACAZE-DUTHIERS, membre de l'Institut. (Voir page 17.)

Bulletin mensuel de la Librairie française, publié par C. REINWALD ET Cᵢᵉ. (Voir page 25.)

CONDITIONS DE VENTE

Tous les Ouvrages portés sur ce Catalogue sont expédiés **franco** *dans toute la France et à l'Étranger, sans augmentation de prix.*

Toutes les demandes doivent être accompagnées du montant en un mandat-poste ou en une valeur sur Paris.

BIBLIOTHÈQUE

DES

SCIENCES CONTEMPORAINES

PUBLIÉE AVEC LE CONCOURS

DES SAVANTS ET DES LITTÉRATEURS LES PLUS DISTINGUÉS

Depuis le siècle dernier, les sciences ont pris un énergique essor en s'inspirant de la féconde méthode de l'observation et de l'expérience. On s'est mis à recueillir, dans toutes les directions, les faits positifs, à les comparer, à les classer et à en tirer des conséquences légitimes. Les résultats déjà obtenus sont merveilleux. Des problèmes qui semblaient devoir à jamais échapper à la connaissance de l'homme ont été abordés et en partie résolus. Mais jusqu'à présent ces magnifiques acquisitions de la libre recherche n'ont pas été mises à la portée des gens du monde; elles sont éparses dans une multitude de recueils, mémoires et ouvrages spéciaux, et, cependant, il n'est plus permis de rester étranger à ces conquêtes de l'esprit scientifique moderne, de quelque œil qu'on les envisage. De ces réflexions est née la présente entreprise. Chaque traité formera un volume, avec gravures quand ce sera nécessaire, et de prix modique.

Un plan uniforme, fermement maintenu par un comité de rédaction, préside à la distribution des matières, aux proportions de l'œuvre et à l'esprit général de la collection. Un auteur dont l'œuvre est publiée sous ce patronage présente donc toutes les garanties de savoir et de compétence.

Conditions de la souscription. — Cette collection paraît par volumes in-12 format anglais; chaque volume a de 10 à 15 feuilles, ou de 350 à 500 pages au moins. Les prix varient, suivant la nécessité, de 4 à 5 francs.

EN VENTE

I. — Sciences naturelles — Médecine — Anthropologie

OUVRAGES DE CHARLES DARWIN

La Descendance de l'Homme et la Sélection sexuelle. Traduit d'après la seconde édition anglaise revue et augm. par l'auteur, par Edmond Barbier, préface de Carl Vogt. 3ᵉ édit. française (2ᵉ tirage).
1 volume in-8° avec gravures sur bois. . . . . Cartonné à l'anglaise, **12.50**

L'Expression des Émotions chez l'Homme et les Animaux. Traduit de l'anglais par les Dʳˢ Samuel Pozzi et René Benoît. 2ᵉ édition, revue et corrigée (nouveau tirage).
1 volume in-8° avec 21 grav. sur bois et 7 planches photographiées. . . Cartonné à l'anglaise, **10 fr.**

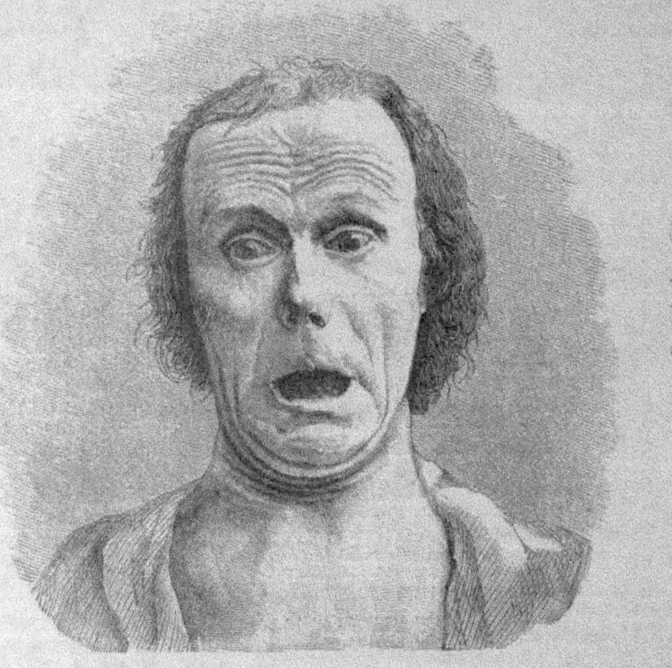

Terreur (d'après une photographie du docteur Duchenne).

L'Origine des Espèces au moyen de la sélection naturelle, ou la Lutte pour l'existence dans la nature. Traduit sur l'édition anglaise définitive par Edmond Barbier.
1 vol. in-8° . . . . Cartonné à l'anglaise, **8 fr.**

De la Variation des Animaux et des Plantes à l'état domestique. Traduit sur la seconde édition anglaise par Ed. Barbier, préface par Carl Vogt.
2 vol. in-8°, avec 43 gravures sur bois . . . . Cartonné à l'anglaise, **20 fr.**

De la Fécondation des Orchidées par les Insectes et des bons résultats du croisement. Traduit de l'anglais par L. Rérolle, 2ᵉ édition.
1 vol. in-8°, avec 34 gravures dans le texte . . . . Cartonné à l'anglaise, **8 fr.**

Voyage d'un naturaliste autour du monde, fait à bord du navire *Beagle*, de 1831 à 1836. Traduit de l'anglais par M. Ed. Barbier. 2ᵉ édition.
1 vol. in-8° avec gravures sur bois . . . . Cartonné à l'anglaise, **10 fr.**

Les Mouvements et les Habitudes des Plantes grimpantes. Traduit de l'anglais sur la deuxième édition par le Dʳ Richard Gordon. 2ᵉ édition.
1 vol. in-8° avec 13 figures dans le texte . . . . Cartonné à l'anglaise, **6 fr.**

Les Plantes insectivores. Traduit de l'anglais par Ed. Barbier, précédé d'une introduction biographique et augmenté de notes complémentaires par le professeur Charles Martins.
1 vol. in-8° avec 30 figures dans le texte . . . . Cartonné à l'anglaise, **10 fr.**

Des Effets de la Fécondation croisée et directe dans le règne végétal. Traduit de l'anglais et annoté avec l'autorisation de l'auteur, par le Dʳ Edouard Heckel.
1 vol. in-8° . . . . Cartonné à l'anglaise, **10 fr.**

Des différentes Formes de Fleurs dans les plantes de la même espèce. Traduit de l'anglais avec l'autorisation de l'auteur et annoté par le Dʳ Edouard Heckel, précédé d'une préface analytique du professeur Coutance. 1 vol. in-8° avec 15 gravures dans le texte . . . Cartonné à l'anglaise, **8 fr.**

La Faculté motrice dans les Plantes. Avec la collaboration de Fr. Darwin fils. Traduit de l'anglais, annoté et augmenté d'une préface par le Dʳ Edouard Heckel.
1 vol. in-8° avec gravures . . . . Cartonné à l'anglaise, **10 fr.**

Rôle des Vers de terre dans la formation de la terre végétale. Traduit de l'anglais par M. Levêque, préface de M. Edmond Perrier.
1 vol. in-8° avec 15 gravures sur bois, intercalées dans le texte . . . Cartonné à l'anglaise, **7 fr.**

Les Récifs de Corail, leur structure et leur distribution. Traduit de l'anglais d'après la 2ᵉ édition par M. L. Cosserat. 1 vol. in-8° avec 3 planches hors texte . . . . Cartonné à l'anglaise, **8 fr.**

LA VIE ET LA CORRESPONDANCE

DE

CHARLES DARWIN

Avec un chapitre autobiographique

Publiés par son fils M. FRANCIS DARWIN

Traduit de l'anglais

Par Henry C. de VARIGNY

Docteur ès sciences

2 vol. in-8°, avec portraits, gravure et autographe. Cartonnés à l'anglaise . . . . **20 fr.**

OUVRAGES DE ERNEST HAECKEL

PROFESSEUR DE ZOOLOGIE A L'UNIVERSITÉ D'IÉNA.

Histoire de la Création des Êtres organisés d'après les lois naturelles. Conférences scientifiques sur la doctrine de l'évolution en général et celle de Darwin, Goethe et Lamarck en particulier. Traduit de l'allemand et revu sur la septième édition allemande, par le Dʳ Ch. Letourneau. 3ᵉ édition. 1 vol. in-8° avec 17 planches, 20 gravures sur bois, 21 tableaux généalogiques et une carte chromolithographique . . . . Cartonné à l'anglaise, **12.50**

Lettres d'un voyageur dans l'Inde. Traduit de l'allemand par le Dʳ Ch. Letourneau.
1 vol. in-8° . . . . Cartonné à l'anglaise, **8 fr.**

TRAITÉ
D'ANATOMIE COMPARÉE PRATIQUE

PAR

Carl VOGT et Émile YUNG

DIRECTEUR   PRÉPARATEUR

du Laboratoire d'Anatomie comparée et de Microscopie de l'Université de Genève.

Tome I. Un vol. gr. in-8, avec 425 figures dans le texte, dont un grand nombre tirées en couleurs.
Cartonné à l'anglaise..................................... 28 fr.

Le présent ouvrage formera deux volumes grand in-8°. Le second volume est publié par livraisons de 5 feuilles chacune, avec des gravures intercalées dans le texte. Les onze premières livraisons du tome II sont en vente. — Prix de chaque livraison........................ 2 fr. 50

AVIS TRÈS IMPORTANT

La **23ᵉ** et **dernière livraison** est sous presse et paraîtra sous peu.

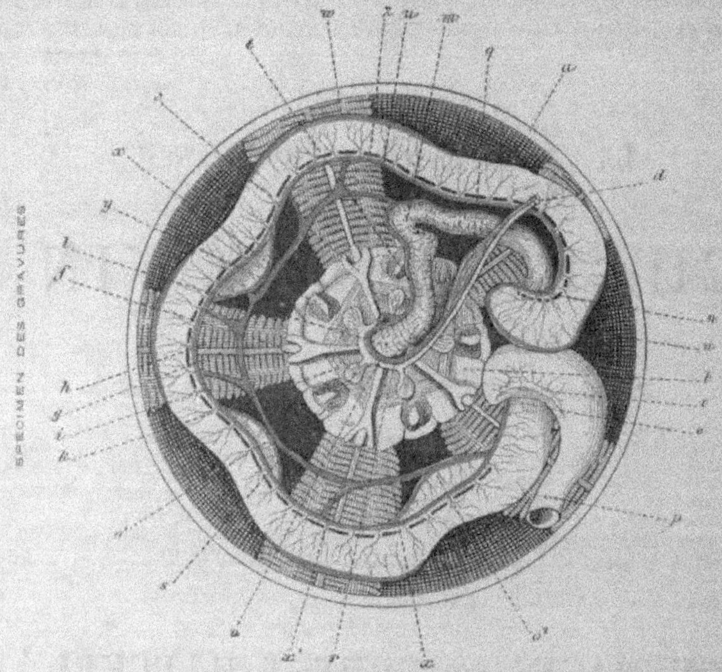

Gravure tirée du chapitre des Echinides.

Le *Traité d'Anatomie comparée pratique*, dont nous annonçons la publication, est destiné surtout à servir de guide dans les laboratoires zoologiques.

Une longue expérience, acquise autant dans divers laboratoires et stations maritimes que dans la direction du laboratoire d'anatomie comparée et de microscopie de Genève, a démontré à MM. C. Vogt et E. Yung l'utilité d'un traité résumant la technique à suivre pour atteindre à la connaissance intime d'un type donné du règne animal.

Le but de ce *Traité*, qui sera composé d'une série de monographies anatomiques de types résumant l'organisation animale tout entière, est de mettre l'étudiant en mesure de questionner méthodiquement la nature pour lui arracher ses secrets. En sortant des écoles préparatoires, le jeune homme doit apprendre à voir, à observer, à faire des expériences, et c'est alors qu'il lui faut des jalons, des points de repère pour suivre une route aussi hérissée de difficultés.

OUVRAGES DE CARL VOGT

Lettres physiologiques. Première édition française de l'auteur. 1 vol. in-8° avec 110 gravures sur bois . . . . Cartonné à l'anglaise, **12 50**

Leçons sur les animaux utiles et nuisibles, les bêtes calomniées et mal jugées. Traduit de l'allemand par M. G. Bayvet, revu par l'auteur et accompagné de gravures sur bois. 3ᵉ édition. Ouvrage couronné par la Société protectrice des animaux.
1 vol. in-12 . . . . Broché, 2 fr.; cartonné à l'anglaise, **2.50**

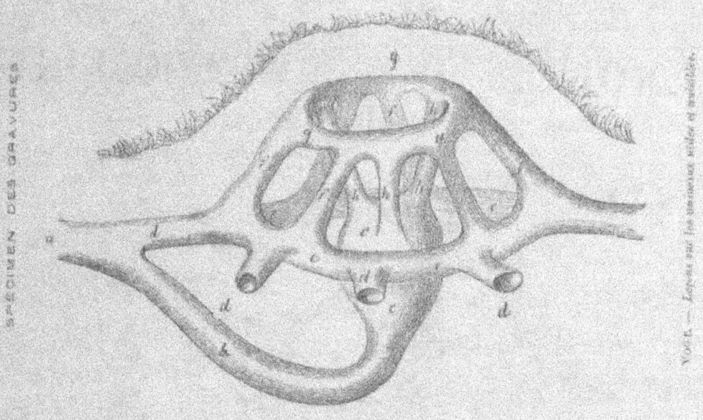

Habitation de la Taupe.

a, trou de sortie habité; b, conduit en forme de siphon qui mène à la chambre c; d, conduits qui rayonnent vers e, chemin circulaire inférieur; f, conduits ascendants qui mènent le chemin circulaire inférieur au chemin supérieur g; h, conduits de communication de ce chemin à la chambre c.

Leçons sur l'Homme, sa place dans la création et dans l'histoire de la terre. Traduction française de J. J. Moulinié. 2ᵉ édition, revue par M. Edmond Barbier.
1 vol. in-8° avec gravures dans le texte . . . . Cartonné à l'anglaise, **10 fr.**

La Provenance des Entozoaires de l'homme et leur évolution. Conférence faite au Congrès international des sciences médicales à Genève, le 15 septembre 1877. 1 vol. in-8° avec 61 figures dans le texte. . . . . **2 fr.**

OUVRAGES DE LOUIS BÜCHNER

L'Homme selon la Science, son passé, son présent, son avenir, ou D'où venons-nous? — Qui sommes-nous? — Où allons-nous? Exposé très simple, suivi d'un grand nombre d'éclaircissements et remarques scientifiques. Traduit de l'allemand par le Dr Ch. Letourneau. 4ᵉ édition, revue et augmentée par l'auteur. 1 vol. in-8° orné de nombreuses gravures sur bois . . . . **7 fr.**

Force et Matière, ou principes de l'ordre naturel de l'univers mis à la portée de tous, avec une théorie de la morale basée sur ces principes. Traduit sur la quinzième édition allemande, avec l'approbation de l'auteur, par A. Regnard. 7ᵉ édition, avec une biographie de l'auteur et une préface du traducteur. 1 vol. in-8° avec le portrait de l'auteur. . . . . **7 fr.**

Conférences sur la Théorie darwinienne de la transmutation des espèces et de l'apparition du monde organique. Application de cette théorie à l'homme. Ses rapports avec la doctrine du progrès et avec la philosophie matérialiste du passé et du présent. Traduit de l'allemand d'après la seconde édition, avec l'approbation de l'auteur, par Auguste Jacquot. 1 vol. in-8°. . . . . 5 fr.

La Vie psychique des bêtes. Traduit de l'allemand par le Dʳ Ch. Letourneau. 1 vol. in-8° avec gravures sur bois. Broché, 7 fr.; relié toile, tr. dorées. . . . . 9 fr.

Lumière et Vie. Trois leçons populaires d'histoire naturelle sur le soleil dans ses rapports avec la vie, sur la circulation des forces et la fin du monde, sur la philosophie de la génération. Traduit de l'allemand par le Dʳ Ch. Letourneau. 1 vol. in-8°. . . . . 6 fr.

Nature et Science. Études, critiques et mémoires, mis à la portée de tous. Deuxième volume. Traduit de l'allemand par le Dʳ Gustave Lauth (de Strasbourg). 1 vol. in-8°. . . . . 7 fr.

MÉMOIRES D'ANTHROPOLOGIE
De PAUL BROCA

SECRÉTAIRE GÉNÉRAL DE LA SOCIÉTÉ D'ANTHROPOLOGIE DE PARIS
PROFESSEUR A LA FACULTÉ DE MÉDECINE, MEMBRE DE L'ACADÉMIE DE MÉDECINE

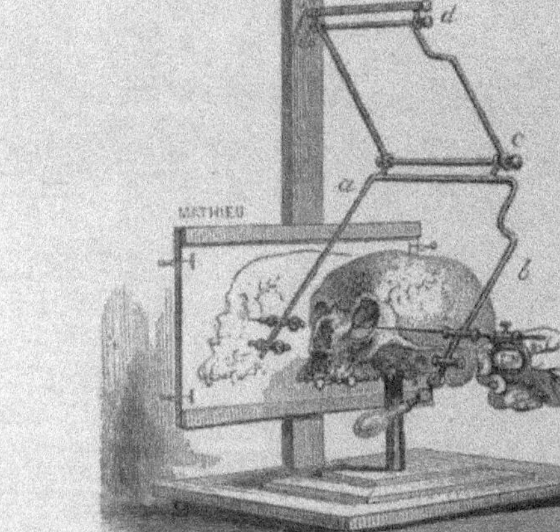

Stéréographe de Broca.

Tomes I, II et III. 3 vol. in-8° avec cartes, planches et gravures. . . . . Cartonnés à l'anglaise, **22.50**
Le tome III se vend seul séparément. **7.50**
Tome IV. 1 vol. in-8° avec gravures. . . . . Cartonné à l'anglaise, **10 fr.**
Tome V. Publié avec une introduction et des notes par le Dʳ S. Pozzi, Président de la Société d'Anthropologie de Paris, Agrégé à la Faculté de Médecine, Secrétaire de la Société de Chirurgie.
    1 vol. in-8° avec gravures. . . . . Cartonné à l'anglaise, **14 fr.**
Le tome V a encore été publié à part sous le titre : *Mémoires sur le cerveau de l'homme et des primates*, publiés avec une introduction et des notes par le Dʳ S. Pozzi.
    1 vol. in-8° . . . . Broché, **12 50**

ANATOMIE DESCRIPTIVE & TOPOGRAPHIQUE

DU

CHIEN

PAR LES DOCTEURS

W. ELLENBERGER et H. BAUM

PROFESSEUR   PROSECTEUR

A L'ÉCOLE VÉTÉRINAIRE SUPÉRIEURE DE DRESDE

Traduit de l'allemand par J. DENIKER

Docteur ès sciences naturelles, Bibliothécaire du Muséum d'Histoire naturelle de Paris,

Ouvrage orné de 298 figures dans le texte et de 37 planches lithographiées, dont un grand nombre en couleurs.

Première, Deuxième et Troisième parties

L'ouvrage sera publié en quatre parties, composées chacune d'environ 10 feuilles de texte et 9 planches lithographiées, format grand in-8.

On souscrit à l'ouvrage entier au prix de 28 francs.

Aussitôt l'ouvrage terminé, le prix en sera augmenté et porté à 35 francs.

Aucune partie de cet ouvrage ne sera vendue séparément.

SPÉCIMEN DES GRAVURES

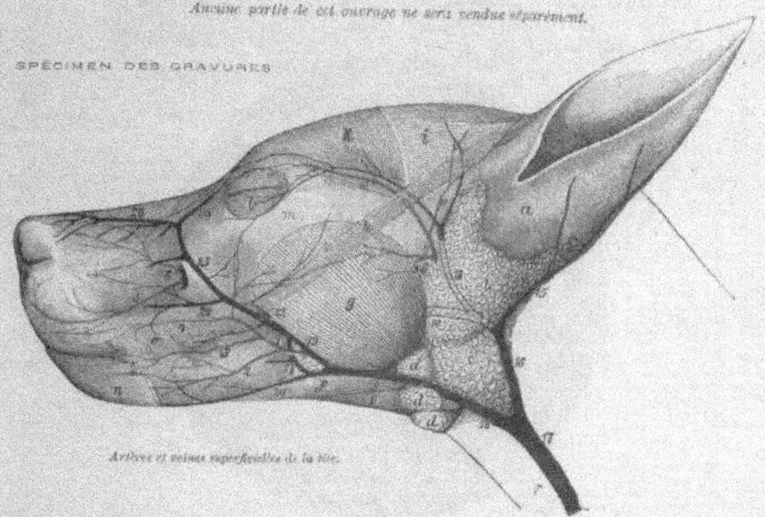

Artères et veines superficielles de la tête.

Parmi les animaux dont se servent pour leurs expériences ou leurs démonstrations les physiologistes, les pathologistes, les zoologistes et les anatomistes, le chien occupe la première place à côté de la grenouille et du lapin. D'autre part ce même chien est, après le cheval et le bœuf, un des animaux domestiques auxquels ont le plus souvent affaire les vétérinaires. Et cependant, tandis que des traités spéciaux ont été consacrés à l'anatomie du lapin, du cheval et du bœuf, il n'existait jusqu'à présent rien de semblable pour le chien. Cette lacune, si longtemps regrettée, vient d'être heureusement comblée par le travail de MM. Ellenberger et Baum.

Les descriptions des os, des muscles, des viscères, des vaisseaux, des nerfs et des organes des sens y sont faits avec le même souci des détails, leurs rapports sont indiqués avec le même soin que dans n'importe quel traité d'anatomie humaine. Les différences suivant les races sont également signalées chaque fois qu'il y a lieu.

En somme, l'*Anatomie du Chien* est un guide indispensable et précieux, non seulement pour les zoologistes et les vétérinaires, mais encore pour tous ceux qui font de la physiologie ou de la pathologie expérimentale. Les artistes et les éleveurs y trouveront également des renseignements très utiles pour leurs études spéciales.

Les nombreuses figures originales dans le texte, et les 37 planches représentant les coupes pratiquées sur des cadavres congelés, complètent d'une façon heureuse le texte et ne laissent échapper sans l'avoir représenté graphiquement aucun détail important, soit de la conformation des différentes parties du corps du chien, soit de leurs rapports.

TRAITÉ

DE

PHYSIOLOGIE HUMAINE

COMPRENANT

l'Histologie et l'Anatomie microscopique et les principales applications

A LA

MÉDECINE PRATIQUE

Par L. LANDOIS

Professeur de Physiologie et Directeur de l'Institut physiologique de l'Université de Greifswald.

TRADUIT SUR LA SEPTIÈME ÉDITION ALLEMANDE

par

G. MOQUIN-TANDON

Professeur de Zoologie et d'Anatomie comparée à la Faculté des Sciences de Toulouse.

Un volume grand in-8°, orné de 356 figures dans le texte. Cartonné à l'anglaise....... 32 fr.

Trajet des voies motrices et sensitives dans la moelle.

Le traité du Professeur Landois, dont la première édition date de 1880, est rapidement devenu classique en Allemagne. Le savant Professeur, que ses nombreux travaux sur les différentes branches de la physiologie, sa vaste érudition, son expérience de l'enseignement avaient préparé de longue main à une œuvre de ce genre, a su condenser sous une forme claire et concise, sans rien omettre d'essentiel, l'ensemble de nos connaissances actuelles sur le fonctionnement du corps humain. Mais ce qui constitue surtout l'originalité de son ouvrage et ce qui n'a pas peu contribué à en assurer le succès, c'est la large part qu'il a faite aux applications à la médecine pratique. C'est ainsi que l'étude des processus normaux est toujours suivie d'un court exposé de leurs altérations pathologiques ; de la sorte le lecteur peut embrasser d'un coup d'œil les rapports qui lient les uns aux autres et aborder plus tard avec plus de fruit l'étude de la pathologie. C'est également dans le même esprit que l'auteur décrit avec plus de détails qu'on n'a l'habitude de le faire dans les traités de physiologie les méthodes et les procédés qu'il importe au praticien de connaître, et qu'il met largement à contribution l'histologie et l'anatomie microscopique.

TRAITÉ
D'ANATOMIE HUMAINE

PAR

C. GEGENBAUR

PROFESSEUR D'ANATOMIE ET DIRECTEUR DE L'INSTITUT ANATOMIQUE DE HEIDELBERG

Traduit sur la troisième édition allemande

Par Charles JULIN

Docteur ès sciences naturelles, chargé des cours d'Anatomie comparée et d'Anatomie topographique
à la Faculté de Médecine de Liége.

Un volume gr. in-8 orné de 626 figures dans le texte, dont un grand nombre tirées en couleurs
Cartonné à l'anglaise.. 35 fr.

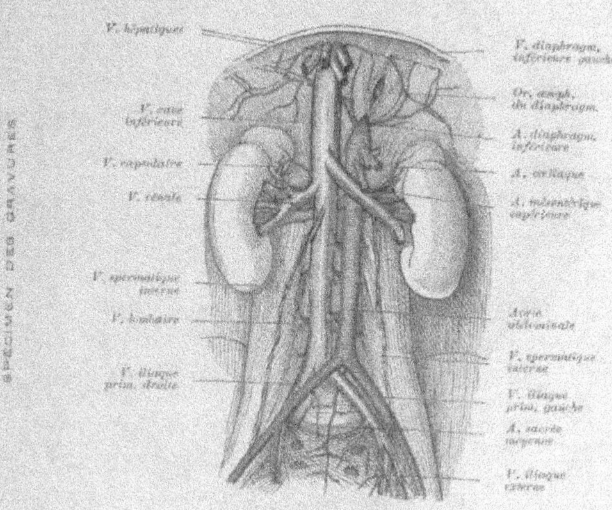

Veine cave inférieure et aorte abdominale.

Personne n'était mieux à même de publier un Traité d'anatomie humaine, au point de vue comparatif et phylogénique, que M. C. Gegenbaur, à qui nous devons de si importants ouvrages spéciaux et un *Traité d'Anatomie comparée* dont la publication a fait époque dans la science. Aussi sa nouvelle œuvre a-t-elle eu un succès éclatant. C'est de la troisième édition que nous avons entrepris la traduction française que nous livrons au monde scientifique et médical. Nous ne doutons nullement que la publication de cet ouvrage ne soit bien accueillie en France, où les sciences morphologiques et médicales ont reçu une si grande impulsion dans ces dernières années.

Le *Traité d'Anatomie humaine* est divisé en huit chapitres. Le premier est consacré aux notions générales d'Histologie et d'Embryogénie. Dans le deuxième chapitre, l'auteur étudie le *système squelettique*. Le troisième comprend l'étude du *système musculaire*; le quatrième, celle du *système digestif*, auquel est rattaché l'appareil respiratoire. Le cinquième chapitre traite du *système vasculaire*; le sixième, du *système uro-génital*; le septième, du *système nerveux*, et enfin le huitième, du *système cutané*, comprenant la peau et ses dérivés, ainsi que les organes des sens.

RECHERCHES SUR LA PRODUCTION ARTIFICIELLE
DES
MONSTRUOSITÉS
OU
ESSAIS DE TÉRATOGÉNIE EXPÉRIMENTALE
Par M. Camille DARESTE

Docteur ès sciences et en médecine ; directeur du Laboratoire de Tératologie à l'École des Hautes Études ; ancien professeur
à la Faculté des Sciences de Lille. Lauréat de l'Institut. Prix : Alhumbert, 1862 ; Lacaze, 1877 ; Serres, 1880.

DEUXIÈME ÉDITION, REVUE ET AUGMENTÉE

Un vol. gr. in-8° orné de 62 fig. dans le texte et de 16 planches chromolithographiques.
Cartonné à l'anglaise..................... 28 fr.

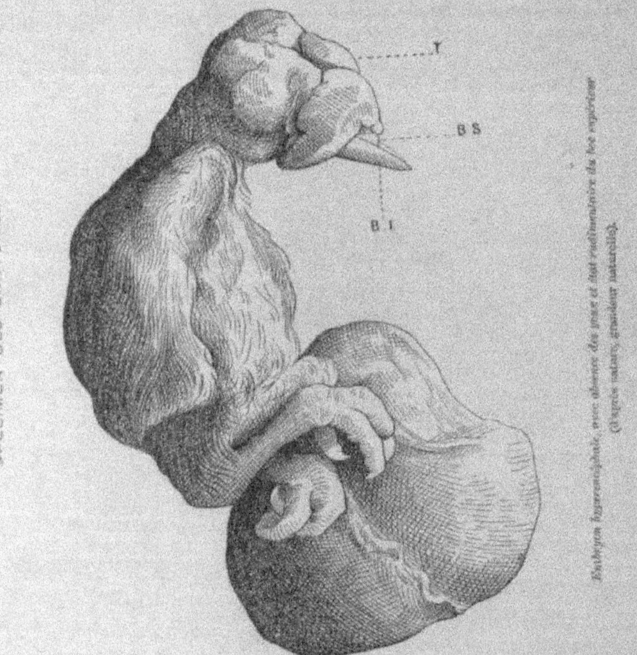

Si le mérite d'avoir créé la tératologie appartient aux deux illustres Geoffroy Saint-Hilaire, le Dʳ Dareste a celui d'avoir ouvert une voie nouvelle et fondé la tératogénie.

Dans son premier essai, il s'était principalement occupé de l'évolution normale et monstrueuse, dont il n'avait pu qu'entrevoir les conditions. Aujourd'hui il complète cette étude en montrant les modifications qu'éprouve le germe pendant l'époque qui sépare la ponte de la mise en incubation : il y a sur ce point un chapitre nouveau consacré à l'influence des conditions physiques et surtout des conditions chimiques, telles que celles de l'air, de l'humidité (moissures), du retournement de l'œuf, etc., etc. La deuxième partie, qui traite de la tératogénie générale, est peu modifiée, sauf les paragraphes relatifs aux excès de développement et aux métamorphoses.

La troisième partie comprend la tératogénie spéciale : depuis la première édition, l'embryogénie du poulet a été l'objet de découvertes nouvelles importantes dues en partie à Mathias Duval : grâce à ces faits, M. Dareste a pu se montrer plus explicite sur divers points. C'est dans cette partie de l'ouvrage qu'est exposée la question de la dualité normale et tératologique du cœur : il est aujourd'hui incontestable que c'est bien à M. Dareste que l'on doit cette découverte, qui plus tard, en 1883, a été consacrée par les expériences directes de Warynski et Fol : ces physiologistes ont pu maintenir l'écartement des blastèmes cardiaques de manière à les contraindre à se développer isolément.

TRAITÉ D'EMBRYOLOGIE

ou

HISTOIRE DU DÉVELOPPEMENT

DE L'HOMME ET DES VERTÉBRÉS

PAR

Oscar HERTWIG

Directeur du IIᵉ Institut anatomique de l'Université de Berlin.

Traduit sur la troisième édition allemande

Par Charles JULIN

Un volume grand in-8° orné de 339 fig. dans le texte et 2 planches en chromolithographie.
Broché.............. 15 fr.; cartonné à l'anglaise............ 16.50

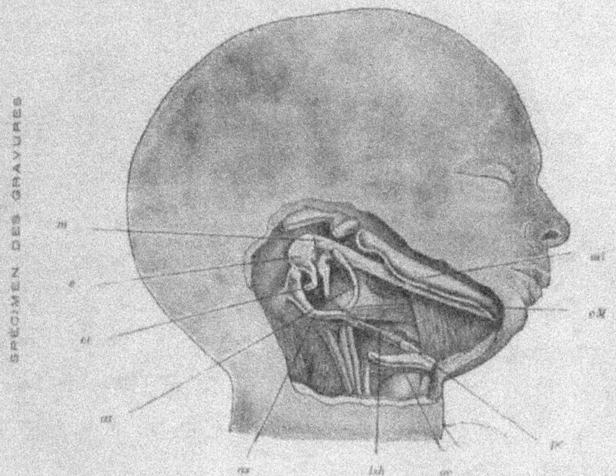

Tête et cou d'un embryon humain de 18 semaines, dont on a disséqué le squelette viscéral. Plus grand que nature.
D'après Kölliker.

L'embryologie nous sert maintenant tous les jours pour reconstituer l'histoire, non seulement des organismes, mais encore des organes ; tous les traités d'anatomie modernes l'ont prise pour base, et pourtant elle apparaît encore hérissée de difficultés à l'étudiant, qui se perd dans la complexité des plis et des fentes branchiales de l'embryon. Nous croyons que rarement un professeur a pu arriver à la puissance démonstrative, à l'extrême clarté qui éclate à chaque page de ce livre d'Hertwig, que l'on trouve toujours trop bref, tant il a su rassembler toutes les matières relatives à son sujet et les grouper de telle sorte que, chacune s'expliquant par les autres, il en résultât un tout d'apparence très simple.

Le traité de M. Hertwig a obtenu un tel succès en Allemagne qu'en moins de quatre ans il a eu trois éditions. Il répondait, en effet, à une nécessité : *faire connaître succinctement l'état actuel de nos connaissances fondamentales sur l'histoire du développement embryonnaire de l'homme, afin d'en faire comprendre l'organisation.*

Chacun sait qu'il est impossible de bien comprendre l'anatomie humaine sans connaître dans ses traits essentiels le développement de l'embryon humain. Aussi, dans la plupart des Facultés de médecine existe-t-il actuellement un enseignement spécial de l'embryologie.

Cette pensée, qui déjà avait inspiré M. C. Gegenbaur dans la publication de son *Traité d'Anatomie humaine*, a déterminé M. Hertwig à écrire le présent ouvrage.

Ce traité élémentaire est donc destiné aux médecins ainsi qu'aux étudiants en médecine et en sciences naturelles. Il contribuera à répandre et à faciliter l'étude de l'embryologie en même temps que celle de l'anatomie humaine.

Les nombreuses figures et planches chromolithographiées dont il est orné aideront beaucoup à la compréhension des divers processus du développement.

MANUEL D'ANATOMIE COMPARÉE

DES

VERTÉBRÉS

PAR

R. WIEDERSHEIM

PROFESSEUR D'ANATOMIE HUMAINE ET COMPARÉE A L'UNIVERSITÉ DE FRIBOURG EN BRISGAU

Traduit sur la deuxième édition allemande

Par G. MOQUIN-TANDON

Professeur de Zoologie et d'Anatomie comparée à la Faculté des sciences de Toulouse.

Un vol. grand in-8º orné de 302 fig. dans le texte. . . . . Broché, 12 fr.
Cartonné à l'anglaise. 13.50

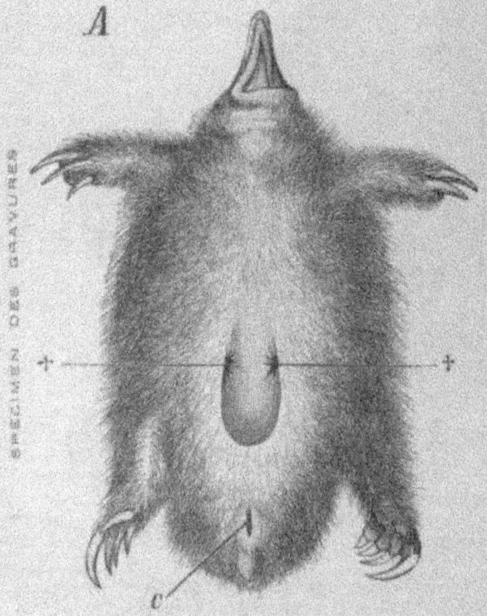
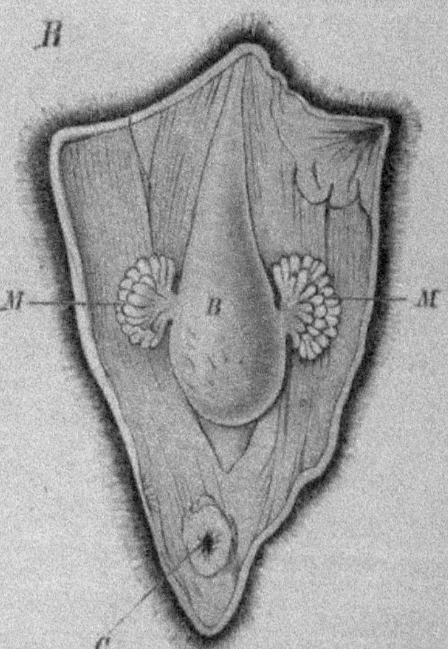

A. *Face inférieure d'une femelle d'Echidna hystrix
pendant l'incubation.*

B. *Face dorsale de la peau du ventre
de la même femelle.*

Résumé didactique et très clair, qui apprendra beaucoup à ceux qui veulent voir comment progressent les organes en s'élevant des animaux inférieurs aux supérieurs.

L'auteur, bien connu par ses nombreux travaux sur les différents groupes de Vertébrés, s'est proposé de condenser dans un petit nombre de pages nos connaissances les plus précises sur la morphologie de ces animaux. Il ne s'est pas borné purement et simplement à passer en revue et à décrire les formes si diverses que revêtent les organes dans les différents types, mais il a essayé d'expliquer et d'interpréter ces variations en s'appuyant sur les données de l'embryologie et de la paléontologie.

Ce *Manuel*, qui représente ainsi sous une forme succincte un tableau d'ensemble des résultats acquis, sera, nous en sommes convaincus, bien accueilli de tous ceux qui veulent s'initier à l'Anatomie comparée des Vertébrés, trop négligée de nos jours, et qui ne pourraient trouver ailleurs de guide meilleur et plus sûr.

EMBRYOLOGIE ou TRAITÉ COMPLET

DU

DÉVELOPPEMENT DE L'HOMME

ET DES ANIMAUX SUPÉRIEURS

par Albert KÖLLIKER

Professeur d'anatomie à l'Université de Wurzbourg.

Traduction faite sur la 2e édit. allemande, par **Aimé SCHNEIDER**, *Prof. à la Faculté des Sciences de Poitiers*

Revue et mise au courant des dernières connaissances par l'auteur, avec une préface par **H. de LACAZE-DUTHIERS** *Membre de l'Institut de France, sous les auspices duquel la traduction a été faite.*

1 vol. gr. in-8° avec 606 fig. dans le texte. Cartonné toile anglaise.... 30 fr.

ÉLÉMENTS D'EMBRYOLOGIE

PAR

M. FOSTER et Francis BALFOUR

Traduit de l'anglais par le Dr E. ROCHEFORT

1 vol. in-8° avec 71 gravures sur bois. Cartonné à l'anglaise............... 7 fr.

MANUEL D'ANATOMIE COMPARÉE

par CARL GEGENBAUR

Professeur à l'Université d'Heidelberg

Traduit en français sous la direction du **Professeur CARL VOGT**

1 vol. gr. in-8° avec 319 gravures sur bois intercalées dans le texte.
Broché, 18 fr.; cart. à l'anglaise............................ 20 fr.

FORMULAIRE

DE LA

FACULTÉ DE MÉDECINE DE VIENNE

DONNANT LES PRESCRIPTIONS THÉRAPEUTIQUES

UTILISÉES PAR LES PROFESSEURS

Albert, Bamberger, Benedikt, Billroth, C. Braun, Gruber, Kaposi, Meynert, Monti, Neumann, Schnitzler, Stellwag de Carion, Ultzmann, Widerhofer

Publié par le **Dr Théod. WIETHE**, ancien chef de clinique à Vienne.

Traduit sur la 8e édition allemande par le **Dr E. VOGT**

2e édition, revue, corrigée et augmentée d'un **Formulaire** destiné à l'art dentaire.
Un fort vol. in-32, cart. toile, tranches rouges, coins arrondis. 4 fr.

MANUEL TECHNIQUE
DE PHYSIOLOGIE VÉGÉTALE

Par le Docteur W. DETMER
Professeur de l'Université d'Iéna.

TRADUIT DE L'ALLEMAND PAR LE DOCTEUR HENRI MICHEELS

Revu et augmenté par l'auteur.

Un volume gr. in-8° avec 130 figures dans le texte. Broché, 10 fr.; cartonné à l'anglaise, 11 fr. 50

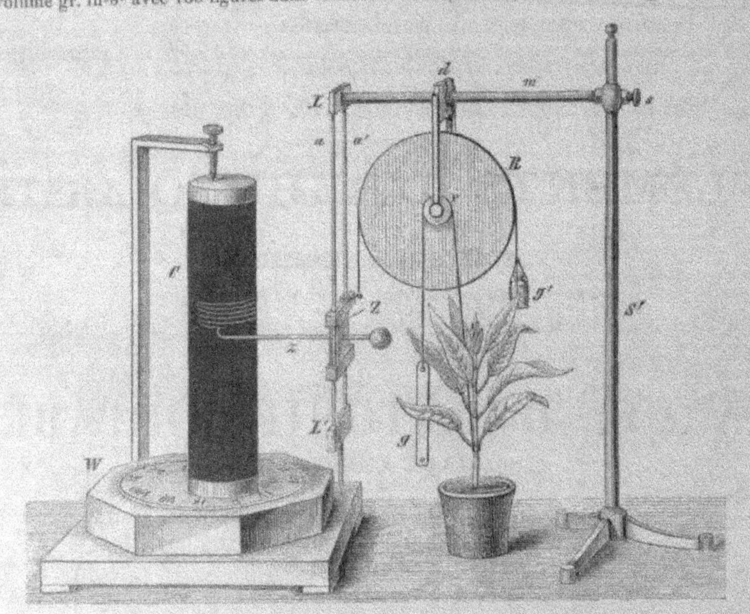

Auxanomètre.

LE LIVRE DE LA NATURE
ou
LEÇONS ÉLÉMENTAIRES
de Physique, d'Astronomie, de Chimie, de Minéralogie, de Géologie, de Botanique, de Physiologie et de Zoologie

Par le Dr Frédéric SCHŒDLER

Traduit sur la 18e édition allemande avec l'autorisation de l'auteur et des éditeurs

Par ADOLPHE SCHELER ET HENRI WELTER

2 volumes in-8°, avec 1,026 gravures dans le texte, 2 cartes astronomiques et 2 planches coloriées.

Broché . . . . **12 fr.**
Relié, toile tr. jaspées, 14 fr. Relié, avec plaque spéciale et tr. dorées . . . . **16 fr.**

On vend séparément :

Éléments de Botanique. 1 volume in-8°, avec 237 gravures . . . . Broché **2,50**
Éléments de Zoologie, d'Anatomie et de Physiologie. 1 vol. in-8° avec 226 grav. Broché **4 fr.**

ARCHIVES

DE

ZOOLOGIE EXPÉRIMENTALE

ET GÉNÉRALE

Histoire naturelle — Morphologie — Histologie — Évolution des animaux

PUBLIÉES SOUS LA DIRECTION DE

HENRI DE LACAZE-DUTHIERS

Membre de l'Institut de France (Académie des sciences),
Professeur d'Anatomie comparée et de Zoologie à la Sorbonne (Faculté des sciences),
Fondateur et directeur des laboratoires de Zoologie expérimentale de Roscoff et de la station de Banyuls-sur-Mer (Laboratoire Arago),
Président de la Section des Sciences naturelles (École des Hautes Études).

Fondée en 1872, cette importante collection se compose à ce jour de 20 volumes formant 2 séries, plus 2 volumes supplémentaires

LE PREMIER VOLUME DE LA 3e SÉRIE (1893) EST EN COURS DE PUBLICATION

Presque tous les travaux et recherches faits dans les Laboratoires de Zoologie expérimentale de Roscoff (Finistère) et de la Station maritime de Banyuls-sur-Mer (Pyrénées-Orientales) sont publiés dans les *Archives de Zoologie*, qui comptent au nombre de leurs collaborateurs des Professeurs de la Sorbonne et du Muséum, des Facultés des Sciences de France et de nombreux savants étrangers.

Les *Archives de Zoologie expérimentale et générale* paraissent par cahiers trimestriels.
Quatre cahiers ou numéros forment un volume grand in-8°, avec planches noires et coloriées.
Prix de l'abonnement. — Paris : **40** fr. — Départements et Étranger : **42** fr.

Aucun cahier n'est vendu séparément.

Les tomes I à X (années 1872 à 1882) forment la Première Série. — Les tomes XI à XX (années 1883 à 1892) forment la Deuxième Série.
Prix de chaque volume gr. in-8°. Cartonné toile. . . . . **50** fr.
Le tome XXI (année 1893) est en cours de publication.

Il a paru en outre de la collection :

Le tome XIII*bis* (supplémentaire à l'année 1885) ou tome III*bis* de la deuxième série.
Le tome XV*bis* (supplémentaire à l'année 1887) ou tome V*bis* de la deuxième série.
Prix de chaque volume gr. in-8°. Cartonné toile. . . . . **50** fr.

ESSAIS

SUR L'HÉRÉDITÉ

ET

LA SÉLECTION NATURELLE

par A. WEISMANN

Professeur à l'Université de Fribourg en Brisgau.

TRADUCTION FRANÇAISE PAR **Henry DE VARIGNY**, DOCTEUR ÈS SCIENCES NATURELLES
Membre de la Société de Biologie.

Un volume in-8. Cartonné à l'anglaise. . . . . **8** fr.

ANAGNOSTAKIS (A.) — *Contribution à l'histoire de la chirurgie.* **La Méthode antiseptique chez les Anciens**, par A. Anagnostakis, prof. à l'Université d'Athènes, président honoraire perpétuel de la Société de médecine, Grand-Officier de l'ordre du Sauveur. Brochure in-4°. . . . . **2 fr.**

BLANC (Dʳ H.) — **Aide-mémoire de Zoologie**, par le Dʳ Henri Blanc, professeur de zoologie et d'anatomie comparée à l'Université de Lausanne. 1 forte brochure in-8°. . . . . **3 fr.**

BRUNNER (Dʳ Henri). — **Guide pour l'analyse chimique qualitative** des substances minérales et des acides organiques et alcaloïdes les plus importants, par le Dʳ Henri Brunner, professeur de chimie à l'Académie de Lausanne, directeur de l'Ecole de pharmacie. 1 vol. gr. in-8°.
Cartonné à l'anglaise, **5 fr.**

CASSELMANN (Dʳ Arthur). — **Guide pour l'analyse de l'urine**, des sédiments et des concrétions urinaires au point de vue physiologique et pathologique, par le Dʳ Arthur Casselmann. Traduit de l'allemand, avec l'autorisation de l'auteur, par G. E. Strohl. Brochure in-8°, avec 2 planches. **2 fr.**

CHEPMELL (le Dʳ E. C.). — **Médecine homœopathique** à l'usage des familles. Régime, hygiène et traitement, par le docteur Chepmell. Traduit avec l'autorisation de l'auteur, sur la huitième et dernière édition anglaise, par Ernest Lemoine, docteur en médecine de la Faculté de Paris. 2ᵉ édit. 1 vol. in-12 . . . . **4 fr.**

—— **Traitement homœopathique du choléra.** Extrait de l'*Homœopathie des Familles*, du docteur Chepmell. Traduit sur la dernière édition anglaise, par Ernest Lemoine, docteur en médecine de la Faculté de Paris. Brochure in-12 . . . . **25 c.**

COULON (Raimond). — **Synthèse du Transformisme.** Description élémentaire de l'évolution universelle, par Raimond Coulon. 1 volume grand in-8°. . . . . **5 fr.**

COUTANCE (A.). — **La Lutte pour l'existence**, par A. Coutance, professeur d'histoire naturelle à l'Ecole de médecine navale de Brest. 1 vol. in-8°. **7.50**

GADEAU DE KERVILLE (Henri). — **Causeries sur le Transformisme**, par Henri Gadeau de Kerville. 1 vol. in-12. . . . . **3.50**

GORUP-BESANEZ (Dʳ E.). — **Traité d'analyse zoochimique qualitative et quantitative.** Guide pratique pour les recherches physiologiques et cliniques, par le Dʳ E. Gorup-Besanez, prof. de chimie à l'Université d'Erlangen. Traduit sur la troisième édition allemande et augmenté par le Dʳ L. Gautier. 1 vol. grand in-8°, avec 128 figures dans le texte. . . . Cartonné à l'anglaise, **12.50**

GRÆBE (C.). — **Guide pratique pour l'analyse quantitative**, par C. Græbe, professeur à l'Université de Genève. 1 volume grand in-8°. . . . . Cartonné, **3 fr.**

HUXLEY (T. H.). — **Leçons de Physiologie élémentaire**, par T. H. Huxley. Traduit de l'anglais sur la troisième édition, par le Dʳ E. Dally. 1 vol. in-12, avec de nombreuses figures dans le texte. Broché, 3.50; cartonné à l'anglaise, **4 fr.**

JORISSENNE (Dʳ G.). — **Nouveau signe de la Grossesse**, par le Dʳ G. Jorissenne. Brochure gr. in-8° **2.50**

LABARTHE (P.). — **Les Eaux minérales et les Bains de mer de la France.** Nouveau guide pratique du médecin et du baigneur, par le Dʳ Paul Labarthe. Précédé d'une Introduction par M. A. Gubler. 1 vol. in-12 . . . . Cartonné, **5 fr.**

LARBALÉTRIER (A.). — **Le Tabac.** Études historiques, chimiques, agronomiques, industrielles, hygiéniques et fiscales sur le tabac à fumer, à priser et à mâcher. Manuel pratique à l'usage des Consommateurs-Amateurs, Planteurs et Débitants, par Albert Larbalétrier, professeur de chimie agricole et industrielle à l'Ecole d'agriculture du Pas-de-Calais. 1 volume in-12 avec 18 gravures dans le texte . . . . **3 fr.**

LUBBOCK (Sir John). — **Les Insectes et les Fleurs sauvages**, leurs rapports réciproques, par Sir John Lubbock. Trad. par Edmond Barbier, 1 vol. in-12 avec 131 gravures dans le texte.
Broché, 2.50; cartonné à l'anglaise, plaque spéciale, **3 fr.**

—— **De l'Origine et des Métamorphoses des Insectes**, par Sir John Lubbock. Traduit par Jules Grelous. 1 volume in-12, avec de nombreuses gravures dans le texte. Broché, 2 fr. 50.
Cartonné à l'anglaise, plaque spéciale, **3 fr.**

MAGNUS (Hugo). — **Histoire de l'Évolution du sens des couleurs**, par Hugo Magnus, professeur d'ophthalmologie à l'Université de Breslau, avec une Introd. par Jules Soury. 1 vol. in-12. . **3 fr.**

MARCOU (J.). — **De la Science en France**, par J. Marcou. 1 vol. in-8°. . . . . **5 fr.**

MARTIN (Ernest). — **Histoire des Monstres**, depuis l'antiquité jusqu'à nos jours, par le Dʳ Ernest Martin. 1 vol. in-8°. . . . . **7 fr.**

MOHR (Fr.). — **Toxicologie chimique.** Guide pratique pour la détermination chimique des poisons, par le docteur Frédéric Mohr, professeur de pharmacie à l'Université de Bonn. Traduit de l'allemand par le docteur L. Gautier. 1 volume in-8°, avec 56 gravures dans le texte. . . . . **5 fr.**

REICHARDT (E.). — **Guide pour l'analyse de l'Eau**, au point de vue de l'hygiène et de l'industrie. Précédé de l'Examen des principes sur lesquels on doit s'appliquer dans l'appréciation de l'eau potable, par le docteur E. Reichardt. Traduit de l'allemand avec l'autorisation de l'auteur, par G. E. Strohl. 1 vol. in-8°, avec 31 fig. dans le texte. **4.50**

Revue d'Anthropologie. Publiée sous la direction de M. Paul Broca, secrétaire général de la Société d'Anthropologie, directeur du Laboratoire d'Anthropologie de l'Ecole des Hautes Etudes, professeur à la Faculté de médecine. 1872, 1873 et 1874.
1ʳᵉ, 2ᵉ et 3ᵉ années ou volumes I, II, III. Chaque volume, **20 fr.**

ROMANES (G. J.). — **L'Évolution mentale chez les Animaux**, par George John Romanes. Suivi d'un essai posthume sur l'instinct par Charles Darwin. Traduit de l'anglais par le Dʳ Henry C. de Varigny. 1 vol. in-8° avec 4 figures dans le texte et 1 frontispice. . . . Cartonné à l'anglaise, **8 fr.**

ROSSI (D. C.). — **Le Darwinisme et les Générations spontanées**, ou Réponse aux réfutations de MM. P. Flourens, de Quatrefages, L. Simon, Chauvet, etc., suivie d'une Lettre de M. le Dʳ F. Pouchet, par D. C. Rossi. 1 vol. in-12 . . . . **2.50**

SACHS (Dʳ J. von). — **Histoire de la Botanique**, du xvɪᵉ siècle à 1860, par le Dʳ J. von Sachs, professeur de botanique à l'Université de Würzbourg, etc. Traduction française par Henry de Varigny, docteur ès sciences. 1 vol. in-8°. . . . . Cartonné à l'anglaise, **9 fr.**

SCHLESINGER (R.). — **Examen microscopique et microchimique des fibres textiles**, tant naturelles que teintes, suivi d'un Essai sur la Caractérisation de la laine régénérée (shoddy), par le Dʳ Robert Schlesinger. Précédé d'une préface, par le Dʳ Emile Kopp. Traduit de l'allemand par le Dʳ L. Gautier. 1 volume in-8°, avec 32 gravures dans le texte. . . . . **4 fr.**

SCHMID et Fr. **WOLFRUM**. — **Instruction sur l'Essai chimique des médicaments**, à l'usage des Médecins, des Pharmaciens, des Droguistes et des Elèves qui préparent leurs derniers examens de pharmacien, par le docteur Christophe Schmid et F. Wolfrum. Traduit de l'allemand avec l'autorisation des auteurs par le docteur G. E. Strohl. 1 vol. gr. in-8°. . . . . Cartonné à l'anglaise, **6 fr.**

SCHORLEMMER (C.). — **Origine et développement de la Chimie organique**, par C. Schorlemmer. Traduit de l'anglais, avec l'autorisation de l'auteur, par Alexandre Claparède. 1 vol. in-12, avec figures. . . . . Cartonné à l'anglaise, tranches rouges, **3 50**

STAEDELER (G.). — **Instruction sur l'Analyse chimique qualitative des substances minérales**, par G. Staedeler, revue par H. Kolbe. Traduit sur la sixième édition allemande, par le Dʳ L. Gautier, avec une gravure dans le texte et un tableau colorié d'analyse spectrale. 1 volume in-12. . . . . Cartonné à l'anglaise, **2.50**

WALLACE (A. R.). — **La Sélection naturelle**. Essais par Alfred-Russel Wallace. Traduit de l'anglais sur la deuxième édition, avec l'autorisation de l'auteur, par Lucien de Candolle. 1 volume in-8°. . . . . Cartonné à l'anglaise, **8 fr.**

YUNG (Émile). — **Hypnotisme et Spiritisme** (Les faits positifs et les faits présumés). Conférences publiques prononcées dans l'aula de l'Université de Genève. 1 volume in-8°. . . . . **2 fr.**

—— **Propos scientifiques**, par Émile Yung. 1 vol. in-12 . . . . **3 fr.**

—— **Tableaux synoptiques de la classification des Animaux**, dressés par Émile Yung, professeur extraordinaire de zoologie à l'Université de Genève. Troisième édition, revue et corrigée. Brochure in-8°. . . . . **2 fr.**

LA TERRE

ÉVOLUTION DE LA VIE A SA SURFACE

SON PASSÉ, SON PRÉSENT, SON AVENIR

PAR

Emmanuel VAUCHEZ

Deux volumes in-8° avec 66 gravures intercalées dans le texte et un tableau en couleur du règne végétal et du règne animal. . . . . **15 fr.**

II. — *Philosophie*

L'ÉVOLUTION RELIGIEUSE

DANS LES

DIVERSES RACES HUMAINES

PAR

Ch. LETOURNEAU

Secrétaire général de la Société d'Anthropologie, Professeur à l'École d'Anthropologie.

Un volume in-8°...................... **10 fr.**

ASSIER (Adolphe d'). — **Essai de Philosophie naturelle.** Le Ciel, la Terre, l'Homme, par Adolphe d'Assier.
    Première partie : le Ciel. 1 vol. in-12.................................... **2.50**
    Troisième partie : L'Homme. 1 vol. in-12 .... **3.50**

BÉRAUD (P. M.). — **Étude sur l'Idée de Dieu dans le spiritualisme moderne,** par P. M. Béraud.
    1 vol. in-12. .... **4 fr.**

BORDIER (Dʳ A.). — **La Vie des sociétés,** par le Dʳ A. Bordier, professeur à l'École d'Anthropologie
    de Paris. 1 volume in-8° .... **6 fr.**

BRESSON (Léopold). — **Idées modernes.** Cosmologie, Sociologie, par Léopold Bresson. 1 volume
    in-8° .... **5 fr.**

  —— *Études de sociologie.* **Les trois évolutions,** intellectuelle, sociale, morale, par Léopold Bresson.
    1 volume in-8°... **6 fr.**

BURNOUF (Émile). — **La Vie et la Pensée.** Éléments réels de Philosophie, par Émile Burnouf, direc-
    teur honoraire de l'École d'Athènes. 1 vol. in-8° avec gravures dans le texte .... **7 fr.**

COSTE (Adolphe). — **Dieu et l'Ame.** Essai d'idéalisme expérimental, par Adolphe Coste. 1 volume
    in-12. .... **2.50**

DIDEROT. — **Œuvres choisies.** Édition du centenaire (30 juillet 1884), publiée par les soins de
    MM. Dutailly, Gillet-Vital, Yves Guyot, Issaurat, de Lanessan, André Lefèvre, Ch. Letourneau,
    M. Tourneux, E. Véron. 1 vol. in-12 .... **3.50**

DODEL (Dʳ Arnold). — **Moïse ou Darwin?** Trois conférences populaires offertes aux réflexions de
    tous ceux qui cherchent la vérité, par le Dʳ Arnold Dodel, professeur titulaire de botanique à l'Uni-
    versité de Zurich. Traduit, avec l'autorisation de l'auteur, sur la troisième édition allemande, par
    Ch. Fulpius, président de la Société des Libre-Penseurs de la ville de Genève. 1 vol. in-8° ... **2.50**

GENER (Pompeyo). — *Contribution à l'étude de l'évolution des idées.* **La Mort et le Diable.** Histoire
    et philosophie des deux négations suprêmes, par Pompeyo Gener. Précédé d'une lettre de E. Littré
    à l'auteur. 1 vol. in-8° .... Cartonné à l'anglaise, **12 fr.**

GIRARD DE RIALLE. — **La Mythologie comparée.** TOME PREMIER : Théorie du fétichisme. — Sor-
    ciers et sorcellerie. — Le fétichisme chez les Cafres, chez les anciens Chinois, chez les peuples
    civilisés. — Théorie du polythéisme. — Mythologie des nations civilisées de l'Amérique. 1 volume
    in-12 .... Broché 3.50; cartonné à l'anglaise, **4 fr.**

GUBERNATIS (Angelo de). — **La Mythologie des Plantes, ou les Légendes du règne végétal.**
    2 vol. in-8° .... Cartonnés à l'anglaise, **14 fr.**

ISNARD (le docteur Félix). — **Spiritualisme et Matérialisme,** par le docteur Félix Isnard. 1 vol.
    in-12 .... **3 fr.**

ISSAURAT (C.). — **Diderot pédagogue.** Conférence, par C. Issaurat. Brochure in-8° ...... **1 fr.**

LANGE (F. A.). — **Histoire du Matérialisme** et critique de son importance à notre époque,
    par F.-A. Lange, professeur à l'Université de Marbourg. Traduit de l'allemand sur la dernière
    édition, avec l'autorisation de l'auteur, par B. Pommerol, avec une Introduction par D. Nolen.
    2 vol. in-8° .... Cartonnés à l'anglaise, **20 fr.**

LETOURNEAU (Ch.). — **Physiologie des Passions**, par Ch. Letourneau. 2ᵉ édit., revue et augmentée.
1 vol. in-12.   Broché, 3.50; cartonné à l'anglaise, **4.50**

—— **Science et Matérialisme**, par Ch. Letourneau. 1 vol. in-12.
                              Broché, 4.50; cartonné à l'anglaise, **5.25**

MANTEGAZZA. — **Physiologie du Plaisir**, par le professeur Mantegazza, sénateur du royaume
d'Italie, président de la Société anthropologique. Traduit et annoté par M. Combes de Lestrade.
1 vol. in-8° . . . . **6 fr.**

MAUDSLEY (Henry). — **Physiologie de l'esprit**, par Henry Maudsley. Traduit de l'anglais par
A. Herzen. 1 vol. in-8° . . . . Cartonné à l'anglaise, **10 fr.**

MICHEL (Louis). — **Libre arbitre et liberté**, par Louis Michel. 1 volume in-12 . . . . **2.50**

MULLER (F. Max). — **Origine et développement de la Religion**, étudiés à la lumière des religions de l'Inde. Leçons faites à Westminster Abbey, par F. Max Muller. Traduites de l'anglais par
J. Darmesteter. 1 vol. in-8° . . . . **7 fr.**

PICHARD (Prosper). — **Doctrine du réel**. Catéchisme à l'usage des gens qui ne se payent pas de
mots. Précédé d'une préface par E. Littré. Nouvelle édition. 1 vol. in-12 . . . . **2 fr.**

POL DE SAINT-LÉONARD. — **Les Fils de Dieu et les Célestes intermédiaires**. 1 volume
in-12 . . . . **2.50**

POMPERY (E. de). — **La morale naturelle et la religion de l'humanité**, par Edouard de Pompery. 1 vol. in-12 élégamment br. avec couverture simili-japon. **3.50**

—— **Quintessences féminines**, par E. de Pompery. 1 vol. in-12. . . . . **3.50**

—— **Simple métaphysique**, par Edouard de Pompery. 1 broch. in-8°, avec supplément. . . . **1 fr.**

—— **Les Thélémites de Rabelais et les Harmoniens de Fournier**, par E. de Pompery. 1 brochure gr. in-8° **0 50**

—— **La Vie de Voltaire**. L'homme et son œuvre, par E. de Pompery. 1 vol. in-12 . . . . **2 fr.**

ROLLAND (Camille). — **Esprit et Matière**, ou Notions populaires de Philosophie scientifique, suivies
de l'Arbre généalogique complet de l'homme, d'après les données de Haeckel, par Camille Rolland,
ingénieur. 1 vol. in-12 avec deux planches. . . . . Cartonné à l'anglaise, **2.50**

RUELLE (Ch.). — **De la vérité dans l'Histoire du christianisme**. Lettres d'un laïque sur Jésus,
par Ch. Ruelle, auteur de la *Science populaire de Claudius*. — La théologie et la science. —
M. Renan et les théologiens. — La résurrection de Jésus d'après les textes. — Lecture de l'ency-
clique. 1 vol. in-8° . . . . **6 fr.**

SETCHÉNOFF (Ivan). — **Études psychologiques**. Traduit du russe par Victor Derély. Avec une
introduction de M. G. Wyrouboff. 1 vol. in-8° . . . . **5 fr.**

SOURY (Jules). — **Études historiques sur les religions, les arts, la civilisation** de l'Asie antérieure et de la Grèce, par Jules Soury. 1 vol. in-8° **7.50**

SPINOZA (B. de). — **Lettres** de B. de Spinoza inédites en français. Traduites et annotées par J.-G. Prat.
1 vol. in-12, avec portrait et épigraphe . . . . **3 fr.**

STRAUSS (David-Frédéric). — **L'Ancienne et la Nouvelle foi**. Confession par David-Frédéric Strauss.
Traduit de l'allemand sur la 8ᵉ édition par Louis Narval, et augmenté d'une Préface par E. Littré.
1 volume in-8° . . . . **7 fr.**

—— **Voltaire**. Six conférences de David-Frédéric Strauss. Traduit de l'allemand sur la troisième
édition par Louis Narval, précédé d'une Lettre-Préface du traducteur à M. E. Littré. 1 vol.
in-8° . . . . **7 fr.**

TYLOR (M. Edward B.). — **La Civilisation primitive**, par M. Edward B. Tylor. Tome I. Traduit
de l'anglais sur la deuxième édition par Mᵐᵉ Pauline Brunet. — Tome II. Traduit de l'anglais sur
la deuxième édition par Ed. Barbier. 2 vol. in-8° . . . . Cartonnés à l'anglaise, **20 fr.**

VIARDOT (Louis). — **Libre examen**. Apologie d'un incrédule, par Louis Viardot. 6ᵉ édition très augmentée (édition populaire). 1 vol. in-12 . . . . **1 50**

VOLTAIRE. — **Œuvres choisies**. Édition du centenaire (30 mai 1878). 1 vol. in-12 de 1,000 pages,
avec portrait de Voltaire **2 50**

III. — *Archéologie* — *Préhistorique*

TIRYNTHE
LE PALAIS PRÉHISTORIQUE
DES ROIS DE TIRYNTHE
RÉSULTAT DES DERNIÈRES FOUILLES
Par Henri SCHLIEMANN

AVEC UNE PRÉFACE DE M. LE PROFESSEUR F. ADLER ET DES CONTRIBUTIONS DU Dr W. DÖRPFELD

Un volume gr. in-8e jésus. Illustré d'une carte, de 4 plans, de 24 planches en chromolithographie et de 188 gravures sur bois.

Cartonnage anglais non rogné, avec titre en noir.. **32 fr.**
Relié en demi-maroquin, plaques spéciales or et noir, doré sur tranches.................. **40 fr.**

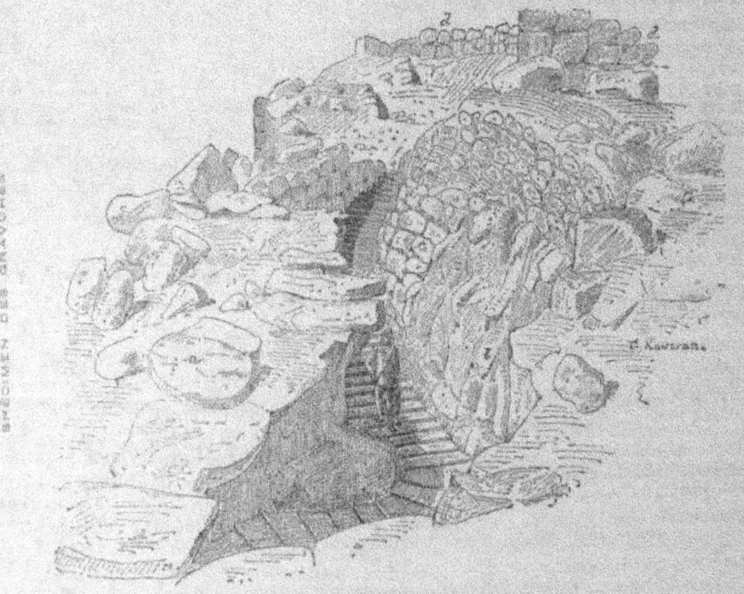

Coup d'œil sur l'escalier latéral de la citadelle de Tirynthe.

CHANTRE (Ernest). — **Recherches anthropologiques dans le Caucase**, par Ernest Chantre, sous-directeur du Muséum de Lyon, chargé de missions scientifiques dans l'Asie occidentale par M. le Ministre de l'Instruction publique. Tome I. Période préhistorique. Tome II. Période proto-historique; Premier âge du fer, avec atlas. Tome III. Période historique; Époque scytho-byzantine. Tome IV. Période historique; Populations actuelles (1879-1881). 4 volumes de texte grand in-4°, avec gravures, planches et cartes, et accompagnés d'un atlas au tome II, en tout 5 volumes grand in-4°. . **300 fr.**

DESOR (E.) et P. de **LORIOL**. — **Échinologie helvétique. Description des Oursins fossiles de la Suisse**, par E. Desor et P. de Loriol. Échinides de la période jurassique. 1 vol. in-4° et atlas in-fol. de 61 pl. Cart . . . . **100 fr.**
    L'ouvrage a été publié en 16 livraisons.

HABERT (Théophile). — **La Poterie antique parlante.** Monographie contenant plus de 1,800 noms et marques de potiers gallo-romains, 37 planches intéressant l'Aube, la Côte-d'Or, la Marne, la Haute-Marne et l'Yonne, par Théophile Habert, archéologue.
1 vol. de texte et un album de 37 planches in-4°. . . . . **45 fr.**

LEPIC (le vicomte). — **Grottes de Savigny**, commune de la Biolle, canton d'Albens (Savoie), par M. le vicomte Lepic. Gr. in-4°, avec 6 planches lithographiées . . . . **9 fr.**

LEPIC (le vicomte) et Jules de **LUBAC.** — **Stations préhistoriques de la vallée du Rhône, en Vivarais. Châteaubourg et Soyons.** Notes présentées au Congrès de Bruxelles dans la session de 1872, par MM. le vicomte Lepic et Jules de Lubac. In-folio, avec 9 planches. . . . . **9 fr.**

Matériaux pour l'histoire primitive et naturelle de l'Homme. Revue mensuelle illustrée, fondée par M. G. de Mortillet, 1865 à 1868, dirigée de 1869 à 1882 par M. Émile Cartailhac et E. Chantre. Format in-8°, avec de nombreuses gravures. La collection des *Matériaux* se compose en tout de 22 volumes et coûte 500 fr. Prix de chaque volume séparé, 20 fr. Il reste peu de volumes séparés, la plupart étant épuisés.

MORTILLET (Gabriel de). — **Le Signe de la croix avant le christianisme**, par Gabriel de Mortillet. 1 vol. in-8°, avec 117 gravures sur bois. . . . . **6 fr.**

MORTILLET (Gabriel et Adrien de). **Musée préhistorique**, par Gabriel et Adrien de Mortillet. Album de 100 planches contenant 800 dessins classés méthodiquement. 1 vol. in-4°. . . . . . **35 fr.**

NILSSON (Sven). — **Les Habitants primitifs de la Scandinavie.** Essai d'ethnographie comparée, matériaux pour servir à l'histoire de l'homme, par Sven Nilsson. 1re partie : L'Âge de pierre. Traduit du suédois sur le manuscrit de la troisième édition préparée par l'auteur, 1 vol. in-8°, avec 16 planches. . . . . Cartonné à l'anglaise, **12 fr.**

RHOMAÏDES (C.). — **Les Musées d'Athènes**, gr. in-4° avec texte grec, allemand, français et anglais. (Athènes).
Cet ouvrage paraît par livraisons avec texte et planches. Les 2 premières sont en vente. Chaque livraison, **7 fr. 50**

SALMON (Philippe). — **Dictionnaire paléoethnologique** du département de l'Aube, par Philippe Salmon, membre de la Commission des monuments mégalithiques de France et d'Algérie, membre correspondant de la Société académique de l'Aube. 1 vol. gr. in-8°, avec 3 cartes . . . . . . **15 fr.**

—— **Les Races humaines préhistoriques**, par Philippe Salmon. Brochure gr. in-8° **2 50**

VANDEN-BERGHE (Maximilien). — *Études anthropologiques.* **L'homme avant l'histoire, notions générales de paléoethnologie**, par Vanden-Berghe. 2e édition, précédée d'une lettre de M. Abel Hovelacque, professeur de linguistique à l'École d'Anthropologie. Brochure in-8° **1 50**

IV. — *Histoire — Géographie — Politique*

BORDIER (Dr A.). — **La Colonisation scientifique et les colonies françaises**, par le Dr A. Bordier, prof. de géographie médicale à l'École d'Anthropologie. 1 vol. in-8°.
Broché, 7.50; cartonné à l'anglaise, **8.50**

BULWER (Sir H.). — **Essai sur Talleyrand**, par Sir Henri Lytton Bulwer, ancien ambassadeur. Traduit de l'anglais, avec l'autorisation de l'auteur, par Georges Perrot. 1 vol. in-8°. . . . . . **5 fr.**

CHAMPION (Edme). — **Esprit de la Révolution française**, par Edme Champion. 1 vol. in-12. **3 50**

DELTUF (Paul). — **Essai sur les Œuvres et la Doctrine de Machiavel**, avec la traduction littérale du *Prince* et de quelques Fragments historiques et littéraires, par Paul Deltuf. 1 volume in-8°. **7 50**

DEVAUX (Paul). — **Études politiques sur l'Histoire ancienne et moderne** et sur l'influence de l'état de guerre et de l'état de paix, par Paul Devaux. 1 vol. gr. in-8°. . . . . **9 fr.**

ENGELMANN (R.). — **L'Œuvre d'Homère** illustrée par l'art des anciens. Traduit de l'allemand. Trente-six planches précédées d'un texte explicatif et d'un avant-propos de L. Benlœw. 1 vol. in-4° oblong. . . . . Cartonnage classique, **4 50**

FRIEDLÄNDER. — **Mœurs romaines du règne d'Auguste à la fin des Antonins**, par L. Friedländer, professeur à l'Université de Königsberg. Traduction libre faite sur le texte de la deuxième édition allemande, avec des considérations générales et des remarques, par Ch. Vogel. 4 vol. in-8°.
Brochés, 28 fr. Reliés en demi-maroquin, **35 fr.**

GUYOT (Yves). — **Lettres sur la politique coloniale.** 1 vol. in-12, avec 1 carte et 2 graphiques. **4 fr.**

LEFÈVRE (André). — **L'Homme à travers les âges.** Essais de critique historique. 1 vol. in-12.
Broché, 3.50; cartonné à l'anglaise, **4 fr.**

MOHL (Jules). — **Le Livre des Rois**, par Abou'l Kasim Firdousi. Traduit et commenté par Jules Mohl, membre de l'Institut, professeur au Collège de France. Publié par Mme Mohl. 7 vol. in-12. (Imprimerie nationale) **52 50**

MOLINARI (G. de). — **L'Évolution économique du XIXe siècle**, théorie du progrès, par M. G. de Molinari, membre correspondant de l'Institut. 1 vol. in-8° . . . . **6 fr.**

MOLINARI (G. de). — **L'Évolution politique et la révolution**, par M. G. de Molinari, membre correspondant de l'Institut. 1 vol. in-8° **7 50**

MOLINARI. — **Au Canada et aux Montagnes Rocheuses**, en Russie, en Corse et à l'Exposition universelle d'Anvers. Lettres adressées au *Journal des Débats* par M. G. de Molinari. 1 vol. in-12.   **3.50**

MOREAU DE JONNÈS (A.). — **État économique et social de la France depuis Henri IV jusqu'à Louis XIV (1589-1715)**, par A. Moreau de Jonnès, membre de l'Institut. 1 vol. in-8°. . . . . . . **7 fr.**

POPPER. — **Terre de feu.** Conférence donnée à l'Institut géographique argentin, le 5 mars 1887, par l'ingénieur Jules Popper. Traduit du *Bulletin de l'Institut* par M. G. Lemarchand. Brochure in-12. . . . . **4.50**

ROBIQUET (Paul). — **Histoire municipale de Paris** depuis les origines jusqu'à l'avènement de Henri III, par Paul Robiquet. 1 vol. in-8°. Broché, 10 fr.; relié toile aux armes de la ville de Paris,   **12 fr.**

TISCHENDORF (Constantin). — **Terre sainte**, par Constantin Tischendorf, avec les souvenirs du pèlerinage de S. A. I. le grand-duc Constantin. 1 vol. in-8° avec 3 gravures. . . . . **5 fr.**

VOGEL (Charles). — **Le Monde terrestre** au point actuel de la civilisation. Nouveau récit de Géographie comparée descriptive et commerciale avec une Introduction, l'indication des sources et cartes, et un répertoire alphabétique, par Charles Vogel.

    L'ouvrage complet forme 3 volumes, divisés en 5 parties, gr. in-8° :

Premier volume. Cartonné à l'anglaise.	**15 fr.**
Deuxième volume. Cartonné à l'anglaise	**18 fr.**
Première partie du troisième volume. Cartonnée à l'anglaise.	**9 fr.**
Deuxième — — — — —	**12 fr.**
Troisième — — — — —	**12 fr.**
L'ouvrage complet en 3 volumes, divisés en 5 parties. Cartonné à l'anglaise.	**66 fr.**
Relié en demi-maroquin, tr. peigne,	**72 fr.**

Il a été fait un tirage spécial de la 1ʳᵉ partie du tome III de cet ouvrage, sous le titre :

L'EUROPE ORIENTALE DEPUIS LE TRAITÉ DE BERLIN

Cette partie contient la Russie, la Pologne et la Finlande, la Roumanie, la Serbie et le Monténégro, la Bulgarie, la Turquie, l'Albanie et la Grèce. Elle forme un volume gr. in-8°, cart. à l'angl.   **9 fr.**

VOGEL (Charles). — **Le Portugal et ses colonies.** Tableau politique et commercial de la monarchie portugaise dans son état actuel, avec des annexes et des notes supplémentaires, par Charles Vogel. 1 vol. in-8°. **8.50**

LETTRES SUR LE CONGO

RÉCIT D'UN VOYAGE SCIENTIFIQUE

ENTRE L'EMBOUCHURE DU FLEUVE ET LE CONFLUENT DU KASSAÏ

Par Édouard DUPONT
Directeur du Musée royal d'histoire naturelle de Bruxelles.

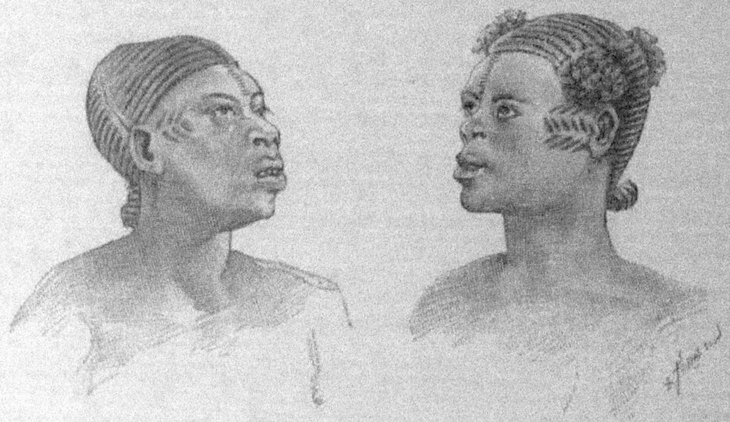

Tatouage de la tribu des Bangalas (dessin du lieutenant R...).

Un volume grand in-8°, illustré de 12 gravures sur bois et de 11 cartes et planches hors texte.
Broché . . . . .   15 fr.   Cartonné toile anglaise. . . . .   **16 fr.**

V. — *Linguistique — Littérature — Livres classiques*

AHN (F. H.). — **Syllabaire allemand.** Premières leçons de langue allemande, avec un nouveau traité de prononciation et un nouveau système d'apprendre les lettres manuscrites, par F. H. Ahn. 7ᵉ édition. 1 vol. in-12 . . . . **1 fr.**

BRÉMER (Mⁱˡᵉ Frédérika). — **Hertha, ou l'Histoire d'une âme,** par Mⁱˡᵉ Frédérika Brémer. Traduit du suédois avec l'autorisation de l'auteur et des éditeurs, par A. Geffroy. 1 vol. in-12 . . . . **3 50**

BRET-HARTE. — **Scènes de la vie californienne** et Esquisses de mœurs transatlantiques, par Bret-Harte. Traduit par M. Amédée Pichot et ses collaborateurs de la *Revue britannique.* 1 volume in-12 . . . . **2 fr.**

BROUGHTON (Miss). — **Comme une fleur,** autobiographie. Traduit de l'anglais par Auguste de Viguerie. 2ᵉ édition, revue. 1 vol. in-12, imprimé avec encadrement en couleur.
Relié toile, tr. dor. et plaque spéciale, **5 fr.**

BRUNHS (C.). — **Nouveau Manuel de logarithmes** à sept décimales, pour les nombres et les fonctions trigonométriques, rédigé par C. Brunhs, docteur en philosophie, directeur de l'observatoire et professeur d'astronomie à Leipzig. 1 vol. gr. in-8°, édit. stéréotype. (Leipzig, B. Tauchnitz.) **5 fr.**

Choix de Nouvelles russes, de Lermontoff, de Pouchkine, Von Wiesen, etc. Traduit du russe par M. J. N. Chopin, auteur d'une *Histoire de Russie,* de l'*Histoire des révolutions des peuples du Nord,* etc. Nouvelle édition. 1 vol. in-12 . . . . **2 fr.**

DELTUF (Paul). — **Les Tragédies du foyer,** par Paul Deltuf. 1 vol. in-12 . . . . **2 fr.**

FAURIEL (C.). — **Histoire de la Poésie provençale.** Cours fait à la Faculté des lettres de Paris, par M. C. Fauriel, membre de l'Institut. 3 volumes in-8° . . . . **24 fr.**

GOLOVINE (M. Ivan). — **Mémoires d'un Prêtre russe,** ou la Russie religieuse, par M. Ivan Golovine. 1 vol. in-8° . . . . **7 fr.**

HEYSE (Paul). — **La Rabbiata et d'autres Nouvelles,** par Paul Heyse. Traduit de l'allemand par MM. G. Bayvet et E. Jouveaux. 1 vol. in-12 . . . . **2 fr.**

HOVELACQUE (A.) et Julien **VINSON.** — **Études de Linguistique** et d'Ethnographie. 1 volume in-12.
Broché, 4 fr.; cartonné à l'anglaise, **5 fr**

Impressions de voyage d'un Russe en Europe. 1 vol. in-12 . . . . **2 50**

MAIGNE (Jules). — **Traité de Prononciation française** et Manuel de lecture à haute voix. Guide théorique et pratique des Français et des étrangers, par M. Jules Maigne. 1 vol. in-12.
Cartonné à l'anglaise, **3 fr.**

MANTEGAZZA (P.). — **Une Journée à Madère,** par P. Mantegazza. Traduit de l'italien avec l'autorisation de l'auteur, par Mᵐᵉ C. Thiry. 1 vol. in-12 . . . . **2 fr.**

MARSH (Mrs.). — **Emilia Wyndham,** par l'auteur de « Two old men's tales; Mount Sorel », etc. (Mrs. Marsh.) Traduit librement de l'anglais. 2 vol. in-12 réunis en un seul . . . . **5 fr.**

MARY LAFON. — **Histoire littéraire du Midi de la France,** par Mary Lafon. 1 vol. in-8°. **7 50**

MOHL (Jules). — **Vingt-sept ans d'histoire des études orientales.** Rapports faits à la Société asiatique de Paris de 1840 à 1867, par Jules Mohl, membre de l'Institut, secrétaire de la Société asiatique. Ouvrage publié par sa veuve. 2 volumes in-8° . . . . **15 fr.**

MÜLLER (Otto). — **Charlotte Ackermann.** Souvenirs du théâtre de Hambourg au xviiⁱᵉ siècle, par Otto Müller. Traduit par J.-J. Porchat. 1 vol. in-8° . . . . **2 fr.**

OLIVIER (Léon A.). — **Grammaire élémentaire du grec moderne.** (Athènes.) 1 vol. in-8° . . **5 fr.**

SANDER (E. H.). — **Promenade de Paris au Rigi,** racontée (en allemand) pour servir d'introduction à la lecture des auteurs allemands, par E. H. Sander. 2ᵉ édition revue et corrigée. 1 vol. in-18.
Cartonnage classique, **75 cent.**

WITT (Mᵐᵉˢ de). — **La Vie des deux côtés de l'Atlantique,** autrefois et aujourd'hui. Traduit de l'anglais par Mᵐᵉˢ de Witt. 1 vol. in-12 . . . . **2 fr.**

VI. — *Bibliographie — Divers*

BULLETIN MENSUEL DE LA LIBRAIRIE FRANÇAISE

Publié par C. REINWALD et Cⁱᵉ

1893. — 35ᵉ année. Format in-8°. — 8 pages par mois.

Prix de l'abonnement : Paris et la France, 2 fr. 50. Étranger, 3 fr.

Ce Bulletin paraît au commencement de chaque mois et donne les titres et les prix des principales nouvelles publications de France, ainsi que de celles en langue française éditées en Belgique, en Suisse, en Allemagne, etc., etc.

BERLEPSCH. — **Nouveau Guide en Suisse**, par Berlepsch. 2ᵉ édition, illustrée. 1 vol. in-12, avec 23 cartes et plans, 10 panoramas des Alpes et 38 gravures sur acier d'après des photographies.
Cartonné à l'anglaise, **5 fr.**

Instructions aux capitaines de la marine marchande naviguant sur les côtes du Royaume-Uni, en cas de naufrage ou d'avaries. 1 vol. in-8° **2 50**

LIEBIG (J. de). — **Sur un nouvel Aliment pour nourrissons** (la Bouillie de Liebig), avec Instructions pour sa préparation et son emploi. 1 vol. in-12 . . . . **1 fr.**

MOLTKE (de). — **Campagnes des Russes dans la Turquie d'Europe** en 1828 et 1829. Traduit de l'allemand du colonel baron de Moltke, par A. Demmler, professeur à l'École impériale d'état-major. 2 vol. in-8° . . . . **6 fr.**
    Les cartes accompagnant cet ouvrage sont épuisées.

RAMÉE (Daniel). — **Dictionnaire général des termes d'Architecture**, en français, allemand, anglais et italien, par Daniel Ramée, architecte. 1 volume in-8° . . . . **8 fr.**

—— **Histoire générale de l'Architecture**, par Daniel Ramée, architecte. 2 vol. gr. in-8° avec 523 gravures sur bois . . . . Brochés, **30 fr.**

STCHERBATOW (Général prince). — **Le feld-maréchal prince Paskevitsch**, sa vie politique et militaire d'après des documents inédits, par le général prince Stcherbatow, de l'État-major russe. Traduit par une Russe. Tome premier (1782-1826). Tome second (août 1826-octobre 1828. Tome troisième (1827-1831). 3 beaux vol. gr. in-8°, avec un portrait en lithog. (Saint-Pétersbourg) . . . **45 fr.**

TÉLIAKOFFSKY (A.). — **Manuel de Fortification permanente**, par A. Téliakoffsky, colonel du génie. Traduit du russe par Goureau. 1 vol. gr. in-8°, avec un atlas in-4° de 40 planches. . . **20 fr.**

WELTER (Henri). — **Essai sur l'histoire du café**, par Henri Welter. 1 vol. in-12 . . . . **3 50**

VII. — *Dictionnaires*

DICTIONNAIRE UNIVERSEL DE LA LANGUE FRANÇAISE

Rédigé d'après les travaux et les mémoires des membres des cinq classes de l'Institut, enrichi d'exemples empruntés aux écrivains, aux philologues et aux savants les plus célèbres, depuis le seizième siècle jusqu'à nos jours, par M. P. Poitevin, auteur du *Cours théorique et pratique de la langue française*, adopté par l'Université. Nouvelle édition, revue et corrigée, 2 vol. in-4, imprimés sur papier grand raisin. Prix de l'ouvrage complet, broché, 40 fr.; relié en demi-maroquin, très solide. . . . . **50 fr.**

Dictionnaire technologique dans les langues française, anglaise et allemande, renfermant les termes techniques usités dans les arts et métiers et dans l'industrie en général, rédigé par M. A. Tolhausen, revu par M. L. Tolhausen.
    1ʳᵉ partie : Français-allemand-anglais. 1 vol. in-12, avec un nouveau grand suppl. **12 fr.**
        Le nouveau grand supplément de la 1ʳᵉ partie se vend aussi séparément. . . **3 75**
    IIᵉ partie. Anglais-allemand-français. 1 vol. in-12. . . . . **11 25**
    IIIᵉ partie. Allemand-anglais-français. 1 vol. in-12. . . . . **10 »**

Dictionary of the English and French Languages with the Accentuation and a litteral Pronunciation, by W. James and A. Molé. 1 volume in-12 . . . . **7 fr.**

Dictionary of the English and Italian Languages with the Italian Pronunciation, by W. James and Gius. Grassi. 1 vol. in-12. . . . . **6 fr.**

Dictionary of the English and German Languages by W. James, thoroughly revised and partly rewritten, by C. Stoffel. 1 vol. in-12 . . . . **6 fr.**

Dictionnaire anglais-allemand et allemand-anglais, par Wessely. 1 vol. in-16.
Cartonné à l'anglaise, **3 fr.**

Dictionnaire anglais-espagnol et espagnol-anglais, par Wessely et Girones. 1 vol. in-16.
Cartonné à l'anglaise, **3 fr.**

Dictionnaire anglais-français et français-anglais, par Wessely. 1 vol. in-16.
Cartonné à l'anglaise, **2 fr.**

Dictionnaire anglais-italien et italien-anglais, par Wessely. 1 volume in-16.
Cartonné à l'anglaise, **3 fr.**

Dictionnaire espagnol-français et français espagnol, par Louis Tolhausen. 1 vol in-16.
Cartonné à l'anglaise, **2 fr.**

Dictionnaire français-allemand et allemand-français, par Wessely. 1 vol. in-16,
Cartonnage classique, 1 fr.; cartonné à l'anglaise, **2 fr.**

Dictionnaire italien-allemand et allemand-italien, par Locella. 1 volume in-16.
Broché, 2 fr.; cartonné à l'anglaise, **3 fr.**

Dictionnaire latin-anglais et anglais-latin. 1 vol. in-16.   Cartonné à l'anglaise, **3 fr.**

Imprimerie Paul Schmidt, 8 avenue Verdier, Grand-Montrouge (Seine).